儿童营养学
Pediatric Nutrition

主 编 〔美〕罗纳德·E. 克雷曼 (Ronald E. Kleinman)

〔美〕弗兰克·R. 格里尔 (Frank R. Greer)

主 译 申昆玲

American Academy of Pediatrics
DEDICATED TO THE HEALTH OF ALL CHILDREN®

科学出版社

北 京

图字：01-2021-4771

内 容 简 介

　　本书为美国儿科学会（AAP）编写的儿童营养指南的新版本，秉承了其作为儿童营养权威、完整的经典著作的特色。全书分为 7 篇 52 章，系统阐述了儿童营养的相关知识，包括营养与基因、婴儿喂养、母乳喂养、足月儿配方奶喂养、早产儿的营养需求、辅食添加、儿童膳食、青春期营养、运动营养、快餐、有机食品、微量元素与宏量营养素、肠外营养、肠内营养、急性和慢性疾病的营养、食物过敏、营养与免疫、生酮饮食、社区营养服务、食品标签、食品安全等方面的内容，并体现了儿童营养领域的新进展。本书采用大量的表格和图片突出重点内容，图文并茂，是各级儿科医师、营养科医师、儿童营养品相关研究人员的理想参考书。

图书在版编目（CIP）数据

儿童营养学/（美）罗纳德·E. 克雷曼（Ronald E. Kleinman），（美）弗兰克·R. 格里尔（Frank R. Greer）主编；申昆玲主译. —北京：科学出版社，2022.9

书名原文：Pediatric Nutrition

ISBN 978-7-03-070394-1

Ⅰ.①儿⋯　Ⅱ.①罗⋯②弗⋯③申⋯　Ⅲ.①儿童–营养学　Ⅳ.①R153.2

中国版本图书馆CIP数据核字（2021）第219629号

责任编辑：郭　颖／责任校对：郭瑞芝
责任印制：赵　博／封面设计：龙　岩

科 学 出 版 社 出版

北京东黄城根北街 16 号
邮政编码：100717
http://www.sciencep.com

三河市春园印刷有限公司印刷
科学出版社发行　各地新华书店经销
*

2022 年 9 月第 一 版　开本：787×1092　1/16
2025 年 4 月第四次印刷　印张：54 3/4
字数：1680 000

定价：398.00 元
（如有印装质量问题，我社负责调换）

译 者 名 单

主 译 申昆玲

译 者（以姓氏笔画为序）

王天有　王丽娟　毛　萌　方伯梁　方建培　孔　粼
申昆玲　朱帝玲　向　莉　刘　晓　刘　珺　孙　锟
纪　健　杜立中　李文军　李廷玉　李欣瑜　李彩凤
吴　婷　吴敏媛　张　萱　张俊梅　陈　立　陈　科
陈　洁　罗小平　练雪梅　赵正言　赵鹏军　胡　燕
钱素云　黄国英　龚四堂　曾健生　蔡　威

感谢雀巢健康科学和雀巢营养科学院对本书中文版所给予的大力支持。

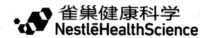

原　著　者

Steven A. Abrams, MD, FAAP, Chairperson

George J. Fuchs III, MD, FAAP

Praveen S. Goday, MD, FAAP

Tamara S. Hannon, MD, FAAP

Jae H. Kim, MD, PhD, FAAP

C. Wesley Lindsey, MD, FAAP

Ellen S. Rome, MD, MPH, FAAP

Former Committee Members

Stephen R. Daniels, MD, PhD, FAAP, Immediate Past Chairperson

Mark R. Corkins, MD, FAAP

Sarah D. de Ferranti, MD, FAAP

Neville H. Golden, MD, FAAP

Sheela N. Magge, MD, FAAP

Sarah Jane Schwarzenberg, MD, FAAP

Liaison Representatives

Andrew Bremer, MD, PhD, FAAP, National Institutes of Health

Andrea Lotze, MD, FAAP, US Food and Drug Administration

Cria G. Perrine, PhD, Centers for Disease Control and Prevention

Catherine M. Pound, MD, Canadian Paediatric Society

Valery Soto, MS, RD, LD, US Department of Food and Agriculture

AAP Staff

Debra L. Burrowes, MHA

Madeline Curtis, JD

Tamar Magarik Haro

Katherine Matlin, MPP

本书参考文献请扫二维码

译者前言

营养学是指研究人体营养规律及其改善措施的学科,具体地说是研究人体对食物的利用与代谢规律及科学确定人体对营养素需要量的学科。营养在儿童的生长发育过程中发挥着重要作用。儿童营养对于儿童的体格发育、智力发育及其社会心理发育和健康状况均起到十分重要的作用,甚至对成年后的健康状况起到深远的影响。儿童营养是社会和家庭关注的焦点,也是衡量国家综合国力的重要指标之一。到目前为止,我国关于儿童营养方面的教育和指导资料很少,从事儿童营养工作的人才较为缺乏,中国儿童的营养状况正面临营养不足和营养过剩两方面的挑战,亟需儿童营养方面的专著指导。

《儿童营养学》由美国儿科学会(AAP)编写出版,结合了来自美国疾控中心、美国食品药品监督管理局及美国国立卫生研究院、加拿大儿科学会等专业机构的政策观点和临床建议,涵盖了从基础到临床的诸多内容,包括人类营养素代谢的规律、营养物质在预防和治疗急性和慢性疾病的作用以及营养素和基因功能的相互作用等。本书是为广大儿科医师、护理人员、营养师及家长提供指导性意见的权威出版物,成为美国儿科学会900多个出版物中全球畅销书之一,目前已出版至第8版。

为将国外先进的儿童营养方面的经验介绍给广大儿科医师及儿科营养师,经美国儿科学会同意,我们将其翻译为中文版本,经过中华医学会儿科学分会近1年的努力,组织了全国各地众多权威专家参与翻译工作,现付梓出版,并推荐给广大医护人员和医疗机构,以期通过本书的实用性、科学性及完整性对广大受众提供指导和借鉴。

在本书获取版权、翻译、出版过程中,得到了科学出版社、首都医科大学附属北京儿童医院、雀巢公司和雀巢营养科学院的大力支持,特此感谢!

中华医学会儿科学分会第十六届委员会 主任委员

首都医科大学附属北京儿童医院 原副院长

深圳市儿童医院 教授 博导

原 著 前 言

婴儿和儿童营养过剩对健康、生长和发育有直接影响，并可能导致对健康、生殖、认知和慢性病的长期代际影响。在超过联合国人类发展指数水平的国家中，超重儿童的比例过高。在一些社区，多达60%的学龄儿童超重。与此同时，营养不良、发育迟缓和粮食不安全仍然是全球婴幼儿的主要公共卫生问题。

随着未来几十年人口预计增加，以及气候变化对可耕地、农业和粮食生产的影响，了解如何最好地支持成长中的婴儿和儿童的营养需求，以及如何可持续地提供安全和负担得起的营养至关重要。

《儿童营养学》是当前执业临床医师的综合资源，旨在了解营养物质在人类新陈代谢中的基础作用，营养在预防和治疗急性和慢性疾病中的作用，以及营养物质、微生物群和基因功能之间的相互作用。本书每一个章节都试图提供额外的资源，包括纸质材料、链接到基于网络的资源和工具，以及政府和私人组织的联系人，这些联系对临床医师和患者都大有裨益。

本书是100多位作者和编辑的作品，他们都是公认的专家，他们所写的章节都旨在反映每个主题的当前证据基础及美国儿科学会当前的政策、声明和建议。

我们衷心地感谢美国营养委员会主席Steve Abrams博士，以及为编写这本书做出贡献的现任和前任委员会成员。

Ronald E. Kleinman, MD, FAAP

Frank R. Greer, MD, FAAP

目　录

第 一 篇　营养与基因的相互作用

第 1 章　21 世纪的营养学—融合了营养基因学、营养基因组学和微生物组学 ………… 3

一、概述 ……………………………………………………………………………… 3

二、营养基因学 ……………………………………………………………………… 4

三、营养基因组学 …………………………………………………………………… 5

四、转录组学 ………………………………………………………………………… 5

五、表观基因学 ……………………………………………………………………… 6

六、营养代谢组学 …………………………………………………………………… 7

七、微生物组学 ……………………………………………………………………… 7

八、系统生物学、个体化营养学和未来 …………………………………………… 8

第 二 篇　婴 儿 喂 养

第 2 章　胃肠功能发育 ……………………………………………………………… 11

一、胃肠功能发育 …………………………………………………………………… 11

二、婴儿营养同化 …………………………………………………………………… 13

三、膳食脂肪（见第 17 章脂肪和脂肪酸） ……………………………………… 13

四、膳食碳水化合物（见第 16 章碳水化合物和膳食纤维） …………………… 15

五、膳食蛋白质 ……………………………………………………………………… 16

六、微量营养素（见第 18 章钙、磷和镁，第 20 章微量元素，第 21 章维生素）… 18

七、人乳（见第 3 章母乳喂养） …………………………………………………… 19

八、婴儿的肠道菌群 ………………………………………………………………… 20

第 3 章　母乳喂养 …………………………………………………………………… 22

一、简介 ……………………………………………………………………………… 22

二、最新流行病学 …………………………………………………………………… 22

三、母乳：成分、营养素及生物活性因子 ……………………………………… 24

四、母乳喂养和安全睡眠 …………………………………………………………… 27

五、母乳喂养的持续时间 …………………………………………………………… 27

六、母乳喂养的禁忌证 ……………………………………………………………… 29

七、如何支持母乳喂养 …………………………………………………… 30

八、乳母的营养 …………………………………………………………… 33

九、母乳喂养婴儿的生长 ………………………………………………… 34

十、母乳的挤出和储存 …………………………………………………… 34

十一、特殊情况，包括早产儿 …………………………………………… 35

十二、儿科医师在母乳喂养支持中的作用 ……………………………… 35

十三、小结 ………………………………………………………………… 36

第4章 足月儿配方奶喂养 ……………………………………………… 37

一、一般信息和历史沿革 ………………………………………………… 37

二、婴儿配方奶粉的安全处理、准备和储存 …………………………… 41

三、配方奶组成和标签 …………………………………………………… 43

四、婴儿配方奶粉的用途 ………………………………………………… 47

五、延续配方奶 …………………………………………………………… 48

六、新成分 ………………………………………………………………… 48

七、婴儿配方奶粉过敏相关问题（另见第 34 章食物过敏） …………… 50

第5章 早产儿的营养需求 ……………………………………………… 52

一、概述 …………………………………………………………………… 52

二、具体的营养建议 ……………………………………………………… 53

三、肠外营养 ……………………………………………………………… 53

四、肠外营养向肠内营养的过渡 ………………………………………… 61

五、肠内营养 ……………………………………………………………… 61

六、母乳（另见第 3 章母乳喂养） ……………………………………… 69

七、早产儿配方奶 ………………………………………………………… 71

八、肠内喂养的方法 ……………………………………………………… 72

九、早产儿院外喂养 ……………………………………………………… 73

十、总结 …………………………………………………………………… 75

第6章 辅食添加 ………………………………………………………… 76

一、概述 …………………………………………………………………… 76

二、营 养 因 素 …………………………………………………………… 76

三、生理和发育情况 ……………………………………………………… 81

四、如何指导辅食添加 …………………………………………………… 85

第 三 篇 儿童与青少年膳食

第7章 儿童膳食 ………………………………………………………… 91

一、概述 …………………………………………………………………… 91

二、幼儿阶段 ……………………………………………………………… 91

三、学龄前儿童 …………………………………………………………… 94

　　四、学龄期儿童 ………………………………………………………… 94

　　五、进食模式和营养需求 ……………………………………………… 95

　　六、父母和喂养的关系 ………………………………………………… 100

　　七、特殊状况下的喂养 ………………………………………………… 101

　　八、先期指导对儿童健康进食行为的促进作用 …………………… 106

第8章　青春期营养 ……………………………………………………… 108

　　一、概述 ………………………………………………………………… 108

　　二、影响青春期营养需求的因素 …………………………………… 108

　　三、膳食参考摄入量 …………………………………………………… 109

　　四、青春期的营养问题 ………………………………………………… 110

　　五、青少年骨健康与营养（另参见第18章钙、磷和镁） ………… 111

　　六、妊娠期营养的注意事项 …………………………………………… 112

　　七、青少年充足营养的保持和评估 ………………………………… 113

第9章　学校、幼儿园和儿童保育机构中的营养 ……………………… 117

　　一、概述 ………………………………………………………………… 117

　　二、美国的营养安全网络 ……………………………………………… 117

　　三、学校膳食的历史 …………………………………………………… 118

　　四、具有里程碑意义的2010年《健康，无饥饿儿童法案》 ……… 118

　　五、学校零售食品的标准 ……………………………………………… 119

　　六、学校膳食的新营养标准 …………………………………………… 121

　　七、参与学校膳食 ……………………………………………………… 121

　　八、暑期食品服务计划（SFSP） ……………………………………… 122

　　九、学校膳食计划的营养效果 ………………………………………… 123

　　十、学前和儿童保育的营养标准 …………………………………… 123

　　十一、学校餐饮服务的复杂业务 …………………………………… 124

　　十二、学校膳食标准、营养摄入和餐盘浪费 ……………………… 126

　　十三、行为经济学 ……………………………………………………… 128

　　十四、学校环境中的特殊饮食需求 ………………………………… 129

　　十五、学校环境中的食物过敏 ……………………………………… 129

第10章　全球儿科营养 ………………………………………………… 131

　　一、全球营养不良的负担 ……………………………………………… 131

　　二、营养不良的定义 …………………………………………………… 131

　　三、营养不良与公众和个体健康的关系 …………………………… 132

第11章　素食的营养问题 ……………………………………………… 140

　　一、素食饮食 …………………………………………………………… 140

　　二、趋势 ………………………………………………………………… 141

　　三、素食的其他影响 …………………………………………………… 142

四、营养摄取指南 …………………………………………………………… 144

五、天然健康食品的概念 …………………………………………………… 145

六、营养考虑 ………………………………………………………………… 146

七、特殊人群的素食膳食 …………………………………………………… 149

八、代谢综合征和 2 型糖尿病患者的素食饮食 ………………………… 151

九、素食饮食与肥胖 ………………………………………………………… 151

十、小结 ……………………………………………………………………… 152

第 12 章　运动营养 ……………………………………………………………… 153

一、概述 ……………………………………………………………………… 153

二、运动员发展 ……………………………………………………………… 153

三、训练原则 ………………………………………………………………… 154

四、运动燃料 ………………………………………………………………… 155

五、运动所需的液体 ………………………………………………………… 159

六、年轻运动员的体重和体重组成 ………………………………………… 167

七、素食运动员（也见第 11 章素食的营养问题） ……………………… 170

八、运动增强剂 ……………………………………………………………… 171

九、来源 ……………………………………………………………………… 175

十、哪里可以获得更多帮助 ………………………………………………… 175

第 13 章　快餐、有机食品、时尚食谱、蔬菜、草药、植物 ……………… 177

一、快餐 ……………………………………………………………………… 177

二、有机食品 ………………………………………………………………… 185

三、时尚食谱 ………………………………………………………………… 190

四、儿童及青少年食用的植物性食物 ……………………………………… 197

第四篇　微量元素与宏量营养素

第 14 章　能量 …………………………………………………………………… 207

一、简介 ……………………………………………………………………… 207

二、能量平衡 ………………………………………………………………… 207

三、能量消耗的组成部分 …………………………………………………… 208

四、能量消耗的测量 ………………………………………………………… 211

五、生 长 耗 能 ……………………………………………………………… 211

六、婴儿、儿童、青少年的能量需求 ……………………………………… 212

七、宏量营养素分布范围 …………………………………………………… 213

八、能量需求的变化 ………………………………………………………… 213

第 15 章　蛋白质 ………………………………………………………………… 216

一、概述 ……………………………………………………………………… 216

二、蛋白质和氨基酸的推荐膳食摄入量 …………………………………… 218

三、测定蛋白质和氨基酸需要量的方法 ·· 220

四、蛋白质质量 ··· 221

五、蛋白质需求 ··· 223

六、影响膳食蛋白质需求的因素 ··· 225

七、蛋白质营养状况评估（另见第 24 章营养状况评估） ··········· 228

八、蛋白质摄入不足和过多的影响 ··· 229

第 16 章　碳水化合物和膳食纤维 ··· 232

一、概述 ··· 232

二、双糖和淀粉在人体内的消化 ··· 234

三、单糖的吸收 ··· 235

四、葡萄糖的代谢 ··· 236

五、血糖指数（GI） ··· 238

六、乳糖 ··· 238

七、特殊碳水化合物饮食和补充剂 ··· 240

八、淀粉 ··· 241

九、纤维素 ··· 241

十、食用纤维素的益处 ··· 243

十一、摄入纤维素的潜在副作用 ··· 244

十二、目前的膳食建议 ··· 244

第 17 章　脂肪和脂肪酸 ··· 246

一、一般共识 ··· 246

二、膳食脂肪 ··· 246

三、脂肪的消化、吸收、运输和代谢 ··· 247

四、必需脂肪酸 ··· 249

五、长链多不饱和脂肪酸 ··· 251

第 18 章　钙、磷、镁 ··· 260

一、基本生理 / 动态平衡 ··· 260

二、钙的需要量 ··· 261

三、磷的需要量 ··· 266

四、镁的需要量 ··· 266

五、膳食来源：钙 ··· 267

六、膳食来源：镁 ··· 268

第 19 章　铁 ··· 269

一、概述 ··· 269

二、铁的营养需求 ··· 271

三、铁治疗 ··· 280

四、总结 ··· 281

第 20 章 微量元素 ……………………………………………………………… 283
　　一、概述 ……………………………………………………………………… 283
　　二、锌 ………………………………………………………………………… 283
　　三、铜 ………………………………………………………………………… 289
　　四、锰 ………………………………………………………………………… 291
　　五、硒 ………………………………………………………………………… 292
　　六、碘 ………………………………………………………………………… 294
　　七、其他微量元素 …………………………………………………………… 295

第 21 章 维生素 ………………………………………………………………… 296

第 21 章 I 脂溶性维生素 …………………………………………………… 305
　　一、概述 ……………………………………………………………………… 305
　　二、维生素 A ………………………………………………………………… 305
　　三、维生素 D ………………………………………………………………… 307
　　四、维生素 E ………………………………………………………………… 309
　　五、维生素 K ………………………………………………………………… 311

第 21 章 II 水溶性维生素 …………………………………………………… 314
　　一、概述 ……………………………………………………………………… 314
　　二、硫胺素（维生素 B_1） ………………………………………………… 315
　　三、核黄素（维生素 B_2） ………………………………………………… 316
　　四、烟酸（维生素 B_3） …………………………………………………… 317
　　五、吡哆醇（维生素 B_6） ………………………………………………… 317
　　六、叶酸 ……………………………………………………………………… 319
　　七、钴胺素（维生素 B_{12}） ……………………………………………… 320
　　八、维生素 C ………………………………………………………………… 321
　　九、其他水溶性维生素 ……………………………………………………… 322
　　十、小结 ……………………………………………………………………… 323

第 五 篇　营养转运系统

第 22 章 肠外营养 ……………………………………………………………… 327
　　一、概述 ……………………………………………………………………… 327
　　二、开始肠外营养之前的重要注意事项 …………………………………… 327
　　三、开具肠外营养处方 ……………………………………………………… 328
　　四、实施处方 ………………………………………………………………… 332
　　五、监测 ……………………………………………………………………… 333
　　六、长期管理 ………………………………………………………………… 336

第 23 章 肠内营养支持 ………………………………………………………… 339
　　一、概述 ……………………………………………………………………… 339

二、肠内喂养的适应证：营养相关疾病的治疗 ……………………………………… 339

三、1 ～ 13 岁儿童的肠内营养配方选择 …………………………………… 343

四、13 岁以上儿童的肠内营养配方：标准管饲配方 ……………………… 343

五、肽类和要素配方 ………………………………………………………… 344

六、口服补充剂 ……………………………………………………………… 344

七、混合配方 ………………………………………………………………… 345

八、使用模块化组件进行配方浓缩和补充 ………………………………… 345

九、管饲 ……………………………………………………………………… 346

十、持续输注和间歇输注喂养的比较 ……………………………………… 347

十一、最后的注意事项 ……………………………………………………… 347

第 六 篇　急性和慢性疾病的营养

第 24 章　营养状况评估 ……………………………………………………… 351

一、概述 ……………………………………………………………………… 351

二、膳食摄入评估 …………………………………………………………… 351

三、临床评估 ………………………………………………………………… 352

四、生长评估 ………………………………………………………………… 353

五、各年龄组人体测量学的评估工具 ……………………………………… 360

六、生长速率 ………………………………………………………………… 363

七、人体测量 ………………………………………………………………… 364

八、通过测量身体成分进行营养评估 ……………………………………… 367

九、研究身体成分的技术 …………………………………………………… 368

十、临床评估身体成分的工具 ……………………………………………… 369

十一、实验室评估 …………………………………………………………… 372

第 25 章　儿童喂养和吞咽障碍疾病 ………………………………………… 378

一、概述 ……………………………………………………………………… 378

二、儿童喂养障碍 …………………………………………………………… 378

三、吞咽障碍 ………………………………………………………………… 379

第 26 章　营养不良 …………………………………………………………… 381

一、概述 ……………………………………………………………………… 381

二、定义和流行病学 ………………………………………………………… 381

三、患病率 …………………………………………………………………… 384

四、病因 ……………………………………………………………………… 384

五、远期预后 ………………………………………………………………… 385

六、短期预后 ………………………………………………………………… 386

七、评估 ……………………………………………………………………… 386

八、治疗 ……………………………………………………………………… 386

　　九、小结 ………………………………………………………………… 387

第 27 章　慢性腹泻病 …………………………………………………… 388

　　一、概述 ………………………………………………………………… 388

　　二、定义和病理生理 …………………………………………………… 388

　　三、婴儿和儿童迁延性腹泻的评估 …………………………………… 389

　　四、慢性腹泻的鉴别诊断 ……………………………………………… 392

　　五、小结 ………………………………………………………………… 397

第 28 章　急性腹泻的口服治疗 ……………………………………… 398

　　一、概述 ………………………………………………………………… 398

　　二、生理机制 …………………………………………………………… 398

　　三、寻找更有效的口服补液盐 ………………………………………… 400

　　四、早期合理喂养 ……………………………………………………… 401

　　五、腹泻病的口服治疗 ………………………………………………… 401

　　六、在美国对口服补液盐溶液的普遍担忧 …………………………… 403

第 29 章　遗传代谢病 …………………………………………………… 405

　　一、概述 ………………………………………………………………… 405

　　二、遗 传 特 点 ………………………………………………………… 405

　　三、遗传代谢病的新生儿筛查 ………………………………………… 405

　　四、遗传代谢病的评估 ………………………………………………… 406

　　五、对疑似或已知的遗传代谢病的急诊治疗 ………………………… 407

　　六、使用医疗食品进行营养治疗 ……………………………………… 408

　　七、其他营养疗法 ……………………………………………………… 409

　　八、其他治疗方法 ……………………………………………………… 412

　　九、小结 ………………………………………………………………… 413

第 30 章　儿童青少年 1 型和 2 型糖尿病的营养治疗 ……………… 417

　　一、概述 ………………………………………………………………… 417

　　二、背景：儿童糖尿病 ………………………………………………… 417

　　三、1 型糖尿病的营养管理指南 ……………………………………… 419

　　四、与儿童糖尿病有关的特殊情况及慢性疾病 ……………………… 430

　　五、小结 ………………………………………………………………… 432

第 31 章　婴儿和儿童低血糖 ………………………………………… 434

　　一、概述与低血糖的定义 ……………………………………………… 434

　　二、低血糖的临床表现 ………………………………………………… 435

　　三、低血糖的病因 ……………………………………………………… 436

　　四、低血糖的评估 ……………………………………………………… 438

　　五、低血糖的鉴别诊断 ………………………………………………… 440

　　六、低血糖的治疗 ……………………………………………………… 443

七、小结 ………………………………………………………………………… 445

第 32 章 血脂异常 …………………………………………………………… 446

一、概述 ………………………………………………………………………… 446

二、脂蛋白 ……………………………………………………………………… 447

三、高脂血症 …………………………………………………………………… 447

四、遗传性血脂异常 …………………………………………………………… 448

五、生活方式相关的血脂异常 ………………………………………………… 448

六、动脉粥样硬化的预防及节制的饮食和生活方式 ………………………… 449

七、高脂血症的筛查 …………………………………………………………… 450

八、治疗 ………………………………………………………………………… 451

九、小结 ………………………………………………………………………… 454

第 33 章 儿童肥胖 …………………………………………………………… 455

一、概述 ………………………………………………………………………… 455

二、脂肪组织：一种器官 ……………………………………………………… 455

三、病理生理 …………………………………………………………………… 456

四、遗传 ………………………………………………………………………… 459

五、评估 ………………………………………………………………………… 460

六、儿童肥胖的流行病学研究 ………………………………………………… 461

七、生命周期对儿童肥胖的影响 ……………………………………………… 462

八、肥胖的并发症 ……………………………………………………………… 467

九、儿童肥胖的预防 …………………………………………………………… 469

十、儿童肥胖的治疗 …………………………………………………………… 474

十一、资源 ……………………………………………………………………… 478

第 34 章 食物过敏 …………………………………………………………… 480

一、概述 ………………………………………………………………………… 480

二、病理生理 …………………………………………………………………… 481

三、食物过敏原 ………………………………………………………………… 481

四、流行病学 …………………………………………………………………… 482

五、临床表现 …………………………………………………………………… 482

六、诊断 ………………………………………………………………………… 484

七、治疗 ………………………………………………………………………… 487

八、药物治疗 …………………………………………………………………… 487

九、自然病程 …………………………………………………………………… 488

十、预防 ………………………………………………………………………… 488

十一、小结 ……………………………………………………………………… 490

第 35 章 营养与免疫 ………………………………………………………… 491

一、概述 ………………………………………………………………………… 491

　　二、营养与免疫：免疫系统相互作用 ………………………………………… 491

　　三、营养与免疫：肠道微生物群 ………………………………………… 496

　　四、营养和免疫：发育和获得性免疫缺陷（艾滋病病毒）……………… 498

第 36 章　发育障碍儿童的营养支持 …………………………………………507

　　一、概述 ………………………………………………………………… 507

　　二、评估 ………………………………………………………………… 507

　　三、体检 ………………………………………………………………… 512

　　四、基于病史 / 体检的诊断性研究 …………………………………… 512

　　五、常见发育障碍儿童的营养问题 …………………………………… 515

　　六、小结 ………………………………………………………………… 517

第 37 章　危重患儿的营养 …………………………………………………518

　　一、概述 ………………………………………………………………… 518

　　二、营养不良和代谢储备 ……………………………………………… 518

　　三、蛋白质代谢 ………………………………………………………… 519

　　四、糖类和脂代谢 ……………………………………………………… 519

　　五、危重症期间的能量需求 …………………………………………… 520

　　六、微量营养素 ………………………………………………………… 520

　　七、免疫营养 …………………………………………………………… 521

　　八、PICU 营养供给面临的挑战 ……………………………………… 521

　　九、小结 ………………………………………………………………… 522

第 38 章　儿童和青少年饮食障碍 …………………………………………523

　　一、概述 ………………………………………………………………… 523

　　二、临床表现 …………………………………………………………… 524

　　三、评估 ………………………………………………………………… 529

　　四、治疗 ………………………………………………………………… 530

　　五、小结 ………………………………………………………………… 535

第 39 章　镰状细胞（贫血）病与地中海贫血儿童的营养 ………………536

　　一、概述 ………………………………………………………………… 536

　　二、宏量营养素摄入、需求及能量消耗 ……………………………… 537

　　三、微量营养素缺乏 …………………………………………………… 538

　　四、特殊营养状态 ……………………………………………………… 541

　　五、SCD 与地贫的营养学指南 ……………………………………… 542

　　六、小结 ………………………………………………………………… 543

第 40 章　肾疾病患儿的营养管理 …………………………………………544

　　一、概述 ………………………………………………………………… 544

　　二、肾脏疾病的营养评估 ……………………………………………… 545

　　三、肠内营养和补液 …………………………………………………… 545

四、特殊疾病的营养管理 ………………………………………………………… 546

五、急性肾损伤的营养管理 ……………………………………………………… 550

六、晚期慢性肾脏疾病的营养管理 ……………………………………………… 552

七、特殊人群的营养管理 ………………………………………………………… 554

八、小结 …………………………………………………………………………… 556

第 41 章　癌症患儿的营养管理 …………………………………………………… 557

一、背景 …………………………………………………………………………… 557

二、营养评估 ……………………………………………………………………… 558

三、营养干预 ……………………………………………………………………… 559

四、儿童肿瘤学中的常见胃肠道并发症 ………………………………………… 563

五、造血干细胞移植 ……………………………………………………………… 565

六、营养和生存 …………………………………………………………………… 565

第 42 章　儿童慢性自身免疫性炎性肠病的营养管理 ………………………… 566

一、概述 …………………………………………………………………………… 566

二、炎性肠病 ……………………………………………………………………… 566

三、生长障碍 ……………………………………………………………………… 567

四、监测营养状况 ………………………………………………………………… 567

五、IBD 营养治疗 ………………………………………………………………… 571

六、营养干预治疗 IBD 儿童的社会心理影响 …………………………………… 573

七、麸质相关疾病 ………………………………………………………………… 574

八、总结 …………………………………………………………………………… 577

第 43 章　肝病 ……………………………………………………………………… 578

一、概述 …………………………………………………………………………… 578

二、肝病患儿的营养评估 ………………………………………………………… 579

三、慢性肝病的吸收障碍 ………………………………………………………… 580

四、腹水的处理与治疗 …………………………………………………………… 587

五、肝衰竭 ………………………………………………………………………… 588

六、胃肠外营养相关的肝脏疾病 ………………………………………………… 588

七、非酒精性脂肪肝 ……………………………………………………………… 588

八、肝移植 ………………………………………………………………………… 589

第 44 章　心脏疾病 ………………………………………………………………… 590

一、概述 …………………………………………………………………………… 590

二、先天性心脏病患儿的营养不良 ……………………………………………… 591

三、治疗 …………………………………………………………………………… 594

第 45 章　短肠综合征患儿的营养 ……………………………………………… 602

一、背景 …………………………………………………………………………… 602

二、肠适应 ………………………………………………………………………… 603

三、肠生理 …………………………………………………………… 604

四、营养评估 ………………………………………………………… 605

五、营养管理 ………………………………………………………… 606

六、药物治疗 ………………………………………………………… 608

七、手术治疗 ………………………………………………………… 609

八、并发症 …………………………………………………………… 610

九、总结 ……………………………………………………………… 613

第 46 章　囊性纤维化患儿的营养 …………………………………… 614

一、概述 ……………………………………………………………… 614

二、儿科医师的作用 ………………………………………………… 615

三、CF 患者营养的重要性 ………………………………………… 615

四、CF 患者体重不增的病理机制 ………………………………… 616

五、治疗概述 ………………………………………………………… 616

六、营养管理 ………………………………………………………… 616

七、不同年龄段人群的营养管理指南 ……………………………… 621

八、生长缓慢和营养不良的营养干预 ……………………………… 624

九、小结 ……………………………………………………………… 625

第 47 章　生酮饮食 ……………………………………………………… 626

一、概述 ……………………………………………………………… 626

二、历史 ……………………………………………………………… 626

三、生理基础 ………………………………………………………… 627

四、作用机制 ………………………………………………………… 628

五、适应证 …………………………………………………………… 628

六、试验性治疗 ……………………………………………………… 629

七、疗效 ……………………………………………………………… 629

八、禁忌证 …………………………………………………………… 630

九、不良反应 ………………………………………………………… 630

十、生酮饮食团队 …………………………………………………… 632

十一、生酮饮食的计算 ……………………………………………… 632

十二、微量元素的补充 ……………………………………………… 633

十三、起始方案 ……………………………………………………… 633

十四、维持治疗与随访 ……………………………………………… 634

十五、共用药物及潜在的碳水化合物 ……………………………… 634

十六、调整饮食以控制癫痫发作 …………………………………… 635

十七、生酮饮食的终止 ……………………………………………… 635

十八、替代的饮食疗法 ……………………………………………… 635

十九、小结 …………………………………………………………… 636

第48章　饮食、营养与口腔保健 ···637

一、概述 ···637

二、蛋白质 - 热量营养不良症对牙齿发育和牙齿疾病的影响 ··········637

三、微量营养素缺乏症中牙齿和口腔表现 ·································638

四、营养对龋齿的影响 ··640

第 七 篇　营养与公共卫生

第49章　预防无食物保障 - 可获得的社区营养计划 ···············647

一、概述 ···648

二、通过联邦、州和地方卫生和营养机构提供营养服务 ···············648

三、健康和营养机构：提供服务和有质量的建议的营养资源 ··········651

四、营养援助计划 ··653

五、补充营养计划 ··658

六、食物分配计划 ··660

七、顾客去哪里寻求营养援助 ···660

八、其他提供营养服务的联邦机构（旨在提高小儿健康和福利）·····661

九、小结 ···662

**第50章Ⅰ　婴儿配方奶粉和食品的联邦法规，包括新的添加成分：食品添加剂和
公认安全的物质（GRAS）** ···664

一、概述 ···664

二、食品中添加成分的联邦法规 ···665

三、"功能性食品"及其添加要求 ··668

四、婴儿配方奶粉的监管 ···669

五、婴儿配方奶粉成分（包括新的成分）···································670

六、面向儿童的新型食品添加剂 ···674

七、开发新食品成分的生物技术——生物工程食品 ····················677

第50章Ⅱ　食品标记 ···681

一、概述 ···681

二、成分标记 ··681

三、营养成分表 ···682

四、12个月以下婴儿和1～3岁儿童的儿童营养成分表 ···············685

五、营养声明 ··686

六、在包装上标注日期 ··691

七、位于包装正面的营养评级系统和符号 ·································692

八、小结 ···693

第51章　食品安全：感染性疾病 ···694

一、概述 ···694

　　二、食源性疾病的流行病学 ·················· 694

　　三、临床表现 ·················· 698

　　四、实验室检查 ·················· 698

　　五、处理措施 ·················· 700

　　六、食源性疾病的监督 ·················· 701

　　七、食品安全和食源性疾病的预防 ·················· 704

第 52 章　食品安全：农药、工业化学品、毒素、抗菌防腐剂、辐射处理及食品接
　　　　触物质 ·················· 708

　　一、概述 ·················· 708

　　二、美国食品安全法规（包括人为或无意向食品中添加的配料和污染物）··· 708

　　三、关注食品安全中化学物质的来源 ·················· 709

　　四、毒素 ·················· 715

　　五、抗菌防腐剂 ·················· 717

　　六、食品辐射处理 ·················· 717

　　七、食品接触物质 ·················· 719

　　八、食品加工过程中产生的化学副产品 ·················· 721

　　九、小结 ·················· 722

附　　录

　　附录 A　母乳成分 ·················· 729

　　附录 B　婴儿配方奶粉法实施细则和关于美国婴儿配方奶粉的专家建议 ··· 734

　　附录 C　提高婴儿配方奶粉的热量密度 ·················· 736

　　附录 D ·················· 738

　　附录 E ·················· 744

　　附录 F　选择我的餐盘 ·················· 749

　　附录 G　食品与药物的相互作用 ·················· 756

　　附录 H　饮料中的卡路里和电解质 ·················· 764

　　附录 I　膳食纤维：食物来源 ·················· 767

　　附录 J　1 份含钙丰富食物中的钙量 ·················· 770

　　附录 K　食物中的铁含量 ·················· 772

　　附录 L　食物中常见家庭份量的锌含量 ·················· 774

　　附录 M ·················· 775

　　附录 N　运动 / 营养棒 ·················· 793

　　附录 O　食物中钠含量（mg 每份）·················· 798

　　附录 P　1 普通食物中饱和脂肪酸、多不饱和脂肪酸和胆固醇含量 ·················· 799

　　附录 Q　生长曲线图 ·················· 802

第一篇　营养与基因的相互作用

第 1 章

21 世纪的营养学—融合了营养基因学、营养基因组学和微生物组学

一、概　述

在基因和分子水平上，营养对人健康和疾病影响的重要性变得越来越清晰。饮食和基因组之间的相互作用可以通过其内在关联途径影响健康和疾病，如 RNA 表达（转录组），表观遗传学修饰（表观基因组），中间代谢产物（代谢组包括脂质组和蛋白质组）以及体内的微生物组 - 胃肠道内常驻的微生物群落（图 1.1）。在内在关联途径中，甚至包含着所谓的"炎症组"，其内容包括受体和感受器之间的功能性反应，这些反应是调控先天免疫系统的活性以应对来源于宿主蛋白的感染微生物和分子，这部分内容超出本章学习范围。当前基于人群流行病学研究的信息和建议多数都缺少有关个体对营养的基因学和代谢学方面的具体研究内容，这种情况有时会给出错误的营养学建议。一个有趣的例子是"牛奶对身体有益"。这个观点对所有婴儿都是恰当的，但过了婴儿期及儿童早期，它只适用于一半甚至以下儿童，对乳糖不耐受的人群，不宜摄入过量的牛奶。

在全基因组测序技术尚未应用之前，缺乏一种综合的研究方法来研究饮食在疾病和健康中的作用。目前绝大多数的实验研究（包括流行病学研究）选择常见的，但相对无意义生物标记物来提高我们对不同疾病的认识。例如，不少旨在阐明心血管疾病分子机制的研究通常会选择经典的生物标记物，如血浆胆固醇、甘油三酯或 C 反应蛋白，而没有选择那些能够更准确和有更高评估价值的，可以反映个体基因对营养和饮食不同反应的生物学标记物。传统的研究方法都是基于流行病学调查和干预性研究，但不包括家族史和环境暴露等内容。这种研究方法都是通过"MyPyramid"或"MyPlate"途径而不是具体个体（$n=1$）路径，来对全体人群给出饮食建议。

随着基因组测序（基因组学，表观基因组学）和高通量测序技术的革命性进展，现在可以同步检测数千个基因，基因转录，蛋白质和中间代谢物，同时也可以检测肠道微生物的基因组信息。计算机技术（生物信息学）的进步能分析这些庞大的数据，使研究团体能够采取一种综合的方法来探索饮食在健康和疾病之间扮演的角色。因此，针对个体的营养 - 基因 - 环境之间相互作用的研究成为重点，恐将最终取代依靠传统的饮食指南的研究方法。这种方法通过对各种分子靶点（包括 DNA、RNA、蛋白质和各种代谢物）的

研究，来了解单个营养素在表型和表观遗传之间的相互作用。通过图 1.1 可以得出了一个明显的结论，即基因 - 营养素相互作用的表现是遵循着差异但相互关联的途径，这主要取决于个体差异和不同环境刺激。因此，包括营养遗传学、营养基因组学、代谢组学和微生物组学在内的这些密切相关领域有一个共同目标，即阐明饮食与基因之间的相互作用，通过饮食的个性化来优化健康。

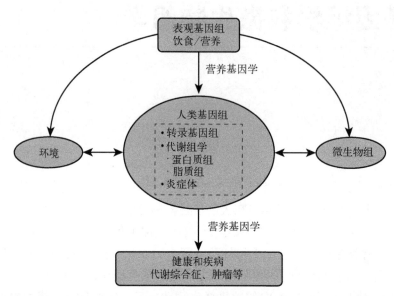

图 1.1　环境和饮食通过营养学与人类基因组及其密切相关的表观基因组和微生物群相互作用，通过营养学效应影响健康和疾病

二、营养基因学

每个个体的遗传信息都是不同的，并且所处的生活环境不同。因此，个体对饮食的反应也是不同的。营养基因学是指研究基因和营养相互作用及不同遗传背景下个体如何针对某一特定饮食起反应的学科，它主要关注遗传多态性在其中所起的重要作用。

以下是基因 - 营养相互作用的例子。

1. 近几十年来，饮食干预已成为治疗苯丙酮尿症和半乳糖血症患者的重要方法。这些"先天性代谢缺陷"是单基因缺陷导致的，需要低苯丙氨酸或低乳糖饮食治疗。苯丙酮尿症是由于苯丙氨酸羟化酶（PAH）的缺陷，导致血中苯丙氨酸的蓄积，从而大大增加了神经损伤的风险。半乳糖血症是由半乳糖 -1- 磷酸尿苷酰转移酶（GALT）缺陷导致的一种罕见的常染色体隐性遗传病，表现为血液中半乳糖积聚和智力低下。无半乳糖和限制苯丙氨酸及酪氨酸的摄入是治疗这些单基因疾病的重要方法。

2. 携带 5，10- 亚甲基四氢叶酸还原酶（MHTFR）突变的个体对摄入膳食营养素参考量的叶酸也可能存在反应异质性。5%～10% 的"正常"人群携带这种酶的特定的不耐热突变，该突变可使血中同型半胱氨酸水平升高，从而导致血液呈高凝状态，并增加妊娠期失败或出生缺陷的危险。通过检测红细胞及血浆叶酸浓度，发现存在纯合型基因突变的妇女，非妊娠妇女血浆叶酸浓度明显降低，而妊娠妇女血浆叶酸浓度降低更为明显。对携带该突变的孕妇，如果给予补充甲氧叶酸的饮食干预，需要进行密切观察。

3. 肠脂肪酸结合蛋白（IFABP）特异性地表达于小肠。通常认为，在小肠柱状上皮细胞的细胞质中，IFABP 结合并运输长链脂肪酸（LCFA）。IFABP 基因上第 54 位密码子错义突变（丙氨酸→苏氨酸）导致其与 LCFA 结合增强从而引起甘油三酯分泌增加。在一些人群中发现，Thr54 等位基因还与胰岛素功能受损及脂肪氧化增强密切相关。Thr54 纯合子其非酯化脂肪酸（NEFA）的血浆浓度更高并且在高脂饮食后胰岛素释放增强。这表明 IFABP 多态性主要是通过调节饮食成分中的生物利用度影响 LCFA 的转运从而影响健康。

这些单基因疾病比较少见，其发病率 <1‰。另一方面，目前影响很大一部分人群的慢性健康问题常与多基因，行为和环境等多因素有关，目前正在通过全基因组相关技术进行研究。这些疾病包括肥胖、冠心病、糖尿病、肿瘤及自身免疫疾病。这些疾病的高发，提示我们要更好地理解饮食 - 基因 - 环境之间的关系。最终的可能是，这些信息将使饮食摄入建议不以整个人群为目标而是变得更容通。饮食干预来预防这些疾病的发生是一件复杂的事情，不仅仅需要知道某一单一营养因素如何作用于生物系统，还得知道复杂的营养成分（如饮食成分）之间相互作用是如何调节机体生物功能的。

三、营养基因组学

营养基因组学是研究饮食（食物和食物成分）如何影响个体基因表达，以及营养因素对基因损害保护的科学。饮食和基因组之间的相互作用通过多种内联途径影响机体健康和疾病，这些途径包括 RNA 表达（转录组）、表观遗传修饰（表观基因组）、中间代谢物（代谢组）、脂质（脂质组）、蛋白质（蛋白质组）和胃肠道微生物群落（微生物组）。营养基因组学通过功能组学技术（高通量技术）来研究营养刺激下的生物体，了解营养分子如何影响多种代谢途径和稳态控制。高通量筛选工具，如"排列"功能基因组文库，正被用于营养基因组学研究，使数百万的基因筛选试验能够在同一时间进行。这些文库包括基因组学、表观基因组学、转录组学、营养组学（包括脂质组学和蛋白质组学）和微生物组学数据。营养组学有可能从饮食的相关反应中识别疾病的遗传预测因子。实例包括：①个体将如何通过增加 3- 羟基 -3- 甲基戊二酰辅酶 A（HMG-CoA）还原酶浓度来适应膳食中增加的胆固醇摄入量；②个体在早期摄入不同水平的碳水化合物如何使其在成年期更易患代谢综合征；③热量限制如何使寿命延长。所有这些都应该适用于个性化营养的概念，尽管目前，这一潜在好处还未被更多意识到，目前的依据非常有限（见随后的讨论）。正如目前所指出的，PubMed 上超过 1/3 可搜索到的有关营养基因组学的文章都是综述性文章。

四、转 录 组 学

理解饮食相关的基因表达如何影响健康，其第一步是检测营养暴露时期相关变化。转录组学是营养基因组学的重要组成部分，它是通过组学技术研究来源于不同组织中信使RNA 的转录酶。这种技术包括鉴定信使 RNA 特点，尤其重要的是明确不同蛋白的功能路径，同时鉴定出相关基因和基因产物的功能簇。转录组很大一部分是非编码 RNA，它不能被翻译成功能蛋白。这些小 RNA 具有调控基因表达的重要信号功能。

五、表观基因学

营养 - 基因相互作用的观点多被强调，表观遗传机制阐明了饮食对基因表达和调节及整体营养状况的诸多影响。在许多流行病学研究中发现，饮食暴露对健康的影响可能持续数年或数十年。表观基因学提出这样一个假设，这些暴露被一些常见的复杂和慢性疾病"记忆"成致病因素，不仅对个体自身，对其后代都产生影响。表观遗传涉及可能改变基因表达的机制，但并不涉及 DNA 原始序列的改变。其中包括 3 种不同但相互密切作用的机制：DNA 甲基化、组蛋白修饰和非编码 microRNA（miRNA）（图 1.2）。

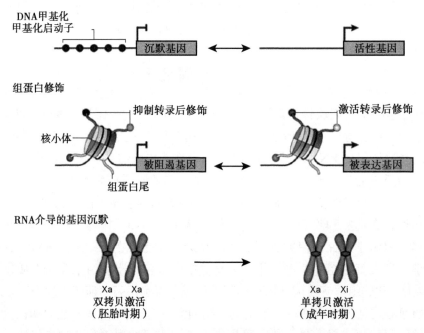

图 1.2　表观遗传学：已被描述的 3 种表观遗传改变基因表达的主要机制
引自 Zaid SK，Young DW，Montecino MA，et al. Mitotic bookmarking of genes：a novel dimension to epigenetic control. Nature Rev Genet.2010；11（8）：583-589.

表观基因学包括宫内的早期营养编程或生命早期的环境刺激，这导致一种适应。例如"节俭型"是对营养匮乏的反应，即使不再需要（例如，当有足够的食物），这种适应也会在整个儿童期甚至成年后数年持续存在。这种持久的适应在成年代谢综合征的发生中起着重要作用。同样，冈比亚孕妇在旱季和雨季营养状况的改变不仅影响母体循环中的甲基供体代谢物，而且影响后代基因组 DNA 甲基化。

越来越多的证据表明，大量的膳食因素，包括微量营养成分和非营养性膳食成分可以改变表观遗传标记。在某些情况下，如饮食变化导致 DNA 甲基化供体的改变，虽然能够合理地解释这种所观察到的表观遗传变化，但目前在很大程度上对于这种饮食 - 表观遗传 - 健康三者之间的关系尚未明了。因为人类基因组中约有 100 万个 DNA 甲基化发生位点，即使应用高通量技术，哪些是引起疾病的特异表观基因标志物，哪些是疾病导致的结果也很难区分。

六、营养代谢组学

代谢组学对理解不同饮食营养成分如何影响代谢路径提供巨大可能。代谢组学可以用来明确每个个体不同的代谢模式，如反应饮食摄入的不同，或明确个体对饮食反应的不同代谢活动。一些学者推测，代谢组学可以用来明确饮食摄入的生物学标记物，以克服一些饮食评估工具如饮食回顾或摄入量调查的缺陷。代谢组学的表征依赖于磁共振和质谱分析及其他分离技术。脂肪和蛋白对代谢组学有重要意义。

脂质组学是利用质谱仪来深入分析脂肪成分特点，因为在饮食中脂肪摄入，循环中脂肪量，心脏代谢产物及宿主基因决定的代谢模式之间有较强的关联。蛋白质组学是研究饮食暴露后蛋白质翻译后修饰的非常复杂的学科，应用的蛋白组学技术包括质谱光谱学和液相色谱学，这些技术有助于理解饮食和基因间相互作用是如何影响健康和疾病的。

七、微生物组学

营养遗传学和营养基因组学必须包括微生物组学。作为系统生物学的一个组成部分，寄生在胃肠道的数万亿微生物提供一个广大的基因物质库，其包含的个体差异性比人体基因组要多很多。在微生物组数据库中有 990 万基因被确定，饮食对微生物组改变影响很多，这种改变可短期或长期调控肠道的结构和功能。尽管在相同生活环境或有相同饮食和行为习惯的人群中，微生物群有较多相似，但每个个体微生物群还是有自身特点的。其功能在健康人群中相对一致，其途径涉及代谢、发酵、产生甲烷、氧化磷酸化和脂多糖生物合成等。

微生物组学和组学技术用来研究人体基因组、肠道细菌基因组和其功能性反应如肠道免疫系统的反应（炎症体）等之间复杂的相互作用。肠道微生物组执行一些非人体基因组编码的代谢活动，包括产生来自"非消化"碳水化合物的能量，水溶性的维生素 B，调节免疫功能，影响脂肪代谢（短链脂肪酸）包括：脂肪形成，通过合成维生素 B_2 影响机体凝血功能。饮食和微生物群之间的相互作用是一个非常值得深入研究的领域，毫无疑问，微生物群对营养健康的影响将证明是非常重要的。

八、系统生物学、个体化营养学和未来

除了应用这些不同的"组学"方法，另一个新的标准"系统生物学"也被用来研究生物学现象。相比有更多限制的经典方法，这个包罗万象的方法可以更好地理解整个外周环境。在经典的或还原论方法中，当改变某一刺激和决定它对独立变量影响时，许多变量都是受控的。这样在研究复杂系统间相互关系时其能提供的信息就比较有限。对基因组不同水平表达信息进行整合（转录组学，代谢组学，图 1.1）可测量营养因素对各路径的干扰。系统的方法可以通过建模、分析和尝试在多层次关联复杂生物学和化学系统的关系来完成。系统的方法整合了来自不同实验平台的数据，提供一个理解分子、化学反应、细胞表型和疾病过程之间关系的视角。这种方法可以获取、整合和分析利用多学科技术从不同实验来源的复杂数据。最适合系统生物学的实验技术是那些系统宽度和应用范围尽可能多的技术。因此，转录组学、代谢组学、蛋白质组学、脂肪组学、微生物组学和高通量筛选技术被用来收集一些定量数据以构建和验证模型。这些技术仍不断出现，许多技术面临的问题是当产生的数据量越大，数据质量就越低。计算生物学家、统计学家、数学家、计算机科学家、工程师、物理学家们正在努力改进这些方法的质量。系统生物学有可能增加我们关于营养对代谢途径和稳态影响的认识，以及在饮食相关性疾病中，这种调节是如何受到干扰的，以及个体基因型在多大程度上导致了这些疾病。

一些食物相关性疾病如肥胖、2 型糖尿病、冠心病的发病率在一些工业化国家逐渐上升，一个最主要的原因是生活方式的改变——饮食过度和运动减少。对个体所观察到的对饮食不同的反应可归因于其基因组成不同，这促进了有关营养 - 基因相互作用对健康状态影响的研究。这是营养基因学、营养基因组学、微生物组学的一个重要目标，对系统生物学理解被认为是"个体化营养学"。个体化营养学是通过整合和思考分子学路径，调控网络、细胞、组织、器官、微生物群，以及最终整个有机体的信息来理解生理和疾病的关系。个体化营养学可能会提高生活质量并降低发病率和死亡率，这种整合的方法可以通过特定调整个体的饮食摄入来明确饮食和健康之间的重要关系。尽管这个有价值的健康管理模式有很大潜力，但就目前而言仍难以实现。目前的证据并不能说明个体化营养建议比正在广泛应用的饮食指南所提供的建议对健康更有帮助。这个目标所面临的技术和伦理挑战也是巨大的，同样的巨大困难是如何存储、管理和解释这些通过个体化组学所获得的数据。在实现这一最终目标的过程中，人类营养学研究必将是持续令人兴奋和有价值的。

（翻译 上海交通大学医学院附属新华医院 孙 锟 赵鹏军）

第二篇　婴儿喂养

第**2**章

胃肠功能发育

胃肠道通过其复杂的生理结构和功能将环境中的营养素吸收进体内，以保障机体内环境稳定以及生长和发育。肠道的吸收能力由多个因素影响，包括胃肠道面积、转运能力，组织灌注，胃肠动力和肠微生物菌群。

一、胃肠功能发育

（一）胃肠道发育

胚胎时期是器官形成的时候，开始于原肠胚形成的第 3 周。原肠胚包括 3 个胚层：内胚层、中胚层和外胚层。哺乳动物的胚胎从头至尾和横向折叠，使部分内胚层条状的卵黄囊整合入胚胎，从而消化道开始形成。这种形式分化的原肠分为三部分：前肠、中肠和后肠。在胚胎形成时期，为了延伸，肠腔数次封闭和再通。大多数肠道及内脏器官起源于内胚层细胞，但外胚层和中胚层组织的交互作用是很重要的，几种结构都混合包含了原始细胞。

消化管和消化腺从内胚层细胞发育而来。内胚层细胞也是肝、胆囊及一些组织的起源，中胚层组织包绕消化管形成平滑肌使肠道能蠕动。区块分布设定了主要器官发育的格局，原肠的前部（头）和后部（尾）是通过数个基因 [如音猬因子（SHH）] 的表达来调节肠道的发育。当初始器官出现时，内胚层和中胚层通过细胞和细胞连接的旁分泌信号传导协调它们的分化。使用组织和干细胞衍生的类器官在体外对人类肠道内胚层进行图案化概括，提高了我们对肠道发育和疾病的理解。

前肠分化成咽、食管和胃，直到十二指肠的第二部分及肝和胰腺。前肠摄取食物并进行初始消化。中肠主要负责营养素的吸收，分化成十二指肠的第三部分到大肠的前 2/3。

后肠发育成剩余的大肠及直肠，主要负责水和离子的重吸收，以及消化残渣的酵解及排泄。

复杂的肌肉、神经和专门细胞网络构成胃肠道的动力系统。这些细胞共同负责将食糜团从食管送到肛门，然后排泄。肠平滑肌起源于中胚层，并分层成纵肌层黏膜，环层和纵层固有肌层。肠内平滑肌依赖于内胚层的 SHH 信号传导。肠道神经系在妊娠第 4～11 周从神经 c 衍生的细胞分化发育。这些神经节从前肠到后肠，从肠系膜外神经丛到内黏膜下神经丛，从尾肠向肠壁迁移。Cajal 间质细胞（被认为是肠道的起搏器并负责启动神经肌电耦合）源自间充质，最早可出现在妊娠第 9 周。

肝和胆道排泄系统的腺上皮，包括胆囊，都从肝盲囊（从前肠延伸至周围间质的一种内胚层管道）发育而来。胰从两个独立的背侧和腹侧的支囊融合后发育而来，这两个支囊是直接从胃尾部的内皮细胞派生而来。如果部分肠管和其衍生物被背侧和腹侧体壁（包绕和连接它们的双层腹膜）阻止，它们就被定在腹膜内。排列于后体壁上的器官和部分肠管，只有前表面被腹膜覆盖的称为腹膜后的。除了大部分十二指肠和部分结肠，大部分肠道在腹膜内并且是游离的。十二指肠球部进入腹膜后的空间，以后部位再次进入腹膜内，在左膈脚被屈氏韧带固定，屈氏韧带是空肠的起始。在大部分人体内，左右结肠也在腹膜后。

（二）发育异常

胚胎形成过程中出现的并发症是新生儿和婴儿喂养障碍的重要原因，但其分子基础大多不明确。食管畸形包括食管闭锁、食管狭窄、气管食管瘘和喉气管裂，这些疾病导致吞咽困难，使婴儿的喂养和呼吸发生障碍。常见的胃畸形包括重复和幽门前隔膜，也可能发生胃闭锁、胃扭转和胃憩室，这些疾病导致反复呕吐、反流或阻塞。十二指肠闭锁和狭窄被认为是肠腔再通不完全的结果。较少见的十二指肠狭窄或阻塞，可能是因血管畸形、网状物或环形胰腺等压迫性病变引起的。通常，在胚胎发生过程中，原始肠环会逆时针旋转 270°。肠道无法完全旋转或无法反向旋转会导致旋转不良，易诱发儿童肠扭转。空肠和回肠闭锁通常被认为是由于肠系膜血管收缩或血栓形成影响肠系膜血供造成的，已查明遗传因素，与胰腺囊性纤维化有关。腹部内容物的突出症分为两种形式：腹裂（腹部内容物通过疝直接穿过体壁到羊膜囊）和脐膨出（腹内容物通过扩大的脐环疝出），两者都可导致闭锁。直肠肛门闭锁和先天性瘘由泄殖腔形成异常和异位定位引起。肛门闭锁是由低位肛管的再通不恰当，导致肛门不通气。

运动性障碍的发展，包括先天性神经节病（或 Hirschsprung 病），也可能导致肠内喂养障碍而依赖静脉营养支持。Hirschsprung 病是由肠壁神经 C 细胞的异常迁移引起的，是最常见的运动性发育障碍。肠平滑肌、神经元或 Cajal 间质细胞发育紊乱也可导致运动障碍和先天性慢性肠假性阻塞。早产儿和窒息婴儿的吞咽呼吸反射和移行性复合运动可能会延迟，从而增加早产婴儿原发性和继发性吸入的风险。

各种胆道发育异常可能导致脂肪吸收不良和营养不良，包括胆道闭锁和胆道发育不全。两支胰管融合不足的情况称为胰腺分裂症。儿童胰腺的解剖异常，与成人不同，可能会增加胰腺炎和胰腺功能能不全的风险，导致吸收不良及复发性胰腺炎和慢性胰腺炎。

（三）肠道上皮细胞的发育

胃肠道上皮细胞的快速更新贯穿于整个生命。该过程由产生吸收的和分泌的上皮细胞谱系的干细胞群来维持和调节。这些细胞形成了一个克隆种群，一群接近隐窝底部的生态位，它们的活动由生长因子的旁分泌及周围间叶细胞的细胞因子来调节。干细胞分化通常是不对称的，可识别的子细胞形成定向祖细胞，同时保留持续分化的能力直到晚期分化。对称分裂可能得到两个子细胞（同时失去干细胞功能），或形成两个干细胞，以及最终克隆主导。一些干细胞系的明显的随机灭绝导致最终单重细胞系的主导称为生态位继承。

已鉴定出位于隐窝基底内的活动性肠干细胞（aISC）群体。aISC 被潘氏细胞和其他生态位细胞包围，这些细胞提供典型的 Wnt 信号来维持 ISC 的增殖能力。相比之下，在各种类型的损伤后，如辐射、药物或免疫介导，aISC 被破坏后，静止的肠道干细胞（qISC）转变为 aISC。qISC 在修复受损肠中起着关键作用。aISC 产生具有增殖 - 扩增转运祖细胞（T-A 细胞），这些细胞分化并沿隐窝 - 绒毛轴形成所有成熟细胞。

来源于肠干细胞的上皮细胞谱系包括丰富的专门用于吸收和分泌营养物质和电解质的柱状肠上皮细胞、生产黏蛋白的杯状细胞及分泌感觉激素的内分泌细胞。这些激素会影响饱腹感、营养吸收及腔内碳水化合物和脂肪的运动。这些细胞中产生的激素会影响胆囊收缩，胰腺、肠平滑肌、肠神经系统和胃，同时也会通过激素信号传导至大脑影响饱腹感。潘氏细胞具有免疫功能，在隐窝基部分泌溶菌酶和抗菌防御素，使隐窝保持无菌状态。通过 IL-25 依赖的机制，罕见的味觉化学感受细胞塔夫特细胞（Tuft cell）响应寄生虫暴露而扩增。在 Peyer 斑块附近发现的 M 细胞通过其他紧密的上皮屏障参与对抗原和微生物的免疫。

固有层形成了基膜，为上皮提供了支撑网，调节上皮细胞的功能。固有层包括多种细胞：成纤维细胞、肌成纤维细胞、血管内皮细胞和平滑肌细胞及各种血液细胞系。这些细胞中，部分分泌生长因子，如 R 反应因子、Wnt 和转移生长因子 β_2，这些因子对干细胞的增殖和上皮细胞的分化比较重要。

二、婴儿营养同化

新生儿肠道有数种功能，显然这是一个伴随适应乳类饮食的消化、吸收、分泌和动力功能的营养器官。然而，肠道也是免疫系统的一部分，包括肠道相关淋巴组织（GALT）的体液和细胞因素。这是一个大且弥漫的内分泌器官，能分泌局部的肠道激素和旁分泌因子来调节肠道和代谢以适应子宫外的生活。肠道在维持水电解质稳定以及维持菌群的平衡中起重要作用。肠道菌群参与消化和吸收某些营养素，同时在健康和疾病产生中起重要作用。

大部分肠道营养转运机制在出生前已发育完整，在出生时新生儿的肠道瞬间取代胎盘的功能，新生儿肠具有独特的能力，可通过胞吞作用吸收完整的大分子，这种功能可用于转运肠发育所必需的各种母体生长因子。

三、膳食脂肪（见第 17 章脂肪和脂肪酸）

脂质的大小和极性差异很大，范围从疏水性甘油三酯和固醇酯到水溶性更高的类脂质和心磷脂，因为这些复合物在消化、吸收、转运、储存和利用时必须经历特殊过程，所以可以根据这个与其他膳食宏量营养素区别开来。

甘油三酯（TG）占膳食脂质的比例最大，既存在于膳食中又在其他常量营养素的代谢过程中由肝脏中生成。TG 由 3 个脂肪酸（FA）和甘油分子组成。这些脂肪酸常无支链，有偶数的碳元素（从 4 ～ 26），虽然在脑和特殊组织（如视网膜和精子）可发现极长链脂肪酸（VLCFA）。通过"n"或"ω"来定义从甲基端起第一个键到双键的相对距离，比如 ω-6 表示起始的双键位于从甲基端起第 6 和第 7 个碳原子之间，因为在生物合成的过程中只能在 ω - 9 或更高的位置插入双键，所以在 ω-6 和 ω-3 的位点有双键的被称为必需脂肪酸（essential fatty acid，EFA）。这些 EFA 包括亚油酸和亚麻酸，它们是多不饱和长链脂肪酸（LCPUFA），花生四烯酸和二十二碳六烯酸（DHA）的前体。对发育有关键作用的 DHA 和二十碳五烯酸（EPA）不能有效地从 EFA 衍生而来，有学者建议需要在产前补充它们。

磷脂和甘油三酯的区别在于：磷脂含有极性头部，使其具有亲水亲脂性，所以使其有在水中形成微胞的能力。它们包括丙三醇（甘油）、胆碱、丝氨酸、肌醇、乙醇胺固醇类，如胆固醇也是由甾核和碳氢尾巴分支组成的亲水脂分子。虽然胆固醇只存在于动物食品里，植物含有植物甾醇，植物甾醇在化学上与胆固醇有关。

（一）脂肪的消化

膳食脂肪的分解代谢始于口腔和胃。舌脂肪酶和胃脂肪酶优先水解甘油三酯中的 SCFA 和中链甘油三酯（MCT），这些脂质可以直接在胃被吸收。但是单酰基甘油酯在胃里水解很少，长链脂肪酸（LCFA）和极长链脂肪酸（VLCFA）需要胆汁和胰脂肪酶来分解。

胰脂肪酶须有辅脂肪酶来解除胆盐的抑制效应。胰脂肪酶对难以溶解的、乳化的基质更具活性。第二种胰脂肪酶——羧化酯酶，对微胞的（即可溶性的）基质更具活性，且易受到胆盐的刺激。胆汁由胆盐、磷脂质和固醇类组成，乳化疏水性的膳食脂质，使胰脂肪酶水解部分甘油的酯键。胆汁使食糜与酶接触的表面积增加，同时保护食糜不受酶的蛋白质水解。

婴幼儿的胆汁中胆酸的浓度较年长儿及成人低，牛胆酸与鹅去氧胆酸的比例较高，这与新生儿较成人胆酸合成速度慢有关。新生儿胆酸起初与牛磺酸结合，而在大婴儿胆酸与甘氨酸结合，回肠转运牛磺胆酸的机制 [即顶端钠依赖的胆酸转运体（ASBT）的表达] 在新生儿中尚不明确。这种机制导致了较弱的胆酸循环。这些模式可能不适用于早产儿，正在进行的研究可能会阐明整个妊娠期的胆汁代谢。

（二）脂肪的吸收

脂质的吸收是通过被动和主动运输机制以游离脂肪酸、固醇和单酰基甘油酯的形式在小肠的刷状缘膜中实现。最近，发现在肌肉、血管内皮、脂肪组织及十二指肠和空肠刷状缘中存在的转运蛋白 CD36，在脂肪酸的转运和调节中起着重要的作用。脂肪酸进入肠上皮细胞后重新合成为肠上皮内质网中的 TG，然后从分泌入乳糜微粒。结果，LCFA 释放进入血液循环，提供诱导饱腹感和在舌、脑、肝、胰和胃合成代谢所需的信号。

（三）新生儿中的脂肪同化

人乳中的脂质含量可能随孕产妇饮食和产后年龄而变化。平均含 4% 的脂肪，大多数以 MCT 和 LCT 的形式存在。因为婴儿总饮食热量中将近 50% 从脂肪衍生而来，婴儿对脂肪的消化和吸收必须很有效。唾液脂肪酶和胃脂肪酶在胎儿发育早期已产生，胃脂肪酶在妊娠 10 周时就可以被检测到，在婴儿早期就可以达到成人水平。然而新生儿早期胰腺分泌和胆汁排泄常较低。所以，似乎某种进化措施会被优先选择，比如，通过受体介导的内吞作用来吸收完整的大分子的巨大能力，以及母体乳腺内的各种脂肪酶和蛋白水解抑制因子。有充分证据证明人乳因子对婴儿脂肪吸收的重要性，因为母乳喂养儿对脂质的内吞作用的效率是人工喂养儿的 2 倍以上（参见第 3 章母乳喂养）。

四、膳食碳水化合物（见第 16 章碳水化合物和膳食纤维）

碳水化合物是一组碳：氢：氧的摩尔比例为 $1 : 2 : 1$ 的物质 $[C_n(H_2O)_n]$，加上低聚糖、多糖和糖醇（半乳糖醇、山梨糖醇、麦芽糖醇、甘露醇、乳糖醇）。复杂糖类主要为植物淀粉和动物糖原，同时也包括果胶、纤维素和树胶。简单糖类包括己糖单糖葡萄糖、半乳糖、果糖、二糖类麦芽糖（葡萄糖 - 葡萄糖）、蔗糖（果糖 - 蔗糖）、乳糖（葡萄糖 - 半乳糖）及其他散的三糖、四糖和戊糖。戊糖是核酸组成的重要结构。

低聚糖通常指水解后产生 3 ~ 10 个单糖的糖类（如麦芽糖、异麦芽糖、麦芽三糖、麦芽糊精），多糖在水解后产生的单糖常多于 10 个。淀粉是膳食中最常见的多糖，只含有糖单位，所以，特指为失水葡萄糖。淀粉由两种匀聚葡萄糖组成：直链淀粉（1-4 糖苷键链接）和支链淀粉（1-6 和 1-4 糖苷键分支链接）。

（一）碳水化合物的消化

碳水化合物的消化需要对多聚、低聚和二糖的完全水解，因为肠道内膳食碳水化合物的吸收限于对单糖葡萄糖、半乳糖和果糖的吸收。消化从唾液淀粉酶开始，唾液淀粉酶只作用于多糖的内链接（1-4），而不是外链接（1-6），从而产生 α- 二糖（如麦芽糖）、三糖（如麦芽三糖）和大量低聚糖（糊精）。糊精是含有平均 8 个葡萄糖单位及一个或更多外链接的糖分子，它需要进一步葡糖糖化酶消化。胰淀粉酶与唾液淀粉酶类似，作用于内链接。双糖酶（如乳糖分解酶、果糖和蔗糖酶 - 异麦芽糖酶）对最终产生游离的单糖分子是必要的。

（二）碳水化合物的吸收

碳水化合物是代谢能量的主要来源。作为一种亲水极性分子，它通过转运穿过相对疏水的肠刷状缘膜。转运需要便利葡萄糖转运蛋白（GLUT）家族和活性的协同转运因子 [如钠 - 葡萄糖协同转运蛋白（SGLT）] 同时存在。GLUT 是存在于所有细胞表面的膜蛋白，它们通过葡萄糖的浓度梯度来转运，转运所需能量来自浓度差的耗散。SGLT 通过葡萄糖的浓度梯度来转运，在大部分小肠细胞和肾近端肾小管的上皮细胞表达。根据葡萄糖的浓度梯度的转运在钠存在的时候出现，并可导致水的被动吸收。这个概念可以解释 ORS 的原理（见第 28 章急性腹泻的口服治疗）。

半乳糖在肠细胞中的转运机制与葡萄糖相同，即顶端 SGLT 和基底侧 GLUT。一旦进入门静脉血液循环，它基本会被清除，半乳糖激酶会将其转化为半乳糖 -1- 磷酸盐，从而使其变为糖原。乳糖是人半乳糖在膳食中的唯一来源，虽然葡萄糖能转化为半乳糖来补充细胞的需求（如糖蛋白和黏多糖）。

果糖通过 GLUT 来转运入 BBM。果糖吸收不良被证实与婴幼儿及学龄前儿童的腹泻和腹痛有关。若膳食中果糖摄入增加，GLUT 水平会上调。一旦被吸收，果糖就通过门静脉循环传递到肝脏，并被果糖激酶代谢，然后被醛缩酶裂解，产生甘油醛和磷酸二羟基丙酮。这种分解代谢的发生与胰岛素的调节或糖酵解的反馈无关。代谢物最终进入糖酵解途径并产生糖原。少量果糖可能通过激活葡萄糖激酶而起催化作用，以增强葡萄糖的代谢。

（三）新生儿的碳水化合物同化

唾液、胰腺淀粉酶以及刷状缘膜的葡糖糖化酶和双糖酶（如乳糖酶）的浓度在新生儿期非常低，但是很快在 1 月龄后达到成熟的浓度。将近 25% 的 1 周龄足月儿表现出一些乳糖吸收不良的症状。新生儿期的乳糖活性可被乳糖的摄入所诱导。新生儿期的乳糖吸收不良常较轻，无症状。未被吸收的乳糖在结肠经过细菌酵解，产生 SCFA。所以，新生儿肠道吸收乳糖的有限能力可能对促进健康的肠道菌群和给结肠细胞提供重要营养素（如丁酸）有帮助。

淀粉的消化在新生儿中是有限的，在最初数月里，胰腺分泌 α 淀粉酶会持续不足。婴儿在断奶前对碳水化合物的需求大部分通过将乳糖消化成果糖和半乳糖，对经 α 淀粉酶消化的需求是最小的。断奶的时候也是研究哺乳动物开始经历乳糖酶浓度下降的时机。通常西方欧洲血统中乳糖酶持续存在，这是畜牧业和奶业持续存在几个世纪的自然产物。低乳糖酶血症在泰国和孟加拉国儿童中约 2 岁时发生，在其他亚洲人群、非洲裔美国人和拉丁美洲人群的儿童中 10 岁左右出现。对于很多白种人儿童（如芬兰人、爱尔兰人），乳糖酶的降低是稳定而缓慢的。乳糖酶 - 磷霉素水解酶基因非编码调控区的单核苷酸多态性以年龄依赖性方式调节介导乳糖酶表达的转录因子的结合。

五、膳食蛋白质

蛋白质由氨基酸组成，主导生命的生化反应。蛋白质包括酶、转录因子、信号肽和肌纤维。蛋白质与糖类和脂肪的区别在于它包含了氮，平均占 16%。当氨基酸在柠檬酸循环中被氧化成二氧化碳和水产生能量时，氮作为废弃产物必须被人体排出。人体可利用膳食蛋白质作为能量、合成肌肉或合成其他含氮的复合物。

当储存的糖被耗尽时，氨基酸可以通过糖化转化为糖，来持续供糖。与碳水化合物类似，氧化降解氨基酸可产生 4kcal/g 的能量。碳骨架可以通过将丙氨酸转化为丙酮酸来加长乙酰基单元和糖类，从而形成脂肪。氨基酸也能合成各种产物，氨基酸也纳入各种产物，如肌酸、硝酸、嘌呤和嘧啶氧化物、谷胱甘肽、卟啉（血红蛋白和细胞色素）、组胺、5- 羟色胺、烟酸、甲状腺激素、儿茶酚胺和肉碱，以及许多其他产物。无法使用或分解各种氨基酸与先天性代谢疾病有关，例如，酪氨酸血症和枫糖尿症。

婴儿期缺乏蛋白质需求的共识，建议膳食允许量（RDA），膳食参考摄入量（DRI）和美国肠胃外营养学会（ASPEN）针对患病儿童和婴儿的指导原则之间存在细微差异。

然而，所有这些指南均表明，在婴幼儿期后，增加新蛋白质的速度减少。因此，人体对蛋白质的需求 [约2g/（kg·d）] 大大减少。蛋白质在加速生长阶段的需求增加，如早产 [2 ～ 3.5g/（kg·d）]、幼儿 [1.8 ～ 3g/（kg·d）]、青春期 [1.5 ～ 2g/（kg·d）] 以及运动员。人体中各个氨基酸的转化率和利用率不同，具体取决于年龄、性别、营养摄入和活动水平。必需氨基酸和必须从食物中摄取的氨基酸，约占婴儿期蛋白质需求的 1/3，但在童年后期约占 1/5，在成年期占 10%。对优质蛋白（支持生长的蛋白质）的需求也随年龄的增长而减少，到青春期末和成年期最低为 0.8g/（kg·d）。高质量的蛋白质通常具有大量不可缺少的氨基酸、易于消化且无污染性分子，例如，消化酶抑制剂（如胰蛋白酶抑制剂）。

（一）蛋白质的消化

对蛋白质的消化开始于胃液中胃蛋白酶的分泌，新生儿的胃蛋白酶分泌量和壁细胞活性低于年龄较大的婴儿。然而，胃酸分泌、内因子和胃泌素在妊娠中期就可以发现，婴儿从出生第一天起就能很好地维持胃的 pH 在 4 以下。

胰腺和肠黏膜分泌的蛋白水解酶将蛋白质分解为小的多肽，胰腺分泌开始于妊娠的第5个月。虽然胰蛋白酶水平在早产儿较低，尚未发现 2 日龄和 7 周龄婴儿十二指肠液中胰蛋白酶浓度的本质区别，但是胰蛋白酶浓度在 1 ～ 3 月龄时已达到成熟。糜蛋白酶活性在新生儿也较低，但随着年龄增长而迅速增加，在 6 月龄时达到年长儿水平，在 3 岁时达到成年人水平。不管怎样，成年人消化蛋白质的速度比儿童快 60%。

胰腺消化酶以酶原（在肠腔内转化为活性蛋白水解酶的前体）的方式分泌，胰蛋白酶通过肠激酶（一种刷状缘酶）对胰蛋白酶原的激活转化而来。胰蛋白酶裂解 C 端带正电荷的氨基酸，如赖氨酸和精氨酸，使糜蛋白酶从糜蛋白酶原激活。糜蛋白酶裂解的链接部位与胰蛋白酶相同，裂解在十二指肠内容物 pH 升高时停止。羧肽酶裂解部位在芳香氨基酸和支链氨基酸（如酪氨酸、色氨酸和苯丙氨酸）的 C 端的酰胺键。弹性蛋白酶裂解部位在小的、疏水氨基酸 C 端的多肽链（如甘氨酸、丙氨酸、丝氨酸和缬氨酸）。弹性蛋白酶对弹性蛋白（结缔组织的组成成分）高度活跃。核酸酶将摄入的核酸（RNA 和DNA）水解成它们所需的单核苷酸。

胃和胰腺蛋白质水解产生的寡肽产物在小肠 BBM 会进一步被羧化酶和氨肽酶水解。这两种酶分别水解寡肽的羧基和氨基端，释放三肽、二肽和单氨基酸。三肽和二肽能穿过 BBM 并在胞内被三肽酶及二肽酶水解，羧肽酶、氨肽酶、三肽酶和二肽酶的活性在妊娠中期胎儿的肠道可检测到。

（二）蛋白质的吸收

游离氨基酸被特殊的具有活性的转运蛋白吸收入黏膜。数个转运系统到处都有表达，且对某种氨基酸有优先偏好，比如，A 系统和 ASC 系统喜欢有小支链的氨基酸（如甘氨酸、丙氨酸、丝氨酸），L 系统喜欢转运大支链的氨基酸（如酪氨酸、精氨酸、缬氨酸、天冬酰胺、谷氨酰胺），B 系统（如 $B^{o,+}$，b^+）偏好在小肠产生的中性氨基酸。其他肠道特殊氨基酸转运系统包括 IMINO（脯氨酸和甘氨酸）和 γBAT（胱氨酸和二元氨基酸）。穿过小肠黏膜的氨基酸转运在妊娠 12 周的胎儿中就可以看到。

（三）新生儿蛋白质的吸收

较大的多肽和蛋白质能进入肠腔。虽然成年人肠道吸收约 1/4 的膳食蛋白质（如二肽和三肽），利用胞内水解至游离氨基酸入门静脉血流，新生儿在更大程度上依赖大分子的转运。从母乳来的大分子包括酶、生长因子和免疫球蛋白，这些大分子有助于形成新生儿的消化、屏障和免疫功能。大分子能通过跨细胞或从细胞间隙穿过肠上皮。内吞作用是一种跨细胞的旁路，它是大分子穿过黏膜刷状缘的主要旁路。大分子通过上皮细胞"空隙"（如紧密连接）穿过的理论尚有争议。

新生儿肠道对大分子的摄取是宫内吸收程序的延续，因为羊水包括了一部分蛋白质大分子（包括免疫球蛋白、激素、酶和生长因子）。新生儿时期的小肠对完整的蛋白质通透性较高。与成年人相比，婴儿血清中常含有较高滴度的食物抗原抗体。蛋白质抗原足以激发免疫应答的情况下，蛋白质抗原如何从肠腔消化中逃脱及如何穿过刷状缘膜的机制目前尚不能完全明确，但对完整的母乳生物复合物的转运可能与进化优势有关。近期数据提示上皮免疫球蛋白 G（IgG）受体（FcRn）促进 IgG 在肠腔和循环系统中再循环，包括抗原 - 免疫球蛋白复合物并解释了血清中 IgG 和白蛋白的特殊的半衰期。

六、微量营养素（见第 18 章钙、磷和镁，第 20 章微量元素，第 21 章维生素）

脂溶性微量营养素，如前列腺素和维生素（A、D、E 和 K），被乳化到脂质内，作为亲脂分子穿过 BBM。水溶性维生素通过特殊载体介导的转运来穿过肠道 BBM。这些载体包括 Na^+ 依赖的多种维生素转运体（SMVT），这种转运体由肠细胞产生，转运如复合维生素 B 和泛酸盐等。维生素 C（抗坏血酸）通过最近确认的哺乳类家族 Na^+ 依赖的抗坏血酸转运体（SVCT 1）来转运。虽然维生素 C 对快速生长组织的氧化损伤很重要，维生素 C 血清浓度在产后下降迅速。所以 SVCT 1 在新生儿的表达对维生素 C 的调节是至关重要的。

大部分矿物质的吸收也依赖于特殊载体介导的转运。只有在妊娠晚期才可以检测到矿物质，因此早产儿矿物质缺乏的风险增加。钙的转运对其他营养素（比如乳糖和脂肪酸）的出现和丰度敏感。钙对新生儿骨密度（BMC）的影响依赖于数个因子，包括母体维生素 D 浓度、孕周、胎儿大小和母体血糖的稳定。糖尿病母亲的婴儿若在出生时 BMC 低，提示妊娠期相关因子影响胎儿 BMC 或可能存在经胎盘转运矿物质减弱。因为如果不是以上原因，BMC 随着新生儿体重和体长的增加而增加。此外，虽然在生命早期 BMC 有种族和性别差异，它们在刚出生时不会出现。

小动物吸收铁、铅、钙和锶的能力比成年动物强。一种称为 DCT 1 的二价阳离子的转运体是小肠铁的主要转运载体。这种转运体的特殊性受铁水平的下降或亚铁的形式限制。然而，它能转运其他二价阳离子矿物质，如锌、铜、镁、镍、铅、钴和镉。它对铅的亲和力使婴儿铅中毒的风险大大超过成人。

七、人乳（见第 3 章母乳喂养）

哺乳和新生儿胃肠功能的关系是两种器官平行进化的例子。出生后，母体乳腺和新生儿胃肠道功能共同担任起原先胎盘执行的功能。母乳包括婴儿供能和代谢所需营养素及促进婴儿健康、生长和发育的非营养成分。母乳的非营养成分包括抗微生物因子、消化酶、激素、营养因子、免疫因子、益生菌、微生物底物和生长调节剂。供能和代谢营养素包括代谢燃料（如脂肪、蛋白质、糖类）、游离水和未加工的组织生长发育必需的物质，如长链脂肪酸、必需氨基酸、矿物质、维生素和微量元素。除了需要补充的维生素 D 以外，母乳喂养中的摄入营养成分，可以满足健康的足月婴儿的营养需求，出生后前 4 ～ 6 个月的可以全母乳喂养。

超过 98% 的母乳脂肪是以甘油三酯的形式存在。甘油三酯在乳腺内由中链及长链脂肪酸转变而来。油酸（18 ：1）和棕榈酸（16 ：0）是最充足的脂肪酸。在母乳甘油三酯的甘油分子中，棕榈酸占中心位置，这种特性增加了母乳的可吸收性。同样，高比例的必需脂肪酸亚麻油酸、亚麻酸和其他长链多不饱和脂肪酸，如花生四烯酸（ARA）和二十二碳六烯酸（DHA）也同样存在于母乳中，这些长链多不饱和脂肪酸（LCPUFA）是脑和神经组织的组成部分，在早期生命意识和视觉发育是需要的。有研究表明，添加 ω-6 和 ω-3 LCPUFA 配方奶喂养婴儿血浆和红细胞的 LCPUFA 浓度比不含 LCPUFA 配方奶喂养儿更接近母乳喂养儿。独特配对的人乳寡糖（HMO）的益生元和抗菌作用也正在探索中，其在母婴对之间及整个哺乳期都表现出复杂的变异和令人难以置信的多样性。此外，在 HMO 还原端的乳糖岩藻糖基化可能决定 HMO 的抗菌或益生元特性，并且可能是遗传决定的。

母乳中蛋白质占了 75% 的含氮复合物的量。非蛋白质含氮物质包括尿素、核苷酸、多肽、游离氨基酸和 DNA。母乳蛋白质分两类：酪蛋白和乳清蛋白，比例为 20 ：80。蛋白质组学研究表明，这些主要的乳蛋白在功能上有很大的差异，包括在哺乳第 1 年中免疫和新陈代谢的分布。

母乳中酪蛋白的主要成分是 β 酪蛋白，β 酪蛋白形成相对小的微泡，在婴儿胃内产生软的绒毛状的凝乳。某些母乳蛋白酶，如纤溶酶，对酪蛋白有高度活性，可增加婴儿消化蛋白质的能力。

母乳中其他主要的蛋白质有 α 乳白蛋白、乳铁蛋白、分泌性 IgA 和血清白蛋白及其他多个微量蛋白。分泌性 IgA 是主要的母乳免疫球蛋白，它和乳铁蛋白占 30% 的母乳蛋白质。它由两个 IgA 分子（由乳腺组织局部淋巴细胞产生）与两个蛋白质 [一个 J 链和一个多聚 IgA 受体（p Ig R）产生的分泌性组件] 在乳腺上皮细胞合成。母乳分泌性 IgA 抗体的特异性反映了母体对各种抗原的暴露以及特殊的血缘 IgA 的独立性。乳铁蛋白能转运铁、促进铁的吸收，也具有抑菌作用。

乳糖构成母乳中碳水化合物的主要部分。乳糖是一种 β 双糖，由乳腺上皮细胞产生，通过包括对 α 乳白蛋白的作用由葡萄糖转化而来。另外，母乳包括很大一部分低聚糖，

主要是乳糖 -N- 四糖和它的单岩藻糖基衍生物，占了母乳糖类的 10%。低聚糖能逃逸肠腔消化，是肠道菌群（如双歧杆菌）的生长因子，它可能改变肠上皮细胞细菌的黏附能力。

　　除了能量营养素，母乳包含了一部分具有生物活性的对非营养功能有用的成分。非营养素因子弥补了新生儿不成熟的消化和屏障功能，调节生命从宫内到宫外的转化。这些因子包括大量的特异性和非特异性抗菌因子、细胞因子和抗炎物质，如激素、生长调节因子和消化酶。这些成分可能对婴幼儿有重要作用，因为他们的消化系统和宿主防御尚未成熟，容易感染。

　　人乳脂肪酶包括胆汁盐刺激的脂肪酶（BSSL），它是在乳腺中制成的，在与婴儿十二指肠中的胆汁盐接触之前一直没有活性。BSSL 在胃部环境中幸存下来，并在十二指肠被胆汁酸激活，从而将甘油单酸酯转化为甘油和游离脂肪酸。如果没有 BSSL，甘油单酸酯的负载量可能会超过新生儿的吸收能力，并且很多都不会被吸收。BSSL 的重要性在对低出生体重早产婴儿的研究中得到支持证据，这些婴儿被喂食了原奶和热处理过的人乳，前一组的脂肪吸收明显高于后者。人乳中还存在其他脂肪酶，例如脂蛋白脂肪酶。

　　上皮生长因子（EGF）是新生儿中有活性的营养因子中被研究最多的，EGF 是一种有丝分裂的、抗分泌的细胞保护的短肽，存在于羊水和初乳中，提示它对围生期适应宫外营养和肠道功能起重要作用。它对激活黏膜功能、减少胃对有用的乳类大分子的水解及保护肠道上皮被自身消化都有作用。EGF 可诱导乳糖酶分泌、抑制蔗糖酶活性。胰高血糖素样肽 2（GLP-2）是另一个营养因子，被认为源自小肠的 L 细胞，可能在婴儿期营养同化和肠道生长中发挥作用。

　　早产儿中胰脂肪酶分泌只有成年人的 10%，胆盐池是成熟新生儿的 50%。抑制的胰腺功能确保不成熟的微绒毛膜不被胰腺蛋白水解酶消化，使必需的刷状缘酶和乳腺因子活性延长。保持某种母乳蛋白质完整的进化优势是明确的。婴儿可维持免疫球蛋白和其他重要的生物多肽（包括如唾液和母乳淀粉酶和脂肪酶的酶类）的功能。虽然在胃的酸性环境下暂时失活，这些多肽能在十二指肠的中性环境继续保持它们的活性。

　　大部分抗微生物蛋白可逃逸消化，并在粪便中被找到，提示抗菌活性遍布婴儿的整个胃肠道。一些抗菌成分在乳腺中和婴儿的胃肠道及呼吸道中均有活性，这减少了乳腺的感染和乳腺炎的风险，保护婴儿黏膜表面不受真菌、病毒和寄生虫的感染。

　　人乳中的细胞因子也调节泌乳。例如，哺乳期的肽反馈抑制剂的作用位点是在乳房内，其功能是乳汁分泌的自分泌调节。一旦被消化和吸收，许多生物活性物质也成为有价值的营养来源。

　　大多数婴儿在 4 月龄前，母乳中的营养摄入量就足够了，约 6 个月大时就变得越来越不足，因此需要在饮食中添加辅食（见第 6 章辅食添加）。

八、婴儿的肠道菌群

　　胃肠道在刚出生时是无菌的，后逐渐有来自母体和外周环境的微生物定植。每一特定微生物的定植受许多暴露的影响，包括肠道内的位置、分娩方式、进食类型和抗生素的使用。肠道微生物组对免疫学、营养学和生理学的深远影响使一些学者认为它是体内最大的代谢适应性的可再生器官。

目前用于研究微生物组的方法包括 16s 核糖体 RNA 分析和高通量宏基因组测序。然后可以测量物种的 α 多样性和 β 多样性，从而帮助研究人员了解哪种微生物群落最多样化或最丰富（α 多样性），以及哪种微生物群落与给定暴露量最相关（β 多样性）。目前研究的常见暴露包括分娩方式、抗生素使用和喂养方式。研究表明，不同的分娩方式会影响婴儿早期定植，阴道分娩的新生儿会形成反映其母亲阴道菌群的微生物群，而剖宫产的新生儿会形成类似于皮肤菌群的微生物群。最初的定植似乎由兼性厌氧菌门如肠杆菌科为主，然后很快由专性厌氧菌如双歧杆菌，拟杆菌和梭状芽孢杆菌来定植。总结了较早的研究，这些研究表明，与阴道出生的婴儿相比，通过剖宫产出生的婴儿不太可能具有富含细菌类细菌的菌群。

抗生素可能会在出生后立即导致 α 多样性下降，尽管这种效果的再现不一致，并且可能不会延伸到生命的最初 6 ～ 12 个月。尽管如此，抗生素的长期后果还是令人关注的，因为在动物研究中，肥胖等疾病已与抗生素的使用有关。

喂养的类型也可能会改变微生物的特征。尽管母乳喂养的婴儿和配方奶喂养的婴儿在出生 12 个月之前没有明显的差异，但事实证明，配方奶喂养的婴儿在 12 ～ 24 个月的系统发育多样性，细菌丰富度和 β 多样性较低。在引入固体食物并消耗了一部分配方食品之后，专性厌氧菌会增加，通常在 2 ～ 3 岁时达到类似于成年人的模式。

正在进行更大样本量的纵向研究，以确定这些模式如何改变或持续到 2 岁以上，并确定微生物多样性的变化是否可以与人类早期婴儿的暴露持续存在联系。例如，一些阴道出生的婴儿具有先天的"低拟杆菌"特征，对诸如抗生素及暴露和分娩及喂养的类型等暴露有不同的反应。

暴露和预后的动态研究可以使人们对基于微生物组的各种儿科疾病（包括特应性、致肥胖性、传染性和炎性疾病）的病理生理学有前途的洞察力。未来的研究肯定会评估微生物组作为疾病调节的治疗靶标以及作为对了解疾病病理基础的来源。

（翻译　浙江大学医学院附属儿童医院　陈　洁）

第3章

母 乳 喂 养

一、简　介

美国儿科学会（AAP）推荐健康足月儿应纯母乳喂养到婴儿半岁，母乳喂养持续到至少 1 岁，同时也建议早产儿肠内营养首选母乳。母乳具有特殊的优点而其缺点是获取的途径少。本章将讨论母乳喂养的最新流行病学、母乳成分、母乳喂养持续时间、禁忌证，以及如何支持母乳喂养。

二、最新流行病学

母乳喂养，在 20 世纪前几十年间是常规的婴儿喂养方式，但是到 20 世纪 70 年代早期母乳喂养率降至 24.7%，自那以后又稳步上升，产后母乳喂养率有所提高。根据美国疾病控制和预防中心（CDC）进行的美国国家免疫调查，2014 年（全国最新数据）82.5% 的母亲产后母乳喂养，55.3% 的母亲在婴儿半岁时仍母乳喂养，33.7% 的母亲在婴儿满周岁时仍在母乳喂养。2013 年婴儿 3 月龄和 6 月龄的纯母乳喂养率也分别增加到 46.6% 和 24.9%。

过去几十年全国母乳喂养率的提高，得益于多个影响因素。美国卫生部部长在 2011 年发布了"支持母乳喂养的行动号召"，呼吁社会各界采取 20 个行动消除母乳喂养的障碍。在世界卫生组织（WHO）/ 联合国国际儿童基金会（UNICEF）的倡导下，爱婴医院数量也有增加。美国爱婴会在美国投放的设施数量从 2007 年的 2.7% 增加到 2017 年的 21.8%。获得认证的哺乳顾问的数量也在持续增加，最新数据显示，每 1000 名活产婴儿中获得认证的哺乳顾问的比例为 3.79，高于 2007 年的 2.12。非洲裔母乳喂养率有所增加，但仍不如白种人或西班牙裔。目前，85.7% 的非西班牙裔白种人女性产后即开始母乳喂养，只有 68.0% 的非西班牙裔黑种人女性母乳喂养。有色人种的妇婴健康差异是一个重大问题。非洲裔母亲缺乏母乳喂养所需的社会支持、文化接受和医疗保健支持，这些因素还可能影响到她们有更高的乳腺癌发病率。

2007 年，CDC 进行了第一次与母乳喂养相关的全国产妇实践调查，即产妇的婴儿营养和保健调查（mPINC）。该调查每 2 年进行一次，在美国常规提供产妇护理服务的每个机构，由具备专业知识、有代表性的人员完成。医院参与调查无疑促进了产妇母乳喂养，并鼓励医院采取符合爱婴医院倡议的做法，下文将对此进行讨论。CDC 还通过给指定项目提供资金来支持爱婴医院的质量提升，这两个主要项目是：最佳喂养开端（http：//www.nichq.org/project/best-feedbeginnings）和增强母乳喂养能力：加强产妇实践。此外，母乳喂养得到美国各州政府、健康体重倡议、社区、雇主和医疗保健系统的越来越多的支持。例如，前面引用的母乳喂养数据来源于 CDC 全国免疫调查。CDC 收集到大量母乳喂养数据，这些数据因各州而异，并根据其他人口学和社会指标在全国范围内进行分层（https：//www.cdc.gov/ breastfeeding/data/nis_data/index.htm）。

　　美国 2020 年人群健康目标是 81.9% 的母亲在产后早期母乳喂养（根据 2016 年疾控中心母乳喂养报告卡，这一目标基本上已经超过 82.5%）。尚未实现的其他目标，包括 60.6% 的母亲在 6 个月时母乳喂养，34.1% 的母亲在 1 岁时母乳喂养，25.5% 的母亲在 6 个月时完全母乳喂养。46.2% 的母亲在 3 个月时完全母乳喂养的目标已经实现。其他目标包括：提高雇主在工作场所提供母乳喂养支持的比例，减少新生儿出生后前 2d 补充配方奶的比例，以及提高哺乳母亲及其新生婴儿照看场所中的新生儿活产率。目前，美国 15.5% 的母乳喂养儿在出生后前 2d 会补充婴儿配方奶粉。

　　美国卫生部和公众服务办公室的妇女健康倡议"母乳喂养商业方案"，为雇主和母亲提供了母乳喂养和在工作场所挤奶的创造性的解决方案（https：//www.womenshealth.gov/Business Case for Breastfeeding）。联邦法律根据《患者保护和平价医疗法案》规定，国家为母乳喂养的咨询和用品（如吸奶器和附件）付费。此外，大多数妇女在工作日有挤奶休息时间，直到孩子满 1 岁（https：//www.dol.gov/whd/nursingmothers/）。

　　目前一般说来，采用母乳喂养方式的美国母亲，受教育水平较高，年龄相对较大，收入水平中等，职业女性比例较高。尽管还持续存在种族、民族、社会经济和地理差异，但母乳喂养率获得了显著提高。如上所述，2014 年非裔母乳喂养率为 68%，落后于西班牙裔和白种人的 85% 和 86%。

　　经济差异包括母乳喂养率差异，2014 年在妇女、婴儿和儿童特别补充营养计划（WIC）领取津贴的母亲的母乳喂养比例为 75.5%，未参加计划的为 91.7%。教育也是一个因素，大学毕业生母亲的母乳喂养率要比没有高中毕业的母亲高约 25%。

　　美国各地也存在地域差异，西部各州母乳喂养开始率较高，东南部各州最低。例如，2014 年，密西西比州产后开始母乳喂养的母亲不足 58%，而华盛顿州为 92%。在过去，农村地区的妇女与城市地区的妇女相比，更有可能从未母乳喂养过。维纳等对美国全国儿童健康调查的二次分析显示，全国城市与阿巴拉契亚城市母乳喂养率分别为 77%（95% 置信区间为 75.7% ～ 78.4%）和 71.5%（95% 置信区间为 70.2% ～ 72.8%）。林奇等在北卡罗来纳州妊娠营养监测系统的二次分析中报道了类似的趋势。全国免疫接种调查的最新数据显示，在农村人口较多的州，母乳喂养率较低。

　　虽然出生后母乳喂养开始率的差异总体上有所改善，但 6 个月和 12 个月的持续母乳喂养率仍然反映了种族、族裔、社会经济地位和地理位置有差异，这表明，在婴儿出生后第一年，有不同因素影响母亲继续母乳喂养的能力。母乳喂养率低的群体值得额外支持，包括接受教育、学习母乳喂养的好处和机制，这要求提高当地资源的实用性。在美国，不同文化和种族的母乳喂养方法都有相应的指南。

三、母乳：成分、营养素及生物活性因子

母乳成分复杂，具有生物活性，包括溶质、酪蛋白的胶状液态分子、脂肪球的乳剂、脂肪膜和活细胞，包括干细胞。附录 A 列出了母乳成分的大概浓度，以及一些重要活性生物成分。母乳的成分在整个哺乳期、单次哺乳过程、每天 24h 均呈动态变化，此外，还存在个体差异。初乳，量非常少（婴儿出生后 24h 约 15g±11g），有高浓度的蛋白质、脂溶性维生素、矿物质、电解质和抗体。初乳比成熟的人乳颜色更黄，含有大量的 β- 胡萝卜素。初乳含有 70%～80% 的乳清和 20%～30% 的酪蛋白，此比例随时间推移而下降，成熟乳有 55% 的乳清和 44% 酪蛋白。过渡乳系产后 5～14d 分泌，特点是免疫球蛋白浓度和总蛋白质降低，而乳糖、脂肪和总热量增加。成熟乳系生产 2 周之后分泌，是完全发育成熟的母乳，专门支持健康的足月婴儿生命的前几个月。超过 6～7 个月仍继续哺乳的母亲生产的奶，即延长泌乳奶，其特点是维生素、矿物质和一些宏量营养素如蛋白质的浓度下降。此时除了母乳之外，婴儿的饮食还应该补充适当的过渡期食物。

如前所述，成熟乳的主要营养素的质和量在不同母亲有高度的个体差异，如附录 A 所示。大多数母亲能母乳喂养成功，这可能是由于婴儿适应了摄入量以实现正常生长，尽管营养素有可变性，特别是蛋白质和能量。乳汁中的钙浓度在哺乳的前几个月逐渐降低，但乳汁摄入量增加，因此奶中膳食钙的总摄入量保持稳定。某些营养物质在母乳中很少，如铁、维生素 K 和维生素 D，可在婴儿出现缺乏。因此，AAP 建议母乳喂养婴儿补充这些营养素：如维生素 D 400U/d，在生后前几天开始补充，并持续到婴儿断奶至每天至少能进食约 1L 维生素 D 强化配方奶粉或全脂牛奶。一些母亲在咨询医生后，自己可能会选择摄入更多的维生素 D（高达 6400U/d），以提高传递给婴儿的乳汁的维生素 D 含量。直至断乳或进食维生素 D 强化的配方奶或强化的全奶达到每天至少 1L 之前均需要额外补充。铁从 4 月龄开始补充，口服铁 1mg/（kg·d），直到引入其他含铁食物。断乳期保证足够铁摄入的一个方法是将肉类作为第一种过渡期食物。虽然肉类提供了高生物利用率的铁和锌来源，但这可能不是所有家庭都想要的解决方案，尤其是那些素食家庭。在这种情况下，口服铁和锌（作为复合维生素的一部分）补充剂可能更符合文化信仰和习俗。

胎儿通过胎盘得到免疫球蛋白 G，主要是在妊娠的最后 3 个月。母乳中主要的抗体亚型是 IgA，保护婴儿免受肠道病原侵袭。初乳还包含活细胞和别的生物活性蛋白，如溶菌酶、乳铁蛋白、结合卟啉、α_1 抗胰蛋白酶、胰岛素、表皮生长因子和相关化合物转化生长因子 -α、转化生长因子 -β、血管活性内皮生长因子、各种细胞因子和趋化因子（如白细胞介素 -5，-7，-8 和 -10，生长调节致癌基因 -α，巨噬细胞 - 单核细胞趋化蛋白 -1 和巨噬细胞炎性蛋

白 1-β），仅举几例（表 3.1）。已发现这些因子在婴儿分娩时因胎龄不同而变化，在哺乳婴儿有活动性感染时也有差异。

表 3.1　母乳中的生物活性因子

成分	作用
分泌型 IgA	针对特异性抗原的抗感染作用
乳铁蛋白	免疫调节，铁螯合作用，抗吸附，肠道生长营养
溶菌酶	溶菌，免疫调节
κ- 酪蛋白	抗吸附，细菌群落
低聚糖（益生元）	阻止细菌结合
细胞因子 [如 IL -5，-7，-8，-10；肿瘤坏死因子（TNF）-α]	抗炎，上皮屏障作用
核苷酸	提高抗体应答反应，细菌群落
维生素 A，维生素 E，维生素 C	抗氧化
氨基酸（包括谷氨酰胺）	肠道细胞营养物质、免疫应答
脂类	抗感染作用
乳脂球膜	细胞信号传导能力
胰岛素	生长调节剂
瘦素	参与食欲控制
祖细胞 / 干细胞	需要进一步研究
外泌体	与免疫反应相关的微小核糖核酸的来源
生长因子	
表皮生长因子	腔内监督，修复肠道
转化生长因子 -α（TGF-α）	刺激上皮生长和肠道修复；类似于表皮生长因子的性质
转化生长因子 -β（TGF-β）	参与炎症过程的调节，尤其是在肠道中；促进干细胞和淋巴细胞的分化和调节
血管活性内皮生长因子	
白细胞介素 -10（IL-10）	强效抗炎特性；在限制宿主对病原体的免疫反应中起着核心作用
神经生长因子	生长
酶类	
血小板活化因子 PAF- 乙酰水解酶	阻止血小板活化因子的作用
谷胱甘肽过氧化酶	抗细胞氧化

围绕乳脂球的乳脂球膜（MFGM），允许脂肪被输送到以水为基础的液体中。MFGM 本身来自乳腺上皮细胞的顶端，具有这些细胞的表面标记，包括生长因子和细胞因子，

在母亲和婴儿之间传递信号机制。Hamosh 和其他学者在 20 世纪 90 年代提供了 MFGM 保护特性的证据。MFGM 是人乳中第二丰富的成分，透过与膜相关的糖蛋白，防止病原体附着在肠黏膜上。最近在动物和人类研究的基础上，牛乳脂肪球膜被添加到商业配方奶中。

外泌体，最早由 Admyre 等在 2007 年发现，是人乳研究中新的焦点领域。外泌体是纳米囊泡（$30 \sim 100nm$），具有由多种细胞分泌的源于核内体的界膜。体外研究表明，母乳外泌体具有影响免疫反应的能力，并可能影响儿童过敏的发展和风险。此外，包在外泌体中的免疫相关微小核糖核酸可能是母亲向母乳喂养的婴儿提供免疫和表观遗传因素的额外机制。

另一个生物活性因子是乳汁中的白细胞，20 世纪 60 年代首次在母乳中发现，并得到广泛研究。白细胞也被认为在婴儿免疫和免疫能力中抵抗胃肠道病原体，增强免疫功能。白细胞是通过在乳腺和婴儿胃肠道中的吞噬作用、抗微生物因子的分泌和（或）抗原呈递来发挥以上功能。最近，已证明母乳中的白细胞对母婴感染有动态反应，并随着婴儿母乳喂养时间的延长而增加。人乳中还发现祖细胞和干细胞，其生物活性正在研究中。

母乳中还有多聚糖，由乳腺产生且耗能，但婴儿难以消化。母乳中的多聚糖包含游离寡糖、糖蛋白、糖肽和糖脂。母乳寡糖（HMO），即未结合的复合碳水化合物，在人乳中含量丰富，占母乳重量的 $1\% \sim 2\%$。人体肠道缺乏分解 HMO 和其他多糖的各种糖酶解酶，所以它们作为益生元可完好无损地到达结肠。HMO 被认为在婴儿免疫功能中起着重要作用，特别是能与肠道微生物相互作用。已证明 HMO 是肠道双歧杆菌的选择性生长基质，使其成为母乳喂养婴儿的优势微生物群。至少已鉴定出 41 种不同的双歧杆菌，包括长双歧杆菌、双歧杆菌和短双歧杆菌。HMO 已被证明与病原菌表面相互作用，并抑制病原体和毒素与宿主细胞受体的结合。现在某些配方奶粉已经添加了低聚糖，但远不能模仿母乳中天然存在的大量低聚糖。

母乳为健康的足月婴儿提供了许多营养优势，包括清洁、安全的营养来源和促进婴儿免疫系统发育的生物活性介质，从而影响整体健康状况。美国卫生保健研究和质量局（AHRQ）一项评论发现，在工业化国家，母乳喂养与急性中耳炎、非特异性胃肠炎、严重下呼吸道感染、特应性皮炎、幼儿哮喘、肥胖、1 型和 2 型糖尿病、儿童白血病、婴儿猝死和坏死性小肠结肠炎的风险降低有关。婴儿认知表现与母乳喂养之间没有关联，母乳喂养与心血管疾病和婴儿死亡率之间的关系尚不清楚。AHRQ 最近的评论发现，证据显示在工业化国家，母乳喂养或长时间的母乳喂养可能与较低的产妇乳腺癌、上皮性卵巢癌、高血压和 2 型糖尿病发病率有关。然而，AHRQ 警告说，这些报道中几乎所有可用的数据都来自观察性研究，这些研究的质量参差不齐。随机对照试验可解释所有影响结果的变量，但是，不可能在母乳喂养的婴儿和母亲中进行随机对照试验。而仔细的队列研究，特别是控制遗传和环境因素的家族内研究（已知这些因素会影响许多结果），对母乳喂养 / 母乳和这些长期健康结局之间的因果关系提出了质疑。因此，无法推断母乳喂养和长期健康结局之间的因果关系。

四、母乳喂养和安全睡眠

成功母乳喂养的十个步骤中的重要步骤，包括产后母亲和新生儿立即皮肤接触、产后住院期间实行母婴同室和纯母乳喂养。有新生儿从母亲手中跌落和产后猝死（SUPC）的报道，但尚不清楚 SUPC 的发病率是否增加。SUPC 最常见于新生儿感染、先天性心脏病、持续性肺动脉高压、代谢缺陷和贫血，与婴儿在皮肤接触时的俯卧姿势和缺乏足够的监护有关。预防措施包括：家长教育，由了解 SUPC 的工作人员教父母以正确的姿势保持婴儿吸道通畅。高危母亲，如初产妇、单独照看或筋疲力尽的母亲，应对自己和婴儿进行持续的临床监督。包括了对服用了镇静剂或患有感染性疾病的母亲，有任何不适或感染迹象的婴儿，应进行医疗监护。要提醒父母避免和婴儿同床，避免俯卧睡姿，避免过于柔软的床垫，避免盖住婴儿头部。

AAP 胎儿和新生儿委员会和婴儿猝死综合征特别工作组提倡，在产后立即对婴儿进行持续监测，并对母婴进行风险分层。AAP 指出，婴儿的面部应保持居中吸气的姿势，不要覆盖头部，要保持颈部伸直、双腿屈曲。妇产科和新生儿护士协会（AWHONN）建议，经过培训的护理人员应在分娩后的 2h 一直在现场进行指导，以监测婴儿正确的体位，并通过生理指标确保母婴安全。

Ludington-Hoe 和 Morgan 使用首字母缩写 RAPP 发布了评估标准，RAPP 是呼吸、活动、灌注和姿势的缩写。工作人员应评估呼吸，理想的呼吸频率为 40 ～ 60 次 / 分，呼吸规律，无呼吸困难表现。应记录新生儿的状态。任何无反应的新生儿都应进行复苏。灌注评估应确定婴儿皮肤是否为粉红色，中央灌注时婴儿的肢端发绀为正常，任何苍白、灰色或暗淡的颜色，或中央发绀都需要评估。呼吸急促和体温调节异常也需要评估。最后，应根据身体屈曲的体位和颈部的中线位置来评估体位。

AAP 更新了关于婴儿猝死综合征的政策，发布了"婴儿猝死综合征和其他与睡眠有关的婴儿死亡：2016 年更新版婴儿安全睡眠环境的建议"。声明提倡母乳喂养，因为它降低了婴儿猝死综合征（SIDS）的风险。美国儿科学会提倡父母和婴儿共住一间房，但不主张共睡一张床。婴儿应单独仰卧睡在较硬的床上，没有其他柔软的被褥。照顾者应该避免使用烟草、酒精和非法药物。由于安抚奶嘴与 SIDS 发病率降低有关，建议考虑使用安抚奶嘴，尽管 AAP 建议在成功建立母乳喂养之前父母可推迟给母乳喂养婴儿使用安抚奶嘴的时间。

五、母乳喂养的持续时间

近 10 年在提高纯母乳喂养和延长哺乳期方面做了很多工作，表 3.2 列出了目前母乳喂养的定义。

值得注意的是，完全母乳喂养包括某些营养素的管理在内，比如维生素的补充。AAP 建议纯母乳喂养约 6 个月，只要母子相互需要，引入过渡期食物后可继续母乳喂养到至少 1 岁。这种方法认同母亲因个人、社会和经济原因灵活引入过渡期食物的必要性，也承认人类发展过程中出现的变化。

表 3.2　母乳喂养定义

类型	说明
完全母乳喂养	母乳是唯一食物。婴儿可以进食药物、矿物质和维生素，但不含水分、果汁和其他过渡期食物。母乳可来源于自己的母亲，也可以是母乳库。通过管饲、杯子、奶瓶喂食母乳都在本定义范围
母乳喂养为主	母乳是主要的食物，其他食物非常少。出生后前几天每天有 1～2 次配方奶喂养之后继续母乳喂养的方式属于本定义
部分母乳喂养	该定义的喂养方式差异较大，包括：以母乳喂奶为主辅以少量非母乳或其他食物（母乳占大部分）、母乳与其他食物比例相当（母乳占 50%）、以非母乳的其他食物为主辅以少部分母乳（母乳占小部分）
象征性母乳喂养	几乎完全是非母乳喂养，包括出生后短暂地吃过母乳或偶尔进食母乳，该喂养方式在断乳后期常见
任何母乳喂养	包括以上任何一种喂养方式
完全无母乳喂养	从未进食过任何母乳

（经许可引自 Schanler RJ, Dooley S, Gartner LM, Krebs NF, Mass SB, eds. 2nd edition. Breastfeeding Handbook for Physicians. Elk Grove Village, IL：American Academy of Pediatrics；2012）

母乳喂养期间引入过渡期食物：最佳时间是在什么时候？

引入过渡期食物的最佳时间一直是持续多年的议题，也是很有争议的主题（参见第 6 章）。有新的证据表明，母亲避免在孩子生命的第一年摄入潜在的过敏原并不能降低过敏的风险，而且包括常见食物过敏原在内的多样化饮食在妊娠和哺乳期可能都是有益的。也有证据表明，母乳喂养、混合喂养和配方奶喂养的婴儿在 4 个月和 6 个月大时较早地接触潜在的食物过敏原，可能会提高对过敏性食物的耐受性，而不会增加患特应性疾病的风险。这种现象尤其适用于对花生和全蛋过敏的高危儿，AAP 现在建议，对于患有严重湿疹或鸡蛋过敏的婴儿（即使是那些纯母乳喂养的婴儿），花生应在 4～6 月龄引入（另见第 3 章母乳喂养，第 34 章食物过敏）。对于 6 个月前有中度或低过敏风险的婴儿，特别是纯母乳喂养的婴儿，过敏食物引入的最佳时间和剂量仍然存在争议。

2010 年，Fewtrell 等评估了 2003 年英国卫生部长在没有向英国卫生部营养科学咨询委员会咨询的情况下改变母乳喂养政策的影响。2003 年英国的政策建议，婴儿纯母乳喂养 6 个月，这与 WHO 的建议一致。Fewtrell 等指出，在支持 WHO 指南的研究中，纯母乳喂养的定义各不相同（表 3.2），他们对文献的回顾指出，从疾病的角度来看，超过 4 个月的纯母乳喂养几乎没有好处，包括特应性疾病的风险。然而，Fewtrell 等担心，除了食物过敏的发生率较高外，缺铁性贫血的风险更高。缺铁也是一个令人担忧的问题，AAP 建议纯母乳喂养的婴儿在 4 个月后补充铁。

针对上述的一些担忧，Robert Wood Johnson 基金会对影响婴幼儿喂养行为和健康结果的因素进行了详细分析。制定了新的喂养指南，以解决儿童肥胖和过敏问题。在执行摘要中注意到一个普遍的共识是，一旦婴儿能够独坐、头部和颈部得到良好的控制，并且能够咀嚼并使用舌将泥状食物移动到口腔后部以供吞咽，就应该引入过渡期食物。同样重要的是，婴儿不再有挤压反射，不再用舌自动将固体从嘴里挤出，而且在用餐时，婴儿对食物表现出兴趣。这种反射在婴儿 4～6 个月时消失，而不是在 4 个月之前。基金会新指南建议，当婴儿发育成熟时，在 4～6 个月大的时候引入辅食。该指南适用于母乳喂养、配方奶喂养或混合喂养的婴儿。尽管报道指出，母乳喂养可能会保护儿童免受儿童肥胖症的影响，但这一点仍然存在争议。此外，与配方奶粉喂养的婴儿相比，母亲在妊娠期间食用水果和蔬菜并接受母乳喂养的婴儿更有可能学会接受这些食物。报道还指出，如果引入婴儿潜在过敏食物的时间推迟到 6 个月后，过敏的风险并不会降低。目前的证据支持早期接触潜在的过敏原可能会诱导耐受性，当婴儿在发育过程中准备好添加辅食时，可能更可取的做法是引入过敏性食物。该报道还得出结论，孕妇和哺乳期妇女没有必要避免食用常见的过敏原，如鸡蛋、牛奶、花生、坚果、鱼、贝类和小麦，因为这样做并不能降低儿童对食物过敏的风险。

六、母乳喂养的禁忌证

大多数女性能够完成母乳喂养，但有的母亲不应该进行母乳喂养，有的不能进行母乳喂养。美国规定，感染了人类免疫缺陷病毒（HIV）、人类嗜 T 淋巴细胞病毒（HTLV1 型和 2 型）的母亲，不能进行母乳喂养。未经治疗的活动性肺结核的妇女，在完成至少 2 周的治疗并且痰培养呈阴性之前，不应母乳喂养。在 2 周的间隔期间，应鼓励母亲挤出乳汁，以建立和维持乳汁供应。挤出的乳汁可由另一位照护者喂给婴儿。患有某些先天性代谢疾病的婴儿，如典型的半乳糖血症，不应接受母乳喂养。其他情况，例如苯丙酮尿症，在代谢专家的仔细监测下，可考虑部分母乳喂养。

尽管人们仍然担心母亲服用药物对哺乳婴儿的影响，但大多数处方药和非处方药都与母乳喂养不冲突，因此药物暴露的风险应与母乳喂养的益处相权衡。通过母乳喂养，母亲口服的药物只有少量被传递到母乳中，然后被婴儿吸收。通过母乳转移的药物取决于药物的药代动力学和儿童年龄。AAP 按不同类别列出了可传递到母乳中的药物和疗法。如果一种药物是常规开给婴儿的，那么通常可以认为母亲服用该药物也是安全的。尽管大多数药物和疗法对母乳喂养的母亲和婴儿是安全的，AAP 建议所有医生要获取关于药物和哺乳的最新信息。除了美国医学会网站上的信息外，美国国立卫生研究院（NIH）/美国国家医学图书馆还提供了一个关于处方药和娱乐药物的在线数据库，可在 LactMed（http：//toxnet.nlm.nih.gov）上获得，也可以作为移动设备应用程序使用。LactMed 是为哺乳母亲提供药物信息的首选来源，它可以帮助医师获得特定药物的最新信息，以帮助指导他们对哺乳妇女的建议。

也许最大的问题是越来越多的哺乳期母亲使用各种各样的精神药物，包括选择性的 5-羟色胺再摄取抑制剂，还有许多人服用多种药物。一般来说，有关婴儿接触这些精神药物对神经行为的短期和长期影响的药理学数据和信息有限。有数据表明，接触药物的婴儿在新生儿期兴奋性增高，这可能需要进行监测和治疗，但应该衡量药物暴露的风险与母乳喂养的好处。

在美国，一个日益严重的问题是阿片类药物的使用，由此引起的包括孕妇和哺乳期母亲在内的成瘾。当母亲在妊娠期间参加康复计划或接受长期阿片类药物治疗时，随着新生儿阿片类药物浓度的下降，在出生后数小时到数天内发展为新生儿戒断综合征（NAS）的可能性很高。母乳喂养可以减轻新生儿戒断综合征的严重程度，并已被证明可以减少婴儿的住院时间。每天 25～180mg 计量的美沙酮在母乳中产生的浓度为 27～260ng/ml，因此婴儿平均每天美沙酮摄入量为 0.05mg（按照婴儿每天摄入 500ml 奶量估计）。由于孕妇每天美沙酮摄入量在 40～180mg，即使校正了新生儿美沙酮的清除率比成人慢的因素，婴儿的相对剂量也不会超过母亲体重调整剂量的 5%。已有证据表明，非药物管理，如环境控制和住院治疗，以降低 NAS 评分和治疗 NAS 的住院时间。一个知识专业的卫生保健团队必须参与指导婴儿的治疗，同时提供母乳喂养支持，并就影响母乳喂养的产妇治疗问题提供建议。

七、如何支持母乳喂养

（一）这一过程从妊娠期开始

为实现 2020 年健康人类的目标，家庭需要支持才能开始和维持母乳喂养。首先，产科保健提供者要认识到在妊娠早期支持母乳喂养是有利的，医师在母亲妊娠早期就谈论母乳喂养话题，家庭才会有概念，能认真考虑并建立家庭支持系统（https：//www.acog.org/About-ACOG/ACOG-Departments/Toolkits- for-Health-Care-Providers/Breastfeeding-Toolkit）。除了疾病问题不应母乳喂养的，婴儿生后应立即贴在母亲的胸腹部，之后确保母婴同室。特别是在第一次母乳喂养期间，首次母乳喂养最好是在出生后的第一个小时内。在婴儿与母亲接触时，应进行常规评估和生命体征检查。大多数婴儿会找到乳头，但有的可能需要协助。母乳喂养是学习的过程，医务人员可在床边指导母亲，教她选择怎样的哺乳姿势，如何让新生儿含接乳头、如何吸吮。母亲和新生儿在医院期间，专业人员的跟进至关重要，他们要及时回答问题、提供帮助、解决问题。在此期间，就对待母乳喂养的态度、支持系统和母乳喂养政策而言，医院的作用非常重要。

（二）母乳喂养的国家、州和地方支持基础设施的重要性

我们鼓励所有医院采用 WHO 推荐 AAP 认可的成功母乳喂养的十大步骤。表 3.3 列出了这十个步骤，它们是爱婴医院的重要组成部分。美国所有医院都鼓励实施 WHO 推荐的、AAP 采用的成功母乳喂养十步法，具体见表 3.3。部分研究表明，当医院实施了成功母乳喂养的十个步骤时，哺乳期母亲随后进行母乳喂养的可能性更大，持续时间也更长。然而，尽管有些爱婴医院母亲产后开始母乳喂养的数量有了非常显著的增加。但是，美国预防服务特别工作组（USPSTF）最近对爱婴医院倡议的十个步骤的有效性进行审查，结果并没有显示这些措施的好处。至于是医院对母乳喂养的支持力度增加，还是母乳喂养十步法的实行，才使得母乳喂养率的提高，目前尚不清楚。USPSTF 的结论表明，很

可能是前者。AHRQ 最近的一份报道发现，爱婴医院干预措施有效地提高了母乳喂养率和母乳喂养持续时间，尽管该证据来自一项大型随机对照试验（PROBIT），适用性有限，并且观察性研究也没有明确益处。他们还发现，没有足够证据证实，实施至少 4 步喂养步骤的母亲的断奶率更低。另一个需要考虑的问题是，对于负担不起认证费用的小医院，爱婴医院的费用太高。

表 3.3　成功实施母乳喂养的十步法

步骤	内容
1	配置纸质版母乳喂养政策，供常规交流使用
2	培训全部卫生保健人员掌握实施母乳喂养政策的必要技能
3	向所有孕妇宣教母乳喂养的好处和母乳喂养的方法
4	产后 1h 内帮助母亲开始母乳喂养
5	给母亲示范如何进行母乳喂养、如何维持哺乳，即使母子处于分离状况
6	不给母乳喂养的新生儿提供其他食物和水分，除非有医疗必要
7	确保母婴同室
8	鼓励按需母乳喂养
9	不给母乳喂养的婴儿提供人造奶嘴或安慰奶嘴 [a]
10	促进组建母乳喂养支持小组，将出院母亲转介给小组，以提供出院后支持

经 Baby-Friendly USA（美国爱婴协会）许可使用

a.AAP 不支持绝对禁止使用奶嘴，因为奶嘴在降低婴儿猝死综合征（SIDS）风险方面有作用，而且当母乳喂养不能在婴儿疼痛过程中起到镇痛作用时，奶嘴能帮助镇静。新生儿期在医院使用安抚奶嘴应有适应证，包括减轻疼痛、对接受药物的婴儿镇静、早产儿无营养吸吮等。应该指导健康足月婴儿的母亲推迟使用奶嘴，在母乳喂养顺利建立之后使用，通常是出生后 3 ～ 4 周

（三）家庭支持对母乳喂养的重要性

维持母乳喂养要面对母亲和新生儿很多的问题。最重要的一点，新手妈妈最需要家庭的支持和正确的育儿知识。母亲最担心的是自己产奶不够。奶量摄入不足有很多原因，包括早产、母亲或孩子的疾病、母婴分离、哺乳中断了一段时间、焦虑、疲劳和情感上的压力，这些原因得不到解决会造成婴儿生长不良。很多时候，增加母乳喂养的频率就可以增加产奶量，学会放松，包括皮肤与皮肤的接触（但不与新生儿同床睡眠），家庭和伴侣的心理支持、有经验丰富的哺乳专家（如认证的哺乳顾问、产后护士或 NICU 护士）协助，也将有助于母乳喂养。

（四）产乳不足或（和）母乳转运

如果婴儿摄入奶量不足，会出现大便延迟、尿量减少、黄疸早现、嗜睡、体重减轻超过 7%。监测喂奶前后的体重可以确认奶量是否不足。产时接受高比例静脉输注的母亲所生的婴儿体重减轻更明显。可用列线图计算纯母乳喂养婴儿可接受的体重减轻模式。如

前所述，允许婴儿早期接触乳房、频繁喂奶是改善体重过度减轻或体重增长不足的重要方法。必须尽早采取纠正措施，以确保新生儿获得足够的营养和水分，包括暂时补充泵奶、捐赠母乳或婴儿配方奶粉，直到婴儿 - 母亲成功建立母乳喂养。

婴儿体重不增，最大的可能是乳汁摄入不足，解决的办法是增加哺乳频率，比如，婴儿整夜睡着的，可唤醒让其夜间进食。如果是母亲焦虑或疲惫造成的母乳不足，应为母亲寻求支持。AAP 和美国妇产科医师学会建议采用一种考虑婴儿和母亲因素的有步骤的方法来评估母乳摄入不足的情况。然而，如果尽了一切努力，但客观指标（如体重增加不足）仍然存在，那么母亲可能出现泌乳不足综合征，这是母乳喂养失败最常见的原因，发生率是 5%，既往孕产史有同样症状。泌乳不足综合征的预先征兆包括：母亲的乳房在妊娠后不扩大，产后 5d 不饱满，或有缩胸手术史。产妇病史应包括有关垂体或甲状腺疾病的问题。此外，应检查产妇乳房发育不全和形态（异常的中空或管状乳房形状，乳房间间隙较宽）。产妇出血和贫血也与母乳不足综合征有关。另外，仔细评估婴儿的口腔结构可能会发现一些问题，如舌强直、口腔运动强度差、吸吮功能障碍或吸力弱，这可能是导致乳汁排出不良和随后的产奶量减少的原因之一。综上，应该密切监测婴儿的体重并评估母乳喂养技术，以确保婴儿在哺乳时能获得足够的乳汁。

两次喂养之间额外的挤奶可以刺激乳汁的产生，并为婴儿提供母乳补充，直到婴儿通过母亲乳房直接吸吮获得足够的营养。引起产妇疼痛或干扰乳汁输送的舌系带过短的婴儿可受益于舌系带切开术。近年来，舌系带切开术显著增多，但除了短期减少疼痛和改进舌部活动外，支持手术的证据有限。在推荐或实施系带切开术之前，婴儿和母乳喂养应由合格的医疗服务提供者仔细评估。

产奶量低的妇女可能需要催乳剂，这是一种诱导、维持和增加奶量的物质。母乳喂养医学学会在 2011 年对目前可用的催乳剂进行了审查。除了那些产奶量减少而没有可治疗原因的妇女外，建议谨慎使用。而对于母乳摄入量不足的婴儿来说常是必要的补充。

（五）母乳的补充

合适的补充包括挤出来的纯母乳、捐献母乳或婴儿配方奶粉。建议必须谨慎使用捐献母乳，确保母乳来自遵守北美母乳银行协会（HMBANA）推荐，且遵循美国食品药品监督管理局（FDA）的建议和 CDC 关于母乳清洁和储存的标准。母乳银行接受捐赠的母乳都通过了检测 HIV-1 和 HIV-2 病毒、乙型肝炎、丙型肝炎和梅毒检测，捐赠者和他们的医师必须保证自己和婴儿都身体健康，而且未服用任何药物。捐赠者必须接受血清学测试，以筛查可能通过母乳传播的潜在传染病。所有 HMBANA 认证的母乳银行都是非营利性的。有许多网站也提供母乳，他们可能遵循或不遵循 HMBANA 协议，应谨慎使用这些来源的母乳。包括一些商业上未经 HMBANA 认证的"营利性"银行母乳，这些来源遵循的加工指南可能有所不同。目前捐赠母乳无论是母乳的营养成分还是服务方式还缺乏政府监督或标准。

（六）母亲关注的问题

母亲关注的问题常包括乳头疼痛、乳房肿胀、乳腺炎。母乳喂养第一周最常见的问题是母亲乳头疼痛，如果一直持续疼痛，应检查乳房和喂养方法是否得当。哺乳姿势错误和婴儿含接乳头不正确很常见，婴儿吸吮有力可造成乳头开裂。可在哺乳后挤出乳汁涂敷乳头，或者停止亲喂母乳一两天同时将母乳挤出喂养以促进伤口愈合。乳房肿胀的原因往往是婴儿吸吮次数过少或吸奶不充分，增加吸吮次数即可缓解。适当吸吮有助于缓解疼痛，喂奶前轻柔的手法也可以软化乳头乳晕，改善含接。反复挤奶可能会加剧充血。充血是暂时的现象，但如果不缓解，可以导致产奶量持续下降。

如果乳汁未被吸空，乳汁残留在乳腺导管会导致乳腺导管阻塞，并继发炎症，乳房触诊即可诊断，治疗方法包括轻柔按摩堵塞的导管，并加强护理，促进乳房排空。另外，部分母亲提到使用口服卵磷脂胶囊可以缓解症状，特别是导管堵塞持续存在或复发的情况。据推测，这是因为卵磷脂胶囊降低了乳汁的黏度，增加了它的乳化度，但目前还没有公开证据表明这一做法的合理性。乳腺炎表现为分娩后 10 多天一侧乳房出现局部发热、压痛、水肿和红斑，也可能表现为全身性症状如发热、不适感以及乳房剧烈疼痛。乳腺炎通常由局部炎症过程开始，可能发展为更广泛的感染过程。乳汁淤积是乳腺炎的重要危险因素之一，治疗方法是增加母乳喂养的频率以排出乳汁、休息和使用镇痛药。抗生素可以用来治疗感染和预防乳腺炎。停止母乳喂养不是必需的，但有效的治疗至关重要。

（七）黄疸

与母乳喂养有关的黄疸分为两类：母乳性黄疸和母乳喂养性黄疸。母乳性黄疸见于许多母乳喂养的婴儿，特点是黄疸持续到出生第 2 周以后，也可能持续长达 12 周，血清未结合胆红素浓度升高是母乳性黄疸的标志。婴儿除了黄疸其他都正常，通常情况下，家人不必担心。母乳中是什么成分造成持续的非结合高胆红素血症尚不清楚。所有确诊为母乳性黄疸的婴儿应在出生 3 周后测定总胆红素和结合胆红素，以评估高胆红素血症和胆汁淤积的其他原因。如果结合胆红素浓度大于 1.5mg/dl 或达到总胆红素的 20%，必须考虑肝脏疾病。

第二类黄疸，母乳喂养性黄疸，可能发生严重黄疸。也称为无母乳喂养性黄疸或缺乏母乳喂养的黄疸，最近还被称为摄入不足性黄疸或脱水性黄疸。足月儿或接近足月儿生后再入院的最常见原因是严重黄疸，在一项相当大样本的研究中，几乎所有因严重黄疸入院的婴儿都是母乳喂养。因此母乳喂养管理不当是导致黄疸的一个因素。这类黄疸都是在出生后第一周出现，且与奶量摄入不足、脱水有关，类似于饥饿性黄疸。其他疾病因素如 ABO 溶血或尿路感染，也可能导致严重黄疸。一般总胆红素浓度至少是 25mg/dl。这些患儿的管理应依据 AAP 的建议。此外，必须排除奶量不足综合征，还应评估母乳喂养技巧恰当与否。

八、乳母的营养

妇女在哺乳期的膳食参考摄入量与妊娠期相当或更高。哺乳期能量需要每日增加 450 ~ 500kcal，适度增加平常均衡的饮食即可满足要求，均衡膳食也包括适量的蔬菜和水果。Robert Wood Johnson 基金会在"健康饮食研究执行摘要"中建议，多样化的母亲饮食（包括被认为具有致敏性的食物），将通过母乳多样化的风味，转化为婴儿多样化的饮食。虽然多数医师推荐哺乳期间继续使用妊娠期维生素，但这并没有特别的推荐量或推荐比例。哺乳期妇女维生素 D 的推荐摄入量是每天 600IU，最大剂量不超过每天 4000IU，哺乳期每天 4000IU 维生素 D 能显著增加母乳及婴儿血清的维生素 D 浓度。一项随机对照试验的结果显示，哺乳期妇女每天摄入 6400IU 的维生素 D 显著增加了母乳中维生素 D 的含量，从而增加了婴儿维生素 D 水平，但这一摄入量超过了美国国家医学科学院推荐的哺乳期妇女维生素 D 摄入量的上限。

推荐每周食用 1～2 份深海鱼，可满足每日摄取平均 200～300mg 的 ω-3 长链脂肪酸 [二十二碳六烯酸（DHA）] 需要。DHA 有益于神经行为发育，可能足以抵消摄入过量汞或其他污染物对神经发育的负面影响的风险（见第 17 章）。母乳喂养的母亲 DHA 的其他来源包括海带和海藻产品。

九、母乳喂养婴儿的生长

2006 年 WHO 出版生长曲线图，此前美国儿童保健大多使用的是 CDC 2000 年版的儿童生长曲线图。CDC 版生长曲线图是美国儿童生长参考值，代表的是美国全社会不同种族和经济条件儿童的生长情况，样本对象跨越了 1970—1980 年，估计混有各种喂养方式。在此期间，1/3 的美国婴儿母乳喂养到 3 个月，其他主要是配方奶喂养。但是如前所述，现在喂养方式已经发生了改变，2011 年 75% 的美国母亲采用了母乳喂养，44% 的婴儿部分母乳喂养到 6 个月。因此，更新生长曲线的需求是合理的。

2006 年 WHO 生长曲线描述的是在理想条件下（即不受经济条件的局限）母乳喂养的婴儿"应该"如何生长，因此可被当作生长"标准"。其 0～2 岁的曲线来自 903 名儿童的生长数据，他们生后前 4～6 个月完全母乳喂养或母乳喂养为主，其后母乳喂养到至少 1 岁，母乳喂养时长的中位数是 17.8 个月，引入过渡期食物的平均年龄是 5.1 个月。对生长曲线进行比较之后，CDC2010 年出版了一份详尽的报道，推荐 2 岁以下儿童使用 WHO 版的生长曲线，而不再使用 2000 年版 CDC 生长曲线（见第 24 章及附录 Q）。这组生长曲线包括年龄别体重、年龄别身长、身长别体重及体质指数各项指标。这些标准得到了 AAP 的认可。

十、母乳的挤出和储存

有时母亲自己不能直接哺乳，这种情况下如何给婴儿提供足够的母乳成为需要解决的问题。有很多关于人乳运输的书籍和网络资源。问题是如何挤出母乳呢？可以手工挤奶，也可以用泵挤奶。首先，母亲应用温水、肥皂清洗双手和乳房，如果要用泵，泵也应彻底清洁。需要频繁或持续泵奶时，建议使用双腔泵或双泵，母亲可同时从两个乳房挤出乳汁，这样催乳素水平更高，也提高了泵送效率。市面上有很多款式的吸奶器。如果母亲在新生儿重症监护室为婴儿泵奶，医院级别的泵可供出租。大多数母亲多数时候可以直接喂奶，商业泵奶器就足够了。泵使用后应尽快用温肥皂水彻底清洗，有真菌的管道、无法彻底清洗的部分应丢弃，建议使用一套备用管道。CDC2017 年发布了清洁吸奶器套件的指南，最大限度地降低污染的泵奶器引起传染性感染的风险，以此回应了从吸奶器套件传播阪崎克罗诺杆菌的报道。

母乳应存放于玻璃瓶或硬塑料容器。72h 内不食用的应按照每次进食量分装并冷冻，分装是为避免反复解冻。容器上应贴上标签注明取奶日期。冷冻奶可保存 3 ～ 6 个月，进食需要时可以在冰箱里解冻一夜，或者将容器放入流动的温水中会迅速解冻，即可食用。

有关储存母乳的指南，因来源不同或适用对象不同（早产或患病婴儿）而有所不同。家用奶的储存要记住"4"：室温下 4h，冰箱里 4d。这是比较保守的数据，AAP 关于冷冻和冷藏母乳的建议（https：//www.healthychildren. org/English/ages-stages/baby/breastfeed-ing/Pages/Storing-and-Preparing-Expressed-Breast-Milk.aspx）指出，母乳可以安全地储存更长时间。新的数据显示，有新生儿重症监护室将奶解冻后在 4℃冰箱存放了 96h 还能食用。但是，母乳绝不能第二次冷冻。

十一、特殊情况，包括早产儿

如果婴儿患病、发育迟缓或是早产，母乳喂养就很特殊。这些患儿必须由有经验的新生儿和营养团队精心随访。早产儿首选母乳，越来越多的证据表明，出生时体重低于 1500g 的早产儿应只接受母乳（见第 5 章早产儿的营养需求），自己母亲的母乳是首选，许多新生儿重症监护室在新生儿出生后不久就开始用母亲挤出的奶擦拭新生儿的嘴。母亲应该为生病或非常小的早产儿挤乳。如果没有母乳，经过巴氏消毒的捐赠母乳也可食用。无论是采用母乳还是牛奶制品，出生体重不足 1500g 的早产儿均需要加入母乳强化剂以提供充足的营养来保证生长。如果使用管饲法，管子的长度应该最小化，母乳应该放在注射器中，注射器的开口朝上。这将防止因为脂肪黏附在管壁上造成脂肪丢失和随后的热量摄入减少。

十二、儿科医师在母乳喂养支持中的作用

美国卫生局呼吁，对所有医疗保健提供者进行更多的母乳喂养教育和培训。很多儿科医师在评估母乳喂养和提供适当的预期指导的培训期间接受的教育是不足的。儿科医师必须充分了解母乳喂养及其益处，懂得从婴儿出生就进行母乳喂养和支持乳母的重要性，以及这种支持对成功启动母乳喂养并持续母乳喂养的影响。儿科医师必须是政策制度的倡导者，无论是爱婴医院倡议还是其他旨在为母乳喂养的开始和继续提供支持的政策。儿科护理人员应该有能力在每个病房评估母乳喂养的母婴关系。照顾母乳喂养婴儿尤其是晚期早产儿的儿科医师，应该知道如何评估婴儿的吸吮乳头和吞咽能力。必须确保婴儿有充分母乳喂养，并在产科病房妥善保存和转运母乳。所有的婴儿都应该在出院时评估是否存在体重过度减轻或体重增加不足，这可能导致住院时间延长或出院后随访计划增加。

儿科医师应提倡使用经认证的哺乳顾问来评估哺乳困难、疼痛或担心乳汁供应的母

亲。出院后 24 ～ 48h 的医疗随访至关重要。对母乳喂养的正式观察和评估应在第一次面谈和之后的每次随访中进行。AAP"儿科诊所友好的母乳喂养实践"报道,培训诊所的工作人员,尤其是对乳母进行电话分诊及评估乳母和婴儿的护士非常重要。

十三、小 结

母乳喂养是母亲妊娠之后自然的过程,也是婴儿早期生命重要的一部分。如果家庭、社会、工作单位和卫生系统都支持母乳喂养,95% 的母亲能胜任母乳喂养。母乳喂养有益于婴儿。母乳喂养能持续多久,取决于母亲的意愿、婴儿及其家庭的需要,尤其是当母亲有固定职业时。新证据表明,母亲在婴儿生后第一年回避摄入潜在过敏原并没有降低婴儿过敏风险,并且包括食物过敏原在内的多样化饮食在妊娠和哺乳期间可能是有益的,早期暴露于潜在过敏原(如花生和鸡蛋)对易过敏的食物可能有更好的耐受性,而不会增加特应性疾病的风险。AAP 建议纯母乳喂养持续约 6 个月,同时补充铁和维生素 D。AAP 还建议,至少在生后第一年,或只要母亲和婴儿愿意,就继续母乳喂养,并继续支持母乳喂养的母亲。

必须注意使用 WHO 或 2010 年 CDC 针对母乳喂养婴儿的生长曲线来评估婴儿的生长。在母乳喂养医学专家或哺乳顾问的帮助下,对早期发现的哺乳问题采取及时的应对措施,有利于延长母乳喂养持续的时间。有特殊需求的婴儿,如早产儿,可能需要额外的补充剂来确保其足够的生长,但其目标仍然是在第一年实现母乳喂养。

(翻译 重庆医科大学附属儿童医院 刘 晓   审校 李廷玉)

第**4**章

足月儿配方奶喂养

一、一般信息和历史沿革

美国儿科学会（AAP）寻求支持所有婴儿和儿童的最佳身心和社会健康和福祉。主要由于其对健康的好处，几乎所有婴幼儿实现这些目标的首选喂养方法是约在前 6 个月完全母乳喂养，并持续母乳喂养到至少 12 个月大。母乳喂养婴儿的生长模式定义了婴儿期的正常生长。在安全饮用水、冷藏、食品保存技术和减少凝乳技术出现之前，母亲或奶妈母乳喂养是婴儿生存所必需，尽管以前常见的奶妈与其自身的医疗和社会责任有关。

> 1900 年，由于某种原因，母亲不给她们自己的婴儿哺乳，这些婴儿要么从其他妇女那里得到奶，要么是吃一种通常以牛奶为基础的设计不当的混合物。牛奶几乎总是脏的和未消毒的，被放进不清洁的瓶子里，通过不卫生的奶嘴喂养。已经成为非常普遍的婴儿食品，除了碳水化合物之外，通常缺乏大多数元素。

在 20 世纪 40 年代，约 65% 的婴儿是母乳喂养，但到 1958 年，随着婴儿食品更加安全，卫生条件的改善，对母乳喂养态度的改变以及母亲对现代生活的适应，7d 大的婴儿母乳喂养率下降到仅 25%。母乳喂养率保持在这一水平 10 多年。尽管母乳喂养的开始和持续时间有很大的变化，但在整个 20 世纪，美国的死亡率迅速下降。

自 20 世纪 70 年代初以来，医学专业人员、政府和非专业团体对母乳喂养的热情和促进与母乳喂养的开始、纯母乳喂养和持续时间的增加有关。美国疾病控制和预防中心最近发布的母乳喂养报道（2015 年数据）显示，美国新生儿母乳喂养率为 83%，3 月龄纯母乳喂养率为 47%，1 岁时母乳喂养率为 36%，实现了 2020 年健康儿童目标。东南部各州的妇女、社会经济地位较低的妇女、20 岁以下的妇女、就业妇女、领取 WIC 福利的妇女和非裔美国妇女母乳喂养可能性较低。

在倡导母乳喂养的同时，儿童保健专业人员和其他儿童健康倡导者在制定和实施限制直接向母亲甚至保健专业人员销售婴儿配方奶粉方面取得了不同程度的成功。AAP 于 1989 年表示不赞成直接向大众宣传婴儿配方奶粉，并于 1993 年重申了这一立场。这样的广告与世界卫生组织（WHO）的《国际母乳代用品销售守则》背道而驰，事实上美国并没有签署这一守则。 另一个在美国减少推广婴儿配方奶粉促销活动的是 WHO 和联合国国际儿童基金会（UNICEF）的爱婴医院倡议。要获得爱婴医院的认证，需要医院有实践的文件证明支持母乳喂养，包括要求医院不分发婴儿配方奶粉"出院包"，不接受供医院使用的免费配方奶样品。爱婴医院新生儿母乳喂养的比例较高，出院包的使用也在减少。

尽管几十年来，国内和国际都在提倡母乳喂养的好处，但并非所有婴儿在前 6 个月都是部分或完全母乳喂养。对于这些婴儿，AAP 建议在生后第一年使用强化铁婴儿配方奶粉作为最佳和最安全的选择。

在生命第一年的某个时候，大多数美国婴儿开始喂养婴儿配方奶粉，对许多婴儿来说，他们生命第一年的大部分营养来自婴儿配方奶粉。引进婴儿配方奶粉的平均年龄已缓慢增加。截至 2015 年，29% 的婴儿在生后前 3 个月喂养了一些婴儿配方奶粉（图 4.1），尽管与推荐矛盾，截至 2008 年，16.6% 的婴儿在 1 岁之前接受了牛奶。鉴于商业婴儿配方奶粉的广泛使用，以及配方奶粉相对于牛奶和其他母乳替代品对婴儿的优势，即使在这个母乳喂养日益增多的时代，儿科保健者也必须切实了解其用途及其所提供的营养。本章回顾了足月儿婴儿配方奶粉的发展、组成和安全喂养。

在生命的第一年，婴儿配方奶粉填补了无母乳喂养、部分母乳喂养和终止母乳喂养所留下的空白。因此，与母乳一样，配方奶在 6 ～ 12 月龄中所占的能量和营养素消耗比例越来越小。早期配方奶的补充通常会缩短母乳喂养的持续时间，尽管在非裔美国人和西班牙裔母亲中没有观察到这种现象。

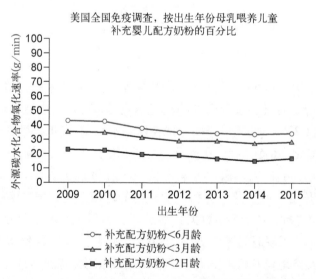

图 4.1　2009—2015 年按出生年份补充配方奶粉的婴儿百分比

[引自：Centers for Disease Control and Prevention, National Center for Chronic Disease Prevention and Health Promotion. CDC National Immunization Survey（NIS）Breastfeeding Among US Children Born 2002-2015, CDC National Immunization Survey. 网址：https://www.cdc.gov/breastfeeding/data/nis_data/index.htm. Accessed December 19, 2018]

辅食添加应在 4～6 月龄时进行，前提是婴儿生长发育达到适宜程度（如手眼协调、头部控制）及满足婴儿生长的营养需求。6 月龄后在添加固体食物的同时，继续母乳喂养或是用强化铁的配方奶喂养到 1 岁，不建议使用任何形式的普通牛乳喂养。牛乳的成分与婴儿的营养需求不符，早期摄入牛乳会增加胃肠道失血风险，导致缺铁性贫血。1 岁前不使用牛乳可避免出现摄入不足导致营养素缺乏，如铁、锌、维生素 E、必需脂肪酸和长链多不饱和脂肪酸，同时也能避免摄入过多的蛋白质和电解质。同样，果汁在生命第一年的饮食中没有任何作用。

19 世纪初，随着化学知识和实践、食品营养分析、营养需求和食品保存技术的进步，使得现代婴儿配方奶粉的开发成为可能。最初，开发微生物安全、保存稳定的婴儿喂养产品的目标是提供能量和蛋白质，直到后来改进了配方奶的宏量营养素的比例，使其更加接近母乳的组成。早期的努力主要集中在保存和改良牛奶和谷物，使它们更适合喂养婴儿。保存稳定的浓缩奶制品及牛奶和碳水化合物粉末都被商业化。到 1919 年，发表了一份详细报告，内容涉及一种在许多方面接近现代婴儿配方奶粉的喂养混合物，这种喂养混合物具有良好的耐受性且支持婴儿生长。直到 20 世纪中叶，婴儿配方奶粉大多在家中生产，主要是由罐装奶制品、玉米糖浆和糖粉制成，并由医师指导其制备。膳食维生素来源，特别是橙汁中的抗坏血酸和鱼肝油中的维生素 D，通过单独喂养或加入配方奶粉中，降低了坏血病和佝偻病的高患病率。到 20 世纪 20 年代，几乎所有的婴儿配方奶粉都已面世，而且大多数是以牛奶或牛奶 / 浓缩乳清蛋白为基础。最初使用乳脂，后来改用植物油作为脂质成分，后者可更好地被吸收，并消除了部分消化的牛奶脂肪含有丁酸发出的臭味。

配方奶在营养上模仿母乳的目标逐渐被证明在量上是可行的，但在质上是不可行的。大多数商用婴儿配方奶粉都是以牛奶为基础的，虽然通过食品技术可以对所提供的大量营养素进行定量调整以接近母乳，但仍无法完全复制母乳的组成成分。例如，牛奶和母乳中乳清蛋白 - 酪蛋白比例不同（母乳中这一比例在哺乳期内是变化的），且乳清蛋白和酪蛋白的类型及氨基酸成分也不相同。母乳中脂肪酸谱与配方奶粉中使用的乳脂或植物油不同。母乳中铁、维生素 D 和维生素 K 的含量低，对于一个完整的婴儿配方奶粉来说是一个有问题的模型。对于某些营养素，婴儿配方奶粉和母乳的生物利用度和利用率也不同。此外，母乳中含有大量非营养成分，包括激素、生长因子、抗体、免疫调节因子、酶和白细胞，由于这些成分的功能特性不可能被添加到婴儿配方奶粉中。因此，婴儿配方奶粉复制母乳成分的模型已经扩展到包括模仿母乳喂养婴儿的生长、发育、生理和健康的重要功能。早期婴儿食物和随后的商业婴儿配方奶发展的历史，以及背后的人文和科学，引人入胜的资料在其他地方也有描述。

美国最早的婴儿配方奶粉是粉末状的，然后是浓缩液态，最后是直接食用配方。所有这三种形式至今仍然在市场上供健康婴儿使用。此外，"特殊"婴儿配方奶粉是为某些有医疗指征的婴儿生产的，这些婴儿受益于经改造的配方奶粉，这类奶粉通常不受 1980 年《婴儿配方奶粉法案》（IFA）指定的一种或多种成分指南的限制。

婴儿配方奶粉法规的发展保证了美国配方奶粉的安全性（见第 50 章 I）。联邦对婴儿喂养混合物的监管可追溯到 1941 年，当时最初的成分和标签要求根据《食品和药品法》

首次进行了调整。专家组为美国食品药品监督管理局（FDA）提供有关美国婴儿配方奶成分水平的指导。AAP 营养委员会于 1967 年制定了完整婴儿配方奶粉最低营养标准的建议，这些建议在 1971 年被 FDA 采纳，并应 FDA 的要求于 1983 年更新。在 IFA 及其1986 年修正案以确保配方奶营养素成分的规定实施之前，特定的（主要是"无牛奶"）配方食品，在美国仍有零星报道微量营养素缺乏（如抗坏血酸、维生素 D、硫胺素、吡哆醇和氯化物）。硒的下限和上限最近一次是在 2016 年增加的。婴儿配方奶粉的制造商必须在 IFA 规定的范围内记录细菌学安全性和营养素含量，并保留每批婴儿配方奶粉的详细记录。婴儿配方奶粉的标签必须遵循特定的格式，包括成分和营养素列表。所有美国婴儿配方奶必须规范生产，而且所有的生产设备每年至少要由 FDA 检查一次。如果该机构确定掺假或不当品牌的婴儿配方奶粉对人体健康造成威胁时，则该机构有权启动强制性召回。有了这些保障措施，婴儿配方奶粉的细菌学和营养质量得到保证，而与营养成分有关的产品召回已在很大程度上具有历史重要性。截至 2016 年，根据《婴儿配方奶粉法案》，只有 5 家制造商在 FDA 注册生产婴儿配方奶。

目前所有根据 IFA 生产的标准婴儿配方奶粉均满足健康足月儿生后前 4～6 个月的能量和营养素需求。如果母乳或配方奶摄入量充足，健康的婴儿不需要额外的水，除非环境温度极高时。当使用配方奶喂养时，最初几个月应该按需喂养，目的是让婴儿调节摄入量，以满足他或她的能量需求。不应鼓励婴儿在喂养配方奶时喝空奶瓶。典型的母乳或配方奶摄入量是生后前 3 个月 140～200ml/（kg·d），这种摄入量每天提供能量90～135kcal/kg，可使体重增加 25～30g/d。在 3～6 月龄，体重增加减少到 15～20g/d，在 6～12 月龄，体重增加减少到 10～15g/d。

已故的塞缪尔·福蒙（Samuel Fomon）博士将母乳喂养描述为婴儿营养需求与母亲营养需求之间的进化平衡。这一概念意味着，母乳不太可能提供过剩的营养，婴儿在有机会的情况下，可能会摄入比母乳喂养更多的营养。在生命早期增加奶量或奶营养密度，使其高于母乳喂养婴儿通常所消耗的量，可使婴儿的生长速度超过纯母乳喂养的婴儿。这两个概念都已在临床研究中得到证实。将母乳通过奶瓶喂养和乳房直接哺乳进行比较，用奶瓶喂养的婴儿会摄入更多的母乳，体重增长更多。增加配方奶的营养密度也会加速婴儿早期的生长。因此，在一定程度上实现纯母乳喂养婴儿的生长速度和模式是配方奶喂养的一个重要目标，但这一目标并未得到普遍接受，配方奶喂养在营养成分和行为方面都存在挑战。

美国婴儿的生长，包括配方奶喂养的婴儿，与 2006 年 WHO 生长曲线图描述的母乳喂养婴儿的生长接近，但不完全相同，该曲线图是基于对大多数母乳喂养婴儿的人体测量结果。2010 年，美国疾病控制和预防中心（CDC）和 AAP 建议在生后前 24 个月使用WHO 的生长曲线图。美国婴儿在出生后的前几个月往往比参考数据增长得快一点。值得注意的是，在 WHO 大部分国际性生长研究中，婴儿食用配方奶源没有包括许多研究地点的婴儿配方奶。

在美国，妇女、婴儿和儿童特别补充营养计划（WIC）于 1975 年被采纳为一项长期的国家营养计划，以消除贫穷和营养不良，这一方案已被充分记录。WIC 计划对美国婴儿的喂养实践产生了重大影响。超过 50% 的美国婴儿配方奶粉是通过国家 WIC 计划销售的粉状和浓缩液态配方奶。截至 2014 年，超过 210 万美国婴儿参与了 WIC 计划。WIC参与者每月领取婴儿配方奶粉代金券，在食品商店中兑换，以满足大多数但不是全部婴儿配方奶的使用。2007 年，每月人均 WIC 拨款有所减少。随后，有人表示担心，食物无保障的家庭可能会将配方奶粉稀释。

WIC 参与者的母乳喂养率较低，这与该人群的人口特征以及一些 WIC 促进配方奶喂养的做法（如果不是政策的话）是一致的。为了促进更多的母乳喂养，向母乳喂养的母亲提供比配方奶喂养的母亲更多的 WIC 食品包。

在 WIC 规定在婴儿配方奶粉铁含量至少为 10mg/L 之前，出生后第一年铁缺乏和出生后第二年缺铁性贫血在美国十分常见。无论是对婴儿铁需求的营养计算，还是对高危人群喂养铁强化配方奶的临床经验都表明，配方奶中提供约 12mg/L 的铁可预防铁缺乏和缺铁性贫血。WIC 规定通过其计划提供的配方奶含铁量至少 10mg/ L，并在生后第一年提供给婴儿后，铁缺乏和缺铁性贫血率显著下降。

二、婴儿配方奶粉的安全处理、准备和储存

仔细准备和处理婴儿配方奶粉对确保其安全至关重要。尽管标签说明涵盖了其使用方法，但一些家长没有遵循基本的卫生习惯。在准备配方奶或喂养婴儿时应当指导父母学会正确的洗手，并使用清洁的容器冲调配方奶。还应就以下方面给予指导：①将配方奶粉妥善储存在原容器中，以备日后使用或混合；②如果不能立即喂养婴儿，则适当储存已配制好的配方奶。所有配方奶都应在干净的容器中冲调，用干净的奶瓶和奶嘴喂养婴儿。在大多数情况下，在混匀配方奶之前没有必要对奶瓶（或奶嘴）进行消毒，特别是如果它们是用洗碗机清洗的。关于标准婴儿配方奶粉制备的详细图片信息可在 WIC 网站上查阅。

现成即食的配方奶及液态浓缩奶一旦开封，需用塑料盖或铝箔纸包好后放冰箱中，并在 48h 内食用完。粉末状配方（包括未开封和开封的）应存放在阴凉干燥处，而不应放入冰箱中。一旦打开，应该盖上盖子。如果采取适当的预防措施以避免微生物污染，最多可保存 4 周而无质量损失。

由于在储存过程中会出现某些矿物质的沉积，现成即食的配方奶在倒入奶瓶前需要摇匀。用液态浓缩奶和奶粉冲调的配方奶可以在每次喂养前在单个奶瓶中冲调，也可以用更大的洁净容器冲调好后再分配到单个奶瓶中，但是不建议使用搅拌器，因为存在细菌污染的风险。如果一次冲调了几瓶，那些不马上喂养的应该立即冷藏。因为如不放入冰箱，用热水冲调的配方奶粉需要更长的时间冷却至适宜储存的温度，因此这一点非常重要（参见下文）。不论什么情况，所有的奶液都应当在 24h 内饮用。没喝过的奶液从冰箱拿出后最好在 2h 内食用，剩余的配方奶应当丢弃。

液态浓缩的配方奶在配制过程中需要用等量的水稀释，在用水稀释之前同样需要摇匀。大多数液态浓缩奶可提供 38 ～ 40kcal/floz，并用等体积的水稀释后喂养。混合说明见附录 C。

粉末状配方奶配制时，重要的是要严格遵守制造商在标签上的说明，大多数标准配方奶是 1 平勺奶粉加入 2floz 水中。非常重要的是必须使用生产厂家专门配备的勺，不能使用标准量勺或是其他厂家生产的勺，因为不同生产厂家生产的奶粉中每单位体积所含的营养素含量不相同，而相应勺的尺寸会随之改变。

对于特殊的喂养情况，粉状和液态浓缩奶都能经过改造后提供高于标准热量的配方，即 19～20kcal/floz 的能量（见附录 C）。用粉状配方奶配制更高浓度的配方奶需向生产商询问配制方法。也可以从本章末尾列出的生产商的网站上找到配制方法。

出生后前几个月的婴儿更喜欢温热的婴儿配方奶。每次喂养前可以将还未食用的奶瓶放入盛有温水的碗中，5～10min 即可以使配方奶变热。不能将奶瓶放入微波炉中加热，尽管母亲自己感觉温度适宜，但微波炉加热会使奶液产生"热点"进而灼伤婴儿的口腔。

现成即食和液态浓缩的配方奶需达到商业无菌——也就是说，不含有病原微生物。液态浓缩配方奶可能会含有一些仅能在极高温条件下才能繁殖的非致病性病原——嗜热菌，如果储存不当，配方奶会被这些嗜热菌破坏。

虽然奶粉在生产过程中经过高温处理，且必须符合严格的病原菌种类和数量标准，但是它们并非完全无菌，极少数情况下可能会含有致病微生物。近期人们一直关注的是偶尔出现在粉末状配方奶和环境中（包括其他食品、水和厨房表面）的阪崎克罗诺杆菌（原称阪崎肠杆菌），这种条件致病菌可引起出生几个月内的早产儿以及其他免疫功能不全的婴儿出现罕见的严重感染（脓毒症和脑膜炎）。因此，一般不推荐这类婴儿食用粉末状配方奶。截至 2014 年，FDA 要求对所有批次的粉状婴儿配方奶粉进行阪崎克罗诺杆菌和沙门氏菌预释放测试。

应使用"安全饮用水"来配制婴儿配方奶粉。这意味着水中既不含能够引起疾病的微生物，又不含可能有害的矿物质和其他污染物。在某些情况下，瓶装水也许是最好的选择。

城市供水一般不含致病微生物，但根据供水来源可能含有不同浓度的矿物质，包括氟化物。一些专家建议在使用冷水制备婴儿配方奶粉前，先打开冷水龙头运行 2min。井水需要定期检测病原体，井水可能含有高浓度的氟化物以及其他矿物质，如铜或砷。据报道，水中高浓度的铜会引起胃肠道症状和可能的肝毒性。砷是一种致癌物质。

专家建议配方奶中氟化物的含量不高于 60～100μg/100kcal（400～670μg/L）。婴儿配方奶粉是用无氟水制成的。在生产过程中不会特别添加氟化物，但有些其他的天然成分含有氟。没有必要在婴儿前 6 个月内补充含氟化物的配方奶。6 个月以上的婴儿，需要额外的氟化物主要取决于水的含氟量（见第 48 章饮食、营养与口腔保健）。保健专业人员应调查清楚儿童居住的社区供水中的氟化物浓度。如果用于配制婴儿配方奶粉的城市供水或井水的氟化物含量较高，则建议使用无氟的瓶装水冲调。

如果怀疑水被细菌污染，需要将用于冲调配方奶的水在使用前煮沸 1min，煮沸时间过长会导致矿物质的沉积。大多数生产商的说明书建议将煮沸的水冷却至 38℃（约为 100°F）后再冲调。当用水稀释浓缩配方奶时要让其完全冷却。对于冲调婴儿配方奶粉的水提出了不同的温度建议。从历史上看，建议让水冷却，就像浓缩液体一样。在 2004 年联合国粮食及农业组织（FAO）和 WHO 召集的一个专家小组建议，冲调配方奶粉的水温至少 70℃（约为 158°F），以降低阪崎克罗诺杆菌感染的风险。有数据显示，这一方法能减少 4 个对数级的阪崎克罗诺杆菌浓度。使开水冷却到 70℃ 左右意味着当开水煮沸后，在室温下冷却，30min 内就要使用。这项建议后来被一些专家采纳并颁布，但有的专家没有采用。美国制造商不建议 70℃ 冲调配方奶，部分原因是考虑这一温度可能会造成灼伤，并大幅度降低某些对热不稳定的营养素的浓度（特别是维生素 C）以及配方奶粉结块。

配方奶的配制

用于配制配方奶的水必须是由国家或地方卫生部门证实是来源安全的。如果对自来水的安全性有顾虑或者不放心，可以用瓶装水，或者将冷的自来水煮沸 1min（时间不宜过长），然后冷却至室温，在 30min 内使用。

温水在喂哺之前需要确认温度对婴儿来说是否过烫。最简便的测试温度的方法就是滴几滴液体在手腕内侧试温。另外，可以用奶瓶加入配方奶粉和室温的水来配制。这样配制的奶液可以直接喂养婴儿，而不需要额外的冷藏或加热。

配制好的配方奶在喂养婴儿后 1h 内需要丢弃。如没有喂养婴儿，则应放入冰箱以防止细菌污染，在 24h 内饮用。如果是已开封的现成即食奶，或浓缩液态奶，或稀释过的浓缩液态奶，应该在使用后盖好盖子冷藏，48h 内如未饮用完则应丢弃。

三、配方奶组成和标签

在美国广义层面上，如 IFA 所述，标准婴儿配方奶粉，包括一般使用的牛奶和大豆配方奶粉，以及"特殊"配方奶粉，适用于先天性代谢异常（见附录 B）或低出生体重儿（参阅第 5 章早产儿的营养需求）或有异常医学或饮食问题的婴儿。在美国，大多数标准婴儿配方奶粉建议在生后第一年的任何时间使用，尽管有用于 6 ～ 12 个月的配方奶粉。在世界其他地区，通常 6 月龄内以及 6 月龄以上建议使用不同的配方奶，一些专家提倡更多针对不同年龄和发育阶段的配方奶。迄今为止，这一做法的好处尚未得到证实。

美国婴儿配方奶粉必须满足"正常体格生长和足够的蛋白质"这两个质量要素。在实际操作中，新配方奶粉的能量是否满足生长需求需要与母乳喂养或已存在的其他配方奶喂养的小婴儿进行为期 4 个月的生长比较，蛋白质质量则通过测定大鼠摄入配方奶粉后的蛋白质功效比值(PER)进行评估。婴儿配方奶粉中的所有成分必须是"公认安全"(GRAS)或 FDA 批准的安全食品添加剂。"特殊"婴儿配方奶粉是唯一一类在 IFA 规定以外的奶粉，因其需要根据病情（如牛奶蛋白过敏或苯丙酮尿症）将奶粉成分进行特殊改造，而这与 IFA 的规定内容不一致。包括血液生化测试在内的生长研究的喂养经验对于评估新配方奶粉的性能非常重要，因为新配方奶粉可能会出现意想不到的营养问题。AAP 根据 FDA 婴儿配方奶粉临床试验的建议提供了广泛的指导，最近，医学研究所的一个委员会为评估婴儿配方奶粉新成分的安全性提供了指导。

婴儿配方奶粉有 3 种形式：现成即食的、浓缩液态的和粉状的。不同形态的产品营养素成分上几乎相同，但由于技术原因可能存在较小的差异。根据产品和制造商的不同，为健康的足月婴儿提供的即食配方奶大部分为 32floz 或更小（2、3、6、8floz）包装。浓缩液态产品是 13floz 和 1quart 包装，用等量的水稀释后与现成即食的配方奶在营养素水平上相似。粉状产品的包装规格各有不同，小到 1 次食用量，大到 2.2lb 一袋。

标准化的 FDA 婴儿配方奶标签格式见第 50 章。在美国，对每种营养素定量的"标签说明"是指在保质期前都必须达到的最低标准。这一要求对某些维生素特别重要。虽然有些维生素在保质期内的降解很少（比如维生素 K），但有些维生素（例如，核黄素、维生素 B_{12}、维生素 C）则会受到相当大的损失。这意味着在保质期内的早期，这些维生素水平降低较后期明显，但最终的实际水平是要高于标签声明上的含量的。而在很多其他国家一般所指的是保质期内的营养素的平均量达标即可。一项有关 2000—2005 年生产的在美国及其他国家销售的婴儿配方奶粉实际营养素水平的调查显示，虽然配方奶中营养素达到了标签声明的含量，但许多营养素的实际水平在不同批次产品之间波动较大。IFA 还规定，所有的配方奶标签上必须有详细的调配说明，不同的产品可以不同，而且对于所使用的特定配方，必须遵循这些说明。

标准婴儿配方奶粉的成分各不相同。这些差异包括不同的牛奶或大豆蛋白、碳水化合物和脂质水平和来源，以及 IFA 并未特别要求的添加成分（表 4.1）。这些配方奶中的成分变化及其结构功能声明与各种临床症状有关，包括胃肠道耐受性（呕吐，大便频次、稠度和气味改变，胃肠胀气，便秘 / 绞痛）、烦躁和哭闹以及疾病症状的发生率和患病率（表 4.2）。此外，使用或添加的特定成分，因为它们存在于母乳中，并 / 或被认为对大脑、眼睛、免疫、骨骼、行为和（或）肠道菌群的发育有积极影响（表 4.2）。根据 FDA 指导草案，任何关于婴儿配方奶粉成分的结构功能标签说明都应符合"真实和不误导"的原则，且应得到"合格和可靠的科学证据"的支持。

标准婴儿配方奶粉的蛋白质来源提供 7% ～ 12% 的能量，并有许多不同的形式。蛋白质来源决定了婴儿配方奶粉的氨基酸组成和蛋白质利用率。这些来源包括脱脂牛奶蛋白、乳蛋白浓缩物、部分水解的脱脂牛奶蛋白、牛奶中的酸溶性乳清蛋白浓缩物、酪蛋白、部分水解乳清蛋白、大豆分离蛋白和水解大豆分离蛋白。大豆分离蛋白需要更高水平的蛋白质加上 L- 蛋氨酸的补充，以确保蛋白质的充足和质量。

标准配方中的碳水化合物来源提供 35% ～ 40% 的能量，包括乳糖、玉米糖浆固体、蔗糖、变性淀粉或其他复杂的碳水化合物，如麦芽糊精。乳糖是母乳和大多数标准化的牛乳改造的婴儿配方奶粉中主要的碳水化合物来源。乳糖在小肠中被乳糖酶水解，乳糖酶位于小肠绒毛上皮细胞刷状缘。乳糖酶在发育中的胎儿肠道中比其他刷状缘二糖酶出现得晚，但在足月儿中含量最高。然而，即使是足月儿，一些未被吸收的乳糖也会进入大肠并被细菌发酵。发酵的最终产物是短链脂肪酸和一些气体，其中包括二氧化碳和氢气。这种发酵有助于维持结肠内的酸性环境，并促进一些正常有益菌群的繁殖，包括乳酸杆菌、双歧杆菌和其他抑制更多病原菌生长的微生物。

表 4.1　可能会解决常见喂养问题的配方改变

	素食主义	稀便	呕吐	牛奶蛋白过敏	高过敏风险	哭闹/烦躁/胀气/困倦	特应性皮炎高风险	高能量密度
大豆分离蛋白	×			×			×	
低乳糖		×					×	
大米淀粉增稠剂			×					
深度水解牛奶蛋白				×	×		×	
部分水解牛奶蛋白					×	×	×	
氨基酸蛋白来源				×	×			
大豆纤维		×						
罗伊氏乳杆菌						×		
19 kcal/oz								×

表 4.2　《婴儿配方奶法案》规定以外添加成分的作用

成分	大脑发育	眼睛发育	免疫支持	胃肠道耐受性	哭闹/烦躁	减少疾病	微生态健康
牛磺酸	×	×					
核苷酸			×			×	
DHA	×	×					
ARA	×						
益生元 [a]			×	×			×
叶黄素/番茄红素	×	×					
益生菌			×	×	×	×	×
乳铁蛋白			×				
MFGM	×						

DHA：二十二碳六烯酸；ARA：花生四烯酸；MFGM：乳脂球膜
a. 包括低聚果糖（FOS）、低聚半乳糖和 2′- 岩藻糖基乳糖

　　婴儿配方奶粉中的脂肪提供了约 50% 的能量（与母乳相似），这些脂肪主要来源于与任一种植物油的混合物：大豆油、葵花籽油、红花油、高油酸红花油或葵花籽油、棕榈油和椰子油。油的混合物决定了配方奶中脂肪酸的组成。制定婴儿配方奶粉中理想的脂肪酸组成是具有挑战性的。一方面由于母亲饮食的不同，母乳中脂肪酸含量变化很大。另一方面，一些混合油可能与钙结合形成脂肪酸钙皂，降低了钙的吸收，从而大便的硬度增加。

　　根据对不同母乳中能量含量估计作为参考，婴儿配方奶粉中的总能量 19 ～ 20kcal/floz。母乳的能量测定较为复杂，涉及收集量、收集方法以及能量密度的测定方法（通过测定

母乳中各宏量营养素的含量，以及弹式量热法或双标水法以确定母乳喂养婴儿的能量消耗及间接能量摄入）。

目前的 IFA 中规定了 30 种宏量、微量营养素的最低水平和 11 种微量营养素的最高水平，以满足婴儿的营养需求（见附录 B）。所有配方奶的成分都经过 IFA 的监管并认为是安全的，从而避免了因配方奶粉喂养而造成营养素缺乏。其中 IFA 中规定的两种微量营养素（铁和维生素 D）和另一种微量营养素（氟化物）需要进一步讨论。

虽然铁营养在本书后面（见第 19 章铁）中有更详细的介绍，但在这里必须指出，缺铁性贫血会损害婴儿的智力发育，因此足够的铁摄入对于婴儿营养非常重要。尽管健康足月儿铁积累及脐带的延迟夹闭通常足以满足出生后 4 ～ 6 个月的铁需求（与母亲饮食无关），但在 4 ～ 6 月龄时由于母乳中铁含量低，需要引入另一种饮食来源的铁来预防铁缺乏。膳食铁可来源于强化铁的配方奶粉、强化铁的谷物或早期添加的肉类辅食（见第 6 章辅食添加）。AAP 建议在出生后第一年如使用配方奶，则使用强化铁的婴儿配方奶粉。在美国的喂养经验中，配方奶粉中加入 10 ～ 12mg/L 的铁能有效控制缺铁性贫血的发生，但在某些情况下，较低铁含量可能会满足铁需求。目前，美国所有标准化的婴儿配方奶粉都按照 AAP 推荐的 10 ～ 12mg/L 的铁。关于强化后的铁可能造成的胃肠道不耐受暂时没有明确的依据，但近来对肠道微生物的热点研究猜测铁的补充可能会影响肠道微生物。

佝偻病在美国的足月儿中已十分罕见，但低水平的维生素 D 并不少见，其定义为血清 25- 羟基维生素 D 浓度低于 50nmol/L 或 20ng/ml（见第 21 章）。维生素 D 对婴儿的重要性首先在于其在骨骼发育中起主要作用，其次，维生素 D 水平的降低与感染和一些慢性病的风险增加有关。

AAP 建议婴儿维生素 D 推荐膳食摄入量（RDA）为 400IU/d。而母乳中的维生素 D 含量并未达到该水平，除非母亲服用高剂量的维生素 D 补充剂。从配方奶中获得的维生素 D 含量取决于配方奶的摄入量及配方奶中添加的维生素 D 含量。IFA 允许的配方奶维生素 D 添加范围为 40 ～ 100IU/100kcal，这一范围已被证实过于狭窄。考虑到生产的可变性、保质期内的损耗以及保质期内营养素含量不能超过其声明的最大值（目前为 60 ～ 75IU/100kcal），事实证明通过单纯配方奶粉喂养很难满足婴儿维生素 D 的 RDA。如果仅从目前的婴儿配方奶中获取 400IU 的维生素 D，那么所需配方奶摄入量为 800 ～ 1000ml/d（27 ～ 33floz/d）。

氟化物推荐摄入量旨在最大程度减少龋齿风险的同时避免氟中毒（见第 48 章饮食、营养、与口腔保健）。氟化物对人体的益处被认为来自于局部，而非全身。因此，无论当地供水中的氟化物含量如何，都不建议在生后前 6 个月补充氟化物的配方奶，因为此时婴儿的牙齿还尚未萌出。母乳氟化物含量往往较低，关于母乳中氟化物含量与当地水质中氟化物含量关系的报道也不尽一致。由于婴儿配方奶粉是脱氟水制造的，因此配方奶中的氟化物含量主要取决于用于稀释浓缩液态奶或冲调粉状配方奶粉的水中的氟化物含量。此外，由于大豆配方奶中固有的氟含量，其氟含量比牛奶改造的配方奶氟含量高。许多家庭中的水过滤系统，包括离子交换树脂、活性氧化铝和反渗透过滤系统，可以降低水中的氟化物含量。如果担心氟化物中毒，尤其在出生后前 6 个月，家长可以选择过滤水或低氟瓶装水来冲调婴儿配方奶粉。

四、婴儿配方奶粉的用途

当母乳不足或母亲选择喂养婴儿配方奶粉时，以牛奶改造的强化铁的婴儿配方奶粉（通常称为"含铁婴儿配方奶粉"）是健康足月儿的首选。配方奶粉的选择取决于偏好的特性、婴儿的耐受程度、价格、包装以及是否符合 WIC 标准。由于同一生产商有多种类似产品，市场中品牌多样，以及产品、功能、成分名称的频繁变化，使得儿科医师很难跟上商业配方奶粉的变化，而这也并非当今时代所独有。不受 IFA 法规管制的配方奶粉也可以通过互联网或在商场中进行销售，通常它们的包装和标签都使消费者很难与符合 IFA 法规生产的配方奶粉区分开来。一些配方奶粉被标以有机认证或不含转基因生物，提供给有此偏好的家长。而在一份临床报告中显示，AAP 并没有明确发现摄入有机食品对个人健康的益处。还有的配方奶粉被标以通过犹太或清真认证。一些价格较低、商店自有品牌的配方奶粉大多采用市场上已有的配方，不参与 WIC 计划。

婴儿配方奶粉中的添加成分通常是为了解决一些常见的喂养问题。例如，添加大米淀粉增稠配方奶以减少胃食管反流，添加益生元使粪便更接近母乳喂养的婴儿，添加大豆纤维以利于粪便成形，添加罗伊氏乳杆菌以减轻肠绞痛症状，而对于上述添加成分的疗效报告结论不尽一致。

对于希望婴儿素食喂养的家长，可以推荐大豆配方奶，这也是 AAP 对于素质主义的健康足月儿唯一推荐的选择（详见下述文本框）。在过去，大豆配方奶对于牛奶蛋白不耐受、乳糖不耐受的婴儿提供了另一选择。

大豆配方奶适用于临床上患半乳糖血症的婴儿，因其不含乳糖及游离半乳糖。同时也适用于罕见的患先天性乳糖酶缺乏的婴儿。虽然无乳糖（大豆）配方奶在某些情况下可能会稍微缩短腹泻的持续时间，但通常不建议改用大豆配方奶来促进急性胃肠炎的恢复。对于早产儿而言，不推荐采用大豆配方奶进行喂养，主要考虑到其蛋白质的质量以及矿物质的吸收情况。对于接受甲状腺素治疗的先天性甲状腺功能减退的婴儿，采用大豆配方奶喂养时也应谨慎，因大豆配方奶会降低甲状腺素的吸收。因此可能需要更高剂量的甲状腺素治疗。

近年来，人们开始关注大豆配方奶中的植物雌激素的吸收可能对人体产生不利的激素影响，特别是在性发育方面。一项大型的回顾性研究比较了既往喂养大豆配方奶和牛乳改造的配方奶的成人受试者，结果发现大豆配方奶喂养与女性经期不适、经期延长有关，除此以外没有其他的健康影响。尽管现有的临床研究的综合性荟萃分析支持大豆配方奶的安全性，但在随后的研究中发现，大豆配方奶喂养的非洲裔美国年轻女性，其月经量增加、子宫肌瘤增大，而子宫肌瘤的患病率无差异。专家委员会对国家毒理学计划中大豆植物雌激素的动物及人类研究进行了详细的探讨，推断大豆配方奶喂养对婴儿发育的不良影响"极小"。随后由联邦资助的 Beginnings 研究证实了大豆配方奶对于生殖器官和大脑发育的安全性。最近又有研究发现，由大豆配方奶喂养的女孩阴道上皮细胞中阴道细胞成熟指数和雌激素反应基因的甲基化发生了原因不明的显著性变化。总之，正如 Vandenplas 简单总结，考虑到婴儿期以后大豆食品对健康的益处，大豆配方奶喂养的差异性研究结果解释尤其困难。

AAP

AAP 发现对于无法母乳喂养的足月儿来说，大豆配方奶粉是一种与牛奶改造的配方奶营养价值相当且安全的选择。

AAP 特别提出以下情况者建议食用大豆配方奶：

1. 有半乳糖血症或遗传性乳糖酶缺乏的足月儿。

2. 已证实暂时性乳糖酶缺乏的足月儿。

3. 已证实有 IgE 相关的牛奶蛋白过敏，而对大豆蛋白不过敏的婴儿。

4. 家长为其选择素食饮食的足月儿。

以下情况者不建议食用大豆配方奶：

1. 出生体重小于 1800g 的早产儿。

2. 为了预防肠绞痛或过敏。

3. 患有牛奶蛋白诱发的小肠结肠炎或肠病的婴儿。

Pediatrics.2008：121；1062-1068

五、延续配方奶

"延续"或"延续配方奶"，指的是用于 6 月龄以上的婴儿配方奶，这时婴儿开始进食固体食物，在许多国家，这是婴儿饮食发展的一个正常阶段。WHO/FAO 食品标准委员会在 1987 年将延续配方奶定义为"用于 6 月龄以上婴幼儿断奶后的液体替代品"。这类产品在美国的销量却不如世界其他地区。在美国，延续配方奶是为婴儿后期及 1～2 岁幼儿设计的，有时被称为"成长奶粉"，是由牛奶或大豆改造而成。这类配方奶的组成有别于一般标准配方奶粉（除了其他差异外，这类配方奶增加了蛋白质和矿物质含量），与其他国家不同，美国没有单独为这类配方奶中的营养素水平作出规定。这类配方奶营养充足，但对于 1 岁以内的婴儿，与标准配方奶相比没有明显优势，而其强化铁和营养素均衡，对辅食添加期摄入不足的幼儿有利。

六、新 成 分

许多超出 IFA 规定以外的新成分被添加到了婴儿配方奶粉中，很大程度上促成了目前市场上婴儿配方奶的多样性（表 4.1，表 4.2）。除了对生长需要和耐受性的研究外，无需临床证据支持添加这类新成分，同时所有的配方奶粉都必须达到 IFA 规定的要求（见第 50 章 I）。目前的临床研究以及荟萃分析不足以支持大多数新成分带来的临床疗效（例如，长链多不饱和脂肪酸对视力的改善，以及益生元、益生菌对早期湿疹的改善）。

（一）长链多不饱和脂肪酸

近几十年来，超长链、多不饱和脂肪酸衍生物二十二碳六烯酸（DHA）和花生四烯酸（ARA）一直是研究热点，因有研究证实其在大脑和眼睛的结构以及胎儿和新生儿大脑的增长率中起重要作用（见第 17 章脂肪和脂肪酸）。由于母亲的饮食不同，母乳中ARA，特别是 DHA 的浓度范围变化很大。母亲、早产儿及足月儿也可一定程度利用必需脂肪酸的前体合成这些超长链脂肪酸。许多动物和临床研究探讨了母乳中的 DHA 含量的自然变化以及不同水平的 DHA 添加到足月和早产儿配方奶中是否会影响大脑和眼睛发育。基于这些研究，目前 DHA 和 ARA 已添加到婴儿配方奶粉中。

临床研究发现，给早产儿和足月儿喂养添加了 ARA 和 DHA 的配方奶，其短期和长期视觉和认知功能的改善表现不一致。尽管在 2012 年的一项荟萃分析中确实发现了一些支持足月儿和早产儿视力改善的证据，但最近的一项荟萃分析却没有得到一致的结论。这些比较配方奶喂养和母乳喂养的研究面临的挑战主要包括：在添加长链多不饱和脂肪酸之前，两者的发育是十分相似的；可用于此类临床研究的工具有限；控制混杂因素的必要性（比如母乳喂养与配方奶喂养的母亲之间的社会人口统计学差异）。一些学者认为，通过寻找更明确的发育水平结果以及使用更精确的统计技术，可以更容易确定补充剂带来的差异。

ARA 和 DHA 分别是由单细胞小型真菌和微藻衍生而来的，目前认为，在婴儿配方奶中添加适当浓度和比例的脂肪酸是"公认安全（GRAS）"的（有关 GRAS 的更多细节，详见第 50 章 I）。虽然管理机构没有要求在婴儿配方奶粉中添加 ARA 和 DHA，但目前在美国，很多市售的配方奶粉中都添加了 ARA 和 DHA。自 1994 年以来，一些国际组织就婴儿配方奶粉中适宜的 DHA、ARA 含量提出了建议，即脂肪酸中 DHA 占 0.2% ~ 0.5%，ARA 占 0.5% ~ 1%。最新由 WHO/FAO 颁布的指南提出，脂肪酸中 DHA 占 0.2% ~ 0.36%，ARA 占 0.4% ~ 0.6%。大多数美国足月儿配方奶粉中，脂肪酸中 0.15% ~ 0.35% 来源于DHA，0.35% ~ 0.64% 来源于 ARA。

（二）益生元

除乳糖外，母乳中还含有更为复杂的碳水化合物——低聚糖，约占碳水化合物的10%。这些低聚糖在小肠中不被消化，可在结肠中发酵，有助于维持结肠的酸性环境，以利于非致病的嗜酸菌生长。现在大多数美国配方奶制造商都会提供至少一种添加了不易消化的、复杂的碳水化合物（如母乳中的低聚糖）的配方奶，这些添加的低聚糖可在结肠中发酵。常添加的益生元有低聚半乳糖、低聚果糖和低聚糖 2- 岩藻糖基乳糖。添加这些益生元是为了促进肠道健康菌群的生长，使其接近健康母乳喂养婴儿的典型肠道微生态环境。然而，在 2010 年 AAP 最新发表的综述中，还没有足够的证据证明在婴儿配方奶中加入益生元的益处。

(三) 益生菌

虽然益生菌不是营养素，而是一种非致病的微生物，特别是一些可以发酵乳糖和益生元，以及可能影响肠道菌群和免疫系统的细菌菌株，这些益生菌也被加到一些婴儿配方奶中。由于它们是活菌，故仅限于在粉末状奶粉中添加，因为粉末状奶粉相比于液态奶，不用经过严格的热处理灭菌。AAP 认为，虽然目前在婴儿配方奶中添加益生菌对于健康婴儿是安全的，但其并不适合免疫功能不全或严重疾病的婴儿。此外，益生菌的临床疗效不足以支持在配方奶粉中常规使用。目前市场中已经出现了含有益生元和益生菌（合生元）的婴儿配方奶粉。

七、婴儿配方奶粉过敏相关问题（另见第 34 章食物过敏）

目前尚不清楚母乳喂养可以多大程度上降低牛奶及其他过敏的风险，但仍然建议所有儿童母乳喂养，包括有过敏家族史的高危婴儿。一项研究发现，将深度水解蛋白配方奶作为单独喂养或与母乳联合喂养或母乳喂养之后使用，能有效降低婴儿的湿疹风险。也有研究将部分水解奶与其他类型的配方奶进行了比较。2009 年，FDA 基于证据不足的事实，批准了部分水解蛋白配方奶对于降低婴儿湿疹风险的"有限的健康声明"。最近一项基于37 项研究的荟萃分析得出结论，无论是深度水解奶粉还是部分水解奶粉，在预防过敏方面都没有达成一致的结论。婴儿配方奶粉中的一些其他添加成分（包括益生元和益生菌），可能有助于降低早期湿疹的风险，但目前还没有足够的证据支持。

对于牛奶蛋白过敏的婴儿，目前推荐使用低敏配方奶粉，包括深度水解配方奶粉或以游离氨基酸作为蛋白质来源的配方奶粉。在过去，对牛乳改造的配方奶粉出现不耐受或过敏的婴儿，可选择大豆配方奶。然而，牛奶蛋白过敏所表现出的胃肠道症状（结肠炎、小肠结肠炎或食物蛋白诱发的小肠结肠炎），大豆蛋白也很可能出现交叉反应。而由 IgE 介导的牛奶蛋白过敏婴儿（通常表现为皮疹、喘息或过敏性反应），其中 10% ～ 14% 也会出现大豆蛋白过敏。最新证据表明，在深度水解酪蛋白配方奶粉中添加罗伊氏乳杆菌可能有助于促进牛奶蛋白相关便血的恢复，提高婴儿对牛奶蛋白的耐受性，以及减少其他过敏症状。目前，大豆配方奶不再作为由 IgE 介导的牛奶蛋白过敏婴儿的首选方案，即使相较于低敏配方奶粉，其成本更低，口感也更好。虽然一些对牛奶蛋白过敏的儿童可以耐受部分水解乳清配方奶粉，但这些配方奶粉并不特别推荐用于牛奶蛋白过敏的婴儿。大多数牛奶蛋白过敏都会随着时间推移而缓解，但缓解通常不会发生在使用婴儿配方奶粉期间。

低敏配方奶粉是目前治疗牛奶蛋白过敏的首选。这些配方奶粉必须通过临床证明其在 90% 以上的牛奶蛋白过敏儿童中耐受率超过 95%，包括深度水解蛋白和氨基酸作为蛋白质来源的奶粉。而部分水解配方奶粉并不符合这一定义。此外，对于有嗜酸性食管炎 / 胃肠炎和食物蛋白过敏诱发的小肠结肠炎综合征的患儿，氨基酸配方奶可以提供有效的营养支持。

深度水解蛋白配方或基于游离氨基酸制成的低敏配方粉，其用途不只针对过敏性疾病。这些配方粉不含乳糖，且中链甘油三酯提供相当大比例的脂肪。因此，这些奶粉也同样适用于存在宏量营养素吸收不良的患儿，包括短肠综合征、肠淋巴管扩张症、蛋白丢失性肠病、先天性肠病和胆汁淤积性疾病。对于患有囊性纤维化（以及其他形式的胰腺功能不全）的婴儿，大多数可食用添加胰酶补充剂的牛奶改造配方奶粉，通常不推荐使用低敏配方奶。

制造商的提供的成分信息和其他资源信息

Similac® formulas：www.abbott.com/our-products/for-professionals/ nutrition.html

Gerber® formulas：https：//medical.gerber.com/products

Enfamil® formulas：www.meadjohnson.com/pediatrics/us-en/

Nutricia formulas：www.nutricialearningcenter.com/globalassets/pdfs/prg-jul2016_ us.pdf

Private label formulas（most store brands）：www.perigonutritionals.com/ infant-formulas.aspx

（翻译　重庆医科大学附属儿童医院　张　萱　　审校　李廷玉）

第5章

早产儿的营养需求

一、概　　述

　　制定最佳营养供应标准在早产儿的管理中非常关键。最佳营养供应可提高早产儿生存率，同时降低其潜在的短期和长期发病率的可能性。目前，早产儿营养供应的目标是提供营养素，以满足早产儿与同胎龄婴儿获得近似的生长速率和体重增长，并维持其正常的血液和组织营养素浓度。过去 20 年里，在极低出生体重婴儿的管理中，已经做出相当的努力以期降低大多出现在出院后发生的宫外或产后生长受限的程度。尽管已经取得了进展，但直到 2013 年，在美国的早产儿中（出生体重介于 500g 和 1500g 之间），仍然有近 50% 的婴儿出现出生后生长迟缓，25% 出现重度生长迟缓。据推测，大部分的进展得益于实践中的变化，其中包括在出生后几小时内尽早引入肠外营养、在出生后的前几天早期开始肠内喂养、采用标准化喂养指南和改进营养强化策略。然而，对于早产儿来说，理想的生长速度和最佳的营养支持方案仍无定论。严重的新生儿疾病，不恰当的肠外和肠内营养支持导致能量、蛋白质和矿物质的缺乏加重，二者相互影响，造成了早产儿的出生后生长受限。充足的生长（包括头部生长）以及改善的营养支持，均与促进远期神经发育相关。尽管证据令人信服，但生长和最佳营养方案对神经发育结果的直接关系仍不清楚。一些关于早期宫外生长的不同意见认为，早产儿在出生后的追赶生长，可能与远期发生代谢综合征相关。然而，最近的研究认为，有关早产、低出生体重、早期出生后生长迟缓以及后期追赶生长对早产儿出现代谢综合征有负面影响的证据相对不足。这些远期代谢的影响会增加肥胖、高血压、胰岛素抵抗和血脂异常的发生。总的来说，院外极低出生体重儿（VLBW）生后的生长追赶对神经发育结果的有益影响，比远期代谢结果的负面影响更令人信服。

　　目前有两种生长曲线用于评估早产儿的生长（见于第 24 章营养状况评估及附录 Q）。Fenton 生长曲线（2013）有性别之分，是包括了宫内和产后、胎龄 22 ～ 50 周的婴儿体格生长数据的曲线图，纳入了 1991—2007 年包括美国在内的多个国家 35 000 名出生胎龄低于 30 周的婴儿。Olsen 生长曲线（2010）纳入了 1998—2006 年在美国医院分娩的 25 万名 21 ～ 41 周妊娠婴儿的数据。除了体重、身长、头围曲线外，Olsen 曲线还有体质指数（BMI）曲线（见附录 Q）。在 23 ～ 36 周，Olsen 和 Fenton 曲线是相似的（Olsen 曲线的数据包括了 Fenton 曲线的数据；见于第 24 章营养状况评估）。目前，关于早产儿生长速率、臂围和腿围及皮褶厚度尚无广泛使用的参考数据。2017 年，有研究报道了 223 名胎龄 30 ～ 36 周的健康早产儿的横断面身体成分数据（包括脂肪含量、不含脂肪的质量、体脂百分比）。Fenton 等最近在对报道了生长速度的 373 项研究的系统回顾中提出了评估早产儿生长速度方法的变异性。使用 Fenton 和 Olsen 生长曲线时，他们的目标是评估经常被引用的生长速度推荐，即体重 15g/（kg·d），身长和头围每周增加 1cm。他们得出的结论是，对于孕 23 ～ 36 周的婴儿来说，每天体重增加 15 ～ 20g/kg 是一个合理的目标，但不能超过这个目标。他们还得出结论,Fenton 和 Olsen 的生长曲线在孕 24 ～ 33 周范围，头围能每周增加 1cm，但到孕 32 周时，身长每周增长将不足 1cm，并降至第 3 百分位，之后维持不变。

二、具体的营养建议

自 1993 年以来，针对极低出生体重早产儿的具体营养建议一直以一系列"共识报告"为基础,这些共识最近一次更新是 2014 年。其营养建议是建立在可接受的摄入范围(ARs)上的,这是经观察性研究或对照试验验证的摄入范围，在没有异常临床症状或体征时，或没有证据验证这些摄入量能维持生化和功能正常时，该摄入范围能提供充足的营养。对早产儿来说，大多数营养素可接受的摄入范围（AR）来源于专家们通过对现有数据仔细分析后作出的最佳"猜测"。因此，表 5.1 和表 5.2 的营养素推荐摄入量没有充分证据也就不足为奇了。由于疾病不同，对营养支持的耐受程度不同，或其他因素，每个早产儿的营养需求也并不相同。

三、肠 外 营 养

肠外摄入葡萄糖、脂肪和氨基酸是早产儿，特别是出生体重 < 1500g 的早产儿营养支持的重要组成部分（表 5.1）。在低体重早产儿中，由于胃容量有限、肠道运动减弱以及其他复杂疾病,喂养不耐受是一个常见的问题。而这些因素会导致肠内喂养量增长缓慢，延长实现完全肠内喂养的时间。因此，肠外营养是对肠内营养的必要补充，通过这两种营养途径使得每日摄入量能够满足婴儿的营养需求。必要时，也可以单独通过肠外途径长时间维持基本的营养需求。对于出生体重 < 1500g 的早产儿，最新的营养喂养共识发布于 2005 年（表 5.1）。

对于出生体重 > 1500g 的早产儿和晚期早产儿（胎龄 > 34 周），与足月儿相比，这些婴儿需要更多的营养支持，但目前肠外营养方案的相关研究仍然不足。中期早产儿（胎龄 ≥ 29 周）至少需要 5 ～ 10d 才能实现充分强化喂养，以达到肠内喂养。因此，在这一过渡时期，肠外营养支持仍然是必要的。对于宫内生长迟缓、需要特殊营养支持的晚期早产儿，肠外营养支持也尤为重要。

表 5.1　早产儿营养素肠外喂养推荐摄入量一览表

营养素	一致推荐量			
	体重 < 1000g		体重 1000 ～ 1500g	
	g/ (kg·d)	g/100kcal	g/ (kg·d)	g/100kcal
水 / 液体 (ml)	140 ～ 180	122 ～ 171	120 ～ 160	120 ～ 178
能量 (kcal)	105 ～ 115	100	90 ～ 100	100
蛋白质 (g)	3.5 ～ 4.0	3.0 ～ 3.8	3.2 ～ 3.8	3.2 ～ 4.2
糖类 (g)	13 ～ 17	11.3 ～ 16.2	9.7 ～ 15	9.7 ～ 16.7
脂肪 (g)	3 ～ 4	2.6 ～ 3.8	3 ～ 4	3.0 ～ 4.4
亚油酸 (mg)	340 ～ 800	296 ～ 762	340 ～ 800	340 ～ 889
亚油酸盐：亚麻酸盐 　=C18 : 2/C18 : 3	5 ～ 15	5 ～ 15	5 ～ 15	5 ～ 15
维生素 A (U)	700 ～ 1500	609 ～ 1429	700 ～ 1500	700 ～ 1667
维生素 D (U)	40 ～ 160	35 ～ 152	40 ～ 160	40 ～ 178
维生素 E (U)	2.8 ～ 3.5	2.4 ～ 3.3	2.8 ～ 3.5	2.8 ～ 3.9
维生素 K_1 (μg)	10	8.7 ～ 9.5	10	10.0 ～ 11.1
维生素 C (mg)	15 ～ 25	13.0 ～ 23.8	15 ～ 25	15.0 ～ 27.8
维生素 B_1 (μg)	200 ～ 350	174 ～ 333	200 ～ 350	200 ～ 389
维生素 B_2 (μg)	150 ～ 200	130 ～ 190	150 ～ 200	150 ～ 222
维生素 B_6 (μg)	150 ～ 200	130 ～ 190	150 ～ 200	150 ～ 222
烟酸 (mg)	4 ～ 6.8	3.5 ～ 6.5	4 ～ 6.8	4.0 ～ 7.6
泛酸 (mg)	1 ～ 2	0.9 ～ 1.9	1.2	1.0 ～ 2.2
生物素 (μg)	5 ～ 8	1.3 ～ 7.6	5 ～ 8	5.0 ～ 8.9
叶酸 (μg)	56	49 ～ 53	56	56 ～ 62
维生素 B_{12} (μg)	0.3	0.26 ～ 0.29	0.3	0.30 ～ 0.33
钠 (mg)	69 ～ 115	60 ～ 110	69 ～ 115	69 ～ 128
钾 (mg)	78 ～ 117	68 ～ 111	78 ～ 117	78 ～ 130
氯化物 (mg)	107 ～ 249	93 ～ 237	107 ～ 249	107 ～ 277
钙 (mg)	60 ～ 80	52 ～ 76	60 ～ 80	60 ～ 89
磷 (mg)	45 ～ 60	39 ～ 57	45 ～ 60	45 ～ 67
镁 (mg)	4.3 ～ 7.2	3.7 ～ 6.9	4.3 ～ 7.2	4.3 ～ 8.0
铁 (μg)	100 ～ 200	87 ～ 190	100 ～ 200	100 ～ 222
锌 (μg)	400	348 ～ 381	400	400 ～ 444
铜 (μg)	20	17 ～ 19	20	20 ～ 22
硒 (μg)	1.5 ～ 4.5	1.3 ～ 4.3	1.5 ～ 4.5	1.5 ～ 5.0

续表

营养素	一致推荐量			
	体重 < 1000g		体重 1000 ~ 1500g	
	g/ (kg·d)	g/100kcal	g/ (kg·d)	g/100kcal
铬（μg）	0.05 ~ 0.3	0.04 ~ 0.29	0.05 ~ 0.3	0.05 ~ 0.33
锰（μg）	1	0.87 ~ 0.95	1	1.00 ~ 1.11
钼（μg）	0.25	0.22 ~ 0.24	0.25	0.25 ~ 0.28
碘（μg）	1	0.87 ~ 0.95	1	1.00 ~ 1.11
牛磺酸（mg）	1.88 ~ 3.75	1.6 ~ 3.6	1.88 ~ 3.75	1.9 ~ 4.2
肉碱（mg）	约 2.9	约 2.5 ~ 2.8	约 2.9	约 2.9 ~ 3.2
肌醇（mg）	54	47 ~ 51	54	54 ~ 60
胆碱（mg）	14.4 ~ 28	12.5 ~ 26.7	14.4 ~ 28	14.4 ~ 31.1

经许可引自 Tsang RC, Uauy R, Koletzko B, Zlotkin SH, eds, Nutrition of the Preterm Infant: Scientific Basis and Practical Guidelines. Cincinnati, OH: Digital Educational Publishing; 2005.

　　液体疗法的目的是为了避免脱水和液体潴留，提供稳定的电解质和葡萄糖浓度，避免酸碱失衡。由于经皮肤不显性失水在不同胎龄和体重的婴儿上变化很大，所以个体化的液体管理十分重要。对于出生体重 ≥ 1000g 的早产儿，第 1 天的液体需求量接近 60 ~ 80ml/kg，接下来每天增加 20ml/kg，直至出生后第 5 天总量达到每天 140 ~ 160ml/kg。在生理性的出生后细胞外液丢失前应当限制静脉补钠。当血清钠浓度低于 140mg/dl 时，应该补充钠 [2 ~ 4mEq/ (kg·d)] 与氯化物、醋酸盐的混合物，以纠正钠丢失和代谢性酸中毒。

　　对于出生体重 < 1000g 的新生儿，液体摄入量应该从每天 80 ~ 100ml/kg 以上开始，出生后前 5d 必须给予较高的液体摄入量，液体量的多少取决于尿量和不显性失水量，严重情况下甚至可以达到 5 ~ 7ml/ (kg·h)。通过现代化温箱对热量、空气和湿度的动态控制，水分丢失可显著减少。最后，如果以全静脉营养（TPN）作为唯一的营养来源，补液速率需要达到 140 ~ 160ml/kg，以确保婴儿达到每天 15 ~ 20g/kg 的体重增长。极早产儿会经尿液排出大量电解质，因此需要摄入更多的钠和氯化物。生后第 1 周所需的钠和氯化物可达 4 ~ 8mEq（92 ~ 184mg）/ (kg·d)，在出生后 1 个月时接近 2 ~ 4mEq（46 ~ 92mg）/ (kg·d)。低钠血症（血清钠浓度 < 135mg/dl）是一种潜在的生长受限状态，应及时予以纠正。在这段快速生长期，还需要提供 1.5 ~ 2mEq（58 ~ 78mg）/ (kg·d) 的钾。

（一）蛋白质（包括早期静脉注射氨基酸）

　　研究发现，肠外喂养提供给早产儿生长所需的蛋白质需达到 3 ~ 4g/ (kg·d)。早产儿需要摄入最低 1.2g/ (kg·d) 的氨基酸，因此仅给予葡萄糖而不含氨基酸将不能满足其蛋白质的分解和尿液中的丢失。极低出生体重儿（very low birth weight，VLBW）出生后几小时内必须给予最低 2 ~ 3g/ (kg·d) 的氨基酸，以支持其合成代谢。可以在全静脉营养建立前通过静脉给予葡萄糖（5% 或 10%）和氨基酸（2% ~ 4%）储备溶液来实现。研究表明，早期的氨基酸干预不会显著增加代谢性酸中毒的发生率，也不会提高血尿素氮及血氨浓度。一些随机对照研究发现，氨基酸干预能促进头围的生长，有 2 项荟萃分析证实了这一观点。有 7 个随机对照试验发现早期氨基酸干预对死亡率、早期和晚期生长以及神经系统发育没有影响，而是与正氮平衡有关，但并不会影响酸碱状态或血氨水平。研究还发现高剂量 [> 3.0g/（kg·d）] 和早期（≤ 24h）给予氨基酸是安全且耐受性良好的，但对生长追赶和降低发病率没有显著益处。

（二）葡萄糖

早产儿器官新陈代谢旺盛，尤其是大脑的发育，因此对能量的需求很高。早产儿大部分新陈代谢过程的主要能量来源是葡萄糖，尤其是大脑和心脏。它也是脂肪酸和一些非必需氨基酸从头合成的主要碳源。由于糖原储备有限，在极低体重婴儿中，如果没有早期、持续的静脉葡萄糖供应，极易会发生低血糖。从现有资料推断，胎龄 24 ~ 32 周的早产儿血糖下限为 54 mg/dl，明显高于目前新生儿低血糖的界值。但矛盾的是，尽管早产儿需要充足的葡萄糖输注率，但由于内源性葡萄糖的不断产生，经常会导致高血糖，尤其是在出生后的前几周。胎龄越小，高血糖程度越高，尤其是在胎龄 22 ~ 24 周的早产儿中。如果葡萄糖静脉滴注速率 > 10 ~ 11min/kg，非常容易出现高血糖。正常血糖范围的上限尚未确定，但许多参考文献认为，极早产儿的血清葡萄糖浓度最高可达 120mg/dl。一些研究发现，高血糖浓度与不良反应相关，胰岛素泵虽然有并发症，但在极低出生体重早产儿中，仍被用于治疗高血糖。然而，在普遍推荐胰岛素治疗之前，还需要进一步的研究来证明胰岛素除了能降低血糖浓度外，是否能有效降低其相关并发症的发病率。

目前普遍建议，出生时全静脉营养中葡萄糖的输注速度为 5 ~ 7mg/（kg·min），然后逐渐增加至 10 ~ 11 mg/（kg·min）[38 ~ 42kcal/（kg·d）]。如前所述，对大多数早产儿以及疾病严重的早产儿来说这个速率过高了。需要频繁检测血糖水平以保证血浆葡萄糖浓度处于 60 ~ 120mg/dl。另外，早期提供充足蛋白质有利于减少高血糖的发生。

（三）静脉脂质输注

静脉注射脂质乳剂的应用，为快速生长的早产儿提供了生长所需的高密度能量来源。20% 的磷脂制剂（相对于 10%）可以更有效地清除甘油三酯，是早产儿的首选。最低 0.5g/（kg·d）脂肪乳的输注可以防止必需脂肪酸的缺乏。脂质不耐受（血清甘油三酯浓度 > 200mg/dl）常见于低出生体重、低胎龄、脂质输注大于 2.6g/（kg·d）和脓毒症患儿。不同于出生后对氨基酸的需求，早期补充脂类的益处尚不明确。从出生起，与氨基酸相同剂量的肠外脂质 [2 ~ 3g/（kg·d）] 就可以安全使用。该剂量不仅能改善氮平衡，也能改善合成代谢，此情况已在随机对照试验中得到证实。脂肪耐受性可通过测定血清甘油三酯浓度来间接评价。血清甘油三酯的最大浓度尚不明确，但一般限度为 200 ~ 250mg/ml。在全静脉营养的患儿中，摄入的脂肪应当提供非蛋白热量的 25% ~ 40%。

一些研究认为，肠外营养中添加肉碱可能会增强早产儿利用外源性脂肪产能的能力。然而，现有的研究结论自相矛盾。到目前为止，没有证据支持肠外喂养早产儿需要常规补充肉碱。

过去，人们一直关注早产儿静脉注射脂质的不良影响，包括高血糖、免疫功能的潜在干扰（包括感染率增加）、胆红素代谢受损、对肺功能的不良影响以及胆汁淤积。然而，在目前推荐的脂质输注速率下，这些并发症并不常见。但是，长期肠外脂质输注对胆汁淤积疾病是否有不利影响仍需关注，目前还不清楚脂质在多大程度上参与胆汁淤积的发展。对肠功能障碍、需要长期 TPN 的婴儿来说，降低脂肪输注速率至 1mg/（kg·d）能够减缓胆汁淤积的进程，但是单独的脂质循环并不见得可以降低肠外营养相关的胆汁淤积。

目前，美国食品药品监督管理局（FDA）尚未批准专门为早产儿应用的脂肪乳剂。在美国使用的 2 种主要的脂类乳剂是基于大豆来源的，含有 n-6 型脂肪酸而不含 n-3 型脂肪酸。因此，静脉输注脂肪乳剂有可能会产生更多的血管活性物质、前列腺素产物和更少的中枢神经系统膜产物。长期维持肠外营养的早产儿可能会出现二十二碳六烯酸（DHA）缺乏，该问题仍需要进一步研究。含有改良脂肪酸混合物（橄榄油、中链甘油三酯、鱼油等）的新型脂类乳剂目前已在北美上市，但 FDA 仅批准其在成人使用。目前还没有足够的数据支持这类乳剂在早产儿的使用，但将来可能会证明它们对减少早产儿肠外营养相关的胆汁淤积有益。

（四）钙、磷和微量元素

肠外营养通常不能满足胎儿钙和磷的需求，但对于患有严重代谢性骨病的早产儿，每天摄入 120 ～ 150ml/kg 的添加了钙和磷的肠外氨基酸溶液（氨基酸浓度至少 2.5g/dl），可尽可能降低疾病造成的损伤。每个机构都必须为其肠外营养液建立钙磷溶解曲线。在氨基酸溶液中添加半胱氨酸能够降低溶液的 pH，能使钙磷的溶解达到最大化。钙的目标摄入量为 60 ～ 80mg/（kg·d），磷为 39 ～ 67mg/（kg·d）。

虽然有建议认为在出生第一天就开始给予 24 ～ 35mg/（kg·d）的钙来治疗早产儿早期的低钙血症，但这种"传统"治疗的疗效尚未得到证实，且存在争议。这种低钙血症通常是无症状的，主要发生在产后 72h 内。在产后第 1 周内，随着肠外营养的增加，添加到标准 TPN 溶液中的钙和磷很容易影响血钙浓度。

当 TPN 补充剂仅维持 1 ～ 2 周时，锌是唯一需要额外添加的微量元素，剂量约为 400μg/（kg·d）（表 5.1）。倘若需要维持长期的肠外营养，还需要添加其他的微量元素。然而，胆汁淤积的患儿不需要补充锰和铜。铜对于抗氧化物的合成是必需的，但是继发于长期肠外营养支持的胆汁淤积会导致铜积累程度出现差别。因此，是否需要添加铜应根据血铜的浓度来确定。目前铜的建议摄入量为 20 ～ 40μg/（kg·d）。肾功能不全患儿不能补充硒和铬。早产儿肠外营养时通常不需要补充铁，除非有超过 2 个月以上的时间仅能从此途径（包括无法红细胞输血）获得铁剂。

（五）多种维生素

脂溶性和水溶性维生素的推荐剂量见于表 5.1，目前尚无更新的建议。美国有多种早产儿可用的肠外维生素制剂。但是实际上，早产儿肠外维生素每日推荐量是市面上复合维生素单次剂量（5ml）的 40%（表 5.3）。此种剂量的维生素混合物能够提供推荐剂量的维生素 E 与维生素 K，维生素 A 与维生素 D 含量偏低，而大部分 B 族维生素的含量偏高。但是，目前还是没有更适合的维生素混合制剂可替代，而单一维生素并不能用于肠外静注。

表 5.2　极低体重早产儿营养素肠内营养素推荐摄入量一览表

营养素	目前推荐量 (kg/d)	目前推荐量 (每 100kcal)	LSRO, 2002 年 (仅限配方奶喂养的婴儿, kg/d)	Tsang 等,2005 (kg/d)	ESPGHAN, 2010 (kg/d)
水/液体 (ml)	135～200	—	NS	150～200	135～200
能量 (kcal)	110～130 (85～95 静脉注射)	—	100～141	110～120	110～135
蛋白质 (g)	3.5～4.5	3.2～4.1	3.0～4.3	3.0～3.6	4.0～4.5 (<1kg) / 3.5～4.0 (1～1.8kg)
脂肪 (g)	4.8～6.6	4.4～6	5.3～6.8		4.8～6.6 (<40%MCT)
亚油酸 (mg)	385～1540	350～1400	420～1700	(4～15 E%)	385～1540
亚麻酸 (mg)	>55	>50	90～270	(1～4 E%)	>55
DHA (mg)	(18～) 55～60	(16.4～) 50～55	NS	NS	12～30
EPA (mg)	<20	<18	NS	NS	(<30% of DHA)
ARA (mg)	(18～) 35～45	(16.4～) 32～41	NS	NS	18～42
碳水化合物 (g)	11.6～13.2	10.5～12	11.5～15.0 乳糖 4.8～15.0	乳糖：3.8～11.8 低聚糖：0～8.4	11.6～13.2
钠 (mg)	69～115	63～105	46.8～75.6	0～23	69～115
钾 (mg)	78～195	71～177	72～192	0～39	66～132
氯化物 (mg)	105～177	95～161	72～192	0～35	105～177
钙 (mg)	120～200	109～182	148～222	120～230	120～140
磷 (mg)	60～140	55～127	98～131	60～140	60～90
镁 (mg)	8～15	7.3～13.6	8.2～20.4	7.9～15	8～15
铁 (mg)	2～3	1.8～2.7	2～3.6	0～2	2～3
锌 (mg)	1.4～2.5	1.3～2.3	1.32～1.8	0.5～0.8	1.1～2.0

续表

营养素	目前推荐量 (kg/d)	目前推荐量 (每100kcal)	LSRO, 2002 年 (仅限配方奶喂养的婴儿, kg/d)	Tsang 等, 2005 (kg/d)	ESPGHAN, 2010 (kg/d)
铜 (μg)	100～230	90～210	120～300	120	100～132
硒 (μg)	5～10	4.5～9	2.2～6.0	1.3	5～10
锰 (μg)	1～15	0.9～13.6	7.6～30	0.75	<27.5
氟化物 (μg)	1.5～60	1.4～55	NS	NS	1.5～60
碘 (μg)	10～55	9～50	7.2～42	11～27	11～55
铬 (μg)	30～2250	27～2045	NS	50	30～1230
钼 (μg)	0.3～5	0.27～4.5	NS	0.3	0.3～5
硫胺素 (μg)	140～300	127～273	36～300	180～240	140～300
核黄素 (μg)	200～400	181～364	96～744	250～360	200～400
烟酸 (mg)	1～5.5	0.9～5	660～6000	3.6～4.8	0.38～5.5
泛酸 (mg)	0.5～2.1	0.45～1.9	360～2280	1.2～1.7	0.33～2.1
吡哆醇 (μg)	50～300	45～273	36～300	150～210	45～300
钴胺素 (μg)	0.1～0.8	0.09～0.73	0.096～0.84	0.3	0.1～077
叶酸 (μg)	35～100	32～91	36～54	25～50	35～100
左旋维生素 C (mg)	20～55	18～50	10～45	18～24	11～46
生物素 (μg)	1.7～16.5	1.5～15	1.2～44.4	3.6～6	1.7～16.5
维生素 A (μg RE)	400～1100	365～1000	245～456	700	400～1000
维生素 D (IU)	每天 400～1000（乳类 + 增补剂来源）	100～350（乳类来源）	90～324	150～400	(每天 800～1000)（乳类提供 100～350/100kcal）
维生素 E (mg α-TE)	2.2～11	2～10	2.4～9.6	6～12	2.2～11

续表

营养素	目前推荐量（kg/d）	目前推荐量（每100kcal）	LSRO, 2002 年（仅限配方奶喂养的婴儿, kg/d）	Tsang 等, 2005（kg/d）	ESPGHAN, 2010（kg/d）
维生素 K₁（μg）	4.4～28	4～25	4.8～30	（300 快速浓注）	4.4～28
核苷酸（mg）	NS	NS	NS	NS	<5
胆碱（mg）	8～55	7.3～50	8.4～27.6	14.4～28	8～55
肌醇（mg）	4.4～53	4～48	4.8～52.8	32～81	4.4～53

经许可引自 Koletzko B, Poindexter B, Uauy R. Recommended nutrient intake levels for stable, fully enterally fed very low birth weight infants. In Koletzko B, Poindexter B, Uauy R, eds. Nutritional Care of Preterm Infants. Scientific Basis and Practical Guidelines. New York, NY: Karger; 2014: 297-299.

ARA：花生四烯酸；DHA，二十二碳六烯酸；EPA，二十碳五烯酸；LSRO，生命科学研究室；MCT，中链脂肪酸；RE，视黄醇当量；αTE，α-生育酚当量；NS，未规定

1 mEq Na = 23mg, 1 mEq K=39g

表 5.3　肠外营养液所提供的维生素 [1]

维生素	提供量 /5ml	维生素	提供量 /5ml
维生素 C	80mg	右泛醇（右旋泛酰醇）	5mg
维生素 A（视黄醇）[2]	2300 USP U	维生素 E（d-α-醋酸生育酚）	7.0 USP U
维生素 D [2]	400 USP U	生物素	20μg
维生素 B₁（如盐酸硫胺素）	1.20mg	叶酸	140μg
维生素 B₂（如核黄素 -5- 磷酸盐）	1.4mg	维生素 B₁₂（氰钴胺素）	1.0μg
维生素 B₆（如盐酸吡哆醇）	1.0mg	维生素 K₁（叶绿醌）[2]	200μg
烟酰胺	17.0mg		

（1）小儿 MVI 是一种冻干的、无菌的粉末，需要在静脉输注液中溶解配制及稀释。小儿复方维生素注射液（INFUVITE pedia tric）有 4ml 和 1ml 装，可结合使用。每5ml复合制剂中含有特定量的维生素。推荐使用量为市面上复合维生素包装（5ml）的 40%（2ml）。（2）脂溶性维生素由聚山梨醇 80 溶解

总之，尽管有一些积极的短期结果，特别是早期引入肠外营养，但由于缺乏长期数据使得早产儿肠外营养最佳策略的制定变得困难。尽管早期营养可调节包括神经发育在内的发病率这一点毫无疑问，但长期的功能结果仍需要在充分有力的随机对照试验中得到证实。关于极低体重婴儿中提供肠外营养的实践和细节将在其他章节进行介绍（见第 22 章：肠外营养）。

四、肠外营养向肠内营养的过渡

从肠外营养向完全肠内营养过渡是一个关键时期，此时肠外营养减弱，而肠内摄入不足，将会导致总营养需求量出现波动。这种营养供应上的缺口，需要通过计算各种营养素在肠外营养中的浓度，来将这个时期可避免的营养损失量尽可能减少到最低。蛋白质在这个阶段尤为重要。因此，一般需要到肠内营养供应达到 75ml/kg 之前，肠外氨基酸的摄入量不必减少。对于大部分婴儿，当肠内喂养量达到至少 120ml/（kg·d），肠内营养已经可以满足基本的液体需要量时，就可以停止肠外营养。如果想减少这种营养缺口，可以从总液体需要量中去除早期肠内喂养的量；如果不能使用早产儿配方奶粉，则需尽早引入强化母乳。

五、肠　内　营　养

为足月婴儿准备的标准婴儿配方奶粉或未经强化的母乳并不能实现早产儿的最佳生长。与喂养标准配方奶粉或未强化母乳的婴儿相比，使用早产儿配方奶粉和早产儿母乳强化剂可使早产儿体重构成比增加以及骨盐沉积接近于正常胎儿。随机前瞻性试验显示，与足月婴儿的标准配方相比，早产儿配方能显著改善早产儿的体格生长和认知发育。与同胎龄婴儿相比，喂养标准婴儿配方奶粉的早产儿体重中脂肪的比例更高。这些发现强调儿童保健专业医师需要精心计划和监控早产儿住院期间和出院后的营养护理。

2014 年发表的关于极低出生体重婴儿完全肠内喂养的"共识报告"有对各种营养需求的建议（表 5.2）。

（一）能量和水的需求

能量是维持身体功能和生长所必需的。VLBW 婴儿对能量波动尤为敏感，因为他们的生长需求是足月婴儿的 2 倍以上。表 5.4 显示的是估算的低出生体重儿的能量需求。早产儿静息代谢率（最少身体活动情况下）在出生后第 1 周内比较低。在中性温度环境下，全肠外营养时的静息代谢率约为 40kcal/（kg·d），2～3 周经口喂养的婴儿的静息代谢率为 50kcal/（kg·d）。到 6 周时，大多数早产儿可有 80kcal/（kg·d）的基础能量消耗。每增加 1g 体重需要消耗 3～4kcal 能量（包括储存和合成所需）。因此，若要达到每天 15g/kg 的体重增加则需要在静息代谢率 50kcal/（kg·d）之上再额外增加 45～67kcal/（kg·d）的热量。

表 5.4　低出生体重儿预计能量需求 [a]

	平均估值，kcal/（kg·d）
消耗能量	40～60
静息代谢率	40～50[b]
活动	0～5[b]
温度调节	0～5[b]
合成	15[c]
储存能量	20～30[c]
排泄能量	15
摄入能量	90～120

a.改编自早产儿营养委员会，欧洲儿科胃肠和营养学会；b.用于维持身体功能的能量；c.用于生长消耗的能量

　　不同个体婴儿的活动消耗、热中性状态下的基本能量消耗、营养吸收和新组织合成（生长）所需的能量并不相同。这些差别在生长受限或小于胎龄的婴儿中可能更为显著。实际上，通过肠道途径摄入 110～130kcal/（kg·d）的能量，可使大多数早产儿达到满意的生长速度。如果这个摄入量不能获得满意的生长速度，特别是对有增加能量需求的婴儿，如患有慢性肺病，可能会给予更多的热量。

　　最低水的需要量需满足显性（尿液和粪便）和非显性（皮肤、呼吸道）液体丢失。出生后 2 周，最低需水量为 120～150ml/（kg·d）。然而，同体积的配方奶或强化母乳可能不足以满足充足生长所需，需要更高密度的配方（24～30kcal/oz，或 81～100kcal/100ml）。

　　哺乳 21d 时，早产儿和足月儿的母乳能量密度为 65～67kcal/dl 或 20kcal/oz（67kcal/100ml）。需要认识到，由于每天不同的时间、不同的泌乳时间和每次哺乳不同时间的乳汁（即前奶和后奶，后奶含有更多的脂肪），因此不同母亲之间母乳的能量密度有很大的差异。对大多数婴儿来说，母乳强化后能量密度须达到 24kcal/oz（81kcal/100ml），目前母乳强化剂和早产儿配方奶粉的能量密度能达到此需求。增加的热量密度能减少液体量，能更好地适应早产儿有限的胃容量。此能量密度的喂养量大于水的需要量，因此有利于蛋白质代谢产物和电解质的排出。一些早产儿需要进一步限制液体，因此需要更高的热量密度（24～30kcal/oz 或 81～100kcal/100ml）以实现最佳生长。

（二）蛋白质

　　最近的研究表明，3.5～4.5g/（kg·d）的肠内蛋白质摄入量是安全的，并可以支持生长发育。该摄入量能满足追赶增长的需要（表 5.2）。

　　关于最适用于早产儿的婴儿配方奶粉中的蛋白质种类和数量已进行了多项研究。总的来说，以乳清蛋白为主的配方奶粉喂养的足月婴儿代谢指标和血浆氨基酸浓度接近于母乳喂养的婴儿。然而，牛乳清蛋白的氨基酸组成与人乳乳清蛋白不同，氨基酸谱也与人乳有很大的不同。一些研究认为，蛋白质质量的金标准应该是仅喂养人乳蛋白的理想生

长的低出生体重婴儿的血浆氨基酸模式。另一些研究则认为，该标准还应该考虑到生长和神经发育等功能。大豆配方的最佳碳水化合物、蛋白质和矿物质的吸收和利用并未明确，因此目前不推荐使用于早产儿。

（三）脂肪

总脂肪的推荐摄入量并没有随着时间而发生显著变化。但是，DHA 和 α 亚油酸（ALA）的推荐摄入量却增加了（表 5.2）。

脂肪是生长中的早产儿重要供能营养素。在母乳中，约 50% 的能量来源于脂肪；在市售的配方奶中，脂肪提供了 40% ～ 50% 的能量。两者均提供 5 ～ 7g/（kg·d）的脂肪。母乳中的饱和脂肪酸能很好地被早产儿吸收，部分原因是脂肪酸在甘油三酯分子上的分布模式。母乳脂肪中的棕榈酸位于 β 位，而牛乳、其他大部分动物脂肪以及植物油中的棕榈酸位于 α 位，前者更容易被吸收。胃脂肪酶和在人乳中发现的酶（胰脂酶和胆盐激活酯酶）能促进甘油三酯分解为脂肪酸和甘油，并在胃肠道中消化。然而，在早产儿中，多达 20% ～ 30%（或更多）的膳食中的脂肪经粪便排出。肠道脂肪酶分泌水平不足（胃、胰腺和胆盐激活酯酶）和管腔胆盐浓度低均是脂质排泄率高的原因。此外，捐献的母乳经巴氏消毒后会使胆盐激活酯酶失活，并改变乳脂球的结构和功能。

尽管存在低管腔内胆盐激活酯酶和胰脂酶，由于早产儿配方奶含有中链甘油三酯（medium chain triglycerides，MCT）和富含长链多不饱和脂肪酸（LCPUFA）植物油的混合物，两者都利于早产儿吸收。由于 MCT 不依赖肉碱转运进入线粒体，可以避免必需脂肪酸被氧化。该脂肪混合物满足了必需脂肪酸的预计需要量，其中至少 3% 的能量来自亚油酸及额外少量 α 亚麻酸。另外，母乳中含有少量的 DHA 和花生四烯酸（ARA），产妇饮食不同，它们的含量差别亦很大，而北美饮食提供的量很低。DHA 和 ALA 是神经组织中主要的 n-3 型和 n-6 型脂肪酸，是光感受器膜的主要成分。关于 DHA 和 ALA 在足月和早产婴儿饮食中的作用详见于第 17 章（脂肪和脂肪酸）。

在稳定核素研究中发现，足月儿和早产儿都可以通过内源性途径合成 DHA 和 ARA。由于妊娠晚期来源于母体血浆的脂肪酸供应不足，早产儿出生后脂肪储备亦不足，而早期喂养策略（包括 TPN）中 LCPUFA 含量又低（如前文所述），因此早产儿对 LCPUFA 的需求大于足月儿，早产儿 LCPUFA 不足的风险也显著增加。然而，这一假说并没有在大量研究中得到一致的证明，无论是对视敏度还是神经发育结果的影响（见第 17 章：脂肪和脂肪酸）。在最近的一篇 Cochrane 系统综述中总结了与视敏度相关的随机对照试验（$n=8$），发现补充 LCPUFA 对 Bayley 儿童发育量表的智力或运动评分没有影响，也证实了之前对相同研究的综述结果。两项新的试验发现 DHA 的总剂量更能反映 DHA 在子宫内的吸收率，也包括母乳喂养的早产儿，但在 18 ～ 20 个月龄时进行的智力测试结果并无显著差异。然而，在这两项试验中，一个有价值的研究结果表明，实验组女孩的智力发展分数仅提高了 4.5 分（约为 0.3SD，95% 置信区间为 0.5 ～ 8.5），对照组的智力迟缓（智力发展指数 < 70 分）发生率下降了 10%，而在高 DHA 组，仅下降了 5%（RR：0.50；95% 置信区间：0.26 ～ 0.93）。然而，该项试验最近报道了出生胎龄 < 33 周的早产儿在校正年龄 7 岁时智力无明显差异。

（四）碳水化合物

碳水化合物可随时供能并能防止组织分解代谢。在婴儿情况稳定后，预计其碳水化合物的需要量为能量的 40% ～ 50% 或 11.6 ～ 13.2g/（kg·d）（表 5.2）。妊娠 34 周的早产儿的小肠乳糖酶活性只有足月儿的 30%。然而，在临床上不管是母乳还是配方奶粉喂养，乳糖不耐受均很少出现。这可能是因为，与婴儿在宫内时相比，早产儿的小肠在早期发育阶段就获得了相对较高的乳糖水解能力。葡萄糖聚合物的糖苷酶在早期早产儿中是活化的，并且早产儿对这些聚合物耐受性良好。与乳糖相比，单位重量的葡萄糖聚合物仅略微升高配方奶的渗透压，所以使用葡萄糖聚合物可以将高糖配方奶的渗透压控制在 300mOsm/kg 以下。乳糖能促进钙的吸收，专为早产儿设计的配方奶含有40% ～ 50% 的乳糖和 50% ～ 60% 葡萄糖聚合物，这一比例并不会减少矿物质的吸收。母乳中仅含有乳糖，因此是否在配方奶粉中添加葡萄糖聚合物仍不明确，尚无随机对照试验结果发布。

（五）低聚糖（益生元）

人类乳汁中的低聚糖是一种重要的生物活性因子，通过促进结肠内有益的微生物菌群生长，为足月婴儿提供免疫保护。有关低聚糖重要性的更多信息，请参见第 3 章（母乳喂养）。尽管一些低聚糖已添加到足月婴儿配方奶粉中，但其功能和益处对早产儿而言尚未明确。因此，目前尚无早产儿配方奶粉添加低聚糖。

（六）矿物质

1. 钠、钾和氯　早产儿，尤其是 VLBW 婴儿，对钠的高排泄率至少持续到出生后的第 10 ～ 14 天，尽管尿钠丢失也与总液体摄入量有关。母乳及专为早产儿设计的母乳强化剂中钠的浓度较低，可能是造成早产儿低钠血症的原因。特殊早产儿配方奶在奶量充足的情况下能提供 1.7 ～ 2.2mEq/（kg·d）的钠（附录 D）。在稳定增长时期，通常 3 ～ 5mEq/（kg·d）的日摄入量能满足早产儿钠的需要量。早产儿钾的需要量为 2 ～ 5mEq/（kg·d）。

2. 钙、磷　在妊娠晚期，足月胎儿会积累约 80% 的钙、磷和镁。早产儿为达到与足月儿相似的生长和骨盐沉积速率，其每千克体重需要摄入的矿物质也要高于足月儿。美国儿科学会（AAP）已经关注这一问题，并就钙、磷和维生素 D 的摄入和监测提出了具体建议。目前建议，完全肠内喂养的极低体重早产儿钙摄入量为 150 ～ 220mg/（kg·d），磷摄入量为 75 ～ 140 mg/（kg·d）。该建议与目前公认的共识推荐量（表 5.2）相似，反映了这些矿物质较高的日摄入需要量。然而，由于肠外营养液溶解度的限制、母乳强化的延迟以及肠内喂养的推迟，所以并不总是能在生命最初几周内给 VLBW 婴儿提供足量的营养素，特别是钙和磷。因此，10% ～ 20% 出生体重 < 1000g 的住院婴儿会出现影像学上诊断的佝偻病（干骺端改变），其中部分还会发生骨折。

AAP 建议在出生后 4 ～ 5 周开始评估 VLBW 的佝偻病和钙磷摄入是否充足（见下面的 AAP 建议）。

AAP 建议：

● 早产儿，特别是那些胎龄 < 27 周或出生时体重 < 1000g 并有多种疾病病史的婴儿，是佝偻病的高危人群。

- 出生体重＜ 1500 g 的婴儿生后 4 ～ 5 周常规进行生化检测以评价骨矿化状况，出生体重为＞ 1500g 的婴儿不需要。
- 血清碱性磷酸酶活性＞ 800 ～ 1000IU/L 或临床出现骨折，需进行影像学检查以排除佝偻病，管理的重点是最大限度地增加钙和磷的摄入量，并尽量去除导致骨矿物质流失的因素。
- 血清磷浓度持续低于 4.0mg/dl 时需随访，并考虑补充磷。
- 早产儿，特别是出生体重＜ 1800 ～ 2000g，需提供矿物质强化的母乳或为早产儿专门设计的配方（见附录 D）。
- 在出院时，VLBW 婴儿所摄取的矿物质通常会高于母乳或使用过渡性配方的足月婴儿。如果纯母乳喂养，出院后 2 ～ 4 周建议检测血清碱性磷酸酶活性。
- 当婴儿达到体重＞ 1500g 并耐受全肠内喂养时，维生素 D 的摄入量一般应在 400IU/d 左右，最高可达 1000IU/d。

粉状或液状母乳强化剂以及特殊配方的早产儿的使用，显著改善了 VLBW 婴儿的矿物质平衡和骨矿化。添加强化剂后的母乳可提供钙 165 ～ 180mg/100kcal，磷 82 ～ 100mg/100kcal。早产儿配方奶粉含有 165 ～ 180mg/100kcal 的钙和 82 ～ 100mg/100kcal 的磷（见附录 D1 和 D2：低出生体重儿配方）。

（七）铁（另见第 19 章铁）

大部分人类胎儿的铁积累发生在妊娠后期，因此早产儿更容易出现在出生后前 2 个月内出现储存铁耗尽，并在生后第一年里出现铁缺乏。按每千克体重来算，出生时早产儿的铁含量（75mg/kg）低于足月儿的铁含量。

与正常生长的早产儿相比，生长受限的早产儿体内的铁含量更低。由于大部分的铁存在于循环血红蛋白中，频繁采血进一步消耗了可用于生成红细胞的铁。输注浓缩红细胞能提供 1mg/ml 的铁元素，可迅速恢复铁的储存，但是增加了婴儿暴露于血液制品的风险。使用人重组促红细胞生成素（hrEPO）用以代替输血，以及使用肠内、肠外营养中是否额外补铁，目前仍然有争议，一般不推荐使用。通过新生儿重症监护病房（NICU）减少采血以及早产婴儿延迟夹脐带的做法可减少 hrEPO 的使用。目前，出生后 2 周内一般不建议补铁。

在 2 周龄后，应该给 VLBW 提供 2 ～ 3mg/（kg·d）的铁剂，以满足他们的铁需求并维持代表铁储备的铁蛋白的正常水平。根据饮食情况，铁应该持续补充到出生后 6 ～ 12 个月。并建议对 VLBW 婴儿定期检测铁蛋白浓度，以评估铁状况。VLBW 早产儿铁蛋白的正常浓度范围为 35 ～ 300µg/L。如果铁蛋白水平＜ 35µg/L，应增加铁的剂量。如果＞ 300µg/L，通常发生在输血红细胞后，此时无须补铁。

（八）微量元素（参见第 20 章微量元素）

1. 锌　是正常生长发育所必需的，因为它在酶的作用中无处不在。在妊娠晚期，胎儿锌的积累速度约为 400µg/（kg·d）。研究发现，需要提供 2.0 ～ 2.25mg/（kg·d）的肠内锌摄入量以满足此速度。由于锌丢失增加、摄入量不足等原因，早产儿是锌缺乏的高危人群，但是很少有关于早产儿锌摄入量的随机试验。初乳中锌含量较高（5.4mg/L），但母乳中的锌含量，到生产后 1 个月时会迅速下降到 2.5mg/L，到生产后 3 个月时下降到 1.1mg/L。此时锌浓度不足以满足早产儿稳定增长的需求，已有临床报道证实母乳喂养的早产儿会出现锌缺乏。目前肠内营养中，锌的推荐量为 1.4 ～ 2.5mg/（kg·d）（表 5.2）。母乳强化剂和早产儿配方奶粉可提供足够的锌来满足这些推荐量（见附录 D）。

2. 铜（Cu） 在支持酶的功能中起着关键作用，特别是抗氧化系统的酶。据估计胎儿每天的铜储备量约为 50μg/kg。在产后第 1 个月内，早产儿母亲的母乳中铜含量为 58 ～ 72μg/dl，产后 5 个月降至 22μg/dl。早产儿可从强化母乳中吸收 57% 的铜，从牛乳配方奶粉中吸收 27% 的铜。目前建议肠内铜摄入量为 100 ～ 230μg/（kg·d））（表 5.2）。通过强化母乳或早产儿配方奶粉可满足此需求量（附录 D）。

3. 碘（I） 与足月婴儿相比，早产儿碘和甲状腺激素的储存量较低。尽管碘的推荐摄入量是 10 ～ 60μg/（kg·d），但有报道发现早产儿在摄入 10 ～ 30μg/（kg·d）的碘时出现了暂时性的甲状腺功能减退。所有的早产儿配方都含有该量的碘。目前市售的母乳强化剂中未添加碘。母乳中的碘含量取决于母亲的饮食，因此个体差异很大。如果早产儿长时间靠母乳喂养，可能无法获得足够的碘。美国最近的一项小型研究表明，早产儿母乳中的碘含量范围在 33 ～ 177μg/L。该人群处于低碘食物来源，是否需要补充碘还有待进一步研究。一项在英国随访 2 年的 RCT 试验研究了 30μg/（kg·d）碘对早产儿的影响。目前研究显示，尚没有足够的证据来确定补充碘是否能改善早产儿的远期结果。目前健康早产儿肠道碘的推荐摄入量为 10 ～ 55μg/（kg·d）（表 5.2）。

4. 其他的微量元素 在母乳喂养的健康早产儿中，尚未报道过硒、铬、钼或锰的缺乏。目前这些微量元素的最低推荐摄入量是根据母乳中的浓度确定的（表 5.2 和附录 D）。

（九）水溶性维生素（另见第 21 章 Ⅱ：水溶性维生素）

水溶性维生素的推荐摄入量是基于多种因素建立的，包括母乳和当前喂养方案提供的估计摄入量，水溶性维生素的生理功能和排泄率，储备量，以及关于早产儿的非常有限的水溶性维生素需求研究数据（表 5.2）。总体来讲，体内水溶性维生素的储存量是很有限的，持续补充这些营养素对正常代谢十分必要。由于早产儿较高的蛋白质需求和有限的维生素储存量，早产儿的推荐摄入量要比足月儿高。母乳喂养的早产儿可以通过用含有维生素的母乳强化剂来达到肠内水溶性维生素的推荐肠内摄入量，标准口服复合维生素补充剂提供的水溶性维生素相对较少。配方奶粉喂养的早产儿可采用专为早产儿设计的配方奶粉来达到需求量，其水溶性维生素含量高于足月儿配方奶粉。至今仍没有出院后早产儿水溶性维生素补充的指南，也没有已发表的研究可参考。

1. 维生素 C（抗坏血酸） 母乳中维生素 C 的含量约为 8mg/100kcal，早产儿配方奶中的含量为 20 ～ 40mg/100kcal。早产儿配方奶喂养的早产儿中没有出现维生素 C 缺乏的报道，但是也没有已发表的研究对肠内喂养的早产儿维生素 C 状态进行评估。因为维生素 C 是某些氨基酸代谢中所必需的，其需要量会因生长迅速的早产儿高水平蛋白质代谢而增加。肠道补充维生素 C 对包括支气管肺发育不良在内的新生儿疾病发病率都没有显示出净效益。在母乳的处理和储存期间会丢失维生素 C，可通过补充母乳强化剂或复合维生素来补充。现行指南中维生素 C 的推荐摄入量为 20 ～ 55mg/（kg·d）（表 5.2）。

2. 维生素 B_1（硫胺素）　是糖代谢及支链氨基酸脱羧作用所需要的 3 种酶复合物的一种辅因子。母乳中维生素 B_1 的含量为 29μg/100kcal，早产儿配方奶粉中为 250μg/100kcal（见附件 D）。市售的母乳强化剂强化母乳并达到 24kcal/oz（81kcal/100ml）时，能提供与早产儿配方奶粉等量的维生素 B_1。维生素 B_1 的推荐摄入量范围为 180 ～ 240μg/（kg·d）。

3. 维生素 B_2（核黄素）　是黄素蛋白的主要成分，在许多氧化还原反应的递氢体。处于负氮平衡的婴儿尿液中维生素 B_2 的丢失可能会增加，光疗的婴儿体内胆红素会遇光分解，也可能会消耗储存的维生素 B_2。母乳中维生素 B_2 的含量为 49μg/100kcal，早产儿配方奶中为 150 ～ 620μg/100kcal（附录 D）。市售的母乳强化剂强化母乳至 24kcal/oz 时能提供 250 ～ 500μg/100kcal 的维生素 B_2。维生素 B_2 具有光敏性，因此在储存和处理期间，母乳中的含量会下降。指南上维生素 B_2 推荐摄入量为 250 ～ 360μg/（kg·d）。早产儿因疾病导致维生素 B_2 丢失增加时，需要更高的摄入量。

4. 维生素 B_6（吡哆醇）　是一种参与多种氨基酸合成和代谢反应的辅因子。维生素 B_6 的需要量与蛋白质摄取量直接相关。母乳中的维生素 B_6 含量为 28μg/100kcal，而早产儿配方奶中为 150 ～ 250μg/100kcal（附录 D）。母乳强化剂在指导下使用时与早产儿配方奶粉含有等量值。目前建议维生素 B_6 推荐摄入量为 150 ～ 210μg/（kg·d）。

5. 维生素 B_3（烟酸）　是辅因子的主要成分，在许多氧化还原反应（包括糖酵解、电子传递以及脂肪酸合成）中起作用。母乳中烟酸的含量为 210μg/100kcal，早产儿配方奶中为 3.9 ～ 5.0mg/100kcal（附录 D）。母乳强化剂在指导下使用时可提供相同量。在使用目前的喂养方案的健康早产儿中无烟酸缺乏的病例报道。然而，也无肠道喂养的婴儿烟酸状态的相关研究。目前推荐摄入量为 1 ～ 5.5mg/（kg·d）。

6. 生物素　是 4 种羧基化反应的辅因子，并在叶酸代谢中发挥作用。生物素缺乏的唯一一篇报道发生在几周仅靠不含生物素的肠外营养支持的婴儿中。母乳中的生物素含量为 0.56μg/100kcal，早产儿配方奶中的含量为 3.9 ～ 37μg/100kcal（附录 D）。早产儿纯母乳喂养易出现生物素缺乏。粉状的母乳强化剂在指导下使用时含有等量值。其推荐摄入量为 1.7 ～ 16.5μg/（kg·d）。

7. 维生素 B_5（泛酸）　是一种脂肪、糖类以及蛋白质代谢所必需的酰基转移酶 A 的组成成分。母乳中含量为 250μg/100kcal，早产儿配方奶为 1.2 ～ 1.9mg/100kcal（附录 D），均能满足 0.5 ～ 2.1mg/（kg·d）的推荐摄入量。粉状的母乳强化剂在指导下使用也包含相等量的泛酸（附录 D）。

8. 维生素 B_9（叶酸）　是氨基酸和核酸代谢中一碳单位的受体和供体。其缺乏会影响细胞分裂，特别是肠和骨髓等细胞更新迅速的组织。由于有限的肝储备及出生后的迅速生长，早产儿叶酸缺乏的风险很高。研究显示，补充叶酸的早产儿，经对红细胞叶酸浓度进行评估后发现叶酸浓度升高。目前叶酸的推荐摄入量为 35 ～ 100μg/kg。母乳可提供约 7μg/100kcal 的叶酸，早产儿配方奶则含有 20 ～ 37μg/100kcal。粉状的母乳强化剂在指导下使用时可提供高达 30μg/100kcal（附录 D）。

9. 维生素 B_{12}（钴胺素）　是一种参与 DNA 合成和甲基转移的辅因子。已在素食主义母亲单一母乳喂养的婴儿中报道出现其缺乏的临床症状。尚无母亲营养良好的婴儿（包括足月儿和早产儿）出现缺乏的报道。

母乳和婴儿配方奶中的维生素 B_{12} 能被婴儿很好地吸收。母乳能够提供 0.07μg/100kcal 维生素 B_{12}，而早产儿配方奶为 0.25～0.55μg/100kcal。粉状的母乳强化剂在指导下使用时将提供 0.22～0.79μg/100kcal 维生素 B_{12}（见附录 D）。其推荐摄入量为 0.1～0.8μg/（kg·d）。

（十）脂溶性维生素（另见第 21 章 Ⅰ：脂溶性维生素）

脂溶性维生素有 4 种：维生素 A、维生素 D、维生素 E 和维生素 K。母乳中脂溶性维生素的含量因母亲的饮食而异。早产儿对脂溶性维生素的肠道吸收受到脂肪消化（胰脂肪酶和胆汁酸）的限制。

1. 维生素 A　是几种脂溶性类维生素 A 的统称，包括视黄醇、β 胡萝卜素和类胡萝卜素，能促进上皮组织正常生长和分化，对视敏度、生长、愈合、繁殖、细胞分化和免疫功能均发挥功能，也是胎儿肺细胞分化、表面活性剂合成以及与维甲酸和核受体相互作用以调节基因表达的单个表面活性剂蛋白所必需的。早产儿易出现维生素 A 储备不足。维生素 A 主要储存于肝脏，而早产儿出生时肝脏中维生素 A 的含量就很低。浓度测定提示其储存量少，甚至处于消耗状态。除此之外，早产儿血浆视黄醇、视黄醇结合蛋白（RBP）的含量、视黄醇与 RBP 的比例均低于足月儿。维生素 A 的低储备量常伴有吸收障碍，后者主要与脂质水解和小肠视黄醇运载蛋白的减少有关，这使得早产儿处在维生素 A 缺乏的风险中，增加了发生支气管肺发育不良和呼吸道感染的风险。

一些研究表明，充足的维生素 A 可以降低早产儿肺部疾病的发生率和严重程度。迄今为止规模最大的研究表明，补充维生素 A 可降低妊娠 36 周时的支气管肺发育不良患儿对氧疗的需求。尽管额外补充维生素 A 有利于降低早产儿肺部疾病风险，但是临床医师必须权衡这些益处和重复肌内注射之间的利弊。出院后早产儿血液中维生素 A 浓度很难达到足月婴儿的水平，而且目前使用的维生素补充剂可能不足以满足早产儿的需求。对神经系统的远期发育影响尚不明确。

维生素 A 的推荐摄入量为 400～1100μg/（kg·d）。特别配制的早产儿配方奶中维生素 A 的含量很高（3045μg/L，375μg/100kcal），足以满足早产儿的需求（附录 D）。母乳中维生素 A 的含量仅为 670μg/L（100 μg/100kcal），达不到推荐摄入量。母乳强化剂在指导下使用时，能够额外提供 1860～2850μg/L 的维生素 A。

2. 维生素 E　是一种抗氧化剂，能够阻止细胞膜上脂质的过氧化反应。早产儿应该从肠道获取 2.2～11 mg/(kg·d) 的维生素 E（表 5.2）。早产儿配方奶粉提供 2.7～4mg/100kcal（附录 D）。成熟乳中维生素 E 的含量变化大且通常较低，但目前母乳强化剂提供的维生素 E 会超过推荐摄入量（附录 D）。并不推荐使用维生素 E 的药物剂量来预防或治疗早产儿视网膜病变、支气管肺发育不良和脑室出血。

3. 维生素 D　是一种多能类固醇激素，除了在维持骨健康方面起着关键的作用外，在其他许多方面也发挥重要功效。人体的许多组织和细胞都有维生素 D 受体。维生素 D 可改善心血管健康、刺激免疫系统、预防癌症以及其他慢性疾病。但是目前尚缺乏早产儿体内维生素 D 功能的研究，甚至关于维生素 D 在维持血清钙和骨骼健康方面的作用的数据也很少，尤其是在生后的前几周。母体的维生素 D 水平差异较大，许多母亲可能存在维生素 D 缺乏或储备不足，从而造成胎儿低维生素 D 浓度的风险。由于没有常规检测维生素 D 水平，可能会有一些早产儿出生时就因为母亲的维生素 D 状况不佳造成维生素 D 缺乏（25-OH 维生素 D < 20ng/ml）。最近的一项研究也发现，妊娠不足 32 周出生的婴儿（$n = 72$）25-OH 维生素 D < 20ng/ml（50nmol/L）的概率要高于更成熟的婴儿 [比值比（OR）：2.4；95% 置信区间：1.2 ～ 5.3]。可通过添加维生素 D 至肠外营养、早产儿配方奶粉和母乳强化剂中，来改善早产儿维生素 D 的缺乏。对于出生体重 < 1250g 和胎龄 < 32 周的早产儿，用高矿物含量的牛奶来源的配方奶粉喂养，每日摄入 400IU 维生素 D 就能够维持正常的血清 25-OH 维生素 D 浓度，同时可维持 1，25-（OH）$_2$ 维生素 D 的浓度数月。

　　根据有限的数据，AAP 建议，对于体重 < 1500g 的婴儿，维生素 D 推荐摄入量为 200 ～ 400IU/(kg•d)。当体重超过 1500g，且婴儿已耐受全肠内营养时，应增加到 400IU/d。欧洲指南建议维生素 D 摄入量为 800 ～ 1000 IU/d（表 5.2），高于美国，但是目前尚无两种补充方法的对比研究。对于出生体重 < 1000g 的 VLBW 婴儿，目前尚无研究评估提供此维生素 D 摄入量的安全性，同样体重的情况下，其摄入量可能是足月儿的 5 ～ 10 倍。

　　4. 维生素 K　体内储备很少，因此日常摄入很重要。新生儿出血性疾病常见于纯母乳喂养的婴儿，是由维生素 K 缺乏引起的。除非出生时即补充维生素 K，否则大多数早产儿会在出生后 7 ～ 10d 内至少出现亚临床缺乏表现。因此作为预防，出生后需常规进行维生素 K 肌内注射。对于出生体重 > 1kg 的早产儿，维生素 K$_1$ 的预防剂量为 1mg；如出生体重 < 1kg，则推荐剂量为 0.2mg。之后，早产儿配方奶粉能提供充足的维生素 K，以满足早产儿的每日所需。母乳中维生素 K 的含量较低，但由于含有维生素的母乳强化剂的使用，可以提供额外的维生素 K，能满足 4.4 ～ 28μg/(kg•d) 的推荐摄入量（表 5.2）。

六、母乳（另见第 3 章母乳喂养）

　　早产儿母亲的母乳进行强化后是肠内营养最理想的选择。母乳含有干细胞和许多生物活性因子，能促进婴儿的生长和发育（见附录 A）。早产儿通常能很好地耐受母乳，与婴儿配方奶粉相比，母乳能更早地促进肠内喂养。与足月婴儿母亲的乳汁相比，早产儿母亲的乳汁，特别是在哺乳期的前 2 周，含有较高的能量、脂肪、蛋白质和钠，但是乳糖、钙和磷的含量略低。然而，全母乳喂养时，仍会有不同程度的营养物质不足，不足以满足早产儿的营养需要，尤其是蛋白质、钙、磷和锌的缺乏。VLBW 早产儿即使在出院后，仍需要添加母乳强化剂。宫内生长受限（IUGR）的早产儿在母乳喂养时更易出现营养需求不能满足的风险，可能需要额外的营养强化。

（一）母乳强化剂

　　粉状和液态母乳强化剂（HMF）均可为母乳提供额外的蛋白质、矿物质和维生素（附录 D），可使早产儿摄入的母乳能量达到 24kcal/oz（81kcal/100ml）。新型的以牛奶为基础的液态 HMF 能比粉状强化剂提供更多的蛋白质，且为水解蛋白。有研究发现与粉状母乳强化剂相比，此类 HMF 更能利于早产儿的生长。基于母奶的液体强化剂需要补充维生素 D，它们被设计用来与母乳混合喂养。

与早产婴儿配方奶粉相比，母乳摄入量能降低坏死性小肠结肠炎（NEC）的发病率，可能是因为母乳中含有免疫和抗感染因子。母乳的剂量依赖性对无 NEC 早产儿的生存率已在全国新生儿数据库中进行回顾性分析。因此，应该鼓励 VLBW 婴儿在 NEC 高发的孕 34 周之前摄入尽可能多的母乳（母亲自己的或捐赠的母乳）。

研究发现，母乳喂养方案的使用，包括巴氏消毒母乳和添加强化剂的母乳，被证明可以减少出生体重 < 1250g 早产儿 NEC 及 NEC 手术治疗的发生率。然而，在这项研究中，对照组喂养的母乳中添加了牛乳制的强化剂，并在母乳不足时给予了以牛奶为基础的早产儿配方奶粉喂养，没有使用捐赠的母乳。因此，目前，在早产儿中没有明确的证据表明在母乳中添加完整的牛乳蛋白有任何不良影响，也没有任何证据表明在预防新生儿 NEC 方面使用母乳来源的强化剂比使用牛乳来源的强化剂有任何优势。但是毫无疑问，对母乳进行强化可以促进生长，尽管没有来自 RCT 的数据表明这种生长是最佳的。同样，与那些喂养早产儿配方奶粉的婴儿相比，喂养强化母乳的早产儿也没有神经发育功能得到改善的证据。最近的一项研究也发现，没有证据表明摄入母乳对 18 个月校正年龄的早产儿的神经发育有促进作用，但这些研究含有较多混杂因素，缺乏说服力。

（二）促进泌乳及母乳的处理

早产儿的母亲应尽可能鼓励其进行母乳喂养，并应支持母亲在产后几小时内开始泌乳（见第 3 章母乳喂养）。许多母亲会通过剖宫产分娩，因此通过支持产程、分娩和新生儿医护人员以协调哺乳非常重要。即使不想哺乳的母亲，仍需鼓励其为自己的孩子尽早哺乳。母亲在产前和产后接受关于母乳价值的信息很重要。母亲应得到相关的口头及书面指导帮助她们使用正确的方法收集、储存和处理奶类，并协助找到适合的吸奶泵以建立和维持母乳供应。并为母亲提供认证的母乳喂养咨询师以方便咨询关于哺乳管理问题，如泵奶的频率、促进泌乳的方法，以及乳房和乳头的护理。

来自于早产儿母亲的新鲜母乳可以立即进行喂养，或储存于 4℃ 冰箱，保存 96h。48 ~ 96h 内不使用的母乳应在挤出后迅速冻存于 − 20℃ 冰箱。母乳进行冷冻和加热处理会使一些不稳定的因子发生改变，如细胞分子、IgA、IgM、乳铁蛋白、溶菌酶、补体 C_3。但通常情况下冷冻比加热更能减少损耗，经过冻存的母乳在挤出后 3 个月内能基本保留了大多数免疫成分（除了细胞组分）和维生素。冻存的母乳用来喂养自己的婴儿时，没有必要对母乳进行常规的细菌学检测和巴氏消毒。

冻存的母乳应该在冰箱里或温水中（水龙头的流水或放在盆中）逐渐解冻。商用的母乳加热器同样可以用来平稳解冻母乳并加热至体温的温度。在加热时要小心避免污染容器的盖子。不建议使用微波炉解冻，因为会减少 IgA 和溶菌酶的活性，并可能造成乳汁加热不均匀。解冻的母乳应存放于冰箱并在 24h 内使用。

（三）捐赠母乳

使用捐赠者的母乳在北美已经正式实行，常用于喂养足月儿和早产儿。到 20 世纪 80 年代，出于对 HIV 传播的担忧，捐赠母乳的使用量急剧下降。目前，有了适当的筛查和准备标准后，捐赠母乳目前主要用于早产儿。美国政府尚没有关于捐赠母乳库或捐赠母乳使用的规定。北美母乳库协会（the Human Milk Banking Association of North America, HMBANA）拥有 24 家以上的非营利母乳库，并制定了操作和安全指南。每一个母乳库都要严格遵守由 HMBANA 制定的流程，对捐赠者可能影响捐赠母乳质量的传染性疾病、病史和生活方式进行筛查。美国商业性质的母乳库数量也在不断增加中。集中起来的捐赠母乳可以通过处方获取后在医院使用。尽管仍没有母乳库相关的联邦法规或指南，FDA 也支持建立正规的母乳库并认为那些非正规途径的母乳共享是不安全的。捐赠的母乳集中起来后会进行巴氏消毒，检测细菌和 HIV，然后冻存。捐赠的母乳主要是由已哺乳数月的足月儿母亲提供。

2017 年，美国儿科学会发表了一份关于为高危婴儿使用捐赠母乳的政策声明，同时认为 VLBW 婴儿应使用自己母亲提供的乳汁。在母亲有足够的乳汁和充足的奶量之前，捐赠的母乳可起到桥梁的作用。与母亲自己的母乳一样，当使用捐赠的母乳喂养早产儿时，也需要进行营养强化。

对捐赠母乳进行巴氏杀菌和冷冻都会破坏母乳中的细胞（中性粒细胞和干细胞），并影响宏量营养素、微量营养素和许多生物活性因子的水平。捐赠的母乳中蛋白质、乳铁蛋白、免疫球蛋白、非活性脂肪酶、维生素和电解质含量普遍较低。值得注意的是，对母乳进行巴氏消毒会导致脂肪吸收减少 30%，这可能是接受捐赠母乳喂养的早产儿生长速度下降的原因之一。另外，在巴氏消毒的母乳中，只有 70% ~ 80% 的 ARA 和 DHA 能被 VLBW 早产儿吸收。

目前还没有明确的指导方针建议没有母乳的 VLBW 早产儿停止使用捐赠母乳。一般会在胎龄 32 ~ 36 周使用。住院期间应鼓励母乳喂养，以利于提高出院后母乳喂养成功的可能性。

最近的一项随机、双盲试验证实，使用了添加牛乳来源强化剂的捐赠母乳喂养的婴儿发生 NEC 的频率，比那些喂养早产儿配方奶粉的婴儿要低（1.7% vs 6.6%；RR：~ 4.9%；95% CI：~ 9.0% ~ 0.9%；$P = 0.02$）。这项研究共纳入了 363 名 VLBW 婴儿，有母乳的情况下所有婴儿都进行母乳喂养，当母乳不足或无母乳时，他们被随机分配到母乳加牛乳来源强化剂喂养组或早产儿配方奶粉组。两组中约有 25% 的婴儿摄入的是自己母亲的母乳，其余的孩子约有 60% 接受了母乳喂养。两组之间生长上没有统计学差异，而且，当婴儿在 18 ~ 22 个月时，贝利婴幼儿发育量表Ⅲ（Bayley- Ⅲ）（主要结果）的认知得分在捐赠母乳组（92.9）和早产儿配方奶组（94.5）之间没有显著差异，完全调整后的平均差为－ 2.0（95% CI，－ 5.8 ~ 1.8）。

七、早产儿配方奶

如果没有母乳或捐赠的母乳，早产儿需要婴儿配方奶粉来喂养。早产儿配方奶（附录 D）可用来满足早产儿生长的特殊营养需求。早产儿配方奶的营养成分、带来的生长速度均与强化后的母乳相当。

早产儿配方奶与足月儿标准配方奶粉相比，该类配方奶粉增加了蛋白质（乳清为主）和矿物质、乳糖和葡萄糖聚合物的碳水化合物混合物，脂肪混合物中含有较多中链甘油三酯（medium chain triglyceride，MCT）（附录 D）。

相比于足月儿标准配方奶，早产儿配方奶中更高含量的钙和磷增加了矿物质的净储存量并提高了骨的矿物质含量。如果每日摄入的奶量达到 600ml 以上，能为孩子提供充足的维生素，维生素 D 也能达到 400IU/L 的推荐摄入量。

由于使用受污染的奶粉，早产儿中出现了一系列阪崎克罗诺杆菌感染事件，而早产儿奶粉不是无菌的，因此 FDA 于 2002 年建议不要在早产儿中使用这些配方奶粉。在美国，现在只有无菌液态配方奶粉可用于早产儿，一些无菌的母乳强化剂也已上市。美国营养与饮食学会（Academy of Nutrition and Dietetics）制定的婴儿配方奶粉制备指南非常实用，可将早产儿肠内营养时配方奶粉制备和运送被污染的风险降到最低（http://www.eatright.org）。

出于安全性和有效性的考虑，目前在美国还没有含有益生菌的早产儿配方奶粉。FDA 也没有批准用于早产儿的肠道益生菌。最近的 2 项系统综述表明：益生菌对 NEC 的发生率以及 NEC 导致的死亡率有保护作用。然而，关于其使用的争议和分歧仍在继续，当 NEC 发生率增高时，可能会促进它的使用。但是，美国的新生儿重症监护室（NICU）中，由于母乳强化剂的使用，正如前文所说，降低了 NEC 的发生率。另外，益生菌种类繁多，到底该选哪一种也是个问题。理想情况下，最好能研究验证过，且具有最高的疗效和最佳的安全性。显然，还需要更多来自 RCT 的数据。

八、肠内喂养的方法

VLBW 婴儿的肠内喂养是临床护理的重要组成部分。每位婴儿的肠内喂养方法选择基于其孕周、出生体重、临床症状和医院医护人员的护理经验。因此，肠内喂养的管理存在很大的异质性。详细的喂养方案必须由临床医师制订，包括喂养时间、喂养类型（母乳、捐赠母乳、配方奶粉）、喂养方法、喂养频率和奶量的增加。采用 NICU 特有的早产儿标准化喂养指南能早期达到完全肠内喂养，改善生长，减少包括 NEC 在内的新生儿发病率。关于早产婴儿肠内喂养的其他信息可通过近期的一篇综述中进一步了解。

（一）增长目标

所有的早产儿和足月儿在出生后都会出现体重减轻，这代表了他们对宫外生活的适应。体重的减轻主要是因为细胞外液的丢失，然而，对于早产儿来说，出生后第一周获得足够的营养和能量是具有挑战性的，体重减少代表着纯体重的丢失。此种损失反映了出生后第一周内体重百分比的下降，因此，与预期的宫内生长速度有偏差。此后，大部分早产儿可达到 15 ～ 20g/（kg·d）的生长目标，但是这种增长是曲线的，而且会随时间而变化。因此，需要在生长曲线图上标注出体重和身长以确定婴儿增长速度是否恰当。

（二）经口摄入初乳

早产儿最早经口摄入的母乳被认为是初乳的"起始剂量"。初乳可帮助早产儿建立早期被动免疫。出生后数小时内就开始每 2 ~ 6h 加入少量初乳（0.2 ~ 0.5ml）。一项少量病例的研究表明，经口摄入初乳可以减少败血症的发生率，并将一定量的生物活性成分，如 IgA 和乳铁蛋白传递给婴儿。初乳中的微生物也有助于婴儿微生物群的建立。

（三）营养喂养

随时间推移而不增加液体量的少量初始喂养，被称为"营养的""启动的"或"最小的"肠内喂养，液体量波动在 1 ~ 25ml/（kg·d）。营养性喂养应在出生后尽快开始，包括初乳和过渡乳。由于初乳中生物活性成分更丰富，尽早给予初乳是有益的。然而，2013 年发表的一项综述回顾了有关 754 个 VLBW 婴儿的 9 项试验，发现没有证据表明早期营养喂养会影响喂养耐受或生长速度。同时，也没有证据表明它有危害，也不会增加 NEC 的风险。然而，考虑到母乳喂养比配方奶易降低 VLBW 婴儿 NEC 的风险，此综述并不能排除母乳与配方奶粉之间可能存在的差异。

（四）喂养途径

肠内营养的途径（管饲还是奶嘴）由婴儿协调吸吮、吞咽和呼吸的能力所决定，该能力在 32 ~ 34 孕周时的早产儿中出现，但通常要到 34 ~ 35 周后比较协调。如果早产儿更成熟，并表现出警觉和精力充沛，可以尝试用奶嘴及母亲乳头直接进行喂养。如果是比较早的早产儿或危重症婴儿则需要用管饲喂养。胃的利用最大化了胃肠道的消化能力。管饲包括鼻胃管和口胃管，目前还没有足够的资料来验证这种方式。接受管饲喂养的婴儿可以采用间歇性大剂量或连续滴注喂养。目前也没有研究证明哪种方式更好。连续喂养（超过 10 ~ 20min）与每 2 ~ 3 小时进行一次大剂量喂养的 VLBW 婴儿在达到充分喂养的时间上没有差异。但是，在连续喂养的早产儿中，特别是喂母乳时，会出现营养损失。

经幽门喂养的方法不能改善能量摄入或生长，并存在许多潜在的风险。该种喂养方式只应在极少数情况下（如长期胃轻瘫、严重胃食管反流或有误吸风险）进行，应并需要尽快恢复经胃喂养。对于长时间不能乳头喂养的婴儿，应考虑胃造口管饲喂养，以减少管饲喂养引起的口腔刺激不良反应及其他并发症，如吸入性肺炎。

（五）肠内喂养的进步

虽然明显延迟了实现完全肠内喂养的时间，但长期研究发现，小剂量肠内喂养可减少 NEC 的发生。最近一项针对共计 3753 名婴儿的 10 项 RCT 的综述发现，每日增加 15 ~ 20ml/kg 与每日增加 30 ~ 40ml/kg 肠内喂食量相比，不能降低早产儿极低体重儿 NEC 或死亡的风险。

九、早产儿院外喂养

早产儿出院后的营养问题越来越受到重视。婴儿通常在预产期前几周出院，出院后使用母乳喂养的情况越来越多。"相对健康"的异质性很大，通常婴儿出院后由非 NICU 团队的医护人员随访，他们在 VLBW 婴儿出院后护理方面有不同的经验。即使通过强化饮食管理可以在出院前达到子宫内体重增加的速度，但追赶生长会更晚出现。因此，VLBW 婴儿出院后出现严重营养缺陷的风险很高。

总的来说，关于早产儿出院后喂什么，特别是目标为实现"追赶"生长，并没有太多研究数据。考虑到可能会增加肥胖风险以及在这一时期体重快速增加带来的远期后果，这些早产儿（尤其是那些出生时有生长受限的）应该以多快的速度实现追赶生长是一个亟需研究的领域。然而，正如本章开头所讨论的，支持这些不利结果的证据是薄弱的。总的来说，与可能对代谢结果（如肥胖、高血压、胰岛素抵抗和血脂异常）产生长期负面影响的证据相比，VLBW 婴儿出院后的追赶生长对改善神经发育结果的证据更有说服力。

出院后的首选为强化母乳喂养，尽管支持这一建议的证据有限且存在争议。美国佛蒙特牛津网最近的一项横断面分析发现，在所有极低体重婴儿中，只有不足一半（42%）的婴儿在出院前接受过母乳喂养。母乳营养含量的高可变性以及蛋白质含量随时间的推移逐渐减少，使纯母乳喂养的婴儿面临较高的营养不足风险。VLBW 婴儿出院后纯母乳喂养，并且没有额外的营养强化和补充，显然不能提供充足的热量、蛋白质、矿物质和维生素。关于母乳喂养的早产儿出院后母乳强化剂使用方面的数据存在争议和很大的局限性。在一项研究中，< 1800g 的婴儿出院后母乳中添加粉状母乳强化剂，并使热量达到 22kcal/oz（81kcal/100ml）。与对照组相比，这些婴儿在校正年龄 18 个月时有更好的生长情况和骨密度，但在短期神经发育方面没有改善。另一项大样本研究发现，较低补充量维持到矫正年龄 4 个月，在矫正年龄 12 个月时对生长并没有促进作用。荟萃分析（包含上述研究在内的 14 项研究）显示，强化母乳对早产儿长期生长发育的作用仍不明确。

没有母乳时，可使用营养丰富的早产儿配方奶粉。然而，就像母乳强化一样，支持这种做法的证据很少。最近的一项综述（包含 16 项高质量的研究）对比了出院后使用早产儿配方奶粉（3 种不同的配方）喂养早产儿与标准配方喂养足月婴儿的效果。发现有证据表明，随访到 18 个月时，无限制使用强化营养配方（相对于标准配方）喂养对生长和发育没有显著影响。没有足够的数据来评估对神经发育的影响。在解释这些数据时，需要注意的是，在本荟萃分析中，营养风险最高的早产儿要么被排除在外，要么数量不足。其中 8 项研究涉及的早产儿 > 1500g。

总之，需要个性化选择是否强化母乳，以实现生后第一年的最优生长。专家共识建议，出生体重 < 1000g、出院体重 < 2000g 的婴儿需要母乳强化和早产儿婴儿配方奶粉。出院后，强化母乳和早产儿配方奶粉至少需要持续使用 12 周。母乳喂养早产儿出院后喂养策略包括：粉末状母乳强化剂强化后的母乳（22 ～ 24kcal/oz，74 ～ 81kcal/100ml），母乳喂养的早产儿可每日给予数次早产儿院外配方奶粉作为补充，或者选择为早产儿准备的高热卡液体强化母乳（30kcal/oz，100kcal/100ml）。但是，由于无法对粉末状母乳强化剂和配方奶粉进行消毒，选择使用这些进行喂养仍然是一个令人担忧的选择。

关于出院后补充脂溶性维生素或铁的信息很少。对于母乳喂养的早产儿，母乳中就存在维生素 A、维生素 D 和维生素 E，且能直接经口摄入。但没有维生素 K。出院后使用以牛乳为基础的母乳强化剂会添加维生素 D。因此，没有胆汁淤积的早产儿出院后每天不需要补充超过 400IU 的维生素 D。配方奶喂养的早产儿问题更大，但通常情况下，如果早产儿出院时喂养的是足月儿配方奶粉，他们可能无法获得上述推荐的维生素摄入量，除非体重达到 3kg。因此，在"健康"早产儿中，在达到 3kg 体重后，除维生素 D 外，没有必要补充脂溶性维生素。另一方面，为从 NICU 出院的早产儿设计的配方应提供足够的脂溶性维生素（附录 D）。

目前普遍认为，VLBW 早产儿出院后需要补充提供高达 2 ～ 3mg/（kg·d）肠内总铁。并根据饮食情况，铁补充剂需要持续补充到 6 ～ 12 月龄。母乳喂养的早产儿在出院后需要补充铁剂，并持续到离断母乳改用强化铁的配方奶粉，或添加了含铁的辅食后停止。还可以对 VLBW 婴儿定期测量铁蛋白以评估铁的状况（见第 19 章铁）。VLBW 早产儿铁蛋白的正常浓度范围为 35 ～ 300μg/L。当铁蛋白浓度< 35μg/L 时，需要补铁。如果> 300μg/L，常见于红细胞输注后，应停止铁强化。

社区保健医师需要紧密随访出院回家的早产儿，并对其生长发育、铁、维生素和矿物质状况进行定期评估。出院小结中可以标注一些营养建议，并为社区保健医师提供其院内的生长曲线图，以帮助社区保健医师更好地管理其院外生长情况。身体成分和骨密度这些经济有效的措施目前还没有广泛应用，因此，目前还不能常规监测这些指标。对于母乳喂养的婴儿，为促进其院外母乳喂养，应向母亲提供适当的哺乳支持。

十、总　　结

营养对 VLBW 早产儿的最佳健康和发育结果起着至关重要的作用。与极度早产有关的潜在营养不良（生长迟缓）的影响是一个值得关注的问题。由于在新生儿早期营养不足存在潜在的风险，早产儿的喂养目标是提供营养支持，以确保其最佳的生长和发育，并防止与营养有关疾病的发病率和死亡率。早期优化营养的实施是为了减少很多早产儿发生的出院后的生长迟缓。进一步研究确定 VLBW 早产儿出院后的最佳营养策略仍是一个重要的研究目标。

（翻译　浙江大学医学院附属儿童医院　赵正言）

第6章

辅 食 添 加

一、概 述

在国际营养学界，添加辅食的重要性已得到了广泛的认可，因为已经明确早产儿过早添加辅食和婴儿早期非母乳喂养是引起感染性疾病和营养不良的重要危险因素。对于年长婴儿的不恰当的辅食添加，包括添加延迟、长期喂养劣质食物，是儿童死亡率（可以预防）的一个主要因素。

在工业化国家，非纯母乳喂养和配方奶喂养的高普及率，以及为婴儿专门设计的一系列相对便宜、卫生的商业食品的供应，在很大程度上减轻了人们对微量营养素缺乏（铁除外）的担忧。然而，超重和肥胖问题在幼儿中日益突出，人们开始注意到辅食可能造成儿童摄入过多热量。但是，这样一个狭窄的焦点，掩盖了辅食添加过程中营养和发育进程的复杂性。尽管辅食添加很重要，但用于确定如何添加的"最佳实践"数据非常有限。然而关于辅食添加的建议大多基于传统而不是循证。本章将回顾与正常发育、健康的婴幼儿成功添加辅食相关的生物学、营养学、发育和行为方面的问题。

定义：辅食和饮品是指除母乳或配方奶外，喂给婴儿的含有营养和能量的固体、半固体或流质食物。理想情况下，辅食可以"补充"母乳的动态营养成分和婴儿的动态营养需求而形成的营养缺口。一般来说，从婴儿的全流质饮食发展到"家庭食品"的混合饮食通常发生在生后的第 1～2 年，也就是 6～24 个月大时。

二、营 养 因 素

影响婴儿添加辅食以满足营养需求的最重要因素是，他或她是纯母乳喂养还是配方奶喂养（或者混合喂养，即母乳和配方奶之间的相对平衡）。为简单起见，下面将首先讨论的是能量和宏量营养素需求，其次是母乳与配方奶喂养的比较，但不会具体讨论"混合喂养"，虽然这更常见，并会影响营养摄入和营养利用。以下各部分将讨论年龄较大的婴儿至 24 个月的幼儿的能量和营养需求。

（一）能量需求

在生命的第 1 年，随着体重的增加，婴儿所需的能量逐渐减少，但是随着身体的长大和活动的不断增加，总的能量需求还是会相应增多。维持婴儿生长所需的能量是随着年龄的增长而平稳的下降，从出生到出生后 4 个月时，维持生长的能量占到总能量的 25%～30%，然而到 1 岁时则降到 5% 左右（图 6.1）。婴幼儿的每日能量需求见表 6.1。

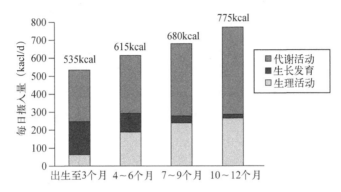

图 6.1　生命第一年能量消耗的分配

（数据来源于 Wells JCK，Davies PSW. Estimation of the energy cost of physical activity in infancy. Arch Dis Child. 1998；78：131-136, and in Butte et al.）

表 6.1　婴幼儿能源总需求

月龄	男婴的能量需求（kcal/d）	女婴的能量需求（kcal/d）
3 个月	535±105	530±100
6 个月	630±110	615±110
9 个月	750±110	680±100
12 个月	830±170	775±125
18 个月	950±115	855±170
24 个月	1000±150	990±170

（改编自 Butte，et al；数字四舍五入到接近 5kcal）

在发展中国家和工业化国家中，母乳喂养的婴儿，在生命的第 1 年里随着辅食的添加，母乳的摄入量通常是不断减少的，某种程度来说是因为可以摄入和利用其他的能量来源。理想情况下，来自母乳或配方奶粉的支持，正常生长所需的热量是逐渐减少的，而来自辅食的部分是渐增的。根据对能量消耗的直接测量以及对生长和身体组成的精确测量得出，从 6～8 月龄、9～11 月龄和 12～24 月龄的婴儿总热量需求分别为 615kcal/d、685kcal/d 和 895kcal/d。考虑到这 3 个年龄阶段母乳都能提供部分能量，所以这 3 个年龄阶段相应从辅食中获得能量大致为 200kcal/d、300kcal/d、500kcal/d。最近的一项小型研究报告了 9～10 个月母乳喂养婴儿的能量摄入量，与这些数据非常相似。尽管添加的辅食的宏量营养素分布和提供的热量显著不同，但婴儿通过调整母乳和辅食的摄入量，可达到非常相似的平均日能量摄入量。

对于使用奶瓶喂养的婴儿，通常是配方奶粉（或越来越多的母乳），他们更容易被过度喂养，因此配方奶粉的摄入量也需要随着辅食的增加而下降。然而，包括婴幼儿喂养研究（FITS）和国家健康和营养调查（NHANES）在内的全国性调查数据表明，配方奶喂养的婴儿每日总能量摄入量往往比平均体重婴儿的估计能量需求高出 20% ～ 30%。

虽然估算婴幼儿的热量需求对于喂养方案规划和受控条件下的喂养（如在医院或有营养支持的情况下）是有用的，但对于一个健康的儿童个体来说，能量需求是不可能精确估算的。这是因为不可能准确估计机体活动和受身体组成成分影响的基础代谢的热量需求。以前，"第一近似"的估计值被认为能够很好地反映每天的能量需求。因此，针对特定热量目标的建议可能会误导父母或护理人员，导致对数字的过度关注而不是关注健康与适当的饮食模式。更恰当的做法是，应鼓励父母遵循婴幼儿的饥饿信号，即遵循回应性喂养。归根到底，婴幼儿的生长应该指导能量摄入建议。对于体重增长过快的婴儿，应注重提供低热量密度的食物，如蔬菜和水果，与其他营养丰富的食物搭配食用。对于体重增加不明显的婴儿，应该鼓励其食用高热量密度且营养丰富的食物，如脂肪和蛋白质含量较高的食物。通过对能量密度和进食频率的仔细研究表明，不管何种进食频率，只要辅食的能量密度越高，总能量摄取量就会越高。不恰当的快速或缓慢体重增加应该在食物选择、进食行为和活动模式的背景下进行探索和解决，而不是依靠特定的热量摄入目标值。

（二）宏量营养素

1. 蛋白质   与能量一样，每千克体重所需的蛋白质量会随着年龄的增长而减少，但其绝对值是增加的。0 ～ 6 个月婴儿蛋白质的适宜摄入量（AI）为 1.52g/（kg•d），7 ～ 12 个月婴儿的蛋白质推荐摄取量（RDA）为 1.2 g/（kg•d），1 ～ 3 岁幼儿为 1.05g/（kg•d）。

此外，6 个月左右的婴儿每千克所需蛋白质的量约为新生儿的 2/3。人乳中蛋白质的浓度在泌乳过程中略有下降，但呈稳定下降趋势。在婴儿后期，母乳提供的蛋白质已不能满足婴儿的生长，所以得从辅食中获得蛋白质以达到生长发育所需要的总蛋白量。母乳中蛋白质的质量不受母亲膳食的影响。与母乳喂养的婴儿相比，一个人工喂养、体重为 8kg 的婴儿，如果每天食用相同数量的配方奶粉，则可以获得约 1.3g/（kg•d）的蛋白质。NHANES 的摄入数据表明，6 ～ 11 个月大的婴儿和 12 ～ 23 个月大的幼儿的平均总蛋白质摄入量分别为 2.4g/（kg•d）和 4.1g/（kg•d）。尽管缺乏长期数据，高蛋白质摄入量，不论是婴儿配方奶粉还是辅食来源，都是婴儿体重增加过多的潜在风险因素，因此需要限制蛋白质总摄入量在总能量的 15% 以内。蛋白质（例如肉类、乳制品和蔬菜）的质量和数量也很重要，但目前还没有具体的建议。

2. 脂肪   在母乳、婴儿配方奶粉和全脂牛奶中，脂肪占热量的 45% ～ 50%。值得注意的是，所谓的植物性"牛奶"（例如大豆、杏仁、大米）与动物奶和配方奶相比，脂肪和热量往往较低。与蛋白质不同，母乳中脂肪酸的组成是受母亲膳食影响的（见第 3 章母乳喂养和附录 A）。来源于乳制品中的脂肪是维持年长婴儿和幼儿生长的重要能量来源。由于辅食提供的能量占比逐渐增多，理想的情况下它们应该提供"健康的"单不饱和脂肪酸和多不饱和脂肪酸。幼儿每天脂肪的摄入推荐量为每日所需能量的 30% ～ 40%。正如本章节所关注的，传统和现今对谷物、蔬菜、水果的强调和重视，导致脂肪的摄入的重要性下降，摄入量也降低。一项针对美国婴儿和儿童的调查数据显示，约28%的12～23个月的婴儿脂肪摄入量低于推荐摄入量。最新的FITS报道也证实了这一点，报道还指出，虽然大多数幼儿的饱和脂肪摄入量超过了推荐摄入量，但在12～48个月大的婴儿中，约有1/3的总脂肪摄入量低于推荐摄入量。然而，饮食中脂肪提供的能量需低于总能量的30%，这被证明有利于幼儿和年长婴儿的生长和发育的。但是，如因总能量的摄入不足导致低体重和生长缓慢，增加饮食中脂肪的含量也是十分有效的干预手段。

3. **糖类**　随着辅食提供的能量和蛋白质不断地增加，糖类成为能量的主要来源，可提供总能量的45%～65%。但在小婴儿饮食中母乳或配方奶中的糖类（如乳糖）提供了总能量的40%左右。类似于对年龄较大的儿童和成人的建议，辅食中碳水化合物的来源建议种类多样化且非精加工的，而不只是简单的添加糖。据报道，在出生后第1年饮用含糖饮料与儿童肥胖的高发生率有关，尽管从其他潜在的导致肥胖的行为中分离出这个因素并不太可能。

（三）微量营养素

由于所有标准婴儿配方奶粉中都添加了几乎所有必需的微量营养素，因此配方奶粉喂养的婴儿缺乏微量营养素的风险是很低的。12个月后，大多数健康的婴儿不再摄入配方奶粉，如果婴儿的食物又仅限于几种，那发生微量营养素素缺乏的概率会不断上升。然而，2009—2012年NHANES的数据表明，对于6～23个月大的儿童，大多数微量营养素的平均摄入量，包括抗氧化剂和B族维生素，都是足够的。

对于母乳喂养的婴儿，假设乳母的饮食是充足的、无限制的话，从母乳中的摄入和微量元素的需求之间的差值来看，主要的不足在于铁和锌两种微量元素。在实践中，铁和锌被定义为"问题营养素"，因为它们在母乳和传统辅食中的含量与估计的每日需要量之间存在巨大差异。这些摄入量的缺口必须通过添加辅食（或膳食补充剂）来弥补。就如维生素D在母乳和大多数辅食中含量都很低，维生素D补充剂或强化产品如乳制品是满足需求最重要的方式（参见第21章I脂溶性维生素）。

1. **铁**（另见第19章铁）　如前所述，婴儿配方奶粉添加了铁剂（美国标准为12mg/L）。然而人乳中铁含量很低。尽管母乳中的铁生物利用率相对较高且利于吸收，但铁浓度低意味着人乳对婴儿铁需求的贡献是有限的。母亲体内的铁水平对人乳的铁浓度没有影响，但是影响胎儿期铁的积累。一般而言，正常足月产新生儿的总铁含量是75mg/kg。如第19章所述（表19.2），母乳喂养的婴儿对辅食中铁的需求与孕周（妊娠后期能储备铁）、妊娠期并发症（如母亲患有糖尿病或母亲肥胖的婴儿，出生时小于或大于胎龄的婴儿，或经历过宫内生长迟缓或铁储备减少的婴儿）、是否脐带延迟夹闭、出生后生长速度、纯母乳喂养时间有关。纯母乳喂养的正常足月儿在4～6个月时为了支持红细胞生成和正常脑发育需要其他来源补充铁。如超过6个月补充辅食或其他铁源，将增加铁缺乏和缺铁性贫血的危险性。此观点得到了加拿大一项大型横断面研究的支持，该研究发现母乳喂养时间延长与血清铁蛋白浓度降低之间存在关联。辅食相关的研究虽然有限，但发现低血清铁蛋白浓度与较高的配方奶粉摄入量、年龄（<2岁）和较高的出生体重有关。

正是由于对铁的需求，所以将谷物作为第一种引入的辅食，基本上，美国所有在售的婴儿米粉都添加了铁。由于婴儿米粉中的铁离子生物利用率低，推荐每天添加 1～2 次已满足铁需求。年龄大的婴儿多数铁消耗来源于米粉，但由于吸收不良，7～12 个月婴儿的推荐剂量为 11mg/d。据报道，当大米谷物作为铁的来源时，婴幼儿砷的摄入量会升高。为了降低婴儿的砷暴露，美国食品药品监督管理局（FDA, https：// www.fda.gov/ NewsEvents/Newsroom/PressAnnouncements/ucm493740.htm）和 AAP 推荐摄入各种类型的婴儿米粉，如砷含量均低于大米谷物的燕麦、大麦和多谷物米粉。

　　植物食物，包括全谷物和大多数蔬菜，铁含量低且可能含有铁吸收抑制剂（如肌醇六磷酸、单宁酸、茶多酚）。新鲜食物，尤其是红色肉类，含有丰富的血红素铁，且有很好的生物利用率（20%～35% 吸收率）。大量研究表明，富含铁的辅食，包括肉类和（或）强化铁的谷物，可以改善铁的水平，并有助于防止纯母乳喂养且缺乏其他铁来源（如强化铁配方奶粉）的婴儿出现铁缺乏。出生后第 2 年，大多数婴儿已经离断婴儿配方奶粉，因此选择富含铁的食物对所有幼儿来说尤为重要。事实上，2007—2010 年 NHANES 的数据显示，1～2 岁幼儿中有 13.5% 存在铁缺乏。

　　2. 锌（另见第 20 章微量元素）　不像配方奶粉喂养婴儿，母乳喂养的婴儿主要依赖辅食提供足量的锌摄入。与铁相反，母乳开始的时候含有高浓度锌，但产后前几个月急剧下降且不受母体锌水平影响，如果婴儿没有其他膳食来源补充就会导致锌摄入不足。但是与铁一样，在 5～6 月龄时，即使母乳中锌的吸收率高，但仍然不能弥补此时锌的浓度下降和摄入量不足。在婴儿的米粉中强化锌在美国已经很常见了，但是添加多少剂量还未明确，平均来说，7 个月～3 岁的婴儿的 RDA 为 3mg/d。未经强化的植物性食物，包括谷类和豆类，锌的含量往往较低且难以吸收。和铁一样，红肉和肝脏是锌的最佳来源，猪肉和家禽次之，鱼和鸡蛋在动物食物中锌含量最低。通常可以通过每天补充 1～2 盎司的肉泥来满足锌的需求。乳制品，如牛奶、酸奶、奶酪，只含有适量的锌，水果和蔬菜锌含量较低。全谷类和豆类含有中度量的锌，但吸收受到植物内化合物（如植酸）的限制。市售的混合泥糊状食物，包含了多种蔬菜、淀粉和肉类，其铁和锌含量反而低于纯肉类泥糊状食物。值得注意的是，配方奶粉喂养的婴儿锌缺乏的风险较低，因为配方奶粉中有锌的强化，断奶后，对富锌食物的需求和铁相似。全国调查数据表明，锌摄入量大多不低于推荐摄入量，很大程度上得益于强化食物。因此需要强调识别锌缺乏的临床背景，例如母乳喂养时间长的婴幼儿，未食用肉类或强化食品，或饮食的总体多样性有限。

　　3. 维生素 D　即使母亲有足够的维生素 D，人乳中维生素 D 含量仍然低于婴儿的需求量。除了富含脂肪的鱼类、强化维生素 D 的配方奶粉和牛奶、其他强化维生素 D 的乳制品、钙 / 维生素 D 强化的果汁外，辅食并不是维生素 D 很好的来源。因此，AAP 建议，母乳喂养的婴儿和配方奶喂养（12 个月以下）、每天配方奶摄入量不足 1L 的婴儿，每天需要补充 400IU 的维生素 D（第 21 章 I 脂溶性维生素）。对于 1～2 岁的幼儿，全美国摄入量数据表明，近 75% 的儿童不能从膳食中获得 400IU/d 的估计平均需求量，这一数据是在医学研究所制定 600IU/d 的 RDA 之前发表，并在 2011 年得到了 AAP 的认可。这些建议并没有考虑到日光暴露，但是值得注意的是，防晒霜会阻止皮肤中维生素 D 的合成。

　　4. 其他微量元素　营养良好的母亲乳汁中含有的维生素基本能满足纯母乳喂养婴儿

的营养需要，因此，添加的辅食并不是满足这些微量元素需要量的关键因素。但，例外的是素食主义母亲的维生素 B_{12} 含量是不够的（见第11章素食的营养问题；第21章Ⅱ水溶性维生素）。维生素 B_{12} 只存在于动物性食物中。如果母亲在妊娠期和哺乳期没有摄入动物性食品或含维生素 B_{12} 的营养补充剂，母乳中的维生素 B_{12} 含量可能会很低，并且母乳喂养的婴儿将面临缺乏维生素 B_{12} 的风险。文献中很容易找到素食母亲母乳喂养的婴儿出现维生素 B_{12} 缺乏的病例报道。还有报道显示，进行胃分流术后未补充维生素 B_{12} 或患有恶性贫血但未治疗的母亲母乳喂养的婴儿也会出现维生素 B_{12} 缺乏。另外，如果家长给断奶后的婴儿和幼童提供素食饮食，那么发生维生素 B_{12} 缺乏风险也会升高（尤其如果母亲在妊娠期和哺乳期并未摄入营养补充剂），同时发生铁、锌缺乏的风险也会增高。

三、生理和发育情况

在出生后第一年内，生理的发展进程和运动的成熟过程通常保持一致。婴儿的消化道在2～3月龄时能消化并有效吸收几乎所有营养物质。因此，添加辅食时，由于消化道已发育成熟，并不需要限制辅食添加的食物种类。在发育进程中，婴儿应具备躯干力量和稳定性，使其能够在很少或没有支撑的情况下保持直立坐姿，这些技能通常在4～7个月大时才具备。这时，吮吸、觅食、握持原始反射在这个时期通常已经减弱，处理非液体食物的口腔运动技能逐渐出现。咽反射在这个时期也逐渐减弱并且婴儿能进食更多复杂质地的食物。

在约6个月大的时候，对口中食物进行更大程度的操作以及处理更复杂质地食物（如更浓稠的泥糊状食物）所需的口腔运动技能出现了，包括上下颌运动、舌侧向化和颌旋转运动。到近1岁时，相对精细地咀嚼运动和切牙发育使得婴儿能有控制地摄入软固体食物。

双手递物并递物过中线、通过塞进嘴巴来探索物体和食物和钳夹的抓握方式在6月龄之后逐步提升，并为孩子的自己进食打下基础。在9月龄之后手指进食的技能及欲望变得特别强，更喜欢自己用手指抓取食物，而不是让成年人用勺子更稳地喂食。然而，孩子通常要到12个月之后才会有效地使用汤匙，因此父母需要提供尽可能多的"手指食物"，以鼓励孩子自己进食，并支持其逐渐形成进食的自主性。婴儿使用杯子的技能在7～8个月大时逐渐提高，到12个月大时，大多数婴儿能够用双手握住敞口的杯子，喝水也不会被呛到。"吸管杯"的使用促进了孩子使用杯子的技能，因为它可以减少溢出，防溢设计也可以鼓励孩子出现更多的探索行为，并喝到杯子中的液体。

婴儿获得口腔运动技能、接受新味觉和多种质地食物的速度在不同个体间差异很大。应该鼓励家长尊重婴儿发育的节奏，并且相信婴儿能正常发育，最终可以处理多种质地的食物与各种口味。一项研究发现，婴儿进食障碍都有一个共同的原因，是拒食和被照顾者强迫喂食两者之间相互作用的结果。如上描述的双向模式破坏了摄食行为：父母强迫喂食会导致拒食，而且拒食事件往往紧随着父母不恰当的应对，这些与日后发生持久的进食障碍有关（第25章儿童喂养和吞咽障碍疾病）。

6 ～ 8 月龄被认为是开始添加辅食的关键时间窗，因为发育的关键进程也出现在这一时期。1 ～ 2 岁，随着婴儿对自主权的渴望的加深，被动喂食和自主进食之间的潜在矛盾也相应增加。

（一）何时添加辅食（见第 3 章母乳喂养）

一些组织，包括世界卫生组织（WHO），均建议纯母乳喂养 6 个月。AAP 支持这个建议，并规定在约 6 月龄时添加辅食（见第 3 章）。关于纯母乳喂养最佳时期的一篇最新综述推论认为，与混合喂养 3 ～ 4 个月相比，纯母乳喂养 6 个月可以减少非住院消化道疾病和呼吸系统疾病发生率。纯母乳喂养 6 个月或更长与生长不良之间的关系未被证实，因为样本量小且不能对生长产生影响。2 项研究发现，4 月龄和 6 月龄引入辅食，两组婴儿到 6 月龄、12 月龄以及学龄前生长发育均无明显统计学差异。因此，作为一般建议，在工业化国家和发展中国家纯母乳喂养 6 个月对正常生长没有明显的风险。然而，值得注意的是，针对人群的建议和针对个体的建议是有区别的，应监测所有婴儿的生长迟缓或其他不良影响，并在有需要时采取适当的干预措施。同样，儿童保健医护人员在决定何时开始添加辅食时，应鼓励回应性喂养，并考虑到前文所提及的婴儿口腔运动和其他关键发育技能方面的巨大差异。

辅食添加的时间也与预防包括食物过敏在内的特应性疾病有关。一项循证医学研究比较了 3 ～ 4 个月时添加辅食与 6 个月时添加辅食，发现更晚添加辅食对特应性疾病没有保护作用。同样地，AAP 也得出结论，没有证据支持辅食添加时间与特应性疾病之间有强烈的关系。但是有研究表明，纯母乳喂养 3 ～ 4 个月可以降低 2 岁内湿疹的发生率。AAP 还发现，纯母乳喂养到 3 ～ 4 个月以上可以降低 2 岁内喘息的发生率，母乳喂养时间对 5 岁后发生哮喘的比例有保护作用。AAP 和其他机构对婴幼儿饮食中常见致敏食物(如花生、鸡蛋、牛奶、大豆、小麦、鱼和海鲜) 暴露时间的建议发生了转变。现在普遍认识到，没有证据表明超过 4 ～ 6 个月后延迟引入过敏食物（包括花生、鸡蛋和鱼）可以预防过敏性疾病。也有证据表明，在 4 ～ 6 个月大的时候早期摄入对婴儿安全的花生可以降低花生过敏的风险，特别是对高危婴儿（出现严重的湿疹和或鸡蛋过敏）。引入鸡蛋的时间尚不明确。参见第 34 章：食物过敏，和下文中 AAP 的建议了解更多细节。

AAP 关于预防特应性疾病和辅食添加的建议：

1. 没有证据支持母亲在妊娠期或哺乳期间限制饮食可以预防特应性疾病。

2. 关于母乳喂养可预防特应性疾病的证据总结如下。

（1）纯母乳喂养 3 ～ 4 个月可以降低 2 岁内湿疹的发生率。

（2）纯母乳喂养 3 ～ 4 个月以上对预防特应性疾病无短期或长期作用。

（3）纯母乳喂养到 3 ～ 4 个月以上可以降低 2 岁内喘息的发生率。这种作用与纯母乳喂养的持续时间无关。

（4）有证据表明，与减少母乳喂养时间，延长母乳喂养时间，可以减少 5 岁后哮喘的发生率。

（5）无证据支持母乳喂养的持续时间有预防或延迟食物过敏的作用。

3. 缺乏证据表明部分或深度水解配方可以预防婴儿和儿童的特应性疾病，即使是过敏性疾病的高风险人群。

4. 目前关于引入致敏性食物的时机和对预防特应性疾病的重要性的证据可以总结如下。

(1) 有证据表明，4～6个月前引入过敏食物（包括花生、鸡蛋和鱼）可以预防过敏性疾病的发生。

(2) 有证据表明，早期食用对婴儿安全的花生可以降低花生过敏的风险。但鸡蛋引入的时间尚不明确。

(3) 预防花生过敏的新建议主要基于 LEAP 试验，并得到了 AAP 的认可。专家小组建议有花生过敏高风险的婴儿（如由严重喘息或鸡蛋过敏）在出生后4～6个月引入花生。建议中包含了高危婴儿引入花生时具体实施的细节，包括适当的测试（特定 IgE 测量、皮肤点刺试验和口服食物耐受）；不是在家中摄入花生，而是在卫生服务中心引入；以及进食的数量和频率。轻度至中度湿疹的婴儿，专家小组建议约6月龄时引入含有花生的食物；如婴儿花生过敏的风险很低（没有湿疹或任何食物过敏），专家小组建议可在适当的年龄引入含有花生的食物，并根据家庭的偏好和文化来选择（例如，如纯母乳喂养，可在6月龄后添加）。

引入辅食的时机，包括一些特定的食物成分如麸质，对乳糜泻和1型糖尿病等自身免疫性疾病的影响，已经引起人们的重视。两个不同的随机对照试验分别研究了高风险婴儿（根据 HLA 分型和家族史）在4～6月龄和6～12月龄接触麸质后远期发展为乳糜泻的情况。两者都没有发现早期或延迟暴露对远期的疾病有影响。此阶段母乳喂养没有保护作用。系统回顾也支持这些发现，目前尚没有关于何时引入麸质或母乳喂养持续多久可以预防乳糜泻的具体建议。关于1型糖尿病，目前的数据主要是观察性报告。一项系统回顾发现目前还没有证据支持包括母乳喂养和引入麸质的时间这些喂养建议可以改变远期发展为糖尿病的风险。但需要注意，在3月龄前接触麸质可能与远期糖尿病高风险有关，但在3月龄之后，不论是母乳喂养时间还是引入麸质的年龄，都与1型糖尿病的发生无相关性。

如前文所述，铁和锌缺乏在年龄较大的母乳喂养婴儿中并不罕见，如果6个月后不摄入富含铁和锌的辅食或补充剂，缺乏的风险将逐渐增加。美国的一项研究通过分析 NHANES Ⅲ（1988—1994）和 1999—2002 年 NHANES 数据集的数据，专门分析了纯母乳喂养6个月和4个月的幼儿缺铁的风险。研究发现，与那些母乳喂养6个月或更长时间而没有其他铁来源的幼儿相比，母乳喂养4～5个月的幼儿无贫血仅有铁缺乏（血清铁蛋白浓度低）的风险明显降低。但很少有研究涉及辅食引入时间锌或其他微量元素状况的影响。

（二）美国辅食添加的现行做法

在美国，早于4个月前添加固体食物的人数已下降。在参加特别补充计划（WIC）的婴儿中，在4个月前引入辅食的比例已从 1994—1995 年的 60% 下降到 2013—2014 年的 20%（https：//fns-prod.azureedge.net/sites/ default/files/ops/WIC-ITFPS2-Infant.pdf）。一份基于 NHANES 调查的报告对婴幼儿食品消费模式提供了详细的描述，包括 2005—2008

年至 2009—2012 年的变化。2009—2012 年，在 6 ~ 11 个月大的婴儿中，71% 的人在指定调查的这一天内吃了婴儿米糊，而近 1/4 的人吃了非谷物类食物。据报道，两个时间段内，约 15% 的婴儿在 2 岁时食用了婴儿（强化）米糊。如前文关于母乳喂养儿为满足铁和锌需求而选择食物的讨论相关的是，家禽是食用最多的肉食品，6 ~ 11 个月的婴儿中有 28% 食用了家禽，而其他所有肉类的食用比例不足 12%。所有蛋白质来源中最受欢迎的类别是"混合菜肴"，这种食物通常主要以淀粉或蔬菜为主，肉类很少，铁和锌含量也较低。1 岁后蛋白质种类开始丰富。酸奶（钙的良好来源，但缺乏铁）仍然是一个受欢迎的蛋白质来源。在 1 岁前和 1 岁后，水果和蔬菜的摄入总体上都占多数，但在 2 岁时，炸薯条和白土豆是最常食用的蔬菜。1 岁以内原本 100% 果汁的摄入情况急剧下降至略低于50%（与 WIC 食品包装的减少相一致）；在 2 岁时，70% 的人报告食用了果汁。AAP 不建议在 1 岁内添加果汁，并建议幼儿期摄入的果汁量应限定在 4oz/d 以内。尽管与之前的调查相比有所下降，但在 6 ~ 11 个月大的婴儿中，有超过 40% 的人会吃甜或咸的零食和甜点，而在 12 ~ 23 个月大的婴儿中，这一比例翻了一番，达到 80% 以上。超过 50% 的幼儿饮用含糖饮料，其中主要为水果味饮料。来自其他国家数据和婴儿喂养的随访实践研究 II 显示，婴儿期饮用含糖饮料与 6 岁时高出约 2 倍的肥胖率有关，并被认为是儿童早期肥胖一个潜在可改变的风险因素。幼儿期摄入钠也有同样的问题。与市售的低钠的婴儿专属食物相比，幼儿的饮食和味美的零食含有更多的钠和糖。对于婴幼儿通常食用的食物中可能存在的高糖和高盐摄入量的担忧有两方面：在终身饮食习惯形成的发展阶段中过度强调先天的味觉偏好，早期过量接触这些食物会增加远期罹患慢性疾病（如肥胖、高血压）的风险。

总之，在母乳喂养和配方奶粉喂养的儿童中，目前美国采用的喂养建议对微量元素缺乏造成的疾病风险还没有明确的指导意见。但对减轻特应性疾病风险的建议发生了实质性的变化，对那些有特应性疾病风险的儿童，儿科医师可以采纳从避免暴露到减少暴露的各项建议，并在喂养方面提供适当的、预期性的指导。此外，尽管已经实施了一些改进的做法，例如减少过早（4 个月前）引入辅食和婴儿饮用果汁，但仍有许多需要改进的方面。

（三）添加何种辅食

在辅食添加的指南中，世界卫生组织（WHO）强调了在资源有限的地区和高母乳喂养率的人群中，食物选择多样性的重要意义。世界卫生组织特别推荐应该每天摄入或者尽可能经常摄入新鲜的食物，包括肉类、家禽肉、鱼，还有鸡蛋。饮食中应含有足够的脂肪。素食饮食被认为不符合这个年龄阶段的营养需求，除非使用了营养素强化或者强化食品。推荐指南还包括应该避免食用低营养饮品，例如茶、咖啡和糖饮品（如苏打水）；应该限制食用果汁，避免其减少了更有营养食物的摄入。

在工业化国家，例如美国，建议先添加强化铁的米粉，然后是水果和蔬菜，肉类晚一些引入。配方奶粉的有效性及广泛使用减少了对辅食特异选择的依赖。在美国，随着更多的人选择母乳喂养，辅食喂养模式的重要性得到了更多的关注。婴儿喂养方法研究 II 的数据表明，接近 20% 的 6 月龄母乳喂养或混合喂养（母乳和配方奶粉共同喂养）的婴幼儿在过去 1 周内既没有添加强化铁剂的谷物或肉类，15% 的婴儿从未添加过谷物、肉类和营养补充剂。尽管处于发生铁缺乏风险最高的时期，母乳喂养的 6 月龄婴儿铁摄入未达参考标准的比例却是最高的，有 70% 的婴儿每日少于 2 份额的谷物或肉类，或者每周至多提供 3 次铁补充剂。

由于认识到肉类作为易吸收的亚铁血红素铁来源和作为生物可利用锌来源的潜在价值，AAP 还鼓励 6 ～ 24 个月的婴幼儿多吃肉类、含铁量较高的蔬菜和强化铁的谷物。可以先引入肉类，特别是在没有提供强化铁婴儿米粉的情况下。数据表明，每天 1 ～ 2oz 的肉类通常可以满足健康的大年龄婴儿和幼儿的铁需求。虽然这一数量的肉类能维持铁的状况，特别是还有其他强化来源时，但由于影响铁吸收的生理因素很复杂，很难预测食物摄入量是否充足，例如，出生时的铁储备、生长速度、性别、炎症状态和铁含量（见第 19 章铁）。

各种各样的健康食品通常能促进婴幼儿的营养状况，而反复接触这些食品是幼儿学习接受不同食物的最佳方式。因为消化和吸收功能在 6 月龄之前就已经成熟了，所以完全可以依次引入各种食物。另外，考虑到 6 ～ 12 月龄婴儿营养需求的动态变化，逐步引入食物亦是一个更好的做法。为了确定不良反应，新的食物应该单独引入数天。例如，婴儿米粉可能是第一种引入的食物，然后是肉类、水果和蔬菜。添加辅食的第 1 个月，可以从 4 类食物（谷物、肉类、水果和蔬菜）中选择要添加的食物。每种食物的数量和种类将随着婴儿的年龄逐渐增加。已经证实，婴儿在 5 月龄大时已能很好的耐受谷物和肉类了。虽然配方奶粉喂养的婴儿不像纯母乳喂养的婴儿那样依赖于特定的食物选择以避免微量营养素缺乏，但是在 1 岁后，配方奶粉不再作为主要营养来源时，在婴儿期接触各种食物能有利于孩子更快地接受新食物。

无论是家里制备的还是市售的，鼓励人们选择不添加盐或糖的食物；如上所述，这对于销售给幼儿的商业食品同样重要。脂肪，尤其是健康的脂肪，如那些含有单不饱和脂肪酸和多不饱和脂肪酸的脂肪（例如：鳄梨、碎坚果或坚果黄油）不必限制摄入。据报道，近 30% 的幼儿脂肪摄入量低于推荐水平。众所周知，大年龄婴儿和幼儿的能量摄入量很难测量，能量需求也很难估计。对于一个孩子来说，能量摄入的适宜量最好是通过其成长的适宜性来判断。

四、如何指导辅食添加

下面是关于辅食添加的指导原则，并适用于 1 岁以后。

1. 首先选择那些能提供关键营养素和满足能量需求的食物。正如上文所述，铁和锌这两种微量元素不足大多发生在母乳喂养为主的婴儿中，年龄较大的婴儿饮食中这两种元素含量也不高。铁和锌强化的米糊和肉类是适合为孩子提供这两种微量元素的食物，并且也能被婴儿很好的接受。大约的参考量是每天 2 份谷物（2 大汤匙 / 份）或者肉类（每天 1 ～ 2oz 新鲜肉或者每天 1 ～ 2 小罐市售的加工好的肉类）。

2. 一次引入一种新食物。添加一种新食物后，为了观察可能出现的过敏反应及不耐受，在 3 ～ 5d 不要添加其他新食物。最容易引起过敏反应的食物为牛奶、鸡蛋、豆制品、花生、坚果（和种子）、小麦、鱼和贝壳类。目前还没有令人信服的证据表明，4 月龄之后再添加与婴儿过敏有关的固体食物对特应性疾病的发展有显著的保护作用。现在建议高危婴儿 [严重湿疹和（或）鸡蛋过敏的婴儿] 在 4 ～ 6 月龄大时引入婴儿可食用的花生，可将花生过敏发生率降低 86%。因此，对于那些有过敏风险的人，建议"控制接触"而不是避免或延迟接触（更详细见第 34 章食物过敏）。

3. 添加不同种类的食物。在婴儿 7 ～ 8 个月时，应当摄入不同种类的食物。并且食物种类应该随着婴儿的长大日渐增多。另外，还需要鼓励父母几天内多次（≥ 8 次）供给婴幼儿同种食物以帮助其接受新口味和质地。

4. 1 岁内限制配方奶粉以外的牛奶和其他"植物性"牛奶。新鲜的牛奶可能会导致婴儿轻微肠道出血，因此，不推荐 1 岁内添加牛奶。如母乳或婴儿配方奶粉提供了很大一部分的日常能量摄入时，基于植物性食物（如大豆、大米、杏仁或大麻）的所谓"牛奶"不应该被用作母乳或婴儿配方奶粉的替代品。这些"牛奶"的能量密度显著低于母乳或配方奶粉；大多数乳饮料中的蛋白质含量和质量都很低；产品中添加的微量元素也不能满足婴幼儿的需求；一些含有高浓度的植酸盐，能结合铁、锌和钙离子。使用这类液体作为饮食的主要组成部分，将导致严重的蛋白质能量营养不良和生长迟缓。

5. 1 ～ 2 岁，可考虑添加低脂牛奶。如果宝宝的身长和体重在合理范围内，特别是体重超重或者家族史中有肥胖、血脂异常或者冠心病者（详见第 32 章血脂异常；第 33 章儿童肥胖），可考虑添加低脂牛奶。每日摄取牛奶 16 ～ 24oz，基本能够满足钙的需求。摄入量超过 32oz/d 则可能导致铁缺乏。

6. 应限制果汁摄入。6 月龄前不摄入果汁，最好 1 岁内都不添加果汁。如果 6 月龄后需要摄入果汁，只能用杯子，不能添加在奶瓶中。1 岁后，正餐或点心时均可提供果汁，但 1 ～ 3 岁以内，每日果汁总摄入量应控制在 4oz 内。果汁饮品，因其富含甜味剂，所以不推荐。稀释后的果汁会导致过多的液体摄入，影响正餐。

7. 确保以健康和安全的方式制备辅食。对大多数家庭来说，在家自制糊状或碎末状食物是可行的。具体操作如下。

（1）食物的质地和黏稠度要符合婴儿的口腔运动技能。

（2）使用浓稠的菜泥来增加能量密度。

（3）提供健康的"单一成分"食物，特别是当很多种类的食物还没有给婴儿添加时。

（4）不添加糖和盐。

（5）避免可能导致窒息或误吸的食物（热狗、坚果、葡萄、葡萄干、生胡萝卜、爆米花、硬糖）。

（6）使用微波炉加热食物时要谨慎，喂给婴儿前需检查温度。

8. 鼓励婴儿参与喂养过程。9 月龄时，需要提供手指食物给婴儿，还可以使用敞口杯。1 岁后，孩子对餐具的使用会越来越好。

9. 鼓励固定的进餐时间和"回应性喂养"，注意婴儿饥饿和饱足的信号并作出反应。具体操作如下。

（1）避免照养人的侵入性行为（如强迫进食）。

（2）建立规律的正餐和点心进餐时间表，如间隔2～3h才进餐1次，一日一般进餐5～6次（如3次正餐，2～3次点心）。

（3）避免边玩边吃，只允许在指定区域，如餐椅、餐桌或其他规定的位置进餐。

（4）每次进餐时间限制在15～20min，这是婴幼儿注意力能集中的时间。

（5）表扬进食但不过度回应不进食行为，把食物作为奖励或惩罚措施的做法也是不合理的。

（6）进餐时减少干扰（如电视、视频、手机、其他屏幕类产品、宠物等）。

（7）当第一次引入某种食物被拒绝时，坚持提供多次尝试机会。冷静地鼓励孩子品尝，不勉强吃，并在适当的时间结束用餐。

10. 监测婴儿的生长发育情况，以指导辅食添加是否恰当。避免给家长设定能量目标，如果过分强调数值，将有可能造成强迫进食。重点应该放在食物品质、喂养环境、饮食行为和习惯上。

（翻译　浙江大学医学院附属儿童医院　赵正言）

第三篇　儿童与青少年膳食

第**7**章

儿 童 膳 食

一、概　述

　　婴儿期后，儿童神经行为的发育过程也是进食行为建立和发展的基础，两者密切相关。但与婴儿期不同，1 岁至青春期儿童体格发育要缓慢些。幼儿 1 岁时的体重可达出生体重的 3 倍，但是直到 2 岁时体重才是出生体重的 4 倍；出生后第一年身长较出生身长增加 50%，但是直到 4 岁时身长才达到出生身长的 2 倍。尽管个体生长模式有所差异，但是儿童体重从 2 岁到青春期每年平均增加 2 ~ 3kg(4.5 ~ 6.5 磅)，身高每年平均增加 5 ~ 8cm(2.5 ~ 3.5 英寸)。随着学龄期生长速率的下降，儿童的食欲也随之减少，每餐食物摄取量变化极大并难于估计。进入学龄期后，父母开始关注儿童过量进食及体重过度增长问题；同时父母会开始就一些儿童健康问题寻求专家意见。这些问题包括如何恰当指导儿童进食以预防体重过度增长，同时还要避免无意中促进不健康的体重控制行为或对自己身体形象的不正确关注。

　　关注儿童早期营养重要目的之一是培养儿童健康进食行为来确保儿童当前以及长期健康发展的需要。父母和照料者应该根据儿童不同发育阶段特点提供适应其发育的不同食物，包括食物品种，进食时间和频率，以及食物体积等方面。父母和照料者主要负责提供各种营养丰富的食物，限制高能量密度和不健康食物；安排进餐的时间和餐次（包括主食和加餐）；食物大小应适当，避免食块过大。同时应该注意避免强迫进食或限制进食给儿童带来的压力。但是在当前这种容易导致儿童肥胖的生活环境中，以鼓励进食健康食品和传授食物适量食用的健康规范，才是食物养育最基本的要素。

二、幼 儿 阶 段

　　幼儿进食模式特点主要在两方面表现出特有的独立性：有利于运动以及自身进食运动技能的获得，以及能够表达其进食喜好和要求的语言技能的获得。幼儿应在 18 月龄前脱离奶瓶以防止奶瓶使用时间过长所带来的不良健康后果，包括缺铁、体重过度增加和龋齿。同时，幼儿一般应在 12 月龄开始用杯喝水（敞口或鸭嘴杯），18 月龄之前应逐渐脱离瓶喂方式。在美国，每 5 名幼儿中就有 1 名在 2 岁时仍在进行瓶喂。由于从奶瓶喂养转为鸭嘴杯喂养并不能减少前述奶瓶喂养所导致的健康问题的发生风险，同时鸭嘴杯喂养又极为常见，因此奶瓶转敞口杯喂养是更为合适的转换方式。值得特别注意的是，避免使用奶瓶喂养果汁及睡眠时不用奶瓶可以减少接触糖类和患龋齿的风险（参见第 48 章饮食、营养与口腔保健）。

在 12 ～ 24 月龄间，幼儿使用餐具的运动技能得到进一步发展；超过 95% 的儿童在 18 个月之前会使用勺子。在 18 ～ 24 月龄，幼儿会插挑食物同时学会了使用叉子。理论而言，支持幼儿自我进食行为可以促进幼儿能量摄入的自我调节、掌握喂养技能以及饮食行为的社会化过程。如果有机会更早掌握自我喂养技能，同时在做好防治哽噎的安全措施后，幼儿在 2 岁左右即可食用绝大部分家庭其他成员所摄入的食物。

幼儿期儿童会继续学习探索原因和结果之间的关系而进食则是他们探索的最主要领域。幼儿通过有序的进食场景、支持性的社会互动和及时的指导和反馈，逐步融入与进食相关的社会规范。幼儿阶段代表了从对环境的自由探索以促进学习和发展、到逐步遵守社会规则（如礼仪和进餐行为）的这一转变过程。引导看护者和父母逐步而敏感地促成这种转变，将使进食保持愉快且富有成效。

（一）预防窒息

幼儿食物窒息是一个非常严重的问题，每年有超过 12 000 名儿童因食物窒息到急诊室就诊，约 70 人死亡。在急诊科接受非致命性食物相关窒息治疗的儿童，平均年龄为 4.5 岁。但是约 1/3 在急诊就诊的儿童年龄在 1 岁以下，而 79% 的窒息死亡发生在 3 岁以下的儿童。

牙列不完整、气道直径过小、吞咽协调能力不成熟以及进食期间的剧烈活动（例如跑动）都使儿童尤易发生窒息。体积小、圆柱状以及坚硬、有弹性、光滑和酥脆的食物最易引起窒息。热狗是最常见的导致儿童致死性窒息的食物，其他高风险食物包括肉、骨头、花生 / 坚果、种子、硬糖 / 口香糖、胡萝卜、爆米花和苹果。针对照料者的教育应该包括如何选择合适的食物、适当的食物加工方法以及如何监测儿童进食。幼儿食物形状应该与其进食技能发育特点相适应，开始应该给予软、糊、片状食物，12 ～ 18 个月后才开始逐渐给予餐桌食物。那些软、圆形食物，比如热狗、葡萄和奶酪等，必须切成小片状避免整块进食。

AAP

每年超过 1 万例急诊科病例与 14 岁以下儿童食物窒息有关。窒息的危险因素包括年龄＜ 4 岁，吞咽相关的神经肌肉疾病，发育迟滞，创伤性脑损伤。行为危险因素包括进食时走路或者跑步，食物在口腔时大笑或者谈话以及进食过快等都可能增加窒息风险。儿童窒息高风险食物包括热狗、硬糖、花生 / 坚果、种子类食物、整葡萄、生胡萝卜、苹果、爆米花、大块花生酱、果汁软糖、口香糖以及香肠等。

Pediatric. 2010，125（3）：601.607

　　父母或者照料者应该对儿童进食全程进行监测（如应避免让孩子在后向汽车安全座椅上进食），而儿童应在座位进食。进餐环境不能分散儿童注意力，应避免电视、吵闹的音乐以及进餐时的各种活动。此外，牙科麻醉止痛以及镇痛药可能具有麻醉咽后壁的作用，应严密监测使用过类似药物的儿童进食期间的安全性。

（二）食物接受

　　新生儿出生后不久就可观察到对甜味的偏好，而儿童也易对高能量食物形成特殊嗜好；相反，对苦味和酸味则表现为不易接受。由于宫内以及婴儿期喂养的早期体验，母亲膳食来源的芳香族化合物可以渗入羊水和人乳，而后显著影响新生儿和婴儿味觉偏好以及对食物的接受度。目前认为，这些早期喂养经历是幼儿后期食物选择偏好建立的基础并且可能对其终生饮食习惯具有长远作用。对某些食物的接受（如蔬菜）并不是即刻可得的，儿童只有以非强制性方式暴露于这些食物 8 ～ 10 次以后才有可能被接受。很多父母并未意识到儿童这种需长期反复、但是又符合其发育特点的正常食物接受过程；据报道接近 25% 的幼儿母亲在判断儿童是否喜欢某种食物之前仅给儿童提供了 1 ～ 2 次该类食物；而接近 50% 的母亲在作出类似的判断之前只给儿童提供了 3 ～ 5 次这种食物。因此，绝大多数儿童可能并未充分接触新食物。幼儿触摸、闻嗅以及把玩新食物（如把食物放进嘴巴后又吐出）都是探索食物的正常行为。这些行为都有利于儿童对食物的接受，并且儿童经过反复尝试后最终会愿意进食和吞咽食物。儿童约 2 岁开始变得不愿意尝试进食新食物，即便饮食的多样性也不能引起儿童对食物的接受。在一项对 3022 名婴儿和幼儿（年龄 6 ～ 24 个月）的研究中，19 ～ 24 月龄幼儿母亲有 50% 认为儿童存在挑食；但是 4 ～ 6 月龄婴儿中只有 19% 的母亲认为婴儿存在挑食。必须对父母和照料者强调的是，儿童不能很快接受新食物是正常的发育阶段现象。尽管这个问题会令人沮丧，但是实际上我们可以通过对儿童灌输发育和营养的有关知识、父母的长期坚持和耐心来解决。通过给儿童每次少量提供新的食物或者之前不喜欢吃的蔬菜，可逐渐改善其接受度。强迫进食可能会导致儿童对食物的反感，但非强迫性的强调"喜欢"而不是"进食"的策略可能会促进儿童对食物的接受，其包括积极进餐模式的建立，对儿童尝试新食物的适时鼓励，适当提供一些象征性奖励（如贴纸），朗读与食物有关的人物和故事，提供一些可以用来蘸食的或者附带有其他更美味蘸酱的食物。目前有一些关于如何提高断奶婴儿和幼儿接触多种健康及不同质地的食物来促进他们对这些食物接受度的方法的建议可以供参考。但是，尤其是对那些经济来源有限的家庭来说，反复为儿童提供这些孩子拒绝进食的食物，可能会占据家庭过量时间和费用开支，因此这些家庭并不愿意过多进行这种尝试。

　　尽管幼儿处于喜欢探索新事物的阶段，但他们对食物的喜好会处于一个起伏不定的状态，有可能非常偏好某种食物而拒绝其他食物。当儿童从婴儿期良好的"进食者"变成幼儿期的"拒食者"或者"挑食者"时，由此变得焦虑的父母应该始终明白，发育期儿童食物接受度的改变是一个正常现象,并且大多数儿童仅仅持续一个相对较短的时间（< 2 年）。持续建立规律的进餐时间和正确的零食摄取，以及提供新的或以前拒绝的食物，均有助于建立"食物偏好是可以改变的"这一期望。鼓励看护者坚持为幼儿提供其不太喜欢的、但营养丰富的食物（甚至可以尝试 8 ～ 10 次）、但同时不过高期望孩子可以一次

性吃光所有食物，这被认为是最有效的促进方法。需要强调的是，每种食物只有以小份额的方式提供给幼儿时，才有助于改变儿童的食物接受度。但是在使用上述策略时应该意识到，反复为儿童提供其拒绝的食物在某些照顾者看来可能是不可行的，特别是在低经济收入家庭。

三、学龄前儿童

学龄前儿童精细运动进一步发展，能够有效地使用各种餐具和器皿，并且可以坐在桌边进食。由于生长速度减缓，他们对食物的兴趣和进食量也变得不可预测，并且在某段时期可能表现为对食物毫无兴趣。学龄前儿童注意力特点可能使得他们专注进食的时间很少，但仍应鼓励他们用合理的时间（15～20min）参与家庭成员共同进餐——不管他们选择吃或者不吃。

当儿童由幼儿期向学龄前期转变时，他们会更多地关注进食环境的变化，尤其是进食的社会交往功能。通过观察成年人和其他儿童进食并与他们互动，学龄前儿童会很快学会正确的进食时间和地点，以及在特殊场合才能进食的特殊食物（如冰激凌只是一种甜食）和在某种特殊场合需要完成的食物量（如必须吃完餐盘内的蔬菜）。因此，该期儿童的食物选择以及进食模式受进餐时间、食物能量密度（每克饮料以及每单位体积食物中能量的多少）以及食物体积的大小、与食物和饮食偏好有关的家庭进食习惯等各种环境因素的影响。此外，父母进食的方式、进食的偏好以及父母进食行为和其他人（如老师、同伴等）都对儿童的进食行为具有重要影响。

在学龄前期，很多儿童已经开始从幼儿进食模式向更接近于成年人的进食模式的转换，每天三餐主食及1～3次少量点心。尽管儿童每餐进食量不稳定，但是该期儿童已经表现出具有自我调整食物摄入量的能力，从而保证每天总能量摄入的稳定。儿童具有能够感受食物所含能量多少的能力，并且可以根据食物能量密度的多寡来调节自身摄食量，从而保证总能量摄入相对稳定。但值得注意的是，当含有较高能量密度的食物以较大体积提供时，儿童这种自我调节能力可能会消失。与儿童自我调节食物摄取量的能力不同，他们没有能力来选择较好的、营养素丰富的平衡膳食。该期儿童更多地需要依赖成人帮助来提供各种营养丰富、与其发育特点相适应的食物以及正确的膳食模式。

四、学龄期儿童

学龄期儿童记忆和逻辑能力明显提高的同时伴随着读、写和计算能力的提高，所以该期可以向儿童介绍最基本的营养概念。对该期儿童宣传重点应该放在学会享受水果和蔬菜的美味，而不只是强调介绍食物的健康营养作用，因为这个时期的儿童会开始认为水果和蔬菜的味道与其营养健康两者是互相排斥的。就社会交往而言，该期儿童开始学会各种社会规则和公约，并开始与同龄儿发展友谊。在8～11岁，儿童开始更多地关注自己与同龄人之间的差异并进行比较，包括体重和外形；同时开始出现对自我身体的感知把自己的体重和外形与社会接受的规范形象进行比较评价。在这个阶段，儿童体重、外形和生长速度会出现较大的变化，并且开始嘲弄体重外形不佳的人。朋友以及家庭外人员可能会改变儿童对食物的态度和选择，这可能有利，但也可能会对儿童的营养状态产生不利影响。

学龄期儿童有更多的自由选择他们的食物，甚至在外进食时一天可能只进一餐。儿童在学校吃午餐或者在小吃店进餐时对食物的选择可能会影响膳食质量。

五、进食模式和营养需求

（一）幼儿

幼儿平均每天进食 5～6 次，点心占每天能量摄入的 1/4。15～24 月龄幼儿接近 59% 的能量来自于餐桌食物。奶制品是幼儿每日能量（接近总能量的 25%）、宏量元素以及多种维生素和矿物质，包括维生素（A、D）、钙和锌的最主要来源。最近研究数据表明，大部分美国幼儿膳食中已有足够数量的蛋白质和碳水化合物，但是超过 1/4 幼儿总脂肪的摄入低于推荐范围。另外，蔬菜和全谷类食物的摄入量明显偏低，甚至一些幼儿尚未摄入。虽然 92% 的 9～11 月龄婴儿每天都要吃某种蔬菜，但是这一比例在幼儿期急剧下降（近 30% 幼儿在某一调查日不吃任何蔬菜）。炸土豆条仍然是儿童进食最多的蔬菜，应该鼓励儿童进食非油炸土豆（如烘焙、泥状等），与其他蔬菜一起进食作为纤维素和钾的来源。因为在这些儿童膳食中，纤维素和钾的摄入往往较低，接近 1/4 的 2 岁幼儿每天进食咸味零食，接近 50% 的 1～2 岁儿童每日钠离子摄入量超过可耐受的最高摄入量。由于铁缺乏在幼儿仍然相对常见（发生率 13.5%），因此，应该鼓励幼儿进食动物来源、富含微量营养素的食物，目前每 4 名 2 岁幼儿中，就有 1 名的铁元素摄入量低于推荐量。

（二）学龄前及学龄儿童

学龄前及学龄儿童与幼儿类似，大多数学龄前儿童膳食摄取都不能满足蔬菜和全谷类摄入量的推荐标准。此外，只有约 30% 的学龄前儿童符合每天摄入 5 次水果和蔬菜的推荐要求。因此，大部分学龄前儿童纤维素和钾的摄入量也低于推荐量，而水果和酵母面包是每日纤维素摄入的主要来源，牛奶、果汁和白皮土豆则是钾的最主要来源。此外，儿童从固体脂肪和糖类添加剂中摄取的"额外"或者"空"热量非常高，在调查日，约 90% 的 2～4 岁美国儿童都在饮用含糖饮料、甜食或糖果，而这些食物都是糖类添加剂的最主要来源。摄入了较多糖类添加剂的儿童（占每日总能量摄入的 25% 以上）其微量元素的摄入更低，并且多种微量营养素摄入不足的风险更高，尤其是钾元素。

（三）食物和进食相关的预期指导

上述研究和调查结果均表明，对幼儿和学龄前儿童的膳食预期指导应侧重于在零食和正餐中鼓励摄入水果、蔬菜和全谷类食品以及低钠食品，并应进一步强调幼儿高营养素和相对低能量的需求，尽量减少含糖和高脂肪食物的摄入（表 7.1）。

表 7.1　儿童进食和活动关注要点

幼儿和学龄前儿童	学龄儿童
选择适当的断乳食物	避免摄入添加糖类的饮料和食物
降低对儿童食欲的要求	限制高能量、低营养素零食的摄入
避免果汁、含糖饮料的摄入	增加水果和蔬菜摄入
避免高能量、低营养素零食的摄入鼓励进食蔬菜和水果	增加纤维摄入
保持适当的进食量和体育锻炼习惯限制观看和使用电视和电脑的时间	限制观看和使用电视和电脑的时间
	专注于健康饮食和自身身体形象

（四）能量需求

DRI 是与营养素摄入量有关的参考值，可以用来指导和评估个体及群体膳食状况。DRI 还包括营养素安全摄入量和维持机体生理功能推荐摄入量、减少慢性退行性疾病发病的建议摄入量（不仅仅是预防营养性疾病）以及部分营养素摄入量上限等数据。平均需要量（estimated average requirement，EAR）是指营养素摄入量的中位值，其值能够满足给定年龄和性别健康个体某种营养素 50% 的需要量。推荐摄入量（recommended dietary allowance，RDA）是指能够满足几乎所有给定年龄和性别健康个体的某种营养素需要量（97%～98%）。当无法确定 EAR 和 RDA 时，可利用适宜摄入量（adequate intake，AI）来评估营养素的需求，该值的计算依赖于健康人群某种营养素的平均摄入量。最高可耐受摄入上限（tolerable upper intake level，UL）是指每日某种营养素摄入的最高上限，摄入量低于 UL 值对几乎所有健康个体无不良反应，但是 UL 不是每天的推荐摄入量，同时也不是"中毒"剂量。使用限定年龄和性别的 EAR 可以对某个体某种营养素的一般摄入水平进行定量评估，同时结合 UL 值也可定量评估该营养素每日摄入量的安全性问题。

儿童对能的需求变异较大，其值依赖于儿童基础代谢水平、生长速率、体力活动、身体体积、性别以及发育状况等（参见第 14 章能量）。诸多营养素的需求依赖于能量的需要和摄取。青少年食物中含量偏少或者易于缺乏的微量营养素包括维生素 D，维生素 E 和钾元素。值得注意的是，有报道认为相当比例的幼儿和学龄前儿童维生素 A 前体、锌和钠的摄入量明显超过其 UL 水平，这可能与强化食物和营养素补充剂的过多摄入有关。尽管营养素的 UL 上限并不是该营养素摄入量的严格截值或者标准，但是超过 UL 的摄入量则需要谨慎考虑该种营养素的来源（食物来源或者营养素补充）以及超过 UL 可能引起的潜在不良反应。

（五）营养素补充物

儿童父母会经常询问健康保健专家他们的孩子是否需要补充各种维生素，并且很多父母已经常规在给他们的孩子补充这些营养素。最近的一项调查认为，接近 25% 的幼儿和 40% 的学龄前儿童每天补充了各种维生素和矿物质，而这些接受营养素补充的儿童并非就是最需要接受补充的儿童。虽然这样，但是在某些儿童中，由于饮食中摄入量不足导致的某种营养素边缘性缺乏而需要提高其摄入量或者生物利用度的营养素，比如钙、锌等，却并没有包含在营养素补充物中。对于一个生长健康且饮食多样化（如即食谷物、谷物和奶制品）的儿童来说，常规补充营养素并不是必需的，因为这些食物已经额外强化了营养素。强化食品为儿童提供存在缺乏风险的营养素（如叶酸、其他 B 族维生素和钙），大多数食用强化食品的儿童都能满足营养素摄入量的标准。对于从饮食中不能获得足够数量微量元素的儿童或者青少年才应该考虑给予营养素的补充。有营养风险且可以从营养素补充物中获利的儿童包括：①厌食、胃口不佳以及严重偏食、挑食儿童；②慢性疾病儿童（如囊性纤维变，炎症性结肠炎或者肝疾病）；③食物来源不充分的家庭或者父母忽视、虐待的家庭；④因肥胖需参加饮食计划管理或者需要进行减肥外科手术的患儿；⑤没有充分摄入含有高生物利用度矿物质产品来维持骨骼健康的素食主义者；⑥生长偏离儿童；⑦发育障碍儿童；⑧经济来源受限家庭。

对需要进行营养素补充儿童的营养评估应该常规包括膳食评估。若父母希望给儿童补充营养素，则应补充符合标准儿童维生素和矿物质产品，这种产品包含的营养素水平不高于 DRI（EAR 或者 RDA）量则对儿童几乎没有任何危险。不鼓励摄入含量高于 DRI 量的营养素补充产品，这产品应该标明其可能的不良反应，尤其是脂溶性维生素和合成叶酸。由于绝大多数儿童产品的口感、外观以及颜色都像糖果一样对儿童具有吸引力，所以父母应该注意避免儿童随意接触到这些营养产品（参阅第 18 ～ 21 章提供的更多有关维生素和矿物质的信息）。

（六）膳食脂肪

近年来，对于普通人群宣传和支持低脂、低胆固醇饮食的工作仍在不断进行之中，同时，"妇女、婴儿和儿童特别补充营养计划"（WIC）分发食品包装的变化也使得儿童总脂肪和饱和脂肪摄入量减少以及总体饮食质量得到改善。但是包括 AAP 在内的一些健康组织都反对在 < 2 岁的婴幼儿中采用限制脂肪或者胆固醇的饮食，因为该期婴幼儿生长和发育都很迅速，需要较高的能量摄取。基于这个原因，不足 2 岁的婴幼儿不推荐使用无脂或者低脂奶粉，除非儿童存在肥胖或者家长担心其发展为肥胖和存在肥胖、血脂紊乱、心血管疾病家族史。对于存在上述家族史的 12 月龄～ 2 岁的儿童，可以适当使用低脂牛奶和低脂乳制品。而 2 岁以后幼儿脂肪的摄入则应逐渐下降使每日平均脂肪摄入量可以提供每天所需总热量的 30% ～ 40%，同时饱和脂肪应限制至不超过总能量的 10%。父母应该对该种程度的脂肪摄入量感到放心，因为这个量不仅可以满足儿童生长需要，同时不会增加儿童发生潜在营养不足的风险。但是有些父母和儿童则过度解读了限制脂肪摄入的必要性。实际上 28% 的 12 ～ 23 个月的幼儿以及 47% 的 24 ～ 47 月龄的学龄前儿童的脂肪摄入量都小于推荐量；同时，2 ～ 11 岁儿童饱和脂肪平均摄入量超过了推荐总能量的 10%。在儿童膳食中，全奶是饱和脂肪的主要来源，通过使用低脂奶制品和乳制品、水果、蔬菜、豆类、瘦肉、家禽、鱼类和全谷类食物替代饱和脂肪含量较高的食物，可以实现儿童饮食结构的转变，使饱和脂肪提供的能量少于 10%。最近对固体脂肪摄入与心血管疾病发病关系的流行病荟萃分析对两者之间的关系提出了质疑，并提出应收集更

多的证据来制定饱和脂肪的摄入量指南。值得注意的是，美国食品药品监督管理局最近明确：作为食品添加剂的反式脂肪，或部分氢化油 - 其作用为延长保质期 - 并非"一般认为是安全的"（GRAS），现在大多数反式脂肪被禁止添加到商业食品中。营养标签应标注产品中天然和人工添加的反式脂肪含量。美国 2015—2020 年膳食指南建议所有 2 岁及以上的美国人均应限制反式脂肪的摄入量。

膳食指南和"选择我的餐盘"美国农业部已经发布了两版主要营养素推荐摄入指南，这些指南也适用于儿童。2015 年版美国膳食指南可用于 2 岁及以上儿童并且提倡五个最主要的营养概念：①健康膳食模式贯穿于全生命周期；②重点关注食物品种，营养密度及含量；③限制来自饱和脂肪和糖的能量，减少钠的摄入；④转为更健康的食物和饮料选择；⑤支持全民选择健康饮食模式。膳食指南是为政策决策者和保健提供者而制定的，可作为营养教育材料、卫生政策和联邦食品计划的基础。

"选择我的餐盘"是以消费者为导向的简化版膳食指南，与 2010 年的膳食指南一起推出，其将膳食指南转化为基于食物组的建议，从而帮助消费者做出更好的食物选择。这个概念推荐：①塑造健康的餐盘，重点在于增加水果、蔬菜以及全麦食物的摄入；②选择适当体积的食物。这两个概念旨在增加营养素密度以及平衡能量摄入和能量消耗除了可以帮助父母了解儿童每一食物组的需要量外，这个工具还可以用来传达喂养幼儿的基本营养概念，如多样性、适量性、膳食中各种食物的推荐摄入量以及适当的食物大小。

就膳食平衡而言，2015 年膳食指南督促成人和儿童向更好的食物选择和饮食模式转换，减少能量摄入，同时保持运动。应鼓励父母进行：①帮助儿童在儿童期和青少年期获得适当的热量平衡；②鼓励在日常食物中选择水果、蔬菜和全谷类食物，适度饮用 100%果汁；③减少精制谷物制品、钠以及饱和脂肪和添加糖来源的能量摄入，尤其是含糖饮料；④使儿童在 1 周中的大部分天数（如果不是全部）至少进行 60min/d 的体育活动，并通过限制屏幕时间来减少久坐娱乐活动。

由于目前市售食物多为大份食品，因此了解适合儿童的食物份量是非常重要的，而且不管是成人还是儿童，在提供大份食物时会比在提供小份食物状况下，摄入更多的食品和饮料。表 7.2 提供了某些食物与儿童年龄相关的适宜体积大小。2 ~ 6 岁儿童应该提供食物体积大小的标准是从 1 汤匙体积的食物（水果、蔬菜、蛋白质 /主菜）开始，年龄每增加 1 岁则食物体积可增加一汤匙，随后随着食欲增加而适当增加量。

在所有可以给儿童提供食物和饮料的场所中，最重要的是关注食品安全。有关食物安全监测内容可参见表 7.3（也可参见第 51 章食品安全：感染性疾病）。

表 7.2　儿童喂养指南

食物	年龄（岁）						评论
	2～3 (1000～1400kcal)		4～6 (1200～18000kcal)		7～12 (1400～2000kcal)		
	食物大小	每天需要量	食物大小	每天需要量	食物大小	每天需要量	
低脂奶及乳制品	1/2 杯 (4oz)	2.5 杯	1/2～3/4 杯 (4～6oz)	2.5～3 杯	1/2～1 杯 (4～8oz)	2.5～3 杯	以下食物可以取代半杯液态奶：1/2oz天然奶酪，1oz的加工奶酪，1/2杯低脂酸奶，2.5大汤匙无脂固体奶
肉、鱼、家禽或类似物	1～2oz	2～4oz	1～2oz	3～5oz	2oz	4～5.5oz	以下食物可以作为1oz肉、鱼或者家禽的替代物：1个鸡蛋，1大汤匙花生黄油，1/2杯熟大豆或者豌豆
蔬菜熟、生①	1/4 杯汤匙很少片状	1.5 杯	1/2 杯汤匙很少片状	1.5～2.5 杯	1/2 杯少许片状	1.5～2.5 杯	包括提供维生素A的深绿色（每周1杯）和橙色蔬菜，比如胡萝卜、菠菜、西蓝花、冬瓜或者绿色蔬菜。限制含淀粉类蔬菜（土豆）每周3.5杯
水果、灌装生果汁②	1/4 杯　1/2～1 小汤匙	1.5 杯　3～4oz	1/2 杯　1/2～1 小汤匙	1～1.5 杯　4～6oz	1/2 杯　1 中等大小汤匙	1.5～2 杯　≤8oz	包括一个富含维生素C的水果、蔬菜或者果汁，如柑橘汁、橙子、葡萄、草莓、西瓜、西红柿或者西蓝花
谷类产品 全麦或者营养面包、通心粉、熟麦片、干麦片	1/2 片　1/2 杯　1/2 杯	3～5oz　0.5～2.5oz 全谷类	1/2～1 片　1/2～1 杯　1/2～1 杯	4～6oz　(2～3oz全麦)	1 片　1 杯　1 杯	5～6oz　(2.5～3oz 全麦)	以下食物可以作为1片面包的替代物：1/2杯的意大利面条、通心粉、面条或者大米，5片撒盐饼干，1/2片英国松饼或者硬面包圈，1个玉米薄饼；玉米粉；或者南美洲浓汤，半杯谷物取代全谷物食物
油脂		4tsp		4～5tsp		4～6tsp	选择软人造黄油避免反式脂肪使用液态蔬菜油，少用固态脂肪

Adapted from ChooseMyPlateathtp://www.choosemyplate.gov/and the 2015 Dietary Guidelines for Americans
① oz. 盎司，1oz = 283g；② 应该提供给小年龄儿童，直至他们咀嚼完善者为止；③ tsp. 茶匙，1茶匙容量约4ml

表 7.3　食物安全建议

清洁：手、食物接触表面以及蔬菜和水果

分离：生、熟以及即食食物分离，同时采购、储备和准备的食物也应该分开

烹饪：食物需加热到安全的温度

冷藏（冰箱）：及时冷藏易腐食物

某些食物极易带来食源性疾病，包括生奶（未经巴氏消毒）、奶酪以及果汁，生的或者未经烹饪的动物性食物（比如海鲜类食物、肉类、家禽及其蛋），以及生豆芽

Federal Food Safety Gateway: www. foodsafety. gov 和 http://www.fightbac.org

六、父母和喂养的关系

亲子关系是交互性的，这意味着孩子的行为受到父母的影响，而父母的行为同样受到孩子的影响。必须认识到孩子不是一张"空表格"（也不是一张"白板"），他们会把一些先天性、由生物学决定的行为带到餐桌，而父母的任务是对这些行为作出恰当的反应。例如，大部分体重变化以及选择性进食和暴饮暴食行为倾向都与遗传密切相关。因此，一个又瘦又小，且挑食孩子的父母所需要的育儿技巧，跟一个体重迅速增加的孩子的父母的育儿技巧是不同的，后者的孩子往往进食更为频繁、速度极快且进食欲望强烈。如果儿科医生能够根据每个孩子和家庭的具体情况量身定做喂养建议，则会提高干预效果（表 7.4）。

表 7.4　父母喂养指南

- 在家中提供各种健康食物同时限制不健康食物
- 从改善进食时间、频率和地点等方面促进日常饮食习惯
- 设置良好的进餐环境，包括适当的进餐用具（椅子、桌子、餐具、杯子等），不应有分散注意力的东西（如屏幕媒体等）
- 学习如何向儿童提供与其发育相匹配的适当体积的食物
- 自身成为希望儿童学习的、摄入各种健康食物的模范
- 把进餐作为一个学习进食技能和社会交流技能的机会，是家庭和社区的交流时间
- 食物应该反复多次提供给儿童（8 ～ 10 次），应该有足够的耐心建立儿童对食物的接受度
- 每天提供规律的"三餐两点"
- 避免过度控制儿童进食行为，包括压力、胁迫和极端限制
- 认识并尊重儿童饮食行为和生长模式中的生物学因素

在多种儿童进食方式中，有许多方式是值得提倡的。进餐场合的结构和规则设定对幼儿进食尤为重要，这些是限制零食摄入和建立良好膳食习惯的机会。同样，以适当的大小提供各种健康的食物也是一种很好的进食方式，适合所有类型的儿童。利用进餐环境为孩子塑造健康饮食模式，同时教会孩子选择健康和富有营养的食物也是对大多数儿童有效的干预方法。最理想进食环境应该是在家庭中的某个特定区域，这个区域应有适合儿童发育规律的椅子等进餐用具。有成人参与的家庭聚餐，成人至少吃一些跟孩子相同的食物，这样会产生许多积极的效果。最后，给孩子提供反复品尝新食物的机会（最

多 8 ～ 10 次），可提高孩子对新食物的接受度，并可使其饮食多样化。

一般来说，在育儿过程中要避免那些过度控制的行为。过度控制要么表现为强迫进食，要么表现为限制过多。

父母喂养方式会对儿童进食行为、饮食习惯和体重产生重要影响。正确的喂养方式提倡父母鼓励儿童进食健康食物、允许儿童存在食物偏好，但是不能用施加压力或者强迫的方式进食。这种方法已经被证实可以有效增加儿童水果、蔬菜和奶制品的摄入，同时减少低营养性食物的获得。相反，试图强制性控制儿童进食量的方法已被证明会减少儿童水果、果汁和蔬菜的摄入。某些研究表明，强度更高的控制儿童进食的方法，如使用贿赂、威胁以及食物限制等，会对幼儿的进食行为具有更为明显的负面作用，并且这种方法与儿童调节能量摄入能力的下降和体重异常密切相关。

此外，有些父母很难对幼儿的各种要求说"不"，从而放纵儿童的各种任性要求而不是建立正确的限制方法。对于儿童喂养不加限制的喂养方式，表现为无良好的进食环境以及不设定进食规则。这种进食方式与儿童脂肪和甜点的摄入增加、健康食物摄入减少以及学龄前儿童超重发病增多密切相关。

过度的进食压力或食物限制是否真的会导致不健康的饮食行为，或是体重增加不足或增加过多，仍然存在争议。但是这些喂养方法不太可能有助于健康膳食行为的获得，甚至可能导致不必要的亲子冲突和压力。正如其他大多数育儿领域一样，适度和灵活是必不可少的。例如，温和而细致的鼓励对于改善孩子的饮食习惯是适当的，但施加压力则可能会适得其反。同样，家里不放不健康食物，提供合理的食物分量，不断教育如何和为何需要避免食用垃圾食品等方法都是恰当的，但过度和惩罚性的限制则是不合适的。

如今，父母在儿童喂养方面面临着巨大的挑战。孩子的体重状况和饮食习惯通常被认为与父母对子女的教育相关，但事实上，孩子并非一张简单的白纸。家长经常被警告不要限制孩子的摄入量，因为这样可能会给孩子带来负面的体重控制行为和对于身体形象的焦虑问题，但同时这些父母也面临着面对严重肥胖的儿童应该适当限制其摄入量的问题。与体重有关的成人自我形象的崩塌是有报道的，越来越多的成年人认识到肥胖在很大程度上不是自我控制能力差的结果。儿童服务提供者在认识到父母对特别瘦和特别胖的儿童存在羞愧感、向父母提供理解和支持等方面具有重要作用。应该让父母懂得孩子的成长模式和饮食行为是由先天和后天因素共同驱动的结果，认识到父母教育的复杂性以及为每个孩子量身定做饮食习惯干预方法的必要性。可提供给父母的基本喂养指导见表 7.4。

七、特殊状况下的喂养

（一）疾病期喂养

AAP 临床实践指南推荐婴幼儿急性胃肠炎只需使用口服补液盐纠正脱水，而在疾病期间可以继续给予普通饮食（可参见第 28 章急性腹泻的口服治疗）。婴幼儿腹泻可能伴随营养不良，并且在病情迁延时可能需要延长进食清流质的时间，禁食时间超过 24h 以上是不合适的。持续或者早期恢复喂养已经被证实可以有效缩短腹泻病程，而对幼儿和学龄前儿童腹泻治疗指南则推荐脱水纠正后短期内应重新引入固体食物。儿童腹泻期间通常可耐受的食物包括米粉、香蕉、土豆、鸡蛋、米饭、普通面食以及其他类似食物，同时不超过推荐量的奶制品也可安全使用，通常不需要无乳糖配方奶粉和脱脂奶粉。此外，高度限制某些食物的饮食，如"BRAT"饮食（限制香蕉、大米、苹果酱和吐司）也是不必要的，因为这类饮食往往不能提供足够的必需营养素。在儿童急性疾病期间，食物的种类应根据儿童食欲和耐受度来提供。当存在发热、腹泻以及呕吐时，则应提供更多的液体食物。

（二）肥胖

肥胖是美国儿童面临的最紧迫营养问题之一，目前已影响到 17.0% 的 2 ～ 19 岁儿童，其中 5.8% 患有重度肥胖。

肥胖儿童的不良健康后果众多，包括社会偏见、高脂血症、糖耐量异常、非胰岛素依赖型糖尿病以及高血压的发病风险都明显增加，儿童时期肥胖的发生率及发病风险随着年龄的增长而增加。2011—2014 年，肥胖影响了 8.9% 的 2 ～ 5 岁儿童、17.5% 的 6 ～ 11 岁儿童和 20.5% 的 12 ～ 19 岁青少年。同时这一时期最新流行数据表明，学龄前儿童的肥胖率有所下降，6 ～ 11 岁儿童的肥胖发生率趋于平稳。然而，青少年肥胖患病率却继续上升（参考第 33 章儿童肥胖）。对许多儿童来说，肥胖是在他们很小的时候就已形成。最近一项全国性的儿童纵向研究发现，72% 在幼儿园即已肥胖的儿童以及 63% 在随后 3 年出现一过性月经的肥胖儿童，他们的肥胖可持续到青春期。儿童超重发生率的急剧增加已经不能单独用遗传因素来解释，目前更多的研究认为环境因素对肥胖形成具有重要作用。对儿童来说，环境暴露的影响可以被饮食环境进行修饰，包括家庭、早期护理和教育机构以及学校。父母在引起儿童超重的各项病因中具有重要作用，因为父母不仅给予儿童肥胖基因和不良进食习惯，同时还与儿童体育习惯和运动环境有关。这个发现是追踪调查多个肥胖父母的子女成年期后的状况得出的结论，尤其是这些肥胖儿童有一位或者一位以上的肥胖父母时，这个结论更为可靠。

我们推荐 6 岁以上 BMI ≥ 95th 的儿童，都应接受评估并进行深入、全面的行为治疗，包括营养、体育活动、行为咨询以及积极的家长参与。应该鼓励儿科医师长期纵向追踪儿童生长来确定儿童可能早期出现体重增加的发育轨迹。在各种预防肥胖的措施中，至少应该包括坚持描画生长曲线和追踪 BMI 曲线，并且经常与父母进行肥胖相关的讨论和宣教（参见第 33 章儿童肥胖）。有关改善超重儿童健康饮食模式的指南也应该同时用于改善儿童整个家庭成员的膳食摄入模式和膳食行为，而不应该仅仅定位于超重的儿童。这些宣教的重点应该在于确定家庭食物种类和适当的食物体积，并建议儿童和家庭其他成员的膳食中应多提供低热量、富含营养素的食物，比如之前讨论的"选择我的餐盘"活动等。帮助父母和照料者评估其家庭食物和运动环境，包括减少限制性食物（如甜饮料和高热量点心）的摄入，并且制定改善食物结构和运动环境的有效措施。同时父母应该知道过于严格的限制儿童来改变儿童进食行为是毫无效果的，反而可能会促进限制食物的过量摄取，并引起儿童自我评估的下降。此外应鼓励父母以身作则向儿童展示他们希望采取的进食行为，因为父母才是儿童学习良好进食行为的最好榜样。

增加体育运动是预防儿童期肥胖的重要方法之一，因为过多的静止行为与儿童的超重密切相关。保健专家应对儿童在屏幕前的时间有所要求，并应明确儿童的卧室内是否有电视等；同时应该鼓励父母限制 2～5 岁儿童每天在屏幕前的时间不超过 1h，并且避免 18～24 月龄以下的儿童暴露于各类多媒体；对于 6 岁及以上的儿童，建议对所有类型的多媒体均采取时间一致的限制措施，并将用餐时间定为"无多媒体"时间。就上述内容而言，父母和照料者的责任最为重大，因为他们不仅是积极生活方式模式的树立者，也是儿童各种体育锻炼运动的提供者。玩耍和足够的睡眠时间对儿童的健康发育都很重要，应建立儿童和家庭常规的进食、活动和睡眠卫生习惯，尤其是对幼儿尤为重要。保健专家应该积极宣传家庭体育活动的重要性，而这种活动对家庭每一个成员都是同等重要的。同时应该鼓励儿童参与膳食和体育活动计划的制订和修改，培养儿童对自己行为作出决定的责任感。

（三）饮料消费

纯果汁的消费在幼儿中很常见，但是纯果汁在膳食中的贡献以及对生长发育的作用一直存在争议。2009—2010 年，约 50% 的 5 岁以下的儿童在调查日都会摄入纯果汁。一方面，过量饮用果汁与儿童碳水化合物吸收不良和慢性非特异性腹泻以及龋齿的发生密切相关。除了肥胖以外，过量饮用果汁同时与营养不良和非器质性生长偏离有关。但是另一方面，纯果汁摄入又与儿童维生素 C、叶酸、镁和钾的摄入量增加密切相关。目前，美国 2～19 岁儿童的水果总摄入量中（低于推荐摄入量），约有 1/3 来自纯果汁。此外，如果不超过推荐的使用量，纯果汁似乎与超重/肥胖或儿童龋齿的发生并无相关，也不会影响纤维素摄入量。

AAP

AAP 推荐的果汁摄入

◆ 1～3 岁儿童果汁的摄入应该每天限制在 4oz，4～6 岁每天应该限制在 4～6oz。7～17 岁儿童果汁的摄入每天应该限制在 8oz。

◆ 应该鼓励儿童进食全水果来满足每日推荐水果摄入量的要求。

◆ 儿童不应该进食未经高温消毒的果汁。

◆ 健康保健专家应该通过评估儿童是否存在营养不良（营养过剩或者营养不良）、慢性腹泻、腹胀、腹部疼痛以及是否有龋齿等情况决定儿童摄入果汁的量。

◆ 儿科专家应该向儿童父母宣传果汁和水果饮料两者之间的区别。

Pediatrics，2017；139（6）：e20170967

根据"选择我的餐盘"计划，1 杯纯果汁可视为水果的 1 杯之量。2～5 岁的学龄前儿童（每日能量需求量为 1000～1600kcal）每天应摄入 1～1.5 杯水果，也可每天提供 1/2 杯～3/4 杯（4～6 盎司）的纯果汁。水果宾治以及水果饮料含有很少或者没有水果成分。类似这些饮料风味水、甜茶、运动饮料等仅提供热量，几乎没有营养成分。同样，

关于儿童果汁消费 AAP 认为，100% 新鲜或复原果汁可作为均衡饮食的一部分，可成为 1 岁以上儿童健康膳食。AAP 对儿童果汁摄入量的建议详见表 7.2。然而还是应该鼓励儿童进食全水果作为满足他们每日推荐水果摄入量的主要途径。父母应了解从全水果中摄取纤维，而非只是果汁的益处；相反，还应了解到，相对于进食全水果，摄取纯果汁可能会导致龋齿和摄入过量能量的风险。

含糖饮料，包括果汁饮料、软饮料、甜茶和运动饮料，在儿童中也很常见，其主要作用为补充糖和能量。几乎 1/3 的幼儿和 66% 的 2～19 岁的儿童每天都会饮用含糖饮料。此外，含糖饮料是幼儿每日能量来源的前 10 位贡献因素（3.1%）之一，也是较大儿童每日能量来源的前 5 位贡献因素之一。在 2～19 岁儿童中，含糖饮料提供了其 7.3% 的能量需求。1977—2001 年，2～18 岁儿童软饮料的摄入量增加了 1 倍多，主要是因为软饮料包装体积的增加。但是这个时间段之后，儿童软饮料消费量有所减少。目前水果饮料占美国 2～11 岁儿童摄入含糖量最多的饮料。当前的研究证据一致表明，饮用含糖饮料与儿童体重增加和肥胖密切相关，彰显了对父母和照顾者进行有关饮料消费前瞻性指导的必要性。

过去十年里，运动饮料和能量饮料已经成为儿童含糖饮料消费中更受关注的部分。从 1999/2000—2008 年，儿童运动饮料和能量饮料的消费从 3% 增加到 7%，而青少年则从 4% 增加到 12%。尽管两者都含有较多热量，但是一个最基本的区别是能量饮料含有一定量的咖啡因。能量饮料包含有较多浓度不定的咖啡因，2009—2010 年，58% 的美国 2～5 岁儿童和 75% 的 6～11 岁儿童在调查日摄入咖啡因；但是这些儿童咖啡因平均摄入量相对较低，分别为 4.7mg 和 9.1mg。某些能量饮料咖啡因的含量甚至超过了 500mg（相当于 15 听含咖啡因的软饮料）。尽管研究证据有限，但是最近的一项系统分析认为，儿童每日咖啡因的摄入量≤ 2.5mg/kg 体重不会产生任何不良反应。由于尚缺乏摄入这些饮料对健康好处的证据，同时出于担心咖啡因的不良反应和能量摄入过量等问题，AAP 建议儿童不要消费含咖啡因的饮料。儿科医生应该在日常健康检查中询问儿童运动饮料和能量饮料的使用情况。

AAP
AAP 不推荐给儿童使用运动饮料和能量饮料，以避免摄入过多能量和任何含量的咖啡因。

Pediatrics，2017；127（6）：1182–1189

总之，迄今为止的证据表明儿童应限制摄入含糖饮料。对于有慢性腹泻或者体重增加过多的儿童，询问包括果汁和软饮料摄入量在内的饮食史对于先期指导具有重要意义，应监测儿童纯果汁的摄入量，并保证摄入量在适当水平。除了限制果汁的摄入，同时应该鼓励父母常规给儿童提供无任何添加成分的白水，尤其是儿童在外进食需要提供液体补充水分时。

（四）零食

吃零食在幼儿极为普遍。由于幼儿胃容量较小并且食欲时常波动，因此绝大部分幼儿每天除了正餐外，会进食几次小零食。然而 1977—2014 年具有全国代表性的数据表明，美国 2 ～ 5 岁的儿童较几十年更为频繁地接触零食，并从中摄取了更多的能量；其中贫困家庭和教育水平最低家庭儿童的增长幅度最大。零食尽管被认为只是主食的一个补充，但通过零食获得的能量比任何一顿正餐都高。2013—2014 年，美国 2 ～ 5 岁儿童每天从零食中摄入的能量接近总能量需求的 1/3。幼儿的零食习惯是否有助于膳食均衡或过量摄入的标准以及最佳进食频率仍然存在争论。

2013—2014 年，零食对幼儿几种易缺乏营养素（包括维生素 E、维生素 D 和钾）提供了超过 25% 的每日需求量。然而，零食提供的糖类占学龄前儿童每日添加糖摄入量的近 40%，且进食零食更频繁的儿童每天摄入的能量和添加糖会更多。尽管零食被认为是导致肥胖的原因，但目前的证据模棱两可，仅有的证据局限于对年龄较大儿童的研究，而且研究方法欠严谨。一项对 2003—2012 年 NHANES 研究的数据分析显示，在 6 ～ 11 岁的美国儿童中，吃零食的频率与超重和腹部肥胖呈正相关性。有研究认为，体重较重、进食欲望较强的儿童吃零食频率更高，也更容易从零食中摄取更多的能量。最近的研究也强调了父母在幼儿零食摄取这一行为中的角色作用。有定性研究表明，照顾者为儿童提供的零食中既有高营养价值的，也有低营养价值的，其目的包括奖励、行为管理和安抚孩子情绪。出于非营养目的而给孩子提供零食这一行为会导致儿童对预防肥胖相关饮食建议的依从性下降。先期指导应该鼓励父母和照料者把零食作为"迷你主食"对待而不仅仅是零食，这样也有助于调节每日总营养素的摄入。营养健康的可被多数儿童接受的零食包括新鲜水果、奶酪、全麦薄饼、面包产品（如百吉饼、皮塔饼、玉米饼、米果）、牛奶、生蔬菜、纯果汁、三明治、花生酱和酸奶等。

（五）居家环境的食物提供

改善个人饮食模式（包括儿童）的方法之一是提高整个家庭环境中膳食和食物的质量。一些旨在改变幼儿食物结构的干预措施已经表明行为干预是可以有效促进儿童水果和蔬菜摄入量的。此外，一些旨在减少非重要、低营养价值食品供应的干预措施也表明，行为干预可以减少儿童对这些食品的摄入量，从而改善他们的体重。上述干预措施的效果无论是直接的还是间接的，都表明只要增加健康食品供应量，孩子的照护者都会向儿童提供更多的此类食物。还有研究表明，减少家庭中非必需、高能量/低营养密度食物的供应，将导致那些儿童有所偏好食物的供应和摄入的减少，而这些食物往往就是照顾者和幼儿之间存在持续争论的食物。此外，当健康食品更易获得时，照料者也会摄入更多的此类食物，从而改善他们孩子的健康饮食行为模式，这实际上是改善儿童膳食摄入质量的间接途径。上述结论在不同儿童年龄阶段、不同社会经济阶层以及不同国家文化都是类似的。

因此，除了关注儿童本身外，改善儿童膳食质量的策略之一还应关注整个家庭的饮食环境。通过减少非必要食品的数量和增加健康食品的选择，家长可以增加孩子接触健康食品的机会，而这些食物是他们希望孩子学会如何摄入和消费的食物，同时才有可能减少不健康食品的摄入，避免因为食物选择而在孩子之间产生的各种拉锯战。

（六）媒体对儿童进食行为的影响

在美国 8 ～ 10 岁的儿童中，平均每天花在各种媒体上的时间接近 8h，青少年时间更多（每天超过 11h）。儿童看电视的时间比其他任何类型的媒体花的时间都多。一项研究表明，学龄前儿童平均每天花 1.8h 看电视，而 6～11 岁儿童每天看电视时间约为 2.1h。儿童看电视的时间越多，则热量摄入可能越高，与少看电视的儿童相比更容易超重；而儿童暴露于固体脂肪，添加食盐、糖类的快餐食物和碳酸饮料的广告下时，这种相关性可能会更明显。2009 年，48 家公司共花费了 18 亿美元向 2～17 岁的儿童进行有针对性的食品市场营销。这些市场营销资金的一半集中在媒体人物身上，并与电影、电视节目、电子游戏和针对儿童的社交媒体相结合。对 11 个国家受欢迎的儿童电视节目上的广告进行的分析表明，其中 53%～87% 的广告食品含有较多的不健康营养素，包括添加的糖和脂肪。接触食品广告的儿童更容易记住和偏爱广告中的食品品牌，并要求购买和消费广告中的食物。事实上，幼儿更喜欢和选择与流行食品品牌以及卡通人物有关的食品。一项研究发现，在排除了家庭人口特点以及父母在快餐店消费的影响后，儿童对快餐店提供的玩具和促销活动的了解与他们对快餐店食品的消费量呈正相关。加拿大一项针对 9～11 岁儿童的研究表明，看电视与水果、总蔬菜和绿叶蔬菜的消费呈负相关，与糖果、软饮料、减肥软饮料、薯条、快餐和其他非必需食品的消费呈正相关。看电视越多的孩子平均睡眠时间也越短，尤其是卧室里有电视的时候，并且看电视时间也与儿童肥胖率密切相关。预期指导应大力鼓励父母和照顾者限制幼儿和儿童的"屏幕时间"，或积极与孩子一起观看电视，包括一起讨论广告内容。

（七）喂养的食品安全问题

正如本书第 49 章："预防无食物保障 - 可获得的社区营养计划"中所述，食品安全问题非常常见，往往严重影响儿童的营养和健康。食物是否安全对父母执行喂养建议的依从性有显著影响，也会改变他们的喂养行为。此外，据报道存在食品安全问题家庭中的母亲更倾向于控制喂养的方式，既给孩子施加压力，也限制孩子的饮食。由于家庭不允许浪费食物，因此会促进这些控制喂养的行为发生。即使孩子们不喜欢提供的食物，他们仍可能会被迫进食而没有其他选择。而那些食物来源有限的家庭也可能会购买更多低成本、高能量的食物来"填饱孩子"；同时这些家庭也可能更注重摄入食物的数量而非质量。因此，儿童保健提供者应该注意到，给孩子提供 8～10 次蔬菜对某些家庭而言是具有弹性的建议，否则这种蔬菜一旦被儿童反复拒绝，那么孩子饿了以后就没有其他食物可提供了。此外，还有一些家庭生活在"食物沙漠"地区，那里几乎没有超市和杂货店，这些家庭可能很难保证儿童饮食的多样化。综上所述，儿童保健提供者应考虑家庭实施喂养建议的社会背景，认识其具体困难，并帮助家庭获得与食物相关的资源（如 WIC、食品券等）。

八、先期指导对儿童健康进食行为的促进作用

一旦出现问题，预防通常比治疗有效得多。父母对幼儿和学龄前儿童的主要关注点往往是偏食或挑食行为，儿童保健提供者在这一发育阶段的作用往往是对家长提供一些安慰，防止出现不适当的强迫喂养行为。然而，在目前的易导致肥胖环境下，家长们也越

来越关心如何以健康和适当的方式预防儿童体重的过度增加。儿童保健提供者在指导父母掌握喂养时间和频率、适当的进食份量和儿童常规食物进食要求方面发挥着关键作用。

儿童保健提供者尤其擅长提供与儿童特定发育阶段相适应的有关培养健康饮食习惯的专业知识。每一次家庭访视都提供了与家人讨论未来几个月可能发生的事情的机会，并指导家人如何应对这些转变。儿童保健提供者通常与家庭保持着长期联系，能够根据儿童和家庭的特殊需求提供具体化的指导。例如，有些家长非常焦虑于孩子瘦小、偏食或挑食，在这种情况下，预期性指导最好集中在减轻父母的担心和减少孩子的进食压力上。相反，有些孩子可能存在过量进食、体重增加过多等问题，此时预期性指导应该集中在如何预防儿童早期肥胖方面。

总之，儿童保健提供者处于一个理想的指导者位置，通过提供预期的指导以实现儿童在生长发育、喂养和营养等方面取得最佳健康结果。根据儿童的发育阶段和独特属性，以及家庭可能面临的特定风险来调整喂养建议，可以最大化促进每位儿童的健康。

（翻译　成都市妇女儿童中心医院　陈　科　　审校　毛　萌）

第**8**章

青春期营养

一、概　　述

在美国，10～19岁的人口约有42 000 000人，占到总人口数的14%。除了出生后的第1年，青春期是一生中生长和发育最快的时期。在这个时期儿童的身高会增加20%，体重翻倍，骨量达到峰值的40%～60%，肌肉组织增加，血容量增大，心、脑、肺、肝脏和肾脏的体积均有增加。因此，此期间主要营养素的需求均增加，大多数青少年摄入的维生素和矿物质（叶酸、维生素A、维生素D、维生素E和维生素B_6、钙、铁、锌、镁和膳食纤维）及几个重要的食物组分，如水果、蔬菜和全谷物的剂量并不够。但他们在青春期时摄入的脂肪、饱和脂肪、钠及胆固醇往往超过了膳食推荐量，甚至有不少的青少年常使用高能量的食物（比如快餐、含糖饮料），并且缺乏运动，导致了他们在青春期体重增加过多。在一些特殊情况下，比如妊娠、慢性疾病和体育活动，都会增加青春期的营养需求。一些在青春期发生的疾病，例如，进食障碍、肥胖和慢性疾病与营养摄入不足或过量有关。

二、影响青春期营养需求的因素

与其他年龄组相比，青春期的营养需求更多地取决于性发育的成熟度（Tanner分期），而不是其实际年龄。卫生保健工作者应该在青少年每年的健康访视中使用性成熟等级或Tanner分期去评估青春期的成熟度。男孩和女孩的性成熟等级表见表8.1。女孩的生长速率增快发生在10～12岁，而男孩大概要在2年之后开始，也存在一些个体差异。女孩的身高增长速度峰值出现在青春早期，通常在乳房发育的Tanner2期和Tanner3期之间。青春期女孩较男孩体脂肪增加更明显，而男孩瘦体质和血容量增长更多。月经初次来潮常在青春晚期，通常是乳房发育Tanner 4～5期，乳房发育后的2～3年。美国女童的平均月经初潮年龄12.4岁。黑种人女孩的平均月经初次来潮年龄（12.06岁）要早于西班牙裔女孩（12.25岁）或白种人女孩（12.55岁）。但是第二性征的成熟在不同种族之间大致都是在同一时间完成的。身高的增长通常在月经来潮1年后完成。

　　男孩的青春期通常开始在 10 ～ 13 岁，身高增长速度峰值发生在青春晚期，Tanner 分期 4 ～ 5 阶段。因此男孩的青春期持续时间平均比女孩长 2 年。在 Tanner 生殖器分期的 4 ～ 5 期，继雄激素浓度升高后，肌肉质量增加。不论男孩还是女孩，达到骨量峰值均在身高增长峰值出现后的 6 ～ 12 个月。

表 8.1　男孩及女孩的性成熟阶段

女性阶段	乳房发育	阴毛发育
1	青春期前，仅有乳头抬高	青春期前，无阴毛
2	小的隆起的乳房，呈芽孢状	阴毛沿着大阴唇稀疏生长
3	乳房增大超过乳晕	阴毛数量增加，增粗并卷曲，颜色变深
4	乳房进一步增大，呈双峰状	阴毛类似成年型，但未蔓延至大腿内侧
5	发育成熟，乳晕和乳房的轮廓与成人一样，仅有乳头突出	成人阴毛的类型和数量，并延伸到大腿内侧
男性阶段	生殖器发育	阴毛发育
1	青春期前，睾丸、阴囊、阴茎大小和比例呈儿童型	青春期前，无阴毛
2	阴囊和睾丸增大，阴囊皮肤变红、皱纹增加，阴茎没有变化或很少的增长	阴毛于阴茎的根部稀疏生长
3	阴茎首先是长度的增加，然后是直径的增加，阴囊及睾丸增长	阴毛数量增加，变粗变黑，卷曲
4	阴茎长度和直径增加，腺体发育，阴囊和睾丸进一步发育，阴囊皮肤变深	阴毛类似成年型，但未延伸至大腿内侧
5	外生殖器与成年人的大小、形状相同	阴毛的数量和类型等同成年人，并蔓延至大腿内侧

三、膳食参考摄入量

　　在膳食参考摄入量（DRI）对两个年龄段（9 ～ 13 岁、14 ～ 18 岁），青春期男孩和女孩的正常营养摄入量提出了建议（附录 E），包括多种营养素的膳食营养素供给量，估计能满足 97% ～ 98% 这两个年龄段健康人群营养需求的每日最低平均膳食水平。尽管没有对能量摄入既定 RDA，但估计能量需求（EER）可根据年龄、性别、体重、身高和身体活动为维持能量平衡所需的热卡摄入提供指导。在青春期，个体发育差异可以发生在身体的生长速度、青春期生长突增和生理成熟的时间，均可能影响到营养的需求。此外，个体身体活动的模式差异很大，基于这些原因，青少年能量需求的评估应包括食欲、生长、活动、体重增加及皮下脂肪的累积。身体运动活跃的青少年限制饮食摄入会导致生长减慢、基础代谢率下降以及女孩闭经。RDA 的微量营养素（包括维生素和矿物质）旨在满足几乎所有的健康青少年的需求。因此它超过了普通人的要求。一份针对所有人群的健康食谱，包括青少年，应该提供的食物热量 25% ～ 35% 来源于脂肪，45% ～ 65% 的热量来源于碳水化合物，10% ～ 30% 的热量来源于蛋白质。中等活动量的青少年平均所需摄入的热量男性约是 2700kcal，女性为 2300kcal。

　　青春期期间，热量及营养素（如钙、氮、铁等）的增加取决于瘦体质的增加，而不是体重的增加，因为脂肪的含量是可变的。假设青少年瘦体重所含的钙、铁、氮和镁与成人相同，则可以估算出成长中的青少年每天需要的营养增加量（表 8.2）。整个青春期不断增加的营养需求量并不恒定，且在青春期的不同阶段也有所不同。

表 8.2　青春期生长每日身体所需矿物质和氮含量的增加部分 [a]

矿物质	性别	10 ～ 20 岁平均量（mg）	生长高峰时的平均值（mg）
钙	男	210	400
	女	110	240
铁	男	0.57	1.1
	女	0.23	0.9
氮 [a]	男	320	610
	女	160	360
锌	男	0.27	0.5
	女	0.18	0.31
镁	男	4.4	8.4
	女	2.3	5.0

改编自《福布斯》

a. 蛋白质的克数由氮乘以 0.00625 得出

四、青春期的营养问题

　　美国许多青少年尤其是青春期女孩，摄入的维生素、矿物质及营养素不足，包括叶酸、维生素（A、D、E 和 B_6）、钙、锌、镁和纤维素。青少年也常摄入过量的脂肪、饱和脂肪、钠和胆固醇。另外，9 ～ 18 岁的青少年在水果、蔬菜和全谷物这几个重要的种类中也存在摄入不足。例如 14 ～ 18 岁男性青少年每天约摄入 1 杯水果，女性为每天 0.8 杯，这大概为推荐量的 1/2（男性 2 杯、女性 1.5 杯）。蔬菜也常摄入不足，14 ～ 18 岁的男性平均每天摄入 1.3 杯蔬菜，女性为 1.1 杯蔬菜，远远少于推荐的男性 3 杯和女性 2.5 杯。此外极少有青少年进食营养丰富的蔬菜，事实上 95% 以上 9 ～ 18 岁的青少年每天食用少于 0.2 杯的深色蔬菜，在膳食中摄入的全谷物食物也不足，并且添加了大量的糖类。

　　青少年的饮食习惯特点是：①不吃饭，尤其是不吃早餐和午餐的趋势增加；②在外吃饭的时候多于在家里；③吃零食，尤其是高能量的食品和饮料；④吃快餐；⑤节食。一些青少年坚持素食或更严格的饮食习惯，例如禅宗长寿饮食（参阅第 11 章素食的营养问题及第 13 章快餐、有机食品、时尚食谱、蔬菜、草药、植物）。尽管青少年在食用素食是可以保持健康的饮食摄入，但有些青少年以一种不健康的摄入素食的方式来控制摄入量。

因此近期变成一个素食者可能是潜在的饮食紊乱的警告信号（见第 38 章）。青少年经常追求时尚而改变饮食习惯。这些饮食方式可以用青少年的独立性、希望通过一些冒险的挑战性行为来体现自己的价值、对身体形象的不满意、寻求自我认同、被同伴接纳的愿望、期望与同伴保持一致来解释。

下面介绍具体的营养素需求及青春期所需营养摄入值。

1. 能量　2011—2012 年全国营养和健康调查（NHANES）结果显示，年龄在 12～19 岁的青少年有 34.5% 是超重或肥胖。自 2005—2006 年以来，这个年龄段的肥胖患病率一直保持稳定，但患病率仍然高得惊人（见第 33 章儿童肥胖）。

2. 蛋白质　是生长、发育及维持身体组织所必需的。蛋白质摄入量的峰值与能量摄入的峰值相关。在青春期蛋白质的需求，如同能量需求一样，与生长模式的相关性高于年龄相关性。在美国，平均蛋白质的摄入量远高于 RDA，所以蛋白质缺乏并不常见，但在严格素食主义者、长期节食者和粮食不足的家庭里会发生。

3. 铁　青春期对铁的需求量增加，以维持快速增长的肌肉量、血容量及血红蛋白浓度的增加。在女性中需要弥补经期带来的铁损失，月经过多的青春期女孩患铁缺乏症的风险更高。

4. 锌　对于生长和性成熟至关重要。锌缺乏在青春期男性的生长迟缓及性腺功能减退中均有报道。高植酸饮食会降低膳食锌的生物利用度。

5. 素食　不摄入动物肉的青少年可能导致几种营养素的缺乏，尤其是维生素 D、维生素 B_{12}、维生素 B_1、蛋白质、钙、铁、锌及其他微量元素（见第 11 章）。

6. 龋齿　尽管龋齿始于儿童早期，但这与青春期的营养问题高度相关。龋齿与儿童期氟化物的摄入量较低和经常食用含碳水化合物的食物有关（见第 48 章）。

7. 继发性缺乏　许多药物可以影响到营养素的吸收与代谢（附录 G）。抗惊厥药物，尤其是苯妥因和苯巴比妥会影响维生素 D 的吸收，可能导致佝偻病和（或）骨质疏松，因此需要额外补充维生素 D。异烟肼可影响吡哆醇的代谢，口服避孕药会增加血脂的浓度，这些作用可能具有一定的临床意义。

8. 慢性疾病　青少年患有慢性疾病，如炎症性肠病、乳糜泻、糖尿病、幼年特发性关节炎或镰状细胞病等慢性疾病可能发生营养不足，这与慢性疾病的限制性饮食、与慢性感染相关的代谢需求增加以及通过大小便的营养丢失相关。这些慢性疾病会明显影响到青少年的营养状况（请参阅相应的章节）。

9. 钙和维生素 D　见下一部分关于骨健康的内容。

10. 妊娠期　见后面关于"妊娠期"的章节。

五、青少年骨健康与营养（另参见第 18 章钙、磷和镁）

青春期是骨质累积的关键时期，这期间累积了成人骨质的 40%～60%，而在围绕身高增长速度峰值的 2 年期间会累积 25% 的峰值骨质。女孩骨矿物质最大吸收率的出现平均在 12.5 岁，而男孩是 14 岁。在 18 岁时已经累积到了峰值骨量的 90%，但仍会在

20～30 岁有持续性的累积。不论男孩还是女孩，骨量峰值达到的年龄均晚于身高增长速度峰值 6～12 个月。这种线性生长和骨矿物质增长的分离可能使骨骼的脆性增加，并且在一定程度上能够解释年龄在 10～14 岁的男孩和 8～12 岁女孩前臂骨折发生率增加的原因。一旦达到峰值骨量后，骨量增加速度变慢，且骨量开始逐步下降。因此在青春期结束时达到的骨峰量将影响成年后骨折的风险。影响青春期骨量的因素包括遗传、激素水平、运动、含有充足的钙和维生素 D 的膳食、一般的营养和健康状况。尽管遗传的因素决定骨密度占有 50% 以上的原因，但其他的因素仍是可调控的。

现在仍然有不少的因素会影响到青少年获得最佳的骨骼健康状态。根据医学研究所（IOM）和美国儿科学会（AAP）的建议，青少年钙的摄入量为 1300mg/d，但是大多数美国的青少年都没有摄入达到建议的每日剂量。其主要原因之一是这些年来奶类的摄入量普遍下降，以及富含奶类的制品消费不足。AAP 建议青少年每天食用 4 份奶制品或其他等量产品。2011 年，在美国仅有 9.3% 的女孩每天可以食用量达到 3 份或以上的牛奶。青少年因为各种各样的原因减少了他们牛奶的摄入。有的是因为真的有乳糖不耐受，有的是因为不喜欢牛奶的口味，还有些人认为这是"小孩子的饮品"。一些青少年用含糖饮料，比如汽水，在餐食中替代了牛奶。汽水的消费与牛奶和奶制品摄入减少是有相关性的。所幸虽然青少年的汽水消费量仍然很高，但从 2007 年到 2015 年已有所下降。但是 2015 年的调查仍显示有 1/5 的高中生每天都会消费汽水。

维生素 D 是吸收和利用钙必需的脂溶性维生素。2011 年，IOM 将青少年的维生素 D 的 RDA 增加到了 600IU/d。维生素 D 缺乏症在北部气候和低脂饮食人群中普遍存在。暴露在太阳光的紫外线下皮肤会合成维生素 D。维生素 D 的饮食来源包括鳕鱼肝油、鲑鱼、沙丁鱼和金枪鱼等高脂肪鱼类，以及强化维生素 D 食品和饮料。

AAP 建议儿科医师在青少年前来健康体检的时候询问他们乳制品的摄入量、非乳制品中钙和维生素 D 的来源、服用钙剂和（或）维生素 D 制剂以及汽水的饮用情况。AAP 还建议鼓励增加钙和维生素 D 含量高的食物和饮料的摄入量。强化钙和维生素 D 的果汁和即食谷物可以购买得到。其他的非乳制品的钙可以来源于某些类型的鱼（例如沙丁鱼、骨头罐头等）和强化大豆制品。草酸盐含量不高的绿色多叶蔬菜（例如西蓝花）具有可生物利用的钙，但比如含草酸盐较高的菠菜不是钙的最佳来源。目前的数据不支持对健康的青少年进行常规的钙或维生素 D 补充，但在那些与骨骼脆性增加的相关疾病中可以考虑补充钙或者维生素 D。最后，为了促进获得最佳的骨骼健康，鼓励一些负重体育锻炼。步行、跑步、跳跃、跳绳和跳舞比游泳、骑自行车更能优化骨骼健康。

六、妊娠期营养的注意事项

2015 年，美国 15～19 岁青春期女性的妊娠率为 22.3‰。这是美国青少年数据的历史最低水平，较 2014 年下降了 8%。青春期的营养需求比女性一生中任何时候都高，而妊娠所需的额外营养可能使青少年难以获得足够的营养摄入。铁缺乏在妊娠的青少年中可能很普遍，因为在妊娠中期全国所有孕妇的铁缺乏患病率为 29.9%。和铁缺乏的情况一样，青少年对钙的生理需求量高，但摄入量低。但是对于妊娠期和哺乳期的青少年RDA最新修订的钙摄入量为1300mg/d，与未妊娠和未哺乳的青少年相同。

妊娠期体重增加是医疗服务提供者需要解决的重要问题，也是最近IOM报告的主题。妊娠期前的肥胖是一个日益普遍的问题，母亲和胎儿都可能面临不良妊娠结局的风险。妊娠期糖尿病、出生缺陷、先兆子痫、剖宫产、产后体重维持、大于胎龄儿、小于胎龄儿、早产儿的发生率较高与妊娠期肥胖有关。但是最近IOM的报道指出没有找到足够的证据支持妊娠期体重增加与妊娠期糖尿病和先兆子痫有关。已发现青少年妈妈中妊娠前肥胖状态和妊娠期过多的体重增加可预测肥胖在产后1~9年继续发展。

综合研究回顾发现，对妊娠的青少年进行营养干预、强化营养咨询和补充强化等妊娠期保健措施可以降低低出生体重、极低出生体重和早产的发生率。以学校为基础的营养教育和护士家庭访问计划可以使膳食摄入量适度改善，但对出生结局没有改变。一个对妊娠期青少年全面的保健方案应包括适当的产前保健、妊娠期体重增加的监测、营养评估、咨询与支持、计划生育。如果可能的话，应包括父母或其他监护人的谈话交流辅导。

七、青少年充足营养的保持和评估

青少年的营养指导应从每年筛查营养风险指标（表8.3）开始。这些风险应包括超重、体重不足、进食障碍、高脂血症、高血压和缺铁性贫血。为此青少年应摒弃一些不健康的饮食习惯，例如经常节食、不吃饭、进食流行食品和含高糖、高脂肪的食物和饮料，如快餐及软饮料。营养学检查应包括体格检查、血压、身高、体重的测量以及性成熟的评估（表8.1）、准确的测量身高和体重，并计算体质指数（BMI）。有高风险的青少年的营养筛查还应包括更广泛的营养评估，用食物频率问卷调查、24h膳食回忆或者食物日记，确定是什么增加了营养风险（表8.3），进一步找出营养问题。

表8.3 青少年营养评估使用的工具

工具	描述	参考文献
2000年CDC增长曲线	适用于2~20岁的儿童，包括BMI及身高、体重、头围	www.cdc.gov/growthcharts/whocharts.htm
青少年营养问卷调查	评估膳食摄入量及关于营养状态选择性的问题，包括解释性注释，均应在正式到医院就诊前完成	工具C：Nutrition Questionnaire for Adolescents. In：American Academy of Pediatrics. Bright Futures Nutrition. 3rd ed. Elk Grove Village, IL：American Academy of Pediatrics；2011：233-238
评估营养风险	包括筛选膳食摄入，满足居民膳食指南、过度摄入脂肪和甜食，不良的饮食行为（快餐、经常不吃饭、节食、时尚食物、进食障碍），肥胖、缺铁、龋齿及进食乙醇和吸入烟草，还包括进一步的筛查评估标准	工具D：Key Indicators of Nutritional Risk for Children and Adolescents. In：American Academy of Pediatrics. Bright Futures Nutrition. 3rd ed. Elk Grove Village, IL：American Academy of Pediatrics；2011：239-243

工具	描述	参考文献
营养建议	一些简单可行的能用于肥胖和进食障碍儿童和青少年的行为调整和营养咨询	工具 F：Stages of Change—A Model for Nutrition Counseling. In：American Academy of Pediatrics. Bright Futures Nutrition. 3rd ed. Elk Grove Village，IL：American Academy of Pediatrics；2011：249-250
推广健康饮食行为	对来访的青少年推广健康的饮食行为	工具 G：Strategies of Health Professionals to Promote Healthy Eating Behaviors. In：American Academy of Pediatrics. Bright Futures Nutrition. 3rd ed. Elk Grove Village，IL：American Academy of Pediatrics；2011：251-253
促进积极的身体形象	辅导对那些对身体形象有扭曲认识的青少年有作用	工具 I：Tips for Fostering a Positive Body Image Among Children and Adolescents. In：American Academy of Pediatrics. Bright Futures Nutrition. 3rd ed. Elk Grove Village，IL：American Academy of Pediatrics；2011：257-258
识别进食障碍的 Scoff 问卷	虽然只是证实了用于成年人，但是提供了一些针对青少年的关于饮食及身体形象的有效筛查问题	参见 AAP 临床报告
《2015—2020年美国人膳食指南》和《我的盘子》	包含有关青少年营养需求的特定和详细信息，以及基于食物的健康饮食指南	参见《美国人饮食指南》

　　体格测量指标应使用 2000 年国家卫生统计中心生长图绘制（www.cdc.gov/growthcharts/whocharts.htm）。体重或 BMI 低于第 5 百分位的青少年为体重不足，应进一步接受的评估。体重在第 85～95 百分位的定义为超重，也应该进行进一步的评估。BMI ≥第 95 百分位的青少年应转介接受全面的医疗评估及计划，以满足青少年及其家庭需求的体重管理计划。

　　如前所述，预防肥胖是医疗保健人员真正关心的问题，肥胖的青少年有在成年后仍然肥胖的风险，以及发生代谢综合征在内的不良并发症。青少年非常在意身体形象和获得健康的体重，可以由此鼓励青少年完成一些竞技运动来获得维持健康所需的能量。AAP 最近发布了由美国国立卫生研究院国家心、肺和血液研究所赞助的儿童和青少年心血管健康和降低风险综合指南专家小组的报告。该报告建议在 9～11 岁进行脂质筛查，并在 17～21 岁再次进行随机血非高密度脂蛋白（HDL）的指标或空腹血脂水平检查。如果具有明显的心血管疾病危险因素，如肥胖，在 12～17 岁的青少年需要增加额外的空腹血脂监测。饮食干预应包括避免大量摄入饱和脂肪、反式脂肪以及胆固醇。对于青少年，专家建议脂肪的摄入量应占提供总能量的 25%～30%，如果血脂筛查发现有异常，对这些青少年应密切监测及进行膳食管理。这样的青少年同样也存在着代谢综合征的风险，包括 2 型糖尿病。

相对较少的青少年能够摄入指南推荐的足够量的水果、蔬菜、谷物及奶制品，但这个群体又经常摄入过多的能量，尤其是男性。快餐和零食往往占到每日提供能量的 25%～33%，这往往导致能量密度及营养成分的摄入不足。医生可以建议青少年在多个种类食物及各类食物的多个品种中以推荐摄入量选择各种营养丰富的食物，限制添加的糖和饱和脂肪中所含的热量，减少钠的摄入，转向更健康的食物和饮料选择。儿科医师还应促进地或州级的学校提高用于盒装午餐、小食、筹款活动、体育赛事、学校聚会和校庆活动中用到的食品和饮料的质量。

家长还是食物的把关人，并是饮食行为的重要榜样。应该建议他们在家提供各种健康食品，每一餐都有水果和蔬菜，食用全麦面包和全谷物食物。青少年每天需要 4 份低脂（1%）或脱脂奶，或其他低脂乳制品，为骨骼健康提供充足的钙和维生素 D。提供瘦肉，包括鸡肉和鱼肉。避免食用高脂食物、含糖饮料和快餐这些能量密度低的食物。事实证明，全家人一起进餐可提高饮食摄入量，同时摄入更多的必需营养素，例如钙、铁和维生素。家庭共同进餐也增加了水果和蔬菜的摄入量。有的青少年常不吃早餐，而这一餐已被证明对学校的表现有着积极的影响。不吃早餐还会对膳食摄入造成不良的影响，因为这会增加一天中不健康的零食的食用量以用来弥补能量摄入的损失。青少年节食、不吃饭的现象与 5～10 年后出现肥胖和进食障碍的发展有关。家庭进食可以提高膳食质量，给青少年机会模仿良好的进食习惯。5 年后，当青少年成长为年轻人时，饮食质量会得到持续的改善。

青少年花在屏幕上的时间明显增加，以及媒体和互联网对食物摄入有越来越多的负面影响，这也使青少年把对食物的重点放在了低营养密度的饮食，增加了脂肪、糖和盐的摄入。家长应鼓励青少年坚持食用健康的零食，带早餐或水果去学校吃，而不是不吃早餐。

鼓励他们参加有组织或无组织的体育活动是非常重要的，因为在青春期体育活动通常明显减少，尤其是女性。建议青少年每天进行 60min 以上的体育锻炼，每周至少 3d 的 60min 以上的肌肉和骨骼的力量活动。青少年在电子社交网络上花的时间明显增加，父母应限制屏幕时间（电视、视频、电脑）为每天 2h 以内，并禁止在卧室里看电视。这个措施对预防肥胖也是有作用的。适度活动的青少年平均每天需要的热量男性为 2700kcal，女性为 2000kcal。个体所需要的能量不同，取决于年龄、性别、体型、性成熟的程度、生长速率和体力活动的水平（表 8.4）。评估生长速率是决定合适能量摄入的重要因素。青少年还需要大量的蛋白质，高达每磅体重每天 0.5g。因此一个 124 磅重的青少年每天约需要摄入 60g 蛋白质。女性的铁的每日平均摄入量为 15mg/d，男性为 12mg/d，区别在于女性的月经失血。肉（包括贝类）中的血红素铁是铁的最佳来源，因为它的吸收率相对较高。有铁缺乏病史或有缺铁风险的青少年应做铁缺乏的筛查。

表 8.4 按年龄、性别和体力活动的水平估计每天的热量需求

男性，年龄（岁）	活动水平			女性，年龄（岁）	活动水平		
	久坐	适度运动	活跃		久坐	适度运动	活跃
12	1800	2200	2400	12	1600	2000	2200
13	2000	2200	2600	13	1600	2000	2200
14	2000	2400	2800	14	1800	2000	2400
15	2200	2600	3000	15	1800	2000	2400
16	2400	2800	3200	16	1800	2000	2400
17	2400	2800	3200	17	1800	2000	2400
19～20	2600	2800	3000	19～20	2000	2200	2400

据美国农业部和美国卫生与公共服务部数据，《2015—2020 年美国人膳食指南》

　　青少年的其他关键营养素包括足够的钙和维生素 D 以促进骨骼生长。根据 IOM 的建议青少年钙摄入的 RDA 为每天 1300 mg。每天食用 4 份奶制品就能达到这个 RDA 的量。强化牛奶还应每天为青少年提供建议摄入的 600 IU 维生素 D。有控制体重需求的青少年可以食用含有和全脂牛奶一样多维生素 D 和钙的低脂或者脱脂牛奶。钙的一些替代来源包括豆腐、强化豆浆和深绿色多叶蔬菜。但是如前所述，因为青少年对食物的选择性，大多数不能达到维生素及矿物质的需求量。

（翻译　成都市妇女儿童中心医院　霍亭竹　　审校　毛　萌）

第**9**章

学校、幼儿园和儿童保育机构中的营养

一、概　述

学校饮食服务包含的内容很复杂。它不只是提供学校膳食，还包括许多内容，比如营养质量、人员培训、经济学、食品安全、特殊人群饮食，以及不断更新的国家和州法规。其主题不仅涵盖了联邦学校膳食计划，也包括在儿童保育、学前教育、课后和暑期照护机构中的食品服务，以及在上学期间校内和学校周围提供的所有食品。因此，它是儿童营养的重要支柱。

学校可获得的食品有3个不同的来源：①由美国农业部（USDA）管理的联邦学校膳食计划；②与联邦膳食计划竞争的在学校出售的食品；③从其他各种来源进入学校的食品（外包装餐、小吃和饮料、课堂聚会、俱乐部销售、体育赛事等）。

最近的神经认知测试和脑成像研究强调了一个事实，即健康的孩子是更好的学生，尤其是当儿童和青少年面临经济或社会不利情况时。超过95%的美国学龄儿童（即5500万）在公立或私立学校就读。通常情况下，这些孩子每天在学校度过6h，每天在学校里摄入35%的能量，而在家中则为56%。在生命早期阶段，2400万0～5岁的儿童中，有60%参加了各种提供餐点的儿童保育服务，而这些会影响儿童的饮食习惯。学校进餐的核心任务之一是保障那些面临粮食短缺或长期饮食不足的家庭的儿童需求（见第49章：预防粮食危机）。

二、美国的营养安全网络

自20世纪30年代大萧条以来，政府的营养援助为美国人民，特别是儿童免遭饥饿和营养不良提供了保护（表9.1）（另见第49章）。最大的联邦计划"营养补充援助计划"（SNAP）在2017年平均每月为4220万人提供服务，年费用为680亿美元，而针对妇女、婴儿和儿童的"特别营养补充计划"（WIC）在2017年每月为近730万人提供服务，每年花费56亿美元。针对学龄儿童的联邦计划在2017年增加了180亿美元的现金和商品成本投资，其中3000万用于学校午餐计划，1470万用于学校早餐计划。总的来说，这些计划对美国营养风险最高的儿童预防饥饿和保持饮食质量具有深远的影响。 但是，在 2016 年，美国农业部经济研究局（ERS）跟踪了 1560 万户含 4120 万人的美国家庭的粮食危机状况，发现美国家庭的粮食风险率为 12.3%。美国儿科学会（AAP）发表了政策声明，讨论了粮食危机和家庭贫困对儿童健康和心理健康造成的相关威胁（另见第 49 章）。

表 9.1 学龄前儿童和学龄儿童营养安全网项目

- 国家学校午餐计划（NSLP）
- 学校早餐计划（SBP）
- 课后小吃
- 特别牛奶计划
- 新鲜水果和蔬菜计划
- 儿童和成人护理食品计划（CACFP）
- 夏季食品服务计划（SFSP）
- 团队营养

三、学校膳食的历史

早期的校餐模式可以追溯到 19 世纪末期。甚至在国会通过和哈里·杜鲁门总统签署 1946 年《国家学校午餐法》（第 79-396 号《公法》）之前，人们就已经认识到，需要为贫困儿童提供学校膳食来保证其稳定的营养和充沛的学习精力。"国家学校午餐计划"（NSLP）的目的是每天至少为在校儿童提供一顿营养餐。营养餐的目标是为 10 ~ 12 岁的孩子提供每日所需的 1/3 ~ 1/2，这一基准持续了 30 年。1966 年的《儿童营养法》确立了"学校早餐计划"（SBP），作为低收入儿童，尤其是长途上学的儿童的试点。1975 年，"学校早餐计划"（SBP）与"国家学校午餐计划"（NSLP）一起成为永久权益，由美国农业部食品与营养服务局（FNS）管理。最佳的生长和发育以及根据推荐膳食限量（RDA）规定提供均衡的宏观和微量营养素，是该计划标准的科学基础。2010 年具有里程碑意义的《健康，无饥饿儿童法案》HHFKA [PubL（第 111-196 号法律）]，对校餐进行了广泛修订，使其更符合《美国国民膳食指南》（DGA）的建议。

四、具有里程碑意义的 2010 年《健康，无饥饿儿童法案》

2010 年的《健康，无饥饿儿童法案》（HHFKA）涵盖了超过 30 年来学校食品计划中最重大的变化。该法案制定几项新的规定，以更新学校的营养状况，其中包括根据每周 5 种食物的份数与最新的《美国国民膳食指南》保持一致而建立模型。该法案在四分之一世纪以来首次为学校每餐提供一些额外补贴，以帮助抵消食品购买成本的上涨。它还授权学校食品服务机构使用更优质的商品食品。该法案引入了一些新的、影响深远的条款，并授权美国农业部为在校期间定期出售的所有食品制定营养标准，包括在自动售货机、点餐线，以及在学校商店出售的食品。美国农业部的新规定是在 2014 年制定的。该法案还通过《儿童和成人保健食品计划（CACFP）》，在儿童保育环境中推广新营养标准。此外，该法案还加强了学校食品安全，强调为学校食品工作人员提供更多的教育培训机会，并进一步指导每所学校的健康委员会，帮助制定联邦营养标准未涵盖的食品和体育活动政策。

遵守这些准则，强调全谷物食品、水果和蔬菜，自然而然地限制在学校膳食任意摄入固体脂肪和糖分。推荐的最低和最高热卡表示每周在校5天的日平均推荐量，而不是按每餐或每天计算。对于某些年龄段的人群，例如青春期的男性，要达到最低的每日热卡摄入量是学校食品服务要长期面临的挑战。为了解决这个问题，可以在膳食模式中添加任意来源的热卡（固体脂肪和添加的糖），只要它们的热卡，饱和脂肪，反式脂肪和钠不超量即可。法律规定，在随后的10年中，学校早餐将盐分逐步减少25%，午餐盐分减少50%。

肉类替代品包括其他蛋白来源，如坚果、种子，或坚果黄油或面粉和通心粉、酸奶产品。肉类或肉类的替代品每周重复不能超过3次。同样，如果学生因为医疗、饮食或文化的原因，也可使用牛奶替代品。然而，非乳制品的替代品必须遵循美国食品药品监督管理局的指南（表9.2）。

表9.2　非乳类替代食品的强化要求

营养素	每杯（8oz液）
钙	276mg
蛋白质	8g
维生素A	500U
维生素D	100U
镁	24mg
磷	222mg
钾	349mg
维生素B_2	0.44mg
维生素B_{12}	1.1μg

五、学校零售食品的标准

2010年《健康，无饥饿儿童法案》中影响最深远的条款之一是将"在校日"期间出售的所有食品的责任委托给美国农业部，"在校日"是指从到校日午夜前到放学后30min的时间段。这包括所有在学校餐饮竞争项目出售的零食。虽然"空热量"一词有各种各样的定义，但十多年来的研究发现，高能量、低营养价值的零食类食品和饮料占儿童和青少年总能量消耗的30%～40%。

应美国农业部的要求，国家医学科学院（NAM；旧称医学研究所，Institute of Medicine）研究了竞争性食品的问题，并提出了建议。该委员会发现，通过快餐店、学校商店、线上点餐以及促销和烘焙店提供等途径，校园内消费了许多形式的快餐食品和饮料。

国家医学科学院委员会提出了一些标准，以确保出售的所有食品都有助于孩子的个人饮食习惯，而不会增加能量过剩的风险。这些建议构成了美国农业部新规则"学校的智能零食"的基础。

要获得"智能零食"的资格，点心或小吃必须符合这些营养标准（表 9.3）：

- 以重量计含有 50% 或以上全谷物的谷物产品（以全谷物为第一原料）；或
- 以水果、蔬菜、乳制品或蛋白质食品作为第一原料；或
- 混合食物含有至少 1/4 杯水果和（或）蔬菜；且
- 符合热卡、盐分、糖和脂肪的营养标准。

在"智能零食"中，小吃必须包含以下组合之一：

- 肉 / 肉替代品 + 全谷物食品
- 蔬菜 + 肉 / 肉替代品
- 水果 + 肉 / 肉替代品
- 肉 / 肉替代品，不包括肉类零食（例如牛肉干）、酸奶、奶酪、坚果、种子以及坚果或黄油
- 全谷物丰富的小吃，可作为学校早餐计划报销餐的主食

表 9.3　智能零食指南

营养	点心	小吃
能量	≤ 200kcal	≤ 350kcal
钠	≤ 200mg	≤ 480mg
总脂肪	≤ 35% 总能量	≤ 35% 总能量
饱和脂肪	< 10% 总能量	< 10% 总能量
反式脂肪	0g	0g
糖	≤ 35% 净重	≤ 35% 净重

该标准也对饮料进行了规定。水，是否碳酸化不受限制。小学的奶量限制在 8 盎司，中学的奶量限制在 12 盎司，高中的奶量限制在 12 盎司。与《联邦学校膳食计划》的标准一致，未调味的牛奶可以是低脂或脱脂的，但调味牛奶必须是脱脂的。果汁或蔬菜汁不论是否稀释或碳酸化，份量都与牛奶相同。低热量和无热量（低于 5kcal/8 盎司，最高 10kcal/20 盎司）饮料，不论有没有含咖啡因或碳酸化，都只能在高中部提供。

学区必须解决围绕出售零售食品的若干问题，例如成功过渡的规划、与食品制造商或供应商沟通、确定符合要求的食品和饮料产品、确保学校领导的持续支持，处理食品和饮料法律未涉及的情况（例如，无限制食品、班级聚会、宴会、筹款销售）。学区还必须处理任何可能影响收入来源的重大销售变化。为了确定某一特定产品是否符合标准，学校利可用营养成分表提供的信息，以及 FNS（智能零食产品计算器）提供的计算器。

智能零食产品计算器（FNS）与"健康一代联盟"（Alliance for a Health Generation）也提供了一个简单的参考资料，列出了合格产品，并确定了免税的产品。这些产品含有指南的关键营养素，如新鲜、罐装，或与水果或蔬菜一起提供的干果、奶酪或坚果油。

六、学校膳食的新营养标准

美国膳食指南描述了 2 岁以上儿童的最佳营养标准。最近的指南（2015—2020 年）于 2015 年 12 月发布。美国膳食指南委员会基于支持健康饮食模式消费的证据，给出了这样的定义：膳食模式代表消费的所有食物和饮料的总和。作为健康饮食模式的一部分，所有食物像拼图一样组合在一起以满足营养需求，而不超过限制量，比如饱和脂肪、添加糖、钠和总热量。所有形式的食物，包括新鲜的、罐装的、干的和冷冻的，都可以纳入健康的饮食模式。膳食模式具有可调节性，这意味着有许多途径来支持个人饮食模式得到健康结果。健康的个人饮食习惯包括以下 5 种食物类别中每一种的营养密集型食物：蔬菜（红色、黄色、绿色食品种类繁多），各种水果和 100% 果汁，谷物（尤其是全谷物），低脂或无脂奶和奶制品，以及优质蛋白质来源（瘦肉、鱼、豆类、鸡蛋、坚果和种子）。

新的《美国国民膳食指南》（DGA）强调限制固体脂肪、添加糖和钠的摄入，同时在所有年龄段加大体育活动，强调实现能量平衡，使热量摄入与常规活动水平相匹配。《美国国民膳食指南》（DGA）还确定了几乎所有美国人都关心的 4 种公共卫生营养素：钾、纤维素、维生素 D 和钙。国家医学科学院根据 2005 年的《美国国民膳食指南》（DGA）为学校膳食提供了新的建议。这份报告，以及 2011 年 FNS 的后续建议，建议学校膳食应基于每周营养需求提供适当数量的食物组。为此，该建议按年龄和级别确定了食用频率、适当的食用量和最低和最高热量摄入目标（表 9.4）。通过遵循该建议，国家医学科学院确定学生将满足所有营养素的膳食参考摄入量。

表 9.4　最少和最高能量摄入建议

年级	早餐计划（kcal）	午餐计划（kcal）
K～5	350～500	550～650
6～8	400～550	600～700
9～12	450～600	750～850

七、参与学校膳食

只要学校参加了联邦膳食计划，任何学生都可以享用学校的膳食。学生支付的费用取决于家庭收入。收入低于联邦贫困水平（FPL）130% 的家庭有资格享受免费学校膳食，收入在 130%～185% 的家庭有资格享受减价膳食，早餐支付 0.30 美元，午餐支付 0.40 美元。家庭收入超过联邦贫困水平 185% 的儿童和青少年要支付学校设定的费用，学校会得到联邦政府的小部分补偿来补贴他们的费用。

美国农业部的膳食计划几乎存在于全国 105 000 个公立和非营利性私立学校和寄宿儿童保育机构。2018 年，NSLP 和 SBP 提供的总膳食中，分别有 74% 和 85% 符合免费或降价膳食的条件，表明保护食物危机儿童的最初使命正在实现。

参与学校膳食计划的人数正在增加，这反映了美国儿童面临的经济状况。在 2007 年的经济衰退之后，参与率大幅上升，并在 2014 年达到顶峰，不过 2018 年参与率略有下降。经济衰退导致大量以前没有资格享受联邦膳食的儿童涌入。几乎所有人都符合免费用餐的标准。学校的伙食为挣扎中的家庭提供了更多的食物预算，以防这些家庭经济降低到联邦政府设定的贫困线以下。对于那些没有资格获得免费或减价膳食支持的学生，由于全额支付膳食费用的增加，以及学校对出售的竞争性食品的严格监管，使得来自高收入家庭的儿童参与比例下降。

2015 年，美国农业部推出的《社区资格条款》（CEP）进一步刺激了参与率。《社区资格条款》是低收入地区学校和学区的膳食服务选择。这是 2010 年《健康，无饥饿儿童法案》（HHFKA）的一项新规定，旨在使全国最贫困地区的学区和地方教育机构更容易免费为所有入学学生提供普遍的早餐和午餐。

参加《社区资格条款》是当地学区根据其特定学生群体自愿做出的决定。参与地区有 40% 的学生有资格享受免费和降价餐食，可免除收集个人家庭申请的负担，节省时间和金钱。然而，参与地区必须提供一个"学校早餐计划"（SBP）与"国家学校午餐计划"（NSLP），这一规定大大刺激了全国最贫困儿童的早餐供应。学校提供的早餐与学校午餐的比例是提高所有高危儿童覆盖率的一项全国性措施，由食品研究与行动中心（FRAC）每年对所有州进行跟踪。通过提高膳食参与率，《社区资格条款》CEP 为学校食品服务提供了额外的财政稳定来源，并帮助改善了地区儿童的营养风险，这些地区的儿童最有可能出现某些特定情况下、暂时性的粮食危机。

八、暑期食品服务计划（SFSP）

暑期长达 3 个月。由于没有学校提供的食物保障，这对于食物缺乏保障的儿童来说，是一个非常困难的时期。有证据表明，与在校期间相比，所有儿童在暑期食用的食物质量较低，久坐不动，更容易增重。美国农业部的暑期食品服务计划（SFSP）旨在通过《社区资格条款》尽可能地向低收入儿童提供免费营养餐，而无须个人提出申请。营养餐由当地组织和机构（例如图书馆，公园和娱乐场所，开放的学校食堂，青年体育联盟，营地）和组织（例如 YMCA/YWCA，Big Brothers/Big Sisters 等）提供。每个合格的网点都会获得费用和伙食费的补偿。尽管获批的暑期食品服务计划网点在 2017 年夏季为 18 岁及以下的儿童提供了超过 2 亿份免费餐点，但这一数字仅占美国学校整个学年每天提供的4400 万份学校餐点的一小部分。

对全国的儿科医师和儿童健康专业人员来说，倡导建立暑期膳食的准入网点，是一种简单而有效的方式，可以改善当地社区儿童和青少年的营养稳定性。此外，自 2008 年在阿肯色儿童医院试点以来，在全国儿童医院内建立膳食计划一直是美国农业部的一项关键战略。

九、学校膳食计划的营养效果

FNS 是美国农业部签约的一家独立研究公司，根据《美国国民膳食指南》（DGA）的建议，密切监测学校膳食营养。学校营养膳食评估研究（SNDA）-SNDA I 1991–92、SNDA II 1998–99、SNDA III 2004–05 和 SNDA IV 2012–13 在超过 20 多年的时间里都对联邦学校营养政策进行了改进。因此，学校饭菜的营养质量稳步提高。由于 DGA 在 20 世纪 70 年代至 21 世纪初对总脂肪、饱和脂肪和反式脂肪的关注，SNDA I- III 旨在确保宏观和微观营养素的均衡消费，特别是降低膳食中脂肪的贡献。为此，该阶段的膳食是使用具有营养成分定量功能的标准化菜单工具设计的。这种方法成功地限制了总脂肪和饱和脂肪，主要是通过将牛奶限制为低脂和脱脂品种。早期的 SNDA 还回答了一个关键问题：参与学校膳食是否是肥胖率上升的一个因素。数据清楚地表明，经常吃校餐的儿童患肥胖症的风险中性或较低。

肥胖"危机"的出现，使《美国国民膳食指南》（DGA）的国家营养目标从对个人营养风险的担忧转向了促进健康饮食模式的益处，正如 DGA 2010 年首次提出。2010 年关键的《健康，无饥饿儿童法案》，依靠 SNDA III 和 IV 收集的数据，试图反映《美国国民膳食指南》中建议的新转变，并应用于学校膳食准备。由于它强调增加全谷物、水果和蔬菜，同时限制钠和添加糖，这引起了对用餐参与度和增加食物浪费的担忧。

初步研究表明，校园出售的所有食品的饮食质量均发生了积极变化。学生已经很好地适应了以份量为基础的菜单设计，没有证据表明餐盘浪费显著增加。然而，这些数据一般都是间接的。针对 2010 年《健康，无饥饿儿童法案》（HHFKA）影响的第一个综合评估将来自 2014-15.25 年学校营养和膳食成本研究（SNMCS）。它将研究校餐的食物和营养成分以及校餐的费用，评估学校的食物环境，并包含 24h 膳食回顾，以评估校餐对儿童总体饮食的贡献。

十、学前和儿童保育的营养标准

2012 年，在 2400 万 5 岁及以下的儿童中，超过 60% 的儿童接受了某种形式的非父母托儿服务。在 3～5 岁，75% 的儿童接受儿童保育。在职父母选择多种不同类型的照料方式，包括保育中心照料（34%）、在另一个家庭家中照料孩子（8%）或亲戚照料（26%）。少数人使用多种形式的儿童保育（12%）。全国儿童保育协会每年收集全国儿童保育统计数据。儿童保育提供了一个特别重要的机会，为儿童早期的高质量营养和日常体育活动奠定基础。在各种儿童保育环境中的经历，提供了鼓励均衡营养和体育活动的潜力，这有助于塑造儿童的发展、食物偏好和游戏习惯。

3～5 岁的学龄前阶段，只有 55% 的托儿所儿童参加了以中心为基础的教育服务，并制定了涵盖饮食习惯的书面政策。在高质量的儿童保育环境中，营养是学习经验的重要组成部分。但是，在经济衰退之后的一段时间里，高质量的、以中心为基础的托儿服务的成本平均为每个孩子每年近 7000 美元，全美范围内的成本从 4000 ~ 18 000 美元不等。非正式的儿童托育是由亲属或在其家中有偿照顾者提供的，其饮食质量低于儿童之家，突出了改善儿童营养的机会。在一份关于儿童保育机构营养的立场声明中，营养与饮食学会鼓励所有儿童保育机构将他们提供的食物与 DGA 和《儿童和成人保健食品计划 (CACFP)》的膳食模式和份量相一致，尽管 DGA 并不包括 2 岁前的儿童。各州对儿童保育环境中的营养的要求通常遵循《儿童和成人保健食品计划》膳食计划。《儿童和成人保健食品计划》为 420 万儿童提供服务，并且和针对大龄儿童的学校就餐计划一样，根据儿童托育中心，集体之家和家庭托育所的财务需求，为幼儿提供免费或优惠的膳食，分为 3 类：1 ~ 2 年，3 ~ 5 年，6 ~ 12 年。《儿童和成人保健食品计划》根据膳食模式方法指定营养质量，提供份量大小指导和营养教育。各种儿童保育场所均符合条件：高风险的课后保育中心、儿童保育中心、日托所、紧急避难所和 Head Start 计划。各个州通常会增加规定，进一步限制儿童保育环境中营养价值低的食品（请参见第 49 章），以提高《儿童和成人保健食品计划》标准。

根据 2010 年 HHFKA 的授权，美国农业部于 2016 年 4 月发布了修订的《儿童和成人保健食品计划）膳食模式营养标准，以使其与 DGA 保持一致。膳食模式规定了为婴幼儿提供的水果、蔬菜、肉类、肉类替代品、果汁和牛奶以及谷物和谷物的份量，以及营养和食品安全最佳实践的建议。重要的是，个体的托儿中心和家庭托儿点有资格参加 CACFP，并对提供的膳食和零食进行补贴。这笔费用不仅促进了儿童的饮食质量的改善和托育员的教育，而且降低了提供照料的成本，并为这些场所提供了小型企业支持。在最近的一项研究中，将近 1/3 的学前教育学生吃双份早餐。尽管担心更高的肥胖风险，这项研究未能表明肥胖与肥胖的相关性，这与中学生吃两顿早餐的研究相类似。在西班牙学龄前儿童中，双份早餐与肥胖的可能性降低 60% 有关。早起床时间是上学前在家吃早餐的一个重要因素。相反，不吃早餐的幼儿患肥胖症的风险更高。

十一、学校餐饮服务的复杂业务

美国农业部 FNS 制定政策指导学校应该如何设计菜谱。学校餐饮服务（SFS）的工作人员负责制作美味、经济的膳食，并能在学校当天规定的严格时间内送达。SFS 通常包括：

SFS 主管（主任、协调员）：

根据地方、州和联邦政策监督食品服务的各个方面，与地区首席财务官密切合作，并直接向总监汇报。

SFS 营养主管（助理主任，专家，营养师，行政总厨）：

较大的学区通常需要对食品生产进行更严格的管理，特别是如果中央机构为许多学校提供餐食时。SFS 营养主管通常处理采购、财务预算、菜单计划、配方开发、人员、培训、餐饮或自动售货操作以及仓库管理。

SFS 助理经理（厨师长，主管）：

在单个供餐地点或学校参与日常操作，负责食品安全、卫生、膳食质量、特殊膳食需求（食物过敏、腹腔疾病等），监督员工以及订购和储存食物。

SFS 员工（助理，技术员，厨师 / 收银员，洗碗机）：在各个学校内工作，准备和提供食物，确保进餐时间的效率，负责清洁和维护设施和设备。

2010 年 HHFKA 的一项指令，要求提高 SFS 管理人员的专业培训和资质。学校营养协会（SNA）为学校营养协会的工作人员提供培训、资格认证、认证和资源，并参与该领域的国家宣传。

学校餐饮服务最困难的挑战是平衡有限的运行成本与严格的联邦营养要求。根据学校午餐和早餐成本研究 II，SFS 的预算包括食品（37%），人员 / 福利（48%），用品（5%）和"其他"（包括租赁的设备、保管服务等）。间接成本，例如设备维护、公用事业、运输、燃料和废物收费，通常不包括在 SFS 预算报告中。制作 NSLP 报销的午餐的平均成本为 2.28 美元，而 SBP 报销的早餐的平均成本为 1.92 美元（表 9.5）。但是，当计算总费用时，学校午餐的费用远高于当前的报销比例。美国农业部估计，根据 2010 年 HHFKA 的规定，以全谷类食品、新鲜水果和蔬菜的成本为基础，每顿学校午餐和每顿早餐的成本分别增加了 0.10 美元和 0.27 美元。但 HHFKA 只额外提供 0.06 元的资金来支付这些费用。此外，由于较大的学区能够通过生产大量餐食和集中生产的效率来维持每餐成本相对较低，这些数字存在偏差。在过去的 30 年中，学校餐饮服务（SFS）不断增加的费用从未完全被《儿童营养再授权法案》中的规定的年度生活费用调整所抵消。

表 9.5　政府对学校早餐、午餐项目每人每餐的补贴（2016—2017）

Centers	早餐	午 / 晚餐	点心
相邻的 48 个州 [a]			
免费	$ 1.71	$ 3.16	$ 0.86
减价	$ 1.41	$ 2.76	$ 0.43
全价	$ 0.29	$ 0.30	$ 0.07

a. 阿拉斯加和夏威夷的补贴更高

学校餐饮服务（SFS）的一项重大隐性支出是免费膳食。自 2007 年经济衰退以来，即使父母不支付费用也能用餐的孩子人数大大增加了。根据学校营养协会（SNA）2016 年学校营养状况调查，有 76% 的学区在学年末，报道了因免费膳食负债。农产品商店是帮助学校达到营养标准和维持合理成本的重要补充。商品提供了 15% ～ 20% 的项目要求的食品，为学校提供了涵盖所有 5 种食物类别的 180 多种产品，包括调味料、肉类、罐头和冷冻蔬菜、水果、果汁和谷物。食品采购代理商，美国市场服务处以及美国农业部农业服务局必须符合美国农业部严格的食品安全准则。每一种商品都附有一份食品说明书，供食品安全中心工作人员使用，其中列出了食品种类、数量、产品描述、营养标签、储存信息和准备技巧。水果只加极少量的蔗糖糖浆或不加糖，如苹果酱。每份蔬菜产品的钠含量限制在 140mg 或更少，许多是无盐品种。肉类以瘦肉、低脂肪的形式供应。猪油和黄油产品已完全被淘汰了。通过这种方式，美国农业部对 DGA 的规定做出贡献，帮助全国 105 000 所学校符合 FNS 的规定。在 2012 财年，商品食品服务估计向学校提供了价值超过 11.2 亿美元的农产品。

十二、学校膳食标准、营养摄入和餐盘浪费

2010 年的《健康，无饥饿儿童法案》是儿童营养的分水岭，但也代表了高赌注。通过将联邦学校膳食的设计与 2010 年 DGA 的指导相结合，目标是改善每个孩子的饮食习惯。为了实现这一目标，每周的食物分组量成为主要基准。通过规定更多的水果、蔬菜和粗粮，同时减少饱和脂肪，添加的糖和钠，美国农业部对学校餐饮服务的功能做出了许多假设。满足标准所需的新食品价格昂贵，但在 2012—2013 学年新法规实施之前，几乎没有提供任何方案来抵消成本。

标准极大地改变了通过点餐线和自动售货机提供的食品，这是学校膳食服务主管以前用来抵消学校备餐损失的一个利润丰厚的收入来源。最关键的是，2010 年的《健康，无饥饿儿童法案》假设，儿童和青少年可以接受学校食物的累积变化。保持用餐参与和增加食物消费是成功的最关键的衡量标准。学校膳食服务 - 包括伙食准备、学校的人员、食物、设备和间接费用的固定成本。任何用餐参与度的下降都会迅速影响收入。从营养方面来说，要求孩子们吃更健康的食物是一回事，但让孩子们接受则是另一回事。口味、价值和便利——食物选择的三大支柱——使得这一提议在学生参与和餐盘浪费方面具有风险。在每天提供 4400 万份学校餐食的过程中，全国的学校餐食服务（SFS）一直在处理大量的食物浪费。餐盘浪费不是每天都一样，而是受学生的饮食偏好、方便程度、就餐环境、用餐时间分配、午餐前休息时间及学校餐饮服务创新的影响。甚至在 2010 年的 HHFKA 之前，餐盘浪费为所有食物的 20%～50%。水果和蔬菜的摄入量一直很低。总的来说，年龄较小的学生摄入的总能量比年龄大的学生要少得多，浪费了更多的橙色蔬菜、水果、谷物类和蛋白质类食物。在 2014 年发表的一项研究中，研究人员使用数码摄影技术对中小学生的餐盘浪费进行了量化。研究发现只有 45% 的小学生和 34% 的中学生摄入了蔬菜。小学生浪费了超过 1/3 的谷物、水果和蔬菜。中学生留下了近 50% 的新鲜水果，37% 的罐头水果和近 1/3 的蔬菜。不足 50% 的学生维生素 A、维生素 C 或铁的摄入达到了国家膳食标准。

增加儿童的水果和蔬菜消费是 2010 年 HHFKA 的基本目标。其中一个最重要的变化，因为它涉及食物浪费，是要求给所有的学生都提供一份含水果或蔬菜的午餐。而以前，只要求学校提供水果或蔬菜。公众、学校管理者和民选官员更加担心，这一变化导致食物浪费增加，同时增加了学校预算的成本。据洛杉矶联合学区报道，每天的垃圾成本为 10 万美元，不仅包括食品价值，还包括清除垃圾的费用。最初，在接受调查的 240 名学校营养主管中，超过 80% 的人主观上报告说学生的餐盘垃圾量增加，特别是蔬菜。学校膳食服务的主管们有理由担心，浪费的增加预示着学校膳食项目参与度下降，可能会对学校膳食服务的预算产生灾难性的影响。

在 2010 年《健康，无饥饿儿童法案》（HHFKA）实施后，量化餐盘垃圾的初步研究

显示了好坏参半的结果。Just 和 Price 在犹他州 3 所小学（从幼儿园到 5 年级）的研究发现，要求学生至少摄入一份水果或蔬菜，这大大增加了水果和蔬菜的浪费量。然而，科恩等发现，在马萨诸塞州一个低收入的城市学区的 4 所学校实施了新规则后，水果或蔬菜的浪费没有增加。蔬菜分量的增加实际上会导致更多的蔬菜摄入量。在美国西南部一个农村县城的一所小学实施新规定后，Byker 等评估了最有可能浪费食物的学龄前和幼儿园学生产生的食物垃圾。在 1 周的时间里，食物的总浪费量为 45.3%，其中蔬菜最高（51.4%），水果最低（33.0%）。然而，每一天浪费的食物量都有很大的差异；例如，蔬菜从 26.1% 到 80%。Cullen 等在干预性的自助餐厅和对照学校食堂的中小学生进行了研究。在干预性自助餐厅，新的用餐模式允许学生选择 1 份水果和 2 份蔬菜。在对照食堂，学生每餐只能选择 2 份水果和蔬菜。干预组的中小学生选择和食用总淀粉类蔬菜、水果、豆类、蛋白质类食品的比例明显高于对照组。此外，干预学校的中小学生摄入的热量明显减少。

2017 年，Cullen 和 Dave24 回顾了自实施新膳食标准以来完成的可用研究，使用了两种方法来研究新标准的效果：①学生饮食结果的变化，②学校饮食环境的变化。结果显示，随着时间的推移，总体情况有所改善。然而，各研究中年级、种族、地理位置以及免费和优惠膳食人群比例的差异使得比较变得困难。在 3 项使用类似方法并直接评估学生消费的研究中，证据表明新的膳食模式没有增加餐盘浪费，并且改善了水果和（或）蔬菜的消费。值得注意的是，约翰逊等在华盛顿州的 3 所高中和 3 所中学进行的一项大型研究不仅评估了参与率，还评估了实施前 15 个月和实施后 16 个月的营养质量，评估了 2010 年 HHFKA 的主要效果。营养质量是使用 6 种营养素（钙、维生素 C、维生素 A、铁、纤维素和蛋白质）的月平均充足率以及学生选择的食物的能量密度来计算的。该研究表明，所选食物的营养质量得到了显著改善，并且餐食的能量密度降低了，而学生的用餐参与情况没有发生改变。

总体而言，这些数据表明，2010 年 HHFKA 变化带来了可喜的结果。但是，正如 Cullen 和 Dave 所指出的那样，只有两项国家调查提供了学校学生的消费数据，即国家健康调查（NHANES）和 SNDA。后者不仅提供了有关学校膳食计划的信息，还提供了膳食营养成分以及学校膳食对儿童饮食的影响的信息。在 2014—2015 学年之后完成的第五项 SNDA 研究通过 24h 饮食回顾对 2500 名学生进行了饮食评估，该研究发表后，将对 2010 年指南变化的营养影响进行明确的评估。

尽管面临挑战，学校膳食服务对 2010 年 HHFKA 标准的适应和创新帮助稳定了参与率和餐盘浪费。美国农业部在 2015 年 4 月进行了一项研究调查，以评估学校膳食服务主管为改善消费所采取的措施类型。学校膳食服务负责人在调查中证实，最初餐盘浪费有所增加，但列举了一些措施，成功地在 2013—2014 学年减少了浪费，达到了《HHFKA》实施前的水平。主管们列举了在校区内最大程度减少餐盘浪费的三大挑战：①适应学生的口味偏好和对菜单上菜品的不熟悉；②帮助学生解决早餐时间表和吃饭时间不足的问题；③重新分配未吃的、完整的食物。为了应对这些挑战，学校的主管们让学生参与菜单规划和品尝，提供更多的菜单选择，提供熟悉口味的食物，提供即食水果，并邀请学校教职员和教师与学生一起用餐。

此外，学校主管鼓励校长在午餐前安排休息时间，鼓励学生把食物留作午餐后的零食，提供可随意拿走的食品以提高便利性，并开始在教室里提供早餐以支持消费，最大程度地减少饥饿。学校膳食服务部门还采取了一些措施来回收可能被浪费的粮食，例如建立共享/交换桌，并将完好无损的粮食捐赠给当地的粮食银行。许多创新都依赖于对员工进行更好的培训，包括使用经过测试的效果良好的食谱，向学生推销学校餐点的策略以及激励学生品尝新产品的方法。美国农业部和环境保护局与阿肯色大学合作，提出了一项直接让学生参与监测学校餐盘垃圾的策略。

2010 年 HHFKA 的一项规定引起了 SFS 员工的极大关注，这项规定要求在 10 年内将膳食中的钠含量降低 50%。最初高达 20% 的削减并没有直接导致参与率下降，但进一步的削减将导致生产和制造方法的巨大变化。在新指南出台之前，儿童和青少年摄入的钠远远超过建议的要求。研究表明，近 50% 的学生摄入的钠可追溯到 10 种食物：墨西哥混合菜、三明治、面包、冷盘、汤、风味小吃、奶酪、纯牛奶和家禽。除了牛奶中固有的钠，所有的其他食品在制备或加工过程中都要加盐。这表明，努力重新制订一套有限的主菜可能有助于在学生中广泛降低钠的摄入量，而不需要对大多数菜单项目进行实质性的改变。

十三、行为经济学

食物选择的心理是一个复杂的线索组合，有些是内在的，有些是外在的。一种提高饮食模式质量的新方法是温和地"推动"学生选择更健康的饮食。这门被称为"行为经济学"的新学科为 SFS 提供了一套简单、廉价、环保的工具，通过将有关行为改变的研究结果与基于市场营销、消费者研究、经济学和社会科学的决策模型相结合来使用。食物选择的基本原则是口味、价值和方便。

能改善膳食营养质量，继续生产学生期望的可口食品并保持偿付能力而又不增加额外经济的方法很少。但还有许多其他因素会影响食物的选择。心理学家用"反抗"这个词来描述人类对被胁迫的反抗。另一方面，当一个选择是自由做出的，人类倾向于积极的决策所有权，称为"自我归因"。行为经济学的目的是利用物理环境促进营养选择。例如，给冷冻甜点的盖上毛玻璃塑料外壳上会降低其视觉吸引力。在学生进入自助餐厅的时候，将蔬菜沙拉条提前放在食物队列中或直接放在他们的路径上，可以增加蔬菜的摄入量。把零食类食品从收银台的排队队伍中移到不易接近的地方，用一系列水果代替它们，刺激了水果的消费。更强大的是使用"麻烦因素"。只允许将膳食借记卡用于购买有营养的食物，并要求用现金购买低营养质量的食物，无限制地有效地塑造了学生的选择。同样，增加盘子或碗的大小可以促进高质量食物的消费，而减少它们的大小可以减少低质量食物的摄入量。Kessler 汇编了 16 项研究的干预措施，说明了在自助餐厅环境下的 SFS 有广泛的选择。即使在非常大的，多样化的地区，如洛杉矶联合学校，这些策略也被证明是有效的。

一些研究也显示了通过教学干预来改善小学生饮食习惯的潜力。美国农业部支持并资助了"智能餐厅运动"的行为经济学工作,该运动由康奈尔大学行为经济学营养中心设计,以帮助 SFS 重新设计学校食堂。

美国农业部 FNS 办公室为 SFS 的工作人员提供详细的培训指南,以确保在卫生的环境中提供安全的膳食。 2010 年美国食品药品监督管理局法案中增加了几项额外的安全措施。参与联邦 SBP 和 NSLP 的学校必须每年接受 2 次检查,公布检查报告,并根据要求向公众发布一份副本。规定的检查内容包括食物处理、洗手、设备、食物温度、食物储存和工作环境等问题。虽然这一规定自 2004 年起生效,但财政压力、检查人员不足以及州一级缺乏具体的惩罚措施可能会限制个别学校的遵守。 然而,尽管美国学校每天提供 4200 万份膳食,但食源性疾病的报道并不常见,这可能由于精心的培训,对学校政策的要求越来越高,对 SFS 人员的继续教育计划越来越好,以及食品服务人员致力于保护他们所照顾的儿童。

十四、学校环境中的特殊饮食需求

《残疾人教育法》(IDEA)规定必须向残疾儿童提供免费和适当的公共教育,使他们为将来的就业和独立生活做好准备。因此,学校、学校护士和 SFS 制定了政策和具体措施,以应对各种营养挑战,如食物过敏、腹腔疾病、乳糖不耐症、遗传或医疗条件的特殊饮食、因宗教和生活方式偏好素食或纯素饮食。这样的安排对学校花费是巨大的,不仅要为不同的儿童提供和准备独特的菜单,而且在人力资源、质量控制和监控需要投入。

十五、学校环境中的食物过敏

SFS 最常见的特殊饮食调整是针对食物过敏。食物过敏,尤其是严重的食物过敏病例,正在逐年增加。一项针对有过敏症的学龄儿童的大型研究发现,8%(590 万人)对食物过敏,其中 30% 的人对多种食物过敏,39% 有严重的过敏反应。在全国 90% 的学校里,至少有 1 名入学儿童对食物过敏。这些学校中有 50% 经历过过敏反应事件。由于食物过敏是引起过敏反应的最常见原因,而这种过敏反应常突然发生、甚至可能致命。严重食物过敏儿童的父母非常担心孩子们在学校膳食和其他学生的打包膳食中接触到过敏源。

虽然食品供应职工已经培训过如何采用精细的食物处理技术来处理过敏源,但是孩子们带来的打包午餐,食品贸易和食品表面污染使得食堂环境难以控制。关于食物过敏的患病率、定义和过敏源的理解常存在误区,不同的内科医师处理食物过敏的对策也不一样,导致制作统一的饮食的方案非常困难。

美国儿科学会过敏和免疫学学组已经发布了一份临床报告,以帮助学校澄清这个问题并指导儿科医师。虽然任何食物都能引起过敏反应,但有 8 种食物占儿童食物过敏的 90%:鸡蛋、牛奶、大豆、小麦、花生、坚果、鱼和贝类。 幼儿发生过敏反应最常见,但一般较温和。儿童的严重过敏或致命反应通常是由花生和树坚果(如核桃、腰果等)、牛奶和海鲜引起的。过敏反应通常与青春期和潜在的哮喘有关。在学校的过敏反应的病例中,25% 没有食物过敏诊断病史。2017 年的一份共识报告更新了当前对食物过敏的看法。

食物过敏的管理主要依靠 3 个方面:严格区分食物、症状识别(肠胃、呼吸和神经系统)以及尽快注射肾上腺素。尽管同样在 3 个方面进行控制,但在学校进行过敏治疗更具有挑战性。 避免食物过敏是应对食物过敏的首要策略。已发表的关于学校和托儿中心避免过敏源的对照研究很少,但是美国儿科学会提供了最佳实践指南。可以应用一些基本原则。皮肤接触和常规吸入经常发生,在没有热汽化的情况下,不会引起全身反应。用肥皂和水或商用湿巾清洁双手和表面是有效的 ;而单用抗菌凝胶是无效的。虽然在自助餐厅设置"过敏原安全餐桌"对一些过敏儿童来说可能很重要,但只要餐桌上的其他人吃的是安全的食物,他们就不必与朋友或其他儿童隔开。

对于学校最有效的控制策略是制订学生个性化的医疗保健计划(IHCP)。为了编写 IHCP,学校的护士需要从初级保健医师获得食物过敏的相关文档,包含了对食物过敏的具体描述,如诱因、危险征兆、过敏史,过敏反应等。 为了使这项任务在全国范围内更加统一,美国儿科学会过敏和免疫学组制定了一个标准化的、可定制的书面应急计划,用于处理学校中的过敏和过敏反应。该工具为儿科医师向患者、家长和学校提供咨询提供了具体的指导。

由于过敏反应是不可预测的,该计划中治疗路径强调,如果对过敏反应的严重程度有任何不确定性,应立即使用肾上腺素,因为这种救命药物是过敏反应的一线治疗。 鼓励卫生保健提供者与他们的患者和家人一起开发一个 IHCP,与家庭成员、非家庭护理人员和学校工作人员,特别是学校护士共享。学校护士负责确保儿科医师和学校工作人员之间双向沟通。美国儿科学会关于立即使用肾上腺素治疗过敏性症状的声明也已更新。

食物过敏原污染教室的风险是过敏儿童家长和学校工作人员必须关注的问题。在课堂环境中全面禁止过敏源是有必要的,特别是对于那些偶然传播和摄入过敏源风险较高的年幼儿童。在野外旅行和校车上禁止进食也是重要的控制手段。教育是预防意外过敏反应的最有效方法。许多学校已经解决了这些问题,让 SFS 为学校准备所有的食物,包括生日、庆典、宴会和节日聚会。这解决了食物被带到学校和教室时可能发生的许多问题。SFS 已经很擅长处理高风险食物过敏源。

SFS 的工作人员负责保持食品准备区和自助餐厅表面的清洁。 菜单配料、食品制备和处理需要了解配料标签,包括制造商最近对食品的任何修改,这些修改可能会引入令人不适的过敏原。设备、储存容器和餐具的交叉污染是的另一种常见暴露途径,SFS 经常处理这一问题。在引入新食物后的一段时间内保留一份新食物配料清单的规定,是帮助 SFS 主任意识到在学生群体中出现新的食物过敏的重要措施。无论学校管理者选择如何进行课堂庆祝活动,他们的方法都应该在政策中明确描述,并向照顾食物过敏儿童的家长、家庭、教师和医师提供。

(翻译　成都市妇女儿童中心医院　朱帝玲　　审校　毛　萌)

第 **10** 章

全球儿科营养

一、全球营养不良的负担

低收入或中等收入国家中的营养不良

在低收入或中等收入国家（LMIC）中，婴儿、儿童和青少年普遍存在营养不足问题，特别是在物质匮乏、政治不稳定、战争、饥荒或其他人道主义危机的环境中。由于营养状况与身体生长、认知发展和急性传染病死亡风险密切相关，在资源有限的环境中，幼儿的营养评估和管理是儿童健康政策和项目的主要重点。"营养不足"的范围包括临床明显的宏量营养素不足以及生长迟滞和微量营养素缺乏。然而，在中低收入国家，超重和肥胖的患病率也正在上升，现在人们普遍认识到，营养不足和超重往往在社区甚至家庭（例如，超重的母亲和成长迟滞的儿童）和个体中共存（例如，超重合并铁缺乏的儿童）。本章重点讨论中低收入国家的营养不良问题；超重和肥胖的诊断和管理将在第 33 章儿童肥胖中讨论。

二、营养不良的定义

对营养不良的测量有助于记录弱势群体的总体健康状况。它还可以在社区健康监测和促进计划以及医院管理的背景下指导个体儿童的临床护理。在全球范围内量化儿童营养不良最常用的方法是人体测量法——测量儿童的体重和身高（见第 24 章营养状况评估）。每个儿童的体重和身高（如果 < 2 岁是身长）可用于计算基于儿童性别和年龄标准化的身高别体重 z-score（WHZ）、年龄别体重 z-score（WAZ）和年龄别身高 z-score（HAZ）的生长参考或标准（即"生长曲线图"）。在全球范围内，世界卫生组织（WHO）儿童生长标准是最为广泛使用的用于生成 5 岁以下儿童人体测量指数的生长图表（附录 Q）。按照目前的常规术语，如果 HAZ 低于世卫组织标准的平均值超过 2 个标准差（SD），则将儿童归为"发育迟缓"，如果 WHZ 低于世卫组织标准的平均值大于 2 个标准差（SD），则将儿童归为"消瘦"（表 10.1）。具体而言，对于 6 ~ 59 个月的儿童，WHZ < − 2 但 > − 3 被定义为中度急性营养不良（MAM），而严重消瘦或严重急性营养不良（SAM）被定义为 WHZ <－3SD 或中上臂围（MUAC）小于 115 mm。除了严重的消瘦，SAM 还可表现为营养性水肿，也称为恶性营养不良。对于小于 6 个月的婴儿，SAM 没有 MUAC 标准。如果一个孩子的 WAZ 低于平均值超过 2 个标准差，他可被认为是"体重不足"，但由于人们认识到 WAZ 实际上是 HAZ 和 WHZ 的结合，这个指标现在已经不怎么常用了。

表 10.1　营养不良的诊断标准

	严重的急性营养不良	中度急性营养不良	发育迟缓	低体重
年龄别体重	NA	NA	NA	<－2SD
年龄别身高（或年龄别身长）	NA	NA	<－2SD	NA
身高别体重（或身长别体重）	<－3SD	－2SD～－3SD	NA	NA
中上臂围	< 11.5cm	11.5～12.5cm	NA	NA
水肿	+/-	无	无	NA

NA 代表不适用

营养不良的原因

发育不良（或线性生长迟滞）的病因并未完全明确，但被认为是代表了众多抑制骨骼生长，如胎儿生长受限、饮食多样性和（或）营养密度不足、反复感染（如肠胃炎）、慢性肠道炎症、压力和急性或慢性疾病等不利因素的累积效应。相反，消瘦被认为更具体地反映了儿童饮食不足导致的脂肪储存减少和瘦体重丢失，因此，通常被认为是"急性营养不良"的同义词，尽管这可能是误导，因为消瘦可以是长期发展和持续的结果。此外，慢性全身性疾病，如肺结核，也会导致消瘦。

三、营养不良与公众和个体健康的关系

0～5 岁消瘦或发育不良儿童的总体比例是全球儿童营养不良负担的关键人口指标。根据最近基于人口的估计（从 2015 年开始），全球发育迟缓的患病率为 23%，消瘦率为 7%。为了理解这些数字，更有帮助的理解是，在一个健康的社区中，－2SD 以下儿童（WHZ 或 HAZ）的预期比例约为 2.3%。因此，在最佳情况下，发育不良儿童的数量约是预期的 10 倍，消瘦儿童的数量约是预期的 3 倍。营养不良的患病率在各国之间和各国内部的差别很大，但在大多数情况下，最近都有所下降。世界卫生组织为 2025 年制定了 6 个"全球营养目标"，其中包括将发育不良儿童的数量减少 40%，以及"减少和维持儿童时期"消瘦率至 5% 以下。这些目标已被纳入联合国可持续发展目标（SDG），作为目标 2（"结束饥饿、实现食品安全和改善营养以及促进可持续农业"）的一部分。

区分人群和个体（临床）水平的 WHZ 和 HAZ 的使用是很重要的。"消瘦率"和"发育不良率"指标是有价值的指标，使公共卫生倡导者和政策制定者能够比较国家／地区间的水平，并使用标准化指标定量跟踪减少营养不良的进展情况。然而，使用 z 评分截断值

来确定临床诊断可能具有误导性；例如，认为所有发育不良的儿童都营养不良是一种误解，而所有发育良好的儿童（即 HAZ ＞－2 的儿童）都一定体格健康或营养充足。事实上，在 HAZ 整体分布呈下降趋势的社区中，发育不良的患病率通常会上升，这表明在受影响的社区中，大多数儿童——不仅仅是发育不良儿童——的身材都比在最佳条件下要矮。在消瘦率高的环境中也观察到类似的现象，即整个 WHZ 分布下移至更负的值。然而，在中低收入国家中，儿童 HAZ 或 WHZ 越低，其不良后果（包括死亡率）的相对风险就越高。营养不良和其他健康结果之间的联系表明，这些指数可以在临床背景下实现风险分层。例如，在健康儿童访问或其他临床情况下，WHZ 可用于筛查有 MAM 或 SAM 风险的儿童。此外，MUAC 易于测量，是鉴别高危儿童死亡的最佳指标。如下所述，监测 MAM 或 SAM 可能会对儿童的临床护理或转诊产生影响。相比之下，将单个儿童是否划分为发育不良的直接临床意义有限，主要因为 HAZ 代表的是长期暴露累积的结果，在紧急医疗保健环境中难以解决（即使不是不可能）。在大多数中低收入国家中，人口平均 HAZ 在婴儿期早期就开始下降，并至少在生命的前 2 年有所进展。儿童时期的 HAZ 是由出生时的大小来预测的，表明胎儿或不同代间决定因素的重要性。在 LMIC 中，线形生长发育迟缓儿童的临床和营养护理，可能要谨慎地遵循治疗发育不良儿童的原则（见第 26 章）。然而，考虑到与线性生长不成比例的体重快速增长会潜在增加远期心脏代谢方面的风险，并不推荐给那些 HAZ 低但体重和身高成比例（即不消瘦）的健康儿童以积极的营养康复（见第 33 章儿童肥胖）。

（一）中度急性营养不良的处理

MAM 影响中低收入国家儿童的死亡率和发病率，因此，有针对性地对这一人群进行干预是有必要的。不良结局与免疫功能受损有关，增加了并发感染的易感性。MAM 还可能对认知发展产生长期影响。预防策略应侧重于预防感染策略、持续母乳喂养和补充喂养的实践。不幸的是，无论是在社区还是在医院，对 MAM 的筛查通常都不是常规性的。一旦 MAM 发生，社区会使用不同的营养策略进行管理。然而，在治疗儿童 MAM 的最有效方法上，还没有最终的共识。管理的基础概念是，儿童需要接受营养丰富的食物，以满足其营养和功能恢复所需的增加需求。有关详细信息，请参阅世界卫生组织关于 MAM 营养管理的技术说明，网址如下：http：//www.who.int/nutrition/publications/ moderate_nutrition /9789241504423/en/。

6 ～ 59 个月中度营养不良儿童推荐的能量摄入量是基于严重营养不良儿童和健康儿童的数据确定的。在食物供应不受限的社区，照看者的营养咨询是干预措施的主要重点，以诱导营养恢复。在食品不安全的家庭或社区，除了儿童的常规饮食外，还提供营养丰富的补充食品，以确保达到每日推荐的能量和微量营养素摄入量。即食补充食品（RUSF）是基于脂质的营养补充剂或混合食品补充剂，主要用于 MAM 儿童的营养恢复，以全剂量 [75kcal/（kg·d）]，或低剂量补充常规饮食。一项系统评价结果表明，总体而言，对 MAM 的儿童来说，食物补充比营养咨询更有效。尽管与混合食品补充剂相比，使用含 RUSF 治疗的儿童营养恢复可能更好，但两者的死亡率间似乎没有显著差异。

（二）严重急性营养不良的管理

一般考虑　患有 SAM 的儿童可以分为两组：无并发症 SAM 和有并发症 SAM。无并发症 SAM 一般由社区管理，定义为食欲良好，没有一般的危险征兆或需要住院的医疗状况。流程图（图 10.1）强调了 SAM 和 MAM 治疗的基本概念。此外，无并发症的 SAM 的特点是没有水肿，无须住院治疗。世界卫生组织建议对所有 SAM 病例常规使用抗生素治疗。关于产生抗生素耐药性的风险与治疗未识别感染的获益之间一直存在争议。一项大型临床试验结果表明，使用抗生素治疗无并发症 SAM 儿童的存活率有所提高。对无并发症 SAM 儿童的进一步治疗还包括以脂类 RUTF 的喂养，以达到每天摄入 175kcal/kg 的热量目标。RUTF 的优点是水含量低，可长期安全存储，并在意外污染的情况下防止细菌滋生。这一方法的发展使最严重营养不良的儿童能够在死亡率较低的社区接受治疗。

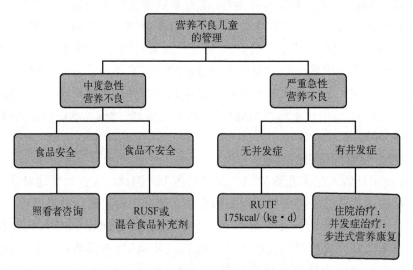

图 10.1　营养不良管理的流程图
RUSF：即食补充食品；RUTF：即食治疗食品

合并并发症 SAM 的儿童需要住院治疗。治疗 SAM 患者的医护人员应了解两个关键原则：第一，照看人员寻求医疗帮助的原因一般不是营养不良，而是一种并发疾病；第二，营养不良显著增加了继发于肺炎、疟疾或肠胃炎等并发疾病的死亡风险，而这种风险与消瘦的严重程度密切相关。据报道，住院治疗的 SAM 儿童的死亡率为 10%～20% 以上，其中 2 岁以下儿童的死亡率最高。抗生素治疗感染和营养康复是基于医院管理 SAM 的核心内容。虽然 SAM 的两种临床表型 - 严重消瘦和营养性水肿 - 可以区分，但往往存在重叠。SAM 与多器官病变相关，其中一些特别出现在营养性水肿的儿童中（表 10.2）。

有趣的是，管理指南并没有区分 SAM 的两种不同的表型，因为没有研究关注对水肿性营养不良和严重消瘦的特定干预。2003 年世卫组织指南（http：//www.who.int/nutrition/publications/guide_inpatient_text）中有对管理的详细描述。该指南于 2013 年发布了更新（http：//apps.who.int/iris/bit-stream/10665/95584/1 9789241506328_eng.pdf）。

表 10.2　严重急性营养不良时的主要多器官改变

器官 / 系统	改变
皮肤	失去完整性
心脏	心肌萎缩 败血症时可能会降低心排血量
呼吸系统	呼吸道感染易感性 与呼吸道感染相关的死亡率增加
肠	肠道感染易感性 降低宏量和微量营养素吸收 肠道炎症 与肠道感染相关的死亡率增加
肝胆	肝脏氧化和合成功能受损 胆盐分泌减少
内分泌	胰腺内分泌功能受损 胰腺外分泌功能不全 甲状腺功能减退
代谢	再喂养综合征 低血糖 蛋白质代谢降低 [a]
肾	潜在的肾小球和小管功能受损
中枢神经系统	食欲下降 [a] 嗜睡和易怒加剧 [a] 可能对发育有长期影响

a. 与水肿性营养不良特别相关

（三）合并并发症 SAM 的营养管理

SAM 的住院管理包含不同的阶段。第一阶段的重点是临床稳定。最初使用专门设计的液体膳食 [F-75（Nutriset，Malaunay，法国）；75kcal/100ml] 相对缓慢地开始喂养，提供约 95kcal/（kg·d）。6 个月以下 SAM 的婴儿应继续或重新实行纯母乳喂养。如果不能完全母乳喂养，商业婴儿配方奶粉或 F-75（75 kcal/100ml）或稀释的 F-100（Nutriset；100 kcal/100ml）可以作为补充或完全喂养，取决于是否有母乳。配制方法为：每袋 115g 配方粉剂中加入 650ml 水（而非 500ml 水），或每袋 460g 粉剂中加入 2.7 L 水（而非 2 L 水）。由于高的肾溶质负荷，未稀释的 F-100 不应给予 6 个月以下的婴儿。一旦孩子的病情稳定了，他或她的食欲增加了，他或她可以进入下一阶段以营养康复为目标，使用即食治疗食品或更高能量 / 蛋白质液体配方（F-100；100kcal/ 100ml）的治疗。其目标是提供每天每千克体重 150 ～ 220kcal 能量。母乳喂养者可以继续食用治疗性食物，但建议不要食用其他食物。一般情况下，在医疗并发症得到治疗且社会因素已得到最大程度解决后，儿童才会出院，转到门诊治疗中心。营养恢复并不是出院的标准，但是门诊喂养方案的可用性至关重要。

（四）SAM 的病理生理学和医疗管理

SAM 的医院管理以 2003 年世卫组织发布的指南（http：//www.who.int/nutrition/publications/guide_ - inpatient_text.pdf）中公布的 10 个步骤为基础。然而，这 10 个步骤并不能完全覆盖 SAM 的病理生理变化。考虑到复杂的病理生理、高死亡率和广泛的共病，住院的 SAM 患儿需要严密的监测和个性化的医疗护理。除了提供广谱抗生素外，还应治疗特定的感染。体温过低经常出现，它可以掩盖严重的感染，应该积极治疗。肠功能障碍伴宏量营养素吸收不良，尤其是碳水化合物的吸收不良，会限制肠内营养耐受性，因为患儿在住院期间常出现明显的腹泻和脱水。腹泻引起的脱水可通过 ReSoMal（Nutriset）补液治疗，这是一种低钠口服补液溶液（ORS，钠 45 mmol/L，加钾 40 mmol/L）。它基于以下概念：严重营养不良的儿童由于钠 / 钾泵功能受损而导致细胞内钠浓度更高。然而，使用 ReSoMal 与使用 75mg/L 钠的标准 ORS 相比，其科学依据还不足。

在快速增加能量和蛋白质供应的情况下，可发生再喂养综合征，刺激了胰岛素的分泌，导致组织利用葡萄糖、电解质如钾和磷酸盐从细胞外转移到细胞内，增加了合成 ATP 的电解质（如磷酸盐）的需求。其结果是，低血糖和严重的电解质紊乱导致全身无力、抽搐以及心脏和呼吸功能受损。F-75 中补充的钾和磷酸盐等电解质，以防止再进食综合征引起的电解质紊乱，但它的有效性还没有经过严格的测试。

在治疗性饮食中也包括矿物质和维生素（如锌和维生素 A），因为此类缺乏症在 SAM 患儿中很常见。儿童是否可以出院，应将继续留在医院可能发生的相关感染的风险与儿童的脆弱和虚弱程度以及是否能获得充分的出院后护理进行权衡后决定。

（五）儿童微量营养素缺乏

中低收入国家的婴儿、儿童和青少年存在微量营养素（维生素和矿物质）摄入不足和肠道吸收受损的高风险。与宏量营养素相关的营养不良相比，微量营养素缺乏通常是亚临床的，因此一直被称为"隐性饥饿"。微量营养素摄入不足的主要原因是饮食多样性不足和动物性食品或强化主食摄入不足。对必需营养素的吸收受损，特别是铁、锌和钙等矿物质的吸收受损，可能是由于植物源性营养素的生物利用率低、膳食中植酸过多、营养素 - 营养素相互作用以及反复发作的感染或炎症；例如，铁吸收的关键抑制剂铁调素在有系统性炎症时上调（见第 19 章铁）。对于年幼的婴儿，微量营养素缺乏也可能是由于母亲微量营养素缺乏，从而阻止了通过胎盘或母乳向胎儿 / 婴儿输送足够的营养物质。

由于缺乏大规模的以农业和粮食系统为基础的战略来解决微量营养素缺乏问题，许多国家已经实施了有针对性的微量营养素补充方案。对婴儿和儿童常规补充特定维生素或矿物质的潜在公共健康益处的关注和研究已经非常广泛。然而，世界卫生组织目前只建议在某些高风险环境中常规向婴儿和儿童口服补充维生素 A 和铁（表 10.3）。疟疾流行地区的幼儿补铁的安全性还不清楚，因为有研究表明，在疟疾控制不足的环境中，补铁增加了不良事件发生的风险。然而，世界卫生组织目前建议，当"与预防、诊断和治疗疟疾的公共卫生措施相结合"时，补铁是安全的。在贫血患病率超过 20% 的情况下，世卫组织还建议"在这些地区使用强化铁的微量营养素粉补充食物"，以减少 6 个月及以上婴儿和儿童缺铁和贫血的风险。多种微量营养素粉（MNP）含有除铁以外的多种微量营养素组合，通常以适合年龄的推荐营养素摄入量为标准；然而，除了预防缺铁性贫血之外，还有其他不确定的健康益处。为预防营养性佝偻病（见第3章），一些国家已经实施了对所有母乳喂养的婴儿每日例行口服维生素D补充，但目前还不是世卫组织的全球建议。然而，世界卫生组织建议极低出生体重婴儿（出生体重1～1.5kg）在6个月前每天补充维生素D（400～1000IU/d）。

表10.3　世界卫生组织（WHO）关于婴儿和儿童常规补充维生素A和铁的建议

年龄段	维生素 A	铁
内容	在24～59个月大的儿童中，夜盲患病率≥1%或婴儿和儿童中维生素A缺乏症（血清视黄醇0.70 μmol／L或更低）的患病率≥20%或更高的情况下，常规补充6～59个月大	贫血患病率≥40%的情况下常规补充
0～5个月	不推荐	不推荐 [a]
6～11个月	单次剂量100000IU（30mgRE）[b]	每日10～12.5mg元素铁，每年连续3个月
12～23个月	每4～6个月200000IU（60mgRE）[b]	
24～59个月		每天30mg元素铁，每年连续3个月
5～12岁	不推荐	每日30～60mg元素铁，每年连续3个月

　　RE. 视黄醇当量；IU. 国际单位
　　a. 世卫组织关于极低出生体重儿（VLBW）（1～1.5kg）的指南指出，"用母亲母乳或捐赠母乳喂养的极低出生体重婴儿，应从2周开始至6个月龄，每天补充2～4 mg/kg的铁"
　　b. 油性载体中的棕榈酸视黄酯或乙酸视黄酯

　　在资源有限的环境中工作的卫生保健提供者应该意识到推荐使用微量营养素作为治疗急性儿科疾病的辅助疗法，特别是因为在美国或其他工业化国家通常不采用这些做法。除了提供标准的口服补液疗法治疗急性肠胃炎（第28章急性腹泻的口服治疗），应定期补充锌10～14d。在麻疹死亡率＞1%的地区、确定的维生素A缺乏地区以及严重复杂的麻疹病例中，建议在治疗麻疹儿童时补充维生素A。所有疑似婴幼儿脚气病的病例都应静脉注射硫胺素（维生素B₁），在已知硫胺素缺乏的情况下或以精米或木薯为主的膳食中，对所有患充血性心力衰竭或其他重要疾病婴儿的管理都应考虑硫胺素的常规补充，因为严重的硫胺素缺乏症的症状和体征可以千变万化。表10.4提供了锌的推荐剂量，维生素A和硫胺素在治疗急性疾病时作为辅助疗法的使用。

　　微量营养素缺乏的具体临床特征通常只在缺乏严重和持久时才表现出来。然而，在资源有限的环境中，一般不建议在儿童急性疾病或营养不良的临床管理中通过生化检测评估微量元素的状况，这是因为样本采集和实验室设施通常不可用，并且在急性感染或炎症时许多微量元素生物标记的解释较复杂。因此，虽然在美国和其他工业化国家，个体的测试 - 治疗方法通常用于治疗疑似的微量营养素缺乏，但在资源有限的国家，常规补充的适应证是有意广泛的、包容的，并基于临床和流行病学因素。

表 10.4   资源有限环境下治疗急性疾病推荐使用的辅助微量营养素疗法

年龄段	锌	维生素 A	硫胺素
指征	急性胃肠炎	麻疹	心力衰竭，惊厥或昏迷时可疑硫胺素缺乏
路径	口服	口服	静脉注射，肌内注射，然后口服
0～5 个月	10mg/d，持续 10～14d	立即给予 50 000IU，然后第 2 天 50 000[a]	25～50mg 缓慢静脉注射，接着 10mg/d 肌内注射 1 周，最后 3～5mg/d 口服至少 6 周
6～11 个月	20mg/d，持续 10～14d	立即给予 100 000IU，然后第 2 天 100 000[a]	
12～59 个月		立即给予 200 000IU，然后第 2 天 200 000[a]	

a. 如果眼睛有迹象表明缺乏维生素 A，则应在第 2 次注射后至少 2 周再给予第 3 剂

（六）环境肠功能障碍及营养不良和肠道感染循环

除了反复的临床感染，有越来越多的数据表明慢性亚临床肠病导致中低收入国家中的营养不良。这一疾病在历史上曾被称为"热带口炎性腹泻"，但已更名为环境性肠病和最新命名的环境性肠功能障碍（EED）。EED 被认为是由于持续暴露于粪便污染的食物、水或其他被污染的物质，如土壤。EED 是一种以解剖结构（例如扁平小肠绒毛），功能性（例如肠通透性增加）和肠道炎症变化为特征的疾病。事实证明，产前或产后健康以及与饮食有关的干预措施下，HAZ 的发展轨迹很难得到改善。最近的一些报道提供了一些证据表明，EED 可能是营养不良发展的关键因素，包括 HAZ 轨迹。

由 EED 和随后的营养不良引起的肠病似乎与肠道微生物含量和组成有关。"肠道微生物群"是指生活在肠道内的各种生命形式，如细菌、病毒、真核生物和古细菌（没有细胞核或其他膜结合细胞器的单细胞有机体），而"肠道微生物组"是指这些微生物的遗传物质。肠道微生物群是宿主健康的关键决定因素，因为它们大量参与营养物质的消化、吸收和代谢以及免疫调节。肠道菌群的组成部分由宿主的遗传背景和饮食摄入决定，并且在生命的最初 3 年中基本建立。在幼儿期之后，微生物组成的微小变化可能会继发于环境压力（如饮食变化、药物治疗、感染等）。

肠道微生物与营养之间的相互作用是双向的，并可决定宿主的营养状况。微生物群可以通过影响食欲调节、饮食中热量的获取、参与宿主基因表达和调节胰岛素敏感性来影响饮食摄入量和营养处理。此外,细菌和古细菌还协助宿主消化不了的营养物质的发酵，释放出随后可被宿主利用的营养物质（如短链脂肪酸）。最后,循环中细菌产物（如内毒素）的释放和随之而来的炎症阻止了正常的胰岛素信号传导，进而限制了宿主的合成代谢活动。所有这些过程对营养代谢都是至关重要的，因此，在发育不良和消瘦儿童中出现微生态失调（促进健康和疾病的细菌之间的不平衡）也就不足为奇了。

在中低收入国家，生态失调与 SAM 的发展明显相关。在马拉维和孟加拉国进行的对双胞胎儿童营养不良的不一致性的研究中对这种关系也得到了证实。在马拉维和孟加

拉国的更大的儿童队列中发现，发育迟缓的严重程度与微生物多样性的减少有关。此外，研究表明，营养不良的严重程度与微生物不成熟的程度相关，而这种不成熟仅能在规定的短期营养恢复期间得到部分恢复。在营养康复过程中完全逆转微生物群的不成熟是否与改善的长期营养结果相关还有待观察。治疗重点的转变可能是必要的，维持细菌多样性将成为营养康复的目标之一。这种方法可能会潜在地影响大量的儿童。除了通过特定的营养干预来调节微生物组外，通过限制微生物暴露（例如，确保清洁的家庭条件、厕所的可及性等）来预防 EED 的重要性，以及此类干预对生长的有益影响都已在不同的儿科队列中被提出。

（七）人道主义危机中的营养问题

在公共卫生和社会基础设施薄弱或严重受损的环境中，自然灾害和人为灾害大大增加了儿童营养不良的发生率。婴儿是一个特别脆弱的群体，在危机的背景下，体重减轻可以迅速发展，并与显著的死亡率有关。危机往往是不同因素聚集在一起的结果，如环境、政治和经济因素以及冲突。因此，至关重要的是，必须以整体观来解决潜在可能的促成因素。紧急情况经常同时导致宏量营养素和微量营养素缺乏，这可能导致诸如神经功能障碍（如由于维生素 B_{12} 或维生素 E 缺乏），失明（如由于缺乏维生素 A），或死亡。第 18～21 章讨论了特定微量营养素缺乏的体征和症状。宏量营养素缺乏往往是直接和间接致死原因，与严重感染的高易感性有关。婴儿是人道主义灾难中最脆弱的群体。全球营养组织为患有 MAM 的儿童开发了一个决策工具，可在 http：//nutritioncluster.net/resources/ma/ 上访问。

应提倡对 6 个月以下的健康或患病婴儿进行纯母乳喂养，特别是考虑到受灾地区往往缺乏清洁水，而且母乳喂养可预防感染。除了接受营养咨询外，还应向哺乳期母亲提供强化混合食品和微量营养素补充剂。在艾滋病高发地区，还应尽力提供艾滋病咨询和病毒检测，使母亲能够知情并就是否继续母乳喂养作出决定。所有 6 个月以下的婴儿都应继续母乳喂养，如果有安全的替代品的情况下，艾滋病毒阳性母亲分娩的婴儿可以不用母乳喂养。应尽力为艾滋病毒阳性母亲的婴儿提供安全的母乳喂养替代法。对于 6 个月以上的婴儿，应引入含有充足能量和微量营养素的免费食品，并可使用当地可获得的产品安全制备。

许多灾害发生在资源有限的环境中，那里发育迟缓、消瘦和包括铁、碘和维生素 A 在内的微量营养素缺乏的发病率已经很高。重要的是要特别关注来自已知普遍存在特定营养缺乏的地区的人群。如果预先存在特定微量营养素缺乏症的高患病率，干预措施应旨在提供富含限制性微量营养素的食物，补充这些微量营养素，并查明和治疗出现特定微量营养素缺乏症迹象的儿童。

有关详细的建议，请参阅为灾区弱势儿童群体制定的具体指导方针和政策文件。联合国难民事务高级专员、联合国国际儿童紧急基金、世界粮食计划署和卫生组织共同努力，制定了评估、估计和监测紧急情况中人口的粮食和营养需要的准则。特别对于儿童，婴儿与青少年紧急情况喂养核心组通过跨部门合作编制了一份实操的指导文件。

（翻译　成都市妇女儿童中心医院　吴　婷　　审校　毛　萌）

第11章

素食的营养问题

一、素食饮食

素食饮食和素食主义习惯有很多变化形式。根据韦氏词典定义，素食主义是指"饮食上只靠蔬菜、水果、谷物、坚果，有时包括蛋类或乳制品维持生活的理论或习惯"。由于各种原因，素食主义是很多人的一种生活方式。然而，正在成长的儿童和青少年人群，由于自我强加或被误导而限制的素食饮食可产生潜在的严重影响。因此，儿科医师应该主动询问并评价素食患者的营养状况以保证最优的健康和生长，提供预期辅导以预防潜在（营养）缺乏。

真正的素食主义者是不吃肉、鱼、家禽类及包含这些食物的制品的。很多所谓的半素食者会吃一些肉、鱼或海鲜类产品。因此，素食主义者是一类异质性的群体，其分类如表11.1所示。蛋奶素食者的膳食结构是基于谷物、蔬菜、水果、豆类、种子类食物、坚果、乳制品和蛋类。乳类素食者的饮食中排除了蛋类但可以进食奶制品。严格素食主义者，或称完全素食者的膳食结构与乳类素食者的饮食相似，但排除了乳制品和所有的动物来源制品，包括明胶和蜂蜜。长寿饮食很大程度上基于谷物、豆类和蔬菜，水果、坚果和种子类食物的食用量相对较小。然而，一些遵循长寿饮食的个体也进食有限量的鱼。只吃蔬菜幼苗和绿色植物的人主要吃发芽种子如（豆类、小麦或西蓝花），补充以其他生的食物。水果主义饮食包括水果、浆果类、果汁、谷物、坚果、种子类食物、豆类和少量蔬菜。嗜生主义者饮食中除外了任何烹饪至65.5℃（118℉）以上的食物，这个温度是存在于食物中的一些酶开始降解的温度。过人本主义生活方式的人饮食中包括乳酸杆菌发酵的蔬菜，并限制抗生素、解热药和免疫接种。营养主义饮食中富含大量微量营养素的未经加工植物性食物的量有所增加，而避开或最小量摄取细粮产品。以上每一种饮食方式对儿童和青少年的营养和健康有着不同影响。因此，对于营养学顾问很重要的是确定哪类食物是真正在进食的，哪类食物是回避的，信仰的程度以及对膳食结构的依从性，以便提供适宜的建议。

表 11.1　素食主义者的类型

经典素食主义者	新素食主义者
蛋奶素食者	低肉素食者
乳类素食者	几近素食者
蛋类素食者	半素食者
纯素食者	鱼素食者
生食食物者	鸡肉素食者
仅食蔬菜幼苗和绿色植物者	布丁素食者
仅食水果者，营养主义者	
长寿素食主义者	
有神秘信仰的素食者	

改编自作者 Fuhrman 和 Ferrer and Leitzamann.

　　注意健康、担忧环境、动物保护激进主义者，或考虑经济和宗教信仰是经常单独或合并列出的支持素食主义膳食结构的原因。在美国，单纯经济原因并不突出，因为多种多样的蔬菜和动物类食品都广泛易购买到且价格不贵。发展中国家的移民者（如中国、印度、巴基斯坦和南非）可因传统、习惯和宗教信仰而保持素食的膳食结构。其他素食膳食的原因包括担忧杂食饮食的风险和对动物类食物造成细菌性食物传播疾病的负面报道。有一类很有道德的素食主义者，他们回避肉类是因为将其与残忍、环境退化或政治原因相联系。生态学原因涉及肉和家禽类产品对环境的影响是对地球资源的低效利用的观点激励了他人。一些人是有宗教或哲学信仰，这些信仰鼓励它们的信徒进食多种类型的素食膳食和（或）其他食物回避。在一些人选择素食的健康考虑因素中，有一项建议是，吃素食的孩子成年后智商更高。当然，这仍然是高度推测的，并没有得到证实。

二、趋　　势

　　2016 年素食资源组织的一项调查显示，约 800 万，即 3.3% 的美国成年人是素食者；其中 46% 是素食主义者。2010 年的一项类似调查显示，美国 8 ～ 18 岁的儿童和青少年中约有 7% 是素食主义者。在欧洲，10% 的人口是素食者，这因国家而异。印度素食者的比例最高，占总人口的 31%。2009 年素食主义资源工作组开展的一项调查表明，美国成年人群中将近 34% 一贯遵循素食膳食。人群的 1% 或上述群体的近 1/3 是严格的素食主义者。美国 8 ～ 18 岁儿童和青少年中将近 3% 是素食主义者，并且在这类人群中约 05% 是严格素食主义者。

　　在过去的 50 年里，关于植物性饮食的知识和观点已经从被认为不安全的植物性饮食发展到实际上对健康有益。就任一种膳食结构来说，遵循素食结构的程度是不同的，因此，整体的营养摄取在每一位素食主义者都会有差别。就任一种膳食结构来说，遵循素食结构的程度是不同的，因此，整体的营养摄取在每一位素食主义者都会有差别。在制订基于健全营养科学原理的合理饮食计划以满足营养需求的同时，大多数膳食结构能够被适应。大多数素食主义者的家长欢迎此类建议。然而，当一心积极追求素食目标而忽略营养原则时，健康后果可以是不幸的，尤其对于婴儿和少年儿童。为素食者和纯素食者提供均衡的饮食是很有可能的，而且如果在年轻的时候采用这种饮食，可能会带来终身的健康益处。

动物类食物的限制范围和程度不一定预示着其他食物回避的范围或与非素食主义者在生活方式及哲学信仰上的分歧，尽管存在某些一致性。通常，最严格限制饮食的素食主义者有最多的理由来支持他们的饮食方式，并且他们的膳食结构是与其哲学和信仰体系交织最密切的。

营养饮食协会和加拿大儿科学会意见书声明，合理规划的素食膳食是有益健康且营养充分的，并且在某些特定疾病的预防和治疗上提供健康益处。包括严格素食主义在内的素食主义膳食也可以满足当下建议的蛋白质、铁、锌、钙、维生素（D，B_2，B_{12}，A）、ω-3 脂肪酸和碘的日需要量。在某些情况下，食用强化食物或营养品对满足个人营养建议有帮助。良好计划的严格素食和其他类型的素食膳食是对生命周期的所有阶段都适合的，包括妊娠期、哺乳期、婴儿期、幼年期和青春期。通常，素食膳食包含更低水平的饱和脂肪和胆固醇，且复合糖类、纤维素、镁、维生素（C 和 E）、类胡萝卜素和植物素的水平更高。

尽管素食主义者也会罹患冠状动脉疾病、高血压、2 型糖尿病、代谢综合征和直肠癌，但这些疾病的发病率要比杂食者低。素食膳食除改善脂类指标外，还可能有其他益处。大量食用水果和蔬菜是健康生活方式的标志，但也有有力的体外研究和临床试验证据表明，水果和蔬菜中的微量营养素和其他成分具有有利的生物学效应。一项评估素食者和对照成年人间循环 E- 选择素（包括循环细胞间黏附分子和循环血管黏附分子）水平的研究表明，素食者循环 E- 选择素水平低可能反映此组良好的心血管疾病风险指标。大多数的关注都集中于抗氧化物、B 族维生素、矿物质和纤维素，但如今也有几组证据提示，增加水杨酸盐的摄入可能是食用水果和蔬菜的另一益处。素食者尿中排泄的水杨尿酸和水杨酸与非素食者相比明显增高，但与每日服用 75mg 或 150mg 阿司匹林的患者相比，素食者水杨酸的排泄量显著更低。已有体外实验证实，素食者体内水杨酸的浓集可抑制环氧合酶 -2（COX-2）。因此，膳食水杨酸盐可促进素食者饮食的有利效应是合理的。

三、素食的其他影响

素食者的生活方式与杂食者相比主要有三方面不同，而这可能对儿童有直接或间接效应。第一，素食者可能在饮酒以及其他包括尼古丁在内的刺激性物质上实行禁止或节制。第二，素食者也倾向于参加更多的体育锻炼。第三，总体来说，植物类食物的卡路里浓度更低，由此易于降低总体的卡路里摄入量。因此，素食饮食的综合效益来自素食饮食的生活方式而非饮食本身。

过着人本主义生活方式的家庭经常靠声称对孩子的全部健康益处来证明这种生活方式的合理性，他们的饮食由高摄取量的各种有机生产食物构成，包括自然发酵的蔬菜和含有活乳酸杆菌的食物。另外，这些家庭限制抗生素、解热药的使用和免疫接种。一项对比评价 2 岁以内过这种生活方式的儿童同那些传统生活方式者的肠道菌群研究报道，微生物群落相关特点在此两组人群不同，且有建议称这提供了一种"益生菌"益处。另有建议称潜在的健康益处可能是由限制抗生素导致的。在一项成年人难治性特应性皮炎的开放研究中，基于低能量素食饮食的非传统疗法，使皮炎严重度、乳酸脱氢酶 -5 和外周血嗜酸细胞计数均有了显著改善。最近有学者提出，素食饮食由于其中的脂肪酸成分而对过敏的发展产生影响。

已有顾虑即素食主义者，尤其是严格素食者，维生素（B_{12}，D）、钙、锌和维生素 B_2 的摄入量均不足。一项波兰的研究表明，青春期前的素食患儿体内瘦素的水平与他们同年龄段的杂食儿童相比更低，瘦素是一种在骨骼生长、成熟和体重调节方面起作用的多肽，这可能致使儿童骨骼的生长发育减慢。严格的素食饮食如果没有进行恰当的饮食评估，家庭成员没有获取关于素食饮食潜在膳食缺乏的适当信息，则也可能置儿童于维生素 A 缺乏和随后的角膜软化、贫血、蛋白质和锌缺乏的风险中。然而，遵循严格素食主义或素食主义的个体承受营养缺乏的整体信念可能被夸大，因为这类人群中明确营养不良的报道罕见。

素食主义者之间的实际饮食情况有所不同，因此，由训练有素的饮食学家进行膳食摄取的个体评估很重要。此类评价最好是以 24 ～ 72h 食物回忆和食物进食频率问卷来进行。平衡的饮食计划建议如表 11.2 所示。一个有知识有技能的饮食学家或医师可以教育素食主义患者关于特定营养素的食物来源、食物购买和制备，和为满足个体需求所必需的任何饮食变动。素食主义者的食谱制订可因使用食物指南而简化，食物指南说明了食物分类和食用分量，如图 11.1 至图 11.3 所示。此类指南在为所有年龄段的儿科患者计划充足的膳食以保证其适当的生长发育尤为重要。一份评价饮食质量指标的问卷。以微量营养素的充足作为青春期乳类素食女孩的特殊参考，被称为是用以提供饮食干预建议的有利评价工具。最近，据报道，使用个人手机通过短信和数字图像报告饮食摄入在青少年中更有效。

表 11.2　饮食规划建议

1. 鼓励图 11.1 至图 11.3 中的多样化饮食

2. 如图 11.1 和图 11.2 所示，每类食物的份数是每日的最低摄取量，从每类中应选择更多的食物来满足能量需求

3. 富含钙食物类中的一份能提供成年人日需求量的近 10%，一天应选择 8 份或更多 . 这同样计入指南中其他类食物的份数。例如，1/2 杯（125ml）强化果汁相当于 1 份富含钙的食物，同时也计入水果类食物的份数

续表

4. 每天食用 2 份补充 ω - 脂肪的食物，富含 ω-3 脂肪的食物见于豆类 / 坚果和脂肪类食物，1 份相当于 1 茶匙（5ml）经研磨亚麻籽油，3 茶匙（15ml）菜籽油或豆油，1 汤匙（15ml）研磨的亚麻籽，或 1/4 杯（60ml）核桃。橄榄油和菜籽油是最好的烹饪选择

5. 等价份数的坚果和种子可替代脂肪类食物的份数

6. 从每日日照或通过强化食物或营养品获得维生素 D 及牛奶、一些品牌的豆奶和早餐谷物均富含维生素 D

7. 日常饮食中包含至少 3 种优质的维生素 B_{12} 食物来源 [例如，汤匙（15ml）] 红星素食供养配方营养酵母，1 杯（250ml）强化豆奶，1/2 杯（125ml）牛奶，3/4 杯（185ml）酸奶，1 个大鸡蛋，1oz 强化早餐谷物，1~15oz 强化的素肉，如果这些食物不能常规进食（至少每日 3 份），建议每日补充 5~10μg，每周补充 2000μg 维生素 B_{12}

8. 进食甜食或饮酒要适量。按素食食物指南选择食物以获取大部分能量

改编自作者 Messina 等

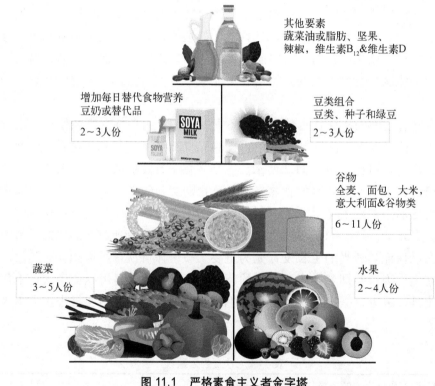

图 11.1　严格素食主义者金字塔
（在 Messina 等作者的同意下转载）

四、营养摄取指南

　　一些基本指南用于确定健康的素食主义者每日营养需求量。关于每日能量的摄取量与普通人群建议相同。其他大多数营养素的摄取建议比膳食许可量高出 2 个标准差来弥

补潜在缺乏或素食膳食中营养素的低生物利用度，以此来确保营养的充分摄取。

五、天然健康食品的概念

　　天然健康食品的概念作为素食主义者饮食的原则，依赖于几乎每种方式的食物加工都会导致营养物质丢失的事实，包括冷冻、加热和烹饪。全麦制品包含满足人体需求的极佳营养素组合。尽管其缺乏钙和维生素 C。将全谷物加工至精白面粉会导致矿物质、维生素、植物素和膳食纤维损失 75%～95%。食物发生在冷冻、烘焙、煮沸和油炸过程中的改变也是很显著的。然而，这一概念与总体人体营养的关联不明确，因为食物加工有很多功能，包括增加可口性和消化性、食物保存、安全和营养强化。因此，数天内进食恰当种类和量的食物，儿童和成年人都可满足其每日营养需求。此外，利用加热、发芽、发酵、制麦芽和添加酸化剂的家庭烹饪已被证明可提高铁、锌和 β- 胡萝卜素的生物利用度。

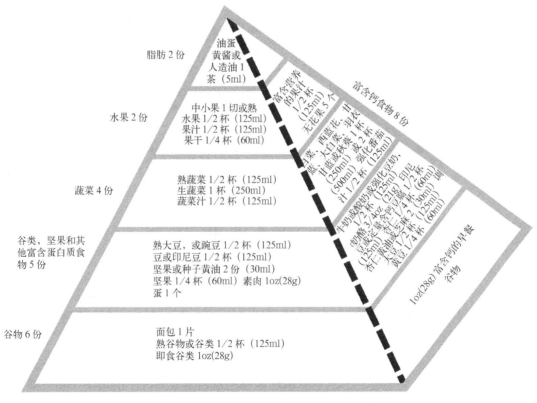

图 11.2　素食主义食物指南金字塔
在 Messina 等作者的同意下转载

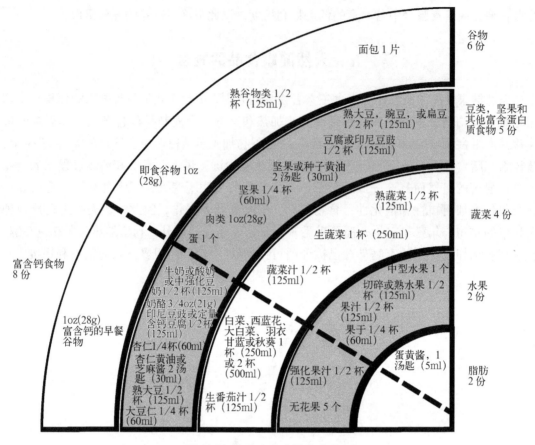

图 11-3 素食主义食物指南彩虹

在 Messina 等作者的同意下转载

六、营 养 考 虑

1. **能量** 对严格素食主义儿童的研究提示，他们的能量摄取与对照非素食者的建议水平接近，在婴儿期和断奶期，严格的素食膳食为满足能量需求所需食物量可能超出胃容量；因此，这类儿童应频繁喂养，年长婴儿和儿童易于接受的卡路里来源集中的食物包括豆制品、豆类、油、坚果、果仁奶油和果汁。

2. **蛋白质** 尽管严格的素食膳食中热量浓度很低，食物摄取通常能足够支持蛋白质需求，即使是对刚断奶的婴儿。当进食多种多样的植物类食物时，植物蛋白质可满足需要。额外的蛋白质无须在同一餐中进食，只要蛋白质需要量在 24h 之内补充。植物蛋白质在质量、数量和消化性上的差异都是潜在的担忧，尤其当婴儿期喂以严格的素食饮食。与混合膳食喂养儿童相比，一些研究提示，严格素食膳食的相对低质量蛋白质来源使婴儿的蛋白质需要量增加 30%～35%，2～6 岁儿童增加 20%～30%，6 岁以上儿童增加 15%～20%。5 类主要的植物蛋白质来源食物包括豆类、谷类、坚果和种子类、水果和其他蔬菜，每一类均有营养优点和不足。例如，豆类和谷类提供相对大量的高质量蛋白质，但是它们必须经过烹制或加工以增强可口性并去除降低消化性的物质，比如坚韧的外皮、淀粉酶抑制剂、凝集素和鞣酸类。确定蛋白质质量的标准方法是蛋白质消化率修正氨基酸积分。用这种方法，证实大豆分离蛋白像动物蛋白一样有效满足蛋白质需求，而小麦蛋白不同，其可利用度相比动物蛋白减少了近50%。大豆食品因其高蛋白含量和多功能性而对素食者有价值。大豆在大量营养成分上不同于其他豆类,其脂肪和蛋白质含量高得多,碳水化合物含量低得多。人们对健康、味道好的无肉食品越来越感兴趣，这种食品可以改善素食者的饮食体验，部分原因是越来越多地使用低成本植物蛋白，如大豆组织蛋白、蘑菇、小麦面筋、豆类等作为动物蛋白的替代品。模拟肉样产品具有类似于肉的质地、风味、颜色和营养价值，并且可以容易地替代它。据报道，这些产品在学校午餐研究中被广泛接受。赖氨酸在所有的植物类食物均低于动物类食物。豆类和水果中含硫氨基酸蛋氨酸和半胱氨酸的水平相对低。必需氨基酸苏氨酸的水平在谷类食物中相对较低，色氨酸在水果中的含量倾向于比大多数动物类食物含量低。因此，如果家长喂养的膳食食物能量充足，并且选择了多种多样蛋白质可以相互补充的植物类食物，素食主义儿童应该能够获得充分的蛋白质用以发育成长。

3. 脂肪　2岁以上素食主义儿童膳食脂肪的摄取量占总能量的25%～35%，相比杂食者略低，对生长的作用似乎微弱，然而，当膳食脂肪降至能量的约15%以下时，必须引起特殊注意以保证满足必需脂肪酸的建议摄取量。至少3%的能量应来自亚油酸（一种ω-3脂肪酸），1%的能量应来自亚麻酸（一种ω-6脂肪酸）建议ω-6脂肪酸与ω-3脂肪酸的比例应在2：1～4：1的范围内。亚油酸存在于种子类、坚果和谷物中。α-亚麻酸存在于植物的绿叶、浮游植物和藻类和一些特定的种子类、坚果及豆类，如亚麻仁、油菜种子、核桃、榛子和大豆。

这些可以转化成更高度的不饱和脂肪酸，包括花生四烯酸、二十碳五烯酸（EPA）和二十二碳六烯酸（DHA），花生四烯酸（ARA）和EPA充当类花生酸的前体，暂定的这些多重不饱和脂肪酸的建议摄取量在总能量摄取的3%～10%范围内。ARA存在于动物类食物，如肉类、家禽和蛋，EPA和DHA主要存在于鱼和海鲜中。严格的素食主义者膳食中没有这些长链ω-3脂肪酸的直接来源，因此必须将α-亚麻酸转化成此类物质。值得关心的是，严格素食或素食主义或遵循长寿饮食的孕妇只吃很少或不吃鱼或其他动物类食物，可能无法获取足够的以上脂肪酸，尤其在妊娠期和哺乳期，如果婴儿为早产，则风险尤其高，因为早产儿降低α-亚麻酸饱和度而使其转化为DHA的能力有限。这类人需要额外补充DHA，或从鱼油中，或从培养微藻类中，DHA的藻类来源被证实影响血中DHA水平，并可通过逆转化影响EPA水平。然而，给小婴儿的这类补充品只有在医师的指导下补充，因为它们也是强有力的抗凝剂。

4. 纤维素　建议日摄取量在1～3岁儿童是19g/d，4～8岁儿童为25g/d，青少年则升至38g/d。在小年龄儿童，此类高纤维饮食的纯粹体积和低能量密度可能使儿童难以摄入足够的能量，可能还会抑制一些矿物质的吸收。谷物、干豆和蔬菜筛分或研磨后喂食给婴儿能增加消化吸收率，将天然谷物的谷类食品替换为纤维素含量较低的更高度精致谷类，可进一步增加能量摄取，且如果食物体积对于小年龄儿成为问题的话这种替换也可减少体积。蛋奶素食儿童膳食纤维的摄入通常会充足但不会过量。

5. 维生素

（1）维生素 A/β- 胡萝卜素：由于植物类食物仅包含膳食类胡萝卜素，富含 β- 胡萝卜素的植物类食物每日要摄取 3 份才能满足维生素 A 的需求，比如多叶或深黄色、橙色的蔬菜和水果，烹饪、剁碎、煮成浓汤或添加少量脂肪会使 β- 胡萝卜素的吸收增加。

（2）核黄素：素食主义者和杂食者维生素 B_2 的摄取似乎相近，维生素 B_2 缺乏偶尔会发生在遵循严格限制的长寿饮食人群中，但对其他形式的素食主义不是问题。良好的维生素 B_2 来源包括酵母、麦芽、大豆、强化谷类和丰富的谷物。

（3）叶酸：通常，进食大量蔬菜水果和其他植物类食物的素食主义者叶酸的摄取是充足的。

然而，那些进食通常是炖熟或高温油炸蔬菜的人和很少喝果汁或吃强化叶酸谷物制品的人可能有叶酸缺乏的风险。另外，月经初潮后具有生育能力的青春期女孩应进食 400μg 叶酸作为补充，或在这种营养素的常规食物来源之外以强化食物额外补充。

（4）维生素 B_{12} 除了特定的海洋蔬菜或强化的植物类食物，没有植物类食物包含维生素 B_{12}。钴胺素只存在于动物性食物中，因此不在素食中。当定期摄入少量维生素 B_{12} 时，吸收是有效的。蛋奶素食者如果经常进食乳制品，他们能够获得充足量的维生素 B_{12}。研究指出一些严格的素食主义者缺乏维生素 B_{12}，通常叶酸含量高的素食主义饮食可掩盖维生素 B_{12} 缺乏的血液学表现，有时会导致延迟诊断 B_{12}，在这种情况下，经常会表现有神经系统症状。报道了一例仅表现为分裂情感障碍而无血液学 / 神经病学表现的钴胺素饮食缺乏症。在另一份报告中，27 名 6 ～ 27 个月的纯母乳喂养的素食母亲的婴儿，维生素 B_{12} 缺乏，表现为震颤、发育迟缓或退化、苍白、皮肤色素沉着过度和稀疏的棕色头发。通过补充维生素 B_{12}，一切都有所改善。当定期间隔摄取少量维生素 B_{12}，吸收是有效的。应该鼓励素食主义者，尤其是母乳喂养婴儿的母亲规律摄取维生素 B_{12} 强化食物或乳制品。

（5）维生素 D：血清维生素 D 水平取决于日照和富含维生素 D 食物或营养品的摄取。婴儿和儿童合成维生素 D 的效率要低于大年龄人群。应该进食富含维生素 D_2（钙化醇）和（或）维生素 D_3（胆骨化醇，基于动物的）的食物，如牛奶、某些类型的豆奶和米浆，以及早餐谷物。只要有可能，就应鼓励摄取这类强化食物。维生素 D_2 的生物学活性低于维生素 D_3，因此形成了特定类型素食主义者的需要。最近有研究报道，严格素食主义者摄取维生素 D 和钙不足可能通过对骨转化率的不良影响而降低骨密度，因此，在儿科素食主义人群中应积极监测维生素 D 和钙的摄取。如果日光照射和强化食物的摄取不足或使用防晒露，建议使用维生素 D 补充剂。

6. 矿物质

（1）铁：对于所有年龄段都至关重要，铁缺乏的危险时期是在婴儿期、青少年快速发育期和妊娠期。素食主义婴儿和儿童的铁营养状况不一，尽管铁缺乏是目前素食主义儿童所呈现的最常见的微量营养素缺乏，但素食主义者缺铁性贫血的发病率与非素食主义者相似。素食主义者比杂食者的铁储备低，但他们的血清铁蛋白水平通常在正常范围内，严格素食主义饮食的儿童铁缺乏尤其常见，因为植物类食物包含非血红蛋白铁，而相反血红蛋白铁见于动物类来源食物。非血红蛋白铁对铁吸收抑制剂更敏感，如植酸盐、钙、草本茶、可可、一些调味料和纤维素。水果和蔬菜中的维生素 C 和其他有机酸可增强铁吸收，因素食主义饮食铁的生物利用度相对较低，素食主义者建议的铁摄入量是杂食者的近 1.8 ~ 2 倍。

（2）锌：饮食中将近50%的锌来自肉类、家禽和鱼。相对含锌丰富的植物来源食物如天然谷物的谷类食品、大豆、黄豆、扁豆、豌豆和坚果，其生物利用度倾向于低，因为它们大多数同样包含大量的植酸盐和纤维素而抑制锌的吸收。由于素食饮食中含有可提高和抑制矿物质生物利用度的成分，建议了解谨慎的烹饪方法，并使用可显著提高微量营养素生物利用度的食品添加剂的理想组合。严格的素食主义者对锌的需求可能会高出50%之多。素食饮食也倾向于比杂食饮食中这种矿物质的含量更低。当锌的日需要量增加，如在婴儿和儿童中，锌的营养状态未达最佳标准的风险增加，因为增加锌吸收的能力有限，由于抑制剂在严格的素食饮食中含量最高，严格的素食主义者锌缺乏的风险尤其高。尽管如此，不建议补锌，因为素食主义者中出现锌缺乏的临床征象很少，即使是在＜ 24 个月的儿童，锌的优质植物来源为酵母发酵的天然谷物面包（植酸成分减少）和强化锌的婴儿和儿童谷类食品。

（3）钙：严格的素食主义者相比乳类素食者和非素食主义者，钙的摄取量倾向于更低。尽管植物类食物中的草酸、植酸和纤维素降低了钙的可利用度，植物类食物和豆制品来源钙的生物利用度可高于奶来源钙，尽管通常事实并非如此。钙存在于很多植物和强化食物中，如西蓝花、大白菜、芥蓝、甘蓝、秋葵和萝卜叶。有说法提出豆制品除钙含量外对骨骼健康具有利作用，但此说法尚未被证实。如果素食主义儿童的饮食中未包含充足来源的膳食钙，补钙是可取的。

（4）碘：加碘盐很容易获得的同时，碘缺乏在素食主义儿童中并不常见。把饮食限制在通常未经碘化的犹太盐或海盐的严格素食主义者，或同时摄取大量致甲状腺肿物如西蓝花、芥末、甘蓝、萝卜等的人，存在碘缺乏的风险，对于这些儿童，特别是居住在碘缺乏地区的儿童，建议食用碘强化食物。

（5）卡尼汀（肉碱）和牛磺酸：蛋奶素食主义和严格素食主义者血清肉毒碱和牛磺酸水平降低，然而，其功能意义并不明显，因此，补充显得并非必要。

七、特殊人群的素食膳食

1.婴儿　杂食母亲的完全母乳喂养婴儿在出生后的 4 ~ 6 个月能获得足够的能量和营养素。素食主义者的奶中营养素成分与非素食主义者相似。应该鼓励素食主义母亲实行母乳喂养。大豆配方是非母乳喂养的严格素食主义婴儿的唯一选择。对于非母乳喂养的严格素食主义母亲的婴儿，大豆和稻米饮料及其他自制配方不可用以替代人奶或商业配方奶。素食主义婴儿的辅食引入指南与非素食主义者相似，6 个月以上婴儿可能处于与不恰当饮食限制有关的明显营养缺乏状态的最大风险中，尽管维生素 B$_{12}$ 和必需脂肪酸的缺乏可能更早出现。这类人群如果喂以长寿饮食，则在断奶期是尤为脆弱的，并且在某些情况下可能经历精神运动迟滞。为素食主义家庭预见到这些潜在的问题很重要，可通过向其解释孩子断奶期应喂以能量密集食物的原则，这样素食饮食增加的体积并不妨碍能量、蛋白质和其他营养素的足量摄取。

2. 儿童　除了严格限制饮食的儿童，大多数素食主义儿童表现出的生长与杂食同龄人相差无几。平均能量和蛋白质摄入量普遍满足或超过了建议量。严格素食主义儿童可能比非严格素食主义儿童的蛋白质需要量略高，是由于蛋白质消化率和特定植物蛋白质氨基酸组分存在差异，但通过摄入多种多样的植物类食物，通常可以满足这种需要。应该强调适当摄取钙、锌和铁的重要。

3. 青少年　无论青少年在这一年龄段采取素食主义饮食，还是从婴儿期即为素食主义者，在这一年龄阶段，他们的饮食可能发生营养失衡。素食主义可能被接受而作为不正常的饮食态度和行为的一部分。一些年轻女性实行素食饮食作为控制体重的手段。一项来自明尼苏达州的研究发现，青少年素食主义者显著更易表现出食欲过旺的行为。因为青少年素食者患饮食紊乱的风险可能会增加，所以在评估这些患者时，对当前和以前的素食状况进行调查是谨慎的。素食男性似乎也更容易患饮食紊乱。土耳其一项评价素食主义相关饮食疾病患病率的研究，在土耳其 7～21 岁素食主义青少年中发现了异常饮食习惯、自尊心低、对于身体形象的过高焦虑和高发生率的特质性焦虑。一项对比进食鱼类的素食主义者与杂食者的研究数据证明，长期坚持素食饮食与保持体型瘦和低体质指数（BMI）相关。因此，素食主义饮食方法可作为一种标志物以发现有饮食疾病趋势或体重强迫观念的青少年或年轻人，选择成为素食主义者的青少年可以从膳食指南中大大获益（表 11.3 和表 11.4）。

表 11.3　胃造瘘管喂养配方

素食主义者		严格素食主义者	
＜ 1 岁	＞ 1 岁	＜ 1 岁	＞ 1 岁
Alimentum	Kindercal	爱心美	Elecare
营养粉美赞臣	下一步	纽康特	爱心美 2
Nutramigen	纽纯素小 /1.0/2.0	豆奶源	纽康特 / 初级 /1
奶粉哺力美	小安素	康乃馨大豆	左旋 G 埃墨干酪
雅培奶粉	佳易得 /Jr	纤维（去除外皮）	Tolerex
Enfacare	小雅培 2		维沃 / 附加
早产儿配方奶康乃馨	确保 / 附加		游离氨基酸（雀巢）
	佳维体		下一步大豆
	爱速康		
	Enfagrow Toddler Transitions		

表 11.4　儿童、青少年、孕妇和哺乳期妇女的修订素食指南（图 11.2 和图 11.3）

年龄段	食物分类[(1)]		
	富含维生素 B_{12} 食物（份数）	豆类 / 坚果 / 种子 / 蛋（份数）	富含钙食物（份数）
4～8 岁儿童	2	5	6
9～13 岁青少年	2	6	10
14～18 岁青少年	3	6	10

（1）每类食物的份数是最小需要量，其他类食物的最小需要份数与素食指南相同（图 11.2 和图 11.3），可以从素食指南中的任一类食物中额外选择食物以满足能量需求改编自作者 Messina 等

4. 运动员　随着对素食主义饮食的潜在健康益处兴趣增加，考虑影响运动表现的膳食行为是有意义的。运动员可以从素食主义膳食中满足其蛋白质需求，尽管需要长期的对照研究，计划良好的、营养补充适当的素食主义膳食看来有效支持着运动员的营养需求。素食女运动员应获知患铁缺乏的风险增高，而这可能会限制耐力水平。素食主义运动员肌肉中平均肌酸浓度较低，并且有建议称，在增加肌酸储备量后，他们可能在运动中体验到更多的成绩增加，这依赖于三磷腺苷 / 磷酸肌酸系统，尽管这种说法仍需证实。训练教练需意识到采用素食主义膳食是作为控制体重的一种形式，并且应采取适当的步骤以确定遵循平衡素食主义膳食以确保这些运动员的身体健康。

5. 伴发育和神经迟滞者　伴吞咽问题的患儿如家人选择提供素食饮食，可通过经口和（或）肠道喂养提供。表 11.3 列出了不同年龄段素食主义或严格素食主义饮食的适当配方。

八、代谢综合征和 2 型糖尿病患者的素食饮食

素食饮食对于治疗 2 型糖尿病呈现出潜在优势。尽管大多数研究集中在成年人，但研究结论同样适用于儿童和青少年。素食饮食中可溶和不可溶纤维素的摄取增加在糖尿病患者和正常受试者均可改善糖代谢，连同饱和脂肪和高血糖指数食物摄取的减少。素食饮食已被证明是有效的、在适当指导下营养全面的、可接受的且遵循起来实际的。一项自报问卷比较了遵循不同类型素食主义膳食的基督教徒大群体和杂食者的 2 型糖尿病患病率。即使在调整人口统计学和生活方式因素后，纯素食者的 BMI 也明显低于非纯素食者，而且 2 型糖尿病的发病率也较低。这项研究进一步证明了素食生活方式在预防肥胖和降低 2 型糖尿病风险方面的优势。

九、素食饮食与肥胖

全球儿童超重和肥胖的患病率在增加，流行病学研究证据表明，素食主义饮食的儿童和成人 BMI 更低，且肥胖的患病率也更低，因为素食主义饮食可降低超重和肥胖的风险，故应认为是在监管下实施作为高危患儿预防肥胖的可能措施。素食食物的低能量浓度，以及复合糖类、纤维素和水的摄取增加可增加饱腹感和代谢率。在最近的荟萃分析中，

与非素食饮食相比，素食饮食在减肥方面似乎有显著的益处。临床试验和观察研究都表明，采用植物性饮食在预防超重和肥胖以及促进减肥方面具有优势。此外，这些方法还可以提供比其他治疗性饮食方法更高质量的饮食，具有相似的坚持性和可接受性。需要额外的长期试验来研究素食对体重控制的影响，特别是对儿科年龄组。

十、小　　结

总的来说，素食有助于生长和健康，尽管有人担心素食是否足够。一项对工业化国家的素食婴儿、儿童和青少年的饮食摄入和营养或健康状况的研究进行的系统评估，由于16 项研究数据的异质性，未能提供任何有关益处与风险的确凿证据。本综述所引用的研究也来自 1980—1990 年。在目前的网络环境下，许多素食孩子的父母会主动寻求优化饮食的信息。因此，今天出现极端营养缺乏的可能性要小得多。表 11.5 列出了一些有用和"可靠"的网站供消费者和儿科医师使用。就这一话题向家庭提供咨询，了解互联网上信息的可靠性是非常重要的，因为有大量关于素食饮食和食品的营销和声明无法得到证实。总的来说，如果计划得当，素食可以满足儿童和青少年的营养需要由健康护理专家或营养师监督目前的素食研究的证据基础令人信服地表明，植物性饮食也有健康益处。除了保持对各种相关营养问题的认识外，卫生保健专业人员应该熟悉广泛的素食饮食，以及素食者在实践中所呈现的社会、文化和意识形态体系。那些监测食用素食的儿童和青少年的营养状况的人应该记住，尽管进步了，营养不良状态也可能发生，即使是在高收入家庭。素食者对饮食咨询的依从性各不相同，但据报道，社会经济地位较高的人对咨询的依从性更好。我们迫切需要 112 项额外的前瞻性长期随访研究，以评估包含在"素食饮食"这一广泛类别中的多种饮食的充分性，并使用经过验证的客观结果标记和社会梯度数据。

表 11.5　有用素食网站列表

https：//www.nutrition.gov/smart-nutrition-101/healthy-eating/eating-vegetarian
https：//www.healthlinkbc.ca/health-topics/zx3391
http：//vegetariannutrition.net
http：//kidshealth.org/en/parents/vegetarianism.html
http：//www.heart.org/HEARTORG/GettingHealthy/NutritionCenter/Vegetarian-Diets_UCM_306032_Article.jsp
https：//www.nal.usda.gov/fnic
http：//www.theveganrd.com/
http：//www.vrg.org
http：//www.vegsoc.org/health

（翻译　首都医科大学附属北京儿童医院　范文乐　　审校　向　莉）

第**12**章

运 动 营 养

一、概　　述

全球运动营养市场在 2016 年超过 280 亿美元，预期到 2022 年，每年约有 8% 的增长。这个市场的规模和营销不受同行的评议影响。美国是迄今为止最大的市场，其销售量约占 2016 年销售的 38%。源源不断的新产品对年轻运动员和他们的家人来说非常有吸引力，尤其是在备受瞩目的体育界人士的推动下，和社交媒体快速传播，宣传其能提高成绩时。但对于这些家庭来说，如何从宣传中鉴别真伪，并找到适合年轻运动员的产品很困难。卫生保健者应该乐于提供这种指导，并引导家庭获得适当的信息资源。

年轻运动员的饮食结构有别于同龄非运动员，和非运动员比，高中的男运动员更强调健康饮食。一项年轻人健康饮食回顾性研究发现，和非运动员相比，年轻运动员食入更多的水果、蔬菜以及牛奶。然而，运动员也可能喜欢吃快餐和喝含糖饮料。尽管运动员中饮食紊乱的发生率较非运动员高，但这往往局限在年长者或一些精英运动员，而不是参加学校或社区运动的运动员。

必须强调的是，运动营养并不是解决为某项运动或项目提供燃料的"速效药"，而是考虑食物和液体如何长期支持年轻运动员的全面发展。年轻运动员往往把运动营养当作是训练和比赛期间的一种策略，然而，越来越多的人认识到"恢复性营养"在优化运动成绩方面可以起到关键作用。这不仅包括需要关注运动员饮食的内容，也需要关注其摄入的时间。

二、运动员发展

对于那些追求提高力量、肌肉强度和运动成绩的人来讲经常会提出关于营养和运动增强剂的问题。对于患者或家庭关于运动营养的最好的咨询是将之放在有关运动员发展更广泛的内容里来讲。但是，对于年轻运动员的整个运动发展的总原则还不是很清晰。运动能力最好是建立在各种运动输入和输出的基础上，因此，任何一种专项运动最好推迟到青少年期之后。儿科医师在辅导患者和家庭进行体育活动和体育运动时，重要的是要认识到，对于小于 8 岁或 9 岁的孩子来说，体育活动的多样性在促进运动发展方面比重复更有效。这就是支持幼儿"自由玩耍"，特别是鼓励他们参加各种各样的体育活动的理由。尽管在整个运动生涯中，各种各样的活动和训练仍然很重要，但随着儿童进入青春早期及以后，重复和练习对于改进特定运动模式和提高特定运动技能变得更加有益。营养和膳食补充剂不能替代发展和适当训练带来的收益。美国奥委会采用了"美国发展模式"，并鼓励将其作为青少年体育参与的模板。表 12.1 概述了这一点。更多有关"运动专业化和年轻运动员的强化训练"的信息可在下列网站：https：//www.teamusa.org/About-the-USOC/Programs/Coaching-Education/American-Development-Model and in a clinical report from the American Academy of Pediatrics (AAP)。

表 12.1　美国奥委会美国发展模式

(http：//www.teamusa.org/About-the-USOC/Athlete-Development/American-Development-Model)

第一阶段：发现、学习和玩（0 ～ 12 岁）
- 学习核心基本动作，提高身体素质
- 通过无组织的游戏和多种运动来强调乐趣
- 培养对运动和体育活动的热情

第二阶段：发展和挑战（10 ～ 16 岁）
- 继续强调乐趣和社交
- 在运动中探索更有组织的训练选项
- 身体、社会、技术和战术技能的发展

第三阶段：训练和竞争（13 ～ 19 岁）
- 在符合目标和兴趣的项目中进行培训和竞争

第四阶段：在高水平运动中表现优秀或参与，并成功（大于 15 岁）
- 高水平特殊运动训练

第五阶段：指导和发展（主动式生命模式）
- 保持持续的健康生活模式

三、训 练 原 则

当讨论运动营养时，需要对运动员的训练量、训练强度以及志向进行评估。有些运动员在一整年中，每天仅练习和训练数小时。这样的问题在进一步考虑到体育训练的基本原则后变得更为明显。练习不仅仅针对骨骼肌组织，还对身体多个系统进行训练刺激或训练应激反应。身体以某种方式适应这种刺激后形成运动能力。最成功的培训项目包括以下内容：

1. 训练的多样性和周期性

A. 在 1 周的时间里，锻炼的内容应该是不同的类型和强度（较容易的训练应穿插在较难的训练之间）。

Ⅰ. 不能是每一项运动都很"难"

Ⅱ. 训练不同肌肉群和各种运动适应、运动发展

B. 在一年中，至少应该有一个季节应该远离有组织的运动去休息，在此期间，应鼓励以"乐趣"和享受为重点的娱乐活动。

C. 高质量的训练课程和运动表现需要在活动前和活动期间选择适当的饮食。

2. 从体育训练中提高力量和技巧，并减少运动性损伤，充分的恢复是需要的。

A. 高强度运动后要有 24 ～ 72h 的恢复时间。

B. 在恢复期间选择适当的食物和液体可以优化代谢和软组织对训练的适应。

本章的目的是提供关于营养在年轻运动员中的作用的循证信息，尽可能地，这些信息是基于儿科进行的研究结果，这一章的主要观点如下：

- 提供适当的液体和营养素，以促进从运动或运动消耗中恢复。
- 选择的维生素和矿物质在年轻运动员饮食中的作用。
- 在运动员中体重丢失和体重增长的问题。
- 有关营养补充在年轻运动员中的信息。

四、运 动 燃 料

1. **运动代谢概论**　运动营养的基本原则之一是保证充足的燃料和营养流体优化运动的努力。体力活动的首选燃料取决于体力活动的强度和持续时间以及运动员的营养和训练状况。对运动代谢的一个基本认识（见表 12.2）为针对某种体力活动的饮食咨询提供基础。

表 12.2　运动代谢概述

1. 休息 / 低强度活动（即日常生活活动、步行）
a. 储存的脂肪是主要的燃料来源
b. 碳水化合物 [CHOs（血糖和储存的糖原）] 的贡献较小
2. 逐渐增加强度（即练习前热身）
a. 逐渐从脂肪转变为碳水化合物作为主要能源
儿科提示：对于一定程度的运动：儿童和青少年仍然比成人更依赖于脂类，这可以节省肌肉糖原。耐力训练增加了对脂肪的依赖，使运动员更容易利用体内脂肪中储存的大量能量
b. 随着 CHO 代谢的增加：储存的糖原开始被利用，然后随着运动时间的增加，血糖变得更加重要
儿科提示：与成人相比，儿童和青少年的肌肉糖原储备可能少 50% ～ 60%，因此，在中等强度和高强度活动中，他们更依赖于血糖和摄入碳水化合物作为能量
3. 突然开始高强度活动（即短跑）：
对于持续 10 ～ 30s 的活动，三磷酸腺苷（ATP）/ 磷酸肌酸系统是主要的燃料底物。当 ATP 被代谢成二磷酸腺苷（ADP）时，储存的磷酸肌酸被用来再生 ATP
这是补充肌酸的主要作用机制
4. 继续进行高强度活动：即网球比赛
a. CHO 成为主要的燃料来源，肌糖原通过厌氧途径提供能量
儿科提示：与成人相比，儿童和青少年糖原储存减少增加了活动后糖原补充的重要性
b. 乳酸的积累可以阻碍持续的努力

2. **碳水化合物**　运动员对碳水化合物的需求取决于运动量和强度，因此，在整个运动季节其是不断变化的。尽管运动员每天要训练几个小时，但一些年轻运动员在训练和

游戏中并非时刻处于活跃状态，这是由于运动类型和其位置有关（比如足球守球门员和进攻性球员），因此，推荐的碳水化合物量是基于"活动时间"而不是"训练时间"。

低强度 / 技能训练：3 ～ 5g CHO/ 千克体重 / 天；

中等强度训练（1 小时 / 天）：5 ～ 7g CHO/ 千克体重 / 天；

高强度训练（1 ～ 3 小时 / 天）：6 ～ 10g CHO/ 千克体重 / 天；

尽管碳水化合物在维持最佳体能方面有重要表现，年轻和青少年运动员消费的量往往明显低于建议的量。对于某些运动员来说，让他们确信增加碳水化合物的摄入量，以满足他们活动的热量需求是比较困难的事情，他们通常习惯于用更少的能量来完成运动。当碳水化合物摄入不足时，代谢反应是分解肌肉以提供所需的能量。这些情况，告诉运动员他们努力运动要获取的力量和肌肉将会有障碍，它们将被作为燃料消耗，这样说会有帮助。碳水化合物在一天中都可以摄取，但在运动时尤其关键。在运动时可以消耗的包含碳水化合物的食物和产品见表 12.3。

表 12.3 在运动时通常摄入的食品的样本中含有的碳水化合物含量

食物	碳水化合物（g）
苹果 1 个中等大小	21
香蕉 1 个中等大小	27
巧克力可可夹心棒 1 品脱巧克力	30
Clif 儿童棒 1 布朗尼	23
无花果馅饼 2 盎司单包装	39
水果卷 1 草莓卷	11
格兰诺拉燕麦棒 巧克力 / 花生酱	21
坚果棒 1 水果和坚果	17
Luna 棒 柠檬风味	27
天然山谷 2 条蜂蜜烤燕麦	29
营养能量棒 1 蓝莓	24
橘子 1/2 大	11
黄油花生味能量棒 1 勺花生酱	44
椒盐饼 1 盎司（大概 18 个最小的椒盐饼）	23
葡萄干 1.5 盎司 / 盒	22
什锦杂果 1/4 杯（主要是热带水果和坚果）	17

3. 运动前 制订出运动前的碳水化合物量：

● 增强肌糖原和血糖：在运动季节维持碳水化合物较高水平的饮食是保证肌糖原在合理水平的关键。在需耐量的运动中或在一天中需多次比赛的竞技中尤其重要。

● 预防肌肉代谢。

● 保持大脑能力供应。

近期推荐，运动要持续大于 1h 前的 1～4h 需服用 1～4g 碳水化合物／千克体重。

因为胃耐受的问题，有些运动员在运动前进食时可能会有困难。在高强度运动下胃排空明显减慢，有些人可能会出现腹胀、痉挛、腹泻、恶心和（或）呕吐等。为了保证运动员的舒适度，应该规定任何运动前饮食摄入的时间和内容，但当试图给特定运动员一个最佳的补充策略时，往往会出现错误。在竞争性运动比赛项目前应该制定一项成功的能力补充策略，这样才可能对年轻运动员有所帮助。

● 碳水化合物应该成为运动前膳食的基础。

○ 进食午餐最好在学校训练前 3～4h，午餐选择的最佳例子可以见表 12.4。

● 经过长时间，特异地有策略的去"训练肠道"，可以增加肠道的排空和碳水化合物的吸收（图 12.1）。

表 12.4　50kg 体重的运动员放学后练习的午餐选择标准

1～4g 碳水化合物 /kg=50～200g 碳水化合物（更高强调的训练和比赛的高限）
2 土耳其三明治[a]=50g
2 个香蕉 =54g
2 杯巧克力牛奶 =52r
2 个燕麦提子曲奇：18r
总计：184g 碳水化合物（在许多情况下，这将被视为"双份午餐"）

　　a. 三明治 =2 片面包 /4 盎司火鸡 /1 茶勺蛋黄酱 / 莴苣 / 西红柿

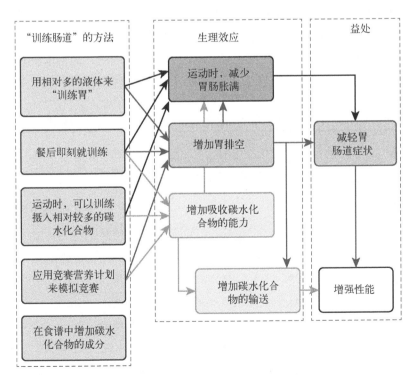

图 12.1　加强肠道适应在校活动前和活动中推荐摄入的食物和饮料的"肠道训练"总结

- 在特定过程中，为增加运动前摄入的胃肠舒适度，可以通过以下方法来提高。
  - 频发进食零食，比一次吃较多食物更易耐受。
  - 选择低蛋白，低脂肪或低纤维素的饮食。
  - 高果糖饮食可能会引起一部分运动员胃肠不适。
  —葡萄糖和蔗糖来源的碳水化合物可能更好容忍。

考虑到年轻运动员对血糖的依赖，有些运动员在开始运动时可能要提前 30 ～ 60min 吃一点高碳水化合物的零食。此前有报道称，运动员在运动前摄入血糖指数较低的食物会受益。最近的数据显示运动前选择的食物血糖指数并不会影响随后的运动表现。而且，有些运动员会表现，在随后的运动中出现反射性低血糖和主观疲劳。在这种情况下，在运动前立即额外摄入碳水化合物会减少低血糖和疲劳。

4. 运动中　在活动过程中摄入糖类作为持续的燃料来源，似乎有利于对于运动前后防止组织分解代谢。这对于超过 1h 的活动最为有利，对于短时间活动可能也有效。总的原则如下：

- 运动员参与持续的，或者间隔 15 ～ 20min 的"停止 - 开始"的运动，超过 60 ～ 150min 时，可能需要消耗 0.7g 碳水化合物 / 千克 / 小时（对于充分发育的个体需要 60g/ 碳水化合物 / 小时）一些学者建议如果运动持续 120min，则给予 90g CHO/h。
- 糖类的类型和形式可以由运动员的偏好和胃容量来决定。在运动中饮用含 6% ～ 8% 糖类的运动饮料也能够获得建议量所需的碳水化合物（见表 12.5 和这章节内后续液体部分）。
- 在运动期间利用外源性糖类似乎受到肠道内转运的限制。运动期间，利用肠道内不同转运方式的糖类（例如葡萄糖和果糖）的摄入，增加了成年人外源性糖类作为能量的来源。肠道转运可能是上述推荐的高 CHO 摄入的最大后果。猜测这将如何影响年轻运动员的运动表现是件有趣的事情，因为众所周知他们更依赖于外源性葡萄糖，但目前没有可靠的数据。
- 在上述和图 12.1 上列出的胃耐受的策略对一些运动员是有帮助的。

表 12.5　几种常用运动饮料和对应的液体内含有的碳水化合物和钠成分

产品	% 碳水化合物	碳水化合物（g/8 盎司）	碳水化合物种类	钠（mmol/L）
佳得乐 橘子汁	6	14	右旋葡萄糖	19
佳得乐（1 包 /20 盎司果汁）				57（在果汁里添加任何钠）
锐能	6	15	高果糖谷物糖浆	18
健身水	0	0	n/a	19
苹果汁	16	38	右旋果糖糖浆	1
橙汁（浓缩液）	11	26	右旋果糖糖浆	< 1
可乐	12	28	高果糖谷物糖浆	2
牛奶	6	14	乳糖	20
牛奶，2% 巧克力	12	29	乳糖添加各种糖	26

目前的证据似乎支持使用 CHO 漱口液（不随后摄入）用于持续不足 1h 的高强度活动。大脑中的奖励中枢被口腔中 CHO 受体激活，激活后运动成绩可提高 2%～3%，这种效果可维持 1h。没有统一的特定方案，但通常是用 6%～10% 浓度 CHO 液体冲洗 10s 左右，如果想要持续 30～60min，则需要反复漱口 4～12 次。重要的是要记住，漱口液并不能补充运动所需的燃料或液体，而是当运动员服用推荐剂量的 CHO 而出现胃肠不适时，漱口可能对其有益。

很多证据表明，运动时（这种运动指：经历了整夜快速的，多种训练程序后，或在低 CHO 饮食后）低 CHO 摄取可以上调运动时增强肌肉代谢的因素，尤其是氧化能力和脂质代谢方面。这被称之为"训练性减少"，随后运动时会出现糖原储备消耗减少，以及理论上会延迟出现运动性疲劳。运动时低 CHO 获得的考虑是，虽然训练的质量可能会低，但这样训练的目的是为了建立一种更好的肌肉代谢模式，以及未来有希望获得更好的运动提高。尽管"训练性减少"的代谢效果明显，但对未来运动效果的影响还不清楚。目前还没有足够的证据向年轻运动员推荐这一策略，但这是一个非常活跃的研究领域。任何尝试这种方法的运动员都需要意识到其对整体训练质量的影响，并区分哪些是用于"体能训练"的训练与哪些用于"新陈代谢训练"的训练。

5. 运动后　许多学校运动员每周 5d，还有些季前赛训练每天还要参加多个训练项目。以这个频率锻炼的运动员，运动后的饮食补充很重要，这样可以补充减少的肌糖原，这也成为后面训练的一个重要的燃料来源。运动后的 4～6h，运动员要每小时补充碳水化合物 1～1.2g/kg 体重。训练或表演间隔时间有限的运动员应在活动结束后尽快开始这项运动，因为糖原的重新合成速度约为每小时 5%。此外，摄入碳水化合物再次保护肌肉，就像运动后的膳食对防止运动后肌肉分解代谢一样有重要作用。

五、运动所需的液体

在体育活动中，年轻运动员获取充足的液体量是非常重要的，充足水分可以将氧气和营养物质输送到运动中的肌肉输并帮助散热。需要获取的液体量有很大不同，主要根据儿童运动员参与的范围，以及受到天气和环境、运动时条件、运动类型、地点、活动强度、运动员发育程度、自身内在汗液分泌速度等。因此，液体的推荐量需要根据其自身情况和条件做到个体化，对于耐力性和有氧运动尤其如此。

不幸的是，年轻运动员和他们的父母常不能确定运动前、运动期间和运动后所需要维持水化状态所需的合适液体类型和液量。一般的水化策略见表 12.6，不同饮料中糖类、和盐的含量见表 12.5。

教育患者或家庭如何取得恰当的水化量的方法是测尿液的比重，尽管有一些证据表明比重为 1.010 表明取得最佳水合量，但美国全国高中体育联合会（NFHS）和美国全国大学生体育协会（NCAA）确定季前摔跤赛，其理想的水合作用时尿比重分别为 1.025 和 1.020。

表 12.6　年轻运动员水化策略

运动前：
- 补充之前训练中流失的液体
  - 尿液应呈淡黄色
  - 运动前体重恢复
- 考虑在运动前 2～4h 用 5～10ml 液体 /kg 体重进行预水化（2～4 毫升 / 磅）
  - 为胃排空和液体吸收留出足够的时间
  - 含钠液体有助于吸收和保持
- 水或运动员能耐受的任何营养饮料都是可以接受的
  - 运动饮料与其他液体饮料相比没有额外的好处

运动中：
- 液体损失变化很大，应根据运动员和训练 / 比赛情况进行个性化推荐
  - 剧烈活动的良好起点：
    - 青少年：每 20 分钟 100～250ml（3～8 盎司）
    - 年龄较大的青少年：每 20 分钟最多 350ml（12 盎司）
  - 应避免水分过多和不足
- 通过让运动员在运动前和运动后、脱掉湿衣服后立即称体重，可以计算出液体需要量
  - 1 磅重量变化 =16 盎司液体
  - 运动员需要重新调整他们的饮酒策略以避免
    - 液体损失＞体重的 2%
    - 体重增加了吗
- 在大多数情况下，水是最好的选择水合运动期间
  - 当运动持续时间超过 60min 时，6%～8% 的碳水化合物（CHO）溶液可以提供液体和燃料
    - 在一些运动员中，低 CHO 的液体比水更不容易引起胃部不适
  - 在许多商业运动饮料中发现 6%～8% 的 CHO 浓度，或者可以通过 50：50 的非酸性果汁稀释获得

运动后：
- 在下一次训练前补充丢失的液体
  - 每减轻 1 磅体重，可补充 16～20 盎司液体
- 液体体积比流类型更重要
  - 年轻运动员通常会在恢复期间进食食物和液体
  - 巧克力牛奶中 CHO、钠、钾和蛋白质的组合是一种很好的恢复选择
  - 运动饮料与其他液体饮料相比没有特殊的益处
    - 没有包含足够的 CHO 用来恢复

运动前

　　年轻运动员在开始任何训练前都应该充分补充水分，最好一天都保持水分充足。然而，这可能是具有挑战性的。

　　特别是在连续几天进行训练的情况下（尤其在炎热的环境中），或在一天中进行多个活动周期的情况下（例如，锦标赛或秋季足球中的"一天两次"练习）。在这种情况下，年轻运动员很容易在一次训练到下一次训练中出现累积性体液不足。实用的预水化指导和策略见表 12.6。

1. 运动中　出汗率是决定运动期间液体需求的主要因素之一，据报道，在酷暑中锻炼的 9 ～ 12 岁儿童的汗液流失量为 300 ～ 700ml/h。年龄较大或男性运动员比年轻运动员或女运动员出汗率更高，在高温下剧烈运动可达到 2.5L/h。脱水达到 3% ～ 5%，有氧运动，平衡，精神 / 认知运动达到脱水的 2% 时，通常会有口渴，因此，运动时摄入水分的目的是为了防止液体丢失小于体重的 2%。

液体里添加钠刺激渗透压感受器，可以增加水分的额外摄入，许多运动饮料每升含钠 10 ～ 20mmol，这可以充分刺激以增加摄入量。然而，与通常的看法相反，这种钠含量不足以替代汗液丢失的钠（青少年汗液中的钠含量通常在 40 ～ 70mmol/L）。汗液钠流失取决于基因，对环境的适应以及训练强度（减少汗液中的钠含量）和出汗率（高出汗率增加每体积的钠含量）。

尽管对于大多数年轻运动员来说，丢失钠并无明显临床后果，但在某些情况下，这些钠丢失可能是有问题的。在多数情况下，运动过程中钠丢失都可以通过饮食补充，但是，对于年龄大的青年，在高温下剧烈运动，可以丢失 2 ～ 5g 钠 /h，如果持续更长时间或在一天中有多次训练和比赛，丢失量可以达到 20g 钠 /h。如果训练后皮肤或衣服上经常出现的白色盐结痂可确定运动员丢失钠较多。这些运动员有时被称为"咸毛衣"，由于体液浓缩，神经肌肉接头处过度兴奋，似乎更容易出现肌肉痉挛。对于食盐损失严重的人来说，一些以耐力运动为目的的产品其钠含量高于传统运动饮料（表 12.5）。另一种选择是每一份标准运动饮料中加入 1/8 ～ 1/4 茶匙的食盐（1 茶匙食盐 =2.3g 钠）。

运动相关的低钠血症（EAH）是血钠低的一种临床表现，EAH 似乎与低渗饮料过度摄入以及精氨酸加压素（AVP）诱导的自由水排泄受损有关。EAH 最初在持续 4h 以上的耐力活动中发现，但最近更广泛的运动活动中均发现。尽管无症状的 EAH 较之前认识的更多，可以产生医疗后果的症状性 EAH 则较为严重。从 2008 年到 2014 年，美国有 3 名高中足球运动员死于 EAH。

发生 EAH 的危险因素包括：
- 过量摄取低张力的液体（水和运动饮料）
  ○ 通常是为避免脱水而过度饮用造成的
- 高 BMI/ 低 BMI
- 长时间运动（持续超过 4h）
  ○ 尤其是运动员在进行慢节奏运动时
- 缺乏培训和（或）活动经验

病例报告显示患有囊性纤维化、厌食症、贪食症、内源性肾脏疾病是发生 EAH 的高风险因素。在训练过程中体重增加的运动员表明过度饮水，因此，需要在训练前和训练后测量体重（表 12.6）。

在运动前和运动中，常有类似的关于进食的抱怨，运动员常说饮用推荐量的饮料可导致胃肠不适或恶心。与低强度运动相比，参加高强度间歇跑（如在许多团队性运动的训练和比赛中所见）的个体胃液体排空速度减少了 50% ～ 70%，可能导致胃对推荐液体量的耐受性出现问题。如果运动员抱怨在摄入适当量的液体时，出现胃部不适，以下内容可能会有所帮助：

- 温和的液体比冰冷的液体从胃部排空的速度更快，更能被一些人接受。
- 更小口、更频繁地吸吮通常比快速、大口地摄入更容易接受（如小酌，不是吞咽）。
- 对于运动员个人来说，可能需要试验不同种类的液体或液体和食物结合，来找到最适合自己的。"训练胃肠"见图 12.1，其提供的策略可以提高对液体量的耐受。

年轻运动员常无法区分能量饮料（提高运动的配方）和运动饮料（补充水分的配方）的区别，但这是很重要的区分。虽然有关"能量饮料"并无一个正式的定义，但通常认为其是一种含有高浓度咖啡因，冠那茶和兴奋剂的饮料。很多公司通常利用这些运动员向儿童和青少年推销这些能量饮料。AAP 指出，能量饮料在儿童和青少年的饮食中没有一席之地。表 12.7 说明普通能量饮料中咖啡因含量和其他饮料的比较。

表 12.7   能量饮料中含有的咖啡因量和日常饮食中其他来源的咖啡因量的比较

产品	咖啡因含量（mg/ 通常提供的尺寸）
咖啡（滴流）	100mg/8oz
星巴克大杯摩卡	175mg/16oz
山露汽水	73mg/16oz
可口可乐	48mg/16oz
红牛	80mg/8oz
巨人饮料	140mg/16oz
无惧饮料	160mg/16oz
能量"炮弹"（很多品牌）	$200 \sim 350$mg/$1 \sim 2$oz

2. 运动后   鉴于汗液流失的变化很大，运动之后建议补充的液体量应该鼓励由运动员自己来确定各自的液体状态（详见表 12.6）。运动后水化时，饮料的体积比所用饮料的种类更重要。水、牛奶或其他营养饮料都是合适的选择。大多数年轻运动员也将在这段时间内摄入固体食物，可以补充一些碳水化合物和钠离子，在补水时增加液体的潴留。如果得不到食物，研究发现用含有 10% 碳水化合物和含钠 25mmol/L 的高渗溶液在恢复水化方面比低渗溶液更有效。实现此含量的一种方法是将 1/4 茶匙食盐添加到 1L 的橙汁或其他果汁。

3. 蛋白质   对于运动员，目前更倾向给予个体化的蛋白推荐量。表 12.8 总结分析了特定运动员蛋白质需求。目前，成人运动员的蛋白质建议量是 $1.2 \sim 2.0$g/（kg·d）。有限的数据表明，这些范围可能也适用于青少年。更高的范围（甚至略高）可能适合那些强度更高的训练，开始新的训练方案，试图减肥或从受伤中恢复的运动员（根据数据，美国 12 ~ 19 岁儿童的平均每日蛋白质摄入量：男性 95g，女性 62g）。

表 12.8　青年运动员蛋白质需要量的决定因素

- 蛋白质包含的构造块为下列所需：
  - o 生长和发育
  - o 肌肉和其他组织的合成和修复：
    - – 伤害
    - – 与运动相关的微创伤
- 运动员对蛋白质不同的需求并取决于：
  - o 生长和发育：
    - – 快速生长期间蛋白质需求增加
  - o 训练状态：
    - – 在训练量和强度增加期间，蛋白质需求增加
    - – 新的运动员对蛋白质的需求更高
  - o 能量利用率：
    - – 在能量利用率下降（即体重下降）期间，蛋白质需求更高
      - ■ 增加蛋白质摄入量可以减少肌肉分解代谢

当考虑运动员的蛋白质摄入时，许多文献在这方面是基于对肌肉蛋白质合成（MPS）的评价。肌肉蛋白质合成是运动后肌肉力量改动的修复和适应。一次高强度的耐力训练可刺激 MPS 至少 24h，蛋白质摄入可使 MPS 增加 30% ～ 100%，并持续 1 ～ 4h。这些效应似乎是协同作用的（如图 12.2 所示）。这就是最近将"蛋白质计时"作为最大限度提高训练收益的一个因素的基本原理，这一点在以下时期具有特别重要的意义。

- 运动前后：代谢研究表明运动前或运动期间摄入相对少量的蛋白质似乎会增加 MPS，并在运动期间防止肌肉破裂。
- 运动后：MPS 最理想化的是运动后不久蛋白质摄入量为 0.3 ～ 0.5g/kg，和运动后 24 ～ 48h 每天间隔 3 ～ 5h。年轻男性最佳效果的饱和过程是摄入 20 ～ 25g 蛋白质。最近一项针对 9 ～ 13 岁儿童的研究发现，在运动后 15min 和 4h 摄入 5 ～ 10g 蛋白质的效果最大。青少年的需求似乎介于这两者之间。
- 睡前：MPS 确实发生在睡眠期间，但夜间 MPS 受制于可获得的氨基酸量。在成人中，睡前食用的蛋白质已被证明能增强 MPS，但这种作用尚未在儿科人群中进行研究。

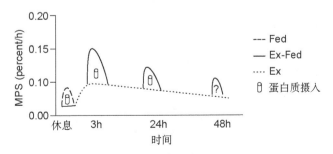

图 12.2　耐力运动蛋白合成加强，因此在运动后蛋白摄入量增加
Fed：Fed（不运动时）；Ex-Fed：运动和 Fed；Ex：指单独运动

　　尚不清楚这些不同的蛋白质时间"窗口"是否有促进作用。然而，很明显的是决定 MPS 的主要因素是在一天中定期摄入适量的蛋白质。如果达到这一点，与运动有关的时间问题可能就不那么重要了。具体见表 12.9，其内容是一些常见食物和副食的蛋白质含量。

表 12.9　运动员常用食物和补充剂的蛋白质含量

食物	蛋白质（g）
肉 / 蛋	
汉堡（3 盎司，特瘦）	24
鸡肉，烤（3 盎司）	21
金枪鱼（3 盎司，水包）	20
鸡蛋（1 个大的）	6
奶制品	
农家干酪（1/2 杯，低脂）	14
酸奶（8 盎司）	12
牛奶（8 盎司，全脂或脱脂）	8
脱脂奶粉（2 汤匙）	3
豆类	
豆腐（1/2 杯）	10
花生酱（2 汤匙）	10
扁豆（1/2 杯，熟的）	9
黑豆（1/2 杯）	8
鹰嘴豆泥（2 汤匙）	3
谷物	
面食（1 杯，熟的）	7
面包（全麦，2 片）	5
其他	
蛋白质补充剂（每份）	20 ～ 35
Promax 棒	20
Clif bar（花生酱口味）	12
康乃馨牌速食早餐	12
能量棒	10
确保（8 盎司）	9
士力架	4
营养谷能量棒	2

4. 微量元素

（1）铁（也可见第 19 章铁）：体内铁状态是一个动态的平衡，包括铁储存，铁丢失，以及生成红细胞的铁消耗。儿童运动员关注铁储存：

①与生长有关的红细胞质量扩大。

②红细胞质量增加用以纠正稀释性"运动性贫血"，这是由于在训练开始时血浆容量增加（尤其是有氧运动）所致，还有

③对于经期的丢失还有与运动相关的粪便、尿液和汗液等丢失，尤其是一些耐力型或超耐力型运动员。

对于年轻运动员来说，铁元素在氧气输送以及能量产生过程中扮演着重要作用，并且存在一些与铁元素有关的独特运动方法可以增加运动员对铁的需求，从而使铁元素有关的实验室检测结果会随之发生变化，其中包括以下内容。

● 在耐力或超耐力运动过程中，运动员会从汗腺或胃肠道、内分泌生殖系统丢失一小部分铁。这部分丢失的铁通常会从饮食中得到补充，因此大部分年轻运动员临床上面情况并不明显。

● 在大冲击强度运动中，尤其在跑步过程中，随着踏步产生的力量会发生溶血。然而机体通常很善于处理这种溶血而增加的铁元素，但是运动员通常会由于网织红细胞的产生而发生巨红细胞血症。

● 从事需要控制体重运动的运动员当进行饮食控制时，其铁元素摄入通常不理想。

运动员及其教练在有关铁摄入及铁含量状态方面有很大的兴趣，当运动员表现为易疲劳或者运动成绩不佳时通常被认为存在铁缺乏。

有一点非常重要的是，人体内铁元素的供应呈现功能性的连续。有充足铁元素储备的运动员可以有能力应付有氧运动带来的红细胞总数的增多，铁元素储备中等水平的运动员可出现"相对性贫血"，即血红蛋白低于个人正常水平但却处于人群血红蛋白正常水平范围内，铁储存不足的运动员则会出现贫血。

在运动员及非运动员人群中，患缺铁性贫血的比例是相似的。现在人们普遍认为，缺铁性贫血可以导致运动员的运动成绩下滑。然而，目前在非贫血性缺铁状态缺乏的定义及运动员相关影响因素方面并没有达成共识，而且运动员发生非贫血性缺铁状态的风险相对较大。

铁蛋白通常用来作为表示铁储存状态的指标，目前对于铁蛋白的正常范围并没有标准下限。一部分实验室认为，铁蛋白的正常下限应为 12ng/ml。然而，一些有关铁元素吸收的研究认为，下限定位 35ng/ml 更为合适，在一些研究中，缺铁状态时铁吸收增加，而此时的铁蛋白高达 60ng/ml。由于"铁缺乏"定义的困难，因此传统方法学得到的结果以及一些研究非贫血性铁缺乏对于运动员成绩影响的研究结果不一致。一些研究发现，铁蛋白偏低的非贫血运动员其氧分摄入及运动成绩会出现很大变化，而其他研究则没能得出此结果。

因此，对于运动员出现疲劳、运动成绩下降的情况，应该存在一个检查血红蛋白及红细胞容积的最低阈值（通常被称为跑步运动员的"死腿"）。尽管年轻运动员通常补充

铁元素，但是这并不能完全避免风险，且对于曾经出现铁缺乏的运动员，在治疗过程应该记录下症状、运动和检查值等实验室结果。研究认为，每天补充 50ng/ml 铁元素可为运动员补充铁蛋白储备。"相对性贫血"患者在补充铁元素约 1 个月后可监测到血红蛋白指标的回升。

（2）钙（也可见于第 18 章钙、磷、镁）：虽然钙具有多种生理功能，但它在骨骼健康中的重要性，尤其是对骨骼发育作用的认识在过去十年有不断的发展，这点对年轻运动员尤其如此。女孩的骨质累积率最高发生在 10 ~ 14 岁，而男孩则会一直持续到 15 ~ 18 岁。

AAP 目前建议 9 ~ 18 岁的儿童和青少年每天摄入 1300mg 钙。总的来说，似乎钙摄入量与骨骼健康的改善相关，这种影响在基线摄入量较低的人群中最为明显。然而，支持钙摄入量降低骨折风险作用的数据不太可靠。最近一项超过 6200 名女性青少年的前瞻性队列研究，比较了其钙摄入量最高五分位者（平均值 1891mg/d）和最低五分位者（平均 541mg/d）的应力性骨折风险，一个奇怪的发现是，在参与高冲击活动的女孩中，钙摄入量的增加与骨折风险增加的趋势 [危险度（HR）：最高五分位者和最低五分位者] 有关（但无统计学显著意义）。这就提出了一个问题，即钙摄入量最高的女孩是否试图补偿其他骨折危险因素。其他的报道也发现高钙摄入确实会保护青少年降低骨折，一项对年轻成年女运动员的回顾研究发现，每天摄入超过 1500mg 的钙可以降低压力性骨折的风险。

膳食钙，尤其是乳品来源，似乎对骨骼的形成有多重影响，钙的需求量最好能和饮食来源的钙相匹配。补充钙只适合于那些不能达到推荐摄入量的人。

同样的钙摄入情况下，大多数运动员，尤其是从事大冲击强度项目的运动员，较普通人群中的同龄人具有更高的骨密度。然而，运动员对于骨完整性的需求远高于普通人，出现骨折的风险也更大，特别是对于一些营养摄入不足以提供日常所需热量的女运动员来说更容易发生骨折。这种女孩通常存在雌激素生成较少，可能会出现青春期发育延迟、月经稀发甚至闭经。热量摄入不足及雌激素生成受抑，以上 2 种因素同时作用减少骨的发生。这种情况通常被称为"女运动员三联征"，这些女运动员的骨密度通常低于同年龄平均水平，极易发生骨折。更多的有关"女运动员三联征"的治疗信息可以在 2016 年出版的"女运动员三联征"临床报告中获取。

（3）镁：在体内 300 多种代谢反应中发挥作用，包括钙吸收 / 骨增生；能量产生；心脏、神经和骨骼肌功能。

2012 年一项针对游泳运动员的研究发现，青少年的镁摄入量是骨密度的独立预测因子。低镁可导致炎症发生。

人体约 50% 的镁储存在骨骼中，另 50% 存在于软组织中，循环中的镁很少。对青少年运动员的研究表明，镁摄入量较低在这一人群中很常见。向日葵、芝麻、杏仁和各种豆类中都含有较多镁。

（4）维生素 D（也可见第 22 章 Ⅱ：脂溶性维生素）：对于运动员的作用包括获得理想骨量以及支持肌肉功能，维生素 D 与体力活动对于骨骼的发展作用不同但又相辅相成。

2010 年的一项有关青少年的研究显示，当体内维生素 D 水平下降，甚至低至 27.5nmol/L 时，体力活动与骨密度的关系会增强，这意味着当发生维生素 D 缺乏时，体力活动可以提供保护作用防止骨过分流失。

2013 年的一项前瞻性队列研究考察了维生素 D 摄入量和每天参加 1h 以上高强度冲击活动的青春期女孩的应力性骨折风险。维生素 D 摄入量最高五分位的女孩与最低五分位组（663IU/d vs 107IU/d）相比，应力性骨折风险降低了 52%。应该注意的是，最高五分位组的平均摄入量仅高于 600IU/d，这是目前 AAP 推荐给大于 1 岁儿童的每天正常摄入量。

一些研究内容涵盖体力运动、钙、维生素 D 和目前得到很多关注的维生素 D 多态性受体之间的相互作用，用以阐述运动员中维生素 D 水平和应力性骨折的关系。一项有关维生素 D 和应力性骨折的多中心研究显示，女性海军士兵中最低水平血清 25- 羟维生素 D（25-OH-D）（平均在 20 或 50nmol/L）的人发生应力性骨折的概率是最高百分位人的 2 倍（平均 50nmol/L 或近 125nmol/L）。一些研究以年轻人作为试验对象，同样得出每日摄取钙 2000mg 及维生素 D800U 的试验对象和安慰剂组相比应力性骨折的发生率明显降低，对于每日饮食高摄入的运动员亦是如此。因此，许多人将摄入维生素 D 作为应力骨折发展过程中的保护性因素，然而对于此方面仍有许多研究正在进行中，目前并没有关于年轻运动员人群的回顾性研究成果发表出来。

维生素 D 缺乏与肌肉功能下降有关。这些研究在老年人中已经很充分，有关儿童和青少年维生素 D 和肌肉关系的研究还在积累，低维生素 D 可以导致肌肉脂肪浸润和 2 型肌纤维萎缩症，在儿童则导致运动力量降低和其他运动能力下降。2014 年的荟萃分析报告称，补充维生素 D 可增加肌肉力量，尤其是对那些基础维生素 D 浓度 < 30nmol/ml 或维生素 D 浓度在研究过程中增加 > 25nmol/ml 的患者。不幸的是，分析中只包括一项针对儿科人群的研究。2016 年一篇关于维生素 D 缺乏的年轻的成年运动员补充维生素的综述中表明，补充维生素 D 对缺乏者有效，对充足者无效。由于维生素 D 缺乏引起的肌病可以通过补充而逆转。

由维生素 D 日常饮食推荐联盟建议的剂量适合 97% 的人群，（因此，维生素 D 的浓度达到 20ng/ml）。然而，一些学者提出，对于年轻运动员当血清 25-OH-D 浓度 > 80nmol/L，或者高于 125nmol/L 才有益。要追求达到更高的浓度，对于 8 ～ 19 岁儿童的每日维生素 D_3 上限为 4000IU/d。生活在北纬 35°以上（加利福尼亚州圣巴巴拉北部和田纳西州南部边界北部）的运动员有存在低维生素 D 浓度的风险，这些运动员包括室内运动员和舞蹈演员、面色黝黑者、体脂含量高者，以及那些积极进行紫外线 B 射线阻隔的人。

六、年轻运动员的体重和体重组成

外形和动作是那些追求形体和体重的年轻运动员主要的动力。在现代文化中，传统上认为男孩追求肌肉发达，女孩追求苗条。然而，最近的数据显示无论男女，大部分年轻人为追求肌肉都改变了他们的饮食和活动。国家性媒体以女性的口号"肌肉就是新的紧身衣"。对于不同运动员来讲，外表和运动之间达到平衡所需要考虑的问题是不同的，年轻运动员都承受着相同的外表压力（如果不是更大），这种现象在社会中无处不在。

对于从事某个特定运动的某位运动员，体重在某个特定范围内变化才能得到理想的运动成绩，而这个体重范围与从事的运动、发展阶段、身体成分及一系列个体因素有关，但是一个基本的原则需要掌握：体重处于任何一个极端都会影响运动成绩并且增加受伤的风险。

体重及体质指数（BMI）是儿科两个评估总体生长发育的常见方法，这些测量可以评估健康风险以及作为身体构成的指标（高 BMI 通常和肥胖相关）。然后，这种相关性并不适用于运动员，高水平的肌肉可以产生相对高的 BMI，但并不肥胖。另一方面，体重指数往往低估了饮食失调或其他丢失肌肉成分患者体内的脂肪含量，除了这些门诊的测量，对体重和身体构成成分进一步的评估要谨慎，要理解它的原理和意义。

一些运动（例如摔跤及其他一些存在体重分级的运动）需要计算运动员的身体成分来进行体重分级。对于从事其他运动的运动员并不推荐常规进行身体成分测定，因为可能会对其产生负面影响。身体成分可能会让运动员产生负面情绪，错误地改变饮食结构，从而导致营养失衡。对于某个特定运动员，运动表现（如速度、敏捷度、跳高高度等）比身体成分更应成为理想体重的决定性因素。

1. 年轻运动员增加体重的原则　尽管肥胖在年轻人中持续流行，许多男青少年仍积极寻求增加体重和肌肉质量。

这在美式足球运动中是一个特殊的现象。儿科医师给这些足球运动员提供建议，要理解在这项运动中身材相关的趋势。

● 一项针对 NCAA 三级联赛（即非大学生）足球项目的体型趋势的研究发现，在过去的 60 年里，大多数位置的球员的平均体重都有了明显的增长：进攻型前锋的体重每 10 年增加 14 磅，防守型球员的体重每 10 年增加 11 磅，防守前锋和紧贴型后卫的体重每 10 年增加 9 磅。

● 密歇根州社区足球运动员的横断面分析研究发现，11 岁儿童的身高和体重中位数在 75% 左右。在年龄较大的人群（14 岁以下）中，体重中位数上升到第 90 个百分点，而身高保持在第 75 个百分点左右。

● 2001 年至 2009 年，大学招募的高中进攻型前锋和防守铲球的运动员平均重量约为 130kg（286 磅）。

目前的争论是健身和体育活动在减轻这些运动员因肥胖而产生的相关的心血管风险方面发挥怎样的作用。对当前大学生足球运动员的研究表明，与活动水平相匹配的同龄人相比，这是一个代谢综合征和其他心血管危险因素发生率较高的群体。然而，还没有发表大小相匹配的对照组研究结果。任何有利于体重增加的运动都要考虑，在儿童或青少年期体重增加，可能导致他一生都面临超重或肥胖的困扰。最近，运动参与并不能保证这些参与者免受不利健康的困扰。

表 12.10 为想要增加体重的年轻运动员提供了实用的建议。

表 12.10 年轻运动员体重增加的策略

目标：最大限度地增加瘦肌肉和减少脂肪的增加

每周瘦肌肉的潜在增长率：

- 女孩和青春前期男性：0.25 ～ 0.75 磅
- 青春后期男性：0.5 ～ 1.0 磅

训练：

高强度的阻力训练是获得瘦肉的一个关键方面：

- 目的为肌肉肥大：2 ～ 3 组，8 ～ 15 次 / 组
- 目的为力量 / 力量增加：4 ～ 6 次重复 / 进行多组

适当休息：

- 身体某一部位的力量训练应该在几天内间断的进行，在高强度训练之间使肌肉得到恢复
- 充足的睡眠

营养：

能量：

- 比任何增加的消化量多出 300 ～ 400kcal/d 的摄入量

碳水化合物：

- 训练前 1 ～ 4h，每千克体重摄入 1 ～ 4g 碳水化合物，为高强度训练提供能量，最大限度地减少肌肉损伤

蛋白质：

- 维持 1.5 ～ 1.8g/（kg·d）

o 运动后 2h 内，每天每 3 ～ 5 小时服用 0.3 g/kg

脂肪：考虑增加饮食中的脂肪含量，如果：

- 在执行上述建议后，难以增加体重或摄入足够的能量
- 无高脂肪饮食禁忌证 / 其他危险因素

实现上述目标的实用建议：

- 增加用餐 / 零食的频率
- 不要不吃早餐
- 目标是每天吃 5 ～ 9 次
- 增加膳食 / 分量
- 改变饮食结构，包括高热量密度的食物

提高饮食中食物热量 / 蛋白质含量的方法示例：

- 用脱脂奶粉、速食早餐和其他调味品丰富全脂牛奶
- 用淡牛奶代替水重新调制罐装汤
- 选择蔓越莓、葡萄或菠萝汁，而不是橙汁或葡萄柚汁
- 在热麦片、三明治馅料等中加入干果和（或）坚果
- 用厚的切片面包代替白面包做三明治

体重增加补充剂（即"增重剂"）是不必要的：

- 美国食品药品监督管理局（FDA）对补充剂的监管比食品和药物宽松得多

o 高污染率 / 不纯产品

- 许多产品提供 500 ～ 2000kcal/ 份热量

o 如果按照指示使用，通常会导致脂肪过多增加

- 对于年轻运动员来说，液体食品（如 Ewsure、Carnation-brand 速食早餐）是合理的选择

o 受食品药品监督管理局监管，可广泛使用

o 2 份 / 天通常提供适当的热量和蛋白质，以支持瘦组织的生长

2.年轻运动员体重减少的问题　　在美国，年轻人为了追求健康与审美都会减重，2015 年美国高中青少年风险行为调查（YRBS）报告称，61% 的高中女生和 31% 的男生在前一年曾尝试过减肥。但对于一些年轻妇女则可能造成了一些问题（如前讨论的关于女性运动员三位一体的问题）。在一些体育竞技比赛中，体重一直是一个大问题，保持低体重对于某些比赛是有很大优势的，尤其在一些体育比赛中，例如花式滑冰与体操运动员为了更好的表现会通过减重来增加力量与重量的比值，从而获得更好的成绩。运动员减重策略分为两种，其一是快速地丢失水分（例如脱水，也称之为"切割体重"），其次就是通过逐渐减少脂肪含量来达到减重的目的。

表 12.11 提供了可能有助于运动员健康减肥的其他信息，AAP 临床报告"促进年轻运动员健康体重控制实践"中可以找到更多细节。一旦达到体重目标，就应该强调体重维持。周期性波动往往会导致代谢率和瘦体质的显著的下降，如此并不被鼓励。

表 12.11　年轻运动员体重减少的策略

目标：在减少脂肪的同时保持瘦肌肉

推荐减肥率：
- 成长中的运动员：高达 1 磅 / 周
- 骨骼成熟运动员：高达 2 磅 / 周

训练：
- 在减肥期间监控训练质量和运动表现
- 避免热量 / 营养限制的有害影响

营养：

热量：
- 减少 250 ~ 500kcal/d
  - 减少食物的分量和能量密度
  - 低能量密度食品：全水果 / 蔬菜、全谷物、豆类 / 豆类、低脂乳制品、瘦肉精
- 策略：
  - 增加混合菜中蔬菜的比例
  - 使用低脂乳制品 / 瘦肉
  - 高纤维和高水分的食物会增加饱腹感
  - 消除含糖饮料

碳水化合物
- 早餐 / 早餐补充糖原并为活动提供能量
- 训练后，补充糖原为下一次训练提供能量

蛋白质：
- 每千克体重摄入高达 2g 的蛋白质有助于最大限度地减少减肥期间肌肉重量的损失
- 全天摄入蛋白质
  - 早餐和运动后尤其重要
  - 为组织维护和修复提供氨基酸库

七、素食运动员（也见第 11 章素食的营养问题）

最近还没有评估儿童中食素者和素食主义者的发生率，然而，2007 年全国健康访谈

调查的旧数据显示，18 岁以下儿童有 0.5% 的人是素食主义者。儿童和青少年成为素食者有很多原因，包括健康、经济、社会或环境问题；动物同情心；或者宗教背景。素食有多方面的好处，可以减少肥胖和慢性病的风险，以及增加水果和蔬菜的摄入量。然而，任何限制性饮食都会增加能量摄入不足的风险，对于一些年轻运动员，素食导致的限制饮食和饮食习惯紊乱有关。儿童素食运动员要密切关注保持适当生长趋势，和任何能量获取不足或饮食习惯紊乱，如这章所列出的。

满足营养建议所需的计划量对许多素食儿童和青少年来说可能很困难。如表 12.12 所示，在素食中，充足摄入某些营养素可能更具挑战性。许多素食运动员，特别是需要较高表现水平时，咨询运动营养师可能会受益。

表 12.12　素食和纯素饮食中营养素摄入不足的风险

蛋白质	在均衡的素食中通常会有足够的能量摄入。由于蛋白质消化率降低，6 岁以上的素食者的蛋白质推荐量比非素食者高 20%。豆类和豆制品有助于确保必需氨基酸的摄入平衡	支持组织恢复和肌肉生成
必需脂肪酸	素食中长链 ω-3 脂肪酸 [二十碳五烯酸（EPA）和二十二碳六烯酸（DHA）] 的摄入量较低。这些可以由 α- 亚麻酸（ALA）内源性合成。好的 ALA 来源于各种种子和油：亚麻、亚麻、油菜、大麻和核桃	摄入不足会减少钙的吸收
铁	支持红细胞生产。非血红素铁比血红素铁吸收少（即肉基）。然而，维生素 C/ 抗坏血酸和低铁水平（通常在素食者中看到）可以显著增强吸收	缺铁性贫血会降低运动成绩。非贫血性缺铁对运动成绩的影响存在争议。有些学者建议对运动员进行常规监测，特别是在快速成长期
维生素 D	经常需要补充（尤其是室内运动员）	骨骼健康，骨骼肌功能
锌	素食饮食通常低于肉类饮食。豆子、谷物和种子在浸泡和发芽时可以提高锌的生物利用率	缺乏对运动员的影响尚不明确
钙	植物来源的钙常吸收不良。用来作为豆腐凝固剂的硫酸钙和强化橙汁一样是很好的钙源	骨骼健康与肌肉功能
碘	乳制品中的含量不一样，海菜和碘盐是很好的来源	汗液流失可能很严重。除了对甲状腺功能的影响外，对运动成绩的作用尚不清楚
维生素 B$_{12}$	不是植物性食物的成分。牛奶和鸡蛋含有维生素 B$_{12}$，但素食者需要补充或食用强化食品	严重缺乏可导致贫血和运动能力下降。轻度缺乏无症状

八、运动增强剂

人们越来越认识到运动员和非运动员正在使用各种膳食补充剂和药物，以试图改善运动和（或）学习成绩，以及与外表有关关注。尤其是，使用这些东西主要是为了增加肌肉。儿童中最常用的 PES 见表 12.13。

表 12.13　儿童和青少年 PES 患病率、影响和安全问题汇总表

PES	可以得到的流行率	摄入的通常方式	运动效果的可能机制	运动效果的数据	潜在的副作用
肌酸	据报道，在过去一年内 16.7% 的 12 年级男生和 1.4% 的 12 年级女生使用过	肌酸。单水化合物补充。杂食性饮食中约 1g/d	高强度运动后迟发的肌肉疲劳是由于依赖磷酸肌酸循环的 ATP 产物造成的	认为对运动有帮助的研究都是一些规模较小，持续时间短和最大强度阻力训练中表现的，一般在有氧运动或"场上"运动表现中没有表现出益处	正常成人短期服用常规剂量似乎是安全的。最关心的是肾毒性代谢物对肾脏的影响（甲胺和甲醛），并特别建议有肾功能障碍风险的运动员不要使用。可能对耐力活动有损害
合成代谢物	2015 年青少年风险行为调查：4% 的高中男生和 2.7% 的女生使用过非处方合成代谢类固醇	多种睾酮衍生物口服、注射、口腔和经皮形式。在 6～12 周的周期中，多种形式通常以"堆叠"的形式出现	通过增加转录和减少分解代谢增强蛋白质合成	增加力量和瘦肌肉	青少年 AAS 暴露对脑重塑的可能长期影响。骺软骨过早闭合，最终成人身高下降。痤疮。女性乳房发育（不可逆）。脱发/男性型秃发（不可逆）。性腺功能减退/睾丸萎缩。依赖。行为改变（轻躁、易怒、攻击性）。心肌病。低密度脂蛋白升高/高密度脂蛋白低。胆汁淤积性黄疸。肝肿瘤
激素	据报道 0.9% 的高中生在过去一年中使用过	各种各样的物质，通常以组合（"堆叠"）和循环方式服用。除 DHEA 外，所有药物都是 2004 年合成代谢类固醇控制法案和 2014 年设计代谢和类固醇法案规定的药物	据称可以提高摄入后的睾酮水平，以及潜在的直接合成代谢作用	雄烯二酮和 DHEA：重复剂量似乎不会增加血睾酮水平或增加肌肉大小成力量	抑制内源性睾酮的产生，否则可能与睾酮相同。在肌组织的体育运动中，被原激素污染的补充剂是违反兴奋剂规定的常见原因

续表

PES	可以得到的流行率	摄入的通常方式	运动效果的可能机制	运动效果的数据	潜在的副作用
咖啡因/其他兴奋剂	减肥药：7.1% 的 12 年级女生在过去的一年中服用过减肥药，73% 的孩子每天都会摄入咖啡因。12 年级非处方使用安非他敏：终身 12.4%；每月 4.4%	咖啡因广泛存在于各种食品和饮料中，以及非处方减肥药和"保持清醒"药物中。安非他敏常从处方药中提取出来	目前认为，受益主要是由于中枢神经系统的刺激而增强了肌肉的活性	大多数研究都检测了 3～6mg/kg 的咖啡因剂量，但是 1～3mg/kg 的咖啡因可能会产生耐力能量，特别是在耐力活动中。膝关节伸肌的力量提高了 4%（注：其他肌肉组在咖啡因的作用下没有表现出力量的提高），肌肉耐力时间提高了 14%，疲劳时间提高了 10%～20%	耐药性。心律失常，血压升高。头痛，易怒，睡眠中断，震颤，胃刺激。用力时体温升高，特别是在炎热的环境中。严重的毒性与摄入多种能量饮料有关，导致 2011 年 12～17 岁年龄组的近 1500 例急诊就诊。美国食品药品监督管理局（FDA）警告说，纯咖啡因粉的供应量增加是一个令人关注的问题，它至少导致 2 名年轻人死亡（1 茶是相当于 25 杯咖啡）
蛋白质补充物	中学女生：25%。中学男生：30%。高中女生：18%。高中男生：39%	各种粉末/棒/奶昔	为肌肉和瘦组织的生长提供"建筑材料"	如果饮食提供足够的蛋白质，补充蛋白质对运动没有好处	受污染产品的风险：2010 年的一份报道发现，100% 的蛋白质补充剂有重金属污染，其中 20% 超过 USP 建议的水平
氨基酸和相关复合物	N/A	口服补充剂。单个氨基酸或其组合。含有足量的整蛋白质的饮食含必需氨基酸。丁酸羟甲基酯（HMB）是亮氨酸的代谢物	精氨酸和瓜氨酸使一氧化氮增加（见下文进一步讨论）。β-丙氨酸和肌肽积累 H+ 缓冲液（见下文缓冲液讨论）。HMB 被认为能促进受损肌肉组织的修复	HMB：对青少年研究的荟萃分析显示，未经训练的运动员力量增加了 6.6%，而对已训练运动员的力量影响很小	摄入单一氨基酸可能导致其他氨基酸失衡。短期摄入 6g/d 的 HMB 似乎是安全的

续表

PES	可以得到的流行率	摄入的通常方式	运动效果的可能机制	运动效果的数据	潜在的副作用
人生长激素/胰岛素样生长因子1 (IGF-1)	11%的高中生报告使用	可注射重组hGH或IGF-1	hGH主要通过IGF-1发挥作用，导致瘦体重增加，脂肪量减少	最近的观点不支持对运动有帮助	血糖/胰岛素抵抗升高，钠潴留和水肿，良性颅内高压，肢端肥大症，心血管疾病
一氧化氮促进剂（精氨酸，甜菜根汁，瓜氨酸）	N/A	口服补充剂和饮食形式	一氧化氮是一种有效的血管扩张剂。精氨酸酸促进合成的。瓜氨酸是精氨酸的前体	最近的研究并没有证明训练过的运动员有显著的进步。在摄入足够蛋白质的健康年轻运动员中，精氨酸的任何潜在益处似乎微乎其微	补充氨基酸精氨酸可能会造成其他氨基酸之间的不平衡
缓冲剂	N/A	碳酸氢钠或柠檬酸钠。肌肽和β-丙氨酸	缓冲高强度体力活动引起的代谢性酸中毒。β-丙氨酸是肌肽的前体	关于耐力训练的数据是不统一的。对青少年游泳运动员使用碳酸氢钠进行的研究表明，一些运动员的成绩提高了200m的成绩提高了1s以上	碳酸氢钠与胃明显不适约占10%。高剂量β-丙氨酸伴感觉异常
血液兴奋剂	N/A	重组促红细胞生成素和合成类似物	增加氧气输送到锻炼肌肉	最大摄氧量增加6%～12%	高黏血症可导致血栓形成或栓塞事件。心脏后负荷增加

AAS, 合成代谢雄激素；DHEA, 脱氢表雄酮；N/A, 不适用

[经许可改编自：LaBotz M, Griesemer BA；American Academy of Pediatrics, Council on Sports Medicine and Fitness. Use of performance-enhancing substances. Pediatrics. 2016；138 (1)；e20161300.]

尽管补充剂的使用很流行，但是我们缺乏对于年轻运动员使用膳食补充剂的安全性和功效的数据资料。而且儿童食用的这些药物都是在柜台上作为食品补充剂来销售。1994年的《膳食补充剂健康和教育法案》导致美国食品药品监督管理局（FDA）对补充剂的生产和销售的监督比美国其他食品和药物产品要少。在将膳食补充剂推向市场之前，制造商不必证明其安全性或有效性，而且当独立实验室对 PES 进行测试时，发现其污染率很高。

● 2010 年《消费者报告》对 15 种受欢迎的蛋白质补充剂进行了评估，结果发现所有受试产品都含有重金属，其中 3 种含量超过了美国药典（USP）指南规定的最大摄入量。

● 2014 年的一项研究分析了食品药品监督管理局（FDA）召回掺入违禁药物后膳食补充剂的含量。这项研究发现，85% 的被召回的运动增强补充剂在 6 个月后购买时仍然含有违禁药物。

● 2015 年，纽约州总检察长向 4 家全国性零售商发出了勒令停止通知函，此前一项调查显示，20 家中只有 5 家是草药零售商测试的补充剂产品始终含有所列的活性成分。

在年轻运动员中，导致运动成绩提高的最有利因素包括坚持营养基础、适当的指导和练习以及青春期的开始。需求强调的一个重点是青春期可以作为"最终的增强剂"，特别是当与适当的营养和训练相结合时。尽管有必要向运动员及其家属强调，商业产品的绝大多数增能的声明是没有根据的，但也有必要承认有些补充剂，比如咖啡因和肌酸是有效的。然而，在绝大多数青少年运动员身上无法检测到使用增能剂能对运动有益，而且也没有证据表明，使用它们能够改善年轻运动员的"场上"表现。

随着年龄的增长和练习，力量、速度、耐力和运动能力都发生了变化，这些变化甚至使任何膳食补充剂提高运动成绩的最乐观结果都相形见绌。持续 8～20 周的青少年耐力训练计划可使力量增加高达 30%，目前使用的任何非酒精性药物都不可能这样的显著效果。更多信息可在 AAP 临床报告"运动增强物质的使用"中找到。

九、来　源

循证文章无法保持发展和传播的步伐，以宣传有关运动营养、膳食补充剂和益生菌的信息。互联网是年轻运动员营养信息和错误信息的共同来源，适当的互联网资源网站对保健专业人员以及运动员及其家人非常有帮助。两个高质量网站包括：

● www.healthychildren.org，一个 AAP 网站，提供与运动和营养相关的广泛主题的基本信息。

● http：//learn.truesport.org/topics/nutrition，是美国反兴奋剂机构的教育网站。这是一个引人入胜的网站，为家长和年轻运动员提供了广泛的文章和视频以及链接。

十、哪里可以获得更多帮助

一些年轻运动员将从体育营养师的专业和个性化指导中获益，然而，许多个人和商业企业声称提供运动营养咨询和服务。

● 运动营养学家："营养学家"没有标准定义。这一称谓通常被对运动营养有特殊兴趣的个人使用，但这一术语并不意味着任何特定水平的训练或证书。

● 运动营养师：注册营养师（RDs）已经达到了营养与营养学学会（Academy of Nutrition and Dietetics）规定的学习、经验和测试标准，年轻运动员在寻求营养咨询时应该被引导到 RDs。其他许可证和认证要求因州而异。作为运动营养学认证专家（CSSD）的额外认证委员会会要求运动员和运动参与者提供相关临床经验和知识的证明。

营养与营养学学会的运动、心血管和健康营养实践小组可通过其网站为找到认证营养师提供帮助：https：//www.scandpg.org/search-rd/。

（翻译　上海交通大学医学院附属新华医院　孙　锟　赵鹏军）

第*13*章

快餐、有机食品、时尚食谱、蔬菜、草药、植物

一、快　餐

（一）快餐概述

多数人脑海中对快餐都有一个印象，但并不清楚其准确定义。如果你提问越南的儿童，他有可能认为是路边小贩卖的河粉。如果你提问的是秘鲁儿童，她可能回答是 "anti-cuchos"，那是一种路边烤肉商贩售卖的辣味牛心卷。而在美国，快餐和快餐店就是汉堡、炸薯条、甜饮、热狗、三明治、比萨、炸鸡等。下单数分钟后即可提取食用，既可外带，亦可堂食。总体来说，快餐是指食用时无须使用刀叉，餐厅内没有固定的服务员。由于没有标准定义，难以比较不同的研究结果或设立标准。

快餐店的起源不清，但食用历史研究者认为，第一家快餐店是 1879 年在圣菲铁路上的 Harvey House。在那里，旅客可以获得食物并快速进食。快餐产业在该国的发展之迅速是一个特殊现象。2017 年起，美国已有近 25 万家快餐店，为超过 5000 万美国人提供日常食品。快餐销路很广，包括当地社区、公立学校、军队基地，甚至是医院。然而，跟定义快餐一样，快餐餐厅的定义也越来越模糊。轻快和快速餐厅尽管关于健康的观念可能存在差异，但常使用相近的菜单。

2014 年，美国人将近 7280 亿美元花在家庭内食品消费上，而将近 7310 亿美元花在家庭以外食品消费上，其中的 34.7% 消费于 "有限服务饮食场所"。这种情况大概是从1970 年开始，当时家庭外食物消费占 25%。

（二）快餐厅的特点

快餐厅的常见特点是特别低的价格（5 美元左右）、服务少、驾驶取餐设备、宣传中强调方便价廉。这些特点可以把快餐厅与轻快餐厅区别开来。轻快餐厅的价格为 9 ～ 13美元，服务有限、宣传中强调口味和新鲜度。我们可以通过食品种类信息分类快食餐厅，如汉堡、比萨、三明治、墨西哥、鸡肉、亚洲、鱼、咖啡厅，可以更准确的监测儿童摄入量。然而，这些分类仍然清晰的定义部分快餐厅，例如，一个著名的三明治连锁店，他们标榜健康、低脂产品，则不一定被定义为快餐厅。而 "快服务餐厅" 的定义就更含糊了，在一些文章中使用，但与快餐厅的差异并不明显。"美国人吃什么" 栏目发起的 "国家健

康与营养监测调查膳食组成"调查中纳入了诸如"餐厅快餐 / 比萨""非 K-12 学校咖啡厅""运动、休息、娱乐设备""街边小摊"等名字与餐厅相区别。问卷中提问道:"你从快餐或比萨店购买多少餐次?"因为快餐和快餐厅的定义很模糊,具有迷惑性,受访者会为关于消费品或消费地点感到迷惑,导致消费者及膳食分类错误。

除了校园餐饮,在外就餐的食物常为膳食纤维、钙、铁含量低,而能量、总脂肪酸、饱和脂肪酸、胆固醇、糖分、钠含量较家庭煮食高。快餐店倾向于推广水果、蔬菜、乳制品少的膳食,研究显示,1662 名儿童中,99% 的全国连锁店食物组分中,营养质量低下。但这种情况在不同的快餐厅之间差异很大。

很多快餐店已就儿童餐饮进行了各个方面的改进,例如,增加水果、沙拉、乳制品的选项等。这些改变源于国家餐饮联盟的"儿童生活质量项目"。该项目纳入了近 42 000 家与健康餐饮相关的餐厅,为家长和孩子提供关于在外就餐的健康选择。加入的餐厅必须提供至少一个儿童餐单,热量≤ 600kcal,包含 2 种或以上水果、蔬菜、粗粮、瘦肉或低脂乳制品,并限制钠(≤ 770mg)、脂肪(≤ 35%、≤ 10% 短链脂肪酸及 < 0.5 人造反式脂肪)及总糖类(≤ 35%)的摄入量。参与餐厅还必须提供至少一个其他餐单,总热卡≤ 200kcal,限制脂肪(≤ 35%、≤ 10% 短链脂肪酸及 < 0.5 人造反式脂肪)、总糖分(< 35%)及钠(≤ 250mg)的摄入并包含一份水果、蔬菜、粗粮或瘦肉,或低脂乳制品。最后,参与的餐厅必须陈列或可以提供营养信息清单并推广这些产品。虽然餐厅在参与该项目的时候要付出一定的成本,但也可以获得利润。

总体来说,快餐店提供的食物分量偏大。在纪录片"给我最大号"("Super Size Me")的号召下,很多地方已得到了改善。食物的分量是控制能量摄入的重要环节。一份主菜的分量有可能已提供了接近一日所需的多种食品共同提供的能量。婴儿至 3 岁儿童的食物摄入是自我调控的。4 岁后,食物分量增大会使食量增大。Fisher 等发现,当提供食物的分量增大时,儿童进食主食的分量增加 25%。一般来说,盘子中的食物量对进食量有影响,并可抑制自我调节功能。食物分量和食物能量密度在增加摄入的作用是相互独立的。因此,饭店应为儿童提供小分量的餐单,以帮助 5 岁及以上儿童控制能量摄入。

(三)快餐对儿童能量与营养摄取的影响

快餐摄入对青少年及儿童的膳食及摄入方式影响是不清楚的。不同的调查样本或受访者年龄下,儿童摄入快餐的人数都不一样,也受快餐食品的定义及其他可变因素的影响。通过 NHANES 的数据发现,指定一天,4 ~ 19 岁食用快餐的儿童比例从 38.8%(2003—2004 年)下降至 32.6%(2009—2010 年),而 2 ~ 19 岁人群 2011—2012 年则上升至34.3%。

与家庭膳食相比,快餐会因水果、蔬菜摄入减少,钠、饱和脂肪酸摄入增加,导致膳食质量下降。按"健康饮食指数"(Healthy Eating Index,HEI)进行测定,在外饮食与热量摄入过高相关,并对膳食质量造成影响,特别是 13 ~ 18 岁的青少年。其中,甜饮所提供的能量占约 35%,并使 HEI 分数下降 20%。然而,在减少甜饮后,在外就餐仍为儿童提供了平均 65kcal 的额外热量,而年长儿童达 107kcal,饮食质量下降 4%。

　　"美国人吃什么"栏目数据显示性别、年龄在不同的儿童快餐厅不同（如表 13.1 所示）。随之年龄增长，从快餐厅摄入的能量比例增加，不出所料，摄入的膳食纤维、营养素相应下降。然而，数据提示大多数时候，孩子们并没有摄入推荐量的营养。Rehm和 Drewnowski 使用 NHANES 数据分析了 4 ～ 19 岁儿童 2003—2010 年的快餐食用情况变化。数据显示，每日热卡摄入量在显著下降，205kcal/d，其中 109kcal 是因为从快餐厅摄入的食物减少。也可以发现固体脂肪和糖分摄入在减少，但钠摄入不改变。虽然数据乐观，但是公众营养素摄入（包括膳食纤维、维生素 D、钙、钾）仍然不能达到推荐摄入量。同样的，在青少年中，食用快餐也与摄入不达标相关，因为降低了蔬菜、奶（男孩）、水果（女孩），而总热量（女）、脂肪等上升。这些结果与早期研究结果一致。

表 13.1　快餐店调查：2013—2014 年美国 2 ～ 19 岁儿童从快餐厅摄入能量、营养比例报告

所有人			
性别及年龄（岁）		总摄入	快餐摄入	快餐摄入百分比
热量（kcal）(SE)				
男	2 ～ 5	1571 (35.2)	147 (17.7)	9 (1.2)
男	6 ～ 11	2036 (46.2)	261 (21.8)	13 (1.0)
男	12 ～ 19	2376 (38.2)	478 (48.6)	20 (2.1)
女	2 ～ 5	1395 (36.9)	161 (34.9)	12 (2.5)
女	6 ～ 11	1786 (30.4)	274 (31.8)	15 (1.8)
女	12 ～ 19	1689 (48.0)	313 (28.3)	19 (1.7)
蛋白质（g）(SE)				
男	2 ～ 5	55.8 (2.36)	5.2 (0.57)	9 (1.1)
男	6 ～ 11	72.9 (2.13)	9.2 (0.72)	13 (1.0)
男	12 ～ 19	95.5 (3.51)	19.8 (2.43)	21 (2.3)
女	2 ～ 5	50.3 (1.67)	5.3 (1.12)	10 (2.2)
女	6 ～ 11	61.2 (1.14)	9.9 (1.23)	16 (2.0)
女	12 ～ 19	61.9 (2.16)	12.2 (1.19)	20 (1.9)
碳水化合物（g）(SE)				
男	2 ～ 5	217 (5.2)	18 (3.0)	8 (1.4)
男	6 ～ 11	270 (4.7)	31 (2.5)	12 (0.9)
男	12 ～ 19	298 (7.9)	53 (5.8)	18 (2.1)
女	2 ～ 5	186 (4.7)	20 (4.9)	11 (2.5)
女	6 ～ 11	239 (5.9)	32 (3.6)	13 (1.6)
女	12 ～ 19	220 (5.1)	36 (3.4)	16 (1.5)

III

续表

所有人			
性别及年龄（岁）		总摄入	快餐摄入	快餐摄入百分比
总糖（g）（SE）				
男	2～5	104 (3.1)	5 (0.7)	4 (0.7)
男	6～11	126 (2.8)	12 (1.4)	9 (1.0)
男	12～19	139 (4.8)	20 (3.1)	15 (2.4)
女	2～5	90 (3.2)	6 (1.3)	7 (1.4)
女	6～11	107 (3.1)	11 (1.4)	10 (1.3)
女	12～19	99 (2.5)	14 (1.6)	14 (1.6)
膳食纤维（g）（SE）				
男	2～5	12.4 (0.48)	1.0 (0.10)	8 (0.9)
男	6～11	15.0 (0.70)	1.7 (0.15)	11 (0.9)
男	12～19	16.4 (0.43)	2.8 (0.23)	17 (1.5)
女	2～5	10.8 (0.42)	1.1 (0.25)	10 (2.1)
女	6～11	13.9 (0.51)	1.8 (0.22)	13 (1.7)
女	12～19	12.5 (0.61)	1.9 (0.17)	15 (1.3)
脂肪总量（g）（SE）				
男	2～5	55.7 (1.27)	6.0 (0.59)	11 (1.1)
男	6～11	76.2 (2.54)	11.2 (1.07)	15 (1.2)
男	12～19	90.5 (1.59)	20.8 (1.94)	23 (2.0)
女	2～5	51.9 (1.87)	6.6 (1.36)	13 (2.6)
女	6～11	67.7 (1.22)	12.1 (1.43)	18 (2.0)
女	12～19	64.2 (2.68)	13.6 (1.20)	21 (1.9)
饱和脂肪酸（g）（SE）				
男	2～5	20.1 (0.57)	2.0 (0.21)	10 (0.9)
男	6～11	28.5 (1.29)	4.1 (0.39)	14 (1.1)
男	12～19	30.5 (0.82)	6.6 (0.53)	22 (1.6)
女	2～5	18.8 (0.78)	2.3 (0.52)	12 (2.6)
女	6～11	23.6 (0.52)	4.3 (0.58)	18 (2.3)
女	12～19	21.3 (0.92)	4.6 (0.41)	22 (1.8)
维生素 D（μg）（SE）				
男	2～5	6.1 (0.52)	0.1 (0.02)	2 (0.4)
男	6～11	6.1 (0.25)	0.2 (0.04)	2 (0.6)
男	12～19	6.0 (0.30)	0.4 (0.05)	6 (0.9)
女	2～5	5.6 (0.35)	0.2 (0.06)	4 (1.0)
女	6～11	4.7 (0.10)	0.3 (0.07)	6 (1.4)
女	12～19	3.7 (0.15)	0.3 (0.05)	8 (1.5)

续表

所有人			
性别及年龄（岁）		总摄入	快餐摄入	快餐摄入百分比

钙（mg）（SE）				
男	2～5	940 (33.6)	54 (6.0)	6 (0.6)
男	6～11	1175 (41.5)	108 (7.9)	9 (0.5)
男	12～19	1186 (35.4)	178 (14.7)	15 (1.2)
女	2～5	926 (45.1)	72 (21.2)	8 (2.2)
女	6～11	960 (28.1)	128 (22.2)	13 (2.1)
女	12～19	842 (33.3)	138 (13.1)	16 (1.4)
钾（mg）（SE）				
男	2～5	2019 (76.8)	129 (14.8)	6 (0.8)
男	6～11	2332 (53.1)	235 (24.5)	10 (1.1)
男	12～19	2665 (41.8)	450 (50.9)	17 (1.8)
女	2～5	1811 (80.3)	146 (30.9)	8 (1.6)
女	6～11	1962 (49.3)	250 (34.6)	13 (1.7)
女	12～19	1873 (63.2)	296 (25.9)	15 (1.3)
钠（mg）（SE）				
男	2～5	2396 (62.5)	280 (32.9)	12 (1.4)
男	6～11	3185 (94.5)	445 (38.5)	14 (1.2)
男	12～19	3960 (91.8)	894 (93.8)	23 (2.2)
女	2～5	2110 (65.8)	272 (61.3)	13 (2.8)
女	6～11	2767 (56.0)	492 (62.6)	18 (2.2)
女	12～19	2844 (89.6)	556 (52.4)	20 (1.8)

（引自 What we Eat in America，Table 49：Quick Service Restaurants：https：//www.ars.usda.gov/ARSUser-Files/80400530/pdf/1314/Table_49_QSR_GEN_13.pdf. Accessed October 4，2017. Data are from day 1 intake only.）

（四）在外就餐的食物营养信息的可获得性

美国人对在家进食与在外进食的营养差异并不了解。营养标签推荐用于家庭以外食品以提醒消费者，以改善他们的选择。2010 年 3 月 23 日，总统签署"患者保护及可支付的医疗法案"（Pub L No.111-148）。第 4205 部分修正了第 403（q）部分的"联邦政府食品、药物及化妆品法案"[FFDCA（21USC 301）]，提出拥有 20 家或以上分店的连锁零售店，无论所有权如何，均需对所销售的食品附上营养组成标签。2011 年 4 月 6 日，美国食品药品监督管理局（FDA）公布食品标签、餐馆及相似零售商标准菜单项目营养标签制定要求及联邦登记处规定。

　　规定声明菜单上的项目的热量必须在所有形式的菜单上出现，包括在过道上。菜单上所有的项目的热量，例如套餐，必须在一定区域内表明。自助餐的热量内容则以标志的方式放置于食物旁边。如果有人要求提供标准菜单上项目的额外营养信息时，需能够提供总热卡、脂肪来源热量、总脂肪、饱和脂肪酸、胆固醇、反式脂肪、钠、总碳水化合物、糖、膳食纤维及蛋白质等信息。研究已指出了理论上和实际上对儿童及家长的影响。系统回顾对食品标签"人造环境中的虚拟食品购买"的影响进行分析，认为儿童及青少年对食物的购买量是下降的，但真实世界研究却不支持该结论。11 个研究中，只用 1 个是稍微强的证据，而 7 个其他研究的证据级别都比较低，说明还需要设计更为完善的研究。最近一项系统性回顾发现，在生活中，鲜明的标志，如交通灯标识，红、黄、绿色可能更能帮助更好的食品选择，然而，并未得到进一步确认。

　　如果营养标签要获得成功，那么公众首先要接受过相应年龄的营养教育。美国和韩国的干预性研究发现，当获得营养学教育及快餐餐单时，家长会为孩子选择低热量食品，但自己并未选择。

（五）快餐与体重及其他心血管事件危险因素的关系

　　快餐产业与肥胖发病率的同步上升提示快餐的食用是一个病因。至今仍无法得出结论是由于一直缺少一致的研究结果，近期的综述表明，儿童相关研究中，仅有 1/5 表明体重指数（BMI）与快餐的环境因素有相关性。一项更近期的综述显示，过度处理的食品，不限于快餐食品，与青少年体脂含量相关。该研究纳入了包括垃圾食品（并未清晰定义）和方便食品及个别食品如软性饮料、含糖饮料、糖果、巧克力及即食麦片。潜在的问题是，其中一些过度加工食品，如即食麦片，长期被认为可以降低儿童的体重并提供有价值的营养，还可增加儿童牛奶、水果的摄入量。这个综述中列出的食品，包括含糖饮料，并未确定与体重相关。总体来说，降低在外进食被认为可以改善儿童体重及身体组分。

　　有一些研究就快餐食用与胰岛素抵抗及其他心血管事件高危因素，包括青少年代谢综合征，进行研究。然而，食用快餐的儿童都不存在这个问题。这可能与儿童高热量快餐食用的量和频率有关。其他重要的变量包括从其他来源食物摄入的量及健康的饮食习惯。很多快餐食品的研究是横断面研究，并不能用于因果关系的判断。需要更多的纵向研究和随机对照研究，特别是大样本的不同种族及地区的儿童为研究对象的，才能判断快餐与儿童肥胖之间的关系。虽然目前快餐和儿童、青少年超重和肥胖尚没有明确的因果关系，美国儿科学会（AAP）为帮助预防儿童肥胖症，推荐限制在餐馆，特别是快餐店就餐。

（六）人口统计学及其他导致食用快餐的因素

　　一些研究希望发现食用快餐的人的特点。总体来说，年轻人、受雇者、家族庞大的人食用快餐更多。性别、BMI、受教育程度、收入、民族等与之无相关性。

　　近期在青少年及成人中随机抽样研究中显示，超过 50%（$n=594$）同意或强烈同意食用快餐是因为速度快（92.3%）、容易获得（80.1%）、味道好（69.2%）、无暇烹饪（53.2%）及作为零食（50.1%）。少于 50% 同意或强烈同意食用快餐是因为不喜欢烹饪（44.3%）、家人朋友喜欢吃快餐（41.8%）、与家人朋友的社交形式（33.1%）、快餐也有营养食品（20.6%）及快餐有趣具有娱乐性（11.7%）。

家庭对儿童及青少年的饮食影响最大。家庭饮食利于儿童的身心发展。AAP 建议家人应规律的聚餐，可以减少电视等设备对孩子注意力的影响，以减少儿童肥胖的发生。围餐的传统家庭饮食模式已逐渐改变，越来越少的家庭会在家里一起就餐。在过去数十年间，单亲家庭和实际成长的母系环境逐渐增多。双亲均参加工作或单亲家庭的家长可以准备食物的时间更少。对多数家庭来说，快餐是既方便又实惠的选择。但快餐依赖将降低家庭聚餐的获益。

（七）媒体效应、品牌效应与快餐

公共卫生专家呼吁改善食品环境以改变儿童肥胖发病率及儿童、青少年总体饮食质量不佳的情况。市面上高热量、营养少、以儿童为销售对象的食品被认为是对年轻人膳食最有害的环境因素，因为许多儿童并不明白广告的目的是为了向人们销售产品。广告食品往往是添加糖、饱和脂肪酸、钠，容易导致肥胖及其他慢性病。关于儿童选择的研究显示一致的结果，儿童选择广告中的食品的概率远高于未行广告宣传的。连锁效应，看电视多的儿童倾向于摄入更高的热量，因为选择的食品更高热卡而营养含量低。

儿童及青少年生活与媒体饱和的环境中。电视仍是广告的主要载体。尽管儿童电视法案 1990（Pub L No.101-437）已经通过，其中规定在儿童电视节目时段限制广告播放，儿童每年仍然可以收看超过 4 万条电视广告，其中近 5500 条是食品广告。

目前，关于儿童食品的电视广告已有所改进。儿童食品与饮料广告协会（CFBAI）是一个自发非营利的项目，由 18 个不同国家的著名食品及饮料公司及快餐服务餐厅组成，他们致力于宣传 12 岁以下儿童食物广告的重要性，以促进他们做出健康的选择。CFBAI 的产品及参与企业的名单可以在网页上获得。CFBAI 在 Nickelodeon 频道监控食品及甜点广告，从 2014—2016 年，电视广告的总数量从 1274 个下降至 1020 个，食物广告占比从 23% 下降至 17%。值得注意的是，尽管食品企业花费在 2～17 岁儿童电视广告上的经费在 2006—2009 年下降了 19.5%，但他们在其他媒体中投入的儿童及青少年相关广告却增加了 50%。

针对儿童及青少年的广告已不限于在电视节目中出现，快餐食品公司还使用更新型的互动媒体，如 Facebook 社交广告系统和在线视频。医学会近期的汇报提出了一个较为复杂的媒体与食物、进食、肥胖的关系的概述。

（八）快餐食用的环境影响因素

在肥胖症多发的环境中，各种族群体的儿童超重的发生率也会相应升高，因儿童及青少年接触快餐的机会增多。快餐店并不是快餐食品的唯一来源，还有附近的小店、便利店、加油站甚至流动商贩都可提供快餐。

研究显示快餐店多存在于社会经济地位（SES）落后的地区，而社会经济地位处于中产阶级和上层阶级的区域分布少，而少数民族聚居地分布多于白种人聚居地。快餐店的分布常提示儿童肥胖症流行分布。在芝加哥，从学校至最近的快餐店的距离中位数是 0.52km，

78% 的学校在 800m 范围内至少有 1 家快餐店。据估计，实际上在学校 1.5km 范围内快餐店的数量是快餐店在城市中随机分散分布时的 3 ～ 4 倍。纽约市的大部分儿童接触快餐的几率相当高，34% 的学校在 400m 范围内就有快餐店。低收入人群和拉美裔儿童接触几率最高。快餐店与学校的距离对儿童肥胖症的关系尚不明确。有学者认为食用快餐增多时肥胖症发病率上升，但食用快餐与儿童肥胖症，或者心脏病等慢性病的发病率上升的相关性未有定论，目前的研究还不能证明其中联系。例如 Burdette 和 Whitaker，他们研究显示超重的发生率与快餐店的分布无关联，但他们的研究仅限于学龄前儿童，尚需对儿童、青少年肥胖症发病与之相关性行进一步研究。

事实上，所有学校均参加了 NSLP，而且 92.2% 的学校还参加了国家学校早餐计划。参与机构需要遵守提供食品达到营养标准的要求。加入 NSLP 的学生摄入营养素量较未参加者高。但很多学生仍不能达到推荐摄入量。在校园为儿童提供健康的饮食选择是相当重要的，同时需给予正确选择食品的教育指导。

近 1/3 的高中学生参加兼职工作。虽然大部分快餐厅员工不再是青少年，但仍有近 30% 的青少年在这个行业兼职。这些工作场所常为员工提供食品购买折扣或工作期间的免费饮料，因此，许多青少年在上班期间进食，可能会干扰他们的营养摄入。

（九）企业的责任

如前面讨论所说，快餐餐厅负有提高餐单营养质量水平的责任，并需要改进针对儿童群体的广告，让餐单中的营养信息容易被公众获得。此外，许多快餐连锁店聘请了注册营养师。餐单中的改进应包括：

①在餐单、店内陈列及外部广告中提供水、牛奶、果汁作为儿童餐的饮料。

②为顾客提供半碟沙拉、水果、蔬菜作为诸如薯条之类主食的佐食。

③在套餐设计上着重强调健康选择，包含水果、蔬菜、低 / 脱脂奶制品、粗粮、无添加糖、减钠。

快餐餐厅的其他改进也改善了儿童膳食选择，如让更多产品的营养信息可以获得，使用植物油进行烹饪，多使用水煮、蒸等制作方式，减少产品含钠量。然而，CDC 的一篇《预防慢性病》的文章中说，与 CFBAI 2014 年可广告的食物与饮料清单相比，针对儿童的广告中仍可以发现高达 53% 的产品不能达到营养要求，因此，建议加强面向儿童的食品和饮料广告监控。

推广产品，如小玩具等，经常被用于儿童快餐宣传推广及吸引儿童回头消费。这些小玩具常与电视广告、电影角色、儿童游戏相关，特别吸引儿童的注意力。小玩具也有正面的作用，一项调查显示，送小玩具的套餐容量往往比不送的容量要少。如果当真如此，这可是可以鼓励儿童选择小分量健康产品的好策略。

CFBAI 没有对针对儿童消费市场策略的小玩具等物件进行描述，而国家餐饮协会儿童生活质量项目对小玩具和其他附件并没有纳入监控。网页上可查询到参与结果的列表。表 13.2 提供了寻求更多合作方共同改善儿童膳食的途径。

表 13.2　求更多合作方共同改善儿童膳食的途径

儿童食品及饮料广告监查（Children's Food & Beverage Advertising Initiative，CFBAI）是国家 BBB 合作项目。包含了一系列参与者及食品广告所需要遵循的规则。CFBAI 负责更新可能向 12 岁或以下儿童推广的食品及饮料清单。也可以获得"白纸"测试结果以提供广告标准
国家科学、工程、医药学会：2013 年改变儿童及青少年食品市场的机遇与挑战工作报告、2005 年食品市场与儿童及青少年膳食报告。介绍了儿童食品及饮料市场的工作框架
个体餐饮、餐饮连锁、食品企业共同改善儿童食品质量

（十）快餐总结——如何发展

快餐店是社会日常生活的一部分。3/10 的消费者在外就餐，包括快餐，是他们生活必需。限制儿童食用某些食品反而增强他们对受限食品的偏爱，导致受限食物摄入量增加。因此，需要注意当他们偶尔想吃的时候，不能完全禁止儿童及青少年食用快餐。家长应在营养学专家的帮助下，使用模型等工具，教育儿童及青少年学会在快餐店中选择较好的食物。快餐店中适合儿童的健康早餐有燕麦片、鸡蛋三明治、低脂牛奶或原果汁。对于年幼儿童，午餐和晚餐可以选择熟食三明治、素食汉堡或烤鸡，加上苹果及原果汁或低脂牛奶。对于年长儿童及青少年，可以选择素食汉堡、烤鸡、沙拉、红辣椒、低脂熟食三明治、苹果、原果汁及低脂牛奶。以上食品可减少热量摄入并改善膳食质量。总体来说，适度很重要，快餐不能取代正常的家庭饮食。

快餐店及其他销售点需确保健康食物的提供，以及在其店内和网站上有精确的营养信息。对儿童的播放广告有责任在满足企业需求的同时保障国民的健康。为此，可在广告中向儿童介绍更为健康的食谱，并强调牛奶及其他富含营养的食品的重要性。瑞典和挪威明令禁止针对 12 岁以下儿童的广告，其他国家亦有限制针对儿童的广告。尽管通过电视和互联网可接触到国际媒体，将削弱这些电视广告限制的作用，但仍然是重要的一步。假如针对儿童的快餐食品宣传不能制止，那么，开始向儿童宣传健康食品显得更为重要。对水果、蔬菜等健康食品进行广告推广有望提高公众的认知程度和食用率。

二、有机食品

（一）什么是有机食品？

"有机"是生产方式，而不是指食物本身的特点。有机农作物的标准为在其收成前 3 年内，无添加使用任何禁止使用的物质，禁止使用基因工程、电离辐射、污水污泥。通过耕作、作物轮替、覆盖作物等使泥土肥沃、作物营养化。可以使用动植物废料和合成材料为泥土施肥。当作物出现虫害、杂草、疾病时，主要通过物理、机械和生物学的方法处理。当以上措施无效时，国家允许使用的生物、植物来源或人工合成材料方可应用。在有机农场养殖的动物食用有机饲料，不可完全限制其活动，并且不可使用抗生素或添加激素。有机产品的优点在于可推广加强生物多样性、生物循环和土壤生物活动。

有机食物制品法案 1990（OFPA）（Pub L No. 101-624）要求 USDA：①建立有机方式生产的农产品市场管理的国家标准；②确保消费者所获得的有机产品均达到一致的标

准；③促进州际新鲜加工有机产品的贸易。该法案中食品包括水果、蔬菜、蘑菇、谷物、乳制品、鸡蛋、牲畜饲料、肉、家禽肉、鱼及其他海产、蜜糖。

法规已经修改了好几次，特别是，《联邦法规汇编》第 7 条第 205 部分。法规已经制定通过整合文化、生物和机械实践促进资源循环，促进生态平衡，保护生物多样性。如果涉及家畜，家畜必须定期使用牧场饲养，并且没有常规使用抗生素或生长激素；其他规定也适用。尽管 FDA 并没有对化妆品中的"有机"一词进行定义或规定，美国农业部可能会对"有机"一词进行规定通过其国家有机项目条例（7 CFR 第 205 部分）。葡萄酒纺织品也可以使用有机标签。

所有有机产品的标签都很严格。有机产品必须根据国家允许和排除的名单，被美国农业部批准的国家有机项目监督的违禁物质认证代理商，并遵守美国农业部所有的有机规定。附带的"100% 有机"字眼反映了产品的 100% 有机食品。含 95% 以上有机成分（不含添加物）的产品可以被称为"有机"。要注意的是，葡萄酒要分类作为"有机食品"，它不能添加亚硫酸盐。至少 70% 的产品有机成分可能会说"由有机成分制成"和产品低于 70% 的有机成分可能会列出特定的有机成分生产的原料在产品包装的侧面板上，但可以不要在前面板上做任何有机食品的声明、姓名和地址。政府批准的认证机构必须对所有的产品进行含有至少 70% 的有机成分的认证。

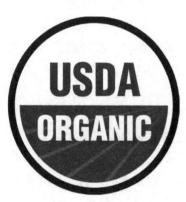

图 13.1   USDA 有机印章
https://www.ams.usda.gov/rules-regulations/organic/organic-seal.

美国农业部有机标志（图 13.1）是美国农业部的官方标志，受联邦法规（7 CFR 205.311 部分）管理。每项违规行为最高可被处以 11 000 美元的罚款。以下情况不得使用印章：①在未根据美国农业部有关有机食品的规定认证产品的任何展示或标签上；②有机食品可以广泛陈列以一种非有机的方式误导消费者生产的产品作为有机的，或通过未经认证的操作，或操作被暂停或者吊销有机认证资格的。

（二）"清晰"的标签规定可能会导致消费者的困惑

尽管有机食品有明确的标签要求，但消费者可以对许多术语感到困惑，这些术语暗示某些菜单项更多健康，无添加剂，或"天然"。出现这种混乱是因为人们正在努力追求更健康的饮食，因为没有定义的术语是没有定义的在媒体上。如果消费者意识到并接受，食品标签因为有机的定义很明确。"自然"是另一个令人困惑的术语，因为所有的有机食品都是天然的，但并不是所有天然食品都是有机的。其他术语，尤其是"干净"，就不那么清晰了，部分原因是没有标准的定义。"清洁"一词最近被用于食品广告中而且让人困惑，让消费者自己去定义。对于我们的消费者来说，要确定他们得到的是有机食品，他们需要寻找美国农业部的有机标志。

（三）有机食品的购买渠道

有机食品以往只能在受补贴的市场或健康食品店销售，现在在各大超市终年有售。一半的有机食品在超市、俱乐部商店、超级商场均可选购。消费者追求多样性、方便、新鲜产品的质量，推动了有机食物销售的发展，迫使农民扩大种植有机食品的面积。在过去 10 年里，美国的有机食品产业已有了本质上的改变。消费者对有机食品出现了双位数的增长。

新鲜水果和蔬菜一直是销售最多的有机食品类别。自从 30 多年前有机食品工业开始零售产品，它们的销量超过其他种类的食品。2012 年，农产品占美国有机食品销售的43%，其次是乳制品（15%）、包装 / 熟食（11%）、饮料（11%）、面包 / 谷物（9%）、休闲食品（55%）、肉类 / 鱼类 / 家禽（3%）及调味品（3%）。

购买有机农产品要花高价，成本也各不相同。例如，在 2015 年的一份报道中，两者的百分比差异普通苹果和有机苹果每磅的价格上升 20% 到 60% 不等，牛肉每磅上升40% ～ 73%，有机牛奶每半加仑上升 20% ～ 67%。尽管随着时间的推移价格有所下降，大多数肉类都比传统肉类、牛奶等产品贵得多。

（四）消费者购买行为

2016 年，有机食品的销售额约为 470 亿美元，销售约占食品销售总额的 5% 与 2015年相比高 8.4%，在 2016 年平均 82% 的美国家庭购买了有机食品的产品。华盛顿州的比例最高，为 92%。家庭购买这些商品的比例在密西西比州是最低的，只有 70% 的家庭购买有机产品。有机产品是食品工业中增长最快的部分。购物调查 1800 多个家庭的习惯有机贸易习惯协会显示，18 ～ 34 岁的父母是美国最大的有机食品消费者群体。

消费者购买有机食品的益处已被熟知，包括对环境保护有好处，可以支持当地经济、动物福利、食品安全、感知更好的品味，个人健康或遵循另一种生活方式，对家庭责任感强的消费者也愿意花更多的钱购买有机食品，因为他们认为有机食品有益健康。人们认为的健康益处可能更适用于某些种类的食物，例如，生产中的化学品可能比乳制品中毒化学品更能引起人们的关注。

（五）有机食品与传统食品在营养素和健康益处方面的比较

很多人认为有机食品较传统食品更健康、安全。但是，人们却没有注意到有机生长系统在营养素的生物供给和非营养素成分的作用，所以，该观点是缺乏证据支持的。很多公开发表的对比有机食品和传统食品的营养成分差异的研究存在方法学问题。自然产物，如水果、蔬菜，在营养成分和非营养物质中存在差异。另外，由于法规、推荐、统计学等差异，不同时间展开的研究之间不具有可比性。

第一个比较传统农作物和有机作物的营养成分的系统回顾发现，传统农作物含氮量较高，而有机作物含磷量和滴定酸度更高。在其他 8 类营养成分（维生素 C、镁、钾、钙、锌、铜、石炭酸类及总可溶性固体)中未发现两者存在显著差异。成分差异可能来源于耕作、采摘期间方法的差异，而不是生产过程中的技术差异。该项结果与以往实验有所不同，结果显示有机的绿叶蔬菜、桃子、土豆、西红柿的维生素 C 含量较高。总体来说，并无有力证据支持，有机食品与传统食品在营养素含量上存在显著差异。最近一些 Meta 分析比较了有机肉类和传统肉类的区别。尽管对大多数营养素来说，包括矿物质、抗氧化剂和大多数脂肪酸在内的营养物质，证据基础太薄弱无法进行有意义的分析，有机肉类与传统肉类相比，SFA 和单不饱和脂肪酸含量相近或略低。有机牛奶检测到的总多不饱和脂肪酸（PUFAs）和 omega-3 不饱和脂肪酸比传统牛奶高。一个类似的分析显示，有机牛奶中含有更高的 PUFAs、omega-3 PUFAs、亚油酸、α- 生育酚和铁，但碘和硒浓度较低。然而，牛奶并不是一个重要的铁、碘或硒来源。

目前还没有长期的研究来研究消费的影响。有机食品和食品技术专家协会，美国心脏和 AAP 并没有颁布有机食品作为比传统食物更健康的食物，包括新鲜的农产品,全谷物,低脂奶制品和不含抗生素的家禽可能会导致对健康有益，不管它们是不是有机的。

（六）有机食品与传统食品中硝酸盐含量的比较

硝酸盐是农作物使用的含氮肥料的主要成分。含氮肥料可渗入地下水及污染井水，提高食品的硝酸盐含量。硝酸盐毒性低,但硝酸盐转化为亚硝酸盐或亚硝胺后可对危害健康。硝酸盐污染的井水和蔬菜硝酸盐含量高，可导致婴儿高铁血红蛋白症。这已经由 AAP 解决了（另请参阅第 52 章：食物安全）。硝酸盐的最高含量以降低高铁血红蛋白症风险的含量为标准。饮用水中硝酸盐对先天性缺陷发生的作用亦有报道，特别是神经管缺陷及心脏结构异常。但硝酸盐的作用的研究结果是模棱两可的。

对 5 个大城市有机蔬菜和普通蔬菜中亚硝酸盐和硝酸盐的含量进行了比较。虽然亚硝酸盐水平无差异，但硝酸盐水平存在差异。有些差异是明显的，例如，来自北卡罗来纳州罗利市的传统的西蓝花，含有 553mg/kg 新鲜重量的硝酸盐，相比之下，有机西蓝花中只有 8mg/kg。其他研究也表明，有机蔬菜硝酸盐含量明显低于常规作物。然而，植物性食物中的硝酸盐含量是不一致的，并取决于生产者、作物、植物生长的季节、储存条件、地理位置以及采后处理。这样看来，似乎是有用处的有机农业减少膳食中硝酸盐的摄入是不成熟、不公正的。

（七）杀虫剂

本章不对杀虫剂对健康的影响作详细阐述（具体请见第 52 章）。但是，一些关于有机食品的讨论还是必需的。1993 年国家研究委员会的报道，"婴幼儿膳食中的杀虫剂"中指出，儿童暴露于环境毒物，包括杀虫剂的风险日益增高（表 13.3）。事实证明，暴露于有机磷杀虫剂对婴幼儿神经系统及神经发育存在危害。近期国家卫生与营养检验调查（NHANES）数据显示，儿童暴露于低剂量有机磷杀虫剂，例如从膳食中摄入，出现注意力集中障碍或多动症的风险明显升高。同时，数据表明，儿童常为慢性接触者。儿童更倾向于食用残留杀虫剂含量高的食品，如果汁、水果、蔬菜等。

1996 年食品质量保证法案（FQPA）（Pub L No. 104-170）对农业杀虫剂、抗真菌药及灭鼠剂法案 [FIFRA (Pub L No. 80-104)] 作出修正。FFDCA 为减少儿童暴露于杀虫剂，定出了更高的标准。在 FIFRA 中，EPA 限制了在美国可以使用的杀虫剂及其他相关规定，以预防对健康和环境的不必要的副作用。FFDCA 中,EPA 公布了食品中杀虫剂残留的上限。健康和人类服务部 / 食品药品监督管理局强制要求肉类、家禽及蛋类产品符合制定的标准。传统农业已在过去 10 年里作出了改变，EPA 法规保护消费者免于暴露于有机磷杀虫剂及对二氯苯中，并维持一致的食品安全标准。

表 13.3　儿童接触增多的环境毒物

儿童接触环境毒物的几率升高程度不对称	按单位体重计算，儿童较成人需要更多饮水、进食及呼吸空气。他们把物件放入嘴巴、爬行、在地面玩耍亦可能增加杀虫剂暴露的机会
儿童对环境毒物的代谢、解毒和排出的能力与成人不同	但是，某程度上，儿童对一些物质具有抵御能力，因为他们不能主动的代谢成有毒活性成分
在出生前后、生长发育速度快的时期，发育过程极易被干扰	
儿童的存活时间长，早期接触毒物对日后疾病发生的影响更大	

经许可改编自 Landrigan PJ, Kimmel CA, Correa A, Eskenazi B. Children′s health and the environment：public health issues and challenges for risk assessment. Environ Health Perspect. 2004；112（2）：257-265.

　　FQPA 明确要求 EPA 减少婴幼儿的风险并在相关标准可以公布前明确安全性的具体证据。它还加入额外的安全系数（10 倍，除非有足够的证据证明其他系数可以达到要求）以保证所设的限制对婴幼儿是安全的。它要求收集食物饮食方式、杀虫剂残留量和杀虫剂使用相关的更有力数据。

　　有机印章不能保证食品完全没有杀虫剂。在美国，被认证为有机的食品，3 年内绝对不可以在土地中加入人工杀虫剂，并设定"有效缓冲区域"以减少传统种植操作所引入的污染。然而，除非作物是在被覆盖下生长，否则，它们都有可能被杀虫剂污染。近期研究表明，杀虫剂在环境中持续存在。人们发现尽管是停止使用有机磷杀虫剂 20 年，根类植物和土豆仍然受其污染。有机食品可通过使用受污染的泥土、化学物质浸透入土、风力传播、地下水或灌溉水等途径受杀虫剂污染，甚至是在转运、处理和储存过程中受到杀虫剂污染。因此，与大众的看法相反，有机食品可能被农药残留污染；然而，它们比用传统方法种植的食物更不容易受到污染。一个报告比较了 3 个研究的结果表明，有机作物被多种农药残留污染的可能性降低 10 倍，但是，重要的是要认识到所测量的允许水平农药含量很低，通常在有机和传统食物中都检测不到。

　　人们认为使用有机食品可以降低摄入残留杀虫剂，可以保护健康，但缺乏证据证明。

　　一些研究已经使用生物监测来检查饮食儿童接触杀虫剂的情况。在一项研究中，2～5 岁儿童（$n=39$）中，主要食用有机食品的儿童尿液中乙烷含量较食用传统食品的儿童显著减低。一项交叉研究纳入 23 名 3～11 岁的儿童，Lu 等发现，在第 1 阶段（第 1～3 天）和第 3 阶段（第 9～15 天）儿童食用传统食品时的有机磷杀虫剂水平较比他们食用有机食物时（第 2 阶段，第 4～8 天）明显增高。他们在一项时长 1 年的研究中发现，当儿童转变成食用有机食品时，尿中有机磷的残留量下降。尽管量很少，但是食用有机食品对减少儿童杀虫剂累积水平的潜在作用让人震惊。该研究尚不能明确食用有机食品对健康的益处。

（八）有机食品对健康有不良影响吗？

　　理论上，有机农药和传统农药都有少量残留农产品，可能对消费两种农产品的人的健康构成威胁。讽刺的是，有机食品生产过程中应用复合肥料和减少使用抗真菌药物和抗生素可导致严重的微生物及微生物产物的污染。有机食品是更容易受微生物污染，还是更容易从有机肥料中获得微生物污染物尚存争议。但是，有机食品显然跟传统食品一样，存在微生物污染。在一个研究在零售市场销售的蔬菜，需氧细菌和大肠菌群有机和常规农产品的数量没有显著差异不同的，但蜡样芽孢杆菌的出现，可引起有机食品中胃肠道反应，患病概率要高出 40%。有机养殖鸡的沙门氏菌和弯曲菌的感染率不低于传统养殖和放养的鸡。单核细胞增多性李氏杆菌和大肠杆菌均存在于有机莴苣中。以上研究提示，盖有有机印章的食品仍需要仔细处理再食用，以防止出现食源性疾病。

（九）有机食品的总结及建议

有机食品在安全性、营养价值、有益健康等方面是否优于传统食品因存在矛盾的研究结果，目前尚不明确，但是，较多证据支持有机食品的营养价值与传统食品相似，且同样存在杀虫剂污染，尽管污染率稍低。有机食品也存在微生物污染，仍需要仔细处理再食用，以防止出现食源性疾病。因为有机食品无上蜡，更容易腐烂。易腐烂被认为是人们拒绝有机蔬菜水果的原因，但是，主要原因还是因为价格更高昂。

到目前为止，尚没有证据证明有机食品在营养和健康方面更有优势。AAP 的位置在这个问题上清楚指出：

总的来说，重要的是要多吃各种食物来达到营养充分性和限制重复暴露于单一污染物，在可能的情况下及时购买产品，并采取安全的食品处理方法。使用有机食品的预制产品也可能含有高脂肪和添加糖。因此，消费者需要阅读产品标签才能生产健康的选择。

> "有机食品曾被大力的推荐，表示使消费者接触致病的杀虫剂剂量减少。有机耕作宣称对环境的影响更小。然而，目前仍无有力证据证明食用有机食品较传统食品的营养价值更高、对健康的益处更多。也没有证据证明有机食品的害处或加重疾病的作用。尽管有机食品通常有价格补贴，设计良好的实验表明价格具有竞争性，与传统食品相比缺少优势。儿科医师在讨论有机食品和有机耕作对健康和环境的影响时应结合上述证据，并继续鼓励患者及其家属遵从美国农业部的'我的餐盘指引'，以摄取最佳的营养，维持膳食多元化。"
>
> Forman J，Silverstein J；American Academy of Pediatrics，Committee on Nutrition，Council on Environmental Health. Clinical report：organic foods：health and environmental advantages and disadvantages.
>
> *Pediatrics*. 2012；130（5）：e1406-e1415

三、时 尚 食 谱

（一）时尚食谱概述

"时尚"意指暂时受欢迎的事物。时尚食谱常被形容为不切实际的食谱，承诺快速起效，快速减肥或减少食物品种，常宣称有毒性。这些食谱的问题是人们常在没有医师建议或检测情况下使用。而儿童及青少年更应该注意，他们常向家长和医师隐瞒节食减肥的事实，也可能没有意识到这样做的健康风险。儿童肥胖症的发生率很高，儿童及青少年被强迫进行极端的减肥措施亦较常见，这些措施常没有经过验证，甚至是不适用于儿童及青少年的。已经证明，时尚食谱不仅对儿童无效，最终还有可能导致额外的体重增加。

2011 年，亚马逊网站上搜索关键词"减肥"可以搜出高达 19 710 本。2017 年已达 66 841 本。这些书中的绝大部分所叙述的是所谓的"时尚食谱"，其中很大一部分是由名人所写，而不是营养学专家。表 13.4 展示了如何鉴定一个受欢迎的食谱是否是时尚食谱。

表 13.4　鉴定时尚食谱的方法

	描述	例子（糖卫士）
第一步	保持开放而理智的头脑。目前市面上很多食谱都是时尚食谱，但也有不是的。不应将一个受欢迎的食品自动定义为时尚食谱	H. Leighton Steward 等提出的糖卫士
第二步	了解作者及他们的资质：他们受过医学或营养学训练吗？他们只是明星代言人吗？	3 位临床医师对该食谱表示认同
第三步	评价是否存在夸张的描述手法：专业还是存在偏见？	写作手法随便，即使是大众书籍。例如"我如何才能避免动脉粥样硬化呢？答案很简单，就是别活太长。""肝脏去哪了？"
第四步	理解该食谱的理论基础：该食谱是低碳水化合物、低热量、低脂还是其他？	该食谱的效应在生物学上是可信的吗？不确定。该食谱以血糖指数为基础，但认为"胰岛素是有毒的"
第五步	该食谱受到评论文章的支持吗？作者受推荐吗？	本书作者受推荐的，但是文中减轻体重与食用低血糖指数食品的联系是有文献支持的。目前缺乏关于该食谱安全性和有效性的长期研究 有一些该书的评论需要关注。例如"然而，对患有冠心病或存在风险的患者，标准膳食建议其获得热量中的 80%～85% 因来自碳水化合物，摄入极少量的脂肪和蛋白质。"该评论显然与国家胆固醇教育计划的指引是不一致的
第六步	理解作者声明。如果声明说的太理想，可能内容就不真实	该食谱不存在不切实际的声明
第七步	该食谱有对食谱和补养品有特殊要求吗？食谱作者有销售他们自己的食品吗？补养品有安全隐患吗？	糖卫士有其一系列产品

续表

	描述	例子（糖卫士）
第八步	食品及食品品种省略了吗？	高血糖指数的食品省略了。减少简单的碳水化合物食品对减轻体重是有效的，但是，许多有益健康的食品被减去了，例如，香蕉、甜菜、胡萝卜等
第九步	此食品存在危险吗？	该食谱乳制品少，水果、蔬菜及纤维也可能少。麻烦的进食时间表可能会限制摄入
第十步	该食谱附有什么健康警示吗？	有。作者建议剧烈运动者需要食用更多的碳水化合物。未提及胰岛素使用者是否需要调整胰岛素用量。肾衰竭患者不宜使用该食谱
第十一步	该食谱是否提示体重减轻可不需要体育锻炼和持续改变生活习惯来维持	该食谱建议永久改变生活习惯
第十二步	该食谱有什么好处？	有。该食谱中多处建议可使体重减轻。通过避免高热量食品、简单的碳水化合物，如蛋糕、糖果、酒精，可以减少热量摄入从而使体重减轻。糖卫士起效的基本原理是低热量摄入
这是时尚食谱吗？是的，减少含糖量高的食品将有利于减轻体重		

　　时尚饮食通常可以分为以下几种：食用多种食物或整个食物组；需要食物的特定的顺序或特定的组合；碳水化合物非常低的，因此富含脂肪和蛋白质；碳水化合物含量适中的，可能不遵循升血糖指数原则的碳水化合物选择标准；还有碳水化合物含量高的，因而脂肪含量很低。低碳水化合物饮食成为"最流行"的时尚饮食，但尚不清楚有多少儿童和青少年实际上是自行使用了这些食谱。

　　（二）低糖类饮食：经典的"时尚饮食"

　　Artkins 博士提出的"新饮食革命"，强调含较低碳水化合物的饮食结构，也许是低碳水化物饮食中最为人熟知的一种饮食方式。在过去的 45 年里，Artkins 博士关于饮食的书籍累计售出 4500 万本。其中阐述的低碳水化合物摄入可降低体重的机制主要为：低碳水化合物摄入可降低人体内胰岛素的水平，促进脂肪裂解，从而增加脂肪酸氧化磷酸化和酮体生成，而体内酮体水平升高可抑制食欲。Artkins 饮食可分为四个阶段：诱导阶段，旨在迅速减轻体重；持续阶段，该阶段体重减轻速度减慢；维持前阶段，体重以非常慢的速度继续减轻；维持阶段，该阶段可将体重维持一生。各阶段食谱中碳水化合物含量及供能比从诱导阶段的 15g（3%）上升至维持阶段的 116g（22%）。

　　在诱导阶段开始时，由于体内糖原储备被调动供能。低碳水化合物饮食引起体重减轻的长期效应的产生机制，目前并不清楚。Artkins 博士书中认为酮体水平升高抑制食欲及高蛋白饮食可抑制饥饿感、增加饱感。但这些因素的作用并不明确，尽管有部分研究发现蛋白质摄入可提高饱腹感。也有一部分学者认为，低碳水化合物食谱太过单一且不可口，也是令人们减少食物摄入的一个原因。从科学的角度来看，这些食谱能有效减轻体重是因为摄入的能量明显减少且持续的时间较其他食谱更长。Freedman 等总结报道了 3 种最常见的低碳水化合物食谱：Artkins 诱导食谱（含能量约 1152kcal），蔗糖戒瘾食谱（1476 kcal），及蔗糖克星食谱（1462 kcal）。绝大部分人在使用这类食谱时体重都会下降。

　　没有一个低碳水化合物食谱经过了充分的研究或在儿童青少年中进行长期研究。对 7 项研究进行荟萃分析，研究对象为医院环境下的 6 ～ 18 岁的儿童（平均样本大小为 71），只有 3 项研究报道了低碳水化合物饮食和低脂肪饮食的对比的优势。低碳水化合物饮食对心血管危险因素的影响也是混合的。一个关于治疗儿童肥胖的综合评价（$n=16$ 个系统评价）表明低碳水化合物饮食有类似低脂肪饮食降低 BMI（中等质量的证据）的作用。

（三）低糖类膳食的健康隐患

　　Freedman 等总结了低碳水化合物膳食的短期作用包括口味差、厌食、腹泻、头晕、头痛、恶心、口渴、疲乏、无力、疲惫等。目前尚不明确这些是否与膳食的低热量有关。酮症酸中毒亦有报道。也有证据显示，儿童节食可能导致认知功能障碍。长久来说，低碳水化合物膳食或时尚食谱由于提供热量不足，可导致生长发育落后。这是使用产酮膳食来治疗儿童癫痫或重度肥胖的儿童及青少年时的主要忧虑。目前仍不清楚产酮膳食中，瘦组织是否被保存。

　　低碳水化合物膳食及其他时尚食谱不能达到儿童及青少年膳食的推荐量，因此不推荐在无监测条件下使用。儿童食用水果、蔬菜的量已经很少，部分研究显示，除去炸薯条的量，能每日食用推荐量蔬果的儿童不足 20%。如果儿童或青少年遵循低碳水化合物膳食，缺少水果蔬菜的情况将加重。食用水果、蔬菜有益健康。例如，水果和沙拉可降低青少年的收缩压。儿童时期的饮食习惯会延续至成年后，因此，儿童及青少年食用水果蔬菜十分重要。成年人多食用水果蔬菜可降低患慢性疾病的风险，包括癌症、冠心病、高血压、2 型糖尿病等。通用儿童及青少年时期控制饮食作为对成年期慢性疾病的一级预防。乳制品是钙的主要膳食来源，在低碳水化合物膳食中含量减少。2015 年美国人膳食指南指出，钙在多个人群中摄入量偏低，被认为是严重的公众健康问题。由于低碳水化合物食谱中有益健康的食物缺乏，且提供的维生素 A、维生素 E、维生素 B_6，叶酸、硫胺、钙、镁、铁、钾及膳食纤维不足。2 岁以上儿童要维持健康和生长，食物种类应包括蔬果、全谷物、低脂或脱脂乳制品、豆类、鱼、瘦肉等。

　　部分食谱含高蛋白，伴随水果、蔬菜少，存在骨骼安全隐患。观察性研究显示，水果蔬菜的产碱特性介导了机体的酸碱平衡，可改善骨骼健康。在低碳水化合物膳食过程中，可能出现肾脏酸负荷过高的情况，食用蔬果显得更为重要。关于无肾病的患者进食高蛋白膳食是否对肾功能造成损害目前尚有争议。目前尚没有儿童及青少年的相关研究。明确的是，患有肾脏病或糖尿病的儿童，当存在微量蛋白尿或蛋白尿的情况下，不应尝试高蛋白膳食，除非有医学监测。

（四）儿童在医学监测下使用低糖类食谱：时尚食谱的教训？

高脂肪（占热量 90%）、低碳水化合物（占热量 3%）的产酮食谱用于减少对传统治疗不敏感的癫痫患儿的癫痫发作。最近有关于产酮食谱的综述见第 49 章。除了传统的产酮食谱外，改良的 Atkins 食谱亦已成功用于这部分患儿的治疗。据报道，尿酮体水平高的患儿治疗效果较佳，但可能出现钙、镁、铁缺乏。对于该食谱的主要担忧是其对生长的不良影响。近期研究显示，尿酮体水平越高，生长受限越严重。

产酮膳食早期的不良反应包括高甘油三酯血症、一过性高酸血症、高胆固醇血症、各类感染性疾病、症状性低血糖、低蛋白血症、低镁血症、反复低钠血症、低高密度脂蛋白、吸入性肺炎、肝炎、急性胰腺炎和持续性代谢性酸中毒。迟发性不良反应包括生长发育异常、骨质疏松、肾结石、心肌炎、继发性低左旋肉碱血症及缺铁性贫血。这表明各种节食，包括可诱发酮症的低碳水化合物食谱用于儿童，可能导致严重的不良反应，不应忽视，必须同时进行医学监测。

迟发性副作用包括生长异常、骨质减少、肾结石、心肌病、继发性低肉碱血症和缺铁性贫血。这些发现表明，包括低碳水化合物饮食，都有可能诱发酮症，对儿童造成潜在的严重不良反应，不应该在不充分或无医疗监督的情况下进行。这些饮食不应该在没有医疗小组的指导情况下进行。应该劝告儿童和青少年不要选择他们自己选择类似的饮食。

（五）无谷蛋白饮食

无谷蛋白饮食已经成为新的流行时尚的饮食选择。一个无谷蛋白食谱，不含小麦、大麦和黑麦，只能有效治疗乳糜泻、非乳糜泻谷蛋白过敏，还有小麦（或大麦或黑麦）过敏。乳糜泻是由遗传性谷蛋白引起的免疫介导性肠病。虽然很多症状是肠道的，乳糜泻是一种系统性疾病伴有肠外症状。非乳糜泻谷蛋白敏感症可见于乳糜泻或小麦过敏但有肠外症状的人，症状或两者都与摄入含谷蛋白谷物有关，停止摄入后症状有所改善。乳糜泻是相对少见的，但流行程度因国家而异，据报道，在 1/658 ～ 1/37。在美国，患病率约为 1/100。发病高峰有两个，一个在 1 ～ 2 岁，另一个则是约 30 岁。

如果无谷蛋白饮食对治疗乳糜泻，包括腹泻、呕吐、吸收不良、贫血和衰竭等症状很重要，免除婴儿和幼儿受累并减少长期健康风险，包括骨质疏松症的话，那为什么被列入"时尚饮食"这一章呢？在谷歌的搜索历史趋势图可以发现，在"乳糜泻"这个搜索词在过去 10 年与 10% 的搜索历史几乎是一致的，然而，"无谷蛋白"受欢迎程度已从 10% 上升到接近 100%。市场研究表明，无谷蛋白饮食已经发展成了一种时尚食谱。截至 2015 年，25% 的人报告食用无谷蛋白膳食和估计销售额为 116 亿美元。这些数字没有反映患有乳糜泻或其他疾病使用这个食谱的人数。

尽管我们几乎对没有乳糜泻的或非乳糜泻过敏却使用无谷蛋白膳食的儿童一无所知。但对于为什么成年人选择无谷蛋白膳食可以获得一些信息。成年人食用无谷蛋白膳食可能会影响整个家庭的饮食，包括孩子。2015 年一项针对 1500 名美国成年人的调查显示，35% 的人在没有理由的情况下选择了"跟风无谷蛋白风潮"，还有 26% 的人认为这是个更健康的选择。在那次调查中，只有 8% 的人表示他们有谷蛋白过敏，10% 的人说他们有家人患有谷蛋白过敏。电视和网络广告，尤指即食麦片广告，也大力宣传无谷蛋白产品，尤其是针对家长。

如果无谷蛋白膳食是良性的，那么他们更喜欢为自己或他们的孩子这样吃就不会有问题，但实际上并无害的。无谷蛋白膳食执行起来是非常困难和不便的，即使对患有乳糜泻或非乳糜泻性过敏的人来说也是如此。无谷蛋白膳食比传统的谷物食品也更贵。社会耻辱感也被列为劣势，但随着它的迅速普及，这已经不再是一个值得关注的问题了。但这种膳食仍有许多相关的风险，包括微量营养素缺乏，如维生素 B_{12}、维生素 D、叶酸、铁、锌、镁、钙以及蛋白质和膳食纤维的缺乏。无谷蛋白食品的脂肪和碳水化合物含量也较高。除了导致营养缺乏，无谷蛋白膳食还会导致其他健康问题，包括便秘、体重增加和生活质量下降。然而，最重要的一点是没有医师的建议下遵循无谷蛋白膳食可能会导致对腹腔疾病的漏诊。怀疑他们的孩子患有乳糜泻、非乳糜泻谷蛋白过敏或小麦过敏的父母应该咨询他们的医师以明确诊断。

（六）其他类型时尚食谱

还有其他时尚食谱，通过网络上、大众媒体可以很容易获得相关信息（表 13.5），其中大多数是为了减重，但也有一些人承诺改善生活质量或幸福感。还有很多关于儿童可能选择的饮食类型，这些饮食的影响目前还缺乏证据，但这些食谱可以通过网络和书籍找到，大一点的孩子可能选择使用这些食谱。

表 13.5　时尚食谱举例、食谱简介[a] 及资料来源

时尚食谱举例	食谱简介	资料来源[b,c]
贝弗利山膳食，更新为新的贝弗利山膳食	指不同的食物种类（碳水化合物，蛋白质，水果和禁食）必须按照一定的顺序及间隔时间进食的膳食方式：先吃水果，接着是碳水化合物，然后是蛋白质。牛奶是蛋白质食物，所以食用量是受限制的。葡萄酒（除外中性的香槟）被分类为一种水果	https://www.diet.com/g/beverlyhills-diet https://www.webmd.com/diet/a-z/new-beverly-hills-diet
血型膳食	这种饮食是基于食用与血型"兼容"的食物。例如，A 型血的人应该食素；B 型的人不食用鸡肉，但可以吃野味、青菜、鸡蛋、低脂乳制品；O 型血的人应该主要食用瘦肉、有机肉类、蔬菜和水果，还有避免小麦和奶制品。AB 型血的人为了减肥应该多吃豆腐、海鲜、乳制品和绿色蔬菜，避免所有的烟熏或腌肉。 这里的一个问题是除 ABO 血型外还有其他血型，例如 Rh 血型	https://dadamo.com/txt/index.pl?0000
卷心菜汤减肥法	低能量饮食，以食用低能量的卷心菜汤为主	https://www.cabbage-soup-diet.com

续表

时尚食谱举例	食谱简介	资料来源 [b,c]
饼干食谱：好莱坞的饼干食谱和聪明的生活饼干食谱	早餐、午餐、晚餐吃特制的饼干，以及"明智晚餐"的零食 "好莱坞饼干饮食有一个免费的饮食建议热线"	https://www.webmd.com/diet/a-z/cookie-diet
排毒饮食	虽然不一定能减肥，但排毒饮食声称要"净化"体内的内毒素，如肠道废物，或外毒素，如环境毒素、杀虫剂或邻苯二甲酸盐。大多数解毒项目都建议从身体清除加工食品，摒弃一些人们敏感的食品，如乳制品、麸质、鸡蛋、花生和红肉，而且以吃有机食品蔬菜、水果、全麦、坚果、种子和瘦肉蛋白为主。其他项目推荐禁食，这对一些人来说是有潜在风险的做法（尤其是对孩子来说），而且这实际上可能会抑制身体排毒的途径	http://www.eatright.org/resource/health/weight-loss/fad-diets/whats-the-deal-with-detox-diets
葡萄柚饮食（也被称为好莱坞饮食）	这是一种低能量，富含蛋白质的饮食计划，主要是每餐食用葡萄柚或葡萄柚汁。大多数版本约含 1000kcal，这种饮食对服用与葡萄柚或葡萄柚汁相互作用的药物的人是有害的	https://www.healthline.com/health/grapefruit-diet#2
HMR 膳食 [d,e]	这是一个被称为"家庭健康解决方案"的收费膳食计划，使用 3+2+5 结构，包含 3HMR 的奶昔、2HMR 的开胃菜及 5 份水果和蔬菜。如果饿了，它还提供了其他选择。一个 3 周的快速入门套餐 201.65 美元，健康奶昔 2 周入门套餐是 111.15 美元	https://www.hmrprogram.com/learn-more-zip-code
以色列军队饮食	这是 8 天快速减肥饮食。只允许食用非常有限的食物：第 1 天和第 2 天 = 苹果；第 3 天和第 4 天 = 干酪；第 5 天和第 6 天 = 鸡；第 7 天和第 8 天 = 沙拉。每天允许喝咖啡和茶 注意：以色列国防军并不使用该食谱	https://www.dietsinreview.com/diets/isreali-army-diet
垃圾食品饮食	这种饮食主要是由被认为是不健康的食品组成，比如高脂肪或加工食品。可以添加多种维生素、全脂牛奶，还有一小份蔬菜	https://health.usnews.com/health-news/diet-fitness/diet/articles/2010/09/29/junk-food-thenew-weight-loss-diet
军队饮食	军事饮食是 1500kcal 的饮食，一周内分为两部分：3d 上班，4d 休息。饮食是斯巴达谷物、蛋白质、水果和蔬菜，但是每餐一杯香草冰淇淋	http://themilitarydiet.com http://themilitarydiet.com/military-diet-plan

时尚食谱举例	食谱简介	资料来源[b,c]
史前饮食	史前饮食法不吃谷物、豆类（包括花生）、精制糖、乳制品、土豆、加工过的食品、盐和精制植物油	http://thepaleodiet.com
简单七＝绿色冰沙饮食	每天喝一杯绿色果蔬汁来克服对咖啡和冰淇淋的渴望从而帮助减肥。有一本烹饪书可以为每个人准备各种各样的绿色冰沙提供帮助	https://www.simplegreensmoothies.com/simple7

a. 这些饮食中没有一种是营养均衡的，也不符合美国人的饮食指南

b. 这些大多是商业网站，可能不是基于证据的

c.2019 年 1 月 21 日访问的所有网站

d.HMR 饮食被《美国新闻与世界报道》评为 2017 年最佳减肥饮食和最佳快速减肥饮食

e. 像 HMR 这样的膳食计划在结构上与 Nutrisystem （https://www.nutrisystem.com/jsps_hmr/home/index.jsp） 和 Jenny Craig （http://www.jennycraig.com），食物被送到家里，但可能会补充新鲜的水果和蔬菜

（七）关于儿童减肥的建议（具体见第 33 章儿童肥胖）

儿童及青少年均不宜在没有监测的情况下进行减肥计划。超重及肥胖症儿童在医学监控下进行以行为纠正技术为基础的减肥，可改善其饮食和生活方式。饮食方式，特别是严重的饮食紊乱行为，与教育有一定联系，因此，学校应提醒儿童、青少年及其家长其中的潜在危害。同样，医师向儿童、青少年及其家长宣教健康体重和健康饮食模式亦相当重要。营养学会的证据分析图书馆及营养学建议多成分体重管理干预对超重或肥胖儿童进行饮食治疗、体育活动和行为矫正。

四、儿童及青少年食用的植物性食物

（一）背景

补充和替代医学（complementary and alternative medicine，CAM）和健康护理实践简单的定义为传统医学中不存在的部分。植物疗法是使用植物来源的物质进行治疗及预防疾病，是 CAM 的一种。植物的不同部分，包括叶子、茎、花、根、果，均属于草本来源。它们的价值是按其治疗价值、口味、香味等评定。"草药""草药的"常与"草本的"互换使用，但定义是存在差异。"草药"是非木质化、产籽植物，在生长期终末时期在土地中凋谢。本综述中，"草药的"常与"草本的"互换使用。

食用补充品健康与教育法案 1994 （Pub L No.103-417）建立了补充品新架构，定义"食用补充品"为含有膳食成分用于补充膳食不足的可口服的产品。产品中的"膳食成分"可包括维生素、矿物质、草药或其他草本植物、氨基酸、酶、内脏组织、腺体组织、代谢物。膳食补充品也可以是浓缩物或提取物的形式，可做成片剂、胶囊、软胶囊、水剂、粉剂等。还有棒条状等。但他们的包装上不允许在标签上称其为传统食品或膳食的唯一组成。无论他们以什么形式出现，DSHEA 要求膳食补充品需另外设专柜陈列，以"食品"

作为分类，不可列为药物，并且标上膳食补充品的标签。一种"新型膳食成分"满足以上"膳食成分"的定义并在 1994 年 10 月 15 日前未在美国售卖。

生产商对他们生产或销售的膳食补充品负责，保证产品安全，面对任何投诉要能提供充分的证据证明产品真实性、无误导成分。膳食补充品在上市前无须获得 FDA 批准。除了一些法律规定在上市前需要提供安全性数据及其他信息的新型膳食补充品外，生产商无须在产品上市前向 FDA 提供产品有效性和安全性的证据。但按照生物恐怖法案，生产商需要在生产和销售补充品前向 FDA 注册。2007 年 6 月 1 日起，公布了"现行良好生产规范"，对生存商的生存过程、包装、保存行为作出了全面的规范。这些规范主要关注的是如何确证产品的身份、纯度、质量、强度和组成成分，如维生素、矿物质及草药的制备的过程。

膳食补充品包装上必须提供的信息包括：产品名称描述必须说明其为"补充品"；生产商、包装商、经销商的名字和办公地点；成分一览表；产品的净含量。此外，每种膳食补充品需要提供营养标签，以补充成分表的形式标明产品中包含的所有成分。由于只有药物才可能做出如此明确的声明，膳食补充品必须在标签上写明"本声明未经食品与药物安全局鉴定。本产品不可用于诊断、治疗、护理及预防疾病"。

关于草药的更多信息可以通过互联网获得，家长及儿童、青少年具备评价这些信息的能力十分必要。美国国立卫生研究院膳食补充品办公室为人们提供了评估网络信息的方法，提供可查阅相关材料的软件下载。该网站还教人们如何识别健康骗局。

（二）草本药物

草本药物在药店、超市、网络上里很容易买到，而且销售量在增长。2010 年，膳食补充品是总销售额为 52 亿美元，而 2000 年为 42.3 亿美元，但不清楚儿童及青少年的市场份额有多少。但调查显示，在家长使用 CAM，包括草药是，其子女使用 CAM 的可能性较高。

草本药物形式多样。儿童可能使用茶或茶叶，通过用沸水浸泡草药的不同部分，如叶子、花朵等，使其浸透。煎煮是类似的，通过在水肿煮沸草药，通常是根或茎，然后过滤或直接饮用提取物。酊是水化乙醇或甘油溶液，通常含有活性成分 1 ～ 2g/ml。液体提取物含溶剂与草药体积比例为 1∶1，比酊的浓度更高。草药粉末可制作成片剂或胶囊。软膏、油膏、洗发水、糊剂等为外用剂型。芳香疗法通过吸入草药的挥发性油剂达到治疗疾病、舒缓压力的效果。

草药除了被定义为膳食补充品外，与传统药物不同的还有其他方面。与其他植物提取物类似，草药不是单一成分，而治疗的有效成分和作用机制都是不清楚的。任何人都可以种植、采摘、加工和售卖草药。活性成分的浓度受多种因素影响，包括生长条件、采摘时间、储存和加工等。如果相同产地的草药使用的名字相同时，制药使用的种类就会成为问题。草药尚没有像传统药物那样开展严格的临床试验。从前，"货物既出概不退换"（买家注意）是指消费者在采购草药时需注意，研究显示，草药成分是不明确的，与标签所写成分有不一致的地方。经过 FDA "现行良好生产规范"等的全面规范，并完善评估草药制品的生物活性成分的分析技术后，草药的生产标准较前提高。

（三）儿童及青少年使用的植物产品

全世界超过 70% 的患病或受伤儿童接受了 CAM 治疗，常是由医师处方，包括使用传统草药。在美国，植物药是人们可以自行选购的，但多数以儿童及青少年为销售对象的膳食补充剂是维生素、矿物质补充剂，而不是草药。但是，也有一些混合草药的制剂是针对儿童销售的。其中一些例子包括金银花、欧洲老黑莓、香蜂草叶、甘菊花、猫薄荷地面部分、紫锥菊根叶、桂枝、甘草根等。另一类市场宣称为"免疫保护剂"，包括黄芪根、白术、苍术等。还有一些像姜提取物、茴香籽、甘菊花等产品，主要消费群是 0 ～ 1 岁在长牙齿的婴儿。

儿童及青少年使用植物药可能出于对传统药物治疗效果不满意、对传统药物不良反应存在担忧、既往获益、认为草药更为自然、较传统药物更为安全等。2012 年，过去 30d 基于健康原因用于儿童最常使用的非维生素、非矿物质、天然产品的是紫锥菊（0.8%）、鱼油（0.7%）和复方中草药丸（0.5%）。在儿童中，天然产品被用于背部或颈部疼痛，头部或胸部感冒，焦虑或紧张，以及其他肌肉骨骼问题。

有报道称，有儿童使用非传统且可能存在毒性的产品，如松脂、松针、牛芯片茶等。其他一些研究表明芦荟精华、甘菊、大蒜、薄荷、薰衣草、小红莓、姜、松果菊属植物、香蜂草、甘草精、白毛茛、圣约翰麦芽汁、银杏、甜油和奶蓟等儿童（及其照看者）常用的草本药物。表 13.6 回顾了儿童群体常用的草药。

表 13.6　儿科常用的草药及草药制剂

草药	用途	说明
芦荟（Aloe ferox）	内用：通便 外用：烧伤及其他皮肤问题	内用用法禁用于 12 岁以下有潜在腹泻、脱水、电解质紊乱的儿童
洋甘菊（Anthemis nobilis）	内用：胃肠疼痛——消化不良、腹绞痛、胃烧灼感、神经性厌食症、腹泻 外用：肿胀、感染	过敏反应 抑制细胞色素，有潜在的药物相互作用及毒性 对婴儿腹绞痛可能有效
复方草药丸	这些是由不同的草药组成	一些草药可能有不良反应，并可能与其他膳食补充剂或药物相互作用。父母应该知道他们的孩子正在服用这些，以及具体组合是什么；他们也应该意识到，这些药丸可能没有经过儿童安全性或有效性测试
越橘（Vaccinium macrocarpon）	主要用于泌尿道感染，也用于螺杆菌感染	使用安全，药物过量会引起胃部不适及腹泻
紫锥花属（Echinacea angustifolio；Echinacea purpurea）	感冒、流感、咳嗽、支气管炎、发热、免疫激活剂	自身免疫性疾病患者不推荐使用。一些病例可能会出现过敏反应。对于 2 ～ 11 岁人群的上呼吸道感染无效

续表

草药	用途	说明
鱼油 / ω-3 脂肪酸	鱼油含有 ω-3 脂肪酸 [特别是二十二碳六烯酸（DHA）和二十碳五烯酸（EPA）]，可能对儿童的大脑和眼睛发育很重要	DHA 和 EPA 存在于大多数海鲜中，在金枪鱼、鲑鱼、鲭鱼、鲱鱼和沙丁鱼等"油性"或"脂肪"鱼类中含量最高。膳食来源是这些营养素比补充剂更好的来源。鱼油补充剂会引起不良反应，包括嗳气、口臭、胃灼热、恶心和稀便
大蒜（Allium sativum）	内用：感冒、支气管炎、发热、高血压、血脂异常 外用：抗细菌、抗真菌	在儿童中应用尚不明确。可能出现的不良反应包括：过敏反应，胃部不适，皮肤或呼吸异味，腹泻及皮疹。出现言语节律异常的病例也有报道
姜（Zingiber officinale）	抗恶心、晕动症、消化不良、抗感染、头痛	应用于接受肿瘤化疗的儿童。过敏反应及胃烧灼感曾见于服用过量的病例。尽管没有相关报道证明姜与稀释血液的药物有相互作用，姜可以影响凝血过程。有报道证实姜与药物牛黄致小肠梗阻
银杏（Ginkgo biloba）	哮喘、支气管炎、耳鸣、多发性硬化、改善记忆力	不良反应包括头痛、恶心、胃肠不适、腹泻、眩晕、皮肤过敏反应。可增加出血风险。银杏禁用于使用抗凝药物的患者
亚洲人参 西洋参	亚洲人参已被研究用于降低血糖水平和改善免疫功能；西洋参：压力 - 免疫系统"增强"，兴奋剂，感染和胃肠道不适	人参不应该给儿童，因为可能有不良反应，包括失眠和男性乳房发育（男孩）
褪黑素	睡眠障碍	儿童睡眠障碍的更好解决方案可能是固定的睡前常规，避免咖啡因，并限制屏幕时间

　　不足 50% 的儿童、青少年或家长将服用植物类药物的病史告知他的家庭医师，因为他们不认为植物类药物会有不良反应或与传统药物存在相互作用。由于健康保健业内人员尚不能针对植物类药物应用给出有依据的意见，家长们通常从亲戚朋友中获取植物类药物使用的信息。虽然大多数儿科医师采问病史后了解到他的患者在用 CAM，极少数会详细询问用法。内科医师看似更方便与患者探讨 CAM 信息；然而，少于 5% 的内科医师认为自己对于 CAM 及其应用有充分的了解，大多数医师认为他们需要更多地学习。尤其

对于儿童，使用草药会存在健康风险，因此内科医师掌握草药学知识并了解其患者或患儿的草药使用史非常重要。医师也应该主动询问父母及孩子们是否使用。家长和年龄较大的孩子应该主动告知是否有和传统药物一起服用的草药。

（四）慢性病患儿的草药应用及其潜在风险和获益

慢性病患儿及计划进行手术的儿童使用 CAM 在逐渐增多。准备外科手术的儿童或青少年的草药使用比例差别很大，少的 3.5% ～ 4%，多的可达 12.8%。

紫锥菊是择期手术儿童最常使用的草药。这些儿童中多达 42% 也在使用传统的药物。对于术前停止植物时间有不同的建议，但一般来说，建议任何草药在择期手术前 2 周停止用药。CAM 使用，包括使用植物制剂，在儿童中的使用比慢性疾病，包括哮喘、炎症性肠病、其他胃肠道疾病以及癌症或复发性疾病等慢性疾病高出 3 倍。评估这些孩子草药使用的潜在效益和风险尤为重要。

约 29% 的哮喘患儿使用植物类药物。虽然植物类药物被认为是安全的，但植物类药物的使用已被证实与持续性哮喘、大剂量吸入性及口服激素的使用、症状控制不佳、就医频率增加、住院率增加等相关。植物类药物也用于治疗儿童过敏性疾病，包括变应性皮炎。一项临床试验已验证一种叫作 FAHF-2 的草药制剂在治疗儿童食物过敏反应的有效性及安全性。一项最新的 Meta 分析指出，用于证实植物类药物的安全性及有效性的数据不足，而且获得的数据仅有主观改善而缺乏客观证据。同时它指出，虽然一些治疗，例如鹌鹑蛋，是有效的；但类似半边莲、唇萼薄荷及茶树油等是具有潜在毒性的。

澳大利亚的一项研究表明：72% 的炎症性肠病患儿应用 CAM，平均每位患儿应用 2.4 个治疗；益生菌（78%）和鱼油（56%）是最常应用的两种产品；然而，8% 的患儿应用（未经确认的）草药疗法。仅有少数患者认为治疗是有效的。但是其他研究显示炎症性肠病患儿应用 CAM 治疗的比例不高，其比例甚至低于健康儿童。各种各样的 CAM 治疗应用于癌症患儿。一项研究显示 35% 的儿科肿瘤患儿应用草药。大多数调查中，这些治疗仅作为辅助治疗而非首选治疗。姜，作为一种止呕药，对接受强烈致呕的癌症化疗的患儿可能有好处。

然而，草药有与抗癌药物产生相互作用的可能性。可能具有相互作用的草药包括调节药物代谢酶类活性的类别，特别是细胞色素 p450 和药物转运体 P 糖蛋白；这些草药包括大蒜、白果（银杏）、紫锥菊属、人参、圣约翰草（金丝桃素）和卡瓦药。因此，父母与保健专家讨论儿童应用的每一种植物药至关重要。

草药对于儿童还有更多新奇的作用。最近从甘草根提取出 Glycyrrhiza A（暂无中译，直译为甘草酚 A）制作而成的一种无糖棒棒糖，可以减少引起龋齿的细菌的风险，而且，每日 2 次使用对龋齿高风险的儿童有效。研究表明白果苦内酯 B 复合物可以预防儿童偏头痛。

（五）儿童植物药的安全性

各种各样的药物 - 草药或食物 - 草药不良反应和毒性均有报道。然而，在儿童和青少年中我们对这方面知之甚少。随机对照试验缺乏，少数已有的试验难以解读，因为草药的组分并不总是固定的，因此全面了解任何一项药理作用或毒副作用相当困难。

在美国最大的问题在于草药基本都是自行使用的，缺乏对其潜在毒副作用的了解。而且，儿童的用量尚未明确，可能与成人的有效剂量不同。包括草药在内，药物的吸收、分布、代谢和排泄在婴幼儿和成人体内均不同。但相关的儿童领域的研究却几乎没有。

儿童的中枢神经系统和免疫系统正在发育，他们对草药的不良反应更加易感。自相矛盾的是，儿童的肝脏比成人要大，在解毒方面可能更高效；但是越来越多的报道提到草药的肝毒性。轻泻药，包括龙舌兰和番泻叶，利尿剂，包括茴香和甘草，对于婴儿和年轻的儿童可能引起脱水及电解质紊乱。常用草药，如紫锥菊和甘菊这两种菊科植物，更容易引起儿童过敏。

胎儿及哺乳期婴儿长期暴露于草药的影响目前尚不清楚。Woolf 回顾了一例新生儿病例，她的母亲在妊娠期间每天喝一种含有千里光碱的一种草茶。该婴儿出生的时候患有肝血管闭塞性疾病。千里光碱是一种双稠吡咯啶类生物碱，与肝脏静脉损伤有关。紫草科植物便是含有双稠吡咯啶的一个例子。尽管紫草科植物的口服制剂在美国和欧洲市场已经被禁止，但是外用制剂依然可以买到。

德国 E 委员会把以下草药列为儿童禁忌：龙舌兰、鼠李、樟脑、白千层油、美鼠李皮、桉树叶和桉树油、茴香油、山葵、薄荷油（外用）、旱金莲、大黄、番泻叶、西洋菜。然而，确定植物药应用于儿童的安全性和效力，仍需要进行更多的研究。

（六）对草药和植物药的推荐

草药的应用已经存在很多世纪，并且依旧应用于世界上大多数儿童。草药在美国的使用持续增长，因此让父母、青少年以及医师获得可靠的咨询至关重要。植物疗法在儿童和青少年人群中的安全性和有效性需要进行严谨的科学研究来确定。

从业者须熟悉自然医学综合数据库，这个数据库提供产品有效性和安全性资料的信息。通过美国 CAM 中心的网址可以进入膳食补充剂标签数据库。这个网址提供草药、随机对照试验、不良反应以及生产者信息。CAM 课程，包括植物疗法，应该作为儿科医师和药师教育课程的一部分。保健人员应该与儿童的父母讨论 CAM 疗法。

父母或者看护人可能不会告诉儿科医师或保健人员他们的孩子正在接受 CAM 疗法。然而，父母或者看护人告诉保健人员关于他们正在或考虑使用的 CAM 治疗，这一点很重要。详实的说明有利于小孩的健康以及保证协调和安全的照顾。美国 CAM 中心提供线上和打印版的信息，教导家长如何与他们的保健人员讨论 CAM。摘自美国 CAM 中心网站，关于家长与保健人员讨论 CAM 的要点，如表 13.7 所示。从哪里获得可靠的草药资讯，见表 13.8。所有的保健人员应该询问儿科、外科以及内科患者的 CAM 应用史，特别是草药的使用。

表 13.7　当考虑对儿童应用 CAM 时应该考虑的要点

当向一个 CAM 从业者咨询服务时，询问以下问题很重要：
- 与传统医疗保健提供者协调护理的经验
- 有为儿童提供照料的经验
- 教育、培训和许可

有关凭据的详细信息，请参阅 NCCIH 网站

需要考虑的其他要点：

- 确保你的孩子已经从有执照的医疗保健提供者那里得到了准确的诊断
- 教育自己关于健康补充方法的潜在风险和益处
- 向你的孩子的卫生保健提供者询问你正在考虑或已经为你的孩子使用的方法的有效性和可能的风险
- 提醒您的孩子与他们的医疗保健提供者讨论他们可能使用的任何补充方法
- 不要用任何未被证明是安全有效的健康产品或做法来代替或延迟常规护理或处方药
- 如果医疗保健提供者建议采取补充方法，请不要增加治疗的剂量或持续时间超过推荐范围（更多不一定更好）
- 如果你对补充方法的效果有任何担忧，联系你的孩子的医疗保健提供者
- 与所有药物和其他潜在有害产品一样，请将膳食补充剂存放在儿童看不见和接触不到的地方
- NCCIH 网站提供有关儿童和青少年膳食补充剂和身心实践的安全提示
- 告诉你的孩子的所有卫生保健提供者关于你的孩子使用的任何补充或综合健康方法。让他们全面了解你为管理孩子的健康所做的工作。这将有助于确保协调和安全的护理

（引自：National Institutes of Health. National Center for Complementary and Integrative Medicine. Children and the Use of Complementary Health Approaches. Available at: https://nccih.nih.gov/health/children#consider. Accessed January 21, 2019.）

表 13.8　哪里可以获得草药的可靠信息

书籍
Awang DVC. Tyler's Herbs of Choice: The Therapeutic Use of Phytochemicals. 3rd ed. Boca Raton, FL: CRC Press; 2009. ISBN:13-978-0-7890-2809-9
Foster S, Tyler VE. Tyler's Honest Herbal: A Sensible Guide to the Use of Herbs and Related Remedies. 4th ed. New York, NY, and London, England: Routledge; 1999. ISBN-13: 978-0789008756
Herr SM. Herb-Drug Interaction Handbook. 3rd ed. New York, NY: Church Street Books; 2005. ISBN: 0-9678773-2-6
PDR for Herbal Medicine. 4th ed. Montvale, NJ: PDR Network; 2004. ISBN-13: 978-1563635120

网络数据库
Agricola: http://agricola.nal.usda.gov
Amazon Plants Tropical Plant Database: http://www.rain-tree.com/plants.htm
American Indian Ethnobotany Database: http://naeb.brit.org
Botanical Dermatology Database: http://bodd.cf.ac.uk
Dr. Duke's Phytochemical and Ethnobotanical Databases:https://phytochem.nal.usda.gov/phytochem/search
FDA Poisonous Plant Database: https://www.accessdata.fda.gov/scripts/plantox
Garden Gate: Roots of Botanical Names: http://www1.biologie.unihamburg.de/b-online/library/glossary/botrts0.htm
Medical Herbalism: Poisonous Plant Database: http://medherb.com/POISON.HTM
NAPRALERT: https://www.napralert.org
Natural Standard: http://www.naturalstandard.com
Plants Database: https://plants.usda.gov/java
Plants for a Future Database Search: http://www.pfaf.org/user/plantsearch.aspx
Poisonous Plant Database (PLANTOX): https://www.accessdata.fda.gov/scripts/plantox.
PubMed: https://www.ncbi.nlm.nih.gov/pubmed

续表

网上关于植物药的可靠资讯
The American Herbalist Guild：http：//www.americanherbalistsguild.com
American Herbal Products Association：http：//www.ahpa.org
American Botanical Council：http：//www.herbalgram.org
Herb Research Foundation：http：//www.herbs.org
Food and Drug Administration：http：//www.fda.gov
MedLine Plus Health Information Drugs and Supplements：http：//www.nlm.nih.gov/ medlineplus/druginformation.html
National Center for Complementary and Alternative Medicine：http：//nccam.nih.gov
Office of Dietary Supplements, National Institutes of Health：http：//dietary-supplements.info.nih.gov
World Health Organization：http：//www.who.int/en

（翻译　中山大学孙逸仙纪念医院　李欣瑜　方建培）

第四篇　微量元素与宏量营养素

第14章

能　量

一、简　介

　　能量贯通了整个生命系统，包含了细胞呼吸及代谢进程。机体通过上述进程能产生和利用能量，如 ATP。食物中的化学能被转化以供生物合成、合成代谢及机体运作。能量对所有维持生命的生化和生理功能是必需的，如呼吸、循环、维护跨细胞膜的电化学梯度、体温的保持、体格生长及生理活动。食物中由蛋白质、碳水化合物、脂肪提供的能量称之为热量，即卡路里（cal）。1cal 被定义为将 1g 水由 15℃ 提升到 16℃ 所需的总热量。能量的科学国际单位为焦耳（J），1J 被定义为将 1kg 重的物体用 1N 外力移动 1m 所需要的能量。在营养领域，千卡（kcal）是最广泛使用的能量单位，一千卡是一卡路里的 1000 倍。1kcal=4.184kJ，1kJ=0.239kcal。

二、能 量 平 衡

　　能量平衡包括能量消耗，粪便、尿液及发酵气体等排泄，有机化合物的维持储存（如蛋白质和脂肪的堆积）。能量平衡的定义隐含着能量是守恒的。能量平衡可以用以下公式表达：

$$能量摄入－能量排泄－能量消耗＝能量保留$$

　　"可消化能"是指食物经消化道吸收所获得的总能量减去从粪便中丢失的能量。"可代谢能"是总摄入能量减去随粪便、尿液和发酵气体丢失的能量。Atwater 能量系数是指每克蛋白质、脂肪和碳水化合物的可代谢能分别为 4kcal、9kcal 和 4kcal，该能量系数被广泛用于食物成分表中食物所含能量的计算。通过含氮量估算出的食物蛋白质含量、提取法测定的脂肪含量，以及食物总量减去蛋白质、脂肪、水和残渣后获得的碳水化合物含量分别乘以其 Atwater 能量系数就可以计算出该食物所含有的总能量。

　　即使食物摄入是中枢神经系统调节区域（主要是下丘脑）、周围神经（如迷走神经）、体液（如肠肽和胰岛素）信号和环境因素复杂相互作用的结果，所有年龄段的能量平衡都有一个精密调节方式。婴儿和儿童体格生长遵循一定生长规律，以及成人能长时间保持稳定的体重,均说明了能量平衡的精密调节。婴儿通过吃来满足能量需求,并将通过增加食物摄入量来弥补低能量密度食物和低消化率的不足。

观察营养不良儿童恢复期自主进食,发现当他们接近正常体型匀称度(身长的体重)时,他们的胃口减弱。尽管能量摄入通常能平衡能量消耗和用于生长的能量需求,但因长期能量摄入超过能量需求引起的肥胖(见第 34 章)在美国儿童中已非常普遍。

虽然在某些特定临床问题中宏量营养素的代谢影响需要被考虑,但是大多数涉及能量平衡的临床问题,可以用能量平衡公式来进行系统评估。能量摄入不足可能是儿童的看护者提供适宜的食物不够,或者是由于儿童本身的问题(如神经、行为或某些胃肠道疾病)引起的结果。尽管在某些情况,碳水化合物和含氮物质损失对能量消耗的影响在临床问题中很重要,但脂肪的粪便排泄一般占能量排泄的大部分。临床上排泄显著增加能量的情况通常继发于肠道、胰腺或肝胆疾病,导致宏量营养素消化不良和(或)吸收不良。在某些情况下(如糖尿病、酮症),尿中的能量损失也很明显。

三、能量消耗的组成部分

能量消耗包括基础代谢所需的能量消耗,摄取食物的热动力作用,体温调节的能量消耗及活动的能量消耗。

(一)基础代谢率

基础代谢率(basal metabolic rate,BMR)是指在标准条件下的能量消耗,标准条件:经过 12～18h 禁食后,在适宜温度环境(此环境温度下代谢率及氧的消耗最小)下,清醒、身体和精神放松地静躺着(清晨觉醒时)。基础代谢率反映静息时身体、情绪和消化系统这些重要身体功能所需的能量。影响静息能量消耗的重要因素,包括年龄、体型、人体成分构成,以及存在的疾病(如感染、发热、外伤)。如果测量 BMR 的实验条件达不到要求,可以用静息代谢率(resting metabolic rate,RMR)来代替。RMR 是指一个人在温度适宜环境下静息时的能量消耗。因为受近期食物摄入及机体活动的影响,RMR 比 BMR 高出 10%～20%。对于婴儿,常采用睡眠代谢率测量来避免孩子无法自控的身体活动。

由于大脑耗能的决定性作用(60%～70%),校正体重后的 BMR[kcal/(kg·d)]在出生后第一年的水平是最高的。足月儿的 BMR 为 43～60 kcal/(kg·d),是成人的 2～3 倍。BMR 的绝对值(kcal/d)受年龄(大龄儿童较小龄高)、性别(男性较女性高)和喂养模式(母乳喂养比配方奶喂养低)影响。小于 3 岁的健康儿童 BMR 可以用 Schofield 公式来预测。

男孩:BMR(kcal/d)= 16.73 体重(kg)+ 1517 身长(m)- 618

女孩:BMR(kcal/d)= 16.25 体重(kg)+ 1023 身长(m)- 413

同样,大龄儿童和成年人的 BMR 也可以用 Schofield 公式推算。这些公式可能不能应用于评估疾病儿童,因为这些儿童的代谢及机体体成分可能会有所改变。3～10 岁儿童:

男孩:BMR(kcal/d)= 19.60 体重(kg)+ 130.26 身长(m)+ 414.90

女孩:BMR(kcal/d)= 16.97 体重(kg)+ 161.80 身长(m)+ 371.17

10 ～ 18 岁儿童：

男孩：BMR（kcal/d）= 16.25 体重（kg）+ 137.19 身长（m）+ 515.52

女孩：BMR（kcal/d）= 8.365 体重（kg）+ 465.57 身长（m）+ 200.04

（二）食物热效应

食物热效应（thermic effect of feeding，TEF）或食物特殊动力作用，是指食物消化吸收过程中出现的特殊能量消耗作用。TEF 主要是由于进食过程中的强制性代谢消耗引起，包括营养物质的消化、吸收、运输和存储。这种额外存在的 TEF 说明能量的产生不是净合成或做功的，它可能不伴有氧化磷酸化解偶联有关（即物质被氧化后以热量的形式散发，而不产生 ATP）。TEF 的计算方法是以超过 BMR 的能量消耗值除以摄入该食物的产能。碳水化合物、脂肪和蛋白质的食物热效应，分别为其本身产生能量的 5% ～ 10%、0 ～ 5% 和 20% ～ 30%。混合餐引起能量消耗的增加，约相当于所消耗热量的 10%。

（三）温度调节

人像其他恒温动物一样，在大范围的环境温度内保持持续稳定的体温。维持体温所需的能量取决于环境温度。当外周温度低于或高于中性温度区时，能量消耗增加。为了保持新生儿的中性温度，需要较窄范围的较高温度环境，尤其是早产儿。然而，除了婴儿，其余年龄幼儿及儿童当环境温度在 20℃ 和 30℃ 间几乎不需要额外的能量来维持体温稳定。环境温度超过此范围，则需额外增加 5% ～ 10% 的总能量来维持体温的稳定。

特定产热定义为应对冷（寒战和非寒战产热）、进食、运动、在消耗 ATP 化学能转换成热能过程中所产生的热能。特定产热主要发生在棕色脂肪组织（brown adipose tissue，BAT）和骨骼肌中，由乙酰胆碱、去甲肾上腺素和甲状腺激素介导。BAT 具有利用解偶联蛋白 1（uncoupling protein 1，UCP1）将食物中的能量转化为热能的能力。

直到最近，BAT 仍被认为只在婴儿时期存在和起作用。然而，用氟脱氧葡萄糖（^{18}F）正电子发射断层扫描（FDG-PET）对肿瘤进行扫描成像过程中，最初在成人，其后在儿童身上几个解剖区域意外地发现了 BAT。儿童中 BAT 的代谢比成年人明显活跃，BAT 在儿童中的功能作用尚待进一步研究调查。

（四）身体活动

因为不同身体活动水平，儿童和成年人对能量的需要也存在不同。儿童在娱乐活动，家务和学习工作中所花的时间因社会的不同而不同。不连续的体力活动能量的消耗可以用间接量热法来测量，通常可以用代谢当量（metabolic equivalents，MET）或体力活动比率来表示。体力劳动的能量效率在非负重活动中是非常恒定的。在最佳条件下，身体的净效率（额外工作 / 能完成机体工作内部能量转换率）约为 25%。然而，这不意味着活动能量的消耗在个体不变。活动能量（kcal/min）的消耗因年龄、体重、技能等的不同而不同。对于负重的体力活动，活动能量与体重大致成正比。

Ainsworth 和他的同事提供了复杂的 MET 表格来估算成人体力活动的耗能。然而，这些表格并不适用于儿童。因为儿童比成人每单位身体质量的基础代谢水平更高，在器官重量、器官特异性代谢率、肌肉质量和脂肪过多方面性别特异的发育变化，每单位身体质量的代谢水平随着年龄增长而下降。

近期，《体力活动青年简编》发表了基于儿童能量消耗的经验测量方法。《青年简编》包含了 4 个年龄组（6～9 岁，10～12 岁，13～15 岁，16～18 岁），196 项，共四大类具体活动的 MET（MET youth，METy）值。制定《青年简编》所采用的方法强调了以下确定儿童独特发育过程中体育活动能量消耗面临的问题与挑战：首先，测量或得出所有的 METy 值仅来自儿科数据。METy 被定义为用年龄、性别和体重特异性 Schofield 方程预测的活动所要的能量除以 BMR。第二，每个主要活动类别采用归因混合模型来预测 METy 数据的缺失。第三，4 个年龄组分别提供了每项活动的 METy 值，来强调 METy 值的年龄相关性。表 14.1 METy 中列出了部分 METy 值，完整的 METy 表链接为 nccor. org/youthcompendium。

表 14.1　特定活动下年轻人的 METy 值

活动分类	专项活动	METy			
		6～9 岁	10～12 岁	13～15 岁	16～18 岁
游戏活动	自由活动（篮球、绳索、攀岩）	5.0	5.8	5.8	5.9
游戏活动	中度强度的捉人游戏	5.9	6.1	6.5	6.5
视频游戏活动（全身）	活动视频游戏（汇编）	4.5	5.4	6.0	5.9
视频游戏活动（上身）	活动视频游戏 –Wii（游戏汇编）	2.5	2.6	2.8	2.4
骑自行车 / 踏板车	骑自行车 - 自定步调	4.4	5.4	5.3	7.0
骑自行车 / 踏板车	骑踏板车	5.0	5.9	6.1	6.6
健美操 / 体操	体操	2.7	2.9	2.4	2.7
健美操 / 体操	开合跳	4.8	4.8	4.7	4.7
电脑 / 视频游戏（坐着）	电脑游戏（汇编）	1.6	1.5	1.4	1.3
舞蹈 / 有氧运动 / 台阶	有氧舞蹈 / 舞蹈	3.6	4.0	4.8	4.0
家政 / 家务	家务	4.0	4.3	4.4	2.9
躺着	静静地躺着	1.3	1.2	1.1	1.1
躺着	躺着看 TV/DVD	1.3	1.0	1.1	1.1
安静的游戏 / 作业 / 电视(坐)	作业	1.5	1.8	1.4	1.5
安静的游戏 / 作业 / 电视(坐)	坐着看 TV/DVD	1.3	1.3	1.2	1.2
跑步	跑 4.0 英里 / 小时速度	6.5	6.6	7.4	8.2
跑步	跑 6.0 英里 / 小时速度	8.4	8.8	10.3	10.6
跑步	跑 8.0 英里 / 小时速度	10.9	11.6	13.1	12.7
运动 / 游戏	篮球 - 比赛	6.2	7.8	7.3	6.2
运动 / 游戏	足球 - 比赛	8.5	8.5	9.0	8.3
运动 / 游戏	排球	5.0	4.4	5.0	5.8
站	站	1.7	1.6	1.6	1.2
游泳	游泳 - 前爬 1.0m/s	9.9	9.6	8.5	9.8

活动分类	专项活动	METy			
		6～9 岁	10～12 岁	13～15 岁	16～18 岁
走路	走 2.0 英里 / 小时速度	2.7	3.1	3.1	3.3
走路	走 3.0 英里 / 小时速度	3.7	4.4	4.0	4.7
走路	走 4.0 英里 / 小时速度	4.9	5.3	5.3	6.2
举重练习	举重练习	3.0	3.3	3.2	3.2

青年代谢当量（METy）定义为测量的活动能量除以使用年龄、性别和体重特定的 Schofield 方程预测的 BMR。粗体的 METy 值是文献中的观察值；其他值是输入值

四、能量消耗的测量

能量消耗可以通过直接测热法、间接测热法和非测热法来进行测量。出于实践操作性地考虑，最常用的是间接测热法，这种方法是通过测量氧消耗（VO_2）、二氧化碳产生量（VCO_2）、呼吸商（RQ）来计算能量消耗，其中，呼吸商是二氧化碳产生量与氧气消耗的比值。底物利用取决于 VCO_2 与 VO_2 的比值及尿氮的排泄测定。葡萄糖完全氧化产生的 RQ 为 1.0，脂肪和蛋白质的完全氧化所产生的 RQ 分别为 0.7 和 0.85，这取决于食物的化学结构。脂肪合成（碳水化合物转换成储存脂肪）的呼吸商＞ 1。摄入或给予高比例碳水化合物能量，因为过量的二氧化碳产生，可能会对呼吸功能不全儿童造成困难。摄入来自碳水化合物的能量超过消耗能量更会如此。

Weir 公式是用得最广的来计算能量消耗（energy expenditure，EE）的方程：

EE（kcal）＝ $3.941 \times VO_2$（L）＋ $1.106 VCO_2$（L）－［$2.17 \times UrN$（g）］或

EE（kcal）＝ $3.941 \times VO_2$（L）＋ $1VCO_2$（L）／（$1 + 0.082p$）

UrN 为尿氮，p 来自蛋白质的热量比例。Weir 提出，不考虑蛋白质代谢对氧当量的作用，从蛋白质产生的总能量中每 12.3% 的热卡误差为 1%。一般情况下，总能量的 12.5% 来自蛋白质，因此，上述公式可以简化为以下公式：

EE（kcal）＝ $3.9 \times VO_2$（L）＋ $1.1 VCO_2$（L）

双标记水法，提供了一种间接测量 VCO_2，在许多不同的研究中被用来估计总 EE。双标记水法是稳定（非放射性）核素方法，提供了测量自由活动个体总能量的方法。两种稳定的核素形式（$H_2^{18}O$ 和 ^2H_2O）给予个体，监测 7～21 天的 ^{18}O 和 ^2H 的机体消失率。^2H_2O 消失率反映的是水通量，而 $H_2^{18}O$ 则反映水通量和 VCO_2，这两个核素形式消失的差异率被用来计算 VCO_2。根据食物的摄入确定一个 RQ 值，通过 $VO_2 = VCO_2/RQ$ 来计算 VO_2 值。因此，总能量消耗用 Weir 方程可以计算出来。双标记水法可以用来评估体重稳定个体能量的需求量。

五、生长耗能

生长发育的能量消耗也是总能量需求的一个组成部分。1 月龄时生长所需的能量约占

总能量摄入 35%，12 月龄时，因为增长放缓，下降到约 3%，从 12 月龄到青春期前生长发育所需能量几乎可以忽略不计。生长所需的能量评估是根据组织沉积的组成，通过个体的蛋白质、脂肪沉积消耗来估计的，为 2.4 ~ 6.0kcal/d。根据美国食物参考摄入量，0 ~ 3 个月的生长能量消耗估计为 175kcal/d，4 ~ 6 个月为 60kcal/d，7 ~ 35 个月为 20kcal/d。虽然新合成组织的构成在儿童和青少年时期有所不同，但是这些差异对总能量需求的影响很小，因为只有 20 ~ 25kcal/d 的能量用于生长。

六、婴儿、儿童、青少年的能量需求

婴儿、儿童、青少年的能量需求被定义为与维持机体理想水平的体力活动、维持理想的生长和发育、维持长期健康的总能量消耗相平衡的从食物中获取的总能量。2002 年，医学研究所（现为国家医学科学院）根据双标水法测量，公布了婴儿和儿童的平均能量需要量（estimated energy requirements，EER）。久坐、低、中、高体力活动对应的 EER 评估公式见表 14.2。久坐水平反映了 BMR、TEF 和维持日常生活活动的最小活动量。每天分别以每小时 2.5 英里走路约 120min、230min、400min，约等同于低、中、高活动水平的 EER。显然，除了走路以外，活跃和非常活跃的儿童参与了中度和剧烈水平的活动。即使能量需求根据不同体力活动水平而不同，但是中等强度的活动生活方式对维持健康减少肥胖及并发症风险而言是被积极鼓励与推荐的。

表 14.2　平均能量需要量

平均能量需要量（EER）[a]
0 ~ 3 个月　　(89× 体重 kg − 100) + 175kcal
4 ~ 6 个月　　(89 × 体重 kg − 100) + 56kcal
7 ~ 12 个月　　(89 × 体重 kg − 100) + 22kcal
13 ~ 36 个月　　(89× 体重 kg − 100) + 20kcal
3 ~ 8 岁（男孩）　88.5 − (61.9× 年龄 y) + PA× (26.7× 体重 kg + 903× 身高 m) + 20 kcal
3 ~ 8 岁（女孩）　135.3 − (30.8 × 年龄 y) + PA× (10.0× 体重 kg + 934× 身高 m) + 20 kcal
9 ~ 18 岁（男孩）　88.5 − (61.9× 年龄 y) + PA× (26.7× 体重 kg + 903× 身高 m) + 25 kcal
9 ~ 18 岁（女孩）　135.3 − (30.8× 年龄 y) + PA× (10.0× 体重 kg + 934× 身高 m + 25 kcal

获得医疗研究所许可[1]
a. EER= 总能量消耗 + 能量沉积
PA 表示体力活动系数：
对于 3 ~ 8 岁男孩：
　PA =1.00（久坐不动，体力活动水平估计 1.0 ≤ PAL < 1.4）
　PA = 1.13（低活动量，体力活动水平估计 1.4 ≤ PAL < 1.6）
　PA = 1.26（活跃，体力活动水平估计 1.6 ≤ PAL < 1.9）
　PA = 1.42（很活跃，体力活动水平估计 1.9 ≤ PAL < 2.5）
对于 3 ~ 8 岁女孩：
　PA = 1.00（久坐不动，体力活动水平估计 1.0 ≤ PAL < 1.4）
　PA = 1.16（低活动量，体力活动水平估计 1.4 ≤ PAL < 1.6）
　PA = 1.31（活跃，体力活动水平估计 1.6 ≤ PAL < 1.9）
　PA = 1.56 很活跃，体力活动水平估计 1.9 ≤ PAL < 2.5）

2002 年膳食参考摄入量时，双标记水法仅限于 3 ～ 5 岁儿童范围，导致 EER 公式高估了学龄前儿童的能量需求。这项误差源于活动水平（physical activity，PAL）分类不适合该年龄组。随着婴儿到幼儿初期，因为 BMR 下降及发育成熟，PAL 值逐渐升高。新的针对学龄前儿童，基于双标水法和发育相关的适宜 PAL 分类的 TEE 预测公式，见表 14.3。

表 14.3　学龄前儿童矫正的 EER

平均能量需要量（EER）[a]		
3 ～ 5 岁（男孩）	358 + PA ×[16× 体重（kg） + 356× 身高（m）] + 20 kcal	
3 ～ 5 岁（女孩）	352 + PA ×[11.6× 体重（kg） + 347× 身高（m）] + 20 kcal	

引自 Butte.

a. EER= 总能量消耗 + 能量沉积

PA 表示体力活动系数：

对于 3 ～ 18 岁男孩：

  PA =1.00（久坐不动，体力活动水平估计 1.0 ≤ PAL ＜ 1.2）

  PA = 1.2（低活动量，体力活动水平估计 1.2 ≤ PAL ＜ 1.35）

  PA = 1.37（活跃，体力活动水平估计 1.35 ≤ PAL ＜ 1.5）

  PA = 1.64（很活跃，体力活动水平估计 PAL ≥ 1.5）

对于 3 ～ 18 岁女孩：

  PA = 1.00（久坐不动，体力活动水平估计 1.0 ≤ PAL ＜ 1.2）

  PA = 1.25（低活动量，体力活动水平估计 1.2 ≤ PAL ＜ 1.35）

  PA = 1.46（活跃，体力活动水平估计 1.35 ≤ PAL ＜ 1.5）

  PA = 1.62（很活跃，体力活动水平估计 PAL ≥ 1.5）

七、宏量营养素分布范围

宏量营养素可接受范围（AMDR）是指脂肪、蛋白质和碳水化合物供能占总能量摄入量百分比的理想范围。儿童脂肪摄入占总能量百分比成人高（1 ～ 3 岁占 30% ～ 40%、4 ～ 18 岁占 25% ～ 35%、成人占 20% ～ 35%）。儿童蛋白质摄入占总能量百分比比成人低（1 ～ 3 岁占 5% ～ 20%、4 ～ 18 岁占 10% ～ 30%、成人占 10% ～ 35%）。碳水化合物摄入占总能量百分比在各年龄段相当，45% ～ 65% 能量摄入来自碳水化合物，其中添加糖不超过总能量摄入的 25%。在美国个人的平均饮食 12% ～ 15% 的热量由蛋白质提供，其余的由碳水化合物和脂肪提供。为维持适度的生长，尤其是营养不良者，要求总能量和蛋白质的适度平衡。体重增加得越快，食物中蛋白能量（P ：E）比值越高。在营养不良婴儿的康复过程中，生长速度为每天增长 10g、30g、50g，需要的 P ：E 比分别为 5.6%、6.9%、8.1%。标准的配方奶和母乳 P ：E 比值分别约为 12% 和 8%。

八、能量需求的变化

许多常见病理状态可以改变能量的需求，干扰营养素的获取，影响物质利用及身体活动。在某些临床情况下，足够的能量供应非常重要，尤其对那些食物摄入调节能力受损的病人。能量摄入不足会引起生长迟缓，脂肪及肌肉丢失，运动、认知及行为发育迟缓，降低免疫力，增加发病率和死亡率。过多能量摄入会导致肥胖及其共患病，如 2 型糖尿病、高脂血症、高血压、女孩的高雄激素血症、睡眠障碍、呼吸困难、非酒精性脂肪肝、胆囊疾病、骨骼问题、特发性颅内高压。在婴儿期、儿童期及青春期，生长速度可以作为一个很好的衡量能量摄入充足的"生物测定"指标。仔细考虑影响能量平衡的因素（即能量摄入、能量排泄、能量消耗和能量维持），往往可以理清看似复杂的临床问题。

（一）感染和创伤

感染创伤的一个特征是核心体温的升高和静息能量消耗增加。在成人几个发热性疾病中（如肺结核、伤寒、疟疾、细菌性肺炎及风湿热），氧消耗常被测量。这些研究发现，体温升高 1℃，基础代谢率增高 13%。

在感染期间，脂肪酸仍是主要的能量来源，而酮体的利用下降。骨骼肌中支链氨基酸的吸收及利用加快，以促进肝脏及肾脏中的糖异生。

评估肯尼亚 28 月龄患麻疹儿童的能量消耗，发现 75% 的能量摄入减少，在急性期吸收也有较小的下降。BMR 在麻疹期和康复后无大的变化。疾病期间，耐受的能量密度从 0.9kcal/g 降到了 0.6kcal/g。这个感染性疾病的能量损害原因在于不足的能量摄入，而非能量消耗增加。

创伤的高代谢程度因受伤的种类不一，最多见的是烧伤病人。50% 体表面积的烧伤会使代谢率增加一倍。如果烧伤病人体温调节在一个高的调定点，在发热状态下，必须保持温暖及把热量丢失降到最低。如果热量的产生超过体温调节需求，需要物理或药物降温。无论何种情况，都应该明确能量需求，同时给予强有力的营养支持。在 91 例 3 ~ 18 岁的严重烧伤儿童中，Schofield 方程预测的静息能量消耗为（635±526）kcal/d。另一项对 15 例烧伤儿童的研究表明，测量的基础能量消耗是预测 BEE 的（1.16±0.10）倍，TEE 是预测基础能量消耗的（1.33±0.27）倍。

（二）危重儿童

美国肠外和肠内营养学会（American Society of Parenteral and Enteral Nutrition，ASPEN）和重症医学会（Society of Critical Care Medicine，SCCM）介绍了针对儿童重症监护室住院超过 2 ~ 3d，接受医疗、外科或者心脏病患者的营养治疗（另见第 37 章危重患儿的营养）。由于临床人群的多样性，能量消耗应通过间接量热法测量，并同时估算能量需求。如果间接测热法不可行，则可谨慎使用 Schofield 体重 - 身高或体重公式来估计能量消耗，随后进行体重监测。

对 46 例脓毒血症或者手术、外伤后有机械通气或自主呼吸的患者进行能量平衡研究，测得的能量消耗与预测值无差异。接受肠外营养的患者获得了足够的能量摄入，营养过剩的可能性更大。肠内营养的患者经常出现营养不良，主要是因为处方和给予的能量低于测量值。

（三）其他疾病

支气管肺发育不良通常与生长迟缓相关。疾病急性期能量摄入减少，呼吸做功增加是生长迟缓的原因。支气管肺发育不良婴儿的氧耗量比对照高出 25%。间接测热法研究显示，与对照组相比，患有支气管肺发育不良的婴儿每天增加 15 ~ 25kcal/kg 的能量需求。

双标记水法研究证实，在这个病人群体中，总能量消耗率较高增高的能量需求，需要以积极的营养治疗来支持（另见第 5 章早产儿的营养需求）。先天性心脏病儿童的能量平衡常受年龄、心脏病诊断类型、术前营养状态、手术本身、术后护理影响（另见第 44 章心脏病）。由于预测公式在估计能量需求时不准确，应使用间接测热法来评估整个住院期间的能量需求。充血性心力衰竭婴儿代谢率与生长迟缓和心力衰竭的程度成比例增加。充血性心力衰竭婴儿的氧耗量是 9.4ml/（kg·min），而先天性心脏病未衰竭的婴儿为 6.5ml/（kg·min）。明显生长迟缓的严重先天性心脏病婴儿其耗氧率往往异常的高，而生长正常的先天性心脏婴儿耗氧率正常。与健康对照组婴儿相比，紫绀型先天性心脏病婴儿的总能量消耗（双标记水法）、静息能量消耗率（间接测热法）和能量摄入均较高。

与同年龄、性别、体重指数的对照组儿童相比，Prader-Willi 综合征患儿的总能量消耗、静息和睡眠状态下的能量消耗、运动能量消耗以及食物的产热消耗均较低。其中，较低的去脂体重、内分泌紊乱以及较低的脂肪氧化、较低的交感神经活动、自发的体力活动减少都与 Prader-Willi 综合征患儿的能量消耗减少有关。

（翻译　重庆医科大学　练雪梅　刘　娟　　审校　李廷玉）

IV

第 *15* 章

蛋 白 质

一、概　述

　　蛋白质是体内所有细胞主要的结构和功能的组件。它们是由一个或多个序列和长度不同的氨基酸折叠形成特定的三维结构大分子。因此，蛋白质的大小和构象是无限多样复杂的，这也是他们在细胞内广泛行使各种功能的基础。膳食蛋白质提供氨基酸以满足机体合成蛋白质和其他功能的含氮化合物（如谷胱甘肽、肌酸、多胺、磷脂酰胆碱、血红素、核苷酸、激素、一氧化氮、胆汁酸和一些神经递质）。氨基酸是一碳代谢的重要参与者，一碳代谢负责甲基的产生。在这种非氮作用下，氨基酸可以影响大量的细胞生理过程，包括 DNA 和组蛋白的甲基化，从而调节基因的表达。在自然界中氨基酸以各种立体异构体形式存在，但只有 L- 氨基酸具有生物活性，并且可以用来合成蛋白质。当能量摄入，尤其是碳水化合物摄入不足时，蛋白质也可以分解代谢从而作为能量来源。

　　从饮食的角度来看，蛋白质的氨基酸组成决定了其相关属性，尽管对于某些蛋白质来说，结构可以决定可消化性，例如角蛋白是组成头发、皮肤和指甲的一种不溶性蛋白质。在盐酸存在下，胃蛋白酶通过其活性在胃中开始消化蛋白质。已在妊娠 20 周的胎儿胃中发现活性胃蛋白酶和盐酸，而妊娠 24 周的早产儿可在出生后不久降低其胃内 pH。然而，新生儿频繁摄入牛奶可以缓冲酸度并延迟胃蛋白酶解；尽管如此，公认的是即使在幼龄期胃对蛋白质的消化率也没有限制。在婴儿、儿童和成人中观察到类似的胃蛋白酶水平。在十二指肠中的胰酶以及空肠和回肠近端刷状缘中的酶存在的情况下，蛋白质消化继续进行。胰腺蛋白酶（胰蛋白酶和糜蛋白酶）于妊娠 20 周左右开始在胚胎体内合成，并在婴儿期逐渐增加至成人水平。然而，胰蛋白酶激活所需的肠激酶直到妊娠 26 周才被检测到，到足月时仅为成人水平的 20%。这种低肠激酶活性可能限制肠腔蛋白质消化，使较大的蛋白质，如免疫球蛋白 G（IgG）通过肠道的概率增加，即使肠腔本来是这些大分子蛋白质可以被消化或吸收的地方。肠刷状缘上的肽酶继续将蛋白质水解为寡肽和氨基酸，这些寡肽和氨基酸主要通过刷状缘膜上大面积的氨基酸转运蛋白在空肠中被吸收。寡肽被肠上皮细胞中的酶水解成氨基酸，但有些也可作为双肽或三肽被吸收。肽酶和氨基酸转运蛋白在妊娠 24 周前出现并开始具有活性，对新生儿的蛋白质消化没有限制。通常，作为膳食蛋白质摄入的氨基酸有 90% 以上被小肠吸收。在小肠内未被消化的蛋白质，以及分泌蛋白、黏蛋白和脱落的肠黏膜细胞，由大肠微生物群分泌的细菌蛋白酶和肽酶分解代谢。然而，除了新生儿之外，其他人群体内蛋白质分解所产生的氨基酸是不能被大肠吸收的。未纳入微生物蛋白质成分的氨基酸被肠道微生物群代谢为多种代谢物，包括短链脂肪酸、多胺、神经活性分子、含硫化合物和芳香化合物，细菌发酵产生的含氮产物可被肠道吸收，直接影响肠道细胞生理，也可转运至肝脏，在肝脏中解毒或进一步代谢。氨为氨基酸的合成提供氮来源。氨基酸的细菌发酵产物及由此产生的全身效应是肠道中特定微生物群的功能，而肠道中的特定微生物群又受个体年龄、代谢表型和饮食的影响。人类婴儿的微生物群从出生出现，直到约 3 岁，经历了深度的多样化。婴儿的饮食和环境暴露决定了微生物群的组成发展。因此，尽管这些变化可能会影响微生物组的氮代谢，但对婴儿蛋白质代谢的影响尚不确定，这也是目前的一个热门研究领域。

人体吸收的氨基酸，首先从小肠运输到肝脏，进行代谢或进入人体血浆中的氨基酸池并与组织池进行物质交换。一些氨基酸经肠道本身吸收，或作为能量来源，或用来合成肠道蛋白质，或产生其他含氮生物分子。事实上，肠道能量主要来源于谷氨酸盐、谷氨酰胺和天冬氨酸盐的分解代谢。而肠道对谷氨酸盐强大的代谢作用又防止了因过量摄入高谷氨酸盐饮食（如含味精的食物）而导致的谷氨酸盐血浆浓度过高，从而避免了可能的神经毒性的发生。在不断生长发育的有机体，饮食中的氨基酸涌入到组织可迅速刺激蛋白质的合成。这种反应在机体成熟时减弱，在成人，蛋白质摄入主要用于平衡蛋白质的分解，仅部分用于蛋白质合成。膳食吸收的氨基酸超过机体需要时不能被存储。氨基酸中的含氮成分被转化为尿素，剩余的则转换为酮酸，酮酸或直接用于供能，或在能量摄入足够时转换成葡萄糖和脂肪。因此，当机体水合作用和肾功能正常时，血中尿素氮浓度是反映近期蛋白质摄入量的一个很好的指标。饮食中氨基酸进入机体对蛋白质合成的刺激作用，再加上机体无法储存过量的食物氨基酸，这是建议婴幼儿和儿童每天应在一天中有固定间隔的几顿饭中摄入蛋白质的首要原因。

身体内的蛋白质和其他含氮化合物是连续地降解和再合成。每一天内源性蛋白质被来回利用是被消耗的几倍，这种周转率可以很快，如在骨髓和在胃肠道黏膜上，或者可以是缓慢的，如在肌肉和胶原蛋白中。蛋白质周转率也随着年龄变化，它在生命早期最高，那时组织正在成熟并且生长速度是最快的。由内源性蛋白质分解释放的氨基酸被回收，但这个过程不是完全高效的。没有重复使用的氨基酸被分解代谢或从尿液、粪便、汗液、脱落皮肤、头发和指甲中丢失。除了满足机体需求的净增加蛋白质以外，这些损失也导致对膳食氨基酸必不可少的需求。这必不可少的部分使机体维持或满足其基础需要，一旦生长停止，这部分代表一个人全部的蛋白质需要量。这些基础损失的大小取决于个人的总肌肉含量和他们的基础代谢率。

氨基酸通常分为 3 组：必需氨基酸、非必需氨基酸、条件必需氨基酸。在成人中不能由自身合成的氨基酸被认为是必需氨基酸，并且必须由饮食提供，包括亮氨酸、异亮氨酸、缬氨酸、苏氨酸、蛋氨酸、苯丙氨酸、色氨酸、赖氨酸和组氨酸。必需氨基酸的需求被满足之后，为维持正常的生长及机体蛋白质量，必须通过摄入额外膳食氮来满足非必需氨基酸合成的需要。非必需氨基酸是指可以在体内由其他氨基酸或含氮分子合成的氨基酸。这些通常又分为 2 类：真正的非必需氨基酸和条件必需氨基酸。条件必需氨基酸是指那些通常可以合成，但在某些情况下需要外源性来源的氨基酸。它的模式根据个人的年龄和遗传性或获得性疾病情况而变化。对于所有人类，丙氨酸、天冬氨酸、天冬酰胺、丝氨酸和谷氨酸，被分类为非必需氨基酸。精氨酸、谷氨酰胺、脯氨酸、甘氨酸、半胱氨酸和酪氨酸被划为条件必需氨基酸。对于早产儿来说，由于体内酶活性的不成熟，无法由前体合成相应的氨基酸，所以半胱氨酸、酪氨酸和精氨酸必须由外界提供。最近的研究表明，对于足月儿，体内已经形成由氨基酸前体合成相应氨基酸的酶活性体系，这些氨基酸就变得不再是条件必需氨基酸。甘氨酸在合成肌酸、卟啉、谷胱甘肽、核苷酸和胆汁盐的过程中必需的，在胶原蛋白中含量相对较高；因此，在快速生长阶段该氨基酸的需求是比较高的。牛奶中甘氨酸的量相对较少，对早产和新生儿来说，它可能是一个条件必需氨基酸。

各种疾病状态也可以干扰氨基酸的合成，这些氨基酸在通常情况下可从其他氨基酸来合成。精氨酸对于存在尿素循环障碍的患者是必不可少的。精氨酸对免疫功能也很重要，同时是一氧化氮的前体。而一氧化氮是一种关键的胞内信号分子。在危重疾病时，精氨酸会加速流失，降低其支持的免疫系统的能力，从而增加危重病患者的感染风险。因此，人们对这些情况下精氨酸的补充作用进行了研究，但产生了有争议的结果。因此，不建议在儿科人群中补充精氨酸。除了早产儿，半胱氨酸对于肝脏疾病或高胱氨酸尿症患者也可能是必需的。酪氨酸是苯丙酮尿症患者所必需的，可能也是肝脏疾病患者必需的。谷氨酰胺是快速分裂细胞（如肠上皮细胞和淋巴细胞）的优选能源；也是谷胱甘肽、瓜氨酸和精氨酸合成的前体。因此，在紧急应激情况下，如外科手术、非手术创伤、败血症或有胃肠道黏膜损伤的患者中，大量的谷氨酰胺由骨骼肌蛋白中的氨基酸合成。许多临床研究评估了补充谷氨酰胺对危重病人的益处。虽然在新生儿和危重病患儿中几乎没有益处，但在重症监护室的不伴有多器官衰竭的成人患者可能需要使用它。牛磺酸和肉碱是在细胞中发挥重要和特定功能但不合成蛋白质的氨基酸，在体内它们可以由半胱氨酸和赖氨酸分别合成，并存在于含有动物源性蛋白质的混合饮食中。全肠外营养或接收缺乏牛磺酸和肉碱的合成配方喂养的婴儿，牛磺酸和肉碱的合成率可能不足以满足他们的所有需求，这使膳食补充剂成为必需。目前几乎所有的婴幼儿配方奶粉都含有添加牛磺酸。

二、蛋白质和氨基酸的推荐膳食摄入量

根据其传达的信息、采取的方法，以及使用目的的不同，有很多方式来表示蛋白质的适合摄入量。蛋白质推荐摄入量（RDA）是平均每日蛋白质的摄入量，它可以满足特定的生命阶段和性别组大多数健康个体的营养需求（Appendix E1）。RDA 来自：

1.蛋白质的平均需要量（EAR）　是以满足特定年龄和性别的健康人群中 50% 个体蛋白质需要量的每日摄入量。生理需求量被定义为当能量摄入平衡时（维持需求），需要弥补身体损失的最低蛋白质摄入量。对于处于生长发育的儿童、孕妇及哺乳期妇女，蛋白质的需要量也包括良好的健康水平下用于组织增生和奶汁产生所需的蛋白质。生长发

育所需要的蛋白质由 3 月龄前的占总摄入量的 55% 降低到 8 岁时的 10% 或更少，主要是随着年龄的增长，蛋白质需要量逐渐减少（表 15.1）。该摄入量制定的前提是假设蛋白质是高品质来源且其中氨基酸组成符合氨基酸的基本组成模式。

表 15.1　婴幼儿和儿童在生长发育及生长维持阶段对蛋白质的需求 [a]

年龄	蛋白质取得量 [b][g/（kg·d）]	摄入量	
		用于生长所需	维持基本需求
		（总量中的 %）	
0.5～3 个月	0.49	55	45
3～6 个月	0.30	43	57
6～12 个月	0.18	31	69
1～3 岁	0.10	20	80
4～8 岁	0.046	10	90

a. 来源：Institute of Medicine，Butte et al，and Ellis et al.
b. 男孩和女孩的平均值

2. 特定人群蛋白质需要的差异　RDA 定义为一个特定的年龄组的 97.5% 的人群的蛋白质需求。因此，RDA 必须增加到 EAR 以上，以满足相似个体的人群之间需求的变化性。这包括生长维持的需求变化、蛋白质沉积率的变化（如果有关的话），以及在饮食中蛋白质积累的效率的变化。重要的是要注意，由于这种定义，RDA 是超过特定组内大多数人的蛋白质需求的。

对于某些营养素和（或）某些群体，估计 EAR 的科学的数据（无论是平均摄入量或个体差异）还不足以给出明确的推荐。在这种情况下，适宜摄入量（AI）得到了应用。此值是基于健康和良好营养状态的个体的平均蛋白质摄入量。从出生到 6 个月婴儿的每日蛋白质和氨基酸的摄入量推荐属于这一类，是基于主要以人乳喂养的婴儿的平均每日蛋白质摄入量。

新的膳食参考摄入量指南定义了 2 个额外的需要在评估饮食和制定饮食建议时纳入考虑的参数：可耐受最高摄入量（UL）和宏量营养素可接受范围（AMDR）。没有制定蛋白质或氨基酸的可耐受最高摄入量，这是由于缺乏足够的数据基础来提出建议，这并不意味着高水平摄入对人体没有损害。AMDR 的发展是因为有越来越多证据证明个体获取能量的膳食来源可能对慢性疾病的发展产生影响。蛋白质、脂肪和碳水化合物，其中一个可以替代另一个作为食物能量来源。因此，对于一个给定的能量摄取量，如果其中一种物质的比例变化，其他也要相应变化。蛋白质的 AMDR 是蛋白质在摄入总能量中的比例，并且这与降低慢性疾病的风险有关。对于 1～3 岁的儿童，蛋白质的 AMDR 是总能量摄入的 5%～20%，4～18 岁的儿童和青少年为总能量摄入的 10%～30%。

对于 9 种必需氨基酸来说，已经为 7 个月至 18 岁年龄的个体制定了 EAR 和 RDA，已为 6 个月或更小的婴儿制定了 AI。蛋氨酸的需求量通常以总含硫氨基酸（如蛋氨酸和半胱氨酸，后者是蛋氨酸的代谢产物）的合成值给出。因此，半胱氨酸的需求依赖于饮食中足够的蛋氨酸，由此来满足这两种氨基酸的需求，尽管在某些情况下，如婴儿期，蛋氨酸到半胱氨酸的代谢可能不足以满足整个半胱氨酸的需求。同样，对于苯丙氨酸和酪氨酸的需求也一样，这些芳香族氨基酸是合并计算的，因为酪氨酸可由苯丙氨酸代谢生成。

三、测定蛋白质和氨基酸需要量的方法

（一）蛋白质

蛋白质的需要量和平衡值通常是用氮含量来测量和表示的。平均来说，氮含量占蛋白质重量的 16%，虽然确切的值在各种蛋白有所不同。蛋白质摄入量的推荐已经使用了系数 6.25 来转换氮元素（g）到蛋白质（g）。

已经有各种方法应用来估计蛋白质的需要。在 6 月龄之前，母乳是婴儿最佳的蛋白质来源。母乳按需喂养就足以维持婴儿良好的健康和最优增长。因此，母乳喂养婴儿蛋白的平均摄入量已经被用来定义这个年龄组的 AI。婴儿的母乳摄入量是根据所消耗的奶量（通过给婴儿喂食前后称重来测量）和母乳的平均蛋白质含量来确定的。然而，由于母乳中的蛋白质含量和成分在不同个体喂养中以及随着哺乳期的进行而发生着变化，这就给蛋白质的绝对需求量造成了不确定性。

6 个月以上的婴幼儿的膳食蛋白质摄入推荐量使用要因加算法进行估计。根据不同年龄、身高体重和性别调整个体中膳食蛋白质的利用率，从而估计出生长和维持所需的蛋白质含量。

维持蛋白质需要都来源于氮平衡的研究。此方法是测定 1～3 周或更长时间的氮摄入量和氮排泄（尿液，粪便，汗液和通过其他途径的轻微损失）之间的差值。一些不同来源的优质蛋白，如牛奶、鸡蛋、豆类、混合谷物或混合的植物和动物源，经测试有一个恒定和足够的能量摄取量。从摄入量和平衡值（摄入氮减去排泄氮）之间的关系，可以推算维持所需的含氮量（零氮平衡）。

在维持需求的基础上，需要添加额外的蛋白质，这将足以支持适当的身体蛋白质的增加。生长过程中蛋白质的平均增加率已经从 9 个月～3 岁及 4～18 岁的年龄儿童的身体成分数据中估计出。在这两项研究中，联合了氚化水稀释法、全身总钾量和双能 X 射线吸收法来测量身体成分。然而，饮食中蛋白质到机体蛋白质的转化率并不能达到 100%。对于处于生长发育的个体，蛋白质平衡值和摄入量之间的倾斜关系为膳食蛋白质的生长利用率提供了一个度量（0.5～13 岁儿童为 58%；14～18 岁为 43%）。因此，生长所需的膳食蛋白的量必须调整以弥补这一低效问题。

（二）氨基酸

氨基酸需要量的估算可通过多种方法确定，一般方法包括在其他适当饮食的情况下，测量氨基酸摄入量与营养充足的相关指标之间的关系。该指标可以是蛋白质代谢的量度，例如氮平衡或全身蛋白质的周转代谢，也可以是所测氨基酸代谢的量度（如不同氨基酸的分级摄入量对其血浆浓度的影响，或使用稳定同位素标记的氨基酸作为示踪剂对氨基酸氧化速率的各种评估）。每种方法各有其优缺点，并非所有结果都是相同的值。由于这

种不确定性，再加上缺乏儿童群体的氨基酸代谢直接测量，因此采用了要因加算法来估计 6 月龄到 18 岁阶段个体的氨基酸 EAR。对于 6 个月以下的婴儿，AI 是在母乳喂养的婴儿数据的基础上确定，是通过正常生长及健康的婴儿所消耗的平均母乳量和人乳蛋白的氨基酸组成计算出来的。

为了定义个体用于生长的氨基酸需求量，要因加算法使用组织中蛋白质的增加量及组织内氨基酸组成进行计算，同时校正了膳食利用率低的情况。由于儿童维持蛋白质的需要量随年龄变化不大，并且它与成人的值（每单位体重表示）是非常相似的，所以儿童氨基酸的维持需求量是基于成人的维持数值的。成人值来自氨基酸动力学的直接测量，且成人体内蛋白质的氨基酸模式与儿童并不相同。因此，因为氨基酸的总量随着年龄增长而减少，氨基酸的组成也会发生变化（反映在表 15.2）；必需氨基酸占组织蛋白的 42%，占维持需求量的 23%。氨基酸的 RDA 高于 EAR，以满足群体中用于生长和维持需要量间的差异。

表 15.2　基于蛋白质和必需氨基酸的平均需要量（EAR）的氨基酸评分模式 [a, b]

氨基酸	蛋白质（mg/g）		
	婴儿	幼儿（1～3 岁）	成人（18+ 岁）
组氨酸	23	18	17
异亮氨酸	57	25	23
亮氨酸	101	55	52
赖氨酸	69	51	47
蛋氨酸 + 半胱氨酸	38	25	23
苯丙氨酸 + 酪氨酸	87	47	41
苏氨酸	47	27	24
色氨酸	18	7	6
缬氨酸	56	32	29
总必需氨基酸	495	287	262

　　a. 食物蛋白质中某种必需氨基酸 EAR/ 该年龄段理想模式下必需氨基酸 EAR

　　b. 来源：Institute of Medicine.

四、蛋白质质量

在许多方面，对特定食物蛋白质质量的最终测试不仅必须考虑其支持身体功能的能力，如该蛋白质对于维持个体适当的生长、免疫力和智力发育，而且还必须考虑其生物利用率。当母乳不再是唯一的蛋白质来源，食物蛋白质的质量和消化率就变得非常重要。由于氨基酸组成和消化率存在广泛差异，蛋白质提供的生长和维护所需的氮和氨基酸的能力也不同。食物中氨基酸的组成是重要的，因为如果一种必需氨基酸的含量不足以满足个体对它的需要量，它会限制机体利用饮食中其他氨基酸的能力，即使摄入蛋白质的总量似乎是足够的。蛋白质摄入量推荐是基于蛋白质来源是高度易消化的（消化率

＞ 95%），以及必需氨基酸的组成与人类的需求接近的假定。这些属性适用于动物蛋白质，如鸡蛋、牛奶、肉类和鱼中的蛋白质，而植物蛋白往往具有较低的消化率（70% ～ 80%），而且还提供含量不足的赖氨酸（谷类）或含硫氨基酸（豆类）（见表 15.3 举例）。虽然植物蛋白质质量通常低于动物源性蛋白质，但从不同来源的混合植物蛋白可以实现平衡的氨基酸模式，如豆类和谷类的混合。食物处理过程也可以增加或减少饮食蛋白质的可消化性。例如经烹饪后的赖氨酸，产生的化学变化会降低其可利用性。因此，为了使蛋白质摄入推荐量适合不是动物来源的混合食物，有必要校正蛋白质的消化率及提供足量的氨基酸成分。

　　为评价食物蛋白质的氨基酸含量的充足性，需提供理想的情况下氨基酸评分模式，这个可以通过食物蛋白质中某种必需氨基酸 EAR 除以该年龄段理想模式下必需氨基酸 EAR 得出（表 15.2）。因此，理想的蛋白质包含所有的必需氨基酸并且用量足以满足需求，没有任何多余的。对于 1 岁以下的婴幼儿，人乳蛋白质的氨基酸模式是理想的，只要母乳满足了蛋白质需要量，氨基酸的摄入也将是适当的。1 岁以上儿童的评分模式与婴幼儿的有显著不同，因为其生长需求量较小。当维持需求成为主导，所需要的必需氨基酸也会减少。由于幼儿和成人评分模式相似，因此最新的建议提出，从 1 ～ 3 岁儿童的评分模式也可用于评估青少年和成人的饮食。

表 15.3　不同蛋白质来源的平均消化率和氨基酸评分

蛋白质来源	真实消化率 [a]（%）	氨基酸评分 [b]	
		6 月龄～ 1 岁	学龄期儿童
全蛋（鸡蛋）	97	0.74 (trp)	1.36 (his)
牛乳	95	0.52 (thr)	0.90 (thr)
牛排（煮熟）	94	0.54 (trp)	1.39 (trp)
全谷物	85	0.41 (lys)	0.55 (lys)
煮熟的白米饭	88	0.59 (lys)	0.80 (lys)
全麦	86	0.40 (lys)	0.54 (lys)
精麦	96	0.37 (lys)	0.50 (lys)
花生酱	95	0.40 (lys)	0.55 (lys)
煮熟的菜豆	78	0.60 (S)	0.91 (S)
分离的大豆蛋白	95	0.75 (S)	1.14 (S)
米和豆类	78	0.70 (trp)	1.02 (lys)

　　a. 蛋白质在人体的真消化率（%）= 含氮物质摄入 -（测试蛋白质产生的粪氮 - 非蛋白质饮食产生的粪氮）×100/ 含氮物质摄入氮含量与蛋白质转换系数为 6.25

　　b. 不同来源蛋白质的氨基酸评分是从表 15.2 的氨基酸模式来的。蛋白质来源的氨基酸数据是来自美国农业部营养数据库标准参考数据，2006 年，第 19 版

　　显示在括号中的缩写是第一限制氨基酸：trp：色氨酸，his：组氨酸，thr：苏氨酸，lys：赖氨酸，S：半胱氨酸 + 甲硫氨酸，值＞ 1 表示此种蛋白质来源的氨基酸含量比理想参考蛋白相对多

吸收的膳食蛋白质的效率能否满足必需氨基酸要求是由蛋白质的氨基酸评分（表15.3）决定的。这取决于食物中最少满足个体氨基酸需要量的必需氨基酸。要确定氨基酸评分，1g目标蛋白的氨基酸的量除以1g相关人群的参考蛋白质中氨基酸含量（表15.2）。具有最低得分的氨基酸是限制氨基酸，它的值表示该特定的蛋白质的氨基酸评分。

氨基酸评分 =1g食物蛋白质中限制氨基酸（mg）/1g参考蛋白质中氨基酸含量（mg）

对蛋白质消化率进行校正的氨基酸评分被称为蛋白质消化率校正后氨基酸评分（PDCAAS）：

$$PDCAAS（\%）：真消化率 \times 氨基酸评分 \times 100$$

必需氨基酸中，只有4种可能影响食物蛋白质质量：赖氨酸、含硫氨基酸（蛋氨酸+半胱氨酸）、苏氨酸和色氨酸。关于饮食中各种蛋白质来源（假设它们是幼儿唯一的蛋白质来源）的氨基酸评分例子在表15.3所示。在临床实践中制定专用饮食时，必须考虑所有必需氨基酸的评分模式。

因此，PDCAAS同时考虑了蛋白质的生物价值和生物利用率。然而，这种衡量食品蛋白质质量的方法有许多固有的缺点，被认为高估了某些食品中氨基酸的真实可利用率。出现这种不准确的原因有多种，包括：①当食用高生物价值蛋白质时，没有考虑额外的营养价值；②没有考虑抗营养因子的存在；③没有考虑氨基酸的生物利用率；④对于补充了限制氨基酸的蛋白质食物，高估了其低消化率。一个旨在解决这些缺点的替代指标，即可消化必需氨基酸评分（DIAAS）已经被提出，目前正在开发中。

五、蛋白质需求

由于饮食中可利用的蛋白质质量的差异及其他因素，如年龄、性别、活动水平和方法学的限制，在个体或群体的蛋白质和氨基酸的摄入量的建议方面循证还是不足。尽管如此，仍然需要制订推荐量来进行饮食指导设计和规划具体干预方案。蛋白质推荐量按年龄及性别分类，因为在健康的个体中，这是导致蛋白质需求变化的2个主要参数。儿童的年龄阶段被分为6个组别：婴儿期（0～12个月），幼儿期（1～3岁），儿童早期（4～8岁），青春期(9～13岁)和青少年期(14～18岁)。男孩和女孩之间的区别只在青少年组区分。早产儿每千克体重对蛋白质的需求量较高，此处不作讨论（见第5章早产儿的营养需求）。

（一）婴儿

足月儿的最佳食品是母乳，建议纯母乳喂养至婴儿6月龄。目前的建议是基于一些对纯母乳喂养的婴儿的不同研究得出的平均值。这些结果表明，平均来说，6月龄以下的婴儿，每天摄入0.78 L母乳（参见Institute of Medicine and Dewey等的综述）。在所有物种中，人乳中的蛋白质含量是最低的，从产后最初几天到2周的约15g/L的真蛋白质含量降至哺乳期后的约9g/L（附录A）。这一阶段常用其平均值11.7g/L来计算蛋白质的AI。母乳中还包含大量的非蛋白含氮化合物，如游离氨基酸（包括肉碱、牛磺酸），谷氨酰胺（含量最丰富）、多胺、核苷酸、尿素和肌酸。这些物质占母乳中总氮含量的17%～23%或0.4～0.5g/L（附录A）。母乳中含氮组分的变化可部分归因于母体营养。

有生物利用价值的非蛋白含氮成分，可以节省母乳蛋白质中的氨基酸利用，其比例尚不确定，估计在 46%～61%。人乳的蛋白质组成在哺乳动物中是独一无二的，因为它含有较高的半胱氨酸及半胱氨酸／蛋氨酸比率，人乳蛋白的主要蛋白质成分是乳清蛋白，而不是酪蛋白。母乳中非蛋白氮成分中还含有相当数量的牛磺酸，而它在牛乳中几乎没有，所以被添加到商业制作的婴儿配方奶粉中。然而，值得注意的是，由于母乳中的含氮成分随着哺乳期的进展而发生变化，因此支持婴儿至 6 个月大的最佳生长和健康所需的确切蛋白质需求量尚不确定。

虽然母乳的蛋白质含量小于商业婴幼儿配方奶粉，但母乳蛋白具有高营养质量并比牛乳蛋白质更能有效地消化和吸收。因此，一个 6kg 的婴儿每天摄入 780ml 母乳，可以摄入约 9.1g 蛋白质，约 1.52g/（kg·d）优质蛋白，这是 6 月龄以下婴儿的 AI（采用 11.7g/L）。由于非蛋白氮可用性的不确定性，其贡献不包括在内。另一方面，按需喂养商业配方奶粉婴儿的数据表明，它们的摄入量更多，约为 2g/（kg·d）。多项研究的共识似乎是，虽然配方奶喂养的婴儿总重和瘦体重的增加高于纯母乳喂养的婴幼儿，尤其是 3 月龄后，这一差别不仅特别归因于配方奶中蛋白质含量较高，而且总体上也归因于较高的营养摄入量。因此，在调整能量摄入的差异后，由于奶源引起的生长速率的差异不再明显。目前尚没有证据表明，较低蛋白质摄入的母乳喂养对婴儿有不利影响。母乳喂养的婴儿蛋白质的摄入量似乎可以满足维持和生长的要求，而没有氨基酸或溶质过量。

在美国，足月儿的婴儿配方奶粉中含有的蛋白质相当于 14～16g/L 或 2.0～2.5g/100kcal（参见第 4 章足月儿配方奶喂养）。此浓度是高于母乳蛋白质的，并为牛乳蛋白的低消化率提供了安全的范围。在欧洲，建议的范围是 1.8～2.5 g/100kcal。大多数以牛乳为基础的婴幼儿商业配方奶粉都添加了牛乳清来达到和母乳相似的乳清蛋白／酪蛋白比例。尽管牛乳清中特定的蛋白质与人乳清蛋白质有很大差别，但相比较牛乳的乳清蛋白／酪蛋白比例，这些"拟人化"的配方奶中的氨基酸组成（特别半胱氨酸和蛋氨酸）和人乳蛋白更接近。一些配方奶粉还添加了非营养性蛋白质，如乳白蛋白和乳铁蛋白，这些蛋白质具有抗菌和益生元活性，还可以改善矿物质吸收。对于蛋白质消化率较低、必需氨基酸组成不理想的大豆配方奶，其蛋白质含量最低，为 2.25g/100kcal。

7～12 月龄的婴儿利用体内的氮平衡和身体成分数据，可以计算出平均需求量。9 个月～14 岁儿童的维持需求量证实是相似的。因此，相当于 0.688g/（kg·d）的这个恒定值是可以适用于所有该年龄段内的孩子的。在这 6 个月的年龄范围内的生长需求量为 0.312g/（kg·d）（纠正饮食中蛋白质的生长利用率，即 58%），所以年龄较大的婴儿的 EAR 估计为 1g/（kg·d），RDA 是 1.2g/（kg·d），这是略低于母乳喂养辅以断奶食品喂养的健康年长婴儿（7～12 个月）的 AI 测量值 [1.5g/（kg·d）]。

（二）儿童

对学龄前期和学龄期儿童来说，相对于体重，蛋白质需求会相对地持续减少。这反映了相对于恒定的维持要求，生长需求所占的比重降低（表 15.1）。该年龄段的儿童个体当前的蛋白允许量是通过要因加算法估计平均需求量，同时假定不同个体间蛋白质需求量差异与其他年龄段一致。另一方面，2011 年一项针对 7 名健康学龄儿童的研究发现，使用指示剂氨基酸氧化法估计的需求量几乎是 DRI 的 2 倍，表明目前的推荐是不准确的。尽管人们对这些有限的数据对整个人群的适用性表示了广泛的关注，但以我们目前对蛋白质代谢的理解以及针对该年龄组的推荐摄入量方面的确还存在不确定性。

目前儿童和青少年氨基酸需求的研究数据较少，但可以使用要因加算法得出。生命最初几年之后生长所需（从身体成分测量计算）仅占总需求很小一部分（表 15.1）。因为已被证明维持蛋白的需求，随着年龄的增长变化不大，所以维护需求的氨基酸，通常基于成人的 EAR。成人的 EAR 由直接氨基酸氧化测量所得，被普遍认为是比测量必要损失值及基于氮平衡状态的维持蛋白需求量都更准确。

1 ～ 3 岁孩子的氨基酸需求略高于成人。因此，膳食蛋白质的评分模式也将非常相似。已做出学龄前儿童的参考氨基酸模式应该用于 1 岁以上所有人食物蛋白质成分的评估建议。美国的食品消费调查已经明确了从 1 岁开始的氨基酸模式和普遍食用的食品中蛋白质的消化率是统一的，并且典型的美国饮食的个人的 RDA 是无须调整的。然而，如果习惯上食用相对参比蛋白质量较低的饮食，这就必须进行适当的修正。

在儿童中，对部分基于要因加算法得出的氨基酸推荐量，采用指示剂氨基酸氧化方法进行了交叉验证。对于赖氨酸和总含硫氨基酸（蛋氨酸和半胱氨酸），这些值是相似的，但对于支链氨基酸（亮氨酸、异亮氨酸和缬氨酸），指示剂氨基酸氧化法测得的值几乎高出 50%。

（三）青少年

针对青少年蛋白质需要量的研究数据更是微乎其微。利用要因加算法及使用成人的氮平衡研究估计的维护需求值 [0.66g/（kg·d）] 来估计值。生长需求量是来自身体组成的研究。该研究是从氮平衡中纠正了利用效率（47%）。虽然与体型增长相比，生长突增较小，但是男生的比女生略高。因此，14 ～ 18 岁计算出的 EAR 男孩为 0.73g/(kg·d)，同年龄的女孩为用 0.71g/（kg·d）。然而，青春期的男孩和女孩 RDA 相同，为 0.85g/(kg·d)。没有进一步的研究说明青春期孩子需要某种特别氨基酸，并已经采纳和儿童相同的推荐。

六、影响膳食蛋白质需求的因素

建议的 RDA 是根据年龄和性别为健康个体推导的。然而，蛋白质的饮食受多种因素影响，包括妊娠、哺乳、疾病和饮食中的其他营养素的充足与否，甚至可能是遗传因素。这些因素以各种方式影响所有营养素的生物利用度、机体的维持需要及氨基酸用于身体功能（包括生长）的效率。下面将举例说明可以影响这一基本要求的一些因素。

（一）能量摄入

去除氨基后，氨基酸的碳骨架可以被引导进入氧化代谢，并有助于身体的能量供应。当能量摄入由于摄入低和（或）支出增加而不能满足身体的能量需求时，蛋白质（饮食和身体组织）分解代谢和氨基酸氧化会上调，并对身体的能量需求做出相当大的贡献。同样，到了一定程度，当蛋白质摄入量较低时，增加能量摄入可以提高膳食蛋白质在体内沉积的效率。事实上,蛋白质平衡的实现取决于蛋白质和能量的摄入,而关于蛋白质生理需求的建议是基于个体处于能量平衡的假设。因此,当能量需求得不到满足时,蛋白质需求就会有效地增加。这是一个重要的考虑因素(当一个人由于高活动水平或疾病而处于负能量平衡时,和个体蛋白质摄入量并不充足的情况下)。

(二)妊娠期和哺乳期

妊娠期间,人体对蛋白质的需求增加,以满足母体和胚胎组织的需求。在妊娠早期的 3 个月,母亲的蛋白质代谢发生了变化,胚胎组织的生长需求不明显,对蛋白质的需求和非妊娠女性是相同的。在妊娠中期和晚期,母亲和胎儿组织的蛋白质沉积和组织代谢都需要大量的蛋白质摄入。随着妊娠的进展,对支持糖异生的氨基酸的需求以及向生长中的胎儿提供葡萄糖的需求也会增加。这些增加的合成代谢需要部分通过母体蛋白质和氨基酸代谢的调整来满足,以减少氨基酸氧化和增加蛋白质合成,但也需要增加饮食的摄入。满足这些需求的 EAR 为 0.88g/(kg·d),比成年女性需求量增加 33%,而妊娠期 RDA 是 1.1g/(kg·d)。妊娠的青少年虽然仍在生长发育,但只要营养良好并接受适当的产前护理,他们在蛋白质和氨基酸代谢方面能够经历与妊娠成人相同的适应性变化。在这种情况下,他们对蛋白质和氨基酸的需求很可能符合成人妊娠的标准建议。然而,在营养状况不佳或较年轻的妊娠青少年中,这些适应性反应会减弱,当食物摄入有限时,他们可能无法满足一些非必需氨基酸的需求,从而使胎儿面临发育受损的风险。为了支持这一可能性,对营养不良青少年女性的研究表明,当她们在妊娠后期接受食物补充以增加蛋白质和能量摄入时,婴儿的出生结局得到改善,特别是减少了早产儿和低出生体重儿的数量。

泌乳也需要额外的膳食蛋白质补充,以提供生产乳蛋白和非蛋白氮所需的氨基酸。这些数值根据膳食蛋白质的利用率进行了调整。已有建议中明确规定了不同哺乳阶段所需的蛋白质摄入量应超过非泌乳的青少年和成人女性。对于哺乳期的青少年和成年女性,提出了相似的数值(EAR 为 1.05kg/d,RDA 为 1.3 kg/d),尽管在未妊娠时,青少年的需求略高于成年人。

目前没有关于妊娠期和哺乳期的氨基酸需求的具体数据。因此,通常假设必需氨基酸的需求与蛋白质需求成同比例增加。

(三)疾病与损伤

当蛋白质分解代谢增加、生物利用度降低、不显性丢失增加或支持组织增生的需求增加时,个体蛋白质和能量需求也会增加。一般来说,创伤,尤其是严重烧伤,会导致高代谢,由于蛋白质和氨基酸的分解代谢和丢失增加,因此蛋白质和能量的维持需求也会增加。这些反应往往伴随食欲缺乏和食物摄入减少。烧伤后持续的高代谢状态会导致瘦体重严重减少。对于儿童患者,建议在烧伤后的康复阶段摄入 2.5g/(kg·d)的蛋白质,在急性期,蛋白质摄入量最高可达 4 倍需要量。这些蛋白质的摄入必须伴随着更高的能量摄入,以确保氨基酸的合理利用。

感染也会导致高代谢状态,伴随氮损失增加,食物摄入减少,和营养吸收受损。当这些症状持续存在和(或)疾病负担很重时,例如反复出现呼吸和(或)胃肠紊乱,如果不能满足对增加的蛋白质需求，生长曲线和瘦体重就会受到影响。如果能量需求也得不到充分满足，这种影响就会加剧。尽管有明确的证据表明在感染和应激期间需要更多的蛋白质，但还没有具体的建议。基于一些研究做出的合理估计是，在感染期和恢复期的总蛋白质需求增加 20%～30%（腹泻情况下为 30%～50%），通常恢复期的持续时间是感染期的 2～3 倍。在无症状的艾滋病病毒携带患者中，可能需要摄入比正常值高出 50% 的蛋白质。然而，这些估计值是基于能量需求得到满足，蛋白质具有高质量和可消化性的前提下。在资源有限的国家，饮食质量较差或饮食中以植物蛋白为主，估计摄入量时需要考虑到蛋白质质量较低的问题。

（四）运动

虽然体育运动及重体力劳动会增加能量的需求，但蛋白质的需求量是否在能量需求得到满足的情况下仍然增加，目前仍备受争议（参见第 12 章运动营养）。在考虑这个问题时必须区别运动员和非运动员因锻炼结果不同而导致的蛋白质需求不同；对于非运动员来说，健康的身体及和身体成分是通常所期望的目标，而对运动员来说，比赛表现是最重要的。由于不同的训练方案和比赛对蛋白质的需求各不相同，因此运动员必须根据个人情况提出个性化建议。耐力训练和抗阻训练都会导致氨基酸氧化增加，理论上也会增加蛋白质和氨基酸的需求。在中低等强度的耐力运动中，赖氨酸和亮氨酸氧化急剧增加，但随着训练的进行，只要静息状态下的能量摄入充足且蛋白质摄入达 RDA，就可观察到上述氧化的下降及总氮平衡的恢复。对于耐力竞赛，额外的蛋白质补充似乎并不能提高运动成绩。相反，阻力运动需要补充额外的蛋白质来促进肌肉增大，这是力量运动和以力量为基础的运动所必需的。运动营养组织目前对想要增加肌肉质量和改善身体组成的个人的建议是，通过阻力训练的同时摄入 1.4～2.0g/（kg·d）的蛋白质。增加蛋白质摄入本身不会增加骨骼肌蛋白质的沉积。然而，蛋白质摄入在多大程度上超过推荐水平能提高非运动员的肌肉力量是存在差异的。有充分的证据表明，与运动有关的进食时间、蛋白质的氨基酸组成和蛋白质的消化率会相互作用并决定肌肉合成代谢程度。具体而言，研究表明阻力运动后的一段时间内，骨骼肌对蛋白质和氨基酸，尤其是支链氨基酸的反应更为灵敏。因此，在此期间提供富含必需或支链氨基酸的蛋白质补充剂可促进肌肉合成代谢。这些饮食变量对影响肌肉增生的长期、良好对照的研究是在非运动员身上进行的，而不是运动员。尽管如此，值得注意的是，除了少数例外，蛋白质摄入不太可能成为广泛关注的问题，因为如果个体摄入均衡的饮食（蛋白质供能占 15%～20%），伴随着体力活动而产生的能量需求增加，食物摄入的增加也保证了蛋白质的摄入增加。因此，任何增加的需求都将得到满足，而不需要特定的补充剂或改变饮食结构。例外情况可能发生在那些食用低生物价值蛋白的个体或试图减肥的同时保持瘦体重和形态标准的个体。我们对运动对蛋白质需求影响的大部分理解是基于对成年人的研究。很少有研究评估体育活动对儿童蛋白质代谢的影响。因此，目前还没有针对这一群体的具体建议。

（五）追赶性生长

一段时间生长受限后，婴幼儿和儿童追赶生长时蛋白质的需要量增加。必须提供额外的蛋白量取决于预期的体重增加的速率和物质组成。随着密集的补充,在严重消耗的婴儿,增重率可达到 20g/(kg·d)。每增加 1g 体重(kg/d)需要的蛋白质量可以用要因加算法得出(通过假设的组织增长成分和膳食蛋白质利用效率)。在追赶生长期间,假设一种含 14% 的蛋白质组合物,其膳食蛋白质向机体蛋白的转化效率为 70%,除去维持蛋白质需要量之外,还需要 0.2g/(kg·d)蛋白质。伴随额外的蛋白质,能量也必须加以补充,以支持追赶生长。所需的能量补充水平取决于多个因素,包括儿童是否有消瘦和潜在疾病。消瘦儿童的体重增加将需要相应提高脂肪比例,它比同等重量的瘦体重提供了更大的能源消耗。因此,在喂养营养不良的儿童时,应该仔细考虑整体饮食的蛋白与能量比,因为它将影响增加的体重的成分。由于严重消瘦的儿童往往有发育不良,最好喂食高蛋白质与能量比的食物以尽量减少过多的脂肪沉积可能性。在实践中,脂肪和瘦肉的比率在恢复过程中会有所不同,由于瘦肉组织的沉积较快,给定摄入量的体重增加一开始可能比预期的要快,而随着追赶性生长轨迹的下降,脂肪会缓慢沉积并占大部分比例。追赶生长也增加微量营养元素的需求,如锌、镁、铁、铜等。因此,这些营养素的摄入量必须增加以利于膳食蛋白质的利用效率最大化。

七、蛋白质营养状况评估(另见第 24 章营养状况评估)

蛋白质摄入不足或过量都会产生有害后果,并导致各种疾病,尤其是在儿科人群中。因此,在对患者进行临床评估时,通常需要对营养状况进行评估。蛋白质状态的评估通常需要测量蛋白质储备情况[即瘦体重和(或)骨骼肌]和测量蛋白质和(或)氨基酸代谢。这些措施最好结合人体测量,临床和生化数据。理想情况下,对这些结果的解释需要考虑患者的饮食,以评估任何新出现的问题在多大程度上可以主要归因于饮食不良(原发性缺乏)或由潜在疾病导致的需求增加(继发性缺乏)。

在儿科人群中,对生长状况(体重和身高)和身体成分的评估提供了蛋白质储存情况的指标。尽管偏离标准常常表明病情相对较慢,但在监测到营养状况的改善时,却不一定能除外这种情况,因为在采取治疗措施与潜在疾病作斗争后,营养状况可能发生迅速变化。这些测量值在很大程度上取决于测量指标的适用性及测量所用的技术。一般来说,瘦体重反映了身体的蛋白质质量。在儿童时期,瘦体重的主要决定因素是儿童的身高 / 身长、组织含水量和骨骼肌质量。尽管所有年龄段的身高 / 身长评估方案和标准都很普遍,但身体成分标准的普遍性较低。根据 1999—2004 年全国健康和营养检查调查(NHANES)收集的数据,采用双能 X 射线吸收法(DXA)测量 8 ~ 20 岁人群的瘦体重,可获得不同性别而非种族的参考标准。尽管有一些针对婴幼儿的参考数据可用,但由于使用的方法和纳入的人群(参见 Wells 综述)的原因,这些数据的使用可能会受到限制。对于常规临床实践和公共卫生环境,这些全身测量是不切实际的,可以使用指示瘦体重的人体测量方法。由上臂皮褶和周长测量得出的上臂肌肉面积已被广泛使用,并且在所有环境中都适用,还有可供比较的参考标准。尽管生物电阻抗分析(BIA)提供了全身瘦体重的数值,并且可以在非专业环境中很容易地使用,但是它的预测准确性低,特别是在儿科患者中,常常排除了它在个体水平上的有用性。

许多生化测试,主要是血液和尿液,可以客观、定量地衡量个体的蛋白质和氨基酸的潜在代谢状态。血清蛋白(主要是白蛋白、转铁蛋白、转甲状腺素和视黄醇结合蛋白)的浓度通常用于评估蛋白质营养状况,因为它们在肝脏中的合成受蛋白质摄入的影响。这些蛋白质的周转率不同(分别约为 18d、8d、2d 和 0.5d),因此可以提供衡量缺乏严重程度和持续时间的指标。然而,这些措施的使用存在着严重的局限性,因为它们受到各种独立于蛋白质状态的因素的影响,例如肝病、感染、肠病、肾病和其他营养缺乏(如维生素 A 和铁)。尽管血浆氨基酸水平也对蛋白质摄入量的变化做出反应,但其浓度反映了所有相关机制的产物,这些机制包括将氨基酸释放到细胞外液及将其清除。因此,除了可能怀疑氨基酸代谢紊乱的患者外,没有必要将其用于蛋白质营养状况的常规评估。尿肌酐和 3- 甲基组氨酸主要来源于骨骼肌蛋白质的周转,在特定条件下,可以提供骨骼肌质量的测量。然而,有几个因素可能会混淆这些测量的解释,加上测量的实际局限性,它们的适用性仅限于临床研究,而不是常规营养评估。理论上,氮分解代谢的主要终产物(尿素、氨)在尿中的含量是蛋白质状态的指标。然而,除了在实施和解释测量时的实际限制之外,它产生的结果还受到个体蛋白质代谢的即时状态的影响,这不一定是蛋白质储存的状态。如前所述,在全身和单个器官水平上测量氨基酸流量和蛋白质周转率可以提供蛋白质和氨基酸状态的具体、客观和定量测量。然而,所需的程序和分析并不容易实现。因此,它们的使用仅限于实验室操作。

八、蛋白质摄入不足和过多的影响

蛋白质摄入不足的后果取决于个体相对于需要量的缺乏程度、缺乏持续时间以及其他宏量、微量营养素摄入的充足程度。因此,需求更高的婴儿往往面临最大的风险,尤其是一旦母乳不足以满足他们的营养需求,就需要添加辅食;这些食品通常是谷类食品,蛋白质密度低于牛奶,氨基酸组成也不理想。事实上,最近对低收入社区蛋白质摄入量的分析表明,6 ~ 8 个月大的婴儿蛋白质摄入量不足的概率最高。这些边缘性的蛋白质摄入量不足,尤其是在伴有吸收减少和高代谢(如肠道功能障碍和感染)的情况下,会影响生长,长期导致发育迟缓和瘦体重减少。此外,还会伴随免疫功能受损,神经发育延迟。尽管这在多大程度上可归因于饮食蛋白质本身不足尚不确定。蛋白质摄入不足的严重程度与各种功能受损程度之间的关系尚不确定。这需要进行纵向随机对照试验,对大量具代表性的婴儿的蛋白质摄入量进行控制或监测。

严重的儿童蛋白质 - 能量营养不良包括一系列的疾病,主要的临床表现包括恶性营养不良综合征(kwashiorkor,特征是水肿、血浆蛋白浓度低、皮肤损伤、抗氧化状态受损和肝脂肪变性);消瘦(marasmus,能量摄入严重不足);以及混合型(marasmic kwashiorkor)。尤其是恶性营养不良综合征,这种情况往往是由于病情发展,导致了患儿对蛋白质的需求增加,如感染或腹泻。与非水肿性营养不良相比,感染伴水肿性营养不良儿童的全身蛋白质动力学和个别氨基酸的代谢都不同,以营养不良为特征的临床综合征之间蛋白质和氨基酸代谢的差异导致了其不同的病理生理学，因此制订了适合不同条件的再喂养方案。即使在工业化国家，如美国，也能观察到蛋白质 - 能量营养不良，但其原因通常与临床病情的存在有关，其中伴随食物摄入的减少或食物的消化或吸收损害。

高于 RDA 的膳食蛋白质摄入的影响还没有被广泛研究，并且结果是模棱两可的（参见 Institute of Medicine 总结）。近年来认为，2 岁之前高蛋白水平的摄入除了可以导致迅速的生长之外，同样还增加成年后肥胖发生的风险。这个假设基于对生后早期母乳喂养和人工喂养婴儿长期生长情况的比较研究，和在较大婴儿人群中蛋白摄入、来源和后期生命阶段体重增长关系的研究。虽然这些发现具有提示作用，但是仍需要进一步探索和解释。在考虑更换婴儿喂养方式之前，需要进一步对一些问题进行评估，其中包括理解食欲控制、食物组成和能量摄入之间的关系的问题，机体组成的精确计算代替体重指数（BMI）提示肥胖症的问题，以及社会经济因素可能导致人工喂养儿和母乳喂养儿差异的问题等。此外，研究是否存在代谢表型受蛋白质摄入量影响的关键窗口期也非常重要。

虽然有数据显示，摄入更多蛋白质（通常与喂养配方奶粉有关，不单纯依靠母乳喂养）的健康婴儿的生长速度更快，但更多的体重增加与出生后第一年更多的身长和瘦体重增加有关，而不一定与更严重的肥胖相关。为了确定这些影响是否具有长期风险，需要进行纵向随机试验，而不是仅做观察性研究。蛋白质来源也是一个需要考虑的重要变量，动物源性的高蛋白饮食（特别是乳制品）比植物源性蛋白质（蔬菜和谷物）更容易增加肥胖症发生的风险。然而，动物源性的蛋白质食物也与更多的微量营养素（如铁和锌）摄入量有关，可能提供额外的好处。因此，很难断定是摄入蛋白质这个行为本身还是含蛋白质食物的自然组成成分导致了蛋白摄入相关的肥胖发生风险。

当蛋白摄入高于 RDA 时，尿钙的排出量呈直线上升。在其他营养素摄入量不变的前提下，如果成人蛋白摄入量为 RDA 2 倍时，尿钙排出量增加 50%，而其他营养素不会变化。这种过量蛋白摄入被认为可能是导致骨质软化和增加肾脏结石形成的危险因素。而骨质软化或由于高蛋白饮食中含硫氨基酸（蛋氨酸和半胱氨酸）的分解代谢产生大量酸性物质而导致。而随后又证实，高蛋白饮食后尿钙排出增高的部分原因可能是小肠钙盐吸收的增加造成。所以，饮食中蛋白摄入作用于骨的净效应似乎是高酸负荷的分解代谢和骨形成的合成代谢间的平衡。部分研究表明，蛋白质对骨形成的有利方面只有在充足的钙盐摄入的情况下才得以明显体现。而适量的水果和蔬菜有助于"碱化"饮食，可以进一步调节食物蛋白质和钙摄入量对骨形成的影响。

目前尚缺少明确证据指出在健康个体中高蛋白摄入带来的其他副作用。然而随着蛋白质摄入的增加，血浆氨基酸浓度和尿素浓度也随之增高，这可能会给那些含氮化合物清除机制受损的个体带来困难，而没有其他影响。高蛋白质摄入量，尤其是小婴儿食用过多的酪蛋白，可能会导致酸中毒、氨基酸血症甚至是管型尿。因此在早产儿管理方面，限制氨基酸的摄入防止代谢紊乱的发生已经实施多年。然而，这项措施将很快被废除。因为已经明确，高达 4g/（kg·d）的蛋白摄入量不但是可以忍受的剂量，更证实可以更好地改善短期和长期的生存结局。尽管一些研究表明，在成人中蛋白质摄入量和动脉粥样硬化的患病率或癌症的风险之间有相关性，但这些研究结果并不一致。当肉类为膳食蛋白质的来源，这种正向的联系似乎更为普遍，因此，蛋白质本身的致病作用不确定。由于缺乏数据且得出的结论不一致，对高蛋白摄入量可提出的唯一安全建议是蛋白质摄入的最大量应取决于饮食的整体营养素成分，而且应在 AMDR 内。

（翻译　重庆医科大学附属儿童医院　贺景颐　熊海伊　　审校　李廷玉）

IV

第 16 章

碳水化合物和膳食纤维

一、概　述

一个美国人平均每日消耗的能量有 50% ～ 60% 来自碳水化合物。虽然碳水化合物在美国人的饮食结构中所占比例相对较低，但它在机体氧化供能方面的贡献却大于蛋白质和脂肪。我们通常所言的膳食碳水化合物主要是指糖类和淀粉类。除了可以供给能量，碳水化合物还发挥其他功效，如降低胆固醇、增加钙盐吸收、在结肠内作为短链脂肪酸的来源及增加粪便体积、促进排便等（表 16.1）。

表 16.1　膳食碳水化合物的基本生理特性

	能量供给	增加满足感	血糖	降低胆固醇	增加钙盐吸收	短链脂肪酸来源	益生效果	增加排便量	免疫调节作用
单糖	✓		✓						
二糖	✓		✓		✓				
多糖	✓					✓[a]		✓	
麦芽糖	✓		✓						
低聚糖（非 -α- 葡聚糖）	✓				✓	✓	✓		✓
淀粉	✓		✓			✓[b]		✓[b]	
非淀粉类多糖	✓	✓		✓[c]		✓		✓	

经 Cummings 和 Stephen 同意后改编而成
a. 除赤藓糖醇外
b. 抗性淀粉
c. 只限于某些非淀粉类多糖

传统观念上将膳食碳水化合物按照它们的自然化学属性分类，包括聚合度（糖分子的数量）、糖分子之间的连接类型及单个单体的特性（表 16.2）。这一分类系统将膳食碳水化合物分为三大类：糖、低聚糖和多糖。糖包括单糖、二糖和多元醇。单糖包括葡萄糖、半乳糖和果糖，二糖包括乳糖、蔗糖、麦芽糖和海藻糖。乳糖来源于乳汁，而果糖、葡萄糖和蔗糖则存在于水果和蔬菜细胞中。例如蔗糖通常是从甘蔗或甜菜中提纯出来的，以供一般用途。加工食品可能含有大量的果糖和玉米糖浆；玉米糖浆还含有低聚糖和多糖，因为它来自玉米淀粉。麦芽糖可以在发芽的小麦和大麦中找到。果糖是饮食中最甜的碳水化合物。在食品工业中，海藻糖通常被用作蔗糖的替代品，是一种不太甜的选择，在酵母、真菌和蜂蜜中都可以找到，也可以在面包中少量使用。除了用作甜味剂外，糖还赋予食品功能特性（如黏度、质地、控制水分以防止干燥）。多元醇（如山梨醇）是商业食品中常见的甜味剂糖醇。它们天然存在于一些水果中，但也可以由单糖或多糖制成。在糖尿病患者的饮食中，多元醇通常被用作蔗糖的替代品。标记为无糖的食品含有多元醇，不添加额外的糖。

低聚糖含有 3～9 个单糖分子（3-9 度聚合即 DP3-9；表 16.2）。食品中的低聚糖主要有两类：完全由葡萄糖分子组成的麦芽糊精及不完全由葡萄糖分子组成的低聚糖。麦芽糊精主要来源于淀粉类食物，包括麦芽三糖和 α 类糊精，后者指的是 DP8 左右的含 α-1-4 和 α-1-6 糖苷键的低聚糖。它们常被用作工业甜蜜剂、脂肪代替品和质感调节剂。低聚糖由葡萄糖和果糖分子与不同数量的半乳糖分子链接组成，包括蜜三糖、水苏糖和毛蕊花糖等蔗糖分子（葡萄糖和果糖），这些低聚糖可以在多种植物的种子中找到（如豌豆、豆子、小扁豆）。菊粉和低聚果糖也属于这一类物质，这两者常用作益生元（即功能性低聚糖）。包括菊粉和低聚果糖。这些低聚糖属于果聚糖类，不含任何 α-1，4 或 α-1，6 键，因此不易受胰酶或刷状缘酶水解的影响。这一特性使这些低聚糖可用作益生元。母乳中的低聚糖主要是半乳糖，也属于益生元。

≥ 10 个单糖分子组成的糖类成为多聚糖，由淀粉类和非淀粉类多聚糖组成（表 16.2）。淀粉由糖类（如葡萄糖）聚合形成储存在植物体内的碳水化合物。淀粉分为直链淀粉（含 α-1-4 糖苷键非支链）和支链淀粉（含 α-1-4 和 α-1-6 糖苷键的支链）（参见淀粉章节段）。

表 16.2　主要膳食碳水化合物

分类（DP）	亚组	主要构成
单糖（1～2）	单糖	葡萄糖、果糖、半乳糖
	二糖	蔗糖、乳糖、麦芽糖、海藻糖
	多羟基化合物（糖醇）	木胶醇、赤藻糖醇、异麦芽糖、麦芽糖醇
低聚糖（3～9）	麦芽低聚糖（α- 葡聚糖）	麦芽糖糊精
	非 α- 葡聚糖	蜜三糖、水苏糖、低聚果糖、低聚葡聚糖
	低聚糖	多聚右旋糖酐、菊粉
多聚糖（≥ 10）	淀粉（α- 葡聚糖）	多糖、胶淀粉、改良淀粉
	非淀粉类	纤维素、半纤维素、胶质
	多聚糖	阿糖基木聚糖、β- 葡聚糖、葡甘露聚糖、植物树胶、水胶

经 Cummings 和 Stephen 同意后改编而成

历史上，膳食纤维根据水溶性和黏度分为两大类。2005 年，美国国家科学院（national Academy of Sciences）针对膳食纤维提出了一个新的定义分类，即分类应给予膳食纤维定量的分析而不是确定什么是合格的纤维或不合格的纤维。该定义提出总纤维 = 膳食纤维 +

功能性纤维。膳食纤维包括植物内在、原始的不能被消化吸收的碳水化合物和木质素，如树胶、纤维素、燕麦和麦麸。功能性纤维包括从植物体内（香蕉和土豆中的抗性淀粉）或动物体内（蟹和龙虾中的角素和壳聚糖）分离出的不能被消化吸收但是对人体有利的生理功能的碳水化合物。

二、双糖和淀粉在人体内的消化

乳糖和蔗糖分别在乳糖酶和蔗糖酶的作用下被水解为单糖（图 16.1）。这些酶位于小肠刷状缘，负责将乳糖水解成葡萄糖和半乳糖，并将蔗糖水解成果糖和葡萄糖。在妊娠晚期胎儿体内的乳糖酶活性大幅度增加，而蔗糖酶活性在妊娠晚期开始时已达到出生时的水平。在整个胎儿和新生儿时期，双糖酶的活性在近端空肠保持最高，在成人中也是如此。

淀粉的消化过程则更为复杂。幼儿 1 岁时，体内胰腺分泌的消化淀粉物质的淀粉酶才达到成人水平。淀粉在小婴儿体内的消化主要依赖唾液，即口腔黏膜分泌的酶类（如葡萄糖淀粉酶、蔗糖酶、异麦芽糖酶）。胰腺淀粉酶和唾液淀粉酶水解内部 α-1，4 糖苷键（图 16.1）。之后低聚糖分子非还原末端的 α-1，4 糖苷键被对由 5 ～ 9 个葡萄糖组成的多糖残链活性最高的葡萄糖淀粉酶水解掉。这种酶的缺乏被认为是儿童慢性腹泻和吸收不良的原因。异麦芽糖酶（α- 糊精酶）和蔗糖酶在淀粉消化中也有一些活性。异麦芽糖酶（α- 糊精酶）和蔗糖酶对淀粉的消化也有一定的活性。异麦芽糖酶主要水解 α-1,6 糖苷键。在刷状边缘，淀粉聚合物被双糖酶和寡糖酶进一步分解成葡萄糖（图 16.1）。

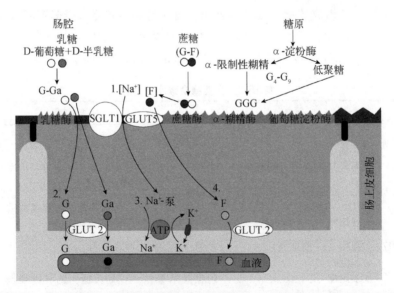

图 16.1　碳水化合物的吸收。糖原形式的碳水化合物通过 α- 淀粉酶的作用在肠腔内开始被消化成 α- 限制性糊精和低聚糖。通过双糖酶和寡糖酶的作用，它们被进一步消化成葡萄糖己糖。蔗糖和乳糖被分解成各自的己糖：葡萄糖（G）、半乳糖（Ga）和果糖（F）。葡萄糖随后通过载体介导的 Na^+ 葡萄糖协同转运蛋白通过主动转运被吸收。果糖通过促进扩散被吸收

本图根据 Paulev PE 和 Zubieta Calleja G 的知识共享许可进行了改编。New Human Physiology. Textbook in Medical Physiology and Pathophysiology: Essentials and Clinical Problems. 2nd ed. Copenhagen, Denmark；2004. Available at：http ://www.zuniv.net/ physiology/book/

淀粉的消化率可能因淀粉的化学性质、淀粉的物理形态、可能存在的抑制剂（如 α- 淀粉酶抑制剂）及淀粉与纤维成分的物理分布而不同。一般而言，淀粉按消化率可分为 3 类：低消化淀粉、中消化淀粉和高消化淀粉（表 16.3）。淀粉的性质也可以通过各种化学处理来改变，包括氧化、取代和交联。这些特性允许这些淀粉的自然稠度和保质期发生变化，并将根据具体的特性影响淀粉的消化率。

三、单糖的吸收

双糖和淀粉最终被消化水解为单糖，并在小肠吸收入血（图 16.1）。然后通过两个主要的转运蛋白家族进入肠细胞。GLUT 转运蛋白家族允许葡萄糖和果糖（见下文）通过细胞膜被动转运。相比之下，葡萄糖和半乳糖通过钠 - 葡萄糖连接的转运体（SGLT1）主动转运。在这个系统中，葡萄糖和半乳糖的入口是与钠离子根据电化学梯度转运的入口相伴随的。这个电化学梯度的维持依靠位于小肠基底外侧表面的钠钾 ATP 泵（Na^+-K^+- ATPase）。SGLT1 同时含有葡萄糖和钠离子的结合位点。每吸收一个葡萄糖分子就伴随着两个钠离子被吸收。一旦这两个位点同时被葡萄糖和钠离子占据，转运蛋白就移位穿过刷状缘层膜，将携带的葡萄糖分子和钠离子释放入肠上皮细胞内。钠 - 葡萄糖协同转运是将葡萄糖或淀粉加入口服补液溶液的基础。

果糖借助浓度梯度的作用通过葡萄糖转运蛋白（GLUT5）完成穿过小肠刷状缘的被动运输，这是一个非钠离子依赖性的过程。这种便利的运输系统限制了大量或高浓度摄入果糖时吸收果糖的能力。然而，实际上，果糖与葡萄糖（如单糖或双糖蔗糖）的共消化显著提高了果糖吸收不良的阈值。葡萄糖促进果糖吸收的机制尚不清楚。

经典地说，GLUT2 是一种不依赖钠的转运体，被认为是负责葡萄糖、果糖和半乳糖穿过肠细胞基底外侧表面进入循环的被动运动。关于 GLUT2 在葡萄糖和果糖穿过肠细胞刷状缘运输中的潜在作用仍有许多争论。各个实验数据中的冲突可能与实验设计错误和（或）实验方法不同、禁食与非禁食反应和（或）动物模型的差异有关。在小肠中发现了许多其他 GLUT 转运蛋白（GLUT9、GLUT12、GLUT7），但它们的生理作用尚不清楚。

也就是说，采用不同顶端运输系统的碳水化合物组合摄入将增加碳水化合物的总吸收率。这一概念在运动生理学中起着重要作用，因为摄入多种类型的糖可以增加碳水化合物进入循环的总输送量，并增加机体的氧化作用肌肉超过先前接受的 1g/min 的最大速率（图 16.2）。这种效应在长时间运动（2.5h 或更长时间）中最显著。碳水化合物另一个

表 16.3　未改良淀粉的消化率

消化率	举例
最不易消化	土豆
	美人蕉
	芭蕉
	慈姑
	铁树
	百合
	栗子
	水牛瓜
	香蕉
一般容易消化	红薯
	树蕨
	豆类
最容易消化	小麦
	玉米
	大麦
	大米
	绿豆
	木薯
	芋头

摘自 Dreher 的著作

IV

额外的代谢效能即提高运动耐量可能与果糖氧化为乳酸有关，在这个过程中，它们作为肌肉的能量来源发挥作用。

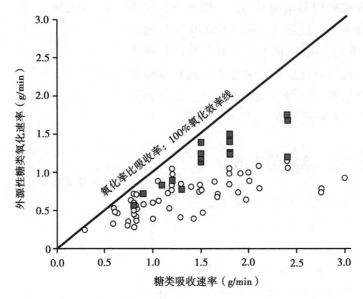

图 16.2 当多种碳水化合物（图中方块）被消化时，总碳水化合物氧化效率比起单个碳水化合物（图中圆圈）而言是增加的。这与小肠高效快速的吸收效率有一定关系。与单一碳水化合物（如葡萄糖）相比，摄入多种碳水化合物（如葡萄糖和果糖）可提高运动成绩

经 Jeukendrup AE. 同意后修改

　　未被小肠吸收的碳水化合物在结肠中被细菌发酵，并且被转化为短链脂肪酸进而被结肠吸收。不能被完全发酵吸收的残余单糖、双糖和低聚寡糖在结肠内造成渗透性梯度环境，导致水分进入肠腔，从而导致渗透性腹泻的发生。

四、葡萄糖的代谢

　　通过膳食摄入的碳水化合物绝大部分在肝被转化为葡萄糖，体内大部分的葡萄糖被用来氧化供能。大脑就是利用葡萄糖氧化供能，并且是消耗葡萄糖最多的器官。氨基酸和脂肪中的甘油也可以转化为葡萄糖。然而，在氨基酸转化的情况下，会潜在地分流底物远离蛋白质合成。此外，由氨基酸和甘油合成葡萄糖的代谢效率不高。几乎没有数据可以确定碳水化合物摄入的限度。基于大脑葡萄糖利用率的最低葡萄糖需要量估计值如表 16.4 所示。葡萄糖需求量的上限应通过定义脂肪和蛋白质的最低需求量和最大葡萄糖氧化率来定义（表 16.5），儿童的最低葡萄糖需求量是指满足大脑和其他葡萄糖依赖器官的能量需求，同时最小化糖异生和预防酮症所需的量。这些是理论极限，因为他们假定蛋白质和脂肪的摄入量最少，而葡萄糖基本上提供了所有的能量需求。然而，这样做可能会产生副作用，如高血糖。

表 16.4　大脑葡萄糖消耗量

	体重（kg）	大脑重量（g）	葡萄糖消耗量		
			mg/（kg·min）	g/（kg·d）	g/d
新生儿	3.2	399	6.0	11.5	37
1 岁	10.0	997	7.0	10.1	101
5 岁	19.0	1266	4.7	6.8	129
青少年	50.0	1360	1.9	2.7	135
成年后	70.0	1400	1.0	1.4	98

摘自 Kalhan 和 Kilic

表 16.5　新生儿和儿童碳水化合物的最大摄入量 [a]

年龄	机体总能耗 [b][kcal/（kg·d）]	碳水化合物当量 [c][g/（kg·d）]
新生儿	73	19
1～3 岁	85	22
4～6 岁	68	18
12～13 岁	55	14
18～19 岁	44	12
成年后	35	9

摘自 Kalhan 和 Kilic 的著作
a. 葡萄糖摄入上限的前提是假设蛋白质和脂肪的摄入最低，因此它仅是满足机体所有能耗的理论值
b. 此数值是男孩和女孩的平均值，由双标水法得出
c. 碳水化合物当量即机体总能耗除以 3.8，即假设每克碳水化合物可产生 3.8kJ 的热量

　　目前的数据表明，在人类新生儿中，糖异生在出生后很快出现，足月婴儿和早产儿的葡萄糖产量分别为 30% 和 20%～40%。糖异生允许非葡萄糖前体产生葡萄糖和糖原。如前所述，大多数葡萄糖被用于中枢神经系统。没有立即氧化的葡萄糖可以聚合形成糖原。糖原的储存和转移则受胰岛素和胰高血糖素的控制（见第 30 章和第 31 章）。在禁食期间，肝脏和肾脏可以将糖原转化为葡萄糖。如果禁食时间延长，肝糖原在几个小时内即被消耗完，机体必须调动乳酸、丙氨酸、甘油、谷丙氨酸的糖异生途径以维持正常的血糖水平。平均每个新生儿体内共储存约 34g 糖原，其中的肝糖原是在最后几周的胎儿期积累下来的约有 6g。胎儿出生后的几天内，这些肝糖元即被消耗完，并随即开始重新累积。无糖饮食如禁食时，使得碳水化合物的摄入量低于总热能的 10% 时就会出现酮症。相对于成年人，儿童在低糖饮食或者禁食的情况下更容易出现酮症。低糖饮食及低糖、高脂肪饮食（即生酮饮食，参见第 49 章）已经用于癫痫的治疗及酮症低血糖的诊断试验。

　　除了储存在肝脏及骨骼肌内的糖原，糖类还以其他多种形式储存于机体内。如结构性碳水化合物黏多糖，是构成结缔组织和胶原组织的重要成分。糖同时也是核酸、糖蛋白、糖脂类及多种激素和酶的重要成分。

这些结构性碳水化合物的异常与特定症状或疾病有关。糖蛋白代谢过程中出现的基因缺陷会导致神经病变。而糖蛋白的生物合成缺陷，即先天性糖基化障碍（以前称为碳水化合物缺陷型糖蛋白综合征），会导致低血糖症、蛋白丢失性肠炎以及肝脏病变。在这种情况下，N- 糖基化旁路受到影响，进而使得蛋白质上的糖链的数量及结构发生变化。这些病理改变通常可以用转铁蛋白的等电焦电泳法测得。

五、血糖指数（GI）

血糖指数（GI）是 Jenkins 等于 1981 年首次提出的一种数字量表，用于确定进食特定食物后血糖的影响和升高速度。该指数的计算方法是，首先测量摄入固定量碳水化合物（通常为 50g）后 2h 血糖反应曲线下的面积。然后根据摄入等量碳水化合物（通常为葡萄糖）的情况，将该面积除以标准曲线下的面积。然后将该值乘以 100 以确定指数值。每克碳水化合物中，高 GI 食物使血糖浓度上升高于低 GI 食物。双糖具有高 GI，而纤维素通常具有低 GI。有证据表明，长期食用高 GI 的饮食可以预测患 2 型糖尿病和心血管疾病的风险。因此，许多学术团体建议饮食中富含低 GI 的食物。然而，GI 有局限性。例如，特定食物的 GI 可能会因特定食物的种类、储存条件、烹饪方法、同时食用的其他食物及检测技术的不同而显著不同。

六、乳　糖

几乎所有哺乳动物的乳汁中都含有乳糖，它是小婴儿碳水化合物摄入的主要形式。乳糖是双糖，进入体内后被小肠上皮细胞刷状缘的乳糖酶水解为一分子的葡萄糖和一分子半乳糖（图 16.1）。

虽然存在先天性的乳糖酶缺陷（也称为原发性乳糖酶缺陷），但发生率极少。主要表现为在婴儿出生后首次进食乳糖即出现腹胀、腹泻和营养不良等症状。通常乳糖活性可以在妊娠 12 周时检查出，乳糖的活性在孕晚期迅速升高。然而，到妊娠 34 周时，乳糖酶活性仅为足月儿的 30%。因此，早产儿（< 34 周胎龄）容易出现一过性的乳糖酶缺陷并伴随明显的临床表现。可能是因为与负责消化短链葡萄糖聚合物（麦芽糖酶 - 糖化酶）的黏膜酶相比，乳糖酶活性增加，早产儿对乳糖的消化能力不如对葡萄糖聚合物的消化能力。多项研究表明，将乳糖作为唯一碳水化合物喂养给早产儿可能会增加喂养不耐受的风险，而喂养不耐受的风险与乳糖酶活性呈负相关。一项随机对照试验评估了在早产儿喂养中添加乳糖酶的有效性，结果发现，添加乳糖酶有利于体重增加，但不利于喂养不耐受；然而，直到婴儿达到其目标喂养量的 75% 时，才开始治疗。另一项研究显示与配方奶喂养比较，母乳喂养的早产儿的体内有较高的乳糖酶活性。因此，母乳中的乳糖可能比配方奶中的乳糖更易接受。继发性乳糖酶缺陷随着小肠黏膜的成熟而逐步得到改善。

更普遍的状况是，乳糖酶活性在成长过程中以遗传基因编程（常染色体隐性）的方式逐渐衰退，成年时，世上有约 65% 的人口乳糖酶活性非常低。乳糖酶缺乏症的患病率取决于诊断是通过表型（如乳糖呼气试验）、基因还是结合两者进行。根据表型诊断，美国白种人乳糖酶缺乏症的患病率为 6% ～ 22%，美洲印第安人／阿拉斯加土著人口乳糖酶缺乏症的患病率为 80% ～ 100%。最近的遗传学研究表明，乳糖酶缺乏症的患病率甚至在传统上被认为是乳糖酶缺乏症的人群中也有很大差异。例如非洲黑种人乳糖酶缺乏症的患病率约为 100%，但苏丹部分地区为 55%；亚洲人乳糖酶缺乏症的患病率约为 100%，但印度北部部分地区仅为 45%；中东地区乳糖酶缺乏症的患病率在 100% 到低至 27%。基因多态性和影响表达的表观遗传修饰可预测乳糖酶活性的持续性。根据表型数据，乳糖酶活性的下降通常发生在 3 ～ 7 岁；乳糖酶缺乏症患病率较高的民族通常更早出现下降。乳糖酶活性较低的人并没有表现出乳糖不耐症的症状，如腹胀、腹痛、恶心和腹泻（另见第 27 章：慢性腹泻病）。事实上，大部分乳糖酶失活的人可以耐受适量的乳糖摄入，尤其是混合在用餐时的摄入。

在小肠未被消化的乳糖进入结肠后，被肠道菌群发酵产生有机酸、氢气、一氧化碳及甲烷等，进而导致种种乳糖酶不耐受症状。生成的气体会引起腹胀腹痛，未被吸收的糖和酸类则引起渗透压的改变，从而导致渗透性腹泻。这样的吸收障碍可以借助乳糖摄入后呼出的氢气增多检测。然而，出现症状的可能性取决于残余乳糖酶活性的多少、摄入乳糖的多少、膳食的成分及是否存在内脏高敏。

小肠黏膜损伤也会导致乳糖酶活性的衰减，即乳糖酶二次失活。这种情况大多发生在患病毒性肠炎的婴儿，这是小肠绒毛受损引起的，也会随着疾病的痊愈而恢复正常。而对于有些婴儿，乳糖酶缺乏可能没有临床意义。如携带有轮状病毒的婴儿也是乳糖不耐受的，却可能并没有任何不耐受症状。然而，体重增加不足或迁延性腹泻的婴儿即使在疾病治愈后也会出现临床乳糖不耐受症状。此时给予婴儿不含乳糖的配方奶或许较好。除了严重的病例，一般这种情况会持续 1 ～ 2 周，待疾病痊愈后不耐受症状可消失。继发性乳糖酶缺乏症也可见于其他与小肠损害有关的疾病，包括炎性肠病和小肠吸收不良症。

目前，有几种不同的方法来诊断乳糖酶缺乏症。许多学者认为氢呼气试验是诊断乳糖吸收不良（可能归因于乳糖酶缺乏）的最佳工具，因为它易于使用且价格低廉，乳糖吸收不良是通过摄入乳糖后呼气氢的增加来检测的。导致小肠损伤的情况可导致继发性乳糖酶缺乏和呼吸试验阳性（见上文）。尽管假阴性结果被认为是某些人的肠道微生物群不能产生氢气造成的。有证据表明，如果呼吸测试进行足够长的时间，所有人都是氢气的产生者。也就是说，对儿童和成人的研究表明，呼吸测试结果和基因测试结果之间有很强的相关性（见下文）。

通过饮食排除和激发，可以相对容易地对乳糖不耐症（可能由乳糖酶缺乏引起）进行特异评估。然而，食品中的乳糖含量可能会有所不同，因为它是加工食品中的一种成分或是药品中的一种填充剂，在使用无乳糖饮食作为诊断辅助时需要考虑这些事实。

基因检测也可用于检测与乳糖酶（非）持久性相关的多态性。基因检测结果与乳糖酶活性测定结果密切相关。与乳糖酶持久性相关的等位基因数量继续增加。

乳糖酶缺乏症可通过对黏膜活检进行酶检测进行侵入性诊断，但对于活性与临床症状之间的相关性存在分歧，这是可以理解的，因为乳糖酶活性将取决于活检部位和活检次数。在实践中，黏膜活检很少有必要诊断乳糖酶缺乏症。目前正在探索其他检测方法，包括乳糖快速检测法，该法对十二指肠活检样本进行比色分析。

包括乳糖在内的碳水化合物吸收不良可以用硝嗪纸测试粪便 pH 值的方法检测到（吸收障碍引起的碳水化合物发酵会使得粪便 pH < 5.5），而葡萄糖（葡萄糖可被铜还原）则可通过检测尿液中葡萄糖的试剂即可检测。未被吸收的乳糖在大肠菌群的作用下裂解生成葡萄糖。因粪便成型部分往往得出假阴性的结果，所以检测粪便的水样部分很重要。用这种方法还可以检测蔗糖、淀粉等其他糖类，因为这些糖类也可以被细菌分解产生葡萄糖。碳水化合物吸收障碍一经检测，即应给予治疗以减少由渗透性腹泻引起的体液流失，从而降低脱水及酸中毒的风险。

七、特殊碳水化合物饮食和补充剂

乳糖和果糖及果聚糖、半乳聚糖和多元醇构成一组碳水化合物，称为可发酵低聚糖、双糖、单糖和多元醇（FODMAP）碳水化合物（表 16.6）。这些碳水化合物在小肠内消化不良（或根本不消化），但可被结肠细菌迅速发酵，导致结肠扩张、胀气、腹胀和（或）水样腹泻。FODMAP 碳水化合物在成人和儿童腹痛相关的功能性胃肠道疾病中发挥作用，研究表明低 FODMAP 饮食可能有助于此类疾病的治疗。低 FODMAP 饮食的典型治疗过程包括 4 ～ 6 周的初始消除期，在此期间，高 FODMAP 饮食被排除在患者饮食之外。当症状得到缓解时，逐步重新引入 FODMAP 有助于确定哪些碳水化合物是导致症状的原因，以及 FODMAP 的可耐受量。尽管到目前为止，研究结果是有希望的，但仍有必要进一步研究，以确定消除 FODMAP 的真正短期和长期疗效，哪些患者最有可能有反应，重新引入饮食的最佳方法，以及哪些其他疾病（如炎性肠病）可能对治疗有反应。

表 16.6　FODMAP 组所含碳水化合物

碳水化合物	常见食物
低聚糖	
果聚糖	小麦、洋葱、黑麦
半乳糖	豆荚、豆类、芦笋
双糖	
乳糖	牛乳、奶酪
单糖	
果糖	苹果、梨、蜂蜜、橘汁
多糖	
山梨醇	部分水果和蔬菜：杏仁、樱桃、梨

摘自 Barrett 和 Gibson 的著作

益生元包括不易消化的补充剂或食物，通常是低聚糖，通过刺激一个或多个本地益生菌的生长或活性，为宿主提供益处。这些低聚糖通常由多条果糖链组成终末葡萄糖。虽然人类无法消化，但它们允许像双歧杆菌这样的细菌繁殖，这被认为对健康有益。低聚果糖（FOS）、菊糖和低聚半乳糖（GOS）只是益生元低聚糖的几个例子。母乳是高水平益生元的天然来源，含有高达 14g/L 的低聚糖。益生元也经常作为各种食品、饮料和婴儿配方奶粉的补充。目前，对于益生元在治疗或预防儿童疾病（如特应性皮炎和其他过敏性疾病）或足月儿的生长或临床结果方面的疗效，尚不能做出明确的说明。一些证据表明，益生元可能会减少 0 ~ 24 个月大的婴幼儿需要抗生素治疗的感染发作次数。总的来说，到目前为止，没有足够的证据明确支持或反对在儿童饮食中使用益生元。

八、淀　　粉

如前文所述，淀粉是储存在植物体内的碳水化合物，淀粉可以分为直链淀粉和支链淀粉两类，前者是以 α-1-4 糖苷键连接的多糖链，后者除含有 α-1-4 糖苷键的糖链外，还有 α-1-6 糖苷键连接的分支。DP3 ~ DP9 之间以及 DP ≥ 10 的糖链被分别称为低聚寡糖和多糖（表 16.2）。淀粉分子量越大，渗透活性越低。

玉米糖浆就是用酸或酶将玉米淀粉水解得到的一类产物。可以依据其相对于葡萄糖的化学还原性强弱将它们进行分类，其中葡萄糖右旋糖当量（DE）被定义为 100%。不同的玉米糖浆的 DE 值可以从 20% ~ 95%。与高 DE 的玉米糖浆相比，低 DE 值的玉米糖浆性质更接近淀粉，因为它们在一定程度上会水解。葡萄糖聚合物，又称为麦芽糊精，也是玉米糖浆的一种，但它水解程度较高、DE 值也较大。人们常把麦芽糖精添加到婴儿的配方奶粉中，既增加了奶粉的卡路里，又对其渗透压影响不大。有 20% ~ 25% 的美国婴儿被给予无乳糖的大豆分离配方奶粉，其中的碳水化合物就是蔗糖或玉米糖浆固化物或二者兼具。

改良的食用淀粉拥有很多技术优点，如黏度改变、口感提升、冰点低、抗结晶、耐酸性强等。动物实验显示淀粉改良前后的热能总量变化不大。改良的食用淀粉已在婴儿食品中使用多年，并被美国食品药品监督管理局“普遍认为是安全的”（GRAS）。许多粉状的特殊配方食品或粗滤食品都含有变性玉米或木薯淀粉。特殊配方可能提供约 15% 的总量以变性淀粉形式存在的热量，用于在喂养期间促进不溶性营养物质的悬浮。而在有些市售婴儿甜点中变性淀粉比例可高达 45%。根据所用淀粉的类型，变性的食用淀粉对增加或减少矿物质的可用性可能有一定的影响。

九、纤　维　素

纤维这个名词有着广泛的营养学含义，通常指固有的植物细胞多糖，它们来源于细胞壁，几乎不能被人体产生的酶类消化分解。纤维，又称为纤维性物质或粗纤维，主要由非淀粉性多聚糖和非多聚糖类（主要指木质素）组成。非淀粉类多糖是所有碳水化合物类物质中种类最多的，包括了纤维素性多糖（β-1-4 支链）和混合含有己糖和戊糖的非纤维素性多糖（如半纤维素、胶质、树胶和胶浆质）。胶质常用于提升果酱的凝胶稠度。树胶则常作为稠化剂被广泛引用。水藻类植物中提取的卡莱胶则可见于日常生活用品和巧克力的制造。非纤维素性多糖是除外其他植物成分如肌醇六磷酸、角质、皂苷类、植物血凝素、蛋白质、蜡质、硅和其他有机组成部分的多糖类。

将植物组织经强酸、强碱水解，其中的果胶、树胶、黏胶质及大部分的半纤维素都被溶解后得到残基就是粗纤维。所以实际上粗纤维主要是纤维素纤维和木质素的混合物，人们往往低估了食物中纤维素的总量。大部分的食物成分表里列出来的都是粗纤维的含量。附录表 I 列出了常见食物的纤维含量。据估计，成年人饮食中的淀粉有 5% ~ 10%（西方饮食结构中为 20 ~ 40g）被称为"抗性淀粉"，即在小肠中无法被消化吸收的淀粉以其原形进入到大肠。表 16.7 列出了各种非淀粉多糖对粪便排出量的影响。

表 16.7　不同非淀粉多糖对排便习惯的影响

来源	物品的数量	粪便的增量 （平均 g/g 纤维摄入后）	均值	阈值
生麸皮	82	7.2	6.5	3 ~ 14.4
水果和蔬菜	175	60	3.7	1.4 ~ 19.6
熟麸皮	338	4.4	4.9	2 ~ 12.3
木虱	119	4.0	4.3	0.9 ~ 6.6
燕麦	53	3.4	4.8	1 ~ 5.5
其他黏胶纤维和黏液	66	3.1	1.9	0.3 ~ 10.2
玉米	32	2.9	2.9	2.8 ~ 3.0
大豆和其他豆类	98	1.5	1.5	0.3 ~ 3.1
果胶	95	1.3	1.0	0 ~ 3.6

根据 Elia 和 Cummings 的著作改编

曾经，我们将纤维素分为可溶性纤维（如在豆类、水果、木虱和燕麦产品中发现的一些半纤维素、果胶、树胶和黏液）和难溶性纤维（如在全谷物产品和蔬菜中发现的大多数半纤维素、纤维素和木质素）。这一最初的分类似乎有助于理解膳食纤维的特性，这意味着将膳食纤维分为主要影响小肠葡萄糖和脂肪吸收（可溶性）的纤维和缓慢发酵且不完全发酵且促进排便（不溶性）的纤维。然而可溶纤维和不可溶纤维的区别主要取决于对 pH 值的影响，削弱了生理联系。例如被认为是可溶性纤维的木虱，实际上发酵很差。

美国国家科学院提出了膳食纤维和功能性纤维这两个定义。膳食纤维由不可消化的碳水化合物和木质素组成，它们在植物中是固有和完整的。功能性纤维由孤立的、不易消化的碳水化合物组成，对人体具有有益的生理作用。总纤维是膳食纤维和功能性纤维的总和。

纤维的定义具有重要的营养意义。纤维对健康的益处（见下文）取决于纤维的类型，水果和蔬菜中的纤维通常被认为对健康的贡献最大。世界卫生组织/粮食及农业组织在联合国食品法典委员会第三十届会议上提出了一个工作定义（表 16.8）来解决如何最好地定义纤维这一潜在难题（http：//www.fao.org/ fao-who-codexalimentarius/en）。

表 16.8　纤维的定义

膳食纤维是指含有 10 个或 10 个以上单体单元的碳水化合物聚合物，不被人体小肠内的内源性酶水解，属于以下类别：

- 食用碳水化合物聚合物，天然存在于食物中
- 碳水化合物聚合物，通过物理、酶或化学方法从食品原料中获得，经向主管当局提供的普遍接受的科学证据证明具有有益于健康的生理作用
- 合成碳水化合物聚合物，已被证明具有有益于健康的生理作用，经向主管当局提供的普遍接受的科学证据所示

摘自世界卫生组织/粮食及农业组织在联合国食品法典委员会第三十届会议
http：//www.fao.org/ fao-who-codexalimentarius/en

十、食用纤维素的益处

目前人们对纤维素的兴趣大大提升，主要是因为纤维素有助于降低某些美国常见病的发生，如结肠癌、肠应激综合征、便秘、肥胖及冠心病等。流行病学调查显示，这些疾病在非洲的农村地区发生率很低，而这些地区的居民摄入大量的纤维素。然而随着城市迁移进程的加快、西方饮食结构和生活习惯的采纳，这些西方流行疾病发病率也相应增加。根据 2009—2010 年国家健康和营养调查（NHANES）报告，美国 2 岁及以上人群的平均纤维摄入量为 16g/d，其中大部分来自水果和蔬菜。这远远低于多个专家组建议的每日摄入量。

增加膳食纤维已被发现有许多积极的健康好处。在成年人中，有强有力的证据表明，与膳食纤维摄入量最高与最低相比或作为剂量反应（每天增加 10g）时，心血管疾病、冠状动脉疾病和所有癌症的死亡率降低（分别为 9%、11% 和 6%）。谷类和豆类的纤维是有益的，可以降低心血管疾病的死亡发生率，蔬菜和水果则不然。证据支持膳食纤维降低总胆固醇和低密度脂蛋白胆固醇浓度的能力，也可能降低血清甘油三酯的能力。同样，研究支持降低 2 型糖尿病风险的额外益处，这些益处是否与减少炎症发生有关仍有争议。

关于膳食纤维对儿童潜在健康益处的可用数据少得多。关于膳食纤维摄入是否影响儿童血糖调节和（或）代谢综合征患病率的流行病学研究存在分歧，这可能与研究设计、研究人群、研究对象、研究对象和研究对象的差异有关。在针对木虱纤维对儿童血脂的影响的研究中，结果表明，在大多数（但并非全部）双盲随机对照试验中，木虱纤维表现出对儿童血脂温和但非常显著的影响。

鉴于便秘在儿童中的高发病率，有许多研究探讨了增加膳食纤维在治疗和（或）预防便秘中的作用。如前所述，纤维对排便方式的影响取决于膳食纤维的类型。因此，考虑到所用纤维的类型和剂量的不同（如膳食纤维的普遍增加与纤维补充剂的使用相比），增

加膳食纤维在治疗和预防儿童便秘方面的益处尚不清楚也就不足为奇了，北美儿科胃肠病、肝病和营养学会最近的一份报告不建议使用纤维补充剂治疗便秘。

美国儿童肥胖症的发病率越来越高，因此人们对纤维在降低肥胖风险方面的作用很感兴趣。然而，随机对照试验却很少。观察性研究受到研究人群、研究设计和所评估膳食纤维类型差异的困扰，导致结果不明确。

十一、摄入纤维素的潜在副作用

尽管有许多人提出高纤维饮食对健康有益，但也有学者提出了一些针对矿物质吸收可能产生不利影响的疑问。可溶性和不可溶性纤维的矿物质结合特性取决于特定类型的纤维和 pH 值。如果纤维在结肠中发酵，矿物质就会被释放出来并被吸收，而这可能会在某种程度上抑制小肠吸收。有些纤维实际上增强了矿物质的吸收，但这些作用是非常特殊的（如低分子量的果胶可以增加矿物质吸收，但高分子量的果胶则不然）。在营养充足的情况下，纤维与矿物质的结合不太重要。然而，在矿物质摄入量较低的情况下，纤维与矿物质的结合则可能很重要。

另一个潜在问题与高纤维摄入导致的能量吸收减少有关。与矿物质吸收受到干扰的情况一样，这一问题在基线能量摄入不足和（或）已经营养不良的人群中似乎更为相关，在一项对 1 个月大的健康婴儿的研究中，向婴儿配方奶粉（4g/30ml）中添加相对大量的大米谷物不会导致能量或氮吸收减少。

十二、目前的膳食建议

多年来，推荐的膳食纤维量一直在增加。目前普遍推荐给 6 ～ 12 个月大的婴儿的饮食逐渐添加蔬菜和水果，直至 1 周岁时纤维素摄入量应达到 5g/d。美国健康基金会对儿童饮食中纤维素的推荐量做了详细阐述。2 周岁以上的儿童每日纤维素摄入推荐量 =（年龄 +5）g/d。这个"年龄 +5"法则使得纤维素的摄入量随着年龄的增长而增加，到较大年龄的青少年时可增至成人推荐摄入量。1995 年召开的以儿童膳食纤维为主题的会议为较大年龄青少年的推荐摄入量也刚好在此范围内。

最新的建议来自国家医学院和美国农业部。美国国家医学院 2005 年关于膳食参考摄入量的报告确定了儿童纤维的允许摄入量（表 16.9）。除了 4 ～ 8 岁的儿童外，其他年龄段的建议都相当一致，美国农业部对这些儿童的建议低于美国国家医学院的建议。精制面粉通常存在于面包、面包卷、馒头和披萨皮中，占有膳食纤维消耗的很大一部分，但它们不是膳食纤维的最佳来源。报告建议人们应该增加豆类、豌豆、其他蔬菜、水果、全谷类食品和其他含有天然纤维的食物的摄入量，而不是通过精制纤维或通过非处方补充剂来补充纤维。

美国医学协会在 2002 年关于居民膳食营养参考量的报告中，也专门阐述了儿童纤维的摄入量。表 16.9 根据年龄和性别的不同列出了每日纤维素推荐量。

表 16.9　每日纤维素摄入推荐量 *

年龄（岁）	纤维素量（g）[a]	纤维素量（g）[b]
0 ～ 1	ND	ND
≥ 1 ～ 3	19	14
4 ～ 8		
女孩	25	16.8
男孩	25	19.6
9 ～ 13		
女孩	26	22.4
男孩	31	25.2
14 ～ 18		
女孩	26	25.2
男孩	38	30.8

a. 美国国家医学院
b. 美国农业部
ND. 参考值未确定

（翻译　重庆医科大学附属儿童医院　贺景颐　熊海伊　审校　李廷玉）

IV

第 *17* 章

脂肪和脂肪酸

一、一般共识

人类对脂肪的绝对需求量是必需脂肪酸的含量，用以维持所有组织最佳脂肪酸组成和正常的二十烷类和二十二烷类合成。这个需求不会超过约适宜摄入量的 5%。然而，在母乳和目前可用的婴儿配方奶粉中，脂肪约占非蛋白能量含量的 50%。这个脂肪含量是确保总能量摄入足以支持生长和膳食蛋白质的最佳利用率。理论上，脂肪所提供的能量碳水化合物也能提供，而且碳水化合物可以合成除了必需脂肪酸外的所有脂肪酸。然而实际上，如果脂肪摄入量没有远远超过必需脂肪酸的需求量，很难确保足够的能量摄入。因为这种包含简单碳水化合物（如单糖和双糖）的饮食往往渗透压过高从而导致腹泻，而包含更多复杂碳水化合物的饮食又可能不会得到充分消化，尤其是在婴幼儿早期。此外，因为碳水化合物转变成脂肪酸提供的能量在脂肪合成的过程中有约 25% 被消耗，如果非蛋白能量是由脂肪酸和碳水化合物的混合物而不是主要由碳水化合物提供，代谢率就会提高。脂肪也能促进吸收、运输和转运脂溶性维生素，它还是重要的饱觉因子。

二、膳食脂肪

甘油三酯是膳食脂肪的主要形式。结构上，它们由三分子的脂肪酸和一分子的甘油酯化而成。它们常常包含至少 2 个，通常是 3 个不同的脂肪酸。其他膳食脂肪包括磷脂、游离脂肪酸、单甘酯、双甘酯，以及少量的甾醇及其他非皂化物。

天然存在的脂肪酸通常含有 4～26 个碳原子。其中一些是饱和（即碳链中没有双键）、有些是单不饱和（即 1 个双键）和一些多不饱和（即 2 个或多个双键）脂肪酸。所有的有共同的名字，但按照惯例，是根据它们的碳原子数、双键数量、从分子中甲基末端开始的第一个双键的位置来鉴别。例如，棕榈酸，一种饱和的 16-碳脂肪酸，被命名为 16：0。油酸一种 18 碳的单不饱和脂肪酸，其单双键位于甲基末端的第 9 和第 10 碳之间，被命名为 18：1ω-9。亚油酸，18：2ω-6，一种 18-碳脂肪酸，含 2 个双键，第一个双键位于从甲基末端开始的第六个和第七个碳之间。许多常见脂肪酸的通用名称及简写的数字命名见表 17.1。

表 17.1　部分脂肪酸通用名和数值命名

通用名	数字命名
辛酸	$8:0$
癸酸	$10:0$
月桂酸	$12:0$
肉豆蔻酸	$14:0$
棕榈酸	$16:0$
硬脂酸	$18:0$
油酸	$18:1\omega\text{-}9$[a]
亚油酸	$18:2\omega\text{-}6$[a]
花生四烯酸	$20:4\omega\text{-}6$[a]
亚麻酸[b]	$18:3\omega\text{-}3$[a]
二十碳五烯酸 [EPA]	$20:5\omega\text{-}3$[a]
二十二碳六烯酸 [DHA]	$22:6\omega\text{-}3$[a]

a.ω-9，ω-6，ω-3 也可命名为 n-9，n-6，n-3
b.通常命名 α- 亚麻酸来区别 18：3ω-6 和 γ- 亚麻酸

　　不饱和脂肪酸在每个双键的位置折叠；在这种构型中，它们被认为是"顺式"。在加工过程中，分子有可能展开，转化为"反式脂肪酸"，参与到动脉粥样硬化的形成中。在一般情况下，婴儿配方奶和食物中的反式脂肪酸量低；然而，一些加工的脂肪（如人造黄油）可能含量较高。人乳中的反式脂肪酸含量也相当低，除非母亲的饮食中有高含量的反式脂肪酸。

三、脂肪的消化、吸收、运输和代谢

　　婴儿出生后，必须将使用碳水化合物作为主要能量源调整为使用碳水化合物和脂肪的混合物作为主要能量来源。因此，即使是足月儿，脂肪消化和代谢的某些方面还没有发育完全。但大多数足月儿有足够的脂肪消化能力来很好地适应这个转化过程。早产儿的脂肪消化能力受限较为严重，但几乎没有证据显示，这些婴儿在出生头几周后脂肪消化能力仍然存在明显的受限。

　　脂肪的消化开始于胃，舌脂酶水解甘油三酯中的短链和中链脂肪酸，胃脂肪酶水解长链、中链和短链脂肪酸。胃内以单甘油酯的形式释放脂肪酸延迟胃的排空，也有利于在肠道中的脂肪乳化。此外，一些被释放的短链和中链脂肪酸可以直接从胃吸收。当进入十二指肠时，甘油单酯和游离脂肪酸刺激大量肠内激素的释放；其中包含缩胆囊素，它刺激胆囊的收缩和胰腺酶的分泌。舌和胃脂肪酶主要在十二指肠被灭活，接下来通过胰脂肪酶和共脂肪酶继续进行脂肪的消化,这些酶在生命最初的几周可能有一定程度的受限。像舌和胃脂肪酶那样,胰脂肪酶将甘油三酯水解为游离脂肪酸和甘油酸酯。

人乳中含有另外两种脂肪酶,脂蛋白脂肪酶和胆盐刺激脂酶。前者是乳腺形成乳脂必不可少的,但是在肠道脂肪消化中的作用不大。后者的量更大。若有胆盐存在,在 pH 值低至 3.5 的条件下它是稳定的,不会被肠蛋白水解酶影响。然而,它对热不稳定,因此可以通过巴氏灭菌法灭活。这被认为是喂养巴氏杀菌母乳的婴儿脂肪吸收不良的一个主要因素。

胆盐刺激脂酶水解甘油三酯为游离脂肪酸和甘油,而不是游离脂肪酸和单酸甘油酯。从理论上讲,人乳中胆盐刺激脂肪酶可以取代有限的胰脂肪酶,然而,这似乎对于大多数婴儿的脂肪消化不是非常重要。另一方面,因为胆盐刺激脂酶水解视黄酯的能力比胰脂肪酶更强,而视黄酯是维生素 A 在母乳和许多其他食物中的主要形式,因此它可能对维生素 A 的最佳吸收更为重要。

胆囊的收缩释放胆汁酸帮助乳化肠内容物,从而促进甘油三酯水解和脂肪吸收。它们主要以牛磺酸或甘氨酸盐的形式被释放,因此,同时具有水溶性和脂溶性。胆盐本身并不是良好的乳化剂,但是与单甘酯、脂肪酸和磷脂结合后,就会变得非常有效。因此,发生在胃内的脂肪水解对肠道内脂肪消化有重要的辅助作用。

新生儿的胆盐合成率小于成人,新生儿的胆盐池约只有成人的 1/4。但是,十二指肠内的胆盐浓度低于 $2 \sim 5mM$(形成胶束所需的临界浓度)的情况很少见。胆盐在回肠远端被主动重吸收,然后运回肝脏,并最终重新出现在胆汁中。尽管早产儿胆盐的肝肠循环可能不那么成熟,这种肝肠循环每天约发生 6 次,每次循环仅丢失约 5% 的胆盐。

脂解作用产生的单双甘油酯和长链脂肪酸,以及磷脂、胆固醇和脂溶性维生素都不溶于水,但能和胆盐结合形成微胶粒而被溶解。由于具有双亲性,胆盐将疏水区聚集于微胶粒的内部或核心,而亲水区位于外部。微胶粒的各组分被运输到肠道黏膜细胞,其中的长链脂肪酸和单酸甘油酯重新酯化为三酸甘油脂,随后结合蛋白质、磷脂和胆固醇形成乳糜微粒或极低密度脂蛋白。以这种形式进入肠道淋巴管,然后到胸导管,最后到外周循环。

中链脂肪可以不经水解直接被吸收进入肠道细胞。然而,它们也可以在十二指肠被迅速水解,释放的中链脂肪酸在肠腔内的水相中相对易溶,因此不必形成微胶粒而被直接吸收。因此,中链脂肪特别适用于治疗婴儿和儿童各种胰腺、肝脏、胆道和肠道疾病,以及应用于早产儿。

一般情况下,长链不饱和脂肪酸比长链饱和脂肪酸更容易吸收。除不饱和程度外,脂肪酸在甘油三酯分子上的位置也影响其吸收。在最常见的膳食饱和脂肪酸,棕榈酸(16 : 0)中,棕榈酸的 2- 甘油单酯更易被吸收,但从甘油三酯分子末端位置释放的游离棕榈酸则不易被吸收。人乳中含的棕榈酸主要是在甘油的 2- 位酯化的,这可能就是人乳比配方乳脂更好吸收的原因。合成脂肪,2- 位碳上含有棕榈酸的合成脂肪目前已经面市,而且被越来越多地应用于婴儿配方奶粉中。

在循环中,乳糜微粒从高密度脂蛋白中获得一个特殊的载脂蛋白。这使乳糜微粒中的甘油三酯能被脂蛋白脂肪酶水解，脂蛋白脂肪酶是血管内负责水解乳糜微粒和极低密度脂蛋白最主要的酶。脂蛋白脂肪酶在大多数组织中合成，脂肪酸向组织的流动反映了脂蛋白脂酶在各组织毛细血管床的活性。早产儿和小于胎龄儿脂蛋白脂酶的水平偏低，但除了影响静脉注射脂肪乳剂的耐受性以外，不存在其他方面的不利。

乳糜微粒的甘油三酯水解后残余的磷脂和大多数脂蛋白被转移到高密度脂蛋白，其余的载脂蛋白被转移到其他脂蛋白颗粒，只留下一部分乳糜颗粒残存物，该残存物会被特殊的肝脏受体从循环中清除。

四、必需脂肪酸

在 ω-6 和 ω-3 位置上含有双键的脂肪酸不能被人类内源性合成。因此，必须在饮食中提供特定的 ω-6 和 ω-3 脂肪酸或其前体，即在这些位置上具有双键的亚油酸 [LA（18 ： 2ω-6）] 和 α- 亚麻酸 [ALA（18 ： 3ω-3）]。前体脂肪酸被同一系列的去饱和酶和伸长酶代谢成更长链、更多不饱和双键的不饱和脂肪酸，统称为长链多不饱和脂肪酸。这条途径见图 17.1。18 ： 2ω-6 和 18 ： 3ω-3 的重要代谢产物包括 18 ： 3ω-6 [γ- 亚麻酸（GLA）]、20 ： 3ω-6[双高 γ- 亚麻酸（DHLA）]、20 ： 4ω-6[花生四烯酸（ARA）]、20 ： 5ω-3[二十碳五烯酸（EPA）]、22 ： 6 或 ω-3[二十二碳六烯酸（DHA）]。

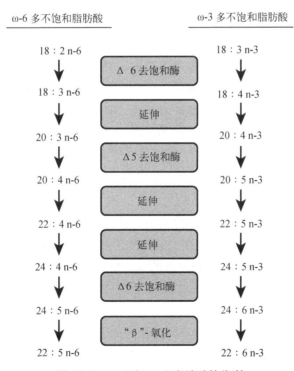

图 17.1　ω-6 和 ω-3 脂肪酸的代谢

LA（18 ： 2ω-6）和 ALA（18 ： 3ω-3）存在于许多植物油脂（表 17.2），在体内，它们被发现存储在脂质、细胞膜磷脂、细胞内胆固醇酯及血脂中。与此相反，由这些前体合成的更长链、更多不饱和双键的多不饱和酸主要存在于特定的细胞膜磷脂中。DHLA、ARA 和 EPA 是二十烷类化合物的直接前体，DHA 是二十二烷类化合物的前体，每种都被转换为具有不同的生物活性和（或）功能的不同系列。

表 17.2   常见的植物油中脂肪酸组分 [a]

脂肪酸	菜籽油	玉米	椰子	棕榈油	红花油 [b]	大豆	高油酸葵花
6：0～12：0	——	0.1	62.1	0.2	——		
14.0	——	0.1	18.1	1.0	0.1	0.1	——
16：0	4.0	12.1	8.9	39.88	6.8	11.2	3.7
18：0	2.0	2.4	2.7	4.4	2.4	0.4.	5.4.
18：1ω-9	55.0	32.1	6.4	42.5	12.5.	22.0	81.3.
18：2ω-6	26.0	50.1	1.6	11.2	76.8	53.8	.9.0
18：3ω-3	10.0	0.9	——	0.2	0.1	7.5	
其他	2.0	1.0	——	< 1.6	< 1.0	< J.0	< 1.0

a. 总脂肪酸的百分率（g/100g）
b. 高红花油酸：约 77% 18：1ω-9 和 12.5% 18：2ω-6

催化 ω-6 和 ω-3 脂肪酸去饱和和链伸长的同一系列酶也催化 ω-9 脂肪酸的去饱和度和链伸长，这些酶的作用物偏向于 ω-6、ω-3，最后是 ω-9。因此，ω-9 脂肪酸与 ω-6 或 ω-3 之间的竞争不是问题，除非 LA 和（或）ALA 浓度低，如发生在缺乏的状态。在这种情况下，油酸（18：1ω-9）很容易去饱和，并延伸为二十碳三烯酸（20：3ω-9）。这种脂肪酸与 20：4ω-6 的比率，即三烯 - 四烯比，已被用作 ω-6 脂肪酸缺乏的诊断指标，这个比率通常 < 0.1，比率 > 0.4 通常被认为不足。但大多数人认为，更低的值（如 > 0.2），可能更合理。在几个仅 18：3ω-3 缺乏的记录的案例中，测定了三烯和四烯的比率（请参阅后面的讨论），并未升高。

LA（18：2ω-6）被确认为是人类必需营养素已有 85 年。其缺乏症最常见的症状是生长发育迟缓和鳞屑皮损，在出现这些症状之前，血脂的三烯与四烯比率通常会增加。现在明确的是，ALA（18：3ω-3）也是必需营养素。在动物中，这种脂肪酸的缺乏会导致视觉和神经系统异常。神经异常也在一名接受了几周不含 ALA 的肠外营养方案的婴儿和正在接受不含 ALA 的基本配方奶粉灌胃的老年疗养院居民中观察到。

虽然两种系列脂肪酸缺乏的相关症状似乎有所不同，但许多描述 ω-6 脂肪酸缺乏的研究都是基于脱脂或低脂肪的饮食，而不是只缺乏 18：2ω-6 的饮食。因此，LA 和 ALA 缺乏的症状可能会有一些重叠。ω-6 脂肪酸缺乏的临床症状可以被 LA 或 ARA 纠正，这些与 ALA 缺乏相关的症状可以被 ALA、EPA 或 DHA 纠正，因此，目前尚不清楚 LA 和 ALA 除了作为长链多不饱和脂肪酸的前体外，是否还提供特定的功能。

LA 通常占人乳总脂肪酸含量的 8%～ 20%，ALA 通常占 0.5%～ 1%。人乳中也含有少量的两种脂肪酸的更长链、更不饱和的代谢物，主要是 AA（20：4ω-6）和 DHA

（22：6ω-3）。母亲的饮食对乳汁中大多数脂肪酸的浓度有很明显的影响。食用典型北美饮食的女性乳汁中 DHA 的浓度一般是在总脂肪酸的 0.1%～0.3%，ARA 的浓度范围是 0.4%～0.6%。素食妇女的乳汁中含有更少的 DHA，那些膳食中吃鱼多或吃 DHA 补充剂者 DHA 水平更高。人乳中 ARA 含量变化较小，而且似乎更少依赖母亲 ARA 的摄入，这也间接反映了大多数人群 LA 的摄入量相对较高。

　　椰子油、红花油、玉米油和大豆油，以及高油酸红花油和葵花子油和棕榈精油，通常被用于制造婴幼儿配方奶粉。除了椰子油，它们都含有足够量的 LA，但只有大豆油中含有数量可观的 ALA（脂肪酸总量的 6%～9%）。菜籽油，作为美国以外许多地区配方奶中的一种组分，含有更少的 LA 和更多的 ALA。直到 20 世纪 90 年代，婴幼儿配方奶粉中才考虑到 ALA 含量，之前甚至无法获取 ALA（另见第 4 章：配方奶粉和附录 B）。目前的推荐建议 LA 的最低摄入量为总脂肪酸的 2.7%～8%，而最高摄入量占总脂肪酸的 21%～35%。最近建议足月婴幼儿配方奶粉 ALA 的最低和最高添加量分别为总脂肪酸的 1.75% 和 4%。一些建议旨在保持 LA 和 ALA 之间的合理平衡，建议 LA-ALA 的比例在 5～15，另一些建议无须考虑比例。目前在美国上市的足月儿和早产儿的婴儿配方奶粉中含有占总脂肪酸约 20% 的 LA 和约 2% 的 ALA，因此，它们的 LA/ALA 比率约为 10。

五、长链多不饱和脂肪酸

　　长链多不饱和脂肪酸（LC-PUFAs）是链长超过 18 个碳和含有 2 个及以上不饱和双键的脂肪酸。婴儿营养中主要感兴趣的是 ARA（20：4ω-6）和 DHA（22：6ω-3），在母乳喂养的婴儿血浆和红细胞脂质中含量比配方奶喂养的婴儿高。因为人乳含有这些脂肪酸，但 2002 年以前配方奶中没有。配方奶喂养的婴儿血脂中这些脂肪酸含量较低被解释为婴幼儿不能合成足够的这些脂肪酸，以满足持续的需求。过去和现在的研究中观察到母乳喂养相较于配方奶喂养的婴儿有更好的认知功能，集中注意在配方奶喂养的婴儿认知功能较低，某种程度上，与长链多不饱和脂肪酸摄入不足有关。

　　ARA 和 DHA 是神经组织中主要的 ω-6 和 ω-3 脂肪酸，DHA 是视网膜感光膜的主要组成部分。这些事实支持了认知功能和 LC-PUF 的摄入相关。胚胎发育中，这些脂肪酸主要来源于母亲的血浆。因此，与足月产儿相比，在妊娠晚期或之前出生的早产儿，由于从母亲获得的 LC-PUFA 较少，因此对这些脂肪酸的需求量更大。然而，从妊娠中期到出生后一年，这些脂肪酸在发育中的中枢神经系统的每日累积量的变化是很小的。

　　从尸检结果看，配方奶喂养的足月儿大脑中 DHA 含量略低，而 ARA 则没有，但仍具有显著性差异。然而，视网膜中 DHA 的含量在母乳喂养和配方奶喂养婴儿之间没有差异，这可能是因为视网膜中这种脂肪酸的浓度在接近足月时达到成人水平，而要很久以后大脑中的浓度才能达到成人水平。在仔猪中，配方奶喂养幼崽的脑 DHA 含量反映了幼崽死亡之前得到的配方奶的 ALA 含量。在这个研究中，ALA 的摄入量小于总能量的 0.7% 导致了大脑中的 DHA 浓度低，而且，婴幼儿的研究显示，ALA 的摄入与 DHA 的合成率呈现出正相关关系。

无论是足月儿还是早产儿都可以将 LA 转换为 ARA，将 ALA 转换为 DHA。这已经通过研究得到证实，研究中用稳定同位素标记 ^{13}C 或 ^{2}H 的前体脂肪酸来监测婴儿，用气相色谱／质谱法来检测标记脂肪酸的血液浓度以及每种脂肪酸的标记代谢产物（图 17.1），Sauerwald 等和 Uauy 等的研究表明，早产儿将 LA 和 ALA 转换为多不饱和脂肪酸的整体能力至少和足月儿是一样的。另一方面，喂养相同配方奶粉的早产儿和足月婴儿，其转换能力有相当大的差异。此外，因为测量只限制在血浆中，其只占体内脂肪酸前体或产物的一小部分，不能代表包括中枢神经系统在内的其他组织的脂肪酸池。同时，早产儿或足月儿是否能合成大量多不饱和脂肪酸尚不清楚。

添加 LC-PUFA 配方奶粉喂养的婴儿和母乳喂养婴儿血浆和红细胞脂质的 DHA 含量高于未添加 LC-PUFA 配方奶粉喂养的婴儿，和 ALA 相对水平较高的婴儿。这说明内源性形成的 LC-PUFA 量低于人乳或添加 LC-PUFA 配方奶提供的量。但是，血浆中单一长链多不饱和脂肪酸的浓度，在何种程度上反映组织中，特别是在大脑中这一不饱和脂肪酸的含量尚不清楚。

动物研究表明，血浆中多不饱和脂肪酸的浓度与大脑中这些脂肪酸浓度的相关性比与红细胞和肝脏中的浓度相关性相对低一些。与此相反，人类婴儿的尸检研究显示，红细胞和脑中 DHA 浓度的相关性较弱但仍具有统计学意义。红细胞膜中这种脂肪酸的浓度与其他组织中的含量之间的相关性没有被报道。离体细胞实验研究表明，DHA 的前体从血浆中转移到星形胶质细胞，在星形胶质细胞中被转换为 DHA，随后转移到神经元细胞中。这种在中枢神经系统中直接合成 DHA 的途径发生在某些动物物种的体内，但以何种程度发生在人类尚不明确。

（一）发育过程中多不饱和脂肪酸的重要性

先前讨论的结果，虽然还不明确，但与这样的一种可能性一致，即在婴儿早期或更长时间不预先提供 LC-PUFA 可能会损害这些脂肪酸含量较高的组织／器官的发育，特别是 22 ：6ω-3。然而，正常发育过程中多不饱和脂肪酸的具体作用还不明确。这些脂肪酸影响基因的转录并可能产生翻译后修饰。而且，许多是二十烷类化合物和二十二烷类化合物的前体反过来，修饰了一系列过程。这些脂肪酸在信号转导中也有其他的作用，这些脂肪酸在细胞膜中的含量可以改变细胞膜流动性、膜的厚度、细胞膜的微环境及脂肪酸和膜蛋白之间的相互作用。这种变化，反过来，可能会影响受体的功能，脂肪酸也可能发挥对受体功能的直接影响。虽然膜脂肪酸的不饱和程度会影响流动性，但用单不饱和或多不饱和脂肪酸代替饱和脂肪酸，这种影响最为显著。在 22 ：6ω-3 缺乏症中，22 ：5ω-6 代替 22 ：6ω-3，流动性影响不大。

尽管缺乏明确的多不饱和脂肪酸在发育过程中的作用机制，但在过去的 20 年里，许多研究都集中在母乳喂养与配方奶喂养的婴儿之间视力和神经发育指标的差异，因为母乳中含有除了多不饱和脂肪酸外还含有其他几种可能会影响视力和（或）神经发育指标的因子，因此，研究比较母乳喂养与配方奶喂养的婴儿不能帮助解决在婴儿发育过程中多不饱和脂肪酸的具体作用。相反，比较长链多不饱和脂肪酸补充和未补充的配方奶粉喂养的婴儿的干预研究和比较通过母体补充不同 LC-PUFA 摄入量的母乳喂养婴儿的研究，可以为长链多不饱和脂肪酸摄入和儿童早期结局之间的因果关系提供重要的见解。

（二）多不饱和脂肪酸的摄入和视觉功能

早期的啮齿类动物的研究就证实了 ω-3 脂肪酸对视网膜正常功能的重要性，随后又在灵长类动物的研究中进一步得到证实。这些研究表明，ω-3 脂肪酸缺乏动物的视网膜/视觉功能异常明显是由于 18：3ω-3 脂肪酸摄入不足引起的，并可通过添加 ω-3 脂肪酸或 DHA 部分逆转。正是基于这一理论，许多人类研究评估了 DHA（22：6ω-3）摄入对婴儿视网膜和（或）视觉功能的影响。LC-PUFA 随机对照试验的早期干预是为了评估婴儿配方是否需要补充 ω-3（之前通常补充的是 ω-6 LCPUFA），因为配方奶缺乏所有的 LCPUFA，只包含其前体物质，即少量的必需脂肪酸 ALA（18：3ω-3）和更大数量的 ω-6 EFA 和 LA（18：2ω-6）。

因为这些研究中的婴儿还不会语言表达，所以视力通常是通过行为或电生理学来评估的。最常见的视敏度的行为评估是 Teller 敏感度卡（Teller Acuity Card，TAC），它基于一种内在的倾向，即寻找一个可识别的模式而不是空白区域。这种快速检测分辨率灵敏度的方法结合了强迫选择和自发优先的视觉程序。在一侧给婴儿显示一系列不同宽度的条纹（光栅）的卡片，另一边是空白栏，通过卡片中心的窥视孔来观察其行为。先是展示较宽的条纹卡，随后逐步减少条纹卡的宽度。这个项目的视觉灵敏度就是他（她）优先清楚看见的最好的光栅 [即他（她）能识别的最好的光栅]。

电生理基础测试使用视觉诱发电位（VEP）测量视觉皮质对视网膜处理的视觉信息及传输到视觉皮质的应答活性。可靠的诱发反应的存在表明，刺激信息到达了视觉皮质，在那里应答信息得到处理。使用 VEP 来评估视力需要测量视觉皮质的电位，以响应垂直方波光栅或棋盘对比度反转的模式。光栅或棋盘的频率是从低（大）到高（小）逐渐下降的，视觉灵敏度的阈值是用 VEP 的振幅与光栅或棋盘刺激的大小或频率的线性回归来评估的。快速 VEP 方法（sweep VEP）已发展到应用于婴幼儿人群中。

视网膜电图，不像之前提到的程序测量整个视觉系统的应答，它只测量视网膜的活性。然而，此方法比其他方法在一定程度上更具侵入性和耗时性，因此只在少数的研究中被用于评估多不饱和脂肪酸的作用。响应闪光产生的视网膜电图的主要组成是 a 波和 b 波，a 波是由感光细胞超极化产生的，b 波反映了视网膜神经元随后的激活。性能由参数来量化，如阈值（引出一个小振幅所需的最小强度的光）、潜伏时间或峰延迟（从一个短暂的闪光到应答峰出现的时间）、最大振幅和灵敏度（引出最大振幅一半的响应的光强度）。

迄今为止，已有 9 项试验评估 LC-PUFA 补充的婴儿配方奶粉对足月儿的影响，包括视觉灵敏度。VEP 敏感度在 6 项试验中评估，Teller 视敏度卡的行为方法在 2 项研究中使用，而另一项试验同时用了电生理和行为的方法。这些最近在 Cochrane 系统回顾中被总结。纳入的 9 项的研究中四项研究报道了补充对视力的有利影响，剩下的 5 项研究报道补充没有效果。所有纳入的研究都比较了低到适中剂量 DHA 补充（约占脂肪酸总量的 0.3%）与没有补充的效果。荟萃分析的结果是不一致的，尽管所有荟萃分析使用 Teller 视敏度卡评估在不同的年龄的视敏度都显示补充没有作用。因为电生理学的方法用于评估视敏度在试验之间是不同的，因此不能确定不一致的结果是由于方法学差异、随机误差还是其他因素引起。

一些学者认为饮食 DHA 剂量可能是一个重要的因素，至少在婴儿饮食中 DHA 需要占总脂肪酸含量的 0.3% 才能证明 DHA 补充对视敏度的有利影响。这个观点最近在包含 4 种不同剂量的 DHA 的剂量反应的试验中得到支持。这项试验中婴儿被随机分配给包含 0%、0.32%、0.64% 或 0.96% 总脂肪酸 DHA 的等量的配方奶粉喂养。所有的配方奶粉也包含 0.64% 的总脂肪酸 AA。喂养对照配方奶粉（0% DHA）婴儿的视觉诱发电位敏锐度比 DHA 补充婴儿的要弱。用 3 种不同剂量的 DHA 喂养的组别在任何时间点都没有视力的差异。虽然这个试验的整体数据提示，可能至少需要有 0.3% 的 DHA 来最大化视力发展，但配方奶粉组的相互作用的重要研究点提示，配方奶粉对视敏度的影响是不同的，取决于入组地点，对照与补充 DHA 的差异仅在其中一个研究地点最为明显。有趣的是，约 13 年前，在母乳喂养的婴儿中进行的一项剂量反应试验，结果显示：增加哺乳期的女性 DHA 摄入，使其母乳的 DHA 平均浓度，从占总脂肪酸 0.2% 上升到 0.35%、0.46%、0.86% 或 1.13%，不同组婴儿视觉诱发电位的灵敏度或潜伏期没有差异。不幸的是，由于方法学的差异，以上两个试验的视力评估，似乎没有可比性。

产妇在妊娠期间补充 DHA 已经在 4 项随机对照试验中进行了研究，包括 467 名婴儿（含足月儿）的视力结局。4 项研究报告中有三项报道 VEP 潜伏期没有差异，用 VEP 和卡片方法都没有发现视敏度的差异。只有一项小样本的研究提示 Teller 敏度卡片敏度在 4 月龄而不是 6 月龄时有改善。

婴儿早产被认为是膳食 LC-PUFA 不足的最大危险因素，因为他们错过了妊娠的最后 3 个月中大量的活化 LC-PUFA 的积累，他们出生伴随很少的脂肪储备，而且他们的喂养方案通常包含最小量的 LC-PUFA。因此，随之而来的 LC-PUFA 补充产生的任何的有益影响对早产儿都较足月儿更加明显。然而，这一假设并没有得到关于 LC-PUFA 补充的早产儿配方奶粉的影响和视力结局的研究的一致支持。相关的试验已经在最近的一次 Cochrane 系统回顾中总结。包括 8 项随机试验；3 项试验只在婴儿配方奶粉中添加了 ω-3 LC-PUFA，4 项试验添加了 ω-3 LC-PUFA 和 AA，另一项试验有 2 个干预组，1 组只添加 ω-3 LC-PUFA，另一组同时添加 ω-3LC-PUFA 和 AA。七项试验都有视力结局，这些研究中有 4 项报道了早期阶段补充的有益效果，虽然有 2 例被局限于特定的亚组。需要注意的是，这些研究评估视力灵敏度的方法不同，样本大小基本偏小，一些研究并没有充分说明随机化的具体过程。类似的问题在那两项评估视网膜点图反应的试验中同样明显，结果其中一项报道了补充的积极作用，另一项报道没有作用。最近，一项基于喂养实践的随机试验评估了喂养早产儿的奶中 DHA 的含量，在这项试验中，婴儿被喂以母乳和婴儿配方奶粉的混合物。这项试验测试了高剂量的 DHA（占总脂肪酸的 1%）与标准剂量的 DHA（0.3% 总脂肪酸）的补充效应（两组 ARA 浓度同样保持在总脂肪酸的 0.4% 左右），结果发现若采用 4 月龄的矫正年龄，高 DHA 饮食喂养的婴儿比对照婴儿具有更好的视力，而若采用 2 月龄的校正年龄则没有发现差异。

（三）多不饱和脂肪酸和认知／行为发展

大多数研究评估补充和未补充 LC-PUFA 配方奶粉喂养的婴儿的认知／行为发育时，使用的都是贝利（Bayley）婴幼儿发育量表，它被认为是评估从出生到 42 个月婴幼儿能力的"金标准"。量表提供了智力／认知和运动发育的标准化参数。然而，它们的目的是区分"正常"和"异常"，而不是区分程度。因此，除非在生命早期由贝莉婴幼儿发育量表（Bayley Scales）评估认知和（或）精神运动功能是异常的，否则这些早期的得分与后期的功能联系相对是较差的。

其他非标准化或实验性的方法也被用于评估特定的发育领域。测试包括新颖性偏好、听觉诱发电位、解决问题的能力、注意力测量、一般运动测量，以及最近使用磁共振成像对大脑结构的评估。尽管有学者认为，评估全面发育的方法的标准化测试（如贝利量表）不如一些更有针对性的实验方法敏感，但在 LC-PUFA 补充研究中，标准化和实验方法获得的数据是不同的。利用这些试验的一些研究表明，在两种方法中，补充 LC-PUFA 都有益处，有些则在一种方法中有，而另一种方法中没有，还有一些在两种方法都没有益处。生命科学研究组织任命的一个专家小组在 1998 年对现有的足月儿研究进行了综述，评估了足月儿配方奶的营养要求。这些研究被顾问小组批评，因为包含了太少的婴儿，未能充分控制混杂因素，未能在多个年龄阶段评估功能，未能调查发育过程中的个体差异，以及未能随访婴儿足够长的时间（如没有一项研究包含了超过一年的数据）。基于这些问题，专家小组没有推荐向足月婴儿配方奶中添加 LC-PUFA，而建议对这一问题进行重新评估。

尽管含有 LC-PUFA 的婴儿配方奶粉从 21 世纪初就得到广泛使用，1998 年以来发表的包含了足月儿的随机试验也并没有解决以上提到的所有研究局限性。这些试验的不同在于 LC-PUFA 补充的来源、补充的持续时间、22：6ω-3 和 20：4ω-6 的补充量以及 22：6ω-3 和 20：4ω-6 的比例。对照组与实验组配方奶中的 18：2ω-6 和 18：3ω-3 的含量也有所不同。这些研究的 Baley 精神和运动得分的变异系数也不同，在研究中变异系数最小的一个研究中显示了在前 4 个月补充 22：6ω-3 和 20：4ω-6 后，18 个月龄时的 Baley 精神发育得分是有优势的。

来自 LC-PUFA 干预试验的相关数据最近被 Cochrane 系统回顾，这些试验涉及足月配方奶粉婴儿，包括 11 个神经发育结果的试验。这一系统综述和之前的一项综述都报道了在足月婴儿配方奶粉中添加 LC-PUFA 对贝莉精神或运动得分没有影响。最近的两个系统综述和荟萃分析也总结了评估早产儿配方奶补充与未补充 LC-PUFA 的随机对照试验。两个综述包含了相同的 7 项含有贝莉结局的试验，两项都报道 LC-PUFA 补充对心理或精神运动成绩没有整体效果，尽管这些试验受到许多针对早产儿的研究的同样的批评。事实上，一些敏感性分析表明，试验之间的异质性可能与量表的不同版本、人口研究样本、干预方式的应用或试验方法有关。有趣的是，使用了第二个版本量表的 7 项研究中的 5 项，包含了大多数的婴儿（$n=879$），表明含有 LC-PUFA 的早产儿配方奶的补充会导致比对照组心智发育得分增加 3.4 点（95%CI，0.6 ～ 6.3）。进一步显然是需要高质量的试验来证实这些发现，但可能不太会发生，因为大多数的早产儿婴儿配方奶粉现在都补充了 LC-

PUFA。

　　最近，更具有临床相关性的 2 项试验，采用了 DHA 剂量反映估计在子宫的吸收率。这些试验还包括了母乳喂养的婴儿。两项试验都报道了心理发育得分在 18 ～ 20 月龄时没有差异。然而，两项试验中规模更大、更稳健的一项试验证明了女孩在心理发育得分 [95% 置信区间（CI）0.5 ～ 8.5] 方面提高了 4.5 分（约 0.3 个标准差），显著的精神迟滞（心理发展得分＜ 70）从对照组中的 10.5% 减少到高 DHA 组中的 5%（相对风险，0.50；95% 置信区间 0.26 ～ 0.93）。虽然在 18 个月时补充 DHA 有一些益处，但在 7 岁时没有益处。

　　在随机对照试验中，研究了母亲在妊娠期或哺乳期补充 ω-3 LC-PUFA 对儿童发育结果的影响，其中一些试验是大规模和严格的，且随访儿童至 7 岁。这些研究和现有的系统综述表明，补充 ω-3 LC-PUFA 对儿童发育结果没有一致的益处。

（四）长链多不饱和脂肪酸对妊娠结局和儿童过敏的影响

　　除神经发育领域之外，大家对 ω-3 LC-PUFA 的兴趣主要集中在抗炎和免疫调节作用方面。增加 ω-3 LC-PUFA，特别是 EPA，可拮抗 ARA 的作用，导致一系列限制炎症反应的生化和免疫变化，这是解释膳食 LC-PUFA 对儿童过敏和妊娠期影响的一个重要机制。

　　关于儿童过敏性疾病，一些产后饮食干预研究旨在通过联合富含 DHA 的金枪鱼油补充和减少膳食 LA 摄入增加 ω-3 LC-PUFA 水平，这些研究表明，饮食干预降低早期哮喘症状如咳嗽和喘息的流行，但后续研究一般都未能检测到效果。

　　妊娠期开始使用 ω-3 LC-PUFA（主要是鱼油）进行干预的随机试验产生了一些有趣的结果，并在 Cochrane 的系统综述中进行了总结。Cochrane 系统回顾中有一些支持性的证据表明妊娠期间补充至少 1g ω-3 LC-PUFA，可导致前 3 年过敏性湿疹的减少和患过敏性疾病高风险儿童在生命第一年致敏的减少。这项研究显示对哮喘或喘息的结果没有明显的影响。然而，两项更大型和质量更高的的试验显示了截然不同的结果，最近的试验发表在 Cochrane 综述之后。Bisgaard 等的最新试验显示在 3 ～ 5 年喘息 / 哮喘持续减少 25%，同时没有影响湿疹或致敏；而 Palmer 等证明在 1 年内减少致敏和过敏性湿疹，而在 3 年或 6 年时不再明显。ω-3 LC-PUFA 补充对 3 年和 6 年的哮喘和喘息均无影响。这种不一致性令人困惑，可能与不同的干预措施（约 1g ω-3 LC-PUFA，主要为 DHA，vs. 3g ω-3 LC-PUFA，主要为 EPA）、不同的研究人群或用于诊断哮喘的定义不同有关。哮喘很难在儿童早期准确诊断，并不是所有持续性的喘息都是哮喘。进一步的研究需要使用标准化的评估方法。基于母亲和家庭过敏史来理解胎儿和儿童的反应性，以及 ω-3 LC-PUFA 的剂量或类别是否对结局变量产生重要影响。

　　ω-3 LC-PUFA 在妊娠期的补充研究，不管是否研究婴儿或儿童的远期结局，一般都收集了与分娩结局有关的基本信息，这为 ω-3 LC-PUFA 对妊娠结局的影响提供了最坚实的证据基础。在最近的系统回顾中，包含了超过 50 项试验的来自 15 000 多名女性的数据。综上所述，妊娠期补充 ω-3 LC-PUFA 与平均妊娠期长度的增加明显相关，妊娠 34 周以下的早期早产减少 39%，妊娠 37 周以下的早产减少 8%。然而，补充 ω-3 LC-PUFA 也可使妊娠期延长（妊娠＞42周）的风险增加57%。现代产科实践通常不允许妇女在妊娠进程超出妊娠41周，事实上，最大的和最近的一个试验也表明，在妊娠期间补充 ω3 LC-PUFA 可能导致因为过期妊娠而需要产科干预（引产或选择性剖宫产）。观察到的早期早产率的减少也有预期的后果，即减少低出生体重儿的数量和新生儿重症监护病房的住院率。然而，这些有前景的数据并没有导致临床实践中广泛补充，因为它还没有完全解释如何识别最有可能受益于 ω3 LC-PUFA 补充的孕妇群体，避免补充的女性不能获益或者甚至可能暴露于增加的风险。

（五）长链多不饱和脂肪酸对出生后生长发育的影响

在20世纪90年代初的一项研究中观察到，与服用未添加鱼油的配方奶粉相比，服用添加鱼油配方奶粉的早产儿（占总脂肪酸的0.3%为20：5ω-3，0.2%的为22：6ω-3）在出生后第一年的不同时间具有较低的标准化体重和较短的标准化身长，这引起了相当大的关注。在这项研究中，12个月的矫正年龄的体重与出生后第1年的各个阶段的血浆磷脂20：4ω-6浓度相关。这引出了体重增加率较低某种程度上与鱼油中20：5ω-3的含量有关的假设。另外两项对早产儿的研究表明 ω-3 LC-PUFA 对生长有不利影响，而另一项试验显示了有利作用，而其它的显示没有作用。这些让人迷惑的数据可能是由于随机误差和（或）大多数试验中样本量较小的原因。很难想象 ω-3 脂肪酸可能会抑制生长是通过怎样的生物学机制。已经提出的假设包括，通过 ω-3 脂肪酸抑制18：2ω-6到20：4ω-6的去饱和度和伸长、通过预先摄入20：5ω-3或从18：3ω-3中内源性合成适量的20：5ω-3来抑制20：4ω-6合成二十烷类化合物及 ω-3 和 ω-6 脂肪酸对脂解和脂肪生成调控基因转录的影响。联合补充 ω-3LC-PUFA 和 ARA 的婴儿配方奶粉喂养早产儿的试验，基本上都比早些时候只包括 ω-3LC-PUFA 的配方喂养的试验有更高的质量，如最近的 Cochrane 系统综述中总结的那样，这些试验已经一致地证明了 LC-PUFA 补充对早产儿的生长没有影响。有趣的是，唯一可能的生长影响是在出生后2月龄的婴儿中有更好的体重和身长。这些荟萃分析包括了婴儿单独补充 ω-3LC-PUFA 或联合补充 ARA 的试验。

评估 LC-PUFA 补充对生长发育影响的一次最大的试验，包含了超过650个＜33周妊娠出生的婴儿。研究通过母乳、婴儿配方奶粉，或将两者结合以模拟新生儿重症监护室的典型喂养方式来补充约占总脂肪酸1%的 DHA 和补充占总脂肪酸约0.3%的 DHA。所有奶制品都含有约0.5%的总脂肪酸。更高的 DHA 饮食对任何年龄的体重或头围没有影响，但得到更多 DHA 的婴儿在18月龄矫正年龄时要长0.7cm（95% CI，0.1～1.4cm；$P=.02$）。体重和身长在处理组和出生体重组间存在交互作用。更高的 DHA 补充导致出生体重≥1250g 的婴儿在校正年龄4月时的身长和纠正年龄12个月和18个月时的体重、身长增加。虽然复杂，但这些数据表明，总膳食脂肪酸1%的 DHA 对生长发育不会产生负面影响。

关于 LC-PUFA 补充和足月儿生长的数据更为直接。最近的一项从14项（从总共已知的21个试验中）高质量的试验中得到关于生长发育的荟萃分析的数据，包含用 LC-PUFA 补充的婴幼儿配方奶粉喂养足月儿，没有证据表明这样的补充对足月儿的生长有正面或负面的影响。亚组分析显示，无论是单独补充 ω-3 LC-PUFA 还是补充 LC-PUFA 的前体都不影响婴儿的生长。这项对 1846 名婴儿数据的分析解决了 ω-3 LC-PUFA 可能抑制生长的争议。

（六）长链多不饱和脂肪酸可能的不良影响

除了关注 ω-3 脂肪酸对生长的不良影响，必须考虑与已知的 ω-6 和 ω-3 长链多不饱和脂肪酸的生物学效应有关的一些伦理问题。其中之一可能是补充高度不饱和油脂，可能将增加氧化损伤，这是因为过氧化反应发生在双键的部位，使含有不饱和脂肪酸的膜，更容易受到氧化损伤。因此，补充 LC-PUFA 可能会增加被认为与氧化损伤有关的疾病的发生率（如坏死性小肠结肠炎、支气管肺发育不良、晶状体后纤维增生症）。令人担忧的还有不平衡地补充 ω-3 和（或）ω-6LC-PUFA，会导致二十烷类和二十二烷类的代谢改变，从而对各种不同的生理机制（如血液凝固、感染）产生潜在影响。关于添加到婴儿配方奶粉中的少量 LC-PUFA，几乎没有数据支持这些理论上的担忧。

许多随机对照试验比较了接受不同来源（单细胞油、鱼油、蛋黄甘油三酸酯、蛋黄磷脂）的 DHA 或同时添加 DHA 和 ARA 配方奶粉的早产儿与接受未补充配方奶粉早产儿的结局，报道了一系列的临床结果，包括坏死性小肠结肠炎、败血症、早产儿视网膜病变、脑室内出血、支气管肺的发育不良。相关试验已经在系统综述和分析中进行了总结，这些试验是专门考虑 LC-PUFA 补充的婴儿配方奶粉对早产的典型疾病的影响而设计的。用于诊断疾病的临床体征和症状在不同的新生儿疾病中可能会有所不同，并且可能会随着临床实践的改进而改变。因此，已进行的荟萃分析包括了所有符合任何定义的结局，敏感性分析包括了仅使用国际公认定义的试验或在报告中充分隐瞒随机化和根据意向治疗原则进行分析的具有低偏倚风险的试验。在来自约 1500 个早产儿的数据的荟萃分析中，当纳入了所有变量，诊断明确，以及敏感分析都证实喂养补充了 LC-PUFA 配方奶的婴儿与对照组之间坏死性小肠结肠炎和败血症的风险没有差异。在总体分析中，或当试验根据预先指定的定义或敏感性分析报告疾病时，LC-PUFA 补充配方或对照配方奶喂养的婴儿视网膜病变、脑室内出血或支气管肺发育不良也没有明确的差异。然而，在许多情况下，小的婴儿数量和低发病率限制了这些分析。总的来说，这些不良反应相关研究数据与 LC-PUFA 补充研究数据都提示了用于这些研究的 LC-PUFA 的数量和来源是安全的。此外，补充高剂量 DHA（总脂肪酸的 1%）对脓毒症、坏死性小肠结肠炎或脑室内出血的发病率也没有影响。然而，一项发表在 2017 年的 1273 例 < 29 周妊娠出生婴儿的试验显示，大剂量肠内 DHA 乳剂 [提供总共 60mg DHA/（kg·d），约占总膳食脂肪酸的 1%] 与豆油乳剂相比（不含 DHA），可能会增加 BPD 的风险。在这项研究中，所有对照组婴儿根据标准喂养惯例摄入 20mg/（kg·d）。要了解 DHA 剂量与 BPD 的关系，以及是否与氧化损伤或生物活性脂质介质（如二十烷类和二十二烷类）的平衡存在相互作用，还需要进一步的研究。

（七）补充长链多不饱和脂肪酸的来源

补充长链多不饱和脂肪酸的有效来源包括蛋黄脂质、磷脂、甘油三酯（所有这些来源都包含 ω-6 和 ω-3 长链多不饱和脂肪酸），鱼油和单细胞生物产生的油（即微藻和真菌油）。现有的常用于婴儿的相对适中剂量的补充剂，很少被指出有不良反应。在体外和动物毒性研究中也证实了这些来源没有毒性。事实上，最近美国食品药品监督管理局（FDA）已经接受一家藻类和真菌油组合制造商及一家低 EPA 金枪鱼和真菌油组合生产商的结论，即其产品通常被视为是添加到用于正常婴儿的配方奶的 DHA 和 ARA 的安全来源。

（八）在婴幼儿配方奶中补充长链多不饱和脂肪酸

美国儿科学会对于足月儿和早产儿配方奶粉中补充 LC-PUFA 没有官方立场的说辞。生命科学研究组织中研究足月儿配方奶粉的营养成分的专家小组建议，ARA 和 DHA 的含量既不要太大也不要太小。生命科学研究组织中研究足月儿配方奶粉的营养成分的专家小组指定了早产儿配方奶中 ARA 和 DHA 的最高含量，但没有指定两种脂肪酸的最低量。相比之下，来自其他国家的监管和咨询团体建议在婴儿配方奶粉中添加这两种脂肪酸，特别是针对早产婴儿的配方奶粉，尽管最近的一项选择建议足月婴儿只需要额外的 DHA。据估计在美国出售的约 75% 的足月儿配方奶和 100% 的早产儿配方奶都补充了 DHA 和 ARA。

给足月儿配方奶粉补充这些脂肪酸的功效的证据与 1998 年生命科学研究组织足月儿配方奶专家小组所认为的略有不同，但因为一些研究提示其对儿童早期发展有益处，因此给早产儿配方奶适量补充这些脂肪酸的功效的证据更有说服力。并且，大多数的早前提及的安全性问题已经得到解决。

最后，考虑到婴儿将 ALA 转化为 DHA 和 LA 转化为 ARA 的能力存在客观差异，可以理解有一些婴儿能从补充配方奶中受益，而其他的不会。同样的情形，可以解释为什么不同试验会得到不同的效应。完全有可能 LC-PUFA 补充的有益作用很小，可能现有的所有方法都还无法检测到。

（翻译　重庆医科大学　侯娜丽　练雪梅　　审校　李廷玉）

IV

第 *18* 章

钙、磷、镁

一、基本生理 / 动态平衡

矿物质钙、镁、磷参与人体的许多最重要的功能活动。这些元素在分子生物化学反应中的能量过程和代谢产物的转运过程发挥着突出作用。此外，钙、磷以羟基磷灰石 $Ca_{10}(PO_4)_6(OH)_2$ 的形式构成骨骼的主要组成部分。镁是细胞内的一种主要阳离子，是多种酶促反应的辅因子，因此，这些矿物质是生命过程和形成矿物骨架必需的营养物质。

天然钙来源包括牛奶和其他奶制品、动物骨骼及少量的蔬菜（附录 J）。此外，钙被发现广泛存在于强化食品中，如早餐麦片和果汁，尤其是橙汁。磷几乎可从所有的动物和植物来源中获得，其中含量最丰富的是乳制品、海鲜、肉类、大豆、全谷物、扁豆和坚果。镁和磷一样，大量存在于动物和植物细胞中，常见于豆类、坚果、种子和海产品中。这三种元素总共占人体矿物质重量的 98%。骨骼中含有人体 99% 的钙、80% 的磷和 60% 的镁。

钙和磷在血清和细胞外液中的浓度都很低。血清钙的浓度维在一个狭窄的范围，为 $2.13 \sim 2.63mmol/L$（$8.5 \sim 10.5mg/dl$）。血清中近乎 50% 的钙在白蛋白正常水平时与其结合，其余的大部分是电离的离子钙，离子钙部分是生理学活性部分，在人体健康状态下，其浓度是恒定的。如果发生低蛋白血症，总钙的浓度降低，但离子钙部分保持不变。磷浓度的改变依赖于年龄和饮食，婴儿的正常范围是 $1.6 \sim 2.4mmol/L$（$5.0 \sim 7.5mg/dl$），年龄较大的儿童为 $1.3 \sim 1.78mmol/L$（$4 \sim 5.5mg/dl$），青少年和成人为 $0.8 \sim 1.6mmol/L$（$2.5 \sim 4.5mg/dl$）。

钙受多种激素 { 甲状旁腺激素、降钙素、1，25- 二羟基维生素 D[1，25-$(OH)_2$-D]} 和许多组织器官（皮肤、小肠、肾脏、骨骼）的调节。胃肠道调节钙的吸收，一部分钙是通过被动扩散吸收，一部分是通过主动运输吸收。甲状旁腺激素主要是通过从骨骼中释放钙来提高血清钙的浓度。体液中散布到甲状旁腺的钙离子浓度是这种激素的合成和释放率的主要决定因素。降钙素是甲状腺滤泡旁细胞所分泌的一种激素，能抑制骨的重吸收。肾脏是甲状旁腺激素作用的重要部位，也是合成维生素 D 的活性形式 [1,25-$(OH)_2$-D] 的部位。

维生素 D 有利于跨细胞钙的肠道吸收。为了达到这种效果，它必须在肝脏中经过连续的羟基化形成骨化二醇，在肾脏中形成终产物——1，25-OH$_2$-D，也称为骨化三醇。骨化二醇（25-OH-D）是维生素 D 的主要循环和贮存形式。抗惊厥药，如苯巴比妥和苯妥英，能干扰维生素 D 的羟基化和代谢，增加每日需要量。骨骼中大量钙的储存对维持钙的稳态非常重要，因为骨骼中一部分的钙容易与细胞外液的钙进行交换。

除了钙和维生素 D 外，维持骨骼健康的重要因素还有遗传因素和激素因素，特别是生长激素、雌激素水平，以及体育活动在儿童中，有证据表明，充足的矿物质摄入和负重运动相结合，是骨骼形成和矿化的最佳形式。废用性骨质疏松，如发生在患有慢性疾病的儿童中，也会导致明显的骨质流失。虽然只是部分了解，骨形成和钙代谢也通过遗传因素来调控的。最近的数据显示特定的维生素 D 受体基因影响儿童对钙的吸收。其他数据表明，种族和性别也影响钙的吸收。

AAP

美国儿科学会关于优化儿童和青少年骨骼健康的声明

批准了医学研究所建议的更高的维生素 D 推荐摄入量。

支持对骨骼脆弱性增加相关疾病的儿童和青少年进行维生素 D 缺乏症的检测。

没有足够的证据支持在健康儿童或皮肤黝黑或肥胖的儿童中普遍筛查维生素 D 缺乏症。

Pediatrics. 2014;134(4):e1229-e1243

人们关于磷的调控知之甚少。磷在小肠被有效地吸收，其吸收被含铝抗酸剂抑制。磷在肾脏被过滤和重吸收，甲状旁腺激素抑制肾对磷的重吸收。磷调控的一个重要方面是通过肾脏排泄，因此肾功能不全将导致肾脏排磷减少和高磷血症。

体内总镁只有一小部分存在于血清中。正常血清总镁离子浓度为 1.6～2.5mg/dl，约有 50% 的镁和蛋白质结合，主要为白蛋白。镁稳态的维持，一部分是通过肠道吸收，但也通过肾脏的排泄，镁主要在回肠被吸收，涉及了 3 个机制：被动扩散、"牵引作用"和主动运输。镁的吸收与摄入呈负相关，受维生素 D 影响最小。

甲状旁腺激素降低肾脏对过滤后的镁的重吸收，甲状旁腺激素的释放受到细胞外液中镁浓度增加的适度抑制,这一作用可能是由甲状旁腺细胞的胞浆中钙增加所介导。相反，急性（而不是慢性）低镁血症会刺激甲状旁腺激素的释放。

新生儿暂时性低镁血症已经被观察到与低钙血症和高磷血症有关。新生儿暂时性低镁血症更多见于宫内发育迟缓的婴儿和母亲患有糖尿病、低磷血症或甲状旁腺功能亢进症的婴儿。这些婴儿可能需要补充镁或静脉注射镁。在极少数情况下，发生在婴儿早期严重的低镁血症伴抽搐发生，是由于遗传决定的镁代谢障碍。这种疾病可能是由于镁的肠道吸收存在缺陷。长期补充镁是必要的。

二、钙的需要量

近年来，人们对足月儿、儿童和青少年钙摄入量的具体要求进行了广泛的研究。钙和维生素 D 的膳食参考摄入量（DRI）于 1997 年建立，并将骨骼健康作为指标，设定适当的参考值。因为平衡研究相关的不确定性，观察和实验数据之间缺乏一致性，以及缺乏纵向数据来验证钙摄入量、钙保留和骨质流失之间的关系，该报告为所有生命阶段群体的钙建立了一个适宜摄入量（AI），代替估计的平均需求量（EAR）和每日推荐摄入量（RDA）。EAR 是一个 DRI 术语，代表可以满足 50% 人口需求的营养素的摄入水平，RDA 是足以满足几乎所有（97%～98%，或 EAR+ 2 个标准差）健康个体的营养需求的平均每日摄入水平。2011 年，医学研究所（IOM，现为国家医学科学院）发布了新的 DRI 报告，其中，根据大规模随机试验和钙平衡研究相结合得出的骨骼健康的最新证据，对 1 岁及以上儿童及成人的钙设置了 EAR 和 RDA。1～3 岁的儿童的 AI 从 500mg 修订为 EAR 为 500mg。4～8 岁儿童的 AI 从 800mg 修订为 EAR 为 800mg，RDA 为 1000mg。这些更新的 DRI 以及可耐受的最高摄入量（UL）列于表 18.1 中。重要的是要了解营养政策的目标不是要确保几乎所有人口的营养摄入量都超过 RDA，因为这将导致大多数人口的摄入量超过其需求量。多种方法被用于评估年长儿童对该矿物质的需求，包括以下内容：①测定不同钙摄入量人群的钙平衡；②在儿童组补钙前后用双能吸光测定法或其他技术，检测骨矿物质的含量；③儿童和成人的骨质量或骨折风险与童年时期钙的摄入量的相关性。然而，即使使用多种技术也不足以为所有儿童确定单一的最佳每日钙"需求量"。

钙平衡的技术包括检测任意给定的钙摄入量对体内净保留的钙的影响。这种方法普遍用于评估最低限度的需要量。它的有用性基于的原理是，所有保留的钙都被利用了，被排出体外的钙则是非必需的。在儿童中，优化饮食中的钙保留将会导致最高程度的骨骼矿化，从而减少成人骨质疏松症的相对危险性。

表 18.1 2003—2006 年美国儿童饮食和所有来源的钙摄入量与 DRI 推荐值的比较

	年龄段，岁	n	钙				
			EAR	RDA	UL	总摄入量，mg/d	低于 EAR 临界点比例
男性	1～3	758	500	700	2500	1008 ± 28.3	5%
	4～8	807	800	1000	2500	1087 ± 31.0	19%
	9～13	1009	1100	1300	3000	1093 ± 32.9	54%
	14～18	1351	1100	1300	3000	1296 ± 41.1	41%
女性	1～3	745	500	700	2500	977 ± 28.1	4%
	4～8	869	800	1000	2500	974 ± 27.1	32%
	9～13	1039	1100	1300	3000	988 ± 47.1	65%
	14～18	1249	1100	1300	3000	918 ± 29.7	75%

改编自 Bailey RL, Dodd KW, Goldman JA, et al. J Nutr, 2010 and Table H-2 NHANES 2003–2006. https：//www.ncbi.nlm.nih.gov/books/NBK56051/table/appendixes.app8.t2/?report =objectonly

EAR. 估计平均需求量；RDA. 推荐膳食摄入量；UL. 上限。所有值均为 mg/d

获取和解释关于钙平衡的数据的实质性局限是众所周知的。其中包括测量儿童钙排泄量的技术问题和难以获得的儿童饮食摄入量。通过稳定核素方法来评估钙的吸收和排泄，这些问题材已部分得到解决。因为大多数数据是来自对婴幼儿和青春期女孩的研究，需要更多数据的来建立不同年龄阶段"最优"的钙保留水平。最近的数据表明，非常低的钙摄入，如< 600mg/d，将会导致总钙吸收和保留水平比推荐的摄入量低。

在过去的 25 年，该领域的一个主要的进步，是通过各种影像学技术改进了测量整个人体和各部分的骨矿含量的方法。目前，大多数研究中使用的技术是双能量 X 线吸收仪 (DXA)。这种技术可以用最小的辐射暴露快速测量整个骨骼或区域位置的骨质含量和骨质密度。此外，技术精密度的提高使得它特别适合于评估补钙对所有年龄段的儿童骨量的短期和长期影响。尽管如此，双能量 X 线吸收仪的巨大局限性导致了人们对使用新技术的关注，包括定量计算机断层扫描和骨超声。

（一）早产儿

在妊娠晚期，宫内钙和磷的吸收率呈指数增加。钙摄入量减少在早产儿中很常见，而且可能少于孕后的需求。这一减少使早产儿面临骨质减少和佝偻病的风险。在出生体重小于 1000g 的婴儿中，钙、磷的摄取量相对较低，不能满足骨骼生长和矿化的需要，是一种常见的问题。在需要长期肠外营养或需要利尿剂和类固醇等药物治疗的早产儿中，骨量减少的频率也会增加，这可能会对矿物质代谢产生不利影响。肠外营养喂养的小早产儿溶液中钙磷沉淀限制了静脉注射这些矿物质的数量。因此，尽管优化静脉注射可能足以预防严重的骨质减少或佝偻病，但早产儿钙和磷的产前保留率无法达到。在液体受到限制的情况下，这可能更难实现。

放射学可以直接评估骨质疏松的存在。骨密度的透光度增加伴或不伴骨骺的变化是骨质疏松的明显特点。弗兰克佝偻病是根据年龄较大的婴儿和儿童的标准来确定的，包括骨后板呈杯口状和毛刷状。虽然骨折可能是骨质减少或佝偻病的表现，但大多数骨矿化减少的婴儿，包括一些严重的佝偻病，都没有骨折。然而，即使没有明显的骨质减少或佝偻病的存在，骨折也可能发生在早产儿中，这也是家庭或医务人员对早产儿护理的一部分。

人乳中钙和磷相对于子宫内的这些矿物质的吸积率是相当低的，虽然来自人乳的矿物质能被很好地吸收（60% ～ 70%），但钙和磷的保留率远低于子宫内，导致发育为骨软化。补充钙和磷以维持最佳的钙平衡是必需的。目前，用于早产儿的母乳强化剂（用于母乳喂养的婴儿）和添加矿物质的特殊配方奶在美国和许多其他国家销售（见附录 D）。这些产品的使用，会使早产儿能得到与子宫内相似的净钙保留。出生体重< 1500g 的早产儿出院后，提供比母乳或常规牛奶配方奶更高的矿物质摄入量可能会有好处。尤其适用于出院后需要氧气或液体限制的婴儿。在没有明确的最优方法的这种情况下，临床会使用多种策略（另见第 5 章：早产儿的营养需求）。最近的一项随机对照研究显示了出院后继续使用母乳强化剂对早产儿的好处。

（二）足月儿和儿童

健康足月婴儿出生后第一年的最佳主要营养源是母乳。没有现有的证据表明，在出生后最初的 6 个月纯母乳喂养的足月婴儿过度的钙保留量，或在生后第二个 6 个月补充固体食物的母乳喂养婴儿钙保留的量，有利于实现骨矿化的长期增长。以牛奶为基础的配方奶比母乳含有更多的钙。在特殊配方中，如大豆配方和酪蛋白水解物中发现了相对较高的钙浓度，这说明这些配方奶中钙的潜在生物利用度低于以牛奶为基础的配方。值得注意的是，一些配方奶的钙部分吸收类似于人奶。因此，这些配方奶中更高的钙含量将导致配方奶喂养的婴儿比母乳喂养的婴儿具有更大的净钙保留。

AAP

AAP 推荐早产儿钙摄入量

● 早产儿，特别是孕周＜ 27 周或出生体重＜ 1000g 且病情复杂的早产儿患佝偻病的风险更高。

● 出生体重小于 1500g 的婴儿应该从出生后 4 ～ 5 周开始，通过生化测试进行常规的骨矿状况评估。

● 血清碱性磷酸酶＞ 800 ～ 1000IU/L 或其他骨折的证据应随访，并进行佝偻病的放射学评估。

● 出生体重小于 1800 ～ 2000g 的早产儿应喂以矿物质或为早产儿设计的配方奶强化的母乳。

● 在出院时，使用早产儿过渡配方奶粉的极低出生体重儿通常会比使用母乳或足月儿配方奶粉的矿物质摄入量更高。如果是纯母乳喂养，在出院后 2 ～ 4 周测定血清碱性磷酸酶。

Pediatrics. 2013;131(5):e1676–e1683

在婴儿期，婴幼儿食用不同的配方奶吸收的钙量和累计的骨矿物质量存在差异。比较足月儿在出生后第一年的骨矿物质含量的研究，普遍发现那些喂养配方奶的婴儿高于喂养母乳的婴儿，如前所述，可能是因为他们具有更大的净钙保留。但是，没有数据表明这种差异会维持到青春期，目前也没有证据证明，这些差异会导致临床上骨量的显著差异。需要更长期的研究来评估这些问题。但目前，母乳喂养婴儿的骨量仍然是婴儿期适当的骨矿物质积累的参考标准。

人们在使用 IOM（现在的国家医学研究院）的婴儿膳食摄入量（AI）指南来确定配方奶喂养婴儿钙的适当摄入量时应该谨慎。AI 指南是专门针对母乳喂养的婴儿，钙的 AI 值不适合非母乳喂养婴儿。婴儿配方奶的钙浓度（和磷及钙／磷比）是由《婴儿配方奶粉法》设定的，配方奶婴儿钙的具体 AI 没有具体的科学依据。在 2011 年的指南上医学研究所在这方面没有提出任何具体建议。

有关青春期前儿童钙需求量的数据很少。在幼儿中钙保留量是比较低的，随着青春期的临近，钙保留量逐渐增长。钙摄入量超过 RDA 的益处是不确定的。高水平的钙摄入量可能会对其他矿物质，尤其是铁，产生负面影响，但也不能仅仅因为这个原因就限制含钙饮料（如乳制品）的摄入量。因为这些矿物质对生长发育很重要，对婴幼儿和学龄期儿童可能微不足道。所以在青春期前推荐超过 RDA 的钙摄入量之前，需要更多关于其风险和益处的数据。

2011 年，IOM 与之前的钙推荐有所不同。IOM 并没有使用 AI 的钙摄入量，而是确定有足够的证据证明可以按 EAR 和 RDA 摄取钙。表 18.1 中显示低于 EAR 临界点以下的婴儿和儿童的比例，该比例即人群中不足的比例。饮食摄入不足的患病率是通过 EAR 切点法确定的。这代表摄入量低于中位数需求（EAR）的儿童年和青少年比例。以钙为例，2003—2006 年美国国家健康与营养调查（NHANES）的数据显示，处于钙摄入量第 50 百分位数的 1～3 岁儿童每天约摄入钙 955mg，约 5% 的人钙摄入量低于 EAR500mg/d，被认为是不足的。

也许在年幼的儿童中最重要的是饮食模式的发展，其将与以后生活中充足的钙摄入量相关。因此，家庭根据食物列表学习识别食物的钙含量（见附录 J）非常重要，并需要把这个信息纳入到他们的食品购买习惯。最容易获得的钙食物来源是乳制品（美国饮食中 70%～80% 的钙含量），目前的美国人的膳食指南推荐每天摄入 3～4 份。食品标签上显示了钙在每日摄入量中所占的比例，即 1000mg；因此，食品标签上注明的 20% 日摄入量相当于每份 200mg。美国食品药品监督管理局（FDA）最近要求，新修订的针对年龄较大的儿童和成人的食品标签也要包括每份实际的钙含量（另请参见第 50 章 II食品标记）。

（三）青春期前的少年和青少年

大多数关于儿童对钙的需要量的研究，都是针对 9～18 岁的女孩。钙的吸收效率在青春期是增加的，而且大多数骨的形成发生在此期间。平衡研究的数据表明，在这个年龄范围内的大多数健康儿童，1300mg/d 的摄入量将支持理想的骨生长。许多对照试验发现，在这个年龄组接受补充钙的儿童骨矿物含量有所增加。然而，现有数据表明，如果钙的摄入量的增加仅是相对较短时间（即 1～2 年），建立和维持最大峰值骨量的益处可能微乎其微，甚至没有长期益处。即使长期增加钙的摄入量也只能对骨量产生相对较小的益处，尽管补钙可能对某些儿童亚群（如青春期提前或身高较高的儿童）更有益处。这些发现对膳食指导的意义目前还不清楚。总的来说，现有的数据强调了均衡膳食对于实现足够的钙摄入量和在整个儿童期和青春期达到或接近推荐水平钙摄入量的饮食模式的重要性。

除了钙的摄入量，运动是实现最大峰值骨量的一个重要方面。有证据表明，儿童和青春期可能是通过定期锻炼获得长期骨骼益处的重要时期。最近的数据支持低骨量可能是导致儿童某些骨折的一个因素。

虽然几乎所有数据将钙摄入的重要性集中在骨骼健康的好处，但是在成人和一些儿童的研究中新证据表明，钙的摄入可能对调节血压和体重很重要。然而，一些，但不是全部的证据支持这样的结论：有充足钙摄入量的儿童更有可能拥有与年龄相适应的理想体重。

建议儿科医师在例行访问时积极与家庭讨论骨骼健康问题。并建议这种讨论在 2～3 岁、8～9 岁及后来的青春期进行。1997 年 9～13 岁儿童的 AI 从 1300mg 修订为 1100mg 的 EAR 和 1300mg 的 RDA。重点应放在防止钙的摄入量不足，鼓励负重锻炼，并确保有足够的维生素 D 水平。

（四）青少年妊娠和哺乳期

出生时，胎儿含有约 30g 的钙。这约占母体体内钙储备的 2.5%。有证据表明，在成年女性中，这 30g 的钙大部分来自于妊娠期间膳食中钙的吸收增加。妊娠期间钙吸收增加也发生在青少年中。

在哺乳期间，6 个月的纯母乳喂养会导致母亲额外消耗 45g 的钙。虽然部分原因是哺乳期间尿钙的排泄减少，但是有大量的证据证明在哺乳期间母体骨骼中的钙有损失。然而，在成年妇女中，断奶后会发生骨骼再矿化，无论妊娠还是哺乳都与持续的骨质流失无关。由于最近的数据表明，补钙不能有效防止哺乳相关的骨质流失或提高断奶后骨量的恢复，因此饮食推荐不建议增加妊娠或哺乳时健康妇女的钙摄入高于未哺乳成年妇女的 1000mg/d 的 RDA 推荐值。

妊娠和哺乳的青少年的情况尚不清楚。目前的指南不推荐妊娠或哺乳的青少年摄入高于与年龄相适应的最大值（1300mg/d）。有报道显示较低的膳食摄入的妊娠非裔美国青少年比那些摄入量较高者，胎儿的股骨长度更短。这和早期类似的数据一致，其证实较低的骨矿物质密度与成人妊娠期间钙的摄入量低是相关的。

目前，现有的证据支持母乳喂养的好处大大超过已证实的任何关于青少年在实现最佳生长或骨量峰值风险方面的建议。没有现有数据表明，钙的摄入量高于推荐量有利于妊娠或哺乳的青少年。但是，应当注意的是，这些推荐摄入量远远高于大多数未妊娠青少年的典型饮食水平。

三、磷的需要量

与钙一样，婴幼儿的磷推荐摄入量是基于母乳喂养婴儿的日常饮食摄入量。这些数值是：0 ～ 6 个月为 100mg/d，7 ～ 12 个月为 275mg/d。年长儿中更高的值反映了固体食物对这些婴儿的日常磷摄入具有相当大的贡献。对于年龄较大的儿童来说，几乎没有数据可以作为评估年长儿对磷的需求量的依据。DRI 使用基于磷吸收、排泄和增加的有限估计阶乘方法来确定平均需要量。额外 20% 的分配被提供来计算推荐摄入量。使用这种方法，计算出 1 ～ 3 岁儿童 RDA 的值是 460mg/d，4 ～ 8 岁儿童的 RDA 的值是 500mg/d。这些值远低于这些年龄段儿童正常的摄入量，这表明幼童磷的摄入量的缺乏不是一种常见的问题。最近的 RDA 委员会评估钙和维生素 D 的需要量时没有考虑磷的膳食需要量。因此，1997 年以来的建议没有改变（参见附录 E）。

对于青少年来说，阶乘方法和需要维持典型的血清磷浓度的摄入量的评估都用于确定 RDA。9 ～ 18 岁的男孩和女孩的 RDA 为 1250mg/d。这个值和青少年的正常摄入量更接近，并且反映了这个年龄段骨骼和肌肉的生长速度。妊娠或哺乳期限青少年的量没有增加（参见附录 E）。

四、镁的需要量

目前婴幼儿的镁膳食指南是根据母乳喂养婴儿的摄入量。推荐摄入量为生后最初 6 个月的婴儿为 30mg/d，7 ～ 12 个月为 75mg/d（参见附录 E）。以牛乳为基础的婴儿配方奶镁浓度（40～50mg/L）普遍比人乳高（34mg/L），以大豆为基础的配方奶可能有更高的镁量（50～80mg/L）。在一系列的研究中，Fomon 和 Nelson 报道以大豆或牛奶为基础的配方奶喂养的婴儿镁的吸收约为40%（基于总摄入量为53～59mg/d），净保留量为9～10mg/d。

很少有进行儿童镁代谢平衡的研究，尤其是1～8岁的儿童。根据有限的现有数据，似乎每天5mg/kg的镁摄入量可能导致大多数儿童出现正的镁平衡。运用依据年龄的平均体重的数据，1～3岁的 RDA 为80mg/d、4～8岁的 RDA 为130mg/d、9～13岁的 RDA 为240mg/d。14～18岁的青少年略多的平均摄入量 [5.3mg/（kg·d）] 用以增加青春期镁的需求。男孩和女孩平均体重的差异被用来计算适宜摄入量，男孩为410 mg/d 和女孩为360 mg/d（见附录 E）。

由于有效的体内平衡机制，尤其是肾的保镁功能，仅仅是低膳食镁的摄入通常不会导致临床上明显的镁缺乏。然而，在蛋白质-能量营养不良的年幼儿童，尤其是伴有肠胃炎时，镁的缺乏相当普遍。肌肉中镁很少，但血清中镁浓度可能是正常的。低镁血症有时会发生在吸收不良综合征患者中，镁缺乏可能由严重腹泻发展而来。惊厥是婴幼儿低镁血症最明确的特征，无论是否伴有全身缺镁。神经精神障碍在成人镁缺乏中也有记录。低钙血症伴镁缺乏可能是甲状旁腺激素合成或释放缺陷的结果。低钾血症也发生在缺镁之后。

许多情况可能与亚急性缺镁相关。例如，有证据表明镁缺乏与胰岛素抵抗和糖尿病恶化有关。血压升高、偏头痛和骨矿化不足可能与习惯性低镁摄入相关，尽管这些关系的数据仍然不完整。

五、膳食来源：钙

了解膳食中钙来源是增加含钙食物摄入量的第一步。对大多数人来说，膳食中钙的最大来源是牛奶和其他乳制品。大多数蔬菜中也含有钙，虽然密度低，使得在没有其他钙源的情况下很难从蔬菜中获得所需的摄入量。因此，为了达到与正常奶制品提供的总摄入相等，需要相当大的摄入量。蔬菜中钙的生物利用度普遍偏高。菠菜是一个例外，草酸含量很高，使钙几乎没有生物利用度。一些强化钙的产品相继被推出。这些产品中最显著的是橙汁，达到与牛奶相似的钙浓度。早餐食品也普遍添加有矿物质，包括钙。儿童和青少年的推荐钙摄入量和正常摄入量之间的差距相当大。附录 J 列出了含钙量相对高的食物。大部分的青少年，尤其是女性，钙的摄入低于推荐量（表18.1）。在这个年龄段，特别是女性，对瘦身的关注很普遍，误认为所有乳制品都会使人发胖。许多儿童和青少年没有意识到低脂牛奶所含的钙和全脂牛奶一样多。

对于伴有乳糖不耐受的儿童，有几种替代方案。乳糖不耐症在非洲裔美国人、西班牙裔美国人和亚太岛民中比白种人更常见。许多患有乳糖不耐症的儿童可以喝少量的牛奶而无不适感。其他选择包括利用其他奶制品，如固体奶酪和酸奶，这可能比牛奶更容易耐受。无乳糖和低乳糖奶以及含钙的非乳制品"奶"（如豆奶），都是很常见的。

总之，钙的食物来源，包括强化食品，比通过药丸或类似的非饮食补充剂来补钙更可取，因为营养物质的范围广，并且利用膳食钙来源可以增强良好的饮食习惯。此外，对于从食物来源提供的矿物质，营养物质的相互作用可能减少，耐受性可能会更大。

六、膳食来源：镁

婴幼儿配方奶中的镁含量范围为 40 ～ 70mg/L（3.3 ～ 5.8mEq/L）。全谷类、豆类和蔬菜类都是镁的良好来源。因为镁是叶绿素的一个组成部分，所以绿叶蔬菜镁的含量很高。其他饮食来源包括牛奶、鸡蛋和肉类。水的"硬度"也可能显著促进膳食镁的摄入。

（翻译　重庆医科大学附属儿童医院　侯娜丽　张鑫慧　　审校　李廷玉）

第 *19* 章

铁

一、概　述

　　最近，铁缺乏（iron deficiency，ID）的定义被国际专家小组更新为：伴或不伴贫血的、无法满足身体需要的铁供应不足。铁对许多蛋白质的合成和功能，以及对高能量需求的细胞（如心肌和骨骼肌细胞）均至关重要。此外，造血细胞、上皮细胞和免疫细胞等具有高度分化潜能的细胞也容易受到 ID 的影响。

　　ID 和缺铁性贫血（iron deficiency anemia，IDA）仍然是全球公共卫生问题。在发展中国家的儿童中，铁是最常见的单一缺乏营养素。即使在工业化国家，尽管 ID 患病率明显下降，但在医疗资源不足的群体中，它仍然是较为普遍的问题。目前，ID 仍然是儿童贫血的常见病因。据 2003—2010 年美国全国健康和营养调查（National Health and Examination Survey，NHANES）报告，美国 1～2 岁儿童 IDA 发病率高达 3%，青春期女孩为 2.4%。该报告中，ID 发病率更高，1～2 岁儿童为 13.5%，3～5 岁儿童为 3.7%，而青春期女孩则高达 16%。超重的青少年 ID 的发病率几乎是正常体重青少年的 2 倍。生命早期伴或不伴贫血的 ID 均与儿童长期存在的神经发育和行为障碍相关，这种损伤可能延续到成年。目前已证实铁强化补充能改善患 ID 青少年的语言学习能力、专注力和记忆能力。在无贫血但存在 ID 的女孩中，铁强化补充能提高其有氧代谢能力、降低疲劳分数，并减少不宁腿综合征（restless leg syndrome，RLS）的发作。2010 年美国儿科学会（American Academy of Pediatrics，AAP）出版了一份临床报告，其中就婴幼儿 IDA 的预防和诊断提出了建议（见 AAP 文本框）。目前 AAP 正在更新相关临床报告，其重点是 IDA 的全儿童期治疗。

铁代谢

　　铁主要通过十二指肠上皮细胞顶端从膳食中吸收。红肉中的铁利于吸收，因为血红素铁通过血红素载体蛋白 1（heme carrier protein 1，HCP1）有效地运输到肠细胞。非血红素铁不易被吸收。纯人乳喂养或配方奶粉喂养的婴儿中，非血红素铁（即三价铁）是主要来源。三价铁在十二指肠刷状缘通过铁离子还原酶还原成二价铁，再通过二价金属转运蛋白 1（divalent metal transporter 1，DMT-1）在内涵体内吞吸收。在肠细胞内，铁

IV

以铁蛋白形式储存供线粒体使用，或随着肠上皮细胞衰老而脱落到管腔中。如果发出这样的信号，氧化后的非血红素铁，在载体 - 铁转运蛋白的作用下，穿过肠细胞基底外侧膜，释放入绒毛毛细血管，并与转铁蛋白结合。一旦进入血液循环，转铁蛋白结合铁会被运送到需铁或贮铁组织。红细胞前体表达高密度的转铁蛋白受体 1（transferrin receptor 1，TfR1），更容易获取循环铁。如果骨髓红细胞或组织不需要，铁就会通过肝细胞和巨噬细胞的膜 TfR1 被吸收并储存。在全生命周期中，尤其是在婴儿早期，衰老红细胞中的铁经通过网状内皮系统循环并储存在肝脏以备生长所需。储存铁由与肠细胞中相同的转铁蛋白从肝细胞中输出。

铁调素是一种在肝细胞中合成的抗菌多肽。作为铁稳态的负反馈调节因子，铁调素介导了铁在运输、储存和利用中的细胞间传递。当红细胞前体或其他组织不需要铁时，铁调素诱导转铁蛋白内化和降解，从而限制铁从肠细胞、肝细胞或肝巨噬细胞输出。慢性炎症导致铁调素升高，这也降低了细胞对铁的利用。相反，低水平的铁调素激活转铁蛋白，可增加肠细胞、肝细胞和巨噬细胞的铁输出。

铁调素也是人发育过程中主要的铁调节剂。母体铁调素水平通常在妊娠期间降低，以满足孕妇对铁吸收高达 6 倍的需求，并促进胎盘合胞滋养层细胞通过顶端 TfR1 载体和基底转铁蛋白载体转运。在正常妊娠晚期，胎儿铁调素水平的降低也预示着胎盘铁转运的增加。然而，在宫内炎症期间，胎儿肝铁调素可增加并下调胎盘的铁输送。肥胖或糖尿病母亲的炎症也会抑制妊娠期母体铁调素的正常下降。此时，尽管较低的铁水平通常会下调铁调素水平，但胎盘铁的转运仍然是有限的。尽管胎儿铁水平已经很低，胎盘功能障碍严重到足以引起宫内生长受限的情况下，胎盘铁转移也可能受到限制。正常情况下，胎儿在宫内获得的铁可供娩出后婴儿生长所需 50% 的铁。然而，由于胎盘功能障碍或早产，婴儿出生时铁营养不足，无法满足其娩出后的生长所需。这种情况在人乳喂养的婴儿中尤为突出。

人体可优先利用器官之间和器官内的铁。铁优先供给红细胞，它在氧气运输中的作用是其最重要的功能。胎儿或婴儿体内氧转运不足将导致肝脏储备铁首先耗尽，其次是其他次要组织，如骨骼肌和肠。随着 ID 的加重，心脏铁将减少，接着是脑铁，最后是红细胞铁。因此，IDA 代表严重的 ID，此时铁优先保证供给红细胞，大脑将先于红细胞缺铁，这也解释了 ID 对即使没有贫血的患者神经发育也会出现不良影响。已有研究在 4～6 个月龄未补铁的婴儿中观察到这种变化。

铁在神经信号传递和大脑发育成熟中起着关键作用。动物实验表明，铁对于神经递质的合成和运输是必需的，尤其是多巴胺。铁也是髓鞘形成的必要元素。对发育中的大鼠大脑的研究发现，围生期 ID 对子代海马和大脑皮质的选择性损害会导致早期严重的再认记忆丧失。

目前已开展了许多关于铁疗法对幼儿的影响的神经行为研究。这些研究大多着眼于 IDA 的影响，而不是 ID。因此，在无 IDA 的情况下 ID 对认知的影响并不明确。多项随机对照试验的系统回顾中，由于婴儿和较大年龄儿童 ID 水平不同，且是否接受口服铁补充不一致，其结果也不一致。

二、铁的营养需求

美国医学研究所（Institute of Medicine，IOM；现为美国国家医学协会 National Academy of Medicine，NAM）已发布健康儿童铁的参考摄入量（Dietary Reference Intakes，DRI），详见表 19.1。

表 19.1　铁的每日推荐膳食摄入量

推荐的强度	年龄	性别	元素铁（mg/d）
AI	0 ～ 6 月龄	男、女	0.27
RDA	7 ～ 12 月龄	男、女	11
	1 ～ 3 岁	男、女	7
	4 ～ 8 岁	男、女	10
	9 ～ 13 岁	男、女	8
	14 ～ 18 岁	女	15
		男	11
ESPGHAN	1 ～ 6 月龄产重 < 2kg 的早产儿	男、女	2 ～ 3mg/kg，最高不超过 15mg/d
ESPGHAN	1 ～ 6 月龄产重 2 ～ 2.5kg 的低出生体重儿	男、女	1 ～ 2mg/kg

注：1. 相关术语：适宜摄入量（Adequate Intake，AI）；推荐膳食营养素供给量（Recommended Dietary Allowance，RDA）；欧洲小儿胃肠营养学会（European Society for Paediatric Gastroenterology Hepatology and Nutrition，ESPGHAN）

2. 资料来源：Institute of Medicine，Food and Nutrition Board. Dietary Reference Intakes for Vitamin A，Vitamin K，Arsenic，Boron，Chromium，Copper，Iodine，Iron，Manganese，Molybdenum，Nickel，Silicon，Vanadium，and Zinc. Washington，DC：National Academies Press；2003

RDA 是基于合理和充分的科学证据制定的。在缺乏充分科研数据支持的情况下，基于现有信息的最佳估值计算出 AI 作为每日推荐膳食摄入量。RDA 和 AI 可以满足几乎所有健康人（97% ～ 98%）的需要。

（一）健康足月儿

足月儿具有充足的铁储备量，这些铁储备可以满足出生至出生后 4 ～ 6 月龄的生理需要。这主要是因为出生时的高血红蛋白（hemoglobin，Hb）浓度及单位体重的高血容量。出生后头几个月婴儿的铁储备可以降低机体对外源性铁的需求，而此期人乳的平均含铁量为 0.35mg/L，足够补充该期需要量。不同时间、不同个体的人乳铁浓度存在一定差异。IOM 通过平均人乳铁含量和每日平均人乳摄入量（0.78L/d）测算出 6 月龄人乳喂养健康足月儿铁的 AI 为 0.27mg/d（表 19.1）。然而，IOM 的建议并未考虑出生时铁储存不足的新生儿（表 19.2）。出生低铁状态且纯人乳喂养至 4 月龄婴儿在 6 月龄前发生 ID 的风险更高，因此明确胎儿低铁营养状态非常重要。

考虑到多方面的益处，AAP 新生儿复苏计划、美国心脏协会及美国妇产科学会（the

American College of Obstetricians and Gynecologists, ACOG) 建议几乎所有胎儿娩出后延迟脐带结扎或延长胎盘输血，以改善新生儿短期和长期的铁营养状况。延迟脐带结扎也可以改善学龄期儿童的认知发育。一些研究发现，人乳喂养婴儿在 6 月龄前补铁可以比不补充铁剂的人乳喂养儿 Hb 浓度更高，且 13 月龄时能够获得更高的 Bayley 精神量表评分。婴儿在 6～9 月龄补铁比母亲在妊娠期间单独补铁更能改善 9 月龄的运动商数。上述原因支持 AAP 推荐纯人乳喂养婴儿从 4 月龄开始使用含铁滴剂或含铁的复合维生素(同时含有维生素 D) 滴剂强化补充元素铁 1mg/（kg·d）直至引入适量的含铁食物。对于部分人乳喂养儿，人乳与配方奶的比例尚不确定。因此，AAP 推荐自 4 月龄起，总奶量中人乳占 50% 以上的婴儿，在未补充适量含铁食物前应当补充元素铁 1mg/（kg·d）以预防 ID（见 AAP 文本框）。

对 7～12 月龄婴儿来讲，铁的 RDA 为 11mg/d（表 19.1），这个量包含了该阶段总的铁损失量（皮肤、肠道及尿液丢失的铁），血容量增加、组织肌肉增加，以及储存铁增加对铁元素的需求量。0～6 月龄（0.27mg/d）以及 7～12 月龄（11mg/d）铁推荐摄入量差异非常大，主要是因为确定这些值的方法完全不同导致（表 19.1）。在资源丰富的国家，基于不同铁的生物利用度，铁推荐摄入量范围为 6.911～11mg/d。

表 19.2　风险因素与 ID 表现

年龄组	医学风险因素	饮食危险因素	临床表现
新生儿和 12 月龄以下婴儿	早产、IUGR、SGA、LGA、双胎、母亲糖尿病、母亲肥胖、过早脐带结扎、牛奶蛋白过敏、少数民族（尤其是墨西哥裔美国人）、低收入水平、PPI 或 H_2 酸阻滞剂、铅暴露	纯人乳喂养 4 个月、早期牛奶喂养	睡眠障碍、易怒、屏气发作、热性惊厥
1～3 岁幼儿	快速生长、铅暴露、牛奶蛋白过敏，PPI 或 H_2 酸阻滞剂	摄入过量牛奶、限制饮食的孤独症或发育迟缓患者	睡眠障碍、RLS/PLMD、异食癖、易怒、易疲劳、面色苍白
4～8 岁	相关家族史、PPI 或 H_2 酸阻滞剂、肾衰	肥胖、素食或限制饮食（尤其是孤独症/发育迟缓）	RLS/PLMD、异食癖、易疲劳、头晕、易怒、注意力不集中、手足冰冷、头痛
9～13 岁	胃肠道危险因素（炎性肠病、幽门螺杆菌感染、PPI 或 H_2 酸阻滞剂）、经期失血（初潮、经期过量出血和（或）子宫异常出血）、家族史、肾衰竭	肥胖、素食者或限制饮食（尤其是孤独症/发育迟缓或月经来潮的女孩）	异食癖、易疲劳、头晕、心悸、运动耐力差、头痛、注意力不集中、手足冰冷、RLS
14～18 岁	经期失血 [经期过量出血和（或）子宫异常出血]、胃肠道危险因素（炎性肠病、幽门螺杆菌感染、PPI 或 H_2 酸阻滞剂）、高耐力运动员（长跑运动员、运动性贫血）、肾衰竭、家族史、献血者、减肥手术	肥胖、素食或限制饮食（尤其是孤独症/发育迟缓、饮食紊乱或月经来潮的女童）	异食癖、易疲劳、头晕、晕厥、心悸或心动过速、运动耐力差、头痛、注意力不集中、手足冰冷、RLS

注：H_2，组胺 2 酸阻断剂；IUGR，宫内生长迟缓；LGA，大于胎龄儿；PPI，质子泵抑制剂；RLS，不宁腿综合征；SGA，小于胎龄儿；PLMD. 周期性肢体运动障碍

AAP

0～3 岁婴幼儿铁缺乏（ID）和缺铁性贫血 (IDA) 的诊断和预防策略

1. 足月健康的婴儿体内储存有足够的铁能够维持出生后 4 个月的生长需要。人乳中铁的含量极低。人乳喂养的婴幼儿在出生后 4 个月以后，铁缺乏的风险会逐渐增加。因此，这部分婴儿应当给予 1mg/(kg·d) 铁剂口服直到饮食中含有足够的铁（表 19.1）。对于部分人乳喂养的婴儿，人乳和配方奶的比例不定；那些人乳占了全天奶量 1/2 以上的婴儿也无足够的铁补充，因此也建议 4 个月以后给予 1mg/ (kg·d) 铁剂口服。

2. 对于配方奶喂养的婴儿，标准的婴儿配方奶（铁含量 10～12mg/L）和 4～6 个月以后含铁辅食的引入（如强化铁的谷物）（附录 K），均能够满足 12 月龄以前机体对铁的需求。不建议在 1 岁以前食用全脂奶。

3. 6～12 个月婴儿每天需要摄入 11mg 的铁。含铁量较高的辅食、红肉及蔬菜应该早期引入（附录 K）。如果配方奶和辅食中的铁不能满足机体需要，就需要口服补充液态铁剂。

4. 1～3 岁的幼儿每天需要摄入 7mg 的元素铁。补充铁的最好方法就是食用红肉、强化铁的谷物、富含铁的蔬菜，以及富含维生素 C 的水果，促进铁吸收（附录 K）。当幼儿从饮食中不能摄入足够的铁时，1～3 岁适合口服补充液态铁剂，而 3 岁以上可以服用含铁的咀嚼片。

5. 所有早产儿在 12 月龄以前每天都需要摄入 2mg/kg 的铁，这样的铁量与强化铁的配方奶含铁量相同。人乳喂养的早产儿应该从 1 个月开始每天补充 2mg/kg 的铁直到婴儿开始食用铁强化配方奶或是辅食中能够供给机体足够的铁。

6. 通常在 12 月龄时通过 Hb 浓度和 ID/IDA 相关危险因素的评估来筛查贫血。这些危险因素包括社会经济落后 [特别是墨西哥裔美国人（表 19.2)]、早产、低出生体重、铅暴露，出生后 4 个月仍纯母乳喂养且未补充铁剂，断奶后食用全脂奶，或辅食未添加强化铁的谷物或富含铁的食物（附录 K）。其他危险因素包括喂养问题、生长缓慢、营养不良及有特殊医疗保健需求的婴儿。当发现婴幼儿有存在 ID/IDA 的风险时（包括铁摄入不足），应当及时进行铁缺乏筛查。

7. 如果 12 月龄的婴儿 Hb 浓度低于 11mg/dl，就需要进一步评估缺铁性贫血以排除铁缺乏引起的贫血（表 19.4）。如果饮食中铁含量极少，考虑到对神经发育可能造成的不良影响，需要进一步筛查铁缺乏（ID）。其他筛查 ID/IDA 的测试包括：血清铁蛋白和 C 反应蛋白，或者是网织红细胞。

8. 如果儿童轻度贫血（Hb 10～11mg/dl)，可以进行密切监测。对这类儿童（尤其是既往饮食中含铁量极少的儿童），可以诊断性治疗。在给予 1 个月铁剂治疗后，检测到血浆中血红蛋白浓度能够增加 1mg/dl 及以上，即可明确诊断。

AAP

　　9.使用 TfR1 筛查 ID 也是可行的，AAP 支持制定婴幼儿和儿童使用 TfR1 检测方法的标准。

　　10.如果病史和实验室证据已确诊 IDA（或其他类型贫血）或是 ID，需要密切随访。电子健康档案不仅可以记录 12 月龄前的 ID/IDA 信息，还能记录 ID/IDA 已经被治疗的信息。

Pediatrics. 2010;126(5):1040-1050

　　如果婴儿在 6 月龄以后有足量的强化铁配方奶摄入或足量的富含铁元素食物摄入就不需要额外强化补充铁剂（见附录 K 和 AAP 文本框）。鼓励食用含亚铁血红素的肉类，其血红素铁的生物利用率和肠道吸收率（20%～35%）高于水果和蔬菜。

　　配方奶粉喂养的健康足月婴儿不需要额外补充铁。过去的 20 年中，美国标准婴儿配方奶粉的铁含量维持在 12mg/L，高于其他国家。这种铁强化配方能够满足 1 岁以内足月配方奶喂养婴儿的铁需求。正常婴儿在配方奶粉外还有其他的铁来源（尤其是谷类和肉类），因此铁含量 12mg/L 的配方奶粉可能提供比需要量更多的铁。有学者担心这一铁含量可能引起相关风险。然而，AAP 得出结论，铁含量 12mg/L 的配方奶粉是安全的。尽管有一些对铁强化对线性生长影响的关注，但是尚无流行病学研究证实强化高铁配方奶喂养降低铁储存足够婴儿的线性生长速度，且没有证据表明 12mg/L 元素铁浓度的配方奶能够引起肠道症状。至少有 4 项研究发现无不良反应。

　　关于在高收入、温和气候的地区过量铁强化是否会增加感染风险的研究结果并不一致，发病率下降、上升或无变化均有报道。一篇系统综述得出结论，尽管腹泻风险略有增加，补铁对儿童感染性疾病的总体发病率没有明显的不利影响。另一方面，通过儿童的观察和研究表明，ID 者的免疫功能缺陷，特别是 T 淋巴细胞免疫功能。这些结果得到了动物研究的进一步支持，研究结果显示，铁缺乏状态下 T 淋巴细胞数量减少，成熟 T 淋巴细胞比例降低，细胞因子分泌受到抑制。从上述结果可以看出，铁与免疫系统之间关系复杂。

　　12 月龄后，儿童可以开始食用牛奶，但每日摄入量应限制在 16 盎司（相当于 473ml）或更少，且最好用杯子代替奶瓶。摄入铁强化的婴儿谷类食品大大提高了不常摄入谷类食品儿童的每日铁摄入量。对婴儿来讲，水果湿包装麦片中铁的吸收与药用铁剂一样好。

（二）早产儿

　　胎儿铁储存主要出现在妊娠后期最后 3 个月。因此，早产儿铁储存不足。胎龄越小，铁缺乏越严重。晚期早产儿或低出生体重儿也没有足够的胎儿铁储备。强烈建议这些婴儿尽可能延迟脐带结扎或延长胎盘输血。除早产外，进一步限制出生时铁含量的因素包括宫内生长受限、母亲贫血、高血压、肥胖和糖尿病，这些情况在早产儿母亲中较为常见。一些产后事件也会影响婴儿的铁状况，包括频繁采血，这会进一步消耗体内的铁。使用促红细胞生成素或红细胞刺激因子来避免输血也会显著增加机体对外源性铁的需求。另一方面，疾病早产儿频繁输血，这是铁的一种极好来源。早产儿延迟脐带结扎除可以减少新生儿重症监护室的产后输血次数外，还可以改善新生儿的生理和铁营养状况（见 AAP 文本框）。由于早产儿对铁的需求量存在个体差异，因此很难确认哪些早产儿存在 ID 风险及应补充多少铁和如何补充铁。AAP 和 ESPGHAN 建议，所有早产儿在出生后头 12 个月至少应摄入 2mg/（kg·d）的铁，这部分铁可由强化铁的配方奶粉提供。早产儿早期补铁可改善铁营养状况，且不影响线性生长。尽管 ID 对神经认知发育的影响值得关注，但对 15 项低出生体重儿研究的荟萃分析发现仅 2 项研究报告神经认知的影响，且未发现阳性结果。尽管使用含铁配方奶粉喂养，14% 的早产儿在 4～8 月龄时仍会出现 ID。人乳喂养的早产儿应该从 1 月龄开始额外补充元素铁 2mg/（kg·d），直至断离人乳并采用强化铁配方奶喂养或添加足量含铁丰富食物并能够达到 2mg/（kg·d）的铁元素摄入量为止。住院期间多次输血的儿童例外。因此，早产儿可能得益于在 1 月龄和 6 月龄时监测血清铁蛋白和其他铁指标并实现个性化喂养的方法，尤其是对人乳喂养的早产儿更应加强相关监测。

（三）1～3 岁幼儿

1～3 岁幼儿应摄入铁剂 7mg/d（表 19.1）。幼儿期膳食变化较频繁，这些改变可能会影响他们的铁营养水平。当他们的食物从婴儿食物向成人食物转换的时候，他们减少了强化铁配方奶及谷类食物摄入，同时摄入更多富含铁元素的天然食物，如一些受推崇的肉类、蔬菜（见附录 K）。由于维生素 C 可以促进铁吸收，应当鼓励富含维生素 C 的水果摄入。许多幼儿有挑食的毛病。他们喜欢的食物可能不利于铁吸收。考虑到这个年龄组的饮食变化，幼儿的铁营养状况通常很难预测。在评估前，应考虑病史、医学干预和膳食风险因素，以及某些临床表现（表 19.2）。例如，异食癖，一种强烈渴望吃、舔或咀嚼非食物物品（如泥土、石头、纸、婴儿湿巾或纸板）的状态，这些均与 ID 高度相关。由于这些不确定因素，AAP 推荐在 12 月龄进行 ID 的普筛，在 18 个月或更大的年龄存在膳食风险因素的情况下（如摄入过量牛奶）应进行重复筛查。应密切关注所有接受治疗的儿童，直到 ID 或 IDA 得到解决（见 AAP 文本框）。

在这个年龄组，铁缺乏与铅中毒也有关（表 19.2）。由于十二指肠二价金属转运体中的铅替代了铁，且肠道中的生理性铅螯合作用较差，因此 IDA 患儿对铅的吸收增强。治疗 ID 可以降低血铅浓度并逆转铅中毒、减轻神经毒性。对于铁摄入不足 7mg/d 或铁缺乏的幼儿，在 12～36 个月采用口服液体铁剂补充；而 3 岁以上儿童还可以加用可咀嚼维生素片促进铁吸收（表 19.3）。但是，要注意的是，许多软糖或果冻维生素不含铁，因此阅读标签很重要。然而，含有铁的软糖或果冻状复合维生素可能提高意外服用过量铁的风险，应小心储存确保儿童安全。

表 19.3　儿童口服铁制剂

化合物	商品名称	剂型	剂量	元素铁（mg）	其他成分
硫酸亚铁	硫酸亚铁	滴剂	75mg/ml	15mg/ml	0.2% 酒精、糖、山梨醇
	硫酸亚铁（通用）	滴剂	15mg/ml	15mg/ml	0.2% 酒精、山梨醇
	硫酸亚铁（通用）	酏剂	220mg/5ml	44mg/5ml	5% 酒精
	MyKidz Iron 10	滴剂	75mg/1.5ml	15mg/1.5ml	不含酒精、染料或糖
	Feosol	片剂	324mg	65mg	
	Slow-Fe	缓释片	142mg	45mg	
葡萄糖酸亚铁	Fergon	片剂	240mg	27mg	
	Nature's Way Iron	片剂	160mg	18mg	
	全食品螯合铁（双甘氨酸亚铁）	液体	10mg/5ml	10mg/5ml	草药，但不含酒精
富马酸亚铁	Ircn	片剂	200mg	66mg	
	Ferretts	片剂	325mg	106mg	
	Ferrocite	片剂	324mg	106mg	
铁络合物多糖	NovaFerrum	滴剂	50 mg/ml	15 mg/ml	两种产品均不含酒精、糖、染料和麸质；犹太人和纯素食主义者适用
	NovaFerrum 125	酏剂	125mg/5ml	125mg/5ml	
	NovaFerrum	胶囊		50 mg	洁食（犹太人适用）
	Nu-Iron 150	胶囊	219mg	150mg	
	Ferrex Forte	胶囊	219mg	150mg	叶酸、维生素 B_{12}
螯合铁 Upspring Bab 公司 Iron+Immunity		液体			
羧基铁	羧基铁酚	滴剂	50mg/ml	15mg/ml	
	含维生素 C 的 NutriPure 咀嚼铁	片剂熔化	4 岁以上儿童 18mg	4 岁以上儿童 18mg	甜菊叶提取物、木糖醇、甘露醇

续表

化合物	商品名称	剂型	剂量	元素铁 (mg)	其他成分
多维铁	Enfamil Poly-Vi-Sol with iron (硫酸亚铁)	滴剂	15mg/ml	15mg/ml	维生素 A, 维生素 D, 维生素 E 和维生素 B
	Upspring Baby Iron+ Immunity (甘氨酸铁)	液体	10mg/5ml	15mg/5ml	维生素 A, 维生素 C, 维生素 D 和维生素 E；B 族维生素；锌
	Zarbees Naturals 多维铁 (葡萄糖酸亚铁)	液体			维生素 A, 维生素 C, 维生素 D, 维生素 E 和含木糖醇的 B 族维生素
	NovaFerum Pediatric Multivitamin with Iron (铁多糖)	液体	10mg/ml	10mg/ml	不含酒精，糖，染料和面筋的维生素 A, 维生素 E 和维生素 B；经犹太教和纯素食主义者适用
	Flintstones 含铁咀嚼复合维生素 (富马酸亚铁)	2 岁和 3 岁儿童服用 1/2 片，4 岁儿童服用 1 片	18mg	2 岁和 3 岁儿童服用 9mg，4 岁以上儿童服用 18mg	维生素 A, 维生素 D, 维生素 E 和维生素 B 含有果糖，山梨醇和人工香料
	Rite Aid 咀嚼片 (富马酸亚铁)	2 岁和 3 岁儿童服用 1/2 片，4 岁儿童服用 1 片	18mg	2 岁和 3 岁儿童服用 9mg，4 岁以上儿童服用 18mg	维生素 A, 维生素 D, 维生素 E 和维生素 B 含有山梨醇，甘露醇，单甘油酯和甘油二酯
复合维生素+持续补铁	天然铁+维生素 C+草药咀嚼片 (氨基酸螯合物)	1/2 片	27mg	儿童服用 13.5mg (1/2 片)	维生素 C 含有糖，玫瑰果，甜菜，覆盆子
	BellyBar Prenatal Vitamin (五羰基还原铁)	1 咀嚼片	13.5mg/片	儿童 1 片，孕妇 2 片	维生素 A, 维生素 C, 维生素 D, 维生素 E, B 族维生素，钙，锌
	Vitamin Friends Vegetarian gummies (富马酸亚铁)	1 块软糖	15 mg	15 mg	维生素 C 和 B 族维生素，蔗糖，葡萄糖，柑橘果胶，天然香料；存在意外过量服用糖果的风险
	Navitco NutriBear Iron Vegetarian Jellies (富马酸亚铁)	1 颗果冻熊	5 mg	5 mg	维生素 C, 叶酸, 维生素 B12, 蔗糖, 葡萄糖, 柑橘果胶, 天然香料；存在意外过量服用糖果的风险

IV

（四）4～8 岁学龄期儿童

富含铁剂食物（附录 K）是均衡饮食的一部分。家长及养育人应保证学龄期儿童铁摄入量达 10mg/d。与幼儿期相比,学龄期儿童 ID 和 IDA 患病率明显较低,但与某些既往史、医学干预或者膳食危险因素混合时, 其患病率更高（表 19.2）。因此, 该年龄段 ID 或者 IDA 儿童不仅需进行全面的膳食评估,还需评估总体生长、疾病和潜在胃肠道出血的情况。若怀疑该年龄段有贫血或 IDA,应同时进行 ID 和 IDA 的筛查（见下方"ID 和 IDA 的筛查"部分）。除了解决潜在的病因（如膳食与失血）, IDA 儿童还应立即补充铁剂,并密切关注疾病转归。

（五）9～13 岁学龄期儿童

大龄学龄期儿童及青少年在选择食物上有更多自主权,他们可能一半以上的食物都不在家吃（在学校、户外活动以及上学路上吃零食或点心）。缺乏家长监管的进食方式和结构容易导致限制性饮食以及营养不良等问题（见第 8 章 青春期营养）。该年龄组的部分儿童可能进入快速生长期。该期儿童摄入铁剂应该在保证基本生理需要外,还要供给血红蛋白增长、组织 / 肌肉生长, 以及补充青春期女孩的月经丢失。一般来说,9～13 岁儿童每天应该摄入约 8mg 铁（表 19.1）,并选择富含铁的食物（附录 K）。增加的铁需求量一旦超过膳食铁供给量,就会消耗储存铁。因此, 饮食结构不健康、挑食（如素食者、纯素食者）或异食癖（如纸、淀粉、冰）的青少年以及初潮过早、肥胖的女孩都应该进行 ID 筛查。同时应考虑年龄相关的病史、医疗干预和膳食风险（表 19.2）。若诊断明确, 除了口服铁剂治疗外, 还应调整饮食。在铁替代治疗成功前, 月经失血过多导致 ID 或 IDA 的女孩应进行激素治疗以减少进一步过量失血。此外,还应密切关注 IDA 儿童直至正常(包括铁储备正常)。

（六）14～18 岁青少年

与青春前期一样,该期儿童摄入铁剂必须在保证基本生理需要外,还要供给血红蛋白增长、组织 / 肌肉生长, 以及补充青春期女孩的月经丢失。由于食物偏好以及生活方式不同,替代饮食或错过某餐可能时有发生（见第 8 章青春期营养）。因此, 此期的推荐铁摄入量分别为 11mg/d（男）和 15mg/d（女）（表 19.1）。应该提倡该期儿童规律进食铁含量丰富的食物（附录 K）。任何节食、饮食结构不健康或有异食癖的青少年都应该进行 ID 和 IDA 筛查。此外, 经血过多、子宫异常出血的年轻女孩,特别是在月经初潮后的前两年及肥胖的女孩也应进行 ID 和 IDA 筛查。同时应考虑既往史、医学干预或者膳食危险因素(表 19.2)。若明确诊断 IDA,应立即处理潜在病因并采取铁替代疗法直到痊愈。在青少年阶段,除了注意力不集中和疲劳外, 其他几种神经和睡眠状况也与 ID 有关。儿童 RLS 是一种伴有不适的腿部运动障碍, 与 ID 有关（Dosman, Witmans & Zwaigenbaum, 2012；Tilma, Tilma, Norregaard & Ostergaard, 2013）。此外, 另一种睡眠障碍——周期性肢体运动障碍（periodic limb movement disorder, PLMD）是累及下肢的重复的、刻板运动,与 ID 有关。患有 RLS 和 PLMD 的患者接受铁剂治疗后症状将得到显著缓解。RLS 和 PLM 均有家族倾向性。全基因组关联研究发现共有 4 个单核苷酸多态性增加 RLS 或 PLMD 的发病风险;其中, 位于 6 号染色体上的那个单核苷酸多态性也会增加 ID 风险。神经性晕厥（即单纯性晕厥）是儿科最常见的晕厥类型。至少有一项研究发现，与其他形式的晕厥相比，该型患儿 ID 的患病率更高。此外，直立性心动过速综合征是一种直立位耐受的自主神经紊乱。与正常美国儿童相比,患有直立性心动过速综合征的青少年 ID 和贫血患病率更高，补充铁剂可能会显著改善症状。

（七）ID 和 IDA 的筛查

ID 经历了三个阶段：铁减少期、红细胞生成缺铁期和 IDA。长期存在的 ID 导致的严重贫血可能需要紧急就医。然而，考虑到潜在的神经认知影响，即使是没有贫血的轻度 ID 也需要早期识别和合理治疗。没有任何单独的检测指标可以诊断 ID 和 IDA，其诊断需结合实验室检测指标、临床表现和病史进行综合评估（表 19.4）。从全血细胞（complete blood cell，CBC）计数来看，IDA 呈现低 Hb 含量、平均红细胞体积（mean corpuscular volume，MCV）降低、红细胞分布宽度（red cell distribution width，RDW）升高的小细胞性贫血。在无贫血的情况下，许多全自动血细胞分析仪获得的网织红细胞血红蛋白含量（reticulocyte Hb content，CHR）是第一个通过识别缺铁网织红细胞而判断 ID 的外周血标志物。血清铁蛋白（Serum ferritin，SF）是判断全身铁储备最常用的铁指标。

理想状态下，初次筛查应进行全血细胞计数。如果单使用 Hb 来识别贫血，则应获得完整的 CBC 和（或）SF，以确认是否存在小细胞性贫血和铁储备下降，以明确诊断 IDA。SF 是一种急性期反应蛋白，在炎症相关的贫血或肥胖的患者中可能升高（表 19.4）。因此对于急或慢性炎症患者，可考虑评估 C 反应蛋白浓度，以除外炎症性贫血。其他用于检测铁水平的检测包括：转铁蛋白饱和度（血清铁与总铁结合力比值）、血清或可溶性转铁蛋白受体 1（serum or soluble transferrin receptor1，sTfR1）浓度、锌原卟啉 / 血红素比值（zinc protoporphyrin/heme ratio，ZnPP/H）及血浆铁调素（plasma hepcidin）（表 19.4）。

表 19.4　铁水平测试

参数	铁超载	铁减少期（第一阶段）	不伴贫血的 ID（第二阶段）	IDA（第三阶段）	炎性贫血
SF	↑	↓	↓	↓ ↓	↑ ↑
转铁蛋白饱和度	↑ ↑	正常	↓	↓	↓
TfR1	↓	↑	↑ ↑	↑ ↑ ↑	↑ ↑ ↑
CHr	正常	正常	↓	↓	↓
血红蛋白	正常	正常	正常	↓	↓
MCV	正常	正常	正常	↓	↓
ZnPP/H	正常	正常	↓	↓	↓
血浆铁调素	↑	正常	↓	↓	↑

CHr，网织红细胞血红蛋白含量；MCV，平均红细胞体积；SF，血清铁蛋白；ZnPP/H，锌原甲状腺素 / 血红素

既往的建议明确了儿童铁筛查的临界值，Hb 为 11.0g/dl，SF 为 10 ~ 12μg/L。然而，最近在 1257 名 6 ~ 36 月龄的儿童研究中显示,Hb 与 SF 的拐点分别为 12.1g/dl 和 17.9μg/L。

在这些小年龄儿童中，11.0g/dl 的 Hb 水平与极低的 SF（2.4～4.6μg/L）相关。最近研究还表明，与静脉血相比，婴幼儿末梢血在评估贫血时 Hb 偏高且不理想。这项研究未涉及年龄较大的儿童。虽然目前对于大龄儿童中 ID 筛查的具体新数据有限，但在该人群中使用其他红细胞铁营养水平指标（红细胞原卟啉、锌原卟啉 / 血红素比值或网织红细胞中血红蛋白）可能比 Hb 和红细胞指数更有效，且同样适用于慢性病所致的贫血。有必要为上述较新的生物标志物制定年龄范围参考值区间。

三、铁 治 疗

（一）口服铁疗法

一旦确诊 ID 或 IDA，应立即开始铁剂治疗。虽然含铁的复合维生素是补充和预防的理想选择，但其（表 19.3）不应用于治疗 ID 或 IDA。治疗性口服铁有多种配方可供选择（表 19.3）。至少一项纳入 80 名幼儿的随机临床试验发现，与多糖铁复合物相比，硫酸亚铁在 12 周内改善 Hb 浓度效果更佳。口服铁剂量的推荐范围为 3～6mg/（kg·d），但低剂量铁补充 [3mg/（kg·d），每天 1 次] 对中到重度 IDA 患者同样有效。一些针对成人的研究也表明，小剂量补铁治疗不仅有效，同时还最大限度地减少副作用并提高了依从性。因此，对于年龄较大的儿童，60～120mg/d 元素铁（1～2 片）1 次口服是有效的。

（二）治疗反应

为确保适度的治疗反应，应对所有治疗患者进行随访（见 AAP 文本框）。对于轻度贫血儿童，在开始治疗的 4 周内（或约 1 个月内），Hb 至少应上调 1g/dl。相反，对于中到重度贫血（Hb < 9g/dl）的儿童，Hb 应在最初 2 周内上调 1g/dl。在确保初期治疗有效后，所有患者都应该在开始治疗后约 3 个月重新接受评估。医师可以考虑在 CBC 计数之外评估 SF，以确保在治疗贫血的同时补铁。如果在铁储备恢复至正常之前停止口服铁，患者有 IDA 复发的风险。

口服铁剂无效最常见的原因是不坚持服用或因不良反应而不耐受。不良反应主要累及胃肠道，可能包括恶心、呕吐、腹痛、腹泻和（或）便秘。然而，一项对患有 IDA 的幼儿进行的口服铁与安慰剂补充的随机对照研究发现，两组报告的不良反应无差别。对有 IDA 并使用强化铁配方奶粉喂养婴儿口服铁与安慰剂补充的胃肠道不良反应进行系统分析发现组间间没有显著差异。尽管如此，如上文建议，一些研究结果提示低剂量口服铁剂治疗可以减轻胃肠道不良反应。治疗无效的另一个原因是剂量不足，如仅仅使用补充剂量而不是治疗剂量。

（三）非传统和草本口服铁补充剂

市场上许多新的补铁产品都做广告宣传含有较少的防腐剂和色素，是洁食，并使用天然调味剂（表 19.3）。这类铁剂可能更容易被那些希望避免人工添加成分的家庭所接受。虽然在妊娠期和儿童期没有充分的研究，但由于其含铁量高，一些非传统的含有刺荨麻和甜菜汁的多种草药制剂也可被选择。然而，这些植物中的铁含量因土壤含铁量和加工过程的不同而存在差异，而且铁的生物利用率很低。即使这些草药制剂含铁量非常高并足以满足铁的需求，但家长同样会担忧草药成分的毒副作用。东南亚妇女用形状像鱼的铁块煮水（幸运铁鱼），这种方法被证实非常有效且没有重金属污染。然而，这些方法还没有在儿童中进行研究。牛肝血红素浓缩液也被用作铁营养补充剂，但这类药物含有大量的维生素 B_{12}，具有一定毒副作用。

（四）静脉补铁疗法

在 20 世纪中期，静脉铁注射制剂的最初应用导致严重不良反应（包括过敏反应）的发生率很高，这种情况限制了其推广应用。自 2000 年以来，新研发的静脉铁制剂提高了安全性，还可实现在较短的静脉输注时间内给予更大剂量的铁。因此，对于口服铁剂治疗失败的儿童，静脉铁剂治疗是另一种有效的选择。患有复杂疾病、明显的饮食限制、对养育人给予营养的高度依赖、炎性肠病、短肠综合征一级其他慢性炎症性疾病或反复出血的儿童也可以从静脉补铁中受益。虽然关于静脉铁注射的安全性和有效性的成人研究性论文较多，但儿童的相关研究数据有限。然而，部分研究已证明各种静脉铁制剂（蔗糖铁、低分子量右旋糖酐铁和羧基麦芽糖铁）对 ID 或 IDA 的儿童和青少年均有效。表 19.5 列出了美国目前可用的静脉注射铁制剂。虽然静脉注射铁剂严重不良反应的风险很低，但应该在有经验的医疗部门（通常是儿童血液科）给药，并在发生不良事件时由工作人员提供适当的护理（包括对过敏反应的早期识别和处理）。

四、总　结

尽管 IDA 患病率有所下降，但它仍然是全球最常见的血液系统疾病。由于 ID 对幼儿神经发育及青少年注意力和学习能力均有影响，医师须仔细评估所有患者的 ID 危险因素。建议小于 12 月龄的婴儿常规补铁或强化铁。小于 12 月龄的婴儿不应摄入牛奶，12 月龄以上儿童则应该限制牛奶摄入量，并在饮食中加入适当的高铁食物。学龄期儿童和青少年在快速生长阶段对铁的需求量增加。由于膳食结构差异，他们也存在 ID 风险。对于青春期女孩，由于潜在的过度失血风险，应加大筛查力度。单独的 Hb 指标在初筛中的价值有限。最好用结合红细胞指数的 CBC 计数和 SF 进行初筛，然后确定潜在病因，并使用治疗性剂量进行铁剂治疗。低剂量铁疗法 [3mg/（kg·d），每天 1 次] 可将不良反应降至最低，从而提高依从性。所有接受铁剂治疗的患者都应该坚持至少 3 个月的治疗、随访并至痊愈。最后，对于口服铁治疗失败或不耐受的患者，可以考虑使用较新的静脉铁制剂，但应在具有使用静脉铁治疗 IDA 的专科进行。

表 19.5　美国批准的静脉用铁制剂

药品名	商品名	FDA 适应证（成人）	FDA 批准及年龄范围（儿科）	儿童每次输注剂量（最大剂量）	输注时间	是否需测试剂量	黑框警告	铁浓度
葡萄糖酸铁	Ferrlecit	透析结合促红细胞生成剂治疗慢性肾病	是，>6 岁		60min	不	不	12.5mg/ml
蔗糖铁	Venofer（维乐福）	慢性肾病患者	是，>2 岁		2～5min	不	不	20mg/ml
低分子量右旋糖酐铁	INFeD	口服铁剂不满意或不能服用的患者	是，>4 个月		60min	是	是	50 mg/ml
纳米氧化铁	Feraheme	慢性肾病患者	否		15～60min	不	是	30mg/ml
羧麦芽糖铁	Injectafer	口服铁不耐受或反应不满意者；非透析依赖型慢性肾病患者	否	15 mg/kg（750 mg）	60min	不	不	50mg/ml

注：FDA，美国食品药品监督管理局

（翻译　重庆医科大学附属儿童医院　陈　立　审校　李廷玉）

第*20*章

微 量 元 素

一、概　述

　　微量元素的定义是构成人体体重低于 0.01% 的矿物质，或者所说是一种成人每天需求量在 1～100mg 的矿物质。一些微量元素的对人类的健康明确至关重要，比如铁、锌、铜、钼、铬、碘、硒、钒是必需微量元素，其他的微量元素不是必需的，但其中一部分对人类健康有益（氟），一部分重要性尚不明确（砷、硼、钴、硅、锰、镍），另一部分因潜在的毒性需引起重视（铝、锰）。除了在第 19 章讨论的铁和第 48 章要讨论的氟外，所有的微量元素都将在本章中讨论。

　　医学研究所食品与营养委员会（现国家医学院）制定了人类的铁、锌、铜、锰、铬、碘、钼、硒的膳食营养素参考摄入量（DRI），膳食营养素参考摄入量（DRI）包括 4 项内容：平均需要量（EAR）、推荐摄入量（RDA）、适宜摄入量（AI）和可耐受最高摄入量（UL）。平均需要量（EAR）能够满足人群中 50% 个体的需求，而推荐摄入量（RDA）能够满足某一特定性别、年龄的群体中绝大多数（97%）个体的需要。如果因为数据缺乏不能制定 EAR 和 RDA，那么可设定 AI，该预期摄入量能够满足人群中绝大多数个体的需求。本章讨论的主要微量元素的推荐摄入量或适宜摄入量见表 20.1（见附录 E）。这个表总结了这些微量元素的正常血清值、生化作用、缺乏的影响、过量的影响及食物来源。

二、锌

（一）基础知识

　　锌是几百种酶的必需辅因子，这些酶具有多种多样的功能。这些酶参与核酸和蛋白质的代谢，并在组蛋白稳定性、细胞凋亡、细胞分裂和能量代谢中都发挥作用。锌对维持蛋白质的稳定性很重要，也是一些转录因子（也称锌指结构）的组成部分。由于锌有各种各样的作用，所以在许多物种中，包括人类中，缺锌能限制胎儿在宫内的生长、婴儿期和儿童期的生长。锌缺乏时，更新较快的细胞和组织是最早受影响的，如免疫系统、肠黏膜、皮肤会特别的敏感。锌对机体适宜免疫很重要。锌对皮肤和黏膜的屏障功能及体液和细胞免疫都很重要。

284 第 20 章

表 20.1 微量元素

名称（缩写）/正常血清浓度	生化作用	缺乏的影响	过量的影响	推荐膳食摄入量和适宜摄入量（RDA 或 AI）	食物来源
锌 (Zn) 0.75～1.20mg/L 或 11.5～18.5μmol/L	很多酶和转录因子的组成成分	厌食症，味觉减退，发育迟滞，性成熟延迟，影响伤口，皮损愈合	毒副作用少，可能加重边缘性的铜缺乏	婴儿 0～6个月：2mg/d[a] 7～12个月：3mg/d[a] 儿童 1～3岁：3mg/d 4～8岁：5mg/d 青少年男性 9～13岁：8mg/d 14～18岁：11mg/d 青少年女性 9～13岁：8mg/d 14～18岁：9mg/d	牡蛎，动物肝脏，肉，奶酪，豆类，全谷类
铜 (Cu) 1.10～1.45mg/L 或 11～22μmol/L	血浆铜蓝蛋白的组成部分，金属酶的关键组成部分，结缔组织的生物合成	贫血，发育迟缓，骨质疏松，中性粒细胞减少，色素沉着减少	毒副作用少，肝豆状核变性，肝功能障碍	婴儿 0～6个月：0.20mg/d[a] 7～12个月：0.22mg/d[a] 儿童 1～3岁：0.34mg/d 4～8岁：0.44mg/d 青少年 9～13岁：0.7mg/d 14～18岁：0.89mg/d	贝类，肉类，豆类，坚果类，奶酪
锰 (Mn)[b] 4～12μg/L 或 73～210mol/L	金属酶复合物的活化剂；对合成多糖和糖蛋白很重要；丙酮酸羧化酶和锰超氧化物歧化酶的组成成分	人类还没有锰缺乏的记载。动物缺乏：生长迟缓，新生动物的共济失调，骨畸形，生育能力下降	毒副作用少，受工业污染和长期肠外营养引起的神经系统表现	婴儿 0～6个月：0.003mg/d[a] 7～12个月：0.6mg/d[a] 儿童 1～3岁：1.2mg/d 4～8岁：1.5mg/d 青少年男性 9～13岁：1.9mg/d 14～18岁：2.2mg/d 青少年女性 9～13岁：1.6mg/d 14～18岁：1.6mg/d	坚果，全谷类，茶
硒 (Se) 30～75μg/L 或 0.35～1.00μmol/L	是谷胱甘肽过氧化物酶和脱碘酶的组成部分	人类：心肌病，动物：肝脏坏死，肌营养不良，渗出性素质病，胰腺纤维化	刺激黏膜（如鼻子，眼睛，上呼吸道的黏膜），面色苍白，易怒，消化不良	婴儿 0～6个月：15μg/d[a] 7～12个月：20μg/d[a] 儿童 1～3岁：20μg/d 4～8岁：30μg/d 青少年男性 9～13岁：40μg/d 14～18岁：55μg/d	海产品，肉类，全谷类

续表

名称（缩写）/正常血清浓度	生化作用	缺乏的影响	过量的影响	推荐膳食摄入量和适宜摄入量（RDA 或 AI）	食物来源
铬（Cr）	参与维持正常糖代谢，增强胰岛素的作用	人类：葡萄糖利用障碍；动物：生长障碍，干扰碳水化合物，蛋白质，脂质的代谢	毒副作用少；没看到对人身上毒副作用的记载；动物：生长迟缓，肝脏和肾脏损伤	婴儿　0~6个月：0.2μg/d　7~12个月：5.5μg/d^a；儿童　1~3岁：11μg/d　4~8岁：15μg/d；青少年男性　9~13岁：25μg/d　14~18岁：35μg/d；青少年女性　9~13岁：21μg/d　14~18岁：24μg/d	肉制品，奶酪，全谷类，啤酒酵母
钴（Co）	维生素 B_{12} 的组成部分	人类：目前尚不清楚；动物：贫血，生长迟缓	很少毒副作用：红细胞增多症，心肌退行性病变	未制定	绿叶蔬菜
钼（Mo）	产生尿酸酶的酶（黄嘌呤氧化酶）及醛类和硫化物氧化酶的组成部分	人类：目前还不清楚；动物：生长迟缓，厌食	人类中，痛风样综合征，铜拮抗剂	婴儿　0~6个月：2μg/d^a　7~12个月：3μg/d^a；儿童　1~3岁：17μg/d　4~8岁：22μg/d	肉制品，谷类，豆类
碘（I）	是体内甲状腺激素的组成部分（甲状腺素和三碘甲状腺原氨酸）	甲状腺肿，精神功能受损，发育迟缓	毒性甲状腺肿	婴儿　0~6个月：110μg/d^a　7~12个月：130μg/d^a；儿童　1~3岁：90μg/d　4~8岁：90μg/d；青少年　9~13岁：120μg/d　14~18岁：150μg/d	加碘盐，奶制品，海水鱼，海鲜

a. 健康母乳喂养的婴儿，适宜摄入量指平均的摄入量

b. 全血

锌能够降低高危人群中急慢性腹泻的发病率和死亡率，可同时作为治疗确定的腹泻的方法和预防腹泻的公共卫生措施。对其他的疾病，可能也有益处，比如下呼吸道感染。此外，锌对学龄前儿童的体力活动、认知和神经发育都有积极的作用。

锌在小肠内通过主动转运的方式吸收，再分泌进胃肠道，最后从尿液中排除。胆道和胰腺的分泌液含大量的锌，其中大部分被更远端的胃肠道重吸收。锌的吸收存在稳态调节，由锌摄入和内源性分泌同时进行。尿锌排除的减少，是锌缺乏晚期的指标。少量的锌从汗液和脱落的皮肤细胞中丢失。

锌有两个大的转运体家族。一种是负责锌转运进细胞和细胞器的 ZIP 家族，另一种是调节锌排出到细胞膜外或胞内细胞器外的 ZnT 家族。这些转运体受激素和膳食调节剂的复杂调控，系统似乎存在很大程度的重复和冗余。这些系统调节锌稳态的机制会持续成为一个活跃的研究领域。锌在血清中转运，与血清白蛋白和 α_2 巨球蛋白进行结合。锌代谢的进一步体内平衡主要在肝中进行，并以金属硫蛋白的形式在肝储存。

（二）锌缺乏

锌如此广泛地存在于环境和食品供应中，并且人类可以自由消费食物，长期以来人类都确信自己不会有锌缺乏。然而，来自于埃及和伊朗的第一个锌缺乏报告的确令人惊讶。尽管锌缺乏在儿童中不常见，但严重的锌缺乏具有明显的特点。它的临床特征包括口腔黏膜的损伤、腹泻、对感染的易感性的增加、免疫功能障碍、青春期发育迟缓、身材矮小和生长缓慢。在有关锌代谢的常染色体隐性遗传病肠病性肢端皮炎（AE）中，由于锌的细胞储留减少导致严重缺锌，上述临床特征便会出现。AE 是由 ZIP_4 突变引起的，ZIP_4 是在刷状缘膜上调节锌进入肠上皮细胞内的关键转运体。AE 患者需要每天补充锌来缓解症状。在儿童中，每日适宜的剂量难以确定，尤其是在快速生长阶段，锌剂量过大有铜缺乏的风险。对于罹患 AE 的婴儿和儿童来说，每日补充 20～30mg 的锌，能够满足机体的需求。口服补充锌剂后，锌缺乏很快就会恢复，经过足够剂量的治疗后，皮炎也会在 4～5d 内完全消退。在婴儿身上也能观察到严重的锌缺乏，特别是其母亲有乳腺锌分泌缺陷的情况（见"锌需求"），以及那些有严重锌丢失的早产儿，比如那些由于坏死性小肠结肠炎或肠切除术而进行近端回肠造瘘的早产儿。后者由于造瘘术引起胆汁的丢失，所以也要警惕锌丢失的可能，锌摄入应该增加 2～3 倍才能维持体内的需求。

自从 Prasad 首先描述了人类发生的严重缺锌后，严重缺锌已被广泛认知。因为在个体中缺乏可靠的锌营养状况的评价方法，因此对轻度锌缺乏的真实发生率和重要性、如何诊断和理解，还有待解决。尽管生长迟缓的发生率和血浆的锌测量对评价人群的锌营养状况有用，但难以对个体的锌营养状况进行较好的评价。

Walravens 和 Hambidge 等首先描述了婴幼儿的轻度锌缺乏，他们发现配方奶喂养的男婴较母乳喂养的男婴生长落后，而且体内血浆锌的浓度更低。在配方奶中强化锌，使其含量达 5.8mg/L 后，婴幼儿的生长则是正常的。近期几个研究表明锌的补充对婴儿和儿童的生长有积极的促进作用，但其他的研究并未显示出该作用。体内锌的基础水平、给予的剂量、生长速度、感染、依从性及其他因素，都可能影响结果。那些血浆锌浓度低的儿童中出现的生长障碍，是否因为生长中激素调节受到影响、食欲减弱和食物摄取减少，或者导致更频繁的感染,尚不清楚。早产儿出生时的锌储存量较低,有2个小型的研究表明,早产儿补充锌,对他们的追赶生长有益。

近年来,在母乳喂养的婴儿中,报道了一种类似肢端皮炎的综合征,这种综合征现在已知是由母体 ZnT2 转运体功能丧失突变引起。这种转运体将锌转运到母乳中,如果缺乏,那么母乳中的锌含量会很低,将会导致新生儿锌暂时性缺乏。通过口服补充锌或添加含锌食物可以快速改善这种情况,因此可作为与 AE 鉴别的条件。

在过去的几十年里,通过在发展中国家中进行的大规模的、随机对照的补充试验,我们已经认识到锌缺乏对儿童期生长、发病率、死亡率等均有重要的影响。在世界范围内,一些本可预防的儿童死亡中,锌缺乏被认为是主要的原因。系统性综述表明,生长发育迟缓的儿童,补锌后他们的身高和体重都有明显的增加。一些试验研究了每天或每周补充锌剂对儿童感染性疾病的治疗效果,结果表明,锌的补充使腹泻和肺炎的治疗失败和死亡率明显降低(约 40%)。锌在腹泻中一直以来的积极作用促使口服补液溶液(ORS)中添加了锌,这也使得腹泻量和腹泻持续时间减少。尽管其价值被证明是困难的,但它似乎既有效又具有成本效益。锌补充对其他感染性疾病也有益,但是目前由于数据不足,所以很难对锌补充在疟疾或肺结核中的作用得出有意义的结论。主食的锌强化也可以改善高危人群的锌营养状况,但如果在主食中添加除锌以外的其他微量营养素,则似乎没有那么有效。

锌也作为一种治疗普通感冒的手段被研究。最近的分析表明,锌可能会缩短普通感冒的持续时间。最近一项 Cochrane 综述发现,尽管证据不同,但如果在症状发作的 24h 内开始,服用至少提供 75mg/d 锌的锌含片,则可以缩短普通感冒持续时间。

因为缺乏具体特征,轻度至中度的锌缺乏很难被诊断。生长缓慢、反复感染、轻微的皮疹、食欲缺乏、免疫功能低下都可能提示缺锌。通常通过血浆或血清锌浓度检测来评价锌的营养状况。然而,这些都不是敏感的指标,感染、应激、生长速度和其他因素都能影响这些指标。有时也检测头发的锌浓度,但是它很难分析,而且还受锌营养状况以外的其他因素影响。当我们怀疑锌缺乏存在时,可以通过锌补充 [通常 1mg/(kg•d)] 试验来判定。锌的补充可以通过乙酸锌溶液(每 5ml 水含 30mg 乙酸锌)口服来给予。接受全肠外营养的足月儿,静脉内的需求量约每天 100μg/kg,为了预防锌缺乏,早产儿的推荐量要提高到每天 300μg/kg。具有囊性纤维化的婴儿体内的血浆锌较低,体内锌平衡异常,因此需求量应更高,患克罗恩病和镰刀状红细胞贫血的婴儿同样如此。

(三)锌的需求

从母乳中摄入的锌平均为每天 0.5 ~ 1mg/kg,但随时间推移下降,母乳中锌含量会随着哺乳时间的增加而下降。锌强化的婴儿配方奶中锌的含量较母乳中的高(为了弥补配方奶中锌的较低生物利用度)。因此,通常摄入量为 3 ~ 5mg/d(或每天 1mg/kg)。锌的摄入量即便低于上述剂量,对足月儿来说也是足够的,母乳中即使只含有 1.1mg/L 的锌也不会引起锌缺乏。然而,一些婴儿摄入的母乳含锌较正常值低时,也可以引起明显的锌缺乏。特别要关注早产儿,因为他们的快速生长加大了他们对锌的需求。在早产儿中,由于乳汁中锌含量低造成的锌缺乏可以迅速发生。给母亲补锌并不能增加乳汁中锌的含量。乳汁中锌含量低的女性存在 ZnT-2 基因缺陷,ZnT-2 是调节乳腺锌代谢的转运体之一。目前还不清楚在乳汁中缺锌的母亲中，存在 *ZnT-2* 基因突变的情况有多普遍，但是这些婴儿可能表现出肠病性肢端皮炎的特点，他们对相对低剂量的锌补充或者膳食中引入其他来源的锌（比如辅食或配方奶）就会有反应。与患肠病性肢端皮炎的儿童不一样的是，他们不需要终身补锌，只是在他们依赖母乳作为锌来源的时期补锌即可。如果能够合理地识别并治疗上述原因引发的缺锌，这些缺锌的症状便是自限性的。然而，由于母体本身存在锌转运体的缺乏，在后续妊娠中的婴儿缺锌的复发率高达 100%。若同胞患有短暂性新生儿锌缺乏，仍然可以进行母乳喂养，但需口服锌补充剂。

对 7 ～ 12 个月的大龄婴儿和 1 ～ 3 岁的幼儿来讲，锌的推荐摄入量是 3mg/d。纯母乳喂养的婴儿在 6 个月时每天只摄入 0.4 ～ 0.6mg 的锌，但并没有缺锌的表现。我们对婴儿自我调节锌代谢平衡的能力知之甚少，但先前描述的几个锌的转运体受锌摄入量和锌营养状态的影响。婴儿中稳定同位素的研究表明，锌摄入量很低时，锌吸收率增加而粪便丢失量减少。在一些年龄组别中，EAR 和 UL 之间的范围较窄。在美国学龄前儿童中，锌的摄入量高于 RDA，很可能已经超过了 UL 而非低于 EAR。例如，从正在喂养的婴儿和幼儿中得到的研究数据表明，在 5 ～ 11 个月的美国儿童中，锌的摄入量低于平均需要量的只占 6%，而在 12 ～ 47 个月的儿童中，这一数据低于 1%。相反，从膳食中获得的锌高于 UL 的儿童数量的比例从 47%（12 ～ 23 个月）至 74%（24 ～ 47 个月）不等。尽管锌摄入量较低的情况在青少年更加常见，但这种名义上的"过量"锌摄入对幼儿没有明显的不良影响，这也对幼儿锌的 UL 提出了质疑。UL 是基于锌可以影响铜吸收的考虑而制定的，这种交互作用在肝豆状核变性的早期临床治疗中被利用（参见锌中毒）。

（四）食物来源／生物利用度

母乳中锌的吸收率比配方牛奶和牛奶中的吸收率都高。母乳中锌的生物利用度较高是因为锌与枸橼酸和血清白蛋白结合得较为疏松，而牛奶和配方牛奶中的锌主要与酪蛋白结合较为紧密。与枸橼酸结合的锌容易被吸收，新生儿有限的消化能力足以从血清白蛋白中释放出锌，但可能不足以消化酪蛋白。从大豆配方奶和婴幼儿谷类食品中吸收的锌甚至低于配方牛奶，最有可能的原因是这些膳食中的植酸含量高。植酸含有多个负电荷，并可以结合二价阳离子，如锌、铁、钙。人类不能把植酸消化到有利用价值的程度，这样从粪便中丢失的锌就会增加。由于除去植酸，锌的吸收率将会明显增加，所以人们试图通过发酵、沉淀、植酸酶处理、遗传选择等方法减少主食中（玉米、稻米、大麦）中植酸的含量。然而，尚无此类商业化的产品，而且减少食用作物的植酸盐可导致农作物的减产。摄入植酸含量高的食品（谷类、豆类）较多，而摄入锌含量丰富的食物如肉制品（见附录 L）较少，是资源有限型国家中锌营养状况低下且大规模流行的主要原因。

如果进行口服补充，铁可抑制部分的锌吸收。在预防婴幼儿锌营养状况低下方面，单独锌剂补充较铁锌联合补充更有效。

在出生后的 7 ～ 12 个月，锌的需求量仍然较高，母乳提供的锌的可能不足。在早期分泌的乳汁中，锌的含量有 2 ～ 3mg/L，但产后 6 个月，锌的含量约降至 0.5mg/L。母乳提供的锌含量太低，不能满足需求；同时，断奶后食物中的植酸降低了母乳中锌的生物利用度，所以这时对婴儿进行锌补充也会有益处。很明显，在营养不良的恢复过程中，在发育迟缓的快速追赶生长阶段，锌的摄入都是一个限制性因素。世界卫生组织（WHO）/联合国儿童基金会应该考虑发布关于辅食的新的推荐意见。

（五）锌中毒

急性锌中毒较为罕见，但可能在摄入药物锌制剂后发生。常见的症状是呕吐和腹泻。医学机构利用锌摄入和铜营养状况的数据来制定锌的 UL，口服高剂量的锌的确会减少铜的吸收。这种效果可以运用在疾病治疗中，比如口服锌用于治疗肝豆状核变性（不合理的铜吸收和过度累积紊乱；详见"铜"），但也同时可能出现不良效果，比如一个用超量的锌治疗肠病性肢端皮炎引起铜缺乏的案例。

三、铜

（一）基础知识

铜在几种生理上重要的酶中是必不可少的，如赖氨酰氧化酶、弹性蛋白酶、单胺氧化酶、细胞色素氧化酶、血浆铜蓝蛋白和铜锌超氧化物歧化酶。赖氨酰氧化酶和弹性蛋白酶参与结缔组织合成和胶原蛋白交联，细胞色素氧化酶参与电子传递系统和能量代谢，血浆铜蓝蛋白（亚铁氧化酶）参与到铁代谢的过程中，超氧化物歧化酶是一种抗氧化剂和自由基的清除剂。铜缺乏都可能与这些酶的活性受损有关。我们对铜吸收和体内平衡的了解不足，但最近发现了一些新的铜转运体（ATP7A、ATP7B、Ctr1），因为他们在铜代谢遗传疾病中有作用。

（二）铜缺乏

铜代谢障碍的 X- 连锁隐性遗传病，即 Menkes 综合征，通常在生命的早期就表现出来，特点是色素脱失、贫血、钢丝样头发和大脑进行性退化。患者在非常小的年龄就有铜缺乏，应该积极的用铜治疗，但是这些患者的远期预后不好。所涉基因已经通过 Menkes 病的小鼠模型研究确定。缺陷蛋白质是 P 型 ATP 酶，简称 ATP7A，参与到细胞内铜的代谢，特别是将铜转运到细胞外。因此，铜虽然能够进入肠上皮细胞，但是被转运出肠上皮细胞和进入到全身循环中的铜不足，最终导致严重的系统性铜缺乏。

铜缺乏的危险因素包括肝脏的储存量较低、快速的生长、吸收不良综合征及铜丢失的增加，但是铜缺乏通常不会突然发生，除非膳食中铜的含量也很低。

早产儿肝脏中的铜储存较低（铜主要在妊娠晚期积累），出生前的铜储存通常在新生儿期被利用，铜结合到铜蓝蛋白并进入到血液循环中，引起早期血清铜和血浆铜蓝蛋白的增加。因此，缺铜的首次记录多数都来自于那些长时间低铜膳食的早产儿。医源性的铜缺乏在早产儿中不断地被发现，特别是那些有短肠综合征、肠外营养相关的肝病或者肠外营养相关的胆汁淤积（PNALD/PNAC，又称为"全肠外营养胆汁淤积"）的早产儿，他们的肠外营养液中，铜被除去或明显不足。营养不良婴儿和儿童中也能够发现铜缺乏。缺铜表现为中性粒细胞减少、低色素性贫血（补充铁剂后贫血无好转）、骨骼异常（骨质疏松、干骺端杯口状）、皮肤病、皮肤和毛发脱色。免疫系统也会受到影响，表现为中性粒细胞的吞噬作用降低和细胞免疫的受损。由于将铁结合到血红蛋白中的几个步骤中都需要铜蓝蛋白，因此铜蓝蛋白浓度低便会引起贫血。血浆铜蓝蛋白缺乏症（一种产生铜蓝蛋白的基因缺陷）患儿的铜营养状况正常，但却因铁进入未成熟的红细胞减少，可引起缺铁性贫血。即使补铁并没有效果，铜缺乏引起的贫血也有可能被误认为是缺铁性贫血。

铜缺乏的患者通常对足量的治疗反应迅速。临床上用来评估铜营养状况的参数有血清铜、血浆铜蓝蛋白、发铜和红细胞超氧化物歧化酶。大于 1～2 个月的婴幼儿，血清铜浓度低于 0.5μg/ml，或铜蓝蛋白浓度低于 15μg/100ml 时，应被认为异常低下。然而，对边缘性铜缺乏来讲，血清铜和血浆铜蓝蛋白这两个指标不太灵敏，容易受其他因素影响，比如感染可能增加血清铜和铜蓝蛋白的浓度。发铜水平的参考价值也有限，因为可能受到外界因素的影响。红细胞超氧化物歧化酶是反映铜的长期营养状况的良好指标，但还未在临床上常规应用。

（三）铜的需求

婴儿的铜摄入量通常较低，因为每升人乳中仅含有 0.2～0.4mg 的铜，婴儿配方奶通常也把铜强化到了类似的水平（0.4～0.6mg/L）。对于健康的足月儿来说这个水平的铜摄入已经足够，因为铜缺乏很罕见。事实上，配方奶中即使没有强化铜，每升中仅含 0.08mg 的铜，对维持足月儿的铜营养状况也足够了。世界卫生组织推荐的婴儿铜的最低摄入量是每天 60μg/kg，目前的铜的 RDA 是 200μg/d。

断奶后，谷类和其他食物提供的铜比母乳多，所以铜的摄入量迅速增加。对大龄婴儿和儿童的研究表明，铜的摄入量能够满足这年龄阶段维持生长的需求。尽管由于环境（铜矿开采区）或铜质管道的原因，人们担心某些地区饮用水中铜的含量过高，但是用目前铜含量最高（根据世界卫生组织发布的，2mg/L）的配方奶喂养的婴儿 6 月后并没有铜过量的表现。

（四）食物来源/生物利用度

婴幼儿铜的吸收率高（约 80%），而且与年龄无关。增加婴儿的铜摄入量不影响铜的吸收，表明铜的稳态调节机制在年幼时不存在或有限。早产儿中的稳定核素研究、足月儿中的平衡研究、试验动物的放射同位素研究都证明了人乳中铜的生物利用度比牛奶和配方牛奶更高。尽管在大豆配方奶和婴儿谷类食物中的植酸对铜吸收的抑制并没有对锌吸收的抑制那么强，但是这些食品中铜的生物利用度也低于牛乳。已知减少铜吸收的膳食因素包括高水平的维生素 C、锌、铁和半胱氨酸的摄入。然而，婴儿食品中使用的这些营养物质的水平是合理的，并不会对铜的吸收产生明显的影响。一些婴幼儿配方奶的加热处理方式，对铜的吸收可能有影响，原因可能是形成了不能吸收的复合物。

（五）铜中毒

急性铜中毒很罕见，通常是因为摄入了被污染的食物或饮料，或意外或故意地摄入大量的铜盐造成。包括恶心、呕吐、腹泻等症状。慢性铜中毒也很罕见，但表现出地域聚集性。据报道，印度儿童肝硬化，主要发生在用黄铜及铜容器中煮沸或储存牛奶的家庭中，医学研究机构用肝酶的变化来衡量铜摄入是否过量。据报道，在奥地利提洛尔，有婴儿和儿童死于长期高剂量铜的摄入引起的肝硬化。这些病例都遵循孟德尔隐性遗传的典型模式，即发病的个体对铜暴露特别敏感。通过观察那些接触类似的铜但却没有肝脏损伤的儿童，这一观点也得到了验证。在其他地区也有类似散发病例的报道，其中的一些病例发生在近亲结婚中。在男孩中更为常见，可能有遗传的原因。

肝豆状核变性是另一种常染色体隐性遗传的铜代谢病，它会导致铜的过度累积。大量的铜蓄积在体内，特别是肝和脑，导致肝硬化、眼损害（KF环）、肾及神经系统的损伤。尽管肝中铜的水平很高，但是血清铜及血浆铜蓝蛋白的水平却很低。治疗包括多种螯合剂和大剂量口服锌来减少铜的吸收。晚期病例可能需要肝移植。铜代谢障碍也被认为是转运体的缺陷引起。转运体 ATP7B 主要负责运输并将多余的铜排至胆小管系统。ATP7B 有几种不同的突变，疾病的严重程度与突变类型有关。对症状发生前的婴儿和儿童进行基因分型，是疾病早期非常重要的医疗干预手段。这些患儿的铜吸收并未失调，但是组织中的铜代谢，尤其肝脏中的铜代谢，受到了影响，引起铜在细胞内过量蓄积。经过治疗的患者预后通常较好，但需要持续监测铜、锌、铁的营养状况。

四、锰

（一）基础知识

锰对人类的重要性还未完全确定，即便已经在其他大多数物种中确定。锰是酶的辅助因子，包括精氨酸酶、谷氨酰胺连接酶、锰超氧化物歧化酶、丙酮酸羧化酶。在许多情况下，镁离子可以代替锰维持酶的活性。仅有一例潜在的人类缺锰的病例被提及过。婴儿和儿童不会发生锰缺乏，相反，我们更应该关注锰过量的毒性作用。

（二）锰的需求

婴幼儿和儿童对锰的需求可能非常小，在 0～6 个月的婴儿中，AI 是 3μg/d。而对 9～13 岁的儿童，AI 是 1.6～1.9mg/d。这一相对较高的水平反映出这个年龄段人体对锰的保留程度有限。

（三）营养状况评估

锰的营养状况很难评估，因为锰在组织和体液中的浓度很低；血液中的浓度只有 10μg/L，血清中的浓度约 1μg/L，这使得大多数实验室无法分析。由于血液中依赖锰的酶很少，所以它们对评估锰的营养状况没有价值。在小鼠中鉴定锰转运蛋白，可能有助于更好地了解锰的稳态。

（四）食物来源/生物利用度

母乳中锰的浓度很低，只有 4～8μg/L，并且大部分的锰和乳铁蛋白结合。牛奶和配方牛奶中锰的浓度约比母乳高 10 倍（30～60μg/ L），大豆配方中锰的浓度约比母乳高 50～75 倍。尽管在过去，一些配方对锰进行了强化，但目前牛奶配方和大豆配方中锰的水平，反映了所使用蛋白质来源中锰的天然水平。喂养婴儿时，如果增加大豆和米饮料（"乳"）的使用会有潜在的隐患。这些饮料中的锰含量是大豆配方奶的 2～17 倍，并超过了 1～3 岁儿童的 UL（婴儿的 UL 没有制定）。

饮用水可能含有一定浓度的锰。最近，美国地质调查局关于冰川含水层的报告表明，锰是超过基准水平中最常见的金属。18.5% 的样本中，锰的含量超过 300μg/L。当我们在估计婴儿

（用这种水调配配方奶粉来喂养的婴儿）和儿童锰的摄入量时，这种来源的锰需要纳入计算。

（五）锰中毒

尽管母乳中锰的生物利用度较配方牛奶和大豆配方高，但是年幼阶段，锰的吸收几乎没有调控机制，与膳食的摄入明显有关。因此用配方牛奶，尤其是大豆配方喂养的婴儿，与母乳喂养的婴儿相比，锰在体内的吸收和蓄积要多得多。所以，用配方奶喂养的婴儿，全血锰浓度相对更高。

成年人的锰中毒主要表现为中枢神经系统功能障碍，比如平衡性和协调性较差、精神错乱，以及肌肉痛性痉挛。锰中毒的主要位置是椎体外束。尽管大多数的锰中毒报告，都是关于因职业暴露而吸入锰的工人，但是也有儿童因摄入高剂量锰而中毒的案例。在这些案例中，儿童有注意力缺乏、记忆力减退和癫痫综合征等表现。有结果显示年幼动物的脑对锰特别敏感。大鼠在生命早期摄入剂量不大的锰，便能够引起纹状体多巴胺的剂量依赖性耗竭，并且对运动发育和行为发育有不良影响。有研究表明，健康女性的血锰浓度与脐带血的单胺代谢物呈负相关。该研究还表明,这些女性生产的儿童在 3 岁时，脐带血的锰与非语言精神运动得分呈负相关。研究者用含锰水平较高的大豆配方喂养婴儿期猕猴，并研究了其行为学，结果表明，这些幼猴与对照组相比，游戏行为更少而更少依赖性更强，并且觉醒周期更短，白天活动时间也更短，这可能是注意缺陷 / 多动症的表现。饮用水中锰的水平较高与儿童发育评分较低相关。

在北美，如果用配方奶喂养婴儿，锰的需求量通过饮用水即可满足。实际上，在美国，一些家庭水井的水含锰超过了 $300\mu g/L$，超过当前由美国环境保护署制定的维持终身健康的推荐水平。值得注意的是，一些大豆配方的锰含量通常也超过了这个水平。

长时间接受肠外营养的儿童，有锰超标的风险，因为这些肠外营养液常含锰较高。这些患儿发生的胆汁淤积和神经系统障碍可能与锰在血液中的高浓度有关。这些患儿高血锰的原因是肝和肠的体内平衡机制被绕过，所以提倡降低肠外营养液中锰的浓度。锰通过胆汁排泄，所以在胆道梗阻的儿童中，血浆锰浓度升高。考虑到肠外是否需要锰仍存疑虑及锰中毒的风险，所以有理由认为，锰不应添加到肠外营养中。

婴儿的平衡研究表明，母乳喂养的婴儿几乎不蓄积锰，而配方奶喂养的婴儿体内的锰则处于正平衡。我们对锰毒性作用的发生阈值知之甚少，但是年幼时锰的吸收率较高，我们就必须考虑到这种可能性。之所以要强调锰的高吸收，是因为在铁缺乏期，锰的吸收可能会大量增加，这在儿童中并不罕见。

五、硒

（一）基础知识

对硒有需求的蛋白质的数量有限，包括依赖硒的谷胱甘肽过氧化物酶、血清硒蛋白 P、碘甲状腺原氨酸 -5′ - 脱碘酶等。在这些蛋白质中，通过独特的转运 RNA，硒以硒代胱氨酸的形式与蛋白质结合。因此，各个蛋白质中硒代胱氨酸残基的数量，都受到严格调控。硒也可以非特异性的结合到甲硫氨酸中。典型的美国膳食中包含有机硒（大部分是硒代甲硫氨酸）和无机硒（亚硒酸盐和硒酸盐）。人体内不同形式硒的代谢方式尚未研究清楚，但代谢似乎完全不同。谷胱甘肽过氧化物酶参与抗氧化防御，且能清除可能导致组织损害的自由基。硒是细胞内和血清谷胱甘肽过氧化物酶以及膜结合型谷胱甘肽过氧化物酶不可缺少的部分，但也有不依赖硒的谷胱甘肽过氧化物酶。I型碘甲状腺原氨酸-5'-脱碘酶在肝和其他组织中能够催化甲状腺素（T_4）转化为三碘甲状腺氨酸（T_3），因此它与甲状腺的功能有关。

（二）硒缺乏

近年来，人们发现了硒在人类营养中的重要性，尽管动物存在硒缺乏已经被知道一段时间了。中国克山县，不明原因的心肌病导致了儿童的高死亡率。因为克山病的病理变化与硒缺乏导致的牲畜的病理变化相似，而且当地土壤里硒的含量确实较低，所以硒缺乏是一个可疑的病因。一项对硒强化盐的效果评价的大型研究由此展开，发现死亡率随之明显降低，后来硒强化则被常规应用。然而，其他因素也可能与克山病的病因有关，因为同样在硒摄入量较低的地区，克山病并不明显，并且有证据表明病毒为病因。这提示，缺硒的环境对正常情况下对人体无害的病毒（如柯萨奇病毒）施加了进化的压力，导致它们发生突变而产生致病性。柯萨奇病毒的突变能引起心肌病的证据已经能在分子水平观察到。在长期接受全肠外营养的儿童中，也发现了硒缺乏，因为这些肠外营养液并未补充硒。硒缺乏的表现包括巨红细胞症、皮肤和毛发的色素沉着缺失。在严重的儿科病例中，同样也能观察到心肌病。因此，肠外营养液的硒补充推荐量是每天 2μg/kg。

在低出生体重的婴儿中，我们发现红细胞谷胱甘肽过氧化酶的活性较低，血清和毛发的硒浓度也较低，但是否有临床上意义尚存疑问。如果硒营养状况较差，那么可以预测艾滋病患儿病情会快速进展，死亡率更高。因此对这些患儿补硒有益。

（三）硒的需求

早产儿的组织硒和血浆硒浓度较足月儿低。推荐每天至少摄入 1μg/kg 的硒能够满足宫内组织生长的需要。但早产儿的硒营养状况很难评价。用母乳喂养的早产儿（硒含量为 24μg/L），或用硒强化或未强化的配方奶（硒的含量分别为 34.8μg/L，7.8μg/L）进行喂养，血浆硒、红细胞硒及谷胱甘肽过氧化物酶的浓度都没有差别。然而，或许这些婴儿的硒营养状况都不理想，因为硒已经被快速地从循环系统中去除并结合到新合成的组织中。硒强化的配方奶能够改善早产儿的硒营养状况，并且补硒也能降低败血症的风险。

妊娠期前 3 个月母亲体内的硒浓度较低可能会增加早产及母亲妊娠期高血压的风险，补硒也许能够降低妊娠期高血压的风险，但这些方面的证据还有限。

（四）食物来源/生物利用度

饮食中的硒含量受当地条件的影响很大；水和土壤中硒的水平会影响植物的硒水平，并影响食草动物和它们乳汁的硒水平。同样，母乳中的硒与母亲摄入硒的量有关。因此，婴儿和儿童的硒摄入量受到地理位置的影响。美国的一些地区含高水平的硒，而其他地区的硒含量则低得多。配方奶中的原材料，如脱脂奶粉、乳清蛋白、大豆分离蛋白，对配方中硒的含量影响很大。

在中国的一些地区，母乳中硒浓度低至 3μg/L，然而在其他的低硒地区，如芬兰和新

IV

西兰，母乳中硒的含量约 $10\mu g/L$。美国女性的乳硒水平各不相同，通常约 $15\mu g/L$。有几项研究表明，配方奶喂养的婴儿的硒水平的低于母乳喂养的婴儿。在未强化硒的配方奶中，硒的浓度（$2 \sim 6\mu g/L$）比母乳中硒含量低。此外，母乳中的硒通常以蛋白质结合的形式进行生物利用，并且生物利用度较硒强化的配方奶高。有研究表明，即便配方奶已经把硒强化到了高于母乳的水平，但配方奶喂养婴儿的硒营养状况仍较母乳喂养的婴儿差，这也是一个有力的证据。硒生物利用度的差异，至少部分与饮食中硒的形式有关；配方奶中使用的是硒酸盐和亚硒酸盐（也就是无机硒），而母乳中硒大部分是与蛋白质结合的（有机硒）。一项哺乳期的妇女补硒的研究表明，不同形式的硒在利用方面存在差异。与补充亚硒酸盐相比，补充酵母硒（即有机硒）后母乳的硒水平更高。这些差异也表现在母乳喂养婴儿的硒营养状况上。

大豆配方含硒较牛奶配方更低，因为使用的来源是大豆蛋白。据报道，一些商业上的大豆配方中，硒的含量只有 $2 \sim 6\mu g/L$。因此，近期已经开始应用硒强化的大豆配方。亚硒酸盐和硒酸盐同时被研究过；婴儿中的稳定同位素研究结果表明，硒酸盐更容易被吸收，但这两种形式的硒在体内的保留性相差不大。对 $0 \sim 6$ 个月的婴儿来说，硒强化的水平应达到等同于 RDA（每天 $15 \sim 20\mu g/kg$）的量。另一个需要考虑的因素是婴儿出生地的硒水平。芬兰和美国婴儿血浆硒浓度的明显不同，可以解释为什么在一个研究中婴儿出生后血浆硒的浓度增加，而另一个研究中则没有。

（五）硒中毒

急性硒中毒在人类中很罕见，这些病例通常由于摄入硒补充剂引起，表现为腹泻和大蒜味呼吸。慢性硒中毒似乎也很罕见，表现为脆甲症、脱发、疲劳。

六、碘

（一）基础知识

碘最基本生物学作用是合成甲状腺激素，特别是 T_4。由于碘缺乏可能导致不可逆的生长障碍和发育迟缓，因此应该特别关注孕妇和儿童是否有碘缺乏。碘容易吸收，并迅速被甲状腺及其他组织摄取。过量的碘通过尿液排出，尿碘常作为评价碘营养状况的指标。

（二）碘缺乏

尽管碘缺乏是全世界最常见的营养缺乏症之一，但是在美国的婴儿和儿童中，碘缺乏并不常见。美国快餐业中非碘盐使用量不断增加,这让人们担心儿童是否会发生碘缺乏，但是美国儿童仍然可以从食盐、乳制品和烘焙食品的碘化处理中获得充足的碘供应。然而，其他工业化国家是否可能再次出现儿童缺碘，仍然值得关注。

对患有缺铁性贫血的甲状腺肿儿童进行补碘时，效果不明显，这表明铁可能在碘代谢中一些关键步骤发挥重要作用。这些儿童口服补铁后，再补碘的效果就会明显改善。

硒的营养状况是否良好，对碘的代谢也至关重要，因为将 T_4 转化为 T_3 的酶（去碘酶）是依赖于硒（参见硒）的。因此，评估婴儿和儿童的 T_4 和 T_3 水平时要全面，要考虑是否有硒缺乏。母乳、配方奶及肠外营养液可能含碘量不足，不能满足早产儿的需求。一项循证医学综述中，仅找到一项对于早产儿进行碘补充并进行碘缺乏发病率、神经系统发育评估的随机对照试验，因此目前还缺乏足够的数据来得出任何结论。

（三）碘的需求

6 个月以内的婴儿，碘的 RDA 是 110μg/d，6 ～ 12 个月的婴儿的 RDA 是 130μg/d。母乳中碘浓度的不同主要与母亲的碘摄入量有关，但多中心国际研究表明，母乳中含碘小于 100μg/L。美国女性乳汁的碘浓度较高，达到了 155μg/L。牛奶和配方牛奶是碘的良好来源。大豆配方奶含碘 70 ～ 100μg/L。因此，配方奶和母乳喂养的婴儿都能得到充足的碘。美国的儿童能够从食用盐、乳制品、烘焙食品中获得充足的碘。那些没有采取碘强化措施的地区，可以使用为儿童开发的低剂量口服碘化油来进行补碘。

（四）碘中毒

在美国，尽管缺碘造成的甲状腺肿很罕见，但是因碘摄入过多而造成甲状腺肿的风险却不断增加。儿童碘摄入的来源很多，可能不再需要碘化盐。

七、其他微量元素

铬的功能是作为胰岛素的辅因子。实验动物铬缺乏时，生长和寿命会受到影响，葡萄糖、脂肪和蛋白质的代谢也会发生紊乱。然而，铬缺乏在婴儿中很罕见，仅有与蛋白质 - 能量营养不良相关的少量报道。铬缺乏唯一可靠的判断标准是铬补充有效，但补铬对糖尿病患者并无效果。

钴是人体所必需的，因为它是维生素 B_{12} 分子的一个组成部分。钴缺乏在人类或实验动物中从未被证明过，并且钴的需求量是极低的。

钼的生物化学作用在黄嘌呤氧化酶、醛氧化酶和亚硫酸盐氧化酶的合成和功能中体现出来。在任何自然条件下的人类中，钼缺乏从未见报道，但近来有研究提示，低出生体重的婴儿可能无法满足自身对钼的需求，特别是当他们接受肠外营养时。

砷、镍、硅和钒在营养上可能不是很重要，目前没有人类缺乏的相关报道。由于证据不足，膳食中的需求量尚无法制订。

人类不需要铝。由于担心婴儿和儿童存在铝暴露和铝中毒，美国儿科学会近期完成了相关的综述。铝虽然很难吸收，但在肾功能不全的患儿体内可以蓄积，这种蓄积与骨软化和脑病相关。对于肾功能不全的患儿（他们的排铝能力可能较差），应该谨慎的使用含铝抗酸剂。

尽管一些商业上的婴儿配方奶含铝相对较高，尤其是大豆配方，但是它们功能效应（如果有的话）并不清楚，目前也没有导致不良后果的报道。最应该关注的是，随着肠外营养液中微量营养素输注，早产儿会暴露于大量的铝中。一项针对早产儿的研究表明，铝摄入量越高，18 个月时的神经发育结局越差，15 岁时的骨密度越低。目前有几种方法可以限制早产儿在肠外营养溶液中的铝暴露，但就目前可用的营养液而言，早产儿的铝暴露量仍然过高。

（翻译　重庆医科大学附属儿童医院　孔　郸　　审校　李廷玉）

第 21 章

维 生 素

表 21.1 维生素缺乏状态、推荐摄入量、缺乏症状、缺乏危险因素、诊断试验和治疗量

营养素	推荐摄入量	缺乏症名称	缺乏症状	缺乏危险因素	诊断试验	食物来源	推荐治疗量
维生素 A 婴儿适宜摄入量 1～18 岁推荐膳食营养素摄入量	0～6 月龄 1320IU/d 7～12 月龄 1650IU/d 1～3 岁 1000IU/d 4～8 岁 1430IU/d 9～13 岁 2000IU/d 14～18 岁 2310～3000IU/d		夜盲,感染(麻疹), 角膜软化症	脂肪吸收不良	血清视黄醇 血清视黄醇结合蛋白	肝脏、鸡蛋、乳制品、 蔬菜	100 000～200 000IU, 口服
维生素 D 婴儿适宜摄入量 1～18 岁推荐膳食营养素摄入量	婴儿 400IU/d 早产儿 <1000g 200～400IU/d >1500g、400IU/d >1 岁 600IU/d	佝偻病	佝偻病、低钙血症、 手足搐搦症、骨 软化症、低磷血 症	脂肪吸收不良,日照不 足	X 线片,血清 25-OH- D	多脂鱼、蛋黄	每天 2000～5000IU (见正文)

续表

营养素	推荐摄入量	缺乏症名称	缺乏症状	缺乏危险因素	诊断试验	食物来源	推荐治疗量
维生素 E 推荐膳食营养素摄入量	0～6 月龄 4mg/d 7～12 月龄 5mg/d 1～3 岁 6mg/d 4～8 岁 7mg/d 9～13 岁 11mg/d 14～18 岁 15mg/d		神经病、共济失调	脂肪吸收不良	血清 α-生育酚	粮油和植物油	脂肪吸收不良患者每日 25IU/kg
维生素 K 各年龄段适宜摄入量	0～6 月龄 2μg/d 7～12 月龄 2.5μg/d 1～3 岁 30μg/d 4～8 岁 12μg/d 9～13 岁 55μg/d 14～18 岁 60～75μg/d	新生儿维生素 K 缺乏出血	出血	脂肪吸收不良、母乳喂养	PT，PIVIKA，凝血因子	绿色蔬菜、豆油、水果	新生儿肌注 1mg
维生素 B₁ 婴儿适宜摄入量 1～18 岁推荐膳食营养素摄入量	0～6 月龄 0.2mg/d 7～12 月龄 0.3mg/d 1～3 岁 0.5mg/d 4～8 岁 0.6mg/d 9～13 岁 0.9mg/d 14～18 岁 1～1.2mg/d	脚气病或韦尼克脑病（Wernicke）	脚气病：对称性、周围神经变水肿、韦尼克脑病、眼肌麻痹、眼球震颤、共济失调	艾滋病、酗酒、透析、胃肠道疾病、完全肠外营养、厌食症、速尿、食物盲从现象、儿科重症监护病房的炎症	全血/红细胞转酮醇酶试验、焦磷酸硫胺素水平（TPP），尿总硫胺素	粗粮、肝脏、猪肉、蔬菜、乳制品、花生、豆类、水果、鸡蛋	重症患儿： 50～100 mg，注射； 儿童：10～25mg/d 注射，2 周后口服 5～10mg/d，1个月。 轻度：10mg/d，口服，直到消退
维生素 B₂ 婴儿适宜摄入量 1～18 岁推荐营养素摄入量	0～6 月龄 0.3mg/d 7～12 月龄 0.4mg/d 1～3 岁 0.5mg/d 4～8 岁 0.6mg/d 9～13 岁 0.9mg/d 14～18 岁 1～1.3mg/d		咽炎、唇炎、口角炎、舌炎、脂溢性皮炎	母乳喂养断奶、维生素 B₂ 缺乏母亲的母乳喂养、酗酒、光疗、囊性纤维化、营养不良、甲状腺功能不全、肾上腺功能不全	RBC 或 RBC 24 小时尿核黄素水平或 RBC 谷胱甘肽还原酶（但在谷胱甘肽还原酶缺乏症、G6PD 缺乏症或海贫血中值有限）	牛奶、奶酪、鸡蛋、肝脏、瘦肉、绿色蔬菜	婴儿：0.5mg，口服，2 次/周 儿童： 1mg，口服，每日 3 次，直到消退

续表

营养素	推荐摄入量	缺乏症名称	缺乏症状	缺乏危险因素	诊断试验	食物来源	推荐治疗量
烟酸（B₃） 婴儿适宜摄入量 1～18岁推荐膳食营养素摄入量	0～6月龄 2mg/d 7～12月龄 4mg/d 1～3岁 6mg/d 4～8岁 8mg/d 9～13岁 12mg/d 14～18岁 14～ 16mg/d	癞皮病	腹泻、皮炎、痴呆、舌炎、口角炎	克罗恩病、神经性厌食症、Hartnup病、类癌综合征、肿瘤地区移民、谷物地区移民、药物（异烟肼、抗惊厥药、抗抑郁药、5-氟尿嘧啶、6-巯基嘌呤、氯霉素、磺胺类）	24h 烟酸、N-甲基烟酰胺、红细胞 NAD/NADP 烟酸值	牛肉、肝脏、鱼类、猪肉、小麦粉、鸡蛋、鸡	50～100mg/次、口服、每天3次、连用数周
泛酸 B₅ 各年龄段适宜摄入量	0～6月龄 1.7mg/d 7～12月龄 1.8mg/d 1～3岁 2mg/d 4～8岁 3mg/d 9～13岁 4mg/d 14～18岁 5mg/d		无明显特征		24h 泛酸	鸡肉、牛肉、土豆、燕麦、西红柿、肝、肾、酵母、蛋黄、西蓝花	
吡哆醛 B₆ 婴儿适宜摄入量 1～18岁推荐膳食营养素摄入量	0～6月龄 0.1mg/d 7～12月龄 0.3mg/d 1～3岁 0.5mg/d 4～8岁 0.6mg/d 9～13岁 1mg/d 14～18岁 1.2～1.3mg/d		舌炎、唇干裂、口角炎、抑郁症、意识模糊	慢性肾功能衰竭病、吡哆醇依赖性癫痫、酗酒、药物：异烟肼、肼屈嗪、青霉胺、茶碱	血浆 5′-磷酸吡哆醛；24h 尿 4-吡哆酸	肉、动物肝脏、肾脏	无神经病变：口服 5～25mg/d，3周；神经病变：口服 10～50mg/d，3周然后口服 1.5～2.5 mg/d；癫痫发作：50～100mg、静脉注射或肌内注射

续表

营养素	推荐摄入量	缺乏症名称	缺乏症状	缺乏危险因素	诊断试验	食物来源	推荐治疗量
生物素 B$_7$	各年龄段适宜摄入量 0~6月龄 5μg/d 7~12月龄 6μg/d 1~3岁 8μg/d 4~8岁 12μg/d 9~13岁 20μg/d 14~18岁 25μg/d		低钾，剥脱性皮炎	无生物素全胃肠外营养，吃大量未煮熟的鸡蛋，全羧化酶合成酶缺乏，生物素酶缺乏症，生物素转运障碍，抗惊厥药	尿生物素或尿3-羟基戊酸；淋巴细胞丙酰辅酶A羧化酶浓度或白细胞LSC19A3转运体	沙拉，西红柿，生菜，胡萝卜	获得性缺乏：150μg/d
叶酸 B$_9$	婴儿适宜摄入量 0~6月龄 65μg/d 7~12月龄 80μg/d 1~18岁推荐膳食营养素供给量 1~3岁 150μg/d 4~8岁 200μg/d 9~13岁 300μg/d 14~18岁 400μg/d		巨幼红细胞性贫血，神经管缺陷，唇腭裂	12月龄时摄入量较少，饮用碳酸饮料，克罗恩病，腹泻，家族性艾滋病，药物：甲氨蝶呤，甲氧苄啶，口服避孕药，乙胺嘧啶，苯妥英钠，苯妥英钠	血浆或血清叶酸（急性）；RBC叶酸（慢性缺乏）；5-甲基四氢叶酸；尿总叶酸	花椰菜，绿色蔬菜，酵母，肝脏，肾脏	婴儿：15μg/kg 每天，口服或肌注 1~13岁儿童：1mg/d，之后0.1~0.5mg/d >13岁儿童：1mg/d
钴胺素 B$_{12}$	婴儿适宜摄入量 0~6月龄 0.4μg/d 7~12月龄 0.5μg/d 1~18岁推荐膳食营养素摄入量 1~3岁 0.9μg/d 4~8岁 1.2μg/d 9~13岁 1.8μg/d 14~18岁 2.4μg/d		巨幼红细胞性贫血，共济失调，肌无力，痉挛，大小便失禁，低血压，视力问题，痴呆，精神病，情绪障碍，神经缺陷	纯素食母亲母乳喂养的儿童，减肥手术或胃/回肠切除术后，恶性贫血，肠道细菌过度繁殖，苯丙酮尿症；惠普尔病；卓-艾综合征；腹腔疾病；H$_2$受体阻滞剂	血清钴胺素浓度，苯丙氨酸尿症患者血浆同型半胱氨酸或清甲基丙二酸	鱼，蛋，奶酪	儿童：30~50μg/d，肌注2周，之后每月100μg/kg 或口服1mg/d

续表

营养素	推荐摄入量	缺乏症名称	缺乏症状	缺乏危险因素	诊断试验	食物来源	推荐治疗量
维生素 C 婴儿适宜摄入量 1~18 岁推荐摄入量 食营养素供给量	0~6 月龄 40mg/d 7~12 月龄 50mg/d 1~3 岁 15mg/d 4~8 岁 25mg/d 9~13 岁 45mg/d 14~18 岁 65~75mg/d	坏血病	渗透性腹泻、牙龈出血，关节病，毛囊周围轮状出血	过度烹调的食物，含水果和蔬菜来较少；神经性厌食症；自闭症；遗疡性结肠炎；惠普尔病；透析；酒精；烟草；不含维生素 C 的完全肠外营养	白细胞抗坏血酸浓度，尿抗坏血酸，毛细血管脆性，X 线显示暂时性钙化线区增宽	柑橘类，水果	儿童：25~100mg，口服，肌注或静脉注射，每天 3 次持续 1 周，之后口服100mg/d

参考资料

[1] Institute of Medicine, Food and Nutrition Board. Dietary Reference Intakes for Thiamin, Riboflavin, Nicacin, Vitamin B$_6$, Folate, Vitamin B$_{12}$, Pantothenic Acid, Biotin, and Choline. Washington, DC: National Academies Press, 1998.

[2] Institute of Medicine, Food and Nutrition Board. Dietary Reference Intakes for Vitamin C, Vitamin E, Selenium, and Carotenoids. Washington, DC: National Academies Press, 2000.

[3] Institute of Medicine, Food and Nutrition Board. Dietary Reference Intakes for Calcium and Vitamin D. Washington, DC: National Academies Press, 2011.

[4] Institute of Medicine, Food and Nutrition Board. Dietary Reference Intakes for Vitamin A, Vitamin K, Arsenic, Boron, Chromium, Copper, Iodine, Manganese, Molybdenum, Nickel, Silicon, Vanadium, and Zinc. Washington, DC: National Academies Press, 2001.

[5] Setharaman U. Vitamins. Pediatr Rev, 2006, 27(2):44-55.

表21.2　维生素最高可耐受量、不良反应/过量症状、过量危险因素和药物相互作用

营养素	耐受上限	不良反应/过量症状	药物相互作用
维生素A	2000 ～ 10 000IU，取决于儿童年龄	厌食、颅内压升高、疼痛性骨损伤、肝毒性	铁、维甲酸、肝毒性药物、四环素、华法林
维生素D	1000 ～ 4000IU，取决于儿童年龄	血钙过多	铝、钙三烯、地高辛、镁、噻嗪类、维拉帕米
维生素E	0 ～ 12 月龄 不确定 1 ～ 3 岁 200mg/d 4 ～ 8 岁 300mg/d 9 ～ 13 岁 600mg/d 14 ～ 18 岁 800mg/d	毒性罕见-见正文	阿司匹林、化疗、布洛芬、铁、萘普生、华法林
维生素K	不确定	毒性罕见-见正文	华法林
维生素B$_1$	不确定，但肠胃外给药可能会出现症状	肠外给药可引起皮炎、过敏、触痛、刺痛、瘙痒、疼痛、虚弱、出汗、恶心、胃肠道不适、烦躁不安、呼吸窘迫、肺水肿、血管塌陷、死亡；联合泛酸 > 10mg/d 持续 2 个月，嗜酸性胸膜心包积液	大剂量 > 10mg/ 泛酸联合用药持续 2 个月；化疗药物
维生素B$_2$	不确定，但建议 > 400mg/d	腹泻、多尿、橘黄色尿	磺胺甲噁唑
烟酸B$_3$	0 ～ 12 月龄 未知 1 ～ 3 岁 未知 4 ～ 8 岁 15mg/d 9 ～ 13 岁 20mg/d 14 ～ 18 岁 30mg/d	烟酸潮红、瘙痒、恶心、头痛、呕吐、腹胀、腹泻、厌食、消化性溃疡、血糖控制受损、尿酸排泄受损、罕见肝毒性	布洛芬、胰岛素、口服糖尿病药物、非甾体抗炎药、阿司匹林、卡马西平、扑米酮、丙戊酸、氯巴占、可乐定、他汀类药物、华法林
泛酸B$_5$	不确定	腹泻，感觉异常周围感觉神经病，大剂量核黄素联合用药，嗜酸性胸膜心包积液	大剂量 > 10mg/d 核黄素联合用药、他汀类、烟酸
吡哆素B$_6$	0 ～ 12 月龄 未知 1 ～ 3 岁 30mg/d 4 ～ 8 岁 40mg/d 9 ～ 13 岁 60mg/d 14 ～ 18 岁 80mg/d	周围感觉神经病变、恶心、呕吐、嗜睡、过敏反应、乳房疼痛和肿大、溃疡性结肠炎、大剂量维生素 B$_{12}$ 联合用药、玫瑰痤疮	大剂量维生素 B$_{12}$ 联合用药、皮质类固醇、苯巴比妥、苯妥英钠、左旋多巴
生物素B$_7$	不确定	大剂量泛酸联合用药、嗜酸性胸心包积液	大剂量泛酸联合用药

IV

续表

营养素	耐受上限	不良反应 / 过量症状	药物相互作用
叶酸 B_9	1～3 岁 300mg/d 4～8 岁 400mg/d 9～13 岁 600mg/d 14～18 岁 800mg/d	腹部痉挛、腹泻、皮疹、烦躁不安、精神错乱、癫痫发作加剧、恶心、胃肠胀气、维生素 B_{12} 缺乏加剧、冠状动脉疾病风险增加	皮质类固醇、非甾体抗炎药、阿司匹林、甲氨蝶呤、苯巴比妥、苯妥英钠、普里米酮、乙胺嘧啶、酒精、口服避孕药、甲氧苄啶
钴胺素 B_{12}	无	腹泻、周围血管血栓、瘙痒、荨麻疹、过敏反应；20μg/d，联合 80mg/d 的吡哆醇，可能会导致酒渣鼻结节、丘疹、脓疱；含有鳄梨油的护肤霜可能会引起瘙痒	20μg/d，联合吡哆醇 80 mg/d；皮质类固醇；布洛芬；抗逆转录病毒药物；H_2 受体阻滞剂；质子泵抑制剂
维生素 C	儿童：无 成人：2g/d	恶心、呕吐、食管炎、胃灼热、腹部绞痛、胃肠梗阻、疲劳、潮红、头痛、失眠、嗜睡、腹泻、尿路结石、冠状动脉疾病风险增加	对乙酰氨基酚、阿司匹林、华法林、氢氧化铝、β 受体阻滞剂、化疗、雌激素、氟苯那嗪、蛋白酶抑制剂、抗病毒药物、铁

参 考 文 献

[1]   Institute of Medicine, Food and Nutrition Board. Dietary Reference Intakes for Thiamin, Riboflavin, Nicacin, Vitamin B_6, Folate, Vitamin B_{12}, Pantothenic Acid, Biotin, and Choline. Washington, DC: National Academies Press, 1998.

[2]   Institute of Medicine, Food and Nutrition Board. Dietary Reference Intakes for Vitamin C, Vitamin E, Selenium, and Carotenoids. Washington, DC: National Academies Press, 2000.

[3]   Institute of Medicine, Food and Nutrition Board. Dietary Reference Intakes for Calcium and Vitamin D. Washington,DC: National Academies Press, 2011.

[4]   Institute of Medicine, Food and Nutrition Board. Dietary Reference Intakes for Vitamin A, Vitamin K, Arsenic, Boron,Chromium, Copper, Iodine, Manganese, Molybdenum, Nickel, Silicon, Vanadium, and Zinc. Washington, DC: National Academies Press, 2001.

[5]   Rogovik AL, Vohra S, Goldman RD. Safety considerations and potential interactions of vitamins: should vitamins be considered drugs? Ann Pharmacother, 2010, 44(2):311-324.

[6]   Setharaman U. Vitamins. Pediatr Rev, 2006, 27(2):44-55.

表 21.3　儿童复合维生素制剂

药品名	剂量	A IU	C IU	D IU	E mg	B₁ mg	B₂ mg	B₃ mg	B₆ mg	叶酸 μg	B₁₂ μg	元素铁 mg	甜味剂	其他
滴剂														
Poly-Vi-Sol	1ml	1500	35	400	5	0.5	0.6	8	0.4		2		甘油	
Poly-Vi-Sol w/Iron	1ml	1500	35	400	5	0.5	0.6	8	0.4			10	甘油	
Tri-Vi-Sol	1ml	1500	35	400									甘油	
Tri-Vi-Sol w/Iron	1ml	1500	35	400								10	甘油	
AquADEK Pediatric Liquid	1ml	5751	45	400	50	0.6	0.6	6	0.6				玉米淀粉，甘露醇	生物素 15μg，泛酸，锌，硒，维生素 K 400μg，辅酶 Q10
Twin Lab Infant Care w/DHA	1ml	1500	35	400	5	0.5	0.6	8	0.4		2		甘油	DHA20.0mg，泛酸 3.0mg
片剂														
Flintstones Complete	1片	3000	60	400	30	1.5	1.7	15	2	400	6	18	山梨醇，蔗糖，木糖醇，阿斯巴甜	生物素 40μg，泛酸，钙，磷，镁，锌，铜，钠，碘，胆碱
Centrum Kids	1片	3500	60	400	30	1.5	1.7	20	2	400	6	18	蔗糖，葡萄糖，乳糖，甘露醇，阿斯巴甜	维生素 K 10μg，生物素 45μg，泛酸，锌，钙，镁，铬，铜，碘，磷，锰，钼
Windmill Bite-A-Mins	1片	2500	60	400	15	1.05	1.2	13.5	1.05	300	4.5		蔗糖，甘露醇	

续表

药品名	剂量	A IU	C IU	D IU	E mg	B₁ mg	B₂ mg	B₃ mg	B₆ mg	叶酸 μg	B₁₂ μg	元素铁 mg	甜味剂	其他
AquADEK Chewable Tablets	2 片	18 167	70	800	100	1.5	1.7	10	1.9		12		山梨醇、果糖、玉米淀粉、蔗糖 15cal	维生素 K 700μg，生物素 100μg，泛酸，锌，硒，辅酶 Q10
软糖														
Flintstones Complete	2 颗	2000	30	400	18				1	200	3		葡萄糖糖浆、蔗糖 15cal	生物素 75μg，泛酸，碘，锌，胆碱
L'il Critters Gummy Vites	2 颗	2100	20	400	16.5				2	260	6		葡萄糖糖浆、蔗糖 10cal	生物素 60μg，泛酸，碘，锌，胆碱，肌醇
Disney Gummies	2 颗	1500	15	400	15				0.5	200	3		糖、玉米糖浆 15cal	生物素 45μg，泛酸，碘，镁，锌，肌醇，DHA 100μg

（翻译　重庆医科大学附属儿童医院　周小勤　审校　李廷玉）

第21章I

脂溶性维生素

一、概　述

　　脂溶性维生素（A、D、E 和 K）在肠道的吸收有赖于肝脏分泌到肠腔足够的胰酶和胆汁酸。此外，维生素 A 和维生素 D 必须先经过依赖胆汁酸的肠酯酶的水解才能被小肠吸收。因此，如果脂肪的消化、吸收或传输的任何阶段受阻，这些维生素就可能很难被吸收。在脂肪吸收不良的情况下，如患有囊性纤维化、乳糜泻和胆汁淤积性肝病等疾病时，这些脂溶性维生素吸收就特别少，容易造成缺乏。缺乏这些维生素也和特定临床情况下摄入不足有关。本章将详细介绍每种脂溶性维生素。

二、维 生 素 A

　　维生素 A 指视黄醇及其具有相同 β- 紫罗酮环和相似生物学活性的衍生物。维生素 A 的主要化合物 - 视黄醇、视黄醛、视黄酸，视黄酯 - 主要是终末侧链的 C-15 端有区别。维生素 A 具有维持正常视觉、上皮完整性和调节糖蛋白合成及细胞分化的功能。

　　饮食中以视黄酯形式存在的维生素 A 几乎全都来自源于动物（肝脏和鱼肝油、奶制品、肾脏和蛋类），而饮食中以类胡萝卜素（主要是 β- 胡萝卜素）形式存在的维生素 A 则广泛分布于绿色、黄色、橙色和红色水果及蔬菜中。一份由医学研究所提供的报告表明，与以前认为的观点一致，富含胡萝卜素的水果和蔬菜（胡萝卜、红薯、西蓝花）可提供身体一半的维生素 A。维生素 A 活性用视黄醇活性当量表示（RAE；1 RAE=3.3IU 的活性维生素 A）。维生素 A 的推荐摄入量 [0 ～ 12 月龄婴儿适宜摄入量（AI）和 1 ～ 18 岁推荐摄入量（RDA）] 随年龄而不同，表 21I.1 以国际单位形式进行了列举（若转换为 RAE，用 IU 除以 3.3）。母乳、牛奶（全脂或强化低脂奶）和婴儿配方奶都是优质的维生素 A 来源。

表 21I.1   维生素 A 按年龄的适宜摄入量（另见附录 J，表 J-1）

年龄	维生素 A 剂量（RAE）	维生素 A 剂量
0～6 月龄	400μg	1320IU
7～12 月龄	500μg	1650IU
1～3 岁	300μg	990IU
4～8 岁	400μg	1320IU
>8 岁和成人	600～900μg	1980～2970IU

RAE 指视黄醇活性当量：1RAE=3.3IU 维生素 A

资料来源：医学研究所 . 饮食参考摄入：维生素 A，维生素 K，砷、硼、铬、铜、碘、铁、锰、钼、镍、硅、钒和锌 . 华盛顿特区：国家科学院出版社；2000

（一）维生素 A 缺乏

摄入量低于适宜摄入量和脂肪吸收障碍的儿童可能会发生维生素 A 缺乏。维生素 A 缺乏会导致干眼病、角膜软化和不可逆的角膜损伤以及夜盲症和视网膜色素病。维生素 A 缺乏还会增加各种感染性疾病的发病率和死亡率，如麻疹。维生素补充可能会挽救慢性缺乏和营养不良儿童的生命。并且，儿童早期常规补充维生素 A 可以减少营养不良和麻疹的视觉并发症，以及发展中国家儿童麻疹死亡率。

虽然补充维生素 A 已被证明可以减少麻疹感染的总发病率，但在其他传染病中的作用还不太清楚。据一些研究和一项 Cochrane 综述报道，维生素 A 补充对非麻疹性感染（肺炎、呼吸道病毒感染、感染性腹泻）的临床症状改善无作用，在一些情况下，甚至会加重临床症状。

（二）维生素 A 检测

维生素 A 的水平可用血清视黄醇和视黄醇结合蛋白（RBP）浓度进行监测。对患有慢性肝病的儿童，改良后的相对剂量反应测试可能是一种更特异的评估缺乏的方法，尽管这种方法还需要在前瞻性研究中得到验证。在资源有限的国家，可使用结膜印迹细胞学方法进行维生素 A 水平的筛查。

（三）预防和治疗

婴儿适宜摄入量约是 1320～1650IU/d。年长儿童的推荐摄入量随年龄而不同，最多可达 3000IU/d（表 21.1）。伴有脂肪吸收不良相关疾病（如囊性纤维化、胆汁淤积性肝病）的儿童可能需要口服补充剂量为（2000～5000IU/d）的水溶性制剂以预防缺乏。维生素 A 缺乏的治疗依据临床表现，如存在明显的眼部表现，存在毕脱氏斑、干眼症和（或）角膜软化症的儿童，应给予 5 万～10 万 IU 的维生素 A 注射治疗。对于不缺乏的患者，在麻疹急性传染期给予 1500～3000μg（4950～9900IU）的维生素 A 补充可降低发病率和死亡率。并且，依据世界卫生组织（WHO）推荐，对可能存在维生素 A 缺乏地区的麻疹患儿，给予连续两天每天口服补充维生素 A 的治疗（婴儿 10 万 IU，大于 1 岁儿童 20 万 IU）。一项 Cochrane 综述显示，这种方法可降低 2 岁以下麻疹儿童死亡率。

（四）毒性

极高剂量的维生素 A（24 750～49 500IU/d）可提高在明亮或昏暗光线下工作的视力

的看法尚未被证实。只要每日 19 800IU（600μg 视黄醇结合当量）就可对儿童造成严重的毒性反应，根据不同年龄儿童维生素 A 可耐受的最高摄入量（UL）为 2000 ～ 10 000IU（表21.2）。维生素 A 中毒表现包括厌食、颅内压增高（呕吐和头痛）、疼痛的骨骼病变、骨骼生长提前、脱屑性皮炎和肝毒性。75 年前，Caffey 提醒，在美国，正常喂养的健康婴儿和儿童因常规预防性使用浓缩维生素 A 而导致的维生素 A 中毒的危害远远大于维生素 A 缺乏对健康婴儿和儿童的危害。幼儿在持续食用大量鸡肝 1 个月及以上后会发生维生素 A 毒性反应，每克鸡肝包含 300IU（90μg 视黄醇结合当量）的维生素 A。维生素 A 过量，包括维生素 A 衍生物，如维甲酸有致畸作用，育龄期的青少年在运用维生素 A 或其衍生物治疗痤疮时应告知其危害性。

（五）评估

血清视黄醇酯在维生素 A 正常情况下含量甚微，因此可被用于大剂量维生素 A 治疗期间的毒性监测。血浆中视黄醇和视黄醇结合蛋白并不总是检测维生素 A 毒性的可靠方法。

三、维 生 素 D

维生素 D（骨化醇）主要是指 2 种开环甾类化合物，维生素 D_2（麦角钙化醇）和维生素 D_3（胆钙化醇）。维生素 D_2 来自于植物和真菌，而维生素 D_3 作为食物或膳食补充剂被广泛运用。维生素 D_3 由 7- 脱氢胆固醇在皮肤中经过阳光的照射而合成，主要存在于深海鱼的脂肪中。维生素 D_2 和 D_3 都被认为是激素原，随后在肝脏中进行25-羟基化，形成 25- 羟基维生素 D[25-OH-D（骨化二醇）]，这是维生素 D 的主要循环形式。25-OH-D 从肝脏转到肾脏进行羟基化，形成具有生物活性的激素 1,25- 二羟维生素 D(1,25-OH₂-D，骨化三醇)。骨化三醇是具有生物活性形式的维生素 D，能促进肠道对钙、磷的吸收及肾脏对滤过钙的重吸收，又可将钙磷从骨骼中动员出来。因此，维生素 D 对骨的形成和矿物质平衡有着很重要的作用。尽管一些最新的证据表明维生素 D 可能具有其他非骨骼作用和健康益处，如降低心脏病、癌症、多发性硬化症和糖尿病的风险，但医学研究所（IOM）的一份报告指出，目前证据还没有定论，也无法证明真正的因果关系。

维生素 D 是由胆甾醇前体在紫外线照射下在皮肤中合成（最有效的波长范围是290 ～ 315nm）；因此，膳食维生素 D 的需要量取决于环境中的阳光暴露。在没有太阳光的情况下，维生素 D 的实际需求量是未知的。美国儿科学会（AAP）关于紫外线辐射危害的政策声明强调了人们对紫外线辐射危害的高度认识，这导致对日光照射作为维持充足维生素 D 储存的一种手段的建议进行了修订。随着对紫外线暴露辐射危害的意识提高，美国儿科学会（APP）修订了日光照射作为维持充足维生素 D 储存的一种手段的政策声明。因此，日光暴露不能被作为一种评估体内维生素 D 水平充足的方法。在促进防晒战略的同时确保维生素 D 的充足状况需要注意饮食中补充维生素 D。

（一）维生素 D 缺乏

维生素 D 缺乏的主要表现为对钙代谢的影响。低钙、低磷血症、手足搐搦症、软骨病和佝偻病是最常见的临床特征。高缺乏风险的儿童包括早产儿、纯母乳喂养婴儿、皮肤色素沉着的儿童和膳食脂肪吸收不良的儿童，如胆汁淤积性肝病、囊性纤维化和克罗恩病。近来，肥胖儿童也被发现有维生素 D 缺乏风险。

早产儿，特别是极低出生体重儿（< 1000g），是佝偻病的高风险人群。危险因素中，除了出生体重，还包括出生胎龄< 27 周，长期静脉营养（TPN）和不耐受高矿物质配方奶或母乳强化剂，严重支气管肺发育不良（BPD）使用利尿剂和限制液体，长期服用类固醇激素，有坏死性小肠结肠炎病史。

（二）评估

血清 25-OH-D 浓度是反应维生素 D 水平的最佳指标，它反映了从饮食中吸收和皮肤中合成的水平。其他潜在的有用检测指标包括血清钙、磷和碱性磷酸酶浓度以及甲状旁腺激素浓度。美国儿科学会、美国医学研究所和儿科内分泌学会推荐正常血清 25-OH-D 浓度≥ 50nmol/L（20ng/ml）。然而，人们认识到真正诊断维生素 D 缺乏和生化检测上的缺乏之间存在争议，不同检测方法的分析比较可能会让该问题更加复杂。佝偻病的诊断须建立在摄入不足和具有临床症状（颅骨软化、肋软骨交界处膨大、肋骨串珠）的基础上，并通过生化指标和影像学结果证实。另外，在佝偻病中普遍的甲状旁腺激素浓度升高和维生素 D 缺乏有关。

（三）预防和治疗

在 2011 年，美国医学研究所提高了维生素 D 的推荐摄入量，即 0 ～ 1 岁婴儿适宜摄入量 400IU/d，1 ～ 18 岁儿童推荐摄入量 600IU/d，这也得到了 AAP 的认可。这项针对 1 岁以上儿童的新推荐摄入量 600IU/d，高于食物强化提供的量，也高于大多数儿童典型膳食所能摄入到的量。尽管母乳的维生素 D 含量较低（22IU/L），但大多数的婴儿配方奶含有 1.5μg（62IU）/100kcal 或 10μg/ L（400IU/L）的维生素 D，牛奶和炼乳也是一样的。因此，除纯母乳喂养的孩子需要外，多数孩子也需要补充维生素 D。美国儿科学会建议所有母乳喂养的婴儿和所有非母乳喂养的婴儿以及摄入< 1000ml/d 维生素 D 强化配方奶粉或牛奶的较大儿童每天补充 400 IU 的维生素 D。

脂肪吸收不良 [囊性纤维化和胆汁淤积性肝病（见第 43 章肝病和第 46 章囊性纤维化患儿的营养）] 相关疾病的患者每日摄入 400IU/d 仍有可能缺乏维生素 D。大剂量维生素 D 补充可能会让这些孩子达到正常维生素 D 水平。600 ～ 2000IU/d 口服维生素 D 补充剂 [麦角骨化醇（Drisdol 制剂）50 000IU/ 粒（800UI/ml）] 可以治疗维生素 D 缺乏。维生素 D 补充期间，应该每 3 个月检测一次 25-OH-D 浓度明确维生素水平是否达到了正常。

尽管数据有限，2013 年美国儿科学会还是提出了预防早产儿维生素 D 缺乏的建议。推荐极低出生体重（ELBW，< 1000g）婴儿在能够肠内喂养时，摄入 200 ～ 400IU 的维生素 D。一旦婴儿体重达到 1500 ～ 2000g 和充分肠内喂养时，由于过渡早产配方摄入仍< 1L，维生素 D 摄入量应增加到 400IU。患有佝偻病的早产儿可能需要增加维生素 D 的补充（达到设定的可耐受上限 1000IU/d）以及补充钙和磷。

现已有较多方法用于治疗营养性或维生素 D 缺乏性佝偻病，包括给胃肠功能正常的儿童每日口服麦角钙化醇（维生素 D_2）2000 ～ 5000IU，或吸收不良的儿童口服 10 000 ～ 25 000IU/d，持续 2 ～ 4 周。

肝、肾衰竭儿童维生素 D 补充建议，单独参见第 43 章和第 40 章。

AAP

美国儿科学会关于肠内喂养早产儿钙和维生素 D 需要量的声明

1. 早产儿，尤其是胎龄＜ 27 周或出生体重＜ 1000g 且有多种疾病病史的早产儿，佝偻病的风险较高。

2. 对于出生体重＜ 1500g 的婴儿，可采用生化检测方法进行骨矿状态常规评估，而出生体重为 >1500 g 的婴儿则不采用生化检测方法。生化检测通常应在出生后 4 ～ 5 周开始。

3. 血清 APA ＞ 800 ～ 1000IU/L 或有骨折的临床证据，影像学评估是否存在佝偻病，管理的重点应最大限度增加钙和磷的摄入量，最小化减少导致骨矿物质流失的因素。

4. 持续的血清磷浓度应低于 4.0mg/dl，应随访，并应考虑补充磷。

5. 早产儿，特别是那些出生体重在 1800 ～ 2000g 的早产儿，常规应给予强化矿物质的母乳或早产儿配方奶。

6. 在出院时，极低出生体重婴儿所摄取的矿物质往往比母乳或通过使用过渡性配方提供给足月婴儿的配方所摄取的矿物质多。如果完全母乳喂养，出院后 2 ～ 4 周应随访血清 APA 水平。

7. 当婴儿达到 1500g 体重并能耐受完全肠内喂养时，维生素 D 的摄入量一般应为～ 400IU/d，最多为 1000IU/d。

Pediatrics. 2013;131(5):e1676-1683

（四）毒性

维生素 D 中毒的主要表现是高钙血症、中枢神经系统抑郁、异常钙化和高钙尿、肾钙质沉着和肾结石。美国医学研究所近来修订了最大摄入量或不构成风险的每日最大摄入量：0 ～ 6 个月婴儿 1000IU/d、6 ～ 12 个月婴儿 1500IU/d、1 ～ 3 岁幼儿 2500IU/d、4 ～ 8 岁儿童 3000IU/d、9 岁或更大儿童 4000IU/d（表 21.2）。

四、维　生　素　E

维生素 E 主要包括生育酚和生育三烯酚 2 种类型，主要有 4 个主要形式（α，β，δ，γ）。α- 维生素 E 是食物中除豆油（含有很高的 γ- 生育酚）外的主要存在形式且具有最高的生物活性。维生素 E 的主要功能是作为一种抗氧化剂，保护细胞膜的多不饱和脂肪酸、富含硫醇的蛋白质和核酸免受自由基反应引起的氧化损伤。维生素 E 对维持人类神经系统、视网膜和骨骼肌的结构和功能至关重要。维生素 E 常见的食物来源包括含油谷物、植物和蔬菜。补充维生素 E 可以预防婴儿胆道闭锁和其他形式的慢性胆汁淤积性肝病相关的严重神经性病变，还可以预防囊性纤维化患儿出现肌无力。但大量摄入维生素 E 能延长老年痴呆症患者的寿命、增强性能力、预防癌症或改善认知功能的说法几乎没有依据。尽管有建议说补充维生素 E 可以起到预防心血管疾病的作用，但最近大量的前瞻性研究均未显示维生素 E 有任何有益效果。相反，最近的证据表明，维生素 E 治疗对肥胖相关非酒精性脂肪肝患者可能有益，并改善儿童脂肪性肝炎和成人血清丙氨酸转氨酶水平和肝脏组织学（见第 33 章儿童肥胖）。

AAP

美国儿科学会对预防佝偻病和维生素 D 缺乏的建议

为了预防健康婴儿、儿童和青少年的佝偻病和维生素 D 缺乏，建议维生素 D 的摄入量至少为每天 400IU。为了满足这个摄入量要求，我们提出以下建议：

1. 母乳喂养和部分母乳喂养的婴儿应该在出生后的最初几天补充 400IU/d 的维生素 D。补充持续到婴儿至少每天摄入 1L 或 1qt/d 维生素 D 强化配方奶或全脂奶，否则应继续补充维生素 D。12 个月后才能使用全脂牛奶，对于那些年龄在 12 个月～2 岁的儿童，如果他们担心超重或肥胖，或者他们有肥胖、血脂异常或心血管疾病的家族史，使用低脂牛奶是合适的。

2. 所有非母乳喂养的婴儿，以及年龄较大的儿童摄入 < 1000ml/d 的维生素 D 强化配方奶粉或牛奶，应补充维生素 D 400IU/d。其他维生素的饮食来源，例如强化食品，可以包括在每个孩子的每日摄入量中。

3. 没有通过维生素 D 强化牛奶（每 8 盎司含 100IU）和维生素 D 强化食品 [如强化谷物和鸡蛋（蛋黄）] 每天获得 400IU 维生素 D 的青少年，应该每天补充 400IU 的维生素 D。

4. 根据现有证据，婴幼儿血清 25-OH-D 浓度应 ≥ 50nmol/L（20ng/ml）。

5. 维生素 D 缺乏风险增加的儿童，如患有慢性脂肪吸收不良和长期服用抗癫痫药物的儿童，尽管每天摄入 400IU，可能持续缺乏维生素 D。因此为了使这些儿童达到正常的维生素 D 状态，可能需要更高剂量的维生素 D。可通过实验室检测确定儿童是否达到其正常的维生素 D 状态（如血清 25-OH-D 和甲状旁腺激素浓度以及骨矿物质状态的测量）。如果医师要求补充维生素 D，则应每 3 个月重复检测一次 25-OH-D 水平，直到达到正常水平。甲状腺旁腺以及骨矿物质状态则需要每 6 个月重复检测一次，直到恢复正常。

6. 儿科医师和其他卫生保健专业人员应该努力让社区内的所有儿童都能随时获得维生素 D 补充剂，尤其是那些风险高的儿童。

Pediatrics. 2008;122(5):1142-1152

（一）维生素 E 缺乏

由于维生素 E 在植物油和谷物中广泛分布，发达国家几乎不会存在维生素 E 缺乏。维生素 E 补充只对那些患有吸收不良（例如胰腺功能不全或囊性纤维化）、胆道闭锁和其他胆道疾病、肝硬化和脂质运输紊乱的患者有必要。儿童期没有纠正的维生素 E 缺乏会导致进行性的神经系统疾病，包括躯干和肢体共济失调、反射减弱、动态和静态感觉减弱、平衡和协调能力障碍、周围神经病变、近端肌无力、眼肌麻痹和视网膜功能障碍。严重的认知和行为异常被认为是长期维生素 E 缺乏的后果。如果维生素 E 缺乏未得到治疗，一定程度上会造成神经病变的不可逆转。如果患有肝生育酚转运蛋白先天性缺陷，尽管能正常地吸收维生素 E，也会导致维生素 E 缺乏症和共济失调。

（二）评估

通过检测血清 α- 生育酚的浓度和血清中 α- 生育酚和总脂质的比值评估维生素 E 水平。

（三）预防和治疗

相对于 α- 生育酚来说，0～6 个月婴儿的适宜摄入量是 4mg/d，7～12 个月婴儿 5mg/d，1～3 岁儿童 6mg/d，4～8 岁儿童 7mg/d，9～18 岁儿童 11～15mg/d（表 21.1）。

在脂肪吸收不良（囊性纤维化和胆汁淤积性肝病）的情况下，需要补充维生素 E 制剂 [25IU/（kg·d）] 以预防缺乏。维生素 E 的水溶性形式 α- 生育酚聚乙二醇琥珀酸酯（TPGS）是胆汁淤积期间口服补充剂的首选形式，甚至同时还可以改善其他脂溶性维生素或药物的吸收。

（四）毒性

维生素 E 毒性很罕见，儿童几乎未见报道。正常成人可以耐受的剂量达 100～800mg/d 且不会出现临床症状或中毒的生化证据。尽管生后前 12 个月尚无可参考的推荐摄入量，但美国医学研究院依据儿童年龄建立了 200～800mg/d 的推荐摄入量（表 21.2）。

五、维 生 素 K

维生素 K 属于 2- 甲基 -1，4 萘醌家族，自然条件下有 2 种存在形式。叶绿醌（维生素 K_1）来源于叶子类蔬菜、豆油、水果、种子和牛奶。甲基萘醌类（维生素 K_2），其活性是维生素 K_1 的 60%，由肠道细菌合成。维生素 K 对于翻译后的羧化谷氨酸残基作用于维生素 K 依赖的凝血蛋白（因子 Ⅱ、Ⅶ、Ⅸ 和 Ⅹ，蛋白 C 和蛋白 S）发挥着必要的作用。羧化作用使这些蛋白与钙离子结合，从而导致凝血因子的激活。其他蛋白如与骨矿化有关的骨钙素，也参与谷氨酸残基的羧化作用。

（一）维生素 K 缺乏

维生素 K 缺乏会导致低凝血酶原血症和出血性疾病。新生儿尤其具有维生素 K 缺乏引起出血性疾病的风险，因为胎盘转运的维生素 K 本来就少，母乳中维生素 K 含量也低（与牛奶中 60IU/L 相比，母乳只含有 20IU/L）。其常见的出血部位包括胃肠道、脐部或包皮处。对于年龄较大的儿童和成人，由于维生素 K 缺乏引起的低凝血酶原血症常继发于脂肪吸收不良或慢性肝病。维生素 K 缺乏也可在高度限制性饮食或外科减肥手术后发现。一些研究表明，低浓度的维生素 K 和异常的骨矿物质密度、骨代谢以及骨关节炎有相关性，虽然它们之间还没有建立明确的因果关系。

（二）评估

维生素 K 水平的评估可通过检测凝血酶原时间,检测维生素 K 依赖因子（因子 II、VII、IX、X）和血浆叶绿醌（维生素 K_1），或分析由维生素 K 缺乏诱导的蛋白（PIVKA）。

（三）预防和治疗

通常对出生后不久的新生儿给予维生素 K 预防新生儿出血性疾病。应优先选择 1mg 维生素 K 单次肌内注射（出生体重 < 1000g 的早产儿 0.3 ～ 0.5mg/kg）。如果不能采取该方法，可以在出生 1 ～ 2 周龄和 4 周龄给予 2mg 口服。大多数配方奶粉喂养的婴儿，在出生时给予预防剂量的维生素 K 就可保证体内充足的维生素 K 水平，所以配方奶喂养的婴儿一般不需要补充维生素 K。对婴儿来说，前 6 月叶绿醌或甲基萘醌的适宜摄入量是 2μg/d，后 6 个月为 2.5μg/d。对 1 ～ 3 岁的年长儿童为 30μg/d，4 ～ 8 岁的儿童 55μg/d，较大的儿童和青少年则是 60 ～ 75μg/d（表 21.1）。

脂肪吸收不良（囊性纤维化和胆汁淤积性肝病）的患者，维生素 K 的补充剂量为 2.5 ～ 5mg，每周 2 ～ 7 次以预防缺乏。低凝血酶原血症伴有慢性肝病的患者可调整为肌内注射维生素 K 5 ～ 10mg。补充足够的维生素 K 后未能提高凝血酶原时间提示有严重的肝脏合成功能障碍。Cochrane 综述强调，目前还没有任何前瞻性研究研究维生素 K 对治疗肝病患者消化道出血的作用。对于因口服抗凝剂激发的过度抗凝，维生素 K 治疗还不是一种有效的治疗方法。

（四）毒性

维生素 K 中毒较罕见。在新生儿中，大量的胃肠外给予水溶性合成维生素 K（维生素 K_3）与溶血性贫血、高胆红素血症、核黄疸相关。服用天然状态的维生素 K（K_1 和 K_2）没有毒性反应。

（五）维生素 K 和癌症风险研究

1990 年，Golding 等报道了一项英国 1970 年出生儿童的队列研究，指出儿童癌症与分娩时给予的哌替啶和新生儿期给予的维生素 K 补充密切相关。随后，他们在回顾性病例对照研究中进行了报道，与未补充维生素 K 和口服维生素 K 相比，肌内注射维生素 K 和癌症之间有着显著关联。Draper 和 Stiller 对这项研究提出了质疑，因为这些数据仅仅是来自于英国，并呼吁开展更大的队列研究。美国儿科学会成立了一个维生素 K 特设工作小组来更加详细的研究这方面的关系，但工作小组并没有发现维生素 K 干预和儿童癌症之间有确切的关联。基于这些观察，美国儿科学会继续推荐给予新生儿常规补充维生素 K（见文本框）。

AAP

美国儿科学会对新生儿使用维生素 K 的建议

由于对新生儿注射维生素 K 来预防危及生命的疾病与患癌症的风险是未经证实和未必发生的，故美国儿科学会建议：

1. 应给所有的新生儿给予一次的肌内注射维生素 K，剂量为 0.5 ~ 1mg。

2. 有必要对维生素 K 口服制剂的疗效、安全性和生物利用度，以及预防后期维生素 K 缺乏性出血的最佳给药方案做进一步研究。

3. 医护人员应提高家长的意识，认识到晚发性维生素 K 缺乏性出血风险与维生素 K 预防剂量口服之间的关系，尤其是纯母乳喂养的新生儿。

Pediatrics. 2003；112（1）：191-192.

（翻译　重庆医科大学附属儿童医院　周小勤　杨　亭　　审校　李廷玉）

IV

第 *21* 章 Ⅱ

水溶性维生素

一、概　述

　　水溶性维生素（WSV）缺乏很少见。大多数儿童和青少年的饮食包括水果、蔬菜、动物蛋白（肉、奶制品和鸡蛋）、谷类食品和面包，他们可以摄入足够的水溶性维生素来满足每日所需。这里也包括配方奶喂养的婴儿和健康饮食母亲喂养的婴儿。由于身体对水溶性维生素的有限储存和内源性生成较少，所以早期预测水溶性维生素的缺乏风险十分重要。然而，并非所有婴儿期和儿童期水溶性维生素缺乏都是因为饮食摄入不足，一些缺乏是由于人类基因组的遗传和表观遗传改变引起的先天性代谢异常。并且，在一些疾病状态下，如继发于腹腔感染的吸收不良、克罗恩病、囊肿性纤维化、拒食、神经性厌食症、艾滋病病毒感染者、减肥术后，会促使水溶性维生素的缺乏。年轻运动员，特别是伴有不良饮食习惯的女性或素食主义者，他们对 B 族维生素的需求会增加 2 倍，因此会更容易导致水溶性维生素的缺乏。自闭症儿童也可能会受到挑食的困扰。表 21 Ⅱ .1 列出了水溶性维生素及其推荐摄入量、缺乏症状、缺乏危险因素、诊断性测试和治疗剂量。

　　健康和时尚饮食可能会影响儿童水溶性维生素水平。在美国和国外，高度强调应提高应用补充和替代医学（CAM）这一观点。据报道，近 1/3 的儿童和青少年水溶性维生素的提供主要来自于天然食物，68% 的青少年则使用补充品或替代品进行补充。约 1/3 的孤独症儿童用多种维生素治疗，儿童最常见的补充方式是 CAM，而成人主要采取天然食物补充。脂溶性或水溶性维生素的单一维生素制剂，在处方中还是很常见。能量饮品、维生素水等含的水溶性维生素含量不定，有可能会出现超高量的维生素。比如，据报道，一个标注含 2 盎司能量的产品（5-Hour Energy），含有日常需要量 2000% 的维生素 B_6 和 8000% 以上的维生素 B_{12}。青少年饮用这些能量饮料，与酒精、药物滥用、危险行为、寻求刺激、抑郁和（或）焦虑有关。

　　能量饮料的摄入量与睡眠时间成反比。人们普遍认为，服用过量的水溶性维生素是安全的。但事实上，如果长时间使用过量的水溶性维生素也存在潜在的毒性，尤其是在较长一段时间联合运用其他药物的时候。表 21.2 列出了可溶性维生素最高可耐受量、不良反应 / 过量症状、过量危险因素和药物相互作用。

美国日益增长的超重儿童和青少年也影响着水溶性维生素的摄入量。来自全国健康和营养调查Ⅲ的数据分析显示，儿童和青少年的日常饮食中超过 30% 的能量来源于那些低营养密度食品。研究显示，维生素 A、C 和维生素 B_6、叶酸及维生素 B_2 的平均摄入量是随着低营养密度或高脂食物摄入的增加而降低的。相反，对斯堪的那维亚儿童进行研究发现,低脂饮食与增加多种水溶性维生素的摄入具有显著正相关关系。在美国青少年中，低脂和高纤维饮食更有可能摄入足够的维生素 B_6、维生素 B_{12} 和维生素 C、烟酸、维生素 B_1、维生素 B_2 和叶酸。毫无疑问，定期与家人吃晚饭的儿童和青少年可以大幅度增加维生素 B_6、维生素 B_{12}、维生素 C 和叶酸的摄入量。总而言之，这些研究表明，高脂饮食和（或）低营养密度食物占优势的儿童和青少年具有缺乏水溶性维生素的风险。

二、硫胺素（维生素 B_1）

硫胺素是参与碳水化合物代谢的必需辅酶。焦磷酸硫胺素（TPP）是硫胺素的主要活性形式，焦磷酸硫胺素和烟酰胺腺嘌呤二核苷酸（NAD）的是作为丙酮酸氧化脱羧生成乙酰辅酶 A（CoA）的辅酶。硫胺素也与转酮酶一起在磷酸戊糖途径中起着不可或缺的作用，这个途径能提供核酸和脂肪酸合成的底物。除了作为辅酶，还发现硫胺素在神经冲动的传导和肌肉自主活动上也发挥作用。硫胺素转运体（THTR1）基因的一些突变可能对硫胺素产生潜在的应答，包括 TPK1 突变导致阵发性脑病和伴有巨细胞性贫血、糖尿病和耳聋的罗杰斯综合征（*SLC19A2* 突变）。THTR2 缺乏（*SLC19A3* 突变）表现在儿童基底节区疾病，包括脑病、言语和吞咽困难、肌张力障碍和强直性，以及其他可对生物素和硫胺素反应的症状。此外还包括线粒体 TPP 转运体，阿米什致死性微脑病（*SLC25A19* 基因）。并且，少数丙酮酸脱氢酶缺乏症或枫糖尿病患者，对硫胺素药物剂量的临床和生化反应已有报道。

含硫胺素丰富的食物包括酵母、豆类、猪肉、糙米和全麦谷物。奶制品、磨碎的白面粉、大米及大多数水果含有很少的硫胺素。硫胺素缺乏可导致脚气病或 Wernicke 脑病。传统上脚气病分为 2 种形式：干性脚气病，其特征是有对称的外周神经性病变；湿性脚气病，以心脏受累为主。干性脚气病发生的神经性病变是一种渐进性疾病，会使人越来越虚弱、肌肉萎缩、行走困难、共济失调、伴随着痛苦的感觉异常和深部肌腱反射消失。水肿是湿性脚气病的标志性症状，湿性脚气病引起的心脏受累如果不及时治疗，会引起心肌病发展成充血性心力衰竭并且死亡。婴儿脚气病通常发生在母乳喂养的孩子，其母亲可能患亚临床硫胺素缺乏症。这种形式的脚气病的特点是 2～3 个月龄的婴儿突然发作性休克，发作之前可能会有哭声弱、嘶哑、拒食和呕吐。Wernicke 脑病的特征除了意识改变外还有眼肌麻痹、眼球震颤和共济失调，有报道发现患有该病的婴儿和儿童伴有硫胺素及多种维生素缺乏。

硫胺素缺乏可能是由于日常膳食中维生素的摄入不足、吸收不良、流失过多或有维生素转运障碍。如果母亲存在硫胺素的摄入不足、酗酒、胃肠道疾病、妊娠呕吐和艾滋病病毒感染或艾滋病这些情况，则有硫胺素缺乏的风险。其他一些儿童或青少年，特别是那些追求时尚饮食、神经性厌食症和胃绕道手术后的青少年，以及接受慢性透析的肾病患者、先天性心脏病的儿童和那些长期接受肠外营养的患者，也具有硫胺素缺乏的风险。

较多试验用于检测硫胺素缺乏。这些检测方法包括检测基线水平和加入 TPP 后的硫胺素依赖性转酮酶活性试验以及红细胞 TPP 浓度检测。对于婴幼儿脚气病，应给予硫胺素 50～100mg 一次注射，并且应在母亲饮食中补充硫胺素后再给予母乳喂养。儿童脚气病患者，用 10～25mg 硫胺素，每天一次注射 2 周，然后给予 5～10mg 硫胺素每日口服，服用 1 个月。病情得到缓解后，可以给予 10mg 每日口服。硫胺素可耐受的最大剂量尚不明确，但是据报道，高剂量的硫胺素易与化疗药物或其他高剂量维生素发生相互作用。尽管较少见，但是注射硫胺素可能会引起过敏性皮炎、触痛、刺痛、瘙痒、疼痛、乏力、出汗、恶心、胃肠道不适、不安、呼吸困难、肺水肿、血管破溃，甚至死亡。

三、核黄素（维生素 B_2）

核黄素是黄素单核苷酸（FMN）和黄素腺嘌呤二核苷酸（FAD）两种辅酶的前体，参与氧化还原反应，在碳水化合物、蛋白质和脂肪代谢中不可或缺。FAD 是抗氧化剂谷胱甘肽还原酶和黄嘌呤氧化酶的重要组成成分。核黄素在动物性蛋白质（肉类、奶制品和蛋），以及绿色蔬菜和强化谷物中都大量存在。核黄素缺乏通常伴随着 1 个或多个 B 族维生素的缺乏，部分原因可能是由于核黄素在叶酸、维生素 B_6 和烟酸的代谢中发挥作用所引起的。在轻度缺乏时，核黄素缺乏症的症状和体征可能不特异，但随着病情加重，会进一步出现更多的症状，包括咽炎，唇干裂，口角炎，舌炎（红舌头）及鼻唇沟、四肢屈侧和生殖器区的脂溢性皮炎。

经济欠发达地区的儿童有核黄素缺乏的风险，因为这些地区的孩子肉类和奶制品摄入有限，同时也包括那些断离母乳后没有牛奶摄入的母乳喂养儿。核黄素缺乏主要由蛋白质 - 能量营养不良，如恶性营养不良症、神经性厌食症和慢性吸收不良性疾病如乳糜泻和短肠综合征所引起。最近有报道指出，囊性纤维化患者存在核黄素的缺乏。并且，接受过减肥手术的儿童存在硫胺素缺乏的风险。甲状腺和肾上腺皮质功能不全可能会影响核黄素辅助因子的合成，并加重核黄素的缺乏。

核黄素缺乏可通过监测 24h 尿中核黄素浓度或检测红细胞（RBC）核黄素。还可以通过间接评估红细胞谷胱甘肽还原酶活性系数评价缺乏状态，但是该方法不适用于有谷胱甘肽还原酶缺乏、葡萄糖 -6- 磷酸脱氢酶缺乏和 β- 地中海贫血的患者。对于儿童的核黄素缺乏，给予口服核黄素 1mg/ 次，每日 3 次，直到缺乏的症状消失。婴儿可能需要 0.5mg/ 次，每周 2 次。

尽管核黄素可耐受的最高量尚不明确，但超过 400mg 每天可能会引起腹泻、多尿和（或）橘色尿和加重痤疮形成。高剂量的核黄素会降低磺胺类抗生素的作用。尽管还需要更多的研究，但核黄素已作为偏头痛的单一处方药（25～200mg/d）或与镁和小白菊一起的联合处方药（4000mg/d）。并且，研究发现，25mg 的核黄素单独使用可使 44% 总研究人群的偏头痛症状降低 50%。

四、烟酸（维生素 B₃）

　　尼克酸和烟酰胺这两种维生素常被称为烟酸。烟酸的这两种形式在线粒体中被化学修饰形成辅酶 NAD 和磷酸 NAD（NADP）。许多参与氧化还原反应的酶都需要辅酶 NAD 和 NADP 接受或提供电子。与大多数水溶性维生素不一样，人体的烟酸有 50% 可以在肝脏和肾脏中由色氨酸通过一系列依赖于核黄素和吡哆醇的反应合成。动物蛋白（乳制品、蛋类、肉类）、豆类和强化谷物都是烟酸的优质来源，其中许多也是色氨酸的良好来源。但是，非强化谷物中糖和高含量的亮氨酸可能会和烟酸结合，降低其生物利用度。

　　烟酸缺乏导致的临床综合征成为糙皮病，或意大利语称"皮肤粗糙"。糙皮病的三大特征腹泻、皮炎和痴呆，随着病情加重，最终导致死亡。与烟酸缺乏相关的胃肠道症状包括 1/3 ～ 1/2 的病人会发生舌炎、口角炎、唇炎，以及腹泻。糙皮病的皮损相当有特点，皮疹最初在阳光暴露区的皮肤（手、脸和颈部）出现（而不影响头发和指甲），皮肤先形成疼痛的红斑，进而发展到渗出阶段。反复日晒可能会导致囊泡或大疱形成，受损的皮肤最终变得粗糙、坚硬和鳞屑，这也是为什么被称为糙皮病的原因。这种由于营养不良引起的皮疹与广义的皮疹不同，后者在阳光暴露和非阳光暴露的皮肤都可以出现。早期的神经精神症状可能包括失眠、疲劳、紧张、烦躁和抑郁、精神迟钝、淡漠和记忆受损。如果不给予治疗，这些症状会发展为痴呆，最终死亡。

　　除少数例外，发展中国家只有营养不良儿童才会出现糙皮病。在工业化地区，具有缺乏风险的人群包括那些无家可归的人和有吸收不良疾病的病人，如克罗恩病及营养剥夺状态如神经性厌食症。在长期服用抗惊厥药物和 Hartnup 患者中也有糙皮病的报道，后者是由于中性氨基酸转运紊乱导致的色氨酸吸收不良。另外在色氨酸储存不足的类癌综合征患者和使用异烟肼、5- 氟尿嘧啶或 6- 巯基嘌呤治疗的患者中也有关于糙皮病的报道。

　　烟酸水平可通过 24h 尿中分泌的烟酸进行评估，也可以通过它的代谢物 N1- 甲基烟酰胺进行评估。可根据红细胞 NAD、NADP 水平判断"烟酸值"（NAD/NADPx100）是否缺乏（比如，低于 130）。对于儿童糙皮病的治疗是口服烟酰胺剂量（50 ～ 100 毫克 / 次，3 次 / 天）。烟酰胺治疗时应避免烟酸相关的潮红不适感发生。需要持续治疗到急性症状消失。能量饮料中高剂量的烟酸也会引起潮红。烟酸也可以用于治疗成人和儿童血脂异常，使用剂量是 20 ～ 40mg/（kg·d），最多 3g。然而，烟酸用于血脂异常儿童治疗的研究还不多。烟酸的药物副作用包括潮红、瘙痒、恶心、呕吐、头痛、腹胀、腹泻、厌食、消化性溃疡与少见的肝毒性。长期服用还会损害糖代谢和尿酸分泌。烟酸会影响常见的药物，如胰岛素、口服糖尿病药、非类固醇类抗炎药、华法林和惊厥药，增加这些药物的血药浓度，导致中毒的风险增加（表 21.2）。

五、吡哆醇（维生素 B₆）

　　维生素 B₆ 有 3 种天然存在形式：吡哆醇、吡哆醛和吡哆胺。这些吡啶类被磷酸化激活后成为其辅酶形式。5′- 磷酸吡哆醛是维生素 B₆ 最常见的形式，是人体多种氨基酸和碳水化合物代谢酶的组成成分，也是色氨酸转化为烟酸和神经递质 5- 羟色胺的必需物质。同样，维生素 B$_6$ 也是多巴转化成多巴胺及合成抑制性神经递质 γ- 氨基丁酸（GABA）的必需物质。从血液学角度看，维生素 B$_6$ 是血红素生物合成限速阶段的必要辅助因子。吡哆醇含量丰富的食物包括香蕉、鱼、牛奶、酵母、鸡蛋和强化谷物。

单一的吡哆醇缺乏很罕见，因为它与其他水溶性维生素间有相互作用。吡哆醇代谢需要足量的核黄素、尼克酸和锌，而烟酸和叶酸的生物合成及代谢也需要吡哆醇。与其他水溶性维生素一样，发展中国家处于边缘性营养缺乏的儿童具有吡哆醇缺乏风险。在 1950 年，由于婴幼儿配方奶粉的生产出错，导致群体婴儿中出现严重的维生素 B$_6$ 缺乏和癫痫发作。其他可造成缺乏的疾病包括儿童白血病和慢性肾衰竭。某些药物（异烟肼、肼屈嗪、口服避孕药、青霉胺、环丝氨酸、茶碱）可以共价结合到 5′- 磷酸吡哆醛，导致轻度维生素 B$_6$ 缺乏。吡哆醇缺乏症的症状是非特异性的，包括面颈部、肩部脂溢性皮炎、舌炎、口角炎、唇干裂、易怒、抑郁和神志不清。

维生素 B$_6$ 依赖综合征较罕见，主要包括维生素 B$_6$ 反应性贫血、黄尿素尿、丙氨酸丁氨酸硫醚尿症和高胱氨酸尿症。吡哆醇依赖性癫痫是由于缺乏 ALDH7A1 编码的 α 氨基己二酸（antiquitin），导致吡哆醇降解异常和吡哆醇依赖的抑制性神经递质 GABA 合成减少，进而导致的顽固性癫痫的常染色体隐性疾病。尽管这些癫痫发作的婴儿的血清中维生素 B$_6$ 浓度正常，但仍需要一次大剂量的维生素 B$_6$（10～500mg）注射治疗。症状得到改善的患者还可以口服叶酸[3～5mg/(kg·d)]。这类癫痫患者需要以 15～18mg/(kg·d)，口服（最大 500mg），维持吡哆醇治疗，这个剂量是高于推荐摄入量的。近来，与吡哆醇有关的又一个吡哆醇反应性癫痫已有报道，如果停止服用维生素该疾病可以晚发。此外，第三个罕见的疾病，磷酸吡哆醛依赖性癫痫症是一种 5′ 氧化磷酸酶（PNPO）缺乏性疾病，这种疾病也存在于顽固性癫痫、低血糖、乳酸中毒。应给予 30～50mg/（kg·d）的 5′- 磷酸吡哆醛分 4～6 次服用。第四种癫痫性疾病，婴儿痉挛综合征（West 综合征），同样也可以用 5′- 磷酸吡哆醛和促肾上腺皮质激素治疗。由于 5′- 磷酸吡哆醛在这几种疾病中都有治疗作用，专家建议对患顽固性癫痫的新生婴儿应给予吡哆醇、5′- 磷酸吡哆醛和叶酸治疗，直到生化和基因检测确立了最终诊断和治疗方式。

有少量证据证明，使用药理剂量的维生素 B$_6$ 对一些症状有一定的疗效，其中包括腕管综合征（symptoms of carpal tunnel syndrome）、抑郁症、高草酸尿症和痛经等。由于孤独症儿童缺乏活化吡哆醛酶的激酶，所以这类患儿血浆吡哆醇浓度较高而 5′- 磷酸吡哆醛浓度较低，因此高剂量的维生素 B$_6$ 也被用于治疗儿童孤独症。一项 Cochrane 综述认为，由于研究的异质性和质量不高，目前的数据还不足以推荐用维生素 B$_6$ 治疗孤独症。尽管缺乏足够的证据，维生素 B$_6$ 还是继续在上述提到的较多的疾病中使用，包括孤独症，且过量使用具有潜在的毒性。当长期慢性过量使用维生素 B$_6$ 可加重痤疮暴发和引起外周感觉神经病变，其特征包括双侧感觉异常、感觉过敏、四肢疼痛、共济失调和协调能力差。此外还会出现恶心，呕吐、过敏反应、乳房疼痛和增大，增加溃疡性结肠炎的风险。联合使用高剂量的维生素 B$_6$ 和维生素 B$_{12}$ 可能会导致严重的红眼病。

目前已有很多方法用来评估维生素 B$_6$ 的水平，包括分析 24h 尿液中吡哆醇的代谢产物 4- 吡哆酸或血浆 5′- 磷酸吡哆醛（血浆中维生素 B_6 的主要类似物）。儿童缺乏维生素 B_6 且未发生神经炎时应连续 3 周每天口服 5 ～ 25mg 的吡哆醇，接着继续服用复合维生素 1.5 ～ 2.5mg/d。如果出现周围神经性病变，药量应增加至 10 ～ 50mg/d，口服 3 周，然后减为 1 ～ 2mg/d。维生素 B_6 治疗可减缓 2 型糖尿病肾病和血管病变的发生，据 Nurses Health Study 和其他研究发现，高血浆浓度的维生素 B_6 可对冠状动脉起到保护作用。

六、叶　酸

叶酸中的羟甲基和甲酰基是嘌呤和胸腺嘧啶合成的必要成分，是 DNA 形成的必需物质。一般来说叶酸能促进红细胞成熟和细胞生长。叶酸缺乏的新生儿，血清中总同型半胱氨酸含量会增加。单独补充叶酸或添加到食品中的叶酸与摄取食物成分中的叶酸相比，前者的吸收更好。现在许多的谷物、谷粒和面包都进行了叶酸强化。叶酸的天然来源包括新鲜的绿色蔬菜、肝脏、酵母和一些水果。巨幼细胞性贫血是叶酸缺乏的主要标志。

现在公认的一个观点就是血清和红细胞中叶酸浓度较低的产妇，会增加其分娩胎儿的出生缺陷风险，特别是神经管畸形。一些证据表明，孕妇缺乏叶酸或维生素 B_{12}，是构成上述风险的独立危险因素。自 5，10- 亚甲基四氢叶酸还原酶 *C677T* 基因的单核苷酸多态性（SNP）作为神经管畸形的一个风险因素被确认后，叶酸代谢途径中涉及的 SNPs 与神经管畸形的发生关联性研究得到了不断推进。母亲或胎儿是 *C677T* 基因纯合子，胎儿患神经管畸形的风险会增加。许多叶酸途径中的其他基因 *SNPs* 也已经被研究，部分研究也与神经管畸形相关。此外，含 *C677T* 等位基因的儿童患脑卒中的风险可能是同年龄不含此基因儿童的 2 倍，所以有关高风险儿童中叶酸补充是否可以阻止脑卒中发生的研究是十分必要的。一些数据也支持孕妇低水平叶酸摄入与胎儿唇腭裂及先天性心脏病相关。最近的研究发现，孕妇在妊娠期间摄入叶酸复合维生素可降低先天性心脏病、小于胎龄婴儿和早产的患病率，具有中度证据等级。至于叶酸的不良影响，流行病学研究在妊娠中期和晚期高剂量叶酸摄入是否与儿童特应质和哮喘有关这一问题上存在分歧，但需要进行随机试验来解答这一问题。

与其他水溶性维生素相比，儿童和青少年叶酸摄入不足较普遍。青少年摄入更多的水果和蔬菜可以转化为更高的血浆和红细胞叶酸水平。一项调查显示，中上社会阶层的白种人中，学龄前 2 ～ 5 岁儿童平均叶酸摄入量持续低于推荐量。他们最常摄入的食物是果汁饮料和碳酸饮料、2% 的牛奶和薯条，叶酸摄入量仅为推荐量的 79%。过去的 30 年，美国青少年的饮食包括大量的软饮料、非柑橘属果汁，摄入的水果蔬菜远低于每日推荐的 7 ～ 9 种，尤其是女生，导致叶酸摄入不足。一项大的欧洲青少年队列研究发现较高的叶酸摄入是有益的，叶酸和维生素 B_{12} 的生物标记物与血清多不饱和脂肪酸水平、整体空腹血脂水平直接相关。

其他叶酸缺乏的人主要是那些有吸收不良症状的患者，包括克罗恩病和艾滋病患者。极低出生体重儿的摄入量低于推荐摄入量，这与体重和身长增长不良有关。在儿童和青少年慢性透析患者，叶酸缺乏对促红细胞生成素发挥抵抗作用。还有一些叶酸代谢的遗传性疾病，亚甲基四氢叶酸还原酶缺乏，表现为四个连锁特征：精神运动发育迟缓、不良的社会交往、癫痫、血清和红细胞叶酸浓度降低。大脑叶酸缺乏表现为血清和红细胞叶酸浓度正常但叶酸从血浆转运至中枢神经系统被阻断，主要是由先天性中枢神经系统转运体缺陷或产生自身抗体所致；然而，甲酰四氢叶酸治疗这种疾病是有效的。儿童孤独症谱系障碍中，由于先前发现的异常的叶酸 - 蛋氨酸代谢途径对 DNA 合成、DNA 甲基化及细胞氧化还原平衡都是十分重要的，所以运用维生素 B_{12} 和叶酸进行治疗的研究已经开展。尽管一些研究表明叶酸治疗可以改善谷胱甘肽介导的氧化还原作用，但系统综述显示自闭症谱系障碍的研究因其临床异质性使得结果不具有代表性不能被信服。

　　叶酸缺乏的副作用包括：腹痛、恶心、腹泻、皮疹、睡眠模式改变、烦躁不安、加重癫痫发作以及加重维生素 B_{12} 缺乏。低血清叶酸表明有叶酸的急性、短期缺乏，低红细胞叶酸表明叶酸的长期、慢性缺乏。5- 甲基四氢叶酸是血浆叶酸的主要循环形式，它的检测可能对临床有帮助，就像叶酸缺乏时血清同型半胱氨酸浓度会增高一样。叶酸缺乏的治疗，婴儿每日口服 0.1mg、儿童每日口服 1.0mg，随后维持在每日 $0.1 \sim 0.5$mg 叶酸，也可以胃肠外给药。另外还有叶酸与其他药物不良相互作用的报道，包括甲氨蝶呤，抗癫痫药，口服避孕药，和甲氧苄氨嘧啶。非类固醇类抗炎药会抑制叶酸酶。

七、钴胺素（维生素 B_{12}）

　　钴胺素作为辅酶参与红细胞成熟和中枢神经系统的发育。同型半胱氨酸通过蛋氨酸酶转化为蛋氨酸的再甲基化作用中，钴胺素和叶酸是必需的。初乳同哺乳期第 3 个月乳相比，含更高浓度的钴胺素。母乳中钴胺素水平及其结合蛋白的量，在一天中和哺乳前后是没有差异的。钴胺素被发现只存在于动物性食物中。肉类、鱼、家禽、奶酪、牛奶、鸡蛋及维生素 B_{12} 强化豆奶都是钴胺素的良好来源。钴胺素缺乏会出现巨幼细胞贫血和神经系统问题（包括共济失调、肌无力、痉挛、大小便失禁、低血压、视力障碍、痴呆、精神病及情绪障碍）。维生素 B_{12} 缺乏常伴随着高同型半胱氨酸血症，后者亦是心血管疾病的危险因素。高的叶酸和维生素 B_{12} 水平与青少年更好的空腹血脂相关（见叶酸）。研究发现维生素 B_{12} 和钴胺素可用于治疗孤独症谱系障碍（见叶酸）。

　　若母亲为严格的素食主义者，其母乳喂养的婴儿存在维生素 B_{12} 缺乏的风险。产妇和新生儿的维生素 B_{12} 水平高度相关。维生素 B_{12} 缺乏症的患病率在美国低至 6%，但在拉丁美洲高达 40%，在印度某些地区高达 50%，撒哈拉以南非洲或南亚达 70%。妊娠期母亲维生素 B_{12} 缺乏可能导致妊娠期糖尿病、流产、胎儿神经管缺陷、胎儿口面部唇裂、胎龄过小、出生体重低和（或）宫内生长受限的风险增加。婴儿缺乏维生素 B_{12} 可表现为生长发育、精神运动功能和大脑发育障碍，并可能出现胰岛素抵抗。妊娠期补充维生素 B_{12}、铁和叶酸可以改善母亲的维生素 B_{12} 状况、降低胎儿生长迟缓率、提高婴儿的维生素 B_{12} 水平。并且，母亲补充维生素 B_{12} 可以改善婴儿的气质和智力，并降低婴儿胰岛素抵抗的潜在风险。

　　血浆甲基丙二酸和总同型半胱氨酸水平升高是婴儿期功能性维生素 B_{12} 缺乏的有用指

标。无论是口服还是肌内注射都可以使维生素 B_{12} 缺乏的婴儿尿中甲基丙二酸水平达到正常。儿童饮食结构改变引起的巨幼细胞性贫血紧随维生素 B_{12} 缺乏症之后发生。其他维生素 B_{12} 缺乏风险情况包括胃切除和（或）回肠切除，因为胃分泌的内因子对回肠吸收维生素 B_{12} 是必需的。苯丙酮尿症患者若不受限制的自由饮食，其存在患维生素 B_{12} 缺乏症的风险。依赖维生素 B_{12} 的先天代谢性疾病，例如胺传递蛋白 II 缺乏症，同型半胱氨酸血症、内因子基因突变所致遗传性青少年钴胺素缺乏症。Imerslund-Grasbeck 综合征，家族性选择性维生素 B_{12} 吸收不良症，通过肌肉注射维生素 B_{12} 可成功治疗。母亲维生素 B_{12} 缺乏还与后代神经管畸形相关。

通过血清钴胺素浓度来诊断钴胺素缺乏症。如果血清浓度处于临界值时，则血浆同型半胱氨酸及尿甲基丙二酸值升高也可诊断。吸收不良综合征时，治疗方法为给予口服大剂量钴胺素，周期性肌内注射或鼻内给药。儿童维生素 B_{12} 缺乏症的治疗剂量为 $30 \sim 50\mu g/d$，肌内注射或深部皮下注射，持续 2 周，维持剂量为每月 $100\mu g$。能量饮料及注射入机体的维生素 B_{12} 虽不能确定其具体数量，但可含超过 8000% 的日推荐摄入量。毒性反应包括荨麻疹、过敏性休克及加重或促使痤疮暴发。高剂量维生素 B_{12} 联合吡哆醇可能会导致严重的皮肤病变。研究发现维生素 B_{12} 可与肾上腺皮质激素和布洛芬发生药物相互作用。抗逆转录病毒药物可能会降低维生素 B_{12} 浓度。

八、维 生 素 C

维生素 C 在许多生物学功能中有重要作用，包括叶酸代谢，胶原合成，骨形成、神经递质合成和铁吸收。其食物来源包括木瓜、柑橘类水果、西红柿、卷心菜、马铃薯、哈密瓜和草莓。对于成人维生素 C 的推荐摄入量（RDA）的建立，是基于维持中性粒细胞中最高维生素 C 浓度且尿液中最低抗坏血酸盐浓度的基础上。由于婴幼儿缺乏类似数据，所以婴儿的维生素 C 充足摄入量是基于母乳喂养儿的平均维生素 C 摄入量。儿童和青少年 RDA 以体重来评估。维生素 C 缺乏症的症状和体征包括疲劳、乏力、嗜睡、毛囊过度角化和毛发变脆、头发卷曲。随着缺乏程度加重，会出现毛囊周围出血、渗透性腹泻、牙龈出血、眼出血，最终导致贫血。随之而来的是坏血病，出现骨疼痛、关节出血和关节病。

学龄儿童的维生素 C 摄入量已被广泛研究。在确立了边缘性维生素 C 摄入量为低于 30mg/d 后，发现 $7 \sim 12$ 岁儿童中 12% 的男童和 13% 的女童、$14 \sim 18$ 岁青少年中 14% 的男孩和 20% 的女孩维生素 C 摄入量处于边缘以下水平。维生素 C 的摄入量较低的儿童往往摄入较多的脂肪和饱和脂肪来协调能量供应，维生素 C 摄入量理想的儿童往往比维生素 C 摄入较低的儿童食用更多的富含维生素 C 的果汁蔬菜及全脂牛奶和柑橘类水果。在一组长期接受透析的儿童中，如不补充维生素 C，其饮食摄取的维生素 C 大多数小于 100% 的 RDA 值。透析会除去维生素 C，所以透析患者持续补充维生素 C 是非常必要的。肠外营养不足、神经性厌食症、溃疡性结肠炎和克罗恩病也能导致维生素 C 摄入不足。虽然坏血病在儿童中越来越少见，但是在那些只食用煮熟的食物和极少水果蔬菜摄入的儿童中仍有患坏血病的报道。摄入酒精和烟草会降低维生素 C 的吸收和增加其代谢。妊娠期低维生素 C 和维生素 E 摄入与婴儿出生低体重有关。吸烟或糖尿病患者妊娠期间维生素 C 水平低会增加妊娠并发症。在一项吸烟者妊娠期间服用维生素 C 的随机对照试验中，妊娠期维生素 C 补充出生的新生儿表现出更好的肺功能，并在 1 岁前出现较少的喘息。吸烟妇女在妊娠期间补充维生素 C 也可以预防胎盘、脐带血和新生儿口腔发生与吸烟有关的甲基化改变。患有自闭症谱系障碍的儿童如果饮食限制，可能会发展成坏血病。维生素 C 缺乏可能与慢性肾病儿童，化疗后接受造血干细胞移植的儿童，以及接受多次输血的镰状细胞贫血或珠蛋白生成障碍性贫血儿童氧化应激有关。除了摄入不足，婴儿中的一种遗传性高铁血红蛋白血症已被证实和维生素 C 相关。评估维生素 C 的水平，最好是检测血液中白细胞的抗坏血酸浓度，比起测量血浆中抗坏血酸的浓度，前者更能反映组织储备维生素 C 的能力。在儿童中，坏血病的治疗是给予抗坏血酸 100 毫克 / 次，每天 3 次，持续 1 周，然后每天 100mg 持续数周直到组织中维生素 C 饱和度正常。此方案适用于肌内注射、静脉注射和口服。高剂量维生素 C 补充被吹捧说可以预防感冒，但实验数据并不支持这一说法，除了在一些极端生理应激情况下。然而，在成年人和儿童中，维生素 C 在减少感冒持续时间而非严重程度上可能确实具有一定作用。过量摄入维生素 C 会导致恶心、呕吐、食管炎、腹部痉挛、便秘、头痛、失眠和肾结石。高剂量维生素 C 摄入能增加血液中对乙酰氨基酚、阿司匹林、华法林和雌激素的浓度，降低某些抗病毒药物的浓度和肠道对 β 受体阻滞剂的吸收。

九、其他水溶性维生素

有关人体对泛酸的需求量的相关资料很有限。泛酸是辅酶 A 的一个组成部分并且参与许多酶促反应。它存在于内脏、酵母、蛋黄、新鲜蔬菜、谷类和豆类中。泛酸缺乏没有特异的症状。在一项调查中，49% 的青年女性和 25% 的青年男性每天摄入的泛酸量是低于美国医学研究所推荐的 4mg/d 的量。但是，这两个组的人群中，其泛酸在血液中的平均浓度却在正常范围内。

生物素是 5 种哺乳动物中羧化酶的辅酶。食物来源包括肝脏、蛋黄、大豆、牛奶和肉类。临床生物素缺乏的症状是肌张力低下和严重的剥脱性皮炎。生物素通过基因抑制复合物，参与 DNA 和组蛋白甲基化以及组蛋白去乙酰化，在表观遗传学中发挥作用。妊娠期间微量的生物素水平也有报道，动物研究表明，妊娠期生物素缺乏可能是致畸的，妊娠期间生物素的摄入量可能需要至少 2 倍的适宜摄入量。生物素缺乏的症状只在给予全肠外营养没有生物素摄入的婴儿和那些吃未煮熟的鸡蛋的儿童中发现，因为未煮熟的蛋清中含有大量的抗生物素蛋白，一种生物素结合蛋白。然而，给予长期抗惊厥治疗的儿童其生物素水平会出现异常，缺乏但不明显。先天代谢性缺陷逐渐增加，表现出生物素依赖性及不同程度的神经系统及皮肤异常包括羧化酶合成酶缺乏症、生物素酶缺乏症、生物素转运障碍。生物素 - 硫胺素反应性基底神经节疾病已被描述（见硫胺素）。生物素缺乏的诊断通过测定尿中的生物素、尿中 3- 羟基异戊酸和淋巴细胞丙酰辅酶 A 羧化酶的浓度来确定。白细胞中的潜在生物素转运体 SLC19A3 的表达可能是边缘性生物素缺乏的一个有用指标。生物素也可用作来测定红细胞体积和存活的临床及科研工具。

十、小　结

水溶性维生素的缺乏常由摄入不足引起，但也可继发于一些先天性代谢病，药理剂量的水溶性维生素可能会改善疾病的症状。一些与水溶性维生素有关的疾病的遗传基础已经被阐明，并且预期将来会发现更多具有潜在疾病的遗传多态性。未来研究重点包括：水溶性维生素缺乏的全球流行情况，水溶性维生素在自闭症和认知发育中的作用，营养素 - 营养素之间的相互作用，水溶性维生素摄入过量的影响，在不同年龄组儿童中，性别和遗传对水溶性维生素水平的影响。

◆ 对于 1 岁以上具有多样化饮食的健康儿童，水溶性维生素的补充可能不是必需的。

◆ 有水溶性维生素缺乏风险的儿童，补充可提供 50% ～ 100% 的推荐摄入量且低风险的复合维生素制剂是有好处的。缺乏风险的儿童包括追求时尚饮食或高脂饮食，或患有厌食症、胃肠道吸收不良、慢性病、胃绕道手术史、HIV/AIDS、肥胖，以及接受化疗、抗结核治疗或抗惊厥药物治疗者。

◆ 一些基因多态性和遗传代谢缺陷也能导致缺乏，如硫胺素、吡哆醇、叶酸、维生素 B_{12}、生物素、烟酸、核黄素和维生素 C 等都已有报道。

◆ 因为水溶性维生素的代谢途径具有内在联系，多种水溶性维生素的缺乏也可发生。

◆ 各种水溶性维生素缺乏的症状有重叠，主要包括皮肤疾病，贫血、腹泻和神经功能损伤。

（翻译　重庆医科大学附属儿童医院　周小勤　杨　亭　　审校　李廷玉）

IV

第五篇　营养转运系统

第 **22** 章

肠 外 营 养

一、概 述

适当的营养在婴幼儿、儿童时期至关重要。肠外营养（parenteral nutrition，PN）可以作为肠内营养的补充或完全替代肠内营养。肠外营养作为一种可保障患儿生长发育的营养策略，本章将对足月婴儿和儿童的肠外营养进行论述。早产儿肠外营养见第 5 章早产儿的营养需求。

二、开始肠外营养之前的重要注意事项

PN 是一种复杂而昂贵的营养干预措施，仅在肠内或口服途径不可行或不足以满足营养需求时才使用 PN，这一点很重要。只要有可能，就应使用肠内营养，仅在无法进行肠内喂养时才应采用 PN。PN 的常见指征包括早产、因短肠综合征和其他情况引起的肠衰竭、顽固性腹泻、肠动力不全、不能使用胃肠道外科情况、肿瘤和造血干细胞移植。当肠内营养不可行时，婴儿应在无口服状态下（nothing by mouth，NPO）3d 内开始 PN，大龄儿童在 NPO 状态下 5d 内开始 PN。这些方针可能会根据营养状况、胃肠道受累程度、耐受和吸收肠内营养的能力及潜在疾病的严重程度而有所不同。但是，考虑到与 PN 相关的风险，如果预期的营养支持时间少于 5d，则不应启动 PN。在儿科患者中，不应在家庭环境中开始 PN。所有儿科患者均应入院接受 PN 的治疗和进展，并且除非他们已制订稳定的 PN 处方，否则不得出院在家中进行 PN。

（一）禁忌证

功能失调胃肠道应被视为 PN 的禁忌证。在开始 PN 之前，患者必须保持血流动力学稳定。如果存在严重的电解质或代谢紊乱，则必须在开始 PN 前用静脉输液来纠正。开始使用前，必须先检查食物和药物过敏情况。对鸡蛋、大豆、花生或鱼过敏的患者可能对 PN 成分有反应。很少有对无食物过敏的患者对 PN 成分的过敏，例如氨基酸溶液和多种维生素制剂。缺乏适当的静脉通路可能是另一个禁忌证。根据患者和家人的意愿，PN 可在生命周期结束时被禁用。

（二）通路

PN 可通过周围或中央静脉给药。使用标准的静脉导管通过周围静脉给药，能安全输注溶液的渗透压至多达 900 mOsm/L。因此，周围静脉给予肠外营养液的葡萄糖浓度限制在 10% ～ 12.5%，故而需要更大体积的液体以提供足够的能量。周围静脉可用于短期 PN，通常并发症较少。共识意见是，中央静脉肠外营养通常应用于不能接受肠内喂养超过 2 周且需要营养液渗透压 > 900 mOsm/L 的患者。但是，婴幼儿可能缺乏外周静脉通路，即使不超过 2 周也无法使用外周 PN。大的中央静脉将耐受更高的渗透压及 ≥ 25% 的葡萄糖浓度。中央静脉导管的尖端通常放置在上腔静脉和右心房的连接处附近。中心静脉导管（CVC）放置通常使用两种技术：①将经皮插入的中央导管（PICC）放置在上肢或下肢静脉或颈外静脉中，推入上腔静脉或下腔静脉，到位于右心房和大静脉的交界处；②将导管通过颈静脉或锁骨下静脉放置在中心位置。当需要更长的 PN 持续时间或无法进行经皮放置时，第二种方法将大量使用。

三、开具肠外营养处方

在开始 PN 之前，咨询具有 PN 支持专业知识的注册营养师以帮助计算大量营养素和微量营养素的需求，并咨询 PN 输注药剂师以确保 PN 解决方案的安全性和稳定性。表 22.1 概述了婴幼儿 PN 组分的推荐剂量。

在写 PN 处方之前必须确定体重。对于体重测量不可靠且体液移位的患者，既往体重或正常体重可用作参考。随着体重增加，婴幼儿可能需要经常调整剂量。

表 22.1　婴幼儿和儿童肠外营养支持的组分

基本成分	体重		
	< 10kg	10 ～ 20kg	> 20kg
液体	100 ～ 150ml/kg	1000ml+50ml/kg > 10kg	1500ml+20ml/kg > 20kg
热能	从标准公式或患者病史中预测值的 85% ～ 90%		
葡萄糖 GIR mg/(kg·min)（3.4 kcal/g）	10 ～ 14	8 ～ 10	5 ～ 6
蛋白质，g/kg（4kcal/g）	2 ～ 3	1 ～ 2	0.8 ～ 1.5
脂肪，g/kg（10kcal/g）[a]	1 ～ 3	1 ～ 3	1 ～ 3
电解质	婴幼儿	儿童（< 50kg）	青少年
钠	2 ～ 5mEq/kg		1 ～ 2mEq/kg
钾	2 ～ 4mEq/kg		1 ～ 2mEq/kg
氯	根据酸碱平衡需要		
醋酸盐	根据酸碱平衡需要		
矿物质	婴幼儿和儿童（< 50kg）		青少年（> 50kg）

续表

基本成分	体重		
	< 10kg	10 ～ 20kg	> 20kg
镁（125mg/mEq）	0.3 ～ 0.5mEq/kg		10 ～ 30mEq/kg
钙	0.5 ～ 4mEq/kg		10 ～ 20mEq/kg
磷（31mg/mmol）	0.5 ～ 2mmol/kg		10 ～ 40mmol/kg
微量营养素	婴幼儿	儿童（< 40kg）	青少年（> 40kg）
多种维生素	根据说明书	根据说明书	根据说明书
多种微量元素	根据说明书或单独剂量	根据说明书或单独剂量	根据说明书或单独剂量
锌	50 ～ 250μg/（kg·d）	50 ～ 150μg/（kg·d）	2000 ～ 5000μg/d
铜	20μg/（kg·d）	5 ～ 20μg/（kg·d）	200 ～ 500μg/d
锰	1μg/（kg·d）	1μg/（kg·d）	40 ～ 100μg/d
铬	0.2μg/（kg·d）	0.14 ～ 0.2μg/（kg·d）	5 ～ 15μg/d
硒	2μg/（kg·d）	1 ～ 2μg/（kg·d）	40 ～ 60μg/d
肝素（可选）	0.5 ～ 1U/ml	0.5 ～ 1U/ml	0.5 ～ 1U/ml

a. 基于 20% 的乳液

（一）能量、蛋白质和液体需求

能量需求可以使用标准方程式计算，也可以根据患者之前的肠内或口腔营养摄入量来计算。重症儿童和一些住院儿童可能会受益于定制 PN 处方，定制处方根据测得的静息能量消耗（通过间接量热法测量）。通常，与接受肠内或口服喂养的患者相比，接受 PN 的患者所需的卡路里减少 10% ～ 15%。蛋白质需求因年龄和患者状况而异。建议的给予量可用于保证最低蛋白质需求。对于重症患者和患有特定疾病的患者，可能需要更高的蛋白质需求。

液体需求因患者情况而异。对于没有体液限制或诊断提示需要过多体液的患者，可以使用 Holliday-Segar 公式来确定维持体液的需求。根据此公式，儿童液体需要：

- 第一个 10kg 体重：100ml/kg
- 11 ～ 20kg 体重：50ml/kg
- > 20kg 体重：20ml/kg

如果患者可以耐受肠内或口服喂养，并且需要 PN 作为部分营养支持，则应从计算肠内和口服喂养的能量、蛋白质和液体摄入量开始。在 PN 处方之前，先从 PN 能量和体液目标需求量中减去肠内或口服喂养量。

（二）宏量营养素

PN 由 3 种宏量营养素组成：葡萄糖是碳水化合物的来源，氨基酸溶液是蛋白质的来源，脂质乳剂是脂肪的来源。婴儿和儿童 PN 的宏量营养素典型分布是 45% ～ 60% 的碳水化合物、10% ～ 15% 的蛋白质和 25% ～ 40% 的脂肪。

1. 葡萄糖　是 PN 溶液中最常见的碳水化合物来源。其他碳水化合物来源没有葡萄糖的优势，并且可能在早产儿中引起严重的并发症。要注意葡萄糖输注速率（glucose infusion rate，GIR）对于预防高血糖和低血糖很重要，GIR 以每分钟每千克体重的葡萄糖毫克数计算。目标 GIR 因年龄而异（表 22.1）。过量的葡萄糖供给与肠道衰竭相关的肝病（IFALD）相关。对于容易发生低血糖的婴儿和儿童，输液采用周期性而不是连续输注的情况下，每次输液的最后 1h 逐渐减少 PN 可以预防低血糖（请参见下面有关周期性 PN 的讨论）。胃肠外葡萄糖提供 3.4kcal/g。葡萄糖耐量通常通过尿液或毛细血管血糖值监测。

2. 氨基酸溶液　结晶氨基酸在 PN 溶液中提供氮。应提供 PN 的氨基酸成分以支持瘦体重并支持代谢必需的蛋白质的合成。小儿专用氨基酸配方可满足早产儿、足月儿和儿童的需求。有许多品牌可用，它们不仅在氨基酸特征上不同，而且在 PN 溶液中的 pH 和磷酸钙溶解度的潜力也不同（表 22.2）。可用的氨基酸溶液通常具有良好的耐受性。L- 半胱氨酸对新生儿中是必不可少的，需将其添加到最终混合物中。当婴儿每天每千克蛋白质摄入量超过 4g 蛋白质时，就会发生与氨基酸相关的代谢并发症，例如氮缺乏症和酸中毒。对于年龄较大的重症儿童，缺乏足够的蛋白质与呼吸衰竭，肌肉无力和败血症有关。如表 22.1 所示，蛋白质需求量将随患者的年龄或体重而变化。胃肠外氨基酸提供 4kcal/g。

表 22.2　肠外营养方案

小儿 / 婴儿肠外营养方案
Aminosyn-PF：10%（Hospira） 　https：//www.rxlist.com/aminosyn-pf-10-drug.htm
Premasol：6%，10%（Baxter） 　http：//www.baxtermedicationdeliveryproducts.com/pdf/ PREMASOLPI6.14.pdf
Trophamine：6%，10%（BBraun） 　https：//www.bbraunusa.com/en/products/b2/trophamineglass500ml.html

成人肠外营养方案
Aminosyn：10%（Hospira） 　https：//www.drugs.com/pro/aminosyn-10.html
Aminosyn Ⅱ：10%，15%（Hospira） 　https：//dailymed.nlm.nih.gov/dailymed/fda/fdaDrugXsl.cfm?setid=0936353b-88ab-4746-c881-cb0a4c7e6e2b&type=display
Clinisol 15%（Baxter） 　http：//www.baxtermedicationdeliveryproducts.com/pdf/CliniSol0719173182.pdf
FreAmine Ⅲ：10%（BBraun） 　https：//medlibrary.org/lib/rx/meds/freamine-iii/
Plenamine 15%（BBraun） 　https：//medlibrary.org/lib/rx/meds/plenamine-1/
Prosol 20%（Baxter） 　http：//www.baxtermedicationdeliveryproducts.com/pdf/ProSolPI.pdf
Premasol，6%，10%（Baxter） 　http：//www.baxtermedicationdeliveryproducts.com/pdf/PREMASOLPI6.14.pdf
Travasol：10%（500 ml，1000 ml，2000 ml）（Baxter） 　https：//dailymed.nlm.nih.gov/dailymed/archives/fdaDrugInfo.cfm?archiveid=88932

3. 脂肪乳剂　脂质是 PN 的重要组成部分，因为它是能量的来源并提供必需脂肪酸。当前有几种类型的脂质乳剂。英脱利匹特（intralipid）是基于大豆油的脂质乳剂。长期使用与 IFALD 的发生发展密切相关。如果将大豆油基脂质乳剂用于肠衰竭或长期使用，请考虑周期性 PN 和（或）将脂质剂量降低至 0.5 ~ 1g/（kg·d），并进行监测必需脂肪酸是否缺乏。Smoflipid 是包含大豆油、中链甘油三酸酯、橄榄油和鱼油的脂肪乳液。最新数据表明，Smoflipid 可能比标准的基于大豆油的脂质乳剂更具肝脏保护作用。Smoflipid 目前仅获美国食品药品监督管理局（FDA）批准，可用于 16 岁或 16 岁以上的儿童。第三类脂肪乳剂 Omegaven，完全基于鱼油，已被证明可能逆转 IFALD 的某些表现。但是，Omegaven 未经 FDA 批准，在美国只能通过协议同情使用。PN 脂肪乳剂可以混入 PN 中制成三合一的 PN 溶液，也可以在葡萄糖和氨基酸与其他成分混合制成二合一 PN 溶液的同时分别输注。优选三合一溶液（也称为总营养混合物），因为：①简化给药，具有成本效益；②减少对输送系统的操纵（减少污染的机会）；③减少维生素 A 的流失。一项针对1 岁以下婴儿的三合一溶液的回顾性研究发现，它们是安全、有效的且具有成本效益。尽管三合一解决方案已广泛且安全地用于儿科，尤其是在家庭营养治疗中，但是铁与三合一解决方案不兼容，长期接受三合一解决方案的患者可能需要补充铁。

儿科最常用的是 20% 脂质乳剂，可提供 10kcal/g 脂质，2kcal/ml 脂质乳剂和 5 ml 液体 /g 脂质。20% 的比 10% 的具有更低的磷脂与甘油三酸酯比率。由于磷脂被认为抑制脂蛋白脂酶，脂蛋白脂酶是静脉内脂肪清除的主要酶，因此 20% 乳剂被更有效地清除并且是优选的。在接受二合一 PN 的患者中，应考虑脂质提供的体液量，这对有体液限制的患者尤其重要。PN 脂质乳剂的典型剂量为 2 ~ 3g/（kg·d），除非指示脂质最小化。脂质乳剂的输注速率不应超过 0.15g/（kg·h）。通过血清甘油三酸酯监测脂质乳剂的耐受性，理想情况下应保持在 250mg/dl 以下。

（三）电解质、微量营养素和添加剂

1. 电解质和矿物质　电解质是 PN 处方的重要组成部分（参见表 22.1 列出的初始电解液剂量范围）。必须密切监视血清电解质并相应地调整 PN 处方，以确定营养处方中适当的电解质含量。

2. 微量营养素　除非患者接受足够的肠内喂养来满足其微量营养素的需求，否则 PN 溶液必须提供维生素、矿物质和微量元素。由于某些微量营养素的缺乏和过量的代谢并发症已有介绍。标准微量元素制剂中包括五种微量元素：锌、铜、硒、铬和锰。缺乏适当补充的 PN 患者常见锌缺乏症。微量元素产品提供的锌剂量可能无法满足胃肠道过多损失患者的需求，因此，可能需要向 PN 中添加额外的锌以防止锌缺乏。已有报道肝病患者 PN 铜中毒，因为铜的肝排泄可能受到损害。接受长期 PN 的患者必须监测铜的毒性。但是，肝脏疾病本身并不会自动增加铜中毒的风险。即使在患有肝病的儿童中，血清水平也很低。因此，监测血清铜水平至关重要。应当使用血清硒来帮助指导硒的剂量。硒缺乏的症状仅在极度缺乏的情况下出现，而毒性症状仅在其水平比正常水平高 10 倍时出现。铬和锰是在 PN 生产过程中引入的污染物，因此，微量元素的缺乏并不常见。但是，已见锰的毒性的报道。

可以使用微量元素混合物或通过单独添加微量元素来提供微量元素。如果使用微量元素混合物，请按照制造商的指导进行剂量测定，并监测微量营养素缺乏症和毒性。如果可以更好地满足患者对微量元素的需求并防止毒性，可以考虑单独服用微量元素。肠胃外微量元素的静脉剂量要求尚不完全清楚。表 22.1 列出了专家小组关于肠胃外使用微量元素的指南。

有儿科静脉注射多种维生素制剂，应根据制造商的说明进行剂量。11 岁以后，请考虑使用成人复合维生素产品。一些成人产品不含维生素 K。如果使用这些产品，请考虑单独添加维生素 K。

PN 复合维生素 / 微量元素产品不含铁，并且不能将铁添加到"三合一"PN 溶液中。如果可以，通过肠内或口服途径补充铁。如果肠内或口服铁剂不可行或无效，则考虑静脉输注铁剂，但需要与 PN 分开服用。

在美国，目前不通过 PN 微量元素混合物提供碘。以前，含 PN 的患者局部使用含碘的消毒剂。

但是，这些不再作为应用标准。因此，建议监测接受长期 PN 的儿童的甲状腺功能，以发现碘缺乏症。

铝是 PN 溶液的污染物。早产儿由于肾功能不成熟，最容易受到潜在的铝毒性，这可能导致中枢神经系统毒性或加重代谢性骨病。FDA 强制要求铝不能超过 5mcg/（kg·d），并在标签上注明 PN 中的铝含量。应尽一切努力使接受 PN 的婴儿和儿童的铝暴露降至最低。

3. 其他添加剂

（1）肉碱：是脂肪酸最佳代谢所必需的。婴儿合成和储存肉碱的能力较差。一些专家建议补充肉碱 [早产和足月儿为 2.4 ～ 10mg/（kg·d）]，但 PN 制剂中缺乏肉碱并未与任何临床缺陷综合征相关，并且将其添加到 PN 配方中的临床研究结果存在矛盾。因此，可以将肉碱添加到 1 岁以下儿童的 PN 中。

（2）肝素：有时以 0.5 ～ 1U/ml 的剂量添加到 PN 中。加入肝素的目的是延长中心静脉导管的寿命（通过防止阻塞 / 血栓形成）并提高脂质乳剂的耐受性，因为肝素可增强脂蛋白脂肪酶的活性。也有一些数据表明，PN 溶液中肝素的存在可能与较少的中心线相关血流感染（central line-associated blood stream infections，CLABSI）。但是，肝素通过减少骨形成及增加骨吸收而引起骨丢失。也有一些数据表明肝素对脂质代谢的活性可能并非真正有益。鉴于这些相互矛盾的数据，一些主管部门不建议在 PN 中长期使用肝素。

可以将其他静脉内药物添加到 PN 溶液中。与 PN 输液药剂师密切合作以确保 PN 处方的安全性和稳定性非常重要。

四、实 施 处 方

一旦确定了 PN 处方的目标，便可以开初始 PN 处方。重要的是开始使用较低的常量营养素处方开始 PN，并在 3 ～ 7d 内缓慢增加至目标 PN，以防止并发症，例如高血糖和氮质血症。

PN 的初始葡萄糖浓度应小于或等于 10% 葡萄糖。每天增加 2%～5% 的葡萄糖以达到葡萄糖目标。蛋白质和脂质的起始剂量应为 1～2g/kg，并应达到目标。大多数医疗机构开始使用输注的时间超过 24h，并在达到目标处方后尽可能减少输注时间。

周期性 PN，每天将 PN 运行少于 24h 对某些患者有好处。每天允许几个小时不使用 PN，从而有助于提高患者的独立性。对肝脏也有保护作用。在处方使用周期性 PN 时，处方者必须考虑增加的 GIR，并确保其不超过年龄和体重的最大建议 GIR（表 22.1）。脂质输注速率不应超过 0.15g/（kg·h）。婴幼儿需要逐渐减少剂量，以防止血糖浓度快速下降。

PN 订单表

美国肠外和肠内营养学会（ASPEN）建议为 PN 订单使用标准化的订单表格，以便将处方错误降至最低。所有 PN 成分的订购单位应为每天每千克体重的 g、mg、mmol 或 mEq，而非每升的量。除了先前强调的和表 22.1 中所述的 PN 成分外，PN 订单中还应包括：体重，静脉通路设备的位置（中央或外围）及肠外营养指标。

五、监　　测

（一）临床状况

应对所有需要开始 PN 的儿童进行临床评估，以确定其营养状况，包括当前的营养摄入量和充足性及体液状况。准确的人体测量和适当 z 分数的计算至关重要。某些需要 PN 的儿童如体液移位、大便减少、水肿和继发于肝病的器官肿大的患者，仅靠体重可能不准确。急性重症疾病也会影响体重和体液状况。因此，全面的营养评估及持续监测体重，上臂中段和肱三头肌的皮褶厚度及以营养为重点的身体检查是 PN 监测非常重要的指标。

（二）实验室监测

在 PN 开始到至达到目标量期间，监测电解质状态至关重要。这种监测也延续到家庭实施 PN 的儿童，作为管理中不可或缺的内容。生化监测有助于确保对 PN 各种成分的耐受性，还可以预防多种并发症。表 22.3 概述了对 PN 儿童的初始监控。

在因肠衰竭而接受家庭 PN 的儿童中，已经描述了多种微量营养素缺乏症。即使孩子成长良好并且没有表现出任何缺陷的症状，也需要识别并治疗这些缺陷。贫血，尤其是缺铁性贫血，几乎是普遍的。文献中已经报道了多种维生素和矿物质缺乏症。图 22.1 概述了对在家中接受 PN 的儿童的持续监控。

（三）并发症（表 22.4）

1. 感染并发症　CLABSI 可能威胁生命，发病率和死亡率高。对于住院患者，应使用称为"捆绑包"的方法来管理 CVC 以预防 CLABSI。捆绑管理的元素包括正确的 CVC 插入做法，有关处理和维护 CVC 的规则及迅速撤去不必要的 CVC。

在家中接受 PN 的患者，CLABSI 可能是由于导管护理和污染不当所致，也可能是因短肠综合征或严重肠炎患儿通过肠道上皮细胞移位引起的。除了与败血症相关的直接风险外，CLABSI 通常还与胆汁淤积症的急性恶化相关，并且是 IFALD 的独立危险因素。

对怀疑患有 CLABSI 的儿童（即，CVC 的儿童发热）进行及时的评估和治疗，对于降低发病率和死亡率至关重要。怀疑患有 CLABSI 在家中接受 PN 的儿童需要住院和监测，他们应在等待血液培养结果的同时接受静脉注射抗生素。

预防 CLABSI 是在家中接受 PN 的儿童的一项重要工作。使用另一个"捆绑包"来管理家中的 CVC 来防止 CLABSI 至关重要。该"捆绑"管理包括在访问 CVC 时使用无菌技术，用适当的产品擦洗接入点，并保持敷料干燥/完整和封闭。所有护理人员均应接受 CLABSI 预防的所有方面的教育。

在接受通过隧道 CVC 输送的长期 PN 的儿童中，使用乙醇锁已经获得了极大的关注。通常，将 70% 的乙醇用于填充 CVC，并保留 4～6h（儿童未接受 PN 的时间）。在该时间结束时，将乙醇抽出并丢弃，并开始下一个 PN 袋。文献支持使用这种剂量的乙醇锁来减少 CLABSI 预防的发生。但是，人们担心乙醇可能会降低导管的完整性并增加导管血栓形成的风险。

2. 机械并发症　可能包括 CVC 阻塞或导管破裂或破裂形式的管道损坏。导管阻塞可为血栓性或非血栓性，大多数为前者。非血栓闭塞可归因于钙沉淀。可以使用溶栓剂治疗 CVC 闭塞，以恢复通畅。护理人员的教育和使用"捆绑包"来护理 CVC 可以降低 CVC 的损坏（如由于撕裂或破裂而造成的损坏）的风险。可以使用维修工具包修理许多此类断裂和刺孔，有助于保护 CVC。

3. 代谢并发症　接受 PN 的儿童可能发生多种代谢并发症。其中一些与 PN 中某些成分的缺乏或过多直接相关。其他与接受 PN 的主要原因（如脱水）有关。表 22.4 概述了这些并发症。

开始 PN 后可能会发生再喂养综合征。它可能发生在营养不良的儿童中，这些儿童开始应用 PN 导致快速或过量输注葡萄糖。可以通过了解营养不良患者再喂养综合征的可能性、在开始 PN 时提供适度的总能量及按照目标 PN 处方耐受的方式缓慢增加能量供应来预防这种情况。

表 22.3　住院患者胃肠外营养期间建议的实验室监测时间表

参数	启动之前	启动后	随访
CBC	是	每周	每周
CMP	是	每天 [a]	每周
镁	是	每天	每周
磷	是	每天	每周
甘油三酸酯	是	每天	每周
直接胆红素	如 b 所述	如 b 所述	如 b 所述
尿糖和尿酮	如 c 所述	如 c 所述	如 c 所述

　　CBC，全血细胞计数；CMP，综合代谢检测组（钠、钾、二氧化碳、氯化物、尿素氮、肌酐、葡萄糖、钙、天冬氨酸转氨酶、丙氨酸转氨酶、白蛋白、碱性磷酸酶、总胆红素）

　　a. 在肠胃外营养增加到目标肠胃外营养的初始阶段，直到肠胃外营养成分和代谢参数都相对稳定为止

　　b. 当考虑胆汁淤积时，即总胆红素和（或）碱性磷酸酶升高

　　c. 当在肠胃外营养初始阶段增加葡萄糖浓度顾虑高血糖时，或者由于缩短肠外营养的给输注时间导致葡萄糖输注速率发生重大变化时

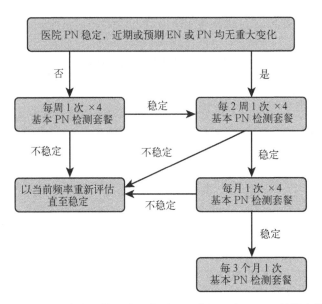

图 22.1 在家接受肠外营养的实验室监测时间建议（在 Smith 等的允许下改编）

基本套餐：

全血细胞计数、钠、钾、二氧化碳、氯化物、尿素氮、肌酐、葡萄糖、钙、镁、磷、ALT、甘油三酸酯、白蛋白、碱性磷酸酶、直接胆红素

PN 微量营养素套餐：

每 6 个月 1 次：铜、硒、锌、维生素 A、维生素 E、维生素 D、维生素 B_{12}、乙基丙二酸、高半胱氨酸、凝血酶原时间、铁、总铁含量、RBC、叶酸、T4、TSH、肉碱（小于 1 岁）

每 6 个月 1 次：DEXA 扫描

ALT. 丙氨酸转氨酶；DEXA. 双能 X 射线吸收法；EN. 肠内营养；PN. 肠外营养；RBC. 红细胞，T4. 甲状腺素；TSH. 促甲状腺激素

4. 肝脏疾病　IFALD 是接受长期 PN 的肠衰竭儿童最重要的并发疾病之一。据估计，在因肠衰竭而接受长期 PN 的 IFALD 患病率，在新生儿中高达 85%，婴儿中高达 40% ～ 60%。IFALD 的原因是多因素的，其关键因素包括早产和败血症。目前认为，在 PN 的各种成分中，基于大豆的静脉脂质乳剂通过过量的植物固醇，主要的促炎性 ω-6 脂肪酸以及与 α- 生育酚供应不足有关的抗氧化剂失衡发挥了关键作用。预防和治疗 IFALD 的各种策略包括使脂质最小化、PN 循环、使用替代脂质、及时识别和治疗 CLABSI、预防 CLABSI（通过细致的 CVC 护理和乙醇锁）、积极优化肠内营养和减少了输送给患者的 PN 量（这一点最为重要）。

5. 骨病　接受长期 PN 的儿童常见代谢性骨疾病。约 40% 的慢性 PN 患者的骨矿物质密度 z 分数 < −2。预测骨量降低的重要预测指标是别年龄身高的 z 分数的降低。建议接受长期 PN 的患者经常监测骨矿物质的密度以预防骨病。

6. 肾病　短肠综合征患者无论是否接受 PN，肾结石都很常见。一些研究显示接受 PN 的儿童和成人的肾功能下降，并提示可能归因于这些患者大多数有慢性脱水。因此，经常进行实验室监测和评估水合状况是 PN 监测的重要组成部分。

表 22.4　肠外营养的并发症

感染性
中央静脉相关的血液感染（败血症）
细菌，真菌
机械性
放置后的并发症
空气栓塞
气胸，血胸，胸腔积液
器官穿孔
心包积液
位置不当
心律失常、心脏压塞、臂丛神经损伤、肌性麻痹
血栓形成事件和血栓性静脉炎
外渗
皮肤脱落和皮下伤害
机械导管相关事件：
导管破裂或断裂、导管阻塞
代谢性
急性期代谢并发症
再喂养综合征
脱水 / 水中毒
高血糖 / 低血糖
高钠血症 / 低钠血症
高钾血症 / 低钾血症
高镁血症 / 低镁血症
高磷酸盐血症 / 低磷酸盐血症
高钙血症 / 低钙血症
代谢性酸中毒或碱中毒
贫血
高脂血症 / 必需脂肪酸缺乏症
微量元素的缺乏和中毒
长期代谢并发症
肝胆功能不全（胆汁淤积、脂肪变性、肠衰竭、肝病）
代谢性骨病（骨质疏松，佝偻病或骨折）
肾脏疾病（结石，肾功能下降）

六、长 期 管 理

（一）家庭 PN

在医院中 PN 稳定的儿童如果需要继续长期 PN，可考虑出院行家庭 PN。出院回家接受 PN 的儿童应有稳定的隧道式中央静脉或 PICC 置管。PN 方案是稳定的，更改频率不应高于每周 1 次。出院前父母对孩子的各个方面的照护都要受到教育和培训，其能力要确认。出院团队应与家庭护理机构和家庭 PN 药房保持联系，以确保无缝对接。护士从一开始就应进行家庭访问，以确保父母能够安全地完成 PN 护理，提供中央静脉管路的护理，为 PN 实验室测试抽血并监测患者的体重。随着患者变得更加稳定并且父母对护理的适应程度越来越高，护理就诊的频率通常会随着时间的流逝而减少。

通常，在家中接收 PN 的孩子会收到三合一 PN 解决方案，该解决方案会循环运行以允许一定时间脱离 PN。在家里接受 PN 时，医院的 PN 团队会定期对孩子进行监控，其频率也会随着时间的推移而降低。同样，应制订实验室监测规程，以确保儿童不会出现缺陷或中毒。

（二）周期性 PN

周期性 PN（仅在一天中一部分时间提供 PN，其余时间旷置）是一种用于 IFALD 的预防和治疗的策略。它还允许孩子每天有一段时间与 PN 断开。人们认为，间歇性供应营养素（尤其是葡萄糖）可以更有效地利用底物，而旷置时间可以使肝脏代谢压力不重。周期性 PN 适合长期使用 PN（＞ 1 个月）的儿童。儿童必须能够耐受葡萄糖和液体供应的变化。通常，儿童的体重至少应为 2.5kg，临床情况要稳定，并具有稳定的内分泌、肾、肝和心脏功能。

尝试周期性 PN 之前，血清电解质和葡萄糖应稳定 2 ～ 3d。通常，连续输注 PN 的时间以 2h 为梯度逐渐减少。对于婴儿，可能需要在周期性实施期间增加和降低 PN（即，在开始和终止 PN 之前，以减半的速度提供 PN，持续 30min）。期间应监测血清或尿液葡萄糖（以确保无高血糖），输液停止后应立即监测血清葡萄糖（以确保孩子无低血糖）。

（三）肠内喂养

大多数在家接受 PN 的儿童可以耐受一些肠内喂养，大多数患有短肠综合征的儿童可以期望完全脱离 PN。应向每个可以耐受肠内营养的儿童提供肠内喂养，以促进肠道适应，最大程度地减少细菌易位并保护肝脏。

肠内营养通常以连续输注的形式给药，根据进食耐受性逐渐提高速率，以呕吐和粪便排出量作为评估证据。随着肠内营养耐受性的提高，PN 可以脱离。

（四）其他注意事项

PN 处方很复杂，因此最好由营养支持团队来管理。一个多学科的 PN 支持团队拥有强大的文献支持，可以帮助患者选择，评估和持续监测跨学科营养支持团队由医师、营养师、药剂师和护士组成。

在过去的几年中，PN 处方的各个组成部分都出现了短缺。自 2010 年以来，除葡萄糖和水外，所有 PN 产品均处于供不应求状态。短缺进一步使 PN 患者的管理（尤其是长期患者）变得更加复杂，而年幼患儿和仅接受肠外营养的患儿的风险最高。PN 短缺是一个常态化的问题，因为不同组件在不同时间都短缺。应重视 PN 组分的短缺的问题，采取团队合作的方法，满足需要 PN 的患者的营养需求。

药物管理期间中断 PN 治疗的方法因机构而异，应与药房人员和机构的肠胃外营养委员会仔细讨论。阿昔洛韦，两性霉素 B，甲硝唑和甲氧苄氨磺胺甲基异噁唑是仅有的几种与 PN 溶液不相容的药物。PN 处于关闭状态时，可以在中央静脉导管中使用以 10% 葡萄糖稀释的药物。PN 溶液也不应使用碳酸氢盐。尽管雷尼替丁可与 PN 溶液相容，但尚无婴儿和儿童研究证明其有任何益处。相反，在决定使用雷尼替丁之前，应考虑雷尼替丁的使用与新生儿败血症和坏死性小肠结肠炎风险增加之间的关联。所有主要医院的药房都提供了有关个别药物与 PN 相容性的信息。

（翻译　浙江大学医学院附属儿童医院　陈　洁）

第 **23** 章

肠内营养支持

一、概　　述

通过经口摄入不能满足生长发育需要的患儿可能需要依靠肠内营养支持治疗，具体实施取决于胃肠道的消化吸收和吸收能力。常用的营养支持管饲途径包括鼻胃管、胃造口管、鼻空肠管，胃空肠管和空肠造口管。尽管肠内和肠胃外途径均可用于为儿科患者提供营养支持，但肠内营养是首选，因为它更具"生理性"、价格更便宜且易于管理。肠内营养较少发生代谢和感染并发症，更好地维护胃肠道屏障功能的完整性，更好地维持水和电解质平衡，并预防应激性胃病和胃肠道出血。肠内营养还可以提供更全面的营养素和其他因子，包括谷氨酰胺、长链多不饱和脂肪酸、短链脂肪酸、纤维，益生元和益生菌，这些因子在某些临床状况下可能有益。最后，肠内营养通过促进胰脏和胆汁的分泌及内分泌，旁分泌和神经因子（可增强肠道功能和免疫完整性）对肠道产生营养作用。及时开始肠内营养也很重要，在受伤或入院后不到 72h 内开始早期肠内营养可带来最大的临床益处。尽管如此，对于重症患者，应该到患儿达到血流动力学稳定后才应开始肠内营养，以降低肠缺血的风险。

二、肠内喂养的适应证：营养相关疾病的治疗（表 23.1）

（一）早产儿

早产儿的喂养方法应根据胎龄，出生体重和医疗状况进行个体化的喂养。早产儿由于其胃肠道不成熟、液体耐受性受限、按重量计的营养需求高、肾功能不成熟，易于发生特定代谢和临床并发症，如低血糖、高血糖、支气管肺发育不良、坏死性小肠结肠炎和代谢性骨病，营养治疗具有独特的挑战性。

由于吸吮和吞咽功能约在胎龄 34 周时才会协调，在此之前，通常需要给予胃内或空肠内喂养，这些技术对于胎龄 > 34 周但仍不能实现和（或）不能耐受充足经口喂养的婴儿也有用。研究表明，早产儿出生后不久即给予最小的肠内喂养量 $[2 \sim 8ml/ (kg \cdot d)]$ 可促进胃肠道的激素反应、调节肠道适应性、促进生长并减少住院时间。然而，最近的系统综述从目前的证据得出结论，与生命的第一或第二周的禁食相比，早产儿早期营养喂养对喂养耐受性，生长，发育或住院时间的影响很小。也有学者认为延迟延缓肠道喂养与坏死性小肠结肠炎的风险增加相关，但这仍然是有争议的。关于早产儿喂养的更多信息请参见第 5 章早产儿的营养需求。

表 23.1　需肠内管饲喂养的情况

早产	婴儿迁延性腹泻
心肺疾病	慢性非特异性腹泻
慢性肺疾病	肾疾病
囊性纤维化	高代谢状态
先天性心脏病	烧伤
胃肠道疾病和功能障碍	严重创伤或闭合性颅脑损伤
炎性肠病	癌症
短肠综合征	神经系统疾病或脑瘫
胆道闭锁	口腔运动障碍
胃食管反流症	自主经口摄入不足

（经许可改编自：Abad -Sinden，A，Sutphen J．Enteral nutrition．In：Walker WA，Goulet O，Kleinman RE，et al，eds.Pediatric Gastrointestinal Disease：Pathophysiology，Diagnosis，Management．4th ed．Burlington，Ontario：BC Decker Inc，2004：1981-1994.）

（二）心肺疾病

先天性心脏病（CHD）的婴儿（也参见第 44 章心脏疾病）有很大的营养风险。由于摄入不足和能量消耗增加导致的生长不良可能因呼吸窘迫、新陈代谢需求增加、组织缺氧、吸收受损和蛋白质丢失性肠病引起。由于其较高的营养需求和有限的液体耐受性，这些婴儿通常需要高能量密度的配方食品（附录 C）。热量密度高达 30kcal/oz 的配方已在这些婴儿中使用。通过增加配方奶与水的比例来浓缩配方奶，会增加肾脏的溶质负荷，而不成熟的肾功能可能无法为溶质提供充足的水分。如果有需要，额外的热量可能需要通过糖类或者脂肪供给。向注册营养师咨询将指导定制食谱，以安全地满足单个婴儿的需求。先天性心脏病的婴儿常常合并胃排空延迟，导致饱腹感提前和（或）加重胃食管反流。采用持续夜间鼻饲喂养或 24h 肠内营养，尤其是对于发绀型先天性心脏病患儿来说，可能带来显著的生长追赶。另外，间歇性经口喂养辅助经鼻胃管补充所需的剩余容量，可能也有利于实现营养目标。

存在肺部疾病的婴幼儿在其原发病急性加重期以及继发慢性营养不良时，通常需要肠内营养支持。患有慢性肺部疾病的新生儿由于缺氧、高碳酸血症、高代谢率、吞咽功能不全、胃纳差、摄入少以及胃动力减弱，可发生反复的呕吐，导致生长迟滞。患有囊性纤维化的幼儿（参考第 46 章囊性纤维化患儿的营养）由于肺部病变、吸收不良和慢性感染，导致热量需求增加、摄入减少。对于传统营养支持方案失败的幼儿和青少年囊性纤维化患者，可采用要素或多聚营养配方进行夜间的鼻饲喂养，并添加胰酶治疗。短期经鼻胃管喂养会增加热量摄入，显著改善囊性纤维化患者的体重增长，但是长期有效性可能受到依从性的限制。当需要长期输注时（超过3个月），需采用经胃造口管饲喂养。

（三）胃肠疾病和胃肠功能不良

急性和慢性胃肠道疾病和功能障碍的儿科患者常从肠内营养治疗中获益（参见第42章儿童慢性自身免疫性炎性肠病的营养管理）。患有克罗恩病的儿童生长迟缓是多因素造成的，但最常见的是慢性炎症和吸收不良导致的营养素摄入不足和能量需求增加。除了鼓励经口摄入高热量饮食，研究表明经口和（或）经鼻胃管补充要素和半要素饮食可显著改善营养状况。已有报道指出使用肠内营养可使小肠克罗恩病得到临床缓解，并可能与类固醇治疗同样有效，而且具有改善身高的好处。

短肠综合征的营养治疗尤其具有挑战性，常常需要肠内与肠外营养的精妙组合（参见第45章短肠综合征的营养）。最初常常采用全肠外营养。但是，一旦从外科手术中恢复，应当尽早以缓慢、持续的速率开始肠内营养，并根据耐受性逐渐增加。过渡至完全肠内喂养的时间可能需要数周甚至数年，这取决于剩余肠管的长度与功能。如果保留回盲瓣，结局可能得到改善，但剩余肠管的全长和功能仍然是肠道代偿最重要的决定因素。在肠内营养支持的早期阶段，尤其是将配方奶粉直接注入至屈氏韧带远端小肠的病例，要素或半要素配方比多聚配方更有优势。长期肠外营养可能导致肠外营养相关性肝病（PNALD），这是短肠综合征婴幼儿并发症发生率和病死率增加的重要原因（参见第43章肝病）。败血症、细菌过度增殖和肠内摄入缺乏是增加PNALD可能性的一些因素。这些情况下，肠内营养有助于预防和（或）减轻肝病。循环（10～12h）应用最小剂量脂肪乳剂的肠外营养方案、耐受情况下持续和（或）间歇性肠内营养和口服摄入及早期识别和治疗导管相关感染，通常是预防PNALD最成功的策略。最终将肠外营养过渡至完全肠内营养是主要目标，如果临床过程未进展到晚期肝病，PNALD通常可以恢复。

短肠综合征患儿肠内喂养时，不可避免地会发生腹泻，只要体重增长满意、电解质和水能够平衡、粪液接触的会阴部皮肤无并发症，总体来说是可以耐受的。如果血钠浓度低于正常，应额外补充钠。尿钠排泄的测量也可能有助于评估人体钠的状态。在腹泻情况下，预防和处理会阴部皮肤破损和感染是非常重要的。对于婴儿，监测无粪质的尿片数量作为衡量液体平衡是否适当的指标是非常有用的。当配方的浓度或体积逐渐增加，会超出剩余小肠的最大吸收能力而使大便量急剧增加，或者超出胃排空的最大速率而发生呕吐。在这种情况下，应减少摄食量，并应留出可变的时间让肠适应增加的摄入量。定期使用抗生素对细菌过度生长进行明智的（通常是经验性的）治疗可以促进肠内进食量的增加。

当肠道长度变短时，持续喂养可能提供最佳的营养吸收，但每天允许肠内和肠外营养休息数个小时非常重要。在此期间，尤其是对于小婴儿，应当鼓励经口摄入以促进口腔运动功能的发展与维持（参见第45章短肠综合征患儿的营养）。

其他一些影响胃肠道功能和营养状况的疾病也可通过肠内管饲来治疗。对于那些围术期发生喂养困难的婴幼儿来说，肠内营养可有助于提供营养需求，加速康复。胆道闭锁的婴儿通常会因为肝病和感染而减少摄入。采用富含中链甘油三酯的要素或半要素配方经鼻饲喂养的营养支持可促进肝移植围术期的热氮平衡。一旦肝移植术后婴幼儿的临床状况稳定，应当过渡至多聚配方或经口膳食。胃食管反流病和体重增长缓慢的患儿，可通过持续经鼻胃管喂养来改善体重增长，减轻或中止呕吐和追赶生长。尽管如此，对于胃食管反流病引起的体重增长缓慢需要特别谨慎，例如，在开始积极的肠内营养治疗之前需要排除囊性纤维化。慢性非特异性或迁延性腹泻和营养不良的儿童也可能会通过持续肠内管饲而获益。

（四）肾脏疾病

婴幼儿的慢性肾衰竭常导致生长迟缓和发育迟滞，尤其是生命早期罹患先天性肾疾病的患儿。生长迟缓的原因可能与蛋白能量营养不良、肾性骨营养不良、慢性代谢性酸中毒和内分泌紊乱有关。尽管采用了积极的药物治疗并予以专用高卡密度的配方，体重增长不足常常还会持续。早期营养干预能通过改善合成代谢和减少氮丢失来增加透析的效果（参见第 40 章肾疾病患儿的营养管理）。

（五）重症和高代谢状态

大面积的创伤、头颅或脊柱损伤、烧伤和高代谢状态，例如癌症、HIV 感染或镰状细胞贫血 [参见第 39 章镰状细胞（贫血）病与地中海贫血儿童的营养] 的患儿来说，通常需要专门的营养支持治疗。那些处于高营养风险但胃肠道症状小的晚期癌症患儿（参考第 41 章癌症患儿的营养管理），可以根据经口摄入的多少通过夜间或 24h 持续地经鼻胃管或胃造口管进行肠内营养。肠内营养支持对于非复合性创伤的幼儿是较好的方式，例如严重的头颅和脊柱损伤，在损伤发生的最初几天其基础代谢率有显著上升。肠内营养可用于重症婴幼儿，以满足初步的能量和蛋白需求。对这些病患的营养需求进行详细分析，可避免热量过量的并发症，包括高碳酸血症、呼吸机撤离困难、肝毒性、高血糖和感染率增加（参考第 37 章危重患儿的营养）。与烧伤有关的代谢效应，包括能量消耗率加快、经尿和伤口丢失氮增加、异常的蛋白和糖代谢，均会导致营养不良。烧伤面积超过 20% 的患儿常需要通过持续肠内营养来提供营养治疗。

（六）神经系统疾病或障碍

神经系统受损儿童的具体营养要求和喂养方法高度可变，取决于残障程度、口腔功能、活动能力、肌肉控制和体育锻炼水平。神经系统受损的婴幼儿，包括 Down 综合征、Prader-Willi 综合征或脊髓脊膜膨出，较之健康儿童生长速率和运动能力下降，因此，能量需求减低。脑瘫的患儿常体重低下，能量需求可能增加，尤其是存在痉挛、严重的挛缩或手足徐动症时。患有严重神经系统疾病的儿童，营养目标可能比那些标准生长曲线预测的要低，过多的摄入可能增加患儿呼吸障碍的风险，肥胖可能累及神经肌肉和呼吸功能。也需要考虑看护者是否可以移动沉重的患儿。儿童多种维生素（液态的更佳），以及钙、磷和铁的综合补充，对于摄入量受限的患儿来说可能很有必要，以保证满足其维生素和矿物质需求。

最后，给神经肌肉疾病患儿提供充足的水可能是最重要的。这些患儿可能无法对看护者表达口渴。为了尽量减少吸入的风险，采用浓缩配方也可减少水的摄入。由于一些严重的代谢并发症与液体摄入不足有关，因此，对于管饲的患儿来说液体平衡非常重要。根据特殊的疾病相关因素及生理需要量评估水的需求，计算液体需要量。接受高热量高蛋白配方治疗的患儿，以及由于呕吐、腹泻、发热或多尿而水分丢失过多的患儿，必须特别要考虑监测液体平衡（参见第 36 章发育障碍儿童的营养支持）。

三、1 ～ 13 岁儿童的肠内营养配方选择

儿童长大后，他们通常更有能力表达自己对喜欢的食物的偏爱。很少有儿童会自发地决定喜欢营养补充剂，而不是他们看到其他儿童吃的和（或）在媒体上刊登广告的其他食物。对于食欲差的消瘦儿童在父母强迫或管饲高能量食品之前，首先尝试可口的高能量食品是很有用的。如果这些食物能获得充足的体重增长，可能会有帮助。营养状况改善以后，可选择低热量密度、"更健康"的膳食。

如果根据儿童的喜好选择食物却无法获得体重增长，需要予以高能量的肠内营养，应根据孩子的临床状况适时开始，最好在入院或损伤发生 48 ～ 72h 内。食物应优先经口，由信任的看护者给予。如果孩子拒绝，可以给予肠内管饲。1 岁以下幼儿的配方选择参见第 4 章足月儿配方奶喂养。有多种儿科配方可用，但是配方的组成在零售业和研究机构来源的有所不同。儿科配方奶粉可以为大多数 1 ～ 13 岁的儿童提供推荐的能量，蛋白质和微量营养素的摄入量（请参阅附录 M-1）。儿童通常使用能量密度约为 1kcal/ml 的配方奶粉。具有较高能量密度（如 1.5kcal/ml）的配方食品对代谢需求增加的儿童或体液受限的儿童有用。能量密度较低的儿科配方食品（如 0.6 ～ 0.7kcal/ml）对于减少能量需求的儿童很有用。此外，多数 1000 ～ 2000ml 儿科配方的维生素和矿物质浓度可满足或超过这一年龄段儿童 100% 的推荐膳食供给量（RDAs）。只有在牛奶蛋白过敏、大豆蛋白过敏及消化吸收过程缺陷时，才需要"预消化"或要素配方。"预消化"或要素配方对于正常消化功能及无牛奶蛋白过敏和大豆蛋白过敏的孩子来说并无益处。过去因为没有可用的小儿肠内营养配方，成年人配方被用于 1 岁以上的肠内营养支持。给小儿采用成年人配方的主要缺点是肾溶质负荷增加，维生素和矿物质水平不足。在需要更高蛋白质，矿物质或维生素摄入量的情况下，可能需要添加单独的营养补充剂。

四、13 岁以上儿童的肠内营养配方：标准管饲配方

标准成年人管饲配方常常用于 13 岁以上的儿童（附录 M-1）。这些配方多数是无乳糖和低渣的，渗透压介于 300 ～ 650mOsm/kg，热量密度介于 1.0 ～ 2.0kcal/ml。含有中长链甘油三酯的等张配方常常用于胃排空延迟、倾倒综合征或渗透性腹泻的患者。尽管代谢旺盛的成年人对高能量，高氮，高渗的制剂有很好的耐受性，但儿童通常不耐受它们，并且可能导致腹泻、呕吐、腹胀和胃排空延迟。严重营养不良，外伤或烧伤引起的能量和蛋白质需求显著增加的儿童和青少年，最好使用高能量密度的儿科配方（1.5 kcal/ml）处理。但是，由于这些配方中的蛋白质水平升高，因此必须密切监测

水合状态。在这种情况下，应分别估算液体、蛋白质、钠、钾、钙、铁和维生素 D 的需求量，以满足营养需求。适当选择实验室检测手段，以监测个人饮食中营养摄入的充足性。

五、肽类和要素配方

营养素预消化的肽类（水解）和要素配方可用于短肠综合征、炎性肠病和（或）食物蛋白敏感患儿的营养支持（附录 M）。虽然整蛋白配方加上合适的胰酶补充可能同样有效，肽类配方可用于囊性纤维化患儿的肠内营养支持。氨基酸配方可能使部分孩子进一步免于蛋白水解配方引起的喂养不耐受，但费用昂贵。免疫营养，就是在肠内配方中添加可能的免疫调节营养素，例如谷氨酰胺、精氨酸、抗氧化剂和 ω-3 脂肪酸，被认为可用于重症儿科患者。儿科安全性和有效性的研究数据还有限，也没有指南或标准化配方（参考第 37 章危重患儿的营养）。

六、口服补充剂

各种口味的多聚配方可用于儿科患者的口服补充。如此前所述，对于多数儿童来说，市场上的高卡食品较之专用的补充剂可能更美味、更实惠。强制性频繁摄入添加剂需要不断的监督，这可能是造成家庭冲突的根源。与牛奶混合的口服补充剂，例如 Carnation Breakfast Essentials（雀巢营养）通常比无乳糖的营养补充剂更易被儿童所接受。增加营养素和食品热量密度的小窍门见表 23.2 和表 23.3。含有整蛋白、长链脂肪酸、单一糖类又有香味的多聚配方常常由于口味的优势而作为口服补充剂推广。这类产品的渗透压在 450 ~ 600mOsm/kg，常常不能令人满意地让儿童长期自愿补充。口服多聚补充剂包括在附录 M-1 中。此外，盐是食欲的刺激因子，因此咸味食品加上含糖液体的组合不仅刺激口服摄入，还可以发动胰岛素高峰，有助于进一步促进食欲，同时也减少了口渴感。

表 23.2 增加食物的营养密度

任何可能的情况下，使用奶油、全脂牛奶或浓缩的全脂牛奶取代水来烘焙
在蔬菜、面包、汤和加热谷物中使用黄油、人造黄油、油和奶酪食物中加用沙拉酱和肉汁
吐司和谷物中加糖、果汁或蜂蜜，用浓稠的糖浆罐装水果，或者新鲜水果中加糖
添加脱脂奶粉或速溶早餐粉末至常规全脂牛奶中，用作饮料或用于烹饪
将奶粉添加到布丁、土豆、汤、熟谷物中
花生酱（3 岁后）或乳酪用于水果或饼干，吃饭或零食时使用手指三明治
提供各种高热量的沙拉酱调味蔬菜或其他食物以增加热量密度
强调高热量食物的多样性，以减少味觉疲劳和增加对食物的探索行为

表 23.3　可选的高能量食品的热量和蛋白含量 [a]

	热量（kcal）	蛋白质（g）
速溶早餐粉（1 包）	130	5
与 1 杯全脂牛奶混合后	276	13
奶粉（1 汤匙）	25	3
浓缩牛奶（1 汤匙）	20	1
奶酪（1oz）	100	7
花生酱（1 汤匙）	95	4
黄油或人造黄油（1 汤匙）	45	0 [b]
鳄梨（100g）	160	2

a. 参阅附录 O
b. 不是"涂抹酱"，涂抹酱添加了很多空气和水，因此热卡较低

七、混 合 配 方

市售的混合配方（如 Compleat Pediatric，附录 M-1）可能包含不同量的肉、鱼、蛋、牛奶、谷物、水果、蔬菜和植物油，具体取决于特定产品。这些配方含有中等至高水平的残渣，渗透压常常介于 300 ～ 500mOsm/kg。混合配方喂养对于消化功能正常但需要长期肠内营养的慢性病患者是有益处的。然而，胃肠道功能受损的营养不良患儿却不能很好地耐受这些配方。较新的"更天然"食品可能缺乏一种或多种营养素，应适当的其他餐桌食品和饮料一起使用，以满足这些微量营养素的要求。饮食营养摄入量应单独估算，以确保饮食摄入量足够。通常，"天然食品"配方价格昂贵，并且其高黏度可能会阻塞小儿腹侧饲管。

混合配方喂养可以在家中通过牛奶、果汁、谷物和婴儿食物自己来准备。神经系统受损的患儿需要通过胃造瘘管长期喂养，因此其父母考虑经济和社会心理优势，常常对如何在家中准备混合配方喂养表现兴趣。注册营养师的帮助对于确保混合物供给足够的游离水、宏量营养素和微量营养素浓度非常重要。

八、使用模块化组件进行配方浓缩和补充

由于肠内喂养的患儿营养需求较特殊且营养需求会增加或减少，因此经常需要通过配方浓缩，减少体积或补充模块化成分来改变肠内配方。液体配方浓缩物或液体模块化产品的使用通常是增加配方浓度的首选方式。婴儿配方粉也可以用作增加人乳和婴儿配方食品的热量密度，方便而且经济。但是，在医院环境中，最好使用液态配方浓缩物和液态模块化成分，以最大程度地减少配方污染的风险（见附录 M-2）。需谨记，增加配方奶的浓度可能会导致自行食用配方奶的患者减少口服食物和饮料的摄入，接受管饲的患者如果胃排空延迟，可能会导致呕吐。因此，必须监测水和电解质的平衡。

九、管　饲

确定肠内营养需要量后，还需要决定给予肠内营养素的最佳途径。如果治疗时间估计不会超过 3 个月，大多推荐放置鼻胃管或鼻十二指肠管（6F 号已经足够）。这些管子应当 1～3 周更换一侧鼻孔，以减少鼻窦和耳部疾病。在上呼吸道感染期间，需要给予额外的关注以避免气道受累。呕吐发作后应检查管的放置，然后重新开始喂养。如果吸入的风险不是很高，胃内管饲会更佳，因为更符合生理，也更易操作。聚氨酯和硅胶管柔韧，可以放置更长时间。聚氯乙烯管放置超过数天后，会变得僵硬而欠光滑，但可用于肠道减压或短期喂养。应当每 2～3 天更换 1 次管子，以避免皮肤坏死或肠道穿孔。

一些聚氨酯或硅胶管末梢含有钨或汞以增加重量，有利于十二指肠或空肠喂养。采用静脉促动力药，如甲氧氯普胺，可以方便喂养管通过幽门。需要长期管饲（超过 3 个月）的儿童，是放置胃造口管的指征。尽管胃造口管喂养有益处并被广泛使用，但仍有一些患者出现并发症。神经系统功能障碍的儿童或健康婴儿在胃造口管放置后可发生胃食管反流，这时可能需要进行抗反流手术（如 Nissen 胃底折叠术）。虽然这可以有效减少胃食管反流，但术后并发症却很棘手。顽固性干呕发作、倾倒综合征、持续的吞咽困难、食管排空受阻、喂养缓慢和腹胀等并发症均有报道。对于需要经胃造口管喂养的神经系统损伤的患儿来说，是否有抗反流术的必要尚存在争议。在胃造口管放置之前，对于没有明显胃食管反流者，测试是否可以很好地耐受鼻胃管喂养，有助于临床医师决定是否有同时行 Nissen 胃底折叠术的必要性。在测试期间，若在积极药物治疗时仍存在与胃食管反流相关肺炎的病史，是随后在胃造口术同时行 Nissen 胃底折叠术的一项指征。

胃造口管常见的问题是造口管向内移位，最后，导管末端有可能会与幽门接触，来回滑动时可导致干呕。减少这些问题的方法是牢固地连接导管，做好标记以检测是否向内移位。如果是使用导尿管作为暂时的胃造口管，由于缺乏有效的外部支撑，移位是常见的问题。短型纽扣式胃造口管可在造口部位形成有效的单向阀。纽扣刚好与皮肤齐平，并连接至喂养管，纽扣与喂养管可以多种方式相锁定。胃造口管的纽扣通常不会向幽门移位或者导致干呕，更不易滑脱。在标准经皮胃造口术 12 周以后伤口愈合成熟，可以放置纽扣。也有一些新型的装置可以在胃造口术开始时就可经皮放置短型纽扣式胃造口管。

为了克服胃排空和频繁胃食管反流症相关的问题，过幽门喂养可能有一定的帮助。空肠造口喂养可通过已放置的胃造口进一步放置。如果使用改良的（如导尿管）管进行胃空肠喂养，则必须谨慎行事，以确保恶心或呕吐并未将喂养管尖移入食管。即使是商品化的胃空肠造口管，也可能因持续的干呕发生逆行移位至食管。配方奶持续逆流至食管可引起吸入的高度风险。经鼻置管的幽门后喂养可以进行肠内营养，但易发生异位且长期使用会造成不适。直接手术空肠造口进食克服了这些困难，可能适合某些特定的患者。直接经空肠造口喂养的患儿通常无法耐受短间歇的推注喂养而不发生倾倒综合征。此外，纽扣连接物需要借助内部大的支撑物，因此无法用于空肠造口管。

从肠内喂养过渡至完全经口喂养的时间可以旷日持久。如果婴幼儿在关键成长期内完全被剥夺经口喂养，当重新开始经口喂养时常常发生拒食和厌恶经口摄食的情况。重新建立经口喂养对于单一经胃造口管长期喂养的孩子来说可引起一些抵抗反应，如恶心、哽咽或呕吐。为了在长期管饲过程中保持口腔运动功能，在可能的情况下继续提供经口摄入很重要。这可能需要中断间歇灌注以允许有足够的饥饿感以利于经口摄入，通常可能需要数小时。语言病理学家和职业理疗师可帮助这些孩子进行口腔运动刺激训练。若没有频繁的口腔刺激，婴儿可能在数周内丧失吸吮反射，并严重限制他们协调经口摄入的能力及影响语言和口腔运动发育。长期缺乏口腔刺激也可导致口服抵抗。

十、持续输注和间歇输注喂养的比较

两种方法均可用于肠内喂养供给。间歇灌注可在相对短时期内（10～20min）喂养配方奶，与经口喂养时间相似。这一方法简单，不需要复杂的技巧和设备，可利于向家庭护理过渡。通常而言，由于灌注喂养时更易发生胃食管反流，因此通常在日间而非夜间实施。灌注喂养而产生的胃扩张可能导致胃结肠反射加强，帮助预防便秘这一常见的管饲问题。如果间歇灌注喂养不能耐受，采用输液泵持续输注可能有效。为了不限制患者的活动，带背包的推注泵可能有很大的益处。对于吸收功能受损的患者来说，持续喂养尤其有益处。在某些情况下，日间灌注喂养加上夜间持续输注相结合是有益的。

十一、最后的注意事项

特殊配方是非常昂贵的，且其成本可轻易超过整个家庭的食品预算。很多患者发现可以通过网购购买到其他人所剩余的大量、昂贵的要素配方和其他特殊配方。尽管可以大大节约费用，但是须谨记价格应取决于卖方的诚信。网售的仿冒品可造成类似假药的问题。

（翻译　浙江大学医学院附属儿童医院　陈　洁）

第六篇　急性和慢性疾病的营养

第 *24* 章

营养状况评估

一、概　　述

　　营养状况评估是所有患有急慢性疾病儿童病情评估和治疗的重要组成部分，同时也是评价生长发育偏离正常儿童的主要步骤。完整的营养评估应尽可能包括膳食摄入评估、体格检查、生化指标、身材尺寸和构成，并与同年龄段儿童正常标准进行比较。住院时间长的患儿可出现营养失衡，尤其是口服营养摄入暂停和受限的患儿。

　　本章讨论营养评估方法及其临床应用。对于大多数患儿，饮食史，体格检查以及身高、体重和相对体重 [如身体质量指数（BMI）] 这些指标的动态变化足以进行营养状况评估。

二、膳食摄入评估

　　并非所有的儿童饮食都是正常的，因此，详细的饮食史记录 [包括三餐进食时间、食物种类、进食地点（家里或者餐馆）、烹制方式、补充剂应用] 对于摄入量的初步评估是非常重要的。

　　严格素食的儿童如果膳食搭配不当可能导致从食物摄入蛋白质、维生素 B_{12} 及铁或维生素 B_6 不足（见第 11 章素食的营养问题）。青少年经常会遗漏某一餐，经常运动的儿童则可能摄入能量不足或涉及时尚运动饮食（见第 8 章青春期营养）。年长儿和青少年可能会通过不吃饭来减肥，可能会导致神经性厌食或暴食症（见第 38 章儿童和青少年饮食障碍）。此外，频繁吃零食并摄入大量含糖饮料及高能量密度零食的儿童再加上缺乏运动，很容易导致肥胖。

　　采用 3 ～ 5d 饮食记录的方法以更好地量化评估饮食摄入量。这种方法对日常摄入量进行评估，对识别营养摄入不足及评估饮食和生化指标、慢性疾病的关系非常重要。最理想的是，应事先培训儿童和（或）监护人如何评估或测量膳食记录中的食物分量，最好由注册营养师进行膳食分析。一些药物可能导致营养失衡（见附录 G）。

VI

三、临 床 评 估

患儿的体格检查仍然是最有效的营养评估方法。目前儿童肥胖的流行开始扭曲人们对正常儿童外观的看法。识别年幼儿童消瘦和生长发育迟缓也是比较困难的。肥胖和消瘦并不一定明显，必须通过身高别体重或 BMI 参考图表来确定。目测法对于身体构成的变化如水肿、脱水、皮下脂肪过多或不足、肌肉量增加或减少的初筛是非常有用的。一些维生素及矿物质缺乏对身体的影响见表 24.1 和表 24.2。

任何微量元素的缺乏都会导致生长迟缓。某些特定维生素和矿物质缺乏的临床表现、症状或毒性反应并不典型。

表 24.1　维生素缺乏或过量的体征和症状

维生素	缺乏	过量
维生素 A	夜盲症、干眼症、角膜软化、毛囊角化过度	鱼鳞病、骨痛、脑假瘤、肝大
维生素 C	坏血病：牙龈、皮肤、骨骼的毛细血管出血，伤口愈合慢	大量摄入后"反弹"至缺乏
维生素 D	佝偻病、骨软化症	便秘、肾结石、骨化性肌炎、高钙血症
维生素 E	溶血（早产儿）、周围神经病	抑制贫血患儿对铁剂的反应
维生素 K	瘀斑、出血	黄疸
维生素 B_1	脚气病：心肌病、周围神经病和脑病	尚不明确
维生素 B_2	唇干裂、舌炎、口角炎	尚不明确
烟酸	糙皮病：痴呆症、腹泻和皮炎	皮肤潮红
维生素 B_6	癫痫、贫血、易激惹	神经病变
生物素	皮炎、脱发、肌肉疼痛	尚不明确
叶酸	巨细胞性贫血、口腔炎感觉异常、舌炎、胎儿神经管缺陷	尚不明确
维生素 B_{12}	巨幼红细胞性贫血、神经病变、感觉异常、舌炎	尚不明确

表 24.2　矿物质缺乏或过量的体征和症状

矿物质	缺乏	过量
铝	尚不明确	中枢神经系统紊乱
硼	钙化异常	尚不明确
钙	骨软化症、手足搐搦	便秘、心脏传导阻滞、呕吐
氯	碱中毒	酸中毒
铬	糖尿病（动物实验）	尚不明确

续表

矿物质	缺乏	过量
钴	维生素 B_{12} 缺乏症	心肌病
铜	贫血、中性粒细胞减少、骨质疏松、神经病变、皮肤和头发色素脱失	肝硬化、中枢神经系统的影响、范科尼肾病、角膜色素沉着
氟	龋齿	氟中毒
碘	甲状腺肿、呆小病	甲状腺肿
铁	贫血、行为异常	含铁血黄素沉着症
铅	尚不明确	脑病、神经病变、点彩红细胞
镁	低钙血症、低钾血症、震颤、无力、心律失常	虚弱、镇静、低血压、恶心、呕吐
钼	生长迟缓（动物实验）	尚不明确
磷	佝偻病、神经病变	缺钙
钾	肌无力、心脏病变	心脏传导阻滞
硒	心肌病、贫血、肌炎	头发和指甲的变化、呼气有大蒜味
钠	低血压	水肿
硫	生长障碍	尚不明确
锌	生长障碍、皮炎、味觉减退、性腺功能减退、脱发、难愈合性创面	肠胃炎

四、生 长 评 估

通常采用人体测量指标来评估生长发育。如果儿童只进行了一次人体测量，通常采用该指标与参考曲线或表格（表 24.3 和附录 Q）对比的方法评估其年龄别"生长发育状况"。如果进行了不止一次人体测量，年龄别生长发育状况则通过两次测定时间进行追踪。可通过将连续测量值标注在生长曲线上以评估生长趋势或程度（如在生长曲线上的百分位数范围）。此外，可测量生长速率并与参考生长速率参数进行对比，以评估该年龄别生长速率是否合适（表 24.3 和附录 Q）。但是，为使对比有效，测量间隔应与制定有效参考标准的间隔相一致。因为准确的生长发育评估有赖于精确的人体测量指标，应选用合适的测量设备及测量方法，详情可参见后续章节（见年龄别人体测量评估工具）。

选用最佳生长曲线和表格对评估人体测量指标并判断生长发育状况也是非常重要的。选用的参考指标是否适当应注意以下问题。首先，应该明确生长曲线或表格是"描述性"的，即描述儿童群体生长的参考数据，还是"规定性"的，即定义最佳生长模式的生长标准。例如，世界卫生组织（WHO）多中心生长参考研究为出生至 2 岁儿童提供的参考值是基于健康、纯母乳喂养婴儿的大型国际样本；因此，世界卫生组织的生长图表是规定性的。

表 24.3 根据年龄分组的生长和营养素评估参考数据（见附录 Q）

身长/身高、体重、头围和相对体重的增长图表

年龄组	引用	参照测量	年龄范围	备注
早产儿	引用： Olsen 等，2010 Olsen 等，2015 网站链接：https://www.aap.org/enus/ Documents/GrowthCurves.pdf 数据源： 早产儿数据：大样本的美国出生数据（1998—2006 年），源于 Pediatric 临床数据库的美国有种族代表性的出生人数。足月婴儿数据：WHO 儿童生长标准曲线（多中心生长参考研究组）（见下文） 网站链接 关于 Olsen 和 WHO 曲线：http://www.pediatrix.com/workfiles/ NICUGrowthCurves7.30.pdf	年龄别体重 年龄别身长 年龄别头围 年龄别 BMI	23 ～ 41 周胎龄（GA） 23 ～ 50 周胎龄	• 使用同一数据源为所有曲线创建的唯一一套宫内生长曲线，包括体重、身长、头围和年龄别 BMI • 分性别 • 第 3 ～ 97 百分位数 • 参考（描述性）数据 [a] Olsen 和 WHO 体重、身长和头围生长曲线更新图表版本： • 23 ～ 38 周胎龄的 Olsen 曲线 • 39 ～ 50 周胎龄的 WHO 曲线
	引用： Fenton，2013 网站链接：http://www.ucalgary.ca/ fenton/2013 chart 数据源： 年龄别体重曲线的早产儿数据 - 基于 6 个国家（德国、美国、加拿大、苏格兰、意大利）的集合数据。年龄别身长和年龄别头围曲线的早产儿数据基于 2 个国家（美国、意大利）的集合数据。 足月婴儿数据—WHO 儿童生长标准曲线（多中心生长参考研究组）（见下文）	年龄别体重 年龄别身长 年龄别头围	22 ～ 50 周胎龄	• 分性别 • 第 3 ～ 97 百分位数 早产儿部分： • 宫内曲线 • 参考（描述性）数据 [a] • 根据 Meta 分析创建 足月婴儿部分： • 全国横断面调查数据和纵向数据的结合 • 标准（规定性）数据 [b]

续表

年龄组	引用	参照测量	年龄范围	备注
	引用：Villar 等，2014 网站链接：https://intergrowth21. tghn.org/ newborn-size-birth/#ns1 数据源：INTERGROWTH-21st 项目，基于 8 个国家具备最佳生长条件的城市新生儿横断面研究，(2009—2014 年)	年龄别体重 年龄别身长 年龄别头围	33～43 周胎龄	• 宫内生长 • 分性别 • 第 3～97 百分位数 • 标准（规定性）数据 [b] • 研究质量评估 • 鉴于严格的"健康"纳入标准，<36 周胎龄的早产儿样本量有限；不建议用于 <36 周胎龄的婴儿 • 在新生儿重症监护室和新生儿病房中，对 36～41 周胎龄出生的新生儿的尺寸提供针对具体胎龄的预估（讨论见文本）
	引用：Villar 等，2015 网站链接：https://intergrowth21. tghn.org/ postnatal-growth-preterm- infants/#pg1 数据源：INTERGROWTH-21st 项目，早产儿出生后的随访研究，基于 8 个国家具备最佳生长条件的城市新生儿 (2009—2014 年)	年龄别体重 年龄别身长 年龄别头围	27～36 周胎龄	• 出生后生长 • 分性别 • 第 3～97 百分位数 • 标准（规定性）数据 [b] • 研究质量评估 • 基于小型数据集 (n=201；按胎龄：27～32 周 n=12；33 周 n=16；34～35 周 n=68，36 周 n=105) • 鉴于数量较小，这些曲线目前尚未能在美国应用

VI

续表

年龄组	引用	参照测量	年龄范围	备注
	引用： Williamson 等，2018 网站链接：N/A 数据源： 大样本的美国出生和新生儿重症监护室数据（2009—2013 年），源于 Pediatric 临床数据库的美国新生儿重症监护室中不同性别和种族的代表性数据	年龄别 BMI	出生时 24 ～ 36 胎龄	属于 "Olsen 生长曲线" 集的一部分 ● 根据不同胎龄时出生的出生后生长： 　24 ～ 27 周胎龄 - 出生后 60d 的生长 　28 ～ 31 周胎龄 - 出生后 45d 的生长 　32 ～ 36 周胎龄 - 出生后 30d 的生长 ● 分性别 ● 第 3 ～ 97 百分位数 ● 参考（描述性）数据 [a]
0 ～ 24 个月	引用： WHO 多中心生长参考研究 2006，2007 和 de Onis 等，2006 网站链接：https://www.cdc.gov/ growthcharts/ who_charts. htm#The%20WHO%20 Growth%20Charts 数据源： WHO 多中心生长参考研究（MGRS）横向和纵向数据，"最佳" 生长状况健康儿童的国际性样本（如母乳喂养）	年龄别体重 年龄别身长 年龄别头围 身长别体重曲线 年龄别 BMI	0 ～ 60 个月 ● 美国疾病预防控制中心（CDC）针对 <24 个月婴儿的推荐	● 足月儿（定义为 37 ～ 41 周胎龄）和儿童 ● 对于新生儿，不要提供按胎龄的尺寸匹配 ● 分性别 ● 第 2 ～ 98 百分位数 ● 标准（规定性）数据 [b] ● 研究质量评估

续表

年龄组	引用	参照测量	年龄范围	备注
2～20岁	引用： Kuczmarski 等，2000（CDC 2000 生长图表） 网站链接： http://www.cdc.gov/ growthcharts/clinical_charts.htm 数据源： 美国儿童的策略性随机样本（1963—1994年），基于多个国家横断面调查数据和菲尔斯研究中心的纵向数据	年龄别身高曲线 年龄别体重 年龄别 BMI 年龄别头围	0～20岁 ● 美国疾病预防控制中心（CDC）针对2～20岁儿童的推荐 0～36个月 ● 按需也可用于24～36个月	● 分性别 ● "集合1"：第5～95百分位数 ● "集合2"：第3～97百分位数 ● 年龄别体重、年龄别 BMI 和身长别体重 鉴于肥胖率的增加，不包括＞6岁儿童（年龄别 BMI 和身长别体重）的资料（1988—1994年）
生长增量图表				
0～24个月	引用： WHO 多中心生长参考研究，2009 网站链接：http://www.who.int/childgrowth/standards/en/ 数据源： WHO 多中心生长参考研究（MGRS）纵向数据，"最佳"生长状况健康儿童的国际性样本（如母乳喂养）	体重增量及增速 身长增量及增速 头围增量及增速	0～24	分性别[b] ● 0～12个月：每月体重增量 ● 0～24个月：2～6个月体重和身长增量 ● 0～60d；1～2周体重增量 ● 0～12个月：2～3个月头围增量 ● 0～24个月：4～6个月头围增量 ● 0～24个月：2～6个月身长增量
2～18岁	引用： Baumgartner 等，1986 网站链接：http://www.ncbi.nlm.nih.gov/ entrez/query.fcgi?cmd=Retrieve& db=PubMed&dopt=Citation& list_uids=3706184 数据源： 源自菲尔斯纵向研究的纵向美国数据（1929—1978年）	体重增速 身长增速身高增速	0～18岁 0～3岁 3～18岁	● 分性别 ● 第3～97百分位数 ● 0～12个月：在出生时、1、3、6、9、12个月时测量 ● 1～18岁：6个月增量

Ⅵ

续表

年龄组	引用	参照测量	年龄范围	备注
	引用： Tanner 和 Davies, 1985 网站链接：http://www.ncbi.nlm.nih.gov/ entrez/query.fcgi?cmd=Retrieve& db=PubMed&dopt=Citation& list_uids=3875704 数据源： 结合 1977 年美国国家健康统计中心的生长图表数据与其他数据纵向研究数据	身长与身高增速	2 ~ (14～19) 岁（取决于性别和性成熟度）	●分性别 ●第 3~97 百分位数 ●早熟、中熟和晚熟成熟曲线
	引用： Berkey, 1993 网站链接：http://www.ncbi.nlm.nih.gov/ pubmed? term= Berkey%20 Dockery%201993 数据源： 源自美国 6 个城市儿童研究样本的纵向数据（1974—1989 年）	身高增速	7～18 岁	●分性别 ●7～18 岁 ●分种族 ●早熟、平均和晚熟儿童曲线 ●第 3～97 百分位数
	引用： Kelly, 等, 2014 网站链接：http://www.ncbi.nlm.nih.gov/ pubmed/ 24601728 数据源： 源自美国儿童健康研究中心儿童骨密度研究的多种族美国儿童样本纵向数据（2001—2010 年）	年度身高增速	女童：6～17 岁 男童：6～19 岁	●分性别 ●早熟、平均和晚熟儿童曲线 ●第 3～97 百分位数

续表

年龄组	引用	参照测量	年龄范围	备注
其他人体测量				
	引用： WHO 多中心生长参考研究，2007 网站链接：http://www.who.int/childgrowth/standards/en/ 数据源： WHO 多中心生长参考研究横向和纵向数据，"最佳"生长状况健康儿童的国际性样本（如母乳喂养）	年龄别臂围 年龄别肱三头肌皮褶	3 个月至 5 岁	● 分性别[b] ● 第 3~97 百分位数
	引用： Addo 和 Himes，2010 网站链接：http://www.ncbi.nlm.nih.gov/ pubmed?term=Addo%20Himes%202010 数据源： NHANES 数据与 CDC 2000 年龄别 BMI 曲线数据相同	年龄别肱三头肌和肩胛下皮褶	1.5 ~ 20 岁	● 分性别 ● 部分规定性，因为排除了潜在的肥胖儿童（与 CDC 2000 BMI 曲线相同的数据集） ● 第 3 ~ 97 百分位数
	引用： Addo 等 网站链接：http://www.ncbi.nlm.nih.gov/ pubmed/ 27806975 数据源： NHANES 数据与 CDC 2000 年龄别 BMI 曲线数据相同	年龄别上臂中围，上臂脂肪区和上臂肌肉区	1 ~ 20 岁	● 分性别 ● 部分规定性，因为排除了潜在的肥胖儿童（与 CDC 2000 BMI 曲线相同的数据集） ● 第 3 ~ 97 百分位数

a. 本表格中的大部分生长曲线和表格视为参考（或描述性）数据，因为它们描述了参与调查或方便样本的儿童的生长

b. 世卫组织儿童生长标准和 INTERGROWTH-21 项目曲线曲线视为标准（或规定性）曲线和表格，因为它们描述了选择最佳生长模式（健康、营养良好、母乳喂养的婴儿）的儿童样本的生长情况

VI

WHO 生长图表与其他婴幼儿生长图表的区别部分来自于不同喂养模式相对应的生长访视。一个参考曲线的其他特点有：

（1）是否有足够的样本量来反映所有年龄段群体的差异。

（2）是否使用了适当的统计学方法来生成百分位数分布。

（3）长期趋势（如医疗保健的改善、肥胖症的流行）是否会影响旧的或当前参考曲线的适用性。

（4）儿童的年龄和性别。这些因素会使用于识别高危、小于或大于同年龄婴幼儿的临界值在不同的生长曲线中会有所不同。见表 24.3 参考数据总结。

体重、身长或身高及头围（≤ 3 岁）是最常用的人体测量学指标。相对体重的测量，如身长别体重或 BMI，提供了有关生长和营养状况的额外重要信息。其他测量值，如中上臂围和肱三头肌皮褶厚度，也可能对婴幼儿的营养评估有用。

五、各年龄组人体测量学的评估工具

（一）早产儿

目前有两种生长曲线可用于评估早产儿生长发育：宫内发育曲线和出生后生长发育曲线。宫内生长曲线被普遍认为是评估早产儿出生时和出生后生长发育的最佳工具。这些曲线是用横断面的出生数据创建的——即每个胎龄的婴儿人群在出生时都要进行不同的测量。

宫内生长曲线反映了宫内或胎儿的生长发育，被认为是早产儿生长发育的目标。早产儿出生数据并不是评估宫内生长发育的最佳指标，因为这些婴儿宫外较在宫内小，但没有直接测量宫内胎儿体重的方法。因此，这一方法仍是最佳的可行方案。

有许多可用的宫内生长曲线，但只有一部分曲线包含体重、身长、头围。对于以前的早产婴儿，使用修正年龄绘制生长测量曲线，修正年龄是通过从年龄上减去胎龄 40 周之前出生的周数来计算的，直到 3 岁。

近期有三套体重、身长和年龄别头围的宫内生长曲线，来自 INTERGROWTH-21st 项目、Fenton 和 Olsen 等（表 24.3）。INTERGROWTH-21st 项目推出了标准型生长曲线（出生时 33 ～ 43 周胎龄；作者称之为"国际新生儿身形标准"），使用了出生后 12h 内谨慎测量得出的体重、身长和头围，样本来自于 9 个国家超过 2 万最优早产环境的（详情可查阅其他资料）婴儿。这些曲线旨在作为 WHO 生长曲线的补充，并使用了类似的方法。他们针对健康、低风险婴儿的抽样策略导致胎龄 33 ～ 36 周出生的早产儿数量有限（根据体重，n=210）。因此，INTERGROWTH-21st 宫内曲线不推荐用于 36 周胎龄以下的婴儿。INTERGROWTH-21st 项目的作者在后续的通讯稿中发表了基于极早产儿（出生时小于 33 周胎龄；N=112）的宫内生长曲线，但其样本量相当小，提供的标准更为不可靠，也因此不推荐使用。

2013 年 Fenton 曲线（表 24.3；附录 Q-2.1，附录 Q-2.2）是性别特异性的，并结合了从 22 周到 50 周的宫内和出生后曲线。和 2003 年的版本一样，2013 年的 Fenton 曲线也是通过对已公布的生长数据进行 Meta 分析得出的。曲线中的早产部分，根据生长测量，使用了 6 个国家和地区的 6 项研究（加拿大、德国、澳大利亚、苏格兰、意大利、美国）：年龄别体重曲线使用了所有 6 项研究的数据；年龄别身长和年龄别头围曲线使用了来自两项研究的数据（意大利和美国的数据）。世界卫生组织的生长曲线用于年龄较大的婴儿。早产儿（Meta 分析）和足月 / 足月后（WHO）曲线彼此连接，并经过人工抹平处理以删除两个曲线中的脱节部分，作为跟踪早产婴儿成长的方法。

Olsen 等的 2010 年宫内生长曲线（表 24.3；附录 Q-3.1，附录 Q-3.2，附录 Q-3.4，附录 Q-3.5）是利用 1998—2006 年在 23 ～ 41 周胎龄出生的美国婴儿的大样本创建和验证的，代表了美国出生的种族分布。2010 年 Olsen 曲线的更新图形版本（表 24.3；附录 Q-4.1，附录 Q-4.2）将重量、身长和头围合并到同一个图表上（范围为 24 ～ 38 周）。世界卫生组织的生长曲线（39 ～ 50 周）也包括在这些相同的图表中，作为一种跟踪早产儿成长到更大年龄的方法，而不需要对曲线进行任何人工抹平。在 23 ～ 36 周，Olsen 和 Fenton 曲线是相似的（Fenton 数据集中包括 Olsen 数据）。

Olsen 曲线还包括年龄别 BMI（表 24.3；附录 Q-3.3，附录 Q-3.6），以及体重、身长和年龄别头围的曲线，所有的曲线都是从相同的参考数据集创建和验证的。这些年龄别 BMI 曲线旨在与体重、身长和年龄别头围头曲线一起使用，以识别和量化早产儿体重和身长的不成比例增长（详见 BMI）。

出生后生长曲线也被用来评估早产儿的生长。这些曲线是用纵向数据绘制的，其中一组婴儿在出生时被测量，并在出生后一段时间内重复测量。因此，出生后的曲线说明的是实际的生长（即描述性曲线），而不是理想的生长（规定性曲线）。早产儿的生长模式与足月婴儿不同。有两个早产儿出生后曲线的著名例子，包括基于 1994—1995 年数据的 Ehrenkranz 等曲线和基于 1984—1985 年针对低出生体重和极低出生体重婴儿数据的婴儿健康和发展项目（IHDP）曲线。出生后曲线是用来比较一个早产婴儿相对其他早产儿的生长水平的，因此，可以作为子宫内生长曲线的辅助评估工具。

2015 年，INTERGROWTH-21st 项目发布了早产儿的标准（即"规定的"）出生后生长曲线（表 24.3），这是基于 8 个国家的具备最优出生前后生长条件的早产儿样本（如母亲健康和营养良好；超声检查确定的胎龄；母乳喂养；无先天畸形、胎儿发育受限或严重出生后疾病）。这些曲线旨在作为世界卫生组织生长曲线的补充，并使用了类似的方法。

INTERGROWTH 21st 出生后曲线的优势在于，它们是基于研究级质量（区别于临床）的生长测量、谨慎定义的统计方法及具备地理和种族多样化的样本。目前，还没有其他用于早产儿的生长评估的出生后曲线可与之比拟。如前所述，INTERGROWTH-21st 出生后生长曲线的一个主要局限性是它们所基于的小样本量婴儿 [来自 201 个（女婴男婴合计）个体的 1446 项观察结果；按照胎龄：33 周，$n=16$ 名婴儿；34 ～ 35 周，$n=68$ 名婴儿；36 周，$n=105$ 名婴儿] 和极早产儿（27 ～ 32 周，$n=12$ 名婴儿；< 27 周，$n=0$ 名婴儿）由于样本量小，而且使用的是汇集的国际样本，因此需要进行研究来评估这些曲线的可用性，特别是在美国。这些曲线不在附录 Q 中。

2018 年，Williamson 等发表了一组出生后年龄别 BMI 生长曲线（表 24.3；附录 Q-5.1 ～附录 Q-5.3 中的所选图和表）作为 Olsen 体重、身长、头围和年龄别 BMI 宫内（横断面）

生长曲线的补充。这些 BMI 纵向曲线为临床医师提供了在新生儿重症监护室中早产儿身体是如何成比例（体重相对于身长）随时间变化的数据。正如预期的最低点后,这些曲线（代表实际生长）始终低于宫内曲线（代表最佳生长）,并随胎龄和性别而变化（附录 Q-5.1）。此外,与发育更成熟的早产儿相比,大多数早产儿（出生时 24 ～ 27 周胎龄）的 BMI 在回归出生百分位数时增长最快。这些出生后 BMI 纵向曲线为宫内曲线提供了一个辅助工具,可以更全面地评估早产儿的生长。

目前,虽然不断有新的临床研究在开展,但对于早产儿出生时或出生后的生长速度、头围或皮褶测量尚未有可广泛使用的参考数据。参考数据汇总见表 24.3。

（二）婴儿和幼童（足月到＜ 24 个月）

美国疾病预防和控制中心（CDC）推荐 24 个月以下的儿童应用 WHO 多中心生长参考研究生长曲线（表 24.3；附录 Q-1.1 ～附录 Q-1.6）代替目前应用的 CDC 2000 生长曲线。这些图表都可在网上获得（表 24.3）,且包含了年龄别体重、年龄别身长、年龄别头围；身长别体重（建议 0 ～ 24 个月的儿童）和年龄别 BMI 曲线。

WHO 生长曲线是基于在"最佳"条件下生长（如母乳喂养、无烟环境）的健康儿童的一个国际性样本（单胎且足月出生）。因此,WHO 曲线是生长标准曲线（或描述性）,而 CDC 2000 曲线基于横断面全国性调查数据和菲尔斯研究机构的纵向数据,对 1963—1994 年美国儿童的身形和生长进行的描述,可作为生长参考曲线（或规范性）。

WHO 关于＜ 24 个月婴幼儿的生长曲线是 1997—2003 年纵向（出生到 23 个月）和横向数据（不符合喂养标准及母亲不吸烟标准和额外的 18 ～ 24 个月横断面数据的出生数据）的结合。CDC 和美国儿科学会（AAP）推荐应用 WHO 生长曲线的第 2、3 和 97、7 百分位数（标注为曲线上的第 2 和 98 百分位数,或中位数上下两个标准差）来识别出生后 24 个月内有可能出现生长次优的婴儿。INTERGROWTH-21st 新生儿曲线（详见早产儿章节；表 24.3；附录 Q-6.1 ～附录 Q-6.6）为较大的新生儿提供了另一种标准型的生长曲线选项。特别是,这些曲线为足月出生时或接近足月出生（约 30 或以上胎龄）的胎儿大小提供了胎龄特异性的匹配。

然而,由于 WHO 曲线在出生时包括了对"足月"（37 ～ 41 周）定义的大范围胎龄,因此不具有胎龄特性。从而,INTERGROWTH-21st 新生儿曲线提供了 36 ～ 41 周胎龄的小于和大于胎龄新生儿的胎龄特异性匹配。

WHO 多中心生长参考研究还提供了表格形式（参见附录 Q-7.1 ～附录 Q-7.14 中的选定表格）的生长速度常规值（体重、身长和头围；见生长速度）,以及曲线和表格格式（附录 Q-8.1,附录 Q-8.2,附录 Q-9.1,附录 Q-9.2 中的选定曲线）的年龄别臂围和年龄别三头肌皮褶（3 ～ 24 个月）。

有关臂围和三头肌皮褶的详细信息,请参见人体测量和临床身体组成部分。参考人体测量数据摘要见表 24.3。

（三）儿童（＞ 24 个月）

CDC 和 AAP 推荐 2 ～ 20 岁儿童应用 CDC 2000 生长图表（表 24.3；附录 Q-1.7 ～附录 Q-1.10）。这些图表网上都可以获得,包括年龄别体重、年龄别身长 / 身高、年龄别

BMI、身长别体重和年龄别头围（适用于 24～36 个月大）生长曲线。CDC 图表发表于 2000 年，基于 1963—1994 年发表的一系列大的横断面研究。因此，CDC 生长曲线是参考性生长曲线，描述了这一时期美国策略性取样儿童的生长发育状况。年龄别体重、身长别体重和年龄别 BMI 曲线不包括 1988—1994 年收集的年龄 > 6 岁儿童的数据，因为这一时间段中肥胖发生率有所增高。因此，这三种曲线都是部分规定性。一般来说，CDC 2000 曲线可以用来对比一个儿童与其他参照儿童群体的生长。

有两套 CDC 2000 生长图表可供使用（表 24.3）。一套提供了第 5～95 百分位区间的曲线，主要用于临床对儿童随着时间的生长发育分类和监测；另一套提供了第 3～97 百分位区间的曲线，有助于评估生长处于极值的儿童。

基于美国儿童的生长速率参考数据可用于 > 24 个月的儿童（见生长速率）。其他营养评估参考数据来源包括关于 5 岁以下儿童年龄别臂围和年龄别肱三头肌皮褶的 WHO 多中心生长参考研究。1～20 岁儿童的年龄别肱三头肌皮褶、年龄别中上臂围、年龄别上臂脂肪面积及上臂肌肉面积的标准，使用的是美国调查数据的相同子集，CDC 2000 BMI 图表就是根据这些数据构建的。有关臂围和肱三头肌皮褶的详细信息，请参阅人体测量和临床身体组成部分。参考数据汇总见表 24.3。

六、生　长　速　率

生长增量是营养状况的一个敏感指标，反映了婴儿近期状况。

生长增量的定义是体重变化（或身长 / 身高，或头围）除以时间间隔。生长增量对测量间隔敏感，因为生长是随年龄 性别、成熟度和季节不同而发生的一系列间断大或小的生长暴发。如果评估生长增量时，其时间间隔比参考曲线采用的时间间隔长或短，可能高估或低估生长增量状况。另外，生长增量评估的准确性有赖于 2 个评估测量值的精度和准度及其各自的测量误差。因此，生长增量应基于准确的生长测量，认真的计算，并与相同的时间间隔参考值进行比较。

幼儿生长速率标准可从世界卫生组织多中心生长研究中获得（表 24.3）。这些 0～24 个月儿童的标准以表格形式列出（所选表格见附录 Q-7.1～附录 Q-7.14）。体重增速参考指标有每月增量（0～12 个月），2～6 个月增量（0～24 个月）和 1～2 周增量（0～60d）。身长增速值有 2～6 个月增量（0～24 个月）。头围增速有 2～3 个月增量 [0～12 个月和 4～6 个月增量（0～24 个月）]。临床医师推荐采用最接近儿童测量间距的时间间隔。因为像之前讨论的，生长速率随着时间的变化而变化，当解释增长速率值时生长评估应考虑实际的生长达成情况（即年龄别身形，本章已有探讨）。

基于美国儿童的生长速率参考资料同样有针对较大年龄组人群的（表 24.3）。基于菲尔斯纵向研究的纵向测量，Baumgartner 等发表了 0～18 岁儿童性别特异性体重和身长 / 身高增速表。Tanner 和 Davies 绘制了性别和成熟程度特异性的身高增长速率曲线和表格。这些图表融合了 1997 年美国生长图表和其他研究的纵向研究数据。Berkey 等基于美国 1974—1989 年收集的多中心研究数据及 Kelly 等最近在 2001—2009 年收集了 5～18 岁

VI

儿童的数据绘制了性别和种族特异性身高增速百分位数图表。

七、人体测量

（一）身长或身高

身长或身高是最有用的纵向生长状况指标。卧位身长主要用于测量婴儿、< 2 岁儿童和 2 ~ 3 岁无外力支持不能站立的儿童。身长和身高测量装置应适当校准，精确到 0.1cm。测量需要 2 个人来完成。测量桌或板应包括固定的床头板、可移动的脚底板和附着在一侧的一条标尺。婴儿应躺卧，身体平放，中线在板上居中。摘下干扰结果的发饰。一个测量者固定婴儿头部与床头板处，外耳道口和眼眶下缘与桌面垂直。在测量早产儿时，通常需要轻轻地将其下颌（从胸部）抬起，以使头部处于合适的位置。第二个测量者轻轻地把婴儿的腿和膝盖完全伸直，用一只手抓着婴儿的两个足踝。踏板缓慢朝婴儿足移动，使得婴儿足尖朝上，足底平踩于踏板进行测量。卧位身长应精确到最接近的 0.1 cm 处。身高或站高用于测量年龄 > 2 岁的儿童。采用安装在墙上的一个装置，其顶板与墙面成 90°。不鼓励使用附在横梁天平上的测量装置，因为无法实现精确的测量。测量时儿童应脱鞋并摘下发饰。儿童应尽可能站直，足跟、臀部、肩膀和头部紧贴测量装置，双臂自然下垂于身体两侧。足跟尽可能并拢，双足成 60°。头应正视前方，外耳道口和眼眶下缘水平。

告诉儿童让自己"站直并尽可能伸长身体"。让他们深呼吸，通常会有助于改善姿势，并尽可能站得更高。顶板缓慢降至头顶，身高测量精确到最接近的 0.1cm 处。

身长和身高的测量，当儿童放松且配合时测量最准确。精确的测量值对评估生长速率很重要。

身长、身高和生长速率的参考值见附录 Q。身长和身高参考值同样有早产儿的（附录 Q）。参考生长数据汇总见表 24.3。

如果可以，应尽可能获得儿童父母的身高值以确定遗传对生长的影响。若只有父母一方的身高数据，母亲的身高更有可比性。评估遗传对身高的影响有 2 种方法。父母特异性调整评估儿童卧位身长和身高采用数值表，各年龄调整值以父母身高中值表示。调整值添加到身高或身长测量值，在生长图表中描出调整值得出父母特异性百分位数。例如，由于父母身材高大的儿童一般都是同龄人中的高个子，父母身材高大的矮个子儿童会有一个负的调整值，他或她的"调整后的身高"会低于他或她的测量身高。一个高个子的儿童，如果父母都是高个子，他（她）的实际身高就不会有任何调整。"调整后的身高"可以绘制在生长图上，以便将估计的遗传因素与其他可能影响身高的因素（如营养不良或疾病）区别开。在患有囊性纤维化的儿童中，根据父母身高调整后的身高，相比未调整的身高，其与儿童的肺功能有更大的关联。对于 2 ~ 9 岁的儿童，另一种方法是根据以下公式来估计儿童的成年身高：

$$男童：\frac{[父亲身高 + （母亲身高 + 5 \text{ in 或 } 13cm）]}{2}$$

女童：$\dfrac{[\text{母亲身高} + (\text{父亲身高} - 5\ \text{in 或 }13\text{cm})]}{2}$

将评估的父母身高标注于生长表以确定目标百分位数。将儿童目前的身高百分位数与他（她）的目标百分位数进行比较，作为对影响孩子生长状况的遗传因素与其他因素的估算。父母中位身高调整和成人身高预测方法都是基于欧洲血统人群的研究，其他血统人群是否需要进一步调整尚不清楚。父母中位身高调整更难使用，因为它需要使用已公布的年龄、性别和身高特定的表格。然而，这种方法解释了这样一个事实，即儿童的身高和父母中位身高之间的联系随年龄而变化。

（二）根据膝高估算身长或身高

对于不借助外力不能独自站立的儿童，如重度脑瘫、脊柱裂和因其他疾病必须依靠轮椅或卧床的儿童，可根据小腿长的测量应用预测公式估算身高。小腿长的测量从足跟到膝盖上缘。

身高预测公式见表24.4。采用这种方法需要注意两点：

1.在不同人群种族中，存在相对于身高的肢体长度差异（相比欧洲人，亚洲人小腿较短，而非洲人小腿相对于身高的长度较长）。

2.不能行走儿童的下肢可能发育不良。通过测量从肘尖到尺骨茎突的尺骨长度，也建立了身高预测方程。

表 24.4　基于膝高的身高预测值（cm）

无脑瘫			
男童	6 ～ 18 岁	白种人	[膝高 (cm) × 2.22] + 40.54
		非裔美国人	[膝高 (cm) × 2.18] + 39.60
	19 ～ 60 岁	白种人	[膝高 (cm) × 1.88] + 71.85
		非裔美国人	[膝高 (cm) × 1.79] + 73.42
女童	6 ～ 18 岁	白种人	[膝高 (cm) × 2.15] + 43.21
		非裔美国人	[膝高 (cm) × 2.02] + 46.59
	19 ～ 60 岁	白种人	[膝高 (cm) × 1.87] – [年龄（岁）× 0.06] + 70.25
		非裔美国人	[膝高 (cm) × 1.86] – [年龄（岁）× 0.06] + 68.10
患有脑瘫			
所有人	0 ～ 12 岁	所有人	[膝高 (cm) × 2.69] + 24.2

（三）体重

各种类型的称重工具（婴儿秤、杠杆秤和电子秤）都可用来测量体重。称重工具需要定期进行校准以保持精度。在称重之前应该进行归零校准。婴儿应该在测重时脱掉衣服和尿布；如果无法做到这一点，婴儿应该穿戴干净的尿布并将尿布重量去除。测重时光脚并穿较轻的衣服或检查服。体重的参考数据包括在附录 Q 中。现已有婴儿体重增长的参考值（附录 Q），但在使用这些参考图表时应注意测量的时间间隔（详见生长速率）。参考数据的汇总见表 24.3。

1. 相对体重的测量　身长 / 身高相关体重比单独的身高或体重数据可以提供更完整的营养状况。这有助于识别体重与年龄相符的儿童，但他们的体重可能相对于身长 / 身高偏低或偏高。同样地，对于非常矮或高的儿童，相对体重是一个很好的指标，以衡量体重是否适合身形。体重和长度 / 身高之间的关系随年龄和性成熟而变化。尽管 BMI 可能是 6 个月以下婴儿超重的一个更好的指标，但建议对足月至 2 岁的婴儿进行身长别体重测量。推荐 2 岁及以上儿童使用 BMI。早产儿的理想相对体重测量方法仍在继续研究中；有建议在这些婴儿中使用 BMI 曲线。

2. 身长别体重　婴儿的体重与身长的关系可以用于区分发育迟缓与消瘦，且与年龄无关。发育迟缓通常是由体质造成的，但也可能由营养不良、慢性疾病、遗传或内分泌异常引起。发育迟缓的典型结果是，儿童身材小于同龄儿，但体重与身长比例相称。

消瘦是由急性或亚急性营养不良造成的，也可能是由腹泻或吸收不良等疾病引起的，在这些疾病中，体重消耗与身长不成比例，导致体身长 / 身高别体重较低。目前公认的指数是身长别体重百分位数或基于世界卫生组织生长图表的 z 分数（0 ～ 2 岁龄）。

体重与身长关系的参考值见附录 Q-1.2，附录 Q-1.5。参考数据汇总见表 24.3。世卫组织 BMI 图表也被用来筛查营养过剩和营养不足。一项对近 74 000 名足月婴儿的对比研究发现，从 6 个月大开始，BMI 和身长别体重之间就存在一致性。然而，在 2 个月大时，BMI 是比身长别体重更好预测 2 年后肥胖的指标。

（四）BMI

BMI 是最广泛使用的肥胖筛查指标。BMI 的计算方法是体重（kg）除以身高（m）的平方（kg/m^2）。也可以用体重（磅，lb）除以身高（英寸，in）的平方，再乘以 703（$lb/in^2 \times 703$）来计算。然后将计算出的 BMI 绘制在 WHO 2 岁以下儿童的 BMI 曲线上（附录 Q-1.3，附录 Q-1.6）和 CDC 2000 > 2 岁儿童的年龄别 BMI 生长曲线上（表 24.3；附录 Q-1.8，附录 Q-1.10）。

对于 2 岁以下的儿童，没有公认的体重不足、超重或肥胖的定义。

对于 > 2 岁的儿童，年龄别 BMI 小于第 5 百分位被认为是"体重不足"，第 5 至第 85 百分位被认为是"健康体重"，第 85 至第 95 百分位被认为是"超重"，≥第 95 百分位被认为是"肥胖"。

所有有医师随访的儿童都应该定期计算 BMI 并绘制曲线。如果儿童年开始越过年龄别 BMI 百分比线（向上），家庭可以尽早得到预防肥胖的建议。

对于 BMI 超过 97 百分位的儿童，很难描述肥胖的程度，也很难监测治疗的趋势。为了解决这个问题，可以使用 CDC 2000 年图表中年龄和性别第 95 百分位的"百分比"来描述肥胖程度。这种方法是双能量 X 射线吸收仪评估的过量脂肪程度的一个很好的指标。

早产儿的年龄别 BMI（表 24.3；附录 Q-3.3，附录 Q-3.6）已被推荐为是可在不同胎龄和两性中获取相对体重的最佳的综合测量方法。

可以使用的分性别的年龄别 BMI 宫内生长曲线是基于用于创建和验证 2010 Olsen 曲

线的美国婴儿数据。这些年龄别 BMI 曲线旨在与体重、身长和年龄别头围曲线结合使用，以确定和量化早产儿体重和身长的不成比例增长。最近的两项研究测试了在出生时或临近出生时测量的 BMI，并将其作为早产儿体脂的替代指标，结果发现，在这个早期时间点，BMI 并不是一个很好的替代指标。然而，大多数早产儿体内脂肪很少，出生时的体型并不成比例。需要进一步评估早产儿的年龄别 BMI，作为衡量比例失调和（或）出生后体脂的替代指标。

（五）头围

头围是衡量大脑生长的一个替代指标，也是鉴别脑积水的一个有用的筛选工具，直到约 3 岁时，头部生长减缓。头围测量使用一根窄的、不可伸缩的测量尺测量，并去除有干扰的头饰。卷尺放置在前额上眶脊上方，缠绕枕骨以获得最大周长，保持胶带两侧水平；可稍微上下调节卷尺，以确保量到最大的头围。卷尺应该有足够的张力将头发压在头骨上，头围记录到最接近 0.1cm 处。从出生到 2 岁的参考值见附录 Q-1.2、附录 Q-1.5。

早产儿参考值见附录 Q-2.1、附录 Q-2.2、附录 Q-3.2、附录 Q-3.5、附录 Q-4.1、附录 Q-4.2。参考数据汇总见表 24.3。

（六）中臂围

中上臂围是所有年龄段软组织生长的指标。在右臂中点采用有弹性、不可收缩卷尺进行右臂测量。上臂中点是肩峰（肩）和尺骨鹰嘴（肘）在手臂弯曲呈直角时手臂外侧和内侧面中间垂直轴的中点。实际测量臂围时，手臂应放松置于身体两侧，卷尺环绕手臂标记位置并垂直于手臂长轴。

放置卷尺以便它能触及但不压紧皮肤或改变手臂的轮廓。世卫组织 3 个月至 5 岁儿童多中心生长参考研究的参考值以曲线形式呈现在附录 Q-8.1、附录 Q-8.2、附录 Q-9.1、附录 Q-9.2 中。参考数据汇总见表 24.3。美国 2～20 岁儿童的臂围值也在附录 Q-8.3 中列出。这些参考范围是基于用于创建 CDC 2000 BMI 图表的同一组儿童。这些参考范围针对无法获得 BMI 来进行营养评估的儿童尤其有用，如处于危重疾病的儿童。

八、通过测量身体成分进行营养评估

身体成分评估，取决于使用的测量方法，可以提供关于脂肪，瘦肉和骨组织的信息。脂肪是能量储存的指标，随营养过剩和营养不足而变化。瘦体重由器官（不包括骨骼）和骨骼肌组成，是体内蛋白质储存的代表。像脂肪一样，蛋白质也可以用作能量，但体内的所有蛋白质都是功能性组织，因此蛋白质的消耗可能会导致功能性组织的下降。骨骼是钙的主要储存库，儿童时期充足的骨骼生长对终身骨骼健康非常重要。测量身体成分的方法很多；然而，由于安全性、可行性和可用性的考虑，很少几种用于临床，有些在婴儿和（或）儿童中不适用。一些方法提供了简便的脂肪和非脂肪组织量的测量，并附有参考数据，从而可以加强对儿童营养状况的监测。然而，身体构成方法的基本假设各不相同，且不规范，因此在选择方法时要谨慎，不同方法的结果是不可互换的。大多数身体构成方法都是研究工具；理解它们对于理解儿科营养文献很重要，因此将它们总结如下。几种人体成分评估方法现已广泛应用于临床。将会对它们分别讲述。

九、研究身体成分的技术

（一）水下称重法

水下称重法是最古老的估算人体脂肪和非脂肪组织量的方法，1942 年由 Albert Behnke 提出。水密度测量法，或称水下称重法，是以阿基米德的原理为基础的。该原理观察到，一个完全浸入水中的物体的重量相对于它在空气中的重量，与排开的水的体积的重量成正比。因为 1 毫升（ml）水的质量是 1 克（g），所以空气质量与水下质量之差等于物体的体积（单位：ml）。

然后用质量除以体积来计算身体密度。肺和肠内空气的体积以及空气和水的密度都需要修正。在假定脂肪和瘦组织的密度基本不变的情况下，当已知整个身体的密度时，就可以计算出它们的比例。Siri 公式最常用来估计体内脂肪的比例，如下所示：

$$Siri \quad 体脂 \%= （4.95/ 身体密度 - 4.50） \times 100$$

水下测重法要求一个人能够完全浸入水中足够长的时间来进行测量。这对年幼的儿童、婴儿、住院患者或有认知或身体残疾的人是不可行的。此外，该方法假定无脂质量密度恒定；然而，在儿童时期，无脂物质的水合作用减少，骨密度增加。这导致在估计儿童时期无脂肪量和脂肪量时会出现小错误，利用这一原理进行空气置换而不是水置换的新方法已经开发出来（见空气置换容积描记术）。

（二）身体总钾量

体细胞量代表身体的无脂肪细胞内空间。这是身体新陈代谢最活跃的细胞区，因为它包括器官和肌肉。由于钾位于细胞内液体中，可以通过在一个专门设计的闪烁室或身体总钾计数器中测量全身钾含量来估计体细胞总量。钾（^{40}K）是人体组织中自然存在的一种稳定同位素，只占体内还存在的非放射性 ^{39}K 的很小比例（0.011 8%）。身体总钾计数器测量 ^{40}K 发出的伽马射线，以确定全身 ^{40}K 的含量。该方法假设细胞内液体与体细胞质量的比例不变，因此体细胞质量估计为：身体总钾量（mmol）$\times 0.008\ 3$。这项技术是非侵入性的，但不实用，因为①它不可普及，需要一个完全铅隔离的房间；②需在专用室中隔离 30 ～ 60min；③婴儿或幼儿的瘦体质量少，单位时间内的放射性衰变相对比成人少，因此对他们的测量不够敏感。

（三）身体总水量

身体的非脂肪组成大部分是由水组成的，因此测定身体的水分含量可以用来估计身体的总脂肪和去脂肪质量。水的稳定同位素，氘（^2H）或氧 18（O^{18}）是自然产生的，可以口服小剂量，以确定身体的总水空间。基线的生物标本收集后，口服小剂量的 ^2H 或 O^{18}，并使之在机体平衡一段时间，再次收集样本，可通过测定体液中同位素浓度变化来估算身体总水量，如血清、尿液、唾液。该方法安全、无创、受试者负担很小，可用于各种自然环境以及住院婴儿和儿童。然而，分析标本以确定同位素浓度主要是在研究实验室进行，因此它在临床上用处不大。在成人中，瘦体质量的含水量相对稳定（72.3%），但在婴儿和儿童中，瘦组织的水合作用随年龄而变化。瘦组织的水合作用也随着肥胖而增加。这些因素影响了婴儿和儿童使用该技术估算全身水分和身体成分的准确性。

（四）中子活化法

体内中子活化分析是一种用来测量人体元素组成的技术。人体由 60 多种元素组成。只有 4 种元素构成了人体 95% 的成分：氧（65%），碳（18%），氢（10%），氮（3%）。

构成人体总成分比例大于 0.05% 的其他元素有：钠、钾、磷、氯、钙、镁和硫。中子活化法需要一个全身室，受试者在其中接受低剂量的中子辐照。中子与人体组织相互作用，激发目标元素，产生不稳定的同位素，释放伽马射线。全身伽马辐射计数器测量释放的能量和衰变率，以确定元素在体内的总量。所得信息用于了解人体的元素组成，也可用于根据已知元素在目标组织的构成多少来估计其他身体构成部分。例如，身体总氮量可以用来估计瘦体重，总钙含量可以用来估计骨量。这种方法完全不适合用于婴儿和儿童，因为涉及的风险，且全世界的中子活化室非常少。

（五）成像技术

成像方法，如定量计算机断层扫描（QCT）和磁共振成像（MRI），创造了新的机会，以了解身体构成部分的生长和发育。QCT 是一种基于 X 射线的技术，它依赖于组织的衰减特性，由组织密度和化学成分决定，以确定器官或组织构成部分的大小和密度。例如，中段的 QCT 图像可以用来确定脊椎骨小梁密度或皮下和腹腔内脂肪横断面面积。MRI 利用强大的磁场结合氢特有的射频脉冲产生信号，这些信号可以转化为器官和组织的详细图像。

MRI 比 QCT 更安全，因为它没有辐射暴露。MRI 已被用来估计腹内脂肪组织的体积，以及肌间脂肪组织的体积，骨骼肌的大小和内部器官的体积。磁共振波谱是一项更先进的技术，在肌细胞内和肝内脂质组分的测量等领域取得了突破。值得注意的是，MRI 和 QCT 都较昂贵，需要配合。婴儿和儿童可能需要镇静来完成检测，使其不适合许多研究应用。

十、临床评估身体成分的工具

（一）皮褶厚度测量

全身或局部体脂肪可以通过皮褶厚度来估计，这种技术在临床环境或床边很容易实现。经过适当的培训，这种技术安全、准确、快速且不昂贵。皮褶厚度需在标准测量部位使用弹簧卡尺确定。推荐使用 Holtain（Holtain，LTD，Cyrmych，UK）或 Lange（Cambridge Instruments，Silver Spring，MD）卡尺。如果可能，尽量测量右侧。通常测量肱三头肌皮褶厚度，因为它测量方便，且是能量状态的代表。结合臂围测量，可以估算上臂中部的脂肪面积和肌肉面积。

测量三头肌皮褶厚度时，儿童应身体直立，右臂放松下垂。在中上臂水平提起肱三头肌表面的脂肪和皮肤褶皱，与上臂中部处于同一水平，在这一位置测量上臂围（上臂垂直弯曲时肩峰和尺骨鹰嘴的中点）。抓住测量部位组织，使卡尺放置在皮肤褶上并松开，以便它们对皮下脂肪褶施加恒定的压力。

读数应在松开卡尺手柄 3s 后进行。肩胛下皮褶厚度是衡量躯干脂肪储存的指标。它是通过在肩胛骨下角以下的下侧对角线上提起皮肤褶来测量的。这些皮褶厚度测量方法的一个强大优势是可用的儿科参考数据（表 24.3；附录 Q-9.1，附录 Q-9.2）。此外，可以使用肱三头肌和肩胛下皮褶厚度来建立估计全身脂肪的预测方程。

其他已发表的方程采用的是 4 种皮褶厚度测量值（肱三头肌、肱二头肌、肩胛下和睑上皮褶）。测量皮褶厚度的主要缺点是无法在肥胖的个体中得到准确的测量值，并且需要经过培训才能得到可重复的测量值。

（二）空气置换体积描记法

空气置换描记法是一种新的、快速的、非侵袭性可用于婴儿和儿童全身脂肪和非脂肪组织测量的方法。这种方法测量的是人体排空的空气体积。空气置换体积描记器包含 2 个已知体积的腔室；一个用于患者，另一个用于测量连接两个腔室的隔膜振荡时的压力变化。这些压力的变化是精确测量的，置换量是通过调用 Boyle 定律来确定的，该定律指出体积和压力是成反比的。

对肺体积和身体周围不可压缩区域（如头发）以及皮肤表面空气的微对流进行了修正。

因为个体的重量是已知的，体积是测量出来的，所以密度是可以计算出来的。然后用身体密度来估计脂肪和非脂肪的质量单元（如水下测重法）。目前有 2 种这样的仪器；Bod Pod（Life Measurement Inc，Concord，CA）是用来测量儿童和成人的，而 Pea Pod 是为体重不超过 8kg 的婴儿设计的。这些仪器比水下称重更方便使用，对于肥胖者也较其他临床身体成分测量方法更为简单。

主要的局限包括：①要求将受试者封闭在腔室内，需要临床监护或持续输液的患者不能检测；②它假设非脂肪组织存在水合作用和矿物质组成。对于婴儿来说，这是一种首选的方法，因为它安全、快速、有效，不需要镇静，并能耐受活动。

（三）双能 X 线吸收仪

双能 X 线吸收仪（DXA）近来快速成为身体成分测量的优选方法，可用来测定婴儿、儿童和成人。该技术使用极低能量的 X 射线，并测量 X 射线穿过不同密度的组织时的衰减。对于给定的 X 射线能级，脂肪、肌肉和骨骼等组织具有独特的衰减特性。衰减是特定于组织和组织块的常数的函数。使用两束不同强度的能量束可以测定两个组织间隔。当 X 射线束经过软组织区域时，分别可测量瘦组织和脂肪组织的质量。当 X 射线束经过包括骨骼的区域时，使用算法求解骨骼和软组织，假设骨骼周围的软组织的组成与邻近的肌肉和脂肪软组织相似。通过这种方式，DXA 能够从全身扫描中估计出瘦肉、脂肪和骨矿物质的质量。

虽然，DXA 广泛用于评估儿童身体成分，但并没有经过充分验证。

DXA 的制造商不同和软件规格的不同对身体脂肪测产生明显差异。将 DXA 估计的脂肪量与 4 室模型（一种结合了全身水分、骨量和身体密度测量的方法）的测量值进行比较，显示出在儿科样本中存在系统性偏差，如肥胖儿童的脂肪量被高估。

肥胖中水合作用的上升瘦肉质密度下降，可能是导致这一结果的原因。由于 DXA 的型号模式和软件规格会影响儿童的身体组成结果，DXA 身体成分不应被作为"金标准"。尽管有这些局限性，最近发表的来自美国国家健康和营养检查调查的 8 岁及 8 岁以上儿童的身体脂肪百分比，瘦体重，脂肪质量指数［脂肪质量（kg）除以身高（m²）］和瘦体重指数［瘦体重（kg）除以身高（m²）］有可能增加 DXA 身体成分评估的临床应用。DXA 还可以用来评估全身扫描的内脏脂肪组织。这种方法已在儿童和成人中得到验证。

DXA 更广泛地用于骨量和骨密度的评估。全身和腰椎、股骨近端和前臂的区域 DXA 扫描通常用于确定成人的骨密度（BMD）；尽管股骨远端侧位扫描对于因患有挛缩或因有金属置入物而排除其他扫描部位的儿童是一可选部位，包含少量头部和腰椎的全身扫描仍是这些儿童首选的扫描部位。脊柱提供了骨小梁密度的指标，全身扫描主要是骨皮质。此外，全身扫描可以估算出全身的钙含量。值得注意的是，DXA 的骨密度并不是一种真实的体积密度测量方法，因为 DXA 是一种二维成像技术，不能确定骨的厚度。DXA 的骨密度通常被称为区域骨密度，因为它是基于骨矿物质含量（BMC）除以二维投影的骨面积得出的。随着儿童的成长，BMC 增加，骨尺寸在三维显像上增加。因此，年龄相关的面积骨密度变化很大程度上依赖于生长，仅部分反映体积骨密度的变化。

骨矿物质增生异常可归因于原发疾病，如成骨不全，或继发疾病，如早产或与炎症、吸收不良、饮食摄入改变、体力活动减少或使用影响骨矿物质代谢的药物有关的疾病。如糖皮质激素。除了钙和维生素 D，其他可能与骨密度有关的营养物质包括维生素 K、磷、锌、镁和蛋白质摄入。

DXA 有以下优点：它是安全的（辐射暴露相当于背景辐射）、准确、可重复、快速和广泛可用的。对于儿童和青少年，现在有关于 BMC、BMD 和身体组成的优秀参考数据。

DXA 的局限性包括：

（1）孕妇或扫描区域内有留置置入物的人不可用。

（2）大多数 DXA 设备都有体重上限，所以非常肥胖的人无法获得全身和脊柱扫描。

（3）受试者短时间内（视扫描情况而定）不可移动，需要配合。

（4）它假定脂肪、瘦肉和骨骼的组织组成是恒定的。

（四）生物电阻抗分析

生物电阻抗分析（BIA）是一种便携式、价格低廉的身体成分分析方法，经常用于调查类型的研究，并在锻炼计划等场景中流行应用。这种方法是基于电流通过体内的水和电解质传导的原理。电流阻抗与瘦组织的数量成正比。

预测方程将测量到的阻力转化为脂肪和非脂肪量的估值。预测方程是通过验证性研究得出的，这些研究将 BIA 与其他技术衍生的身体成分测量方法进行了比较，如成人的水密度测量和（或）同位素稀释法测量全身水分。预测方程的有效性并不总是很好，可能随着种族、肥胖状况、年龄或健康状况的函数而变化。BIA 不测量骨量。

BIA 有几种形式。最初的装置使用 4 个电极，2 个放在手上，2 个放在脚上。也有带有 8 个电极的装置。因为这些设计允许电极放置位置的灵活性，它们可以用来评估整体和四肢的身体组成。现在有脚对脚的分析器、手对手的分析器，以及一个结合了这两种分析器的模式。

VI

人体的水分随着正常的昼夜变化，存在微小的差异，但似乎对瘦体重的估计有显著差异。对于使用电极的模型，电源和探测器电极的适当放置是至关重要的，用于较小的孩子可能较为困难。生长中的儿童的瘦体质量的含水量及分布的变化也会导致阻抗随着年龄的增长而逐渐变化，这使得这种方法对于儿童来说极难校准。目前已对这种仪器做了各种各样的改进，以提高其精度。

多频 BIA 和生物电阻抗谱的工作原理与单频 BIA 相似。差别在于频率。在低频（< 5 kHz），电流阻抗是细胞外水的指标，因为这个频率不穿透细胞膜。在较高频率下，细胞膜不再充当电容器，细胞内的水也导电，从而降低了较高频率下的阻抗。

因此，身体总水和细胞外水量根据阻抗来估计的，细胞内水是根据这两项测量得来的。与单频 BIA 设备一样，需要预测方程来将测量到的阻抗转换为体内水和身体组成的估值。通常，这些预测方程是基于营养状况正常的健康个体，可能不适用于年龄范围以外的、健康状况影响体液平衡的或那些营养状况极端的患者。它们也没有考虑到骨量对非脂肪量占比的可变性。因此，尽管这些方法很有前景，但在监测单个临床患者时还不够准确，可能有助于研究群体特征。

十一、实验室评估

营养状况的初步实验室评估包括血液学状况和蛋白质营养的测量。没有贫血也不能排除营养缺乏，如铁、叶酸和维生素 B_{12} 缺乏。红细胞大小在贫血的鉴别诊断中很有价值。白蛋白浓度是比血清球蛋白浓度更好的蛋白质营养指标，因为它的生物半衰期较短（约 20d）。低白蛋白浓度发生在营养不良、肝病或白蛋白从体内大量流失时，如肾病、蛋白流失性肠病、烧伤或手术引流。所谓的由肝脏合成的内脏蛋白质 [如视黄醇结合蛋白半衰期为 12h，转甲状腺素蛋白（前白蛋白）半衰期为 1.9d 和转铁蛋白的半衰期 8d] 有比白蛋白较短的半衰期，它们也是相比血清白蛋白浓度来说更好地反映短期蛋白状态的指标（即合成代谢和分解代谢）。血清必需氨基酸的浓度可能低于非必需氨基酸的浓度，3- 甲基组氨酸的分泌在蛋白质缺乏的状态下增加。蛋白质消耗的其他异常包括肌酸酐浓度降低和羟脯氨酸分泌减少。

蛋白质状态的数值可能反映也可能不反映营养缺乏的程度。在单纯饥饿（消瘦）中，以牺牲躯体蛋白质为代价来维持内脏蛋白质循环库的趋势就是证明。饥饿时血尿素氮浓度呈下降趋势。然而，饮水受限的患者，如神经性厌食症患者，血清浓度可能升高。

营养不良时，由于稀释，血清钠浓度经常降低，因为在饥饿期间，身体的水分总量生理性增加。然而，该值很少低于 133mEq/L。稀释效应也可以通过血液学参数看到，如血细胞比容和血红蛋白浓度。免疫异常，如迟发性超敏反应的丧失，T 淋巴细胞的减少，淋巴细胞对体外植物血凝素刺激反应的改变，有时有助于临床测量营养状况。

特定营养素的测定有助于评估个体的营养状况，但它们的作用受到其在正常人群中的广泛差异和许多维生素测定结果不易获得的限制。部分生化指标的正常值见表 24.5。其他维生素，如生物素和烟酸，以及必需脂肪酸，也可以测定，但这些测定很少有临床指征。

矿物质浓度的评估，如钙、镁、磷、碘、铜和硒，在大多数实验室都很容易做到，有时作为营养评估的一部分，是值得测量的。

表 24.5　正常值：特定营养参数的生化测量

检测	年龄	正常范围	
		男童	女童
蛋白质、血液			
血清白蛋白 g/dl[a]	0～5 日龄	2.6～3.6	2.6～3.6
	6～30 日龄	2.8～4.0	2.8～4.0
	1～6 个月	3.1～4.2	3.1～4.2
	7～11 个月	3.3～4.3	3.3～4.3
	1～3 岁	3.5～4.6	3.5～4.6
	4～6 岁	3.5～5.2	3.5～5.2
	7～19 岁	3.7～5.6	3.7～5.6
	≥ 20 岁	3.5～5.0	3.5～5.0
视黄醇结合蛋白 mg/dl[b]		3.0～6.0	3.0～6.0
血尿素氮 mg/dl[a]	0～2 岁	2.0～19.0	2.0～19.0
	3～12 岁	5.0～17.0	5.0～17.0
	13～18 岁	7.0～18.0	7.0～18.0
	19～20 岁	8.0～21.0	8.0～21.0
	≥ 21 岁	9.0～20.0	7.0～17.0
转铁蛋白 mg/dl[a]		180～370	180～370
前白蛋白 mg/dl[a]	0～11 个月	6.0～21.0	6.0～21.0
	1～5 岁	14.0～30.0	14.0～30.0
	6～9 岁	15.0～33.0	15.0～33.0
	10～13 岁	20.0～36.0	20.0～36.0
	≥ 14 岁	22.0～45.0	22.0～45.0
蛋白质，尿			
肌酐 / 身高指数		> 0.9	> 0.9
3- 甲基组氨酸，nmol/mg 肌酐[a]	1～6 日龄	81～384	81～384
	7～8 周	75～430	75～430
	9 周～12 个月	142～377	142～377
	13 个月～3 岁	134～647	134～647
	≥ 4 岁	93～323	93～323

续表

检测	年龄	正常范围	
		男童	女童
肌酸酐 (24h), mg/d[b]	0～2 岁	NA	NA
	3～8 岁	140～700	140～700
	9～12 岁	300～1300	300～1300
	13～17 岁	500～2300	400～1600
	18～50 岁	1000～2500	700～1600
羟脯氨酸指数		＞2	＞2
维生素 A			
血清或血浆视黄醇, μg/dl[b]	0～1 个月	18～50	18～50
	2 个月～12 岁	20～50	20～50
	13～17 岁	26～70	26～70
	≥18 岁	30～120	30～120
维生素 D			
25-OH-D$_3$, ng/ml[a]		＞20	＞20
1-25-OH-D$_3$, pg/ml[b]		15～75	15～75
叶酸			
血清叶酸, ng/ml[a]	0～1 岁	7.2～22.4	6.3～22.7
	2～3 岁	2.5～15.0	1.7～15.7
	4～6 岁	0.5～13.0	2.7～14.1
	7～9 岁	2.3～11.9	2.4～13.4
	10～12 岁	1.5～10.8	1.0～10.2
	13～17 岁	1.2～8.8	1.2～7.2
	≥18 岁	2.8～13.5	2.8～13.0
红细胞叶酸, ng/ml[b]		280～903	280～903
维生素 K			
凝血酶原时间, s[a]	0～5 个月	NA	NA
	≥6 个月	11.7～13.2	11.7～13.2
维生素 E			
血清或血浆 α- 生育酚, mg/L[a]	0～1 个月	1.0～3.5	1.0～3.5
	2～5 个月	2.0～6.0	2.0～6.0
	6～12 个月	3.5～8.0	3.5～8.0
	2～12 岁	5.5～9.0	5.5～9.0
	≥13 岁	5.5～18.0	5.5～18.0
维生素 C			

续表

检测	年龄	正常范围	
		男童	女童
血浆维生素 C，mg/dl[b]		0.4 ～ 2.0	0.4 ～ 2.0
维生素 B_{12}			
血清维生素 B_{12}，pg/ml[a]	0 ～ 1 岁	293 ～ 1208	228 ～ 1514
	2 ～ 3 岁	264 ～ 1216	416 ～ 1209
	4 ～ 6 岁	245 ～ 1078	313 ～ 1407
	7 ～ 9 岁	271 ～ 1170	247 ～ 1174
	10 ～ 12 岁	183 ～ 1088	197 ～ 1019
	13 ～ 17 岁	214 ～ 865	182 ～ 820
	≥ 18 岁	199 ～ 732	199 ～ 732
铁			
血细胞比容，%[a]	0 日龄	42.0 ～ 60.0	42.0 ～ 60.0
	1 ～ 29 日龄	45.0 ～ 65.0	45.0 ～ 65.0
	1 ～ 2 个月	31.0 ～ 55.0	31.0 ～ 55.0
	3 ～ 5 个月	29.0 ～ 41.0	29.0 ～ 41.0
	6 ～ 12 个月	33.0 ～ 39.0	33.0 ～ 39.0
	2 ～ 5 岁	34.0 ～ 40.0	34.0 ～ 40.0
	6 ～ 11 岁	35.0 ～ 45.0	35.0 ～ 45.0
	12 ～ 17 岁	37.0 ～ 49.0	36.0 ～ 46.0
	≥ 18 岁	41.0 ～ 52.0	36.0 ～ 46.0
血红蛋白 g/dl[a]	0 日龄	13.5 ～ 19.5	13.5 ～ 19.5
	1 ～ 29 日龄	14.5 ～ 22.0	14.5 ～ 22.0
	1 ～ 2 个月	10.0 ～ 18.0	10.0 ～ 18.0
	3 ～ 5 个月	9.5 ～ 13.5	9.5 ～ 13.5
	6 ～ 12 个月	10.5 ～ 13.5	10.5 ～ 13.5
	2 ～ 5 岁	11.5 ～ 13.5	11.5 ～ 13.5
	6 ～ 11 岁	11.5 ～ 15.5	11.5 ～ 15.5
	12 ～ 17 岁	13.0 ～ 16.0	12.0 ～ 16.0
	≥ 18 岁	13.5 ～ 17.0	12.0 ～ 16.0
血清铁蛋白，ng/ml[a]	0 ～ 6 个月	6 ～ 400	6 ～ 430
	7 ～ 35 个月	12 ～ 57	12 ～ 60
	3 ～ 14 岁	14 ～ 80	12 ～ 73
	15 ～ 19 岁	20 ～ 155	12 ～ 90
	20 ～ 29 岁	38 ～ 270	12 ～ 114

VI

续表

检测	年龄	正常范围	
		男童	女童
血清铁，μg/dl[b]	0～6 周	100～250	100～250
	7 周～11 个月	40～100	40～100
	1～10 岁	50～120	50～120
	≥ 11 岁	50～170	30～160
血清总铁结合力，μg/dl[b]	0～2 个月	59～175	59～175
	3 个月～17 岁	250～400	250～400
	≥ 18 岁	240～450	240～450
血清转铁蛋白饱和度，%[b]		20～50	20～50
血清转铁蛋白，mg/dl[a]		180～370	180～370
红细胞卟啉（全血），μg/dl[b]		0～35	0～35
锌			
血清锌，μg/dl[b]	0～16 岁	66～144	66～144
	≥ 17 岁	75～291	65～256
磷			
血清磷，mg/dl[a]	0 日～11 个月	4.8～8.2	4.8～8.2
	1～3 岁	3.8～6.5	3.8～6.5
	4～6 岁	4.1～5.4	4.1～5.4
	7～11 岁	3.7～5.6	3.7～5.6
	12～13 岁	3.3～5.4	3.3～5.4
	14～15 岁	2.9～5.4	2.9～5.4
	16～20 岁	2.7～4.7	2.7～4.7
	≥ 21 岁	2.5～4.5	2.5～4.5
钙			
血清总钙，mg/dl[a]	0 日龄	6.9～9.4	6.9～9.4
	1～6 日龄	8.0～11.4	8.0～11.4
	7～13 日龄	8.0～11.2	8.0～11.2
	14～29 日龄	9.3～10.9	9.3～10.9
	1 个月	9.3～10.7	9.3～10.7
	2 个月	9.3～10.6	9.3～10.6
	3～4 个月	9.2～10.5	9.2～10.5
	5～11 个月	9.2～10.4	9.2～10.4
	1～3 岁	8.7～9.8	8.7～9.8
	4～20 岁	8.8～10.1	8.8～10.1
	≥ 21 岁	8.4～10.2	8.4～10.2

续表

检测	年龄	正常范围	
		男童	女童
血清游离钙，mmol/L[a]	0 日龄	1.07 ～ 1.27	1.07 ～ 1.27
	1 日龄至 1 岁	1.00 ～ 1.17	1.00 ～ 1.17
	2 ～ 4 岁	1.21 ～ 1.37	1.21 ～ 1.37
	5 ～ 17 岁	1.15 ～ 1.34	1.15 ～ 1.34
	≥ 18 岁	1.12 ～ 1.3	1.12 ～ 1.3
镁			
血清镁，mg/dl[a]	0 ～ 20 岁	1.5 ～ 2.5	1.5 ～ 2.5
	21+ 岁	1.6 ～ 2.3	1.6 ～ 2.3
铜			
血清铜，μg/dl[b]	0 ～ 6 个月	20 ～ 70	20 ～ 70
	7 个月至 18 岁	90 ～ 190	90 ～ 190
	≥ 19 岁	70 ～ 140	80 ～ 155
硒			
血清硒，μg/dl[b]		23 ～ 190	23 ～ 190

NA. 代表无数据；

a. 代表费城儿童医院检验的实验数据（2011）

b. 从 ARUP 实验室检索的实验数据 http://www.aruplab.com/（June 27，2011）

（翻译　上海交通大学医学院附属新华医院　蔡　威

崔巢健康科学　李文军）

第 **25** 章

儿童喂养和吞咽障碍疾病

一、概　　述

　　喂养是一项需要投入各种心思的复杂活动，并且需要一些非常精确的技能。文化背景是一个常被忽略的喂养问题。首先，每个家庭都有独特的口味及餐桌活动，而这些由家庭文化和经验所决定。其次，儿童本身具有独特的味觉和质地的偏好，而这些会随着孩子的成熟而改变。这些因素与进食和吞咽所涉及的生物学和生理学相关。进食和吞咽涉及各种精确的而机械的限制步骤，因此为潜在的功能障碍的发生提供机会。喂养问题从未像生物学／解剖学或单纯的行为学那么简单，而是涉及多个因素。

　　评估和治疗患有喂养障碍的儿童涉及多种学科。因为不同的专业都有不同的侧重点，所以他们对这些问题的看法也不同。通过对文献进行综述可以发现不同具体学科对喂养问题的定义和方法差异很大。为明确这一问题，一个多学科工作组发布了儿科喂养障碍定义和概念框架的共识。

二、儿童喂养障碍

　　儿童喂养障碍（PFD）的普遍定义是"经口摄入功能比同龄儿低下，的口腔食物或流质食物的口腔处理能力受损，包括未成熟的发育喂养技巧、口头／感觉厌恶、偏食、食欲低下、拒食和心理社会功能障碍。"喂养障碍包括口腔内机械运动或感觉问题。基于机械运动的喂养困难包括食物在吞咽前难以从口腔前部移动到口腔后部。需注意年龄、发育喂养技能及摄入满足营养需求的重要性。儿童的喂养方法及具体食物，随着时间的推移有很大的不同。PFD 的症状必须出现至少 2 周；出现的症状少于 3 个月被认为是急性 PFD，持续超过 3 个月的被认为是慢性 PFD。

　　从定义来看，儿童喂养障碍有 4 个领域：医疗、营养、喂养技能和心理障碍。医学领域包括解剖、神经和可能导致炎症的发育问题。PFD 的营养领域包括影响营养状态的摄入量改变。喂养技能领域是指缺乏正常喂养技能的发展，这可能是由于医疗问题或只是不利或延迟的喂养暴露。一旦错过了合适的发育时期，就很难建立正常的进食模式。社会心理学领域包括儿童与其照顾者之间的复杂互动及整体社会状况。

（一）可能与摄食相关的神经源性的感觉问题

有些儿童的喂养障碍归因于感官问题。他们根据所提供食物的外观、气味、质地、味道或温度来限制摄入量。这可能是从不符合喂养障碍的"挑食"到极其有限的摄入量导致的营养不良。许多孩子是"新食物恐惧症患者"，不愿尝试新事物，这也可能不是进食障碍。进食困难也可源于感觉系统功能障碍，包括食物相关的味道和质地的感觉信息整合困难。神经源性的感觉问题，如出现在自闭症障碍综合征（ASDs），可能导致长期的喂养问题，包括食物的高选择性和厌食。解决这些问题的方法通常是多学科的，包括行为、营养干预。

（二）口腔运动障碍与儿童喂养困难

另一组患有 PFD 的儿童的特征是口腔运动障碍。语音语言病理学家的职责是对口腔运动障碍、进食发育延迟和吞咽功能障碍进行评估和干预，他们可以通过干预治疗来提高口腔运动的力量和协调性。

（三）喂养困难小结

即使最初的摄食问题已经解决，与该问题相关的学习行为通常也会持续存在。这些喂养困难需要行为治疗方法。许多重要的医疗中心都有针对喂养问题的多学科门诊团队。还有一些强化住院喂养障碍项目，但对于许多存在这些问题的家庭来说，这些往往是价格昂贵而且且距离家里远。

三、吞　咽　障　碍

吞咽主要是一种无意识的反应。吞咽困难导致进食问题，因为患儿为了避免摄食而导致喂养问题。严重的食管炎导致吞咽痛，也可导致摄入量减少。食管炎症可能因严重的胃食管反流、嗜酸性食管炎（过敏性病因）或其他各种病因引起。一些儿童发生创伤性吞咽事件，可能导致持续的吞咽恐惧（歇斯底里球）。

吞咽问题的评估因患者的年龄和病史而不同。因此，关键的第一步是获得完整的病史。通常，第二步是上消化道造影研究，以描绘解剖结构，并大体评估上胃肠道的运动。许多存在这些问题的儿童咨询了儿科胃肠病学家。可能需要进行食管胃十二指肠镜检查和肠黏膜活检。可推荐使用 pH 探针定量反流。一些患者可能需要进行食管运动研究，以评估上消化道的动力障碍。

（一）吞咽困难

对于大多数儿童来说，主要的营养摄入方式是经口喂养。然而，安全吞咽食物是一项非常复杂的活动，需要高度复杂的神经肌肉协调。口咽是营养和呼吸的共同入口点。如果安全吞咽所涉及的众多复杂步骤中有一个出现功能障碍，就存在误吸的风险。在胚胎发育的早期，发育到肠道和呼吸道的管状结构是最先形成的。妊娠 3.5 ~ 4 周前肠的芽成为气管。在此过程中可发生多种发育错误，导致肠道和呼吸道分离不完全，从而导致喉裂、气管食管瘘和其他易发生误吸的先天性畸形。

即使在上消化道和（或）呼吸道没有先天性异常的情况下，也可能发生吞咽障碍。呼吸和吞咽之间的协调是非常复杂的，涉及许多不同的运动活动，这些活动可能会受到各种结构性或神经肌肉疾病的不利影响。吞咽有 3 个不同的阶段。第一阶段：自主性的口腔阶段，咀嚼食物并将其移至口腔后部。第二阶段：咽部阶段是不自主的，需要几个步骤。吞咽时喉部提升、声带闭合以保护气道，咽部肌肉以波浪式运动将食物送入食管。第三阶段：食管期，也是非自主的。上食管括约肌打开，一旦食物进入食管，它就被有组织的蠕动推向胃。

吞咽困难是指难以将食物从口腔转移到食管。吞咽困难可导致各种医疗问题，有发生误吸的风险，可能继发肺部反复感染。同时，有吞咽问题或吞咽困难的孩子通常伴随神经系统的问题（如脑性瘫痪、神经肌肉疾病）或上呼吸道结构异常（如喉裂、气管食管瘘），这些是破坏吞咽协调主要病因。患有这些症状的儿童需要综合评估，因为他们吞咽困难的风险很高。吞咽困难通常由言语病理学家进行评估，通常与放射科医师或其他专家联合进行。运用成像技术进行进一步的影像学评估监测吞咽的口腔 / 咽部情况，最常用的是荧光透视影像学的吞咽研究或纤维内镜检查（FEES）。吞咽困难有不同程度，从所有食物质地的完全吞咽困难到仅有稀薄液体的吞咽困难。

（二）吞咽困难治疗

合理干预取决于吞咽困难的原因和程度。一些儿童需要胃造瘘喂养并避免经口进食，而另一些儿童则从提升喂养技能的治疗中获益。指导吞咽困难治疗的实验证据很少。对患神经系统诊断和吞咽困难的儿童的进行 Cochrane 审查，未发现足够的高水平证据支持口腔感觉运动或加强嘴唇干预的有效性。预后取决于吞咽困难的病因和发育进展的潜力。

用来治疗吞咽困难的主要干预措施之一就是增稠喂养。虽然这项技术被广泛使用，但令人惊讶的是，很少有研究记录增稠饲料的效果。对 2 周～ 14 个月有吞咽困难记录的婴儿进行的一项研究发现，增稠喂养导致呼吸道症状减少，婴儿经口摄入量增加。一项系统回顾综述发现，有 6 项研究支持对患有吞咽困难的儿童使用增稠喂养。同一篇综述发现，有 16 项研究未记录任何明显的不良影响。然而，在早产儿和新生儿中使用增稠喂养已报告不良事件。2011 年 5 月，美国食品药品监督管理局（FDA）发布了一份 15 名早产儿的报告，在使用增稠剂后患上坏死性小肠结肠炎（NEC）。早产儿的胃肠道可能没有完全发育的黏膜屏障。目前，增稠剂导致 NEC 的明确病因尚不清楚。

目前市面上所有增稠剂代理商均有标签警告，禁止在婴儿早期使用。一般建议是，在纠正胎龄 44 周，患 NEC 的风险降到最低之前，不应使用增稠剂。

除了绕过口腔和鼻腔的鼻饲管喂养，很少有替代增稠配方的方法来继续经口喂养。治疗吞咽困难的一种可能的方法是使用缓慢流动的奶嘴来减缓奶瓶喂养的速度，使其达到安全喂养的程度。当研究过奶嘴流率时，测量到的流率变化非常大，即使是同一个类型的不同奶嘴，它们的测量流速也有很大差异。另一种方法是采用侧卧姿势喂食，而不是正常的"摇篮"姿势。只有几项小型研究关于这种方法的结果不一致。

（三）小结

儿童吞咽障碍的适当评估和治疗需要多个学科的投入。评估从完整的病史开始，然后告知后续更具侵入性的评估。目前不推荐早产儿和新生儿使用增稠剂治疗吞咽困难。

（翻译　广州市妇女儿童医疗中心　龚四堂）

第 *26* 章

营养不良

一、概　　述

过去版本的《儿童营养学》中有一个章节叫作"生长不良"（Failure to Thrive，FTT）。但是，长久以来，这一术语作为一种诊断"标签"一直被认为是不合适的。家长们不喜欢"不良"这个词，卫生保健专业人员也知道这是一个模糊的描述性术语，没有提供明确的诊断方向。第 7 版《儿童营养学》明确了这一点，指出：生长不良是一个不准确且陈旧的术语，是指儿童的发育明显落后于同年龄同性别的正常儿童。并且编者们想要说明的是生长不良背后的原因其实是营养不良。

二、定义和流行病学

本小节主要着重于营养不良，特别是高 / 中、高收入国家（UMHI）的营养不良。关于低收入和中等收入国家的营养不良问题，请参见第 10 章：全球儿科营养。

现在人们普遍认识到，在 UMHI 国家，与潜在疾病（如感染）和因亚急性及慢性疾病住院的所有年龄段儿童普遍存在营养不良。2008 年一项综述发现，1990—2008 年 UMHI 国家住院患儿营养不良的患病率从 6.1% 到 32% 不等。然而，在此篇综述中，不同研究间对于营养不良的诊断 / 定义有很大的不同。有 6 个国家报道了营养不良患病率，却使用了 5 个不同的定义。1976 年，美国有一儿童医院报道 35% 的患者存在严重营养不良，1992 年该医院再次报告有 24.5% 的患者存在急性营养不良，27.3% 为慢性营养不良。这些患病率是根据同一天的测量结果得出的。其他研究也报道了高达 51% 的患病率。这些患病率是对患儿进行营养不良检测时得出的。而美国 2010 年医疗保健成本和利用项目（HCUP）对儿童营养不良进行索赔时发现，2.8% 的 1 岁以下儿童，发现营养不良的出院代码被提交，1 ～ 17 岁为 1.5%。此数据表明住院儿童营养不良的诊断率明显不足。对美国儿童营养不良潜在程度的另一项估计来自于确定儿童是否需要"特殊保健服务"的美国卫生与公共服务部门。此部分儿童被定义为"患有或处于慢性身体、发育、行为或情绪状况高风险的人，他们需要健康或与健康有关的服务的类型和数量超出普通儿童所需。"

目前美国有 14% 的儿童符合这一定义。

由疾病导致和与疾病无关的营养不良概念由 AAP 提出，并被采用。儿童营养不良的真正定义是营养需求和摄入之间的不平衡。导致能量、蛋白质或微量营养素的累积不足，对生长、发育和其他相关结果产生不良影响。营养摄入不平衡和营养不足可由潜在的喂养史和可测量的参数来体现。该定义还包括了体格测量、营养不良的病因和长期性、发病机制及发育和功能结果等方面。图 26.1 提供了一了解营养不良和上述各个因素之间关系的框架。

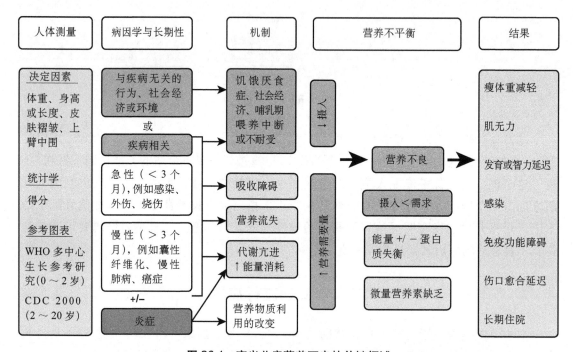

图 26.1　定义儿童营养不良的关键领域

经许可引自 Mehta NM, Corkins MR, Lyman B, et al. American Society for Parenteral and Enteral Nutrition Board of Directors. Defining pediatric malnutrition: a paradigm shift toward etiology-related definitions. JPEN J Parenter Enteral Nutr. 2013;37(4):460-481.

根据此框架，预测营养不良最可靠的体格测量指标是体重、身高 / 身长、体质指数（BMI）和上臂围（MUAC）。上臂围此项测量指标还没有常规使用。然而，文献表明，它是一个很好的营养指标，可以替代体重，并避免因体液转移和水肿造成的不准确的营养状况评价。已有研究也证明上臂围是一个很好的预测营养不良相关死亡率的指标。体格测量指标的获取需要适当的技术及专业的测量。

z 值和均值离差法，现在被常规推荐用于评估体格测量指标。1977 年起，WHO 开始推荐使用 z 值。百分位数法在定义儿科患者营养不良方面用处不大。低于 P3 可能仅稍低于或远远低于第 3 百分位。z 值是连续的，因此是可定量的。需要使用生长曲线来确定营养不良，2 岁以内（身长）参考 WHO 的生长曲线，2 ～ 20 岁儿童（身高）参考 CDC 的生长曲线。在过去，获取各种体格测量指标的 z 值非常困难，但是现在可以通过软件快速获得适当的 z 值（表 26.1）。理想情况下，电子医疗记录应该能够计算、绘制和显示所有体格测量指标的适当 z 值（表 26.2 和表 26.3）。

表 26.1　人体测量学电子资源

http://www.cdc.gov/growthcharts/computer_programs.htm
http://www.peditools.org
http://www.who.int/childgrowth/software/en/

表 26.2　单次诊断 Z 值

	轻度营养不良	中度营养不良	重度营养不良
身高别体重 z 值	− 1 ～ − 1.9	− 2 ～ − 2.9	− 3 或更大的 z 值
年龄别 BMI z 值	− 1 ～ − 1.9	− 2 ～ − 2.9	− 3 或更大的 z 值
身长 / 身高 z 值	无数据	无数据	− 3
中上臂围	≥ − 1 ～ − 1.9	≥ − 1 ～ − 1.9	≥ − 3

表 26.2 和表 26.3 经许可引自 Becker P, Nieman Carney L, Corkins MR, et al. Consensus statement of the academy of nutrition and dietetics/American society for parenteral and enteral nutrition: indicators recommended for the identification and documentation of pediatric malnutrition(undernutrition). Nutr Clin Pract. 2015; 30(1): 147-161.

表 26.3　多次诊断 Z 值

	轻度营养不良	中度营养不良	重度营养不良
增重速度（＜ 2 岁）	低于预期体重增加标准的 75%	低于预期体重增加标准的 50%	低于预期体重增加标准的 2%
体重减轻（2 ～ 20 岁）	正常体重的 5%	正常体重的 7.5%	正常体重的 10%
身长 / 身高别体重减轻 z 值	z 值下降 1	z 值下降 2	z 值下降 3
营养摄入不足	估计能量 / 蛋白质需求的 51% ～ 75%	估计能量 / 蛋白质需求的 26% ～ 50%	≤ 估计能量 / 蛋白质需求的 25%

一个多社会工作队在大量的文献综述基础上提出了一份关于营养不良指标的文件，该文件与中低收入国家使用的指标一致（见第 10 章全球儿科营养）。为更准确的诊断营养不良，需测量两个指标后获得；但是，为了不使那些需要干预的儿童被漏诊，也可基于一个测量指标获得诊断。

一些需要特殊护理的孩子的某些测量指标无法获得，因此需要使用备选的体格测量指标（如顶臀长、臂展），尽管这些指标没有相关的参考标准。儿童长期营养不良的一个重要后果是生长迟缓（stunting）（另见第 10 章全球儿科营养）。生长迟缓儿童的年龄别身高和同年龄身高别体重的 z 值均会下降，但是 BMI 可能并不会出现异常，因为营养不良同时影响了身高和体重。

根据美国国家卫生统计中心的标准，如果疾病进程或营养不良状态＜ 3 个月视为急性，超过 3 个月则为慢性。一旦诊断为营养不良，需要记录营养不良的程度，随访造成营养不良的疾病，并提供相应佐证。举例来说，中度营养不良，由先天性心脏病造成，佐证为 BMI 的 z 值< − 2.5。

三、患　病　率

营养不良的新定义于 2013 年发表，所以文献中才开始出现该定义。因此，各种各样的研究在文献中使用他们自己定义的营养不良。大多数已发表的研究关注的是住院儿童的营养不良率。如前所述，2008 年发表的一篇综述发现，住院儿童营养不良患病率从 6.1% 到 32% 不等。该研究来自 6 个不同的国家，使用了 5 种不同的定义。波士顿儿童医院的研究者发表了 2 项横断面研究，评估了其院内特定一天内儿童的营养不良率。1976 年，研究人员发现 35% 的住院儿童存在急性营养不良，47% 为慢性营养不良。1992 年，他们再次进行调查，发现 24.5% 的儿童为急性营养不良，27.3% 为慢性营养不良。其他研究曾报道患病率高达 51%。

这些患病率的数据都来自对营养不良的评估研究。它们必须与实际医保报销数据中的数字进行对比。2010 年 HCUP 对儿童营养不良进行医保报销时发现，2.8% 的 1 岁以下儿童和 1.5% 的 1 ~ 17 岁儿童营养不良的出院代码被提交。这些数据表明住院儿童营养不良的诊断严重不足，根据目前研究，患病率至少是现有编码提交数量的 2 倍。

四、病　　因

过去确定儿童体重低下（underweight）或营养不良原因的方法是将原因分为"器质性"和"非器质性"两方面。然而，社会、行为和环境都与儿童的潜在疾病相关，所以此种方法现在被认为是过时的了。在最近的一项研究中，大多数最初诊断为体重增加不良的住院患者通过行为干预得到改善，并且没有发现伴发潜在的慢性疾病。但是，同一研究发现，伴有内科/外科疾病的儿童住院时间更长，体重增加得更慢。另一方面，也需要认识到患有潜在慢性疾病的儿童营养不良发生率很高。Pawellek 等发表了不同疾病造成的营养不良率（表 26.4）。

表 26.4　基于基础疾病类型的营养不良患病率

疾病	患病率
中枢神经系统疾病	40%
传染病	34.5%
囊性纤维化	33.3%
周期性呕吐综合征	28.6%
肿瘤	27.3%
胃肠疾病	23.6%
多重诊断	43.8%

经许可引自 Pawellek I, Dokoupil K, Koletzko B. Prevalence of malnutrition in paediatric hospital patients. Clin Nutr. 2008;27(1):72-76.

另一项研究评估了多次因"生长迟缓"再入院的儿童及相关危险因素，发现在那些因生长迟缓而再次入院的儿童中，40.8% 的人至少有一种复杂的慢性疾病，16.4% 的人至少有两种或两种以上。基础疾病不仅会造成营养不良，还使其更难治疗。

如图 26.1 所示，非疾病相关的营养不良也有影响儿童生长和发育的可能。父母的社会背景、情感和行为风险也会导致婴幼儿营养不良，主要包括：

1. 父母抑郁，压力，婚姻冲突，离婚。
2. 虐待儿童的家族史。
3. 父母智力障碍和心理问题。
4. 缺乏社会支持的年轻单身母亲。
5. 家庭暴力。
6. 酒精或其他物质滥用。
7. 有虐待儿童的前科。
8. 社交孤立和（或）贫穷。
9. 适应和社会技能不足的父母。
10. 过分关注事业和（或）总是离家的父母。
11. 不遵医嘱。
12. 缺乏对正常生长发育的了解。

五、远 期 预 后

来自多个国际研究的汇总数据发现，轻度至中度营养不良儿童的死亡率会增高 2.2 倍。除了对死亡率的担忧，还要关注对患者健康和发育的长期影响。有证据表明，生命早期 1000 天的代谢进程会影响成年后的健康。此阶段，大脑发育迅速，孕期健康和产后婴幼儿营养状况会对其造成极大影响，从而影响远期的认知发育。

较少有前瞻性纵向队列研究可用来评估营养不良对行为、情绪、认知和远期预后的影响。在毛里求斯岛进行的一项前瞻性队列研究随访了 1559 名 3 ~ 11 岁的儿童，在 3 岁时评估其营养不良或贫血的情况。随后这些儿童被随访了 8 年，并根据心理社会混杂因素进行了调整。3 岁时有 3 项指标提示营养不良，11 岁时的智商测定结果较正常儿童下降 15.3%。这些儿童在整个童年时期基本上都生活在相同的社会 / 生态和家庭环境中，但不可能控制社会 / 生态因素对认知发展和智商的所有影响。来自 Carolina Abecedarian Project 的研究显示了早期营养干预对营养不良婴幼儿的价值，该研究随访了 1972—1977 年来自贫困的阿巴拉契亚地区的 122 名儿童，该批孩子被随机分为 2 组。65 名儿童接受了教育干预，并提供两顿饭和一份零食，另外 57 名儿童接受了 15 个月的免费配方奶粉，外加标准的公共教育和学校午餐。干预组的男孩在童年期 BMI 值低于对照组，且持续到成年期，这些男性儿童在 35 岁左右患心血管疾病和代谢综合征的风险低于对照组。干预组的女性受试者中没有观察到这些结果。

六、短 期 预 后

各种研究表明,营养不良儿童的短期预后都是不利的。而那些证明干预价值的研究却很少。从伦理的角度看,研究的设计显然是很难的。来自同一家儿童医院急诊科的数据显示,就诊的儿童中,有 24.5% 营养不良的儿童需要住院,而营养充足儿童则为 16.6%。营养不良儿童呼吸道感染和骨折发病率均会增加。来自欧洲儿科医院的一项前瞻性、多中心研究也发现,中度至重度营养不良的儿童住院时间明显更长(分别为 1.6d 和 1.3d)。另一项研究表明,术前营养不良的儿科患者术后住院天数会增加 2 倍,感染并发症的发生率明显更高。患有先天性心脏病和营养不良的儿童术后监护室留观时间会增加 1.4d,机械通气时间会延长 17h。

2010 年 HCUP 的数据可能低估了营养不良儿童的数量,该数据发现诊断为营养不良的儿童住院时间明显更长(9.7d 与 3.8d)。数据的一个关键结果是,平均住院费用有显著差异,营养不良患者为 55 255 美元,而营养状况良好的患者为 17 309 美元。

七、评   估

营养不良的原因可分为三大类:摄入不足、损失过多或新陈代谢加快。营养不良儿童的评估,首先需要了解儿童及其父母完整的家族和疾病史,以此了解儿童是否存在潜在的疾病过程,可以更好地预测营养不良的原因。在既往史中还可以发现家长报告的营养摄入量是否达到儿童健康所需的水平,或是否存在造成营养丢失的潜在原因。

其次是全面的体格检查,包括体格测量,用于确定是否存在营养不良。医护人员应寻找任何可能导致营养不良的疾病过程的特征,以及任何提示营养不良的结果(体格测量等)。较常见的营养不良表现包括消瘦、皮下脂肪的丢失以及皮肤、头发和指甲的改变。另一项检查内容是观察喂养情况。通过观察父母与孩子的互动,可以了解孩子是否有吞咽等饮食行为问题。

病史和体格检查的结果将指导进一步的评估。Larson-Nath 等关于体重增加较差的住院儿童的报告发现,测试结果往往并不能诊断营养不良,他们建议将“喂养和随访体重增加情况”作为第一步。有一研究儿童营养不良定义的工作小组发现,没有证据支持任何实验室检查可以诊断营养不良,并发现评估营养状况的唯一有证据的方法是定期准确地测量儿童的体格测量指标。因此,对于既往没有监测生长发育指标的儿童,首先要进行密切观察,并定期评估。这种随访可以在有能力定期密切和频繁追踪婴幼儿发育水平的门诊进行,如情况严重的儿童,可能需要住院治疗。

八、治   疗

第一种干预是营养补充。然而,对于中度至重度营养不良的儿童,营养补充必须谨慎,因为患者有发展为再进食综合征(refeeding syndrome)的风险。再进食综合征指的是磷酸盐、钾和镁元素在代谢过程中向"进食"状态的转变,可能会造成严重后果,甚至危及生命。最安全的方法是定期监测电解质,包括磷、钾和镁,经常补充磷和钾及适当的维生素。

如果胃肠道有功能(运动、吸收和消化都正常),口服或肠内喂养是营养康复的首选途径。如果因为潜在的内科或外科疾病存在严重的胃肠道功能损害,极少数情况下可能需要使用肠外营养。营养补充的方式需因人而异。理想情况是,首先为患者提供标准的饮食,记录其摄入量,并监测其体重增加情况。如果已知有通过改变口味、食欲或胃肠蠕动影响摄入量的潜在疾病,那么可以选择鼻胃管喂养。鼻胃管喂养也可用于需要增加代谢需求的已知疾病。此方法可以记录体重增加,更好的保证热量摄入。

营养不良与免疫功能障碍有关(见第35章营养与免疫)。Trehan 等证实,严重急性营养不良的患者与对照组相比,当儿童在诊断时预防性使用抗生素时,可以降低死亡率,改善体重增加情况。目前关于在轻度急性或慢性营养不良中预防性使用抗生素尚未被研究,因此不推荐使用。

如果营养不良是由于父母或抚养人的疏忽造成的,那么就需要向当地儿童保护服务机构报告。这样一份报告可以为家庭提供最符合儿童利益的资源和干预措施。

九、小　结

伴有内科或外科疾病的婴幼儿中,营养不良很常见。大多数被诊断为营养不良的患儿都存在心理社会因素。营养不良的诊断主要基于儿童体格测量、详细的家族史和疾病史及全面的体格检查。营养不良对儿童有短期和长期的影响。贫穷仍然是婴幼儿营养不良最重要的社会风险因素。对于与潜在疾病无关的营养不良儿童,解决环境和家庭心理社会因素及根据年龄选择恰当饮食仍然是最佳选择。

(翻译　浙江大学医学院附属儿童医院　赵正言)

VI

第27章

慢性腹泻病

一、概　　述

　　婴儿和儿童慢性或迁延性腹泻治疗一直是医学史上的重大挑战。在发展中国家，积极的口服补液方案显著降低了慢性腹泻的发病率和死亡率。在20世纪60年代研发的口服补液溶液彻底改革了成人和儿童重度急性腹泻病的治疗。然而，世界卫生组织（WHO）指出，腹泻疾病是儿童死亡的第二大原因，全球每年约有50万人死亡。腹泻病（如，反复发作）仍然是5岁以下儿童营养不良的主要原因。

　　本章着眼于资源丰富国家的慢性腹泻状态。对于资源有限国家，也存在许多优秀的慢性腹泻病资源。以下讨论首先描述了腹泻的病理生理基础，概述了临床和实验室评估的方法，突出了与儿科特别相关的疾病，并提供了治疗和预防方面的常规指导。

二、定义和病理生理

　　患儿或他们的父母通常根据粪便稠度或者直接是水样便来评估是否存在腹泻。一个被广泛接受的腹泻定义是婴幼儿粪便重量大于$10g/（kg \cdot d）$，年长儿大于$200g/d$。通常，这可以换算为每天出现大于3次的稀便或水样便。在高收入国家和低收入国家的$1 \sim 4$岁健康幼儿的横断面研究发现，平均粪便重量分别为$5g/（kg \cdot d）$和$15g/（kg \cdot d）$。因此，正常大便体积阈值应该引起关注，但不能定义为一个病理状态。

　　世界卫生组织（WHO）将持续性腹泻定义为腹泻发作持续14d以上。慢性腹泻通常被定义为持续4周以上。从临床目的出发，将腹泻分类为持续性腹泻与慢性腹泻的作用很小。通常腹泻发作持续超过$2 \sim 4$周被称为慢性腹泻，应及时进行评估。

　　根据病理生理学，慢性腹泻的病因可分为5种不同但相互交叉的机制。

　　第一种是渗透性腹泻，或者更准确地说，是底物引起的腹泻，由于肠腔内未能吸收的溶质导致管腔滞留和水分分泌。渗透性腹泻可以是先天或后天因素导致的，其中最显著的是碳水化合物吸收不良，如乳糖。碳水化合物的吸收不良可能一方面是因为双糖酶完全缺乏，另一方面也可能是由于手术切除或绒毛损伤导致表面积减少而导致的双糖酶相对缺乏。碳水化合物吸收不良也可能是由于完全不能转运特定的碳水化合物（如葡萄糖 - 半乳糖吸收不良）或相对转运不足，因为过量的饮食摄入（如果糖和山梨醇）或由于表面积减小可能会使肠道对糖的吸收能力不堪重负。渗透性腹泻通常随着饮食中无法吸收溶质的消除而停止。

第二种类型是分泌性腹泻，更准确地说，可以称为与电解质运输异常有关的腹泻，发生在肠道分泌的电解质过多或其吸收的量不足时。管腔内电解质过多的最终结果是渗透滞留或水分泌到管腔内。各种内源性和外源性物质，通常被称为"促分泌物质"，可以刺激液体和电解质的分泌，或抑制肠道上皮对钠的吸收。通常，促分泌物质不仅抑制钠和氯的吸收而且刺激氯离子分泌，从而影响大肠与小肠的离子转运。霍乱毒素是一种经典的病理性促分泌剂，感染霍乱弧菌后会导致大量的水分和溶质流失。其他例子包括已鉴定出基因突变的先天性疾病可以影响肠道上皮离子转运，此种类型的腹泻禁食后腹泻仍会持续。

第三种类型的慢性腹泻是由于小肠腔内容物快速转运所致。这导致腔内容物总滞留时间减少，减少了产生固态粪便物所需的液体吸收所需时间，从而导致稀水样大便通过。这种形式的腹泻最常见于在"幼儿腹泻"或功能性腹泻（见下文）。在这种类型的腹泻患者中，由于动力从禁食转变为对进食反应无效，因此可能发生快速转运。

粪便中过多的脂肪也可能导致腹泻，因为脂肪消化不良可能产生多余的粪便重量，但通常不会引起血容量不足。由于甘油三酯的细菌代谢，产生可能诱导结肠分泌的游离脂肪酸，因此这些粪便通常脂肪较多或呈油性，但也可能是稀便或水样便。胰腺功能不全是脂肪消化不良最常见的原因。

炎症是第五种病理生理机制。由于炎症对绒毛功能和肠道运动的影响，通常包括先前机制的组成部分。病因包括从急性病毒性肠炎到慢性小肠大肠炎症，可见于慢性炎性肠病（IBD），如克罗恩病和溃疡性结肠炎。大便中也可见肠道蛋白质、黏液、血液的增加。

三、婴儿和儿童迁延性腹泻的评估

（一）病史和体格检查

诊断腹泻时，询问发病年龄、大便的次数、大便量、持续时间、粪便的性状及喂养或饮食摄入量的关系是重要的。询问近 3 ～ 5d 的饮食情况，大便性状和相关的症状很有帮助。有无持续发热、腹痛、体重减轻、皮疹、疲劳、呕吐、关节痛或口腔溃疡等肠外症状同样重要。其他重要病史包括家族史、喂养环境、近期有无旅游史和幼儿园 / 学校相关情况。

体格检查包括在标准化参考成长图表上标注体重、身高和头围资料。检查应重点关注慢性疾病和营养不足的证据，如在维生素 D 缺乏的佝偻病，腹腔疾病吸收重度不良而致的皮下组织减少的腹胀及锌缺乏引起的肛周皮炎。体格检查还应包括肛周检查。

（二）粪便标本检查

明确慢性腹泻的病因需要进行新鲜粪便标本检查，最好是通过将尿液和粪便分开的方式收集的粪便样本，对于用尿布的婴儿，需要使用一种防止粪便水渗入尿布的方法。肉眼观察粪便的性状和颜色。应检测粪便里的血细胞和乳铁蛋白或钙卫蛋白（中性粒细胞释放的酶）。在侵袭性细菌性疾病与慢性溃疡性结肠炎中，中性粒细胞衍生酶的存在提示会出现明显的黏膜炎症，可排除病毒性腹泻或吸收不良性腹泻。临床实验室可用苏丹/油红O染色分析粪便中未吸收的脂肪。当怀疑是胰腺功能不全时，可通过检测粪便弹性蛋白酶数量来检查胰腺外分泌的功能。腹泻的患儿出现发育不良（FFT）或怀疑脂肪痢时，可以 3d 大便定量采集进行脂肪定量，连续 4d 给予脂肪饮食。在 3 岁后超过 5% 的脂肪吸收不良系数（摄入的膳食脂肪）通常是异常的（在婴儿早期高达 20% 及 10 个月至 3 岁时高达 10% 的脂肪吸收不良可能是正常的）。粪便中未吸收的碳水化合物可以通过试纸检测还原糖。注意蔗糖不是还原糖。粪便 pH < 5.5 表明碳水化合物发酵。母乳喂养的健康婴儿的粪便中通常会有微量的糖分和脂肪减少。

分析粪便中电解质成分和渗透性有助于区分渗透性和分泌性腹泻。如果渗透压差 [大便渗透性 -（2 大便钠 + 大便钾）] > 100 为渗透性腹泻，渗透差 < 50 则为分泌性腹泻，尽管极高的清除量可能会降低这些临界点的相关性。直接测量新鲜标本的粪便渗透压可以确认是否故意稀释或尿液污染可能性（粪便渗透压将显著低于 290mOsm/kg）。α-1 抗胰蛋白酶是大分子的血清蛋白，可抵抗肠道内蛋白水解酶的降解，可用抗胰蛋白酶检测有无黏膜表面的蛋白质丢失。

持续感染是慢性腹泻病因之一，粪便培养检测肠道病原体可排除有无肠道感染。细菌感染如耶尔森菌、志贺氏杆菌与沙门氏菌可能发展为慢性疾病，常规粪便培养可检测有无上述细菌感染。此外，其他粪便培养可包括检测致腹泻的产气单胞菌与邻单胞菌属。还应对 1 岁以上的患者进行艰难梭状芽孢杆菌毒素/聚合酶链式反应（PCR）检测，因为这种感染在社区中的检出率越来越高。抗原检测比常规显微镜查"虫卵与寄生虫"敏感性与特异性更高，如怀疑贾第鞭毛虫及隐孢子虫感染时，这种检测方法很有用。病毒性胃肠炎引起的腹泻持续时间通常不会超过 14d。然而，值得注意的例外是在婴儿中，严重病例应广泛评价感染原，包括可治疗的巨细胞病毒（CMV）。

（三）血液筛查实验室研究

根据临床情况和对吸收不良、营养不良和炎性肠病的关注程度，可以对血液或者血清成分进行个性化分析。常规全血细胞计数与指数可反映有无贫血以及铁、维生素 B_{12} 与叶酸缺乏的情况。因血小板属于急性期反应物，血小板计数增加可能表明维生素 E 缺乏症，肠道炎症更常见。红细胞形态学特性改变可见于无 β 脂蛋白血症。红细胞沉降率和 C 反应蛋白可反映有无肠道炎症感染但不是特异性的。

血清免疫球蛋白检测是特异性的检测方法，尤其是检测免疫球蛋白 A（IgA）。乳糜泻的筛查中，特异性 IgA 抗组织谷氨酰胺转移酶抗体检测已取代特异性相对较低的麦醇溶蛋白抗体检测。组织谷氨酰胺转移酶 IgA 抗体（TTG）增加在诊断乳糜泻时，特异性在 95% 以上和敏感性高达 96%，但血清总 IgA 水平较低的话，会出现假阴性的结果。IgA 抗肌内膜抗体的作用与 TTG 相似，但更昂贵。血清白蛋白和前白蛋白浓度降低反映膳食蛋白质的摄入量低和（或）蛋白质丢失。

如果怀疑脂肪吸收不良或缺乏，应检测血清钙、磷、碱性磷酸酶浓度及一种以上脂溶性维生素 A、维生素 D、维生素 E 和维生素 K 的浓度。分泌性慢性腹泻应检测血清血管活性肠肽（VIP）和（或）尿儿茶酚胺、人香草扁桃体酸和香草扁桃体酸的浓度，尤其是当血清钾和碳酸氢盐异常时。

（四）汗液检查

所有发育落后的婴幼儿患腹泻病以及疑似或有脂肪痢病史患者可用离子电渗疗法分析汗液的钠和（或）氯离子以排除囊性纤维化。也可用囊状纤维化的已知突变的基因型分析法检测血液标本（在大多数国家是新生儿筛查的一部分）。囊状纤维化患儿的营养支持将在第 46 章详细讨论：囊状纤维化患儿的营养。

（五）禁食试验

可以为慢性腹泻疾病的诊断提供信息。为了进行正式的禁食试验，口服或肠内给药中断 24～48h，包括所有非关键的口服或肠道药物。禁食试验可能会给患者和家属带来相当大的负担，因此临床医师应该在收集到关键信息后立即结束试验。当大便排出量很大时，禁食时间也是一种适当的管理策略，以便在积极的液体复苏过程中减少液体损失。在诊断上，确认是否存在分泌性腹泻状态是有用的。在大多数分泌性腹泻状态下，在禁食期间将持续出现水样便，在此评估阶段进行的粪便电解质分析可指出特定状况（如先天性氯化物腹泻的大便氯化物升高）。

（六）氢气呼吸分析

氢气呼吸试验是一种可用于检查碳水化合物吸收不良的非侵入性的检查方法。该检查需要有产氢肠道菌群，近期使用过抗生素后通常是无效的。当口服碳水化合物后，或经正常消化和吸收，或到达盲肠和结肠的菌群，发酵生产氢气被吸收和通过呼吸排出。分析氢气浓度呼吸结果，揭示超过禁食基线 20ppm 显示碳水化合物吸收不良或细菌过度生长。氢气呼吸分析可用口服乳糖（怀疑乳糖酶缺乏），蔗糖（怀疑蔗糖 - 异麦芽糖缺乏症）。

（七）影像学

影像学检查对慢性腹泻的评估价值是有限的。腹部 X 线片可揭示有无便秘、肠盲袢扩张、胆道钙化或胰腺系统疾病。腹部超声也可用于评估胰腺回声，提示脂肪替代有时见于囊性纤维化或 Shwachman-Diamond 综合征。计算机断层造影扫描是炎性肠病评估、诊断的常规检查，尤其是内镜检查难以达到的小肠。磁共振成像技术也是检查炎性肠病的重要方法，该方法可以明确诊断肠道病变且无辐射。

（八）内镜手术

如果慢性腹泻不能用感染性疾病或特定的饮食来源来解释时，就需要用侵入性内镜肠活检检查。内镜可以在乳糜泻发现十二指肠绒毛缩短和上皮内淋巴细胞，在感染性结肠炎或炎性肠病中发现回肠和结肠炎症。内镜检查小肠活检也可以发现寄生虫感染时十二指肠炎。常规组织样本染色可以用电子显微镜观察，检查先天性肠病，如具有微绒毛病变的疾病，或对活检样本进行生化分析，这可能揭示双糖酶的缺乏。临床显著的水样腹泻在禁食试验中不能缓解但组织学正常，提示离子转运或内源性分泌激素生成缺陷。当怀疑先天性肠病时，在肠组织活检的标准苏木精和伊红染色基础上增加特殊染色，如用于簇状肠病的 MOC31（EPCAM）、用于微绒毛包涵体病的 CD10 或绒毛及嗜铬粒蛋白（肠内分泌发育不全）。

（九）基因检测

一些单基因疾病可以导致严重甚至可能危及生命的慢性腹泻。这些疾病几乎总是（虽然不完全）在出生后最初 3 个月内出现。在这些情况下，除了饮食控制、粪便和血清检测以及内镜检查之外，平行基因检测有助于确定特定的遗传原因。在一些患者中，初始临床评价或确定的单基因疾病的家族史可能会增加对已知肠病的怀疑。实例包括在 *SLC26A3* 突变中观察到粪便氯化物非常高（先天性氯化物腹泻）或在 *EPCAM* 突变中活检观察到的特征性上皮簇（簇状肠病）。在这些情况下，针对可疑基因或特定基因面板（如先天性腹泻基因面板）进行有针对性的基因测序（Sanger 测序），以测试对于已知的和相对常见的单基因条件，是一个有用的初始步骤。然而，在过去几年中，新一代测序技术的出现意味着全外显子组或全基因组测序的成本和速度已经彻底改变了疑似孟德尔遗传病的诊断。因此，在临床诊断不明确的疑似先天性肠病病例中，进行全外显子测序（WES）（如可用）以识别可能的致病性基因突变是适当的，并有助于识别。如果 WES 分析发现既往未报告的基因变异，需要在专门中心进行功能检测，确认这是肠病的致病性突变。

四、慢性腹泻的鉴别诊断

许多慢性腹泻疾病已经超出了本章的范围。在表 27.1 中列出了通常与正常生长有关或因发育落后或发育不良这些有关的主要条件。然而，这些疾病不恰当的营养治疗，会导致体重减轻和发育落后。此处提供了常见和（或）重要情况的重点。

表 27.1　小儿慢性腹泻

无发育落后的腹泻
功能性腹泻
肠易激综合征———以腹泻为主
底物诱导性腹泻
● 大量果汁
● 双糖不耐受：乳糖、蔗糖
● 滥用泻药
● 护理员诱导（代理型孟乔森综合征）
感染性肠炎 [a]
● 寄生虫：贾第虫属、类圆线虫属、隐孢子虫属、环孢子虫属
● 细菌：沙门氏菌、耶尔森氏菌、气单胞菌、邻单胞菌种
● 小肠细菌过度生长
便秘引起的溢出腹泻

续表

有生长障碍／营养不良的腹泻
胰腺功能不全—脂溢
● 囊状纤维化
● 舒 - 戴二氏综合征
脂类的消化、吸收或运输异常
● 无 β 脂蛋白血症
● 乳糜微粒滞留症
● DGAT1 缺乏
● 肠淋巴管扩张
肠细胞结构紊乱
● 微绒毛相关性疾病
● 簇绒疾病
小肠黏膜表面区减少
● 短肠综合征
● 营养不良
离子转运异常
● 先天性氯离子相关性腹泻
● 先天性钠离子相关性腹泻
底物诱导
● 葡萄糖 - 半乳糖吸收不良
● 先天性乳糖酶缺乏
● 蔗糖酶异麦芽糖酶缺乏症
● 肠道无内分泌
炎性绒毛损伤
● 胃肠炎腹泻与吸收不良
● 乳糜泻[b]
● 膳食蛋白质导致的肠道疾病：牛奶、大豆、鸡蛋、鱼
● 嗜酸性粒细胞性胃肠病
● 自身免疫性肠炎
● 克罗恩病
● 盲袢综合征 / 假性障碍
● 惠普尔肠道疾病
● 缺血性、辐射性肠道疾病
● 移植物抗宿主疾病
内源性分泌性腹泻
● 荷尔蒙腹泻
● 胆汁酸吸收不良

a. 慢性感染也可能伴随着体重减轻，这取决于感染的严重程度和持续时间
b. 这些较轻形式的症状可能与营养不良无关

（一）无营养不良或低血容量的腹泻的腹泻

1. 功能性（幼儿）腹泻　这是 3 岁以前患儿最常见的功能性腹泻类型。Rome Ⅳ 委员会定义功能性腹泻满足以下所有标准：每日无痛、反复排出 4 次以上未成形的大便；症

状持续 4 周以上；在 6 ～ 60 个月龄发病；如果热量摄入充分，则无生长障碍 / 营养不良。症状通常在患儿进入学龄期后消退。肠内容物运输的时间特别短，父母经常描述在大便中可见未消化的食物。据报道，功能性腹泻儿童摄入过多含有山梨醇的果汁（如李子、梨或苹果）。美国儿科学会（AAP）方针强调在 12 个月以下的婴儿禁止饮用果汁，对幼儿的摄入量非常有限，并反对使用果汁治疗脱水或腹泻。

幼儿摄入的最佳饮食是每天少于 4 盎司的果汁。腹泻常可以通过进行良好的如厕训练使大便停留时间增加而得到有效解决。

2. 乳糖吸收不良　对大多数儿童来说，乳糖是主要的饮食成分，因为它是所有哺乳动物奶的主要碳水化合物，除了海狮。乳糖不仅是主要的能量来源也是肠道吸收钙和镁的促进剂。它被小肠黏膜刷状缘的双糖酶 - 乳糖酶水解成葡萄糖和半乳糖。许多物种断奶后，在基因调控下乳糖酶活性会降低。约 70% 的世界成年人口是乳糖酶不持久。发病的年龄在各人群中不同，1/5 的西班牙裔、亚裔和黑种人孩子在 5 岁前患乳糖吸收不良。而白种人孩子在 5 岁以后，经常在 15 岁或更晚些时候患乳糖不耐症。分子学研究表明，种族之间的信使 RNA 表达的差异或许可以解释不同人群的乳糖酶活性的变化。先天性乳糖酶缺乏是极其罕见的，已经发表的文献中只有少数的病例。

当乳糖酶活性降低，膳食乳糖消化不完全导致远端小肠电解质和液体的渗透性分泌。随着乳糖到达远端肠道的菌群，可以发酵产生氢气、甲烷和二氧化碳。这使得我们可以通过氢气呼吸和甲烷的分析诊断腹泻，并有助于儿童因气体和增加肠胃胀气产生不适感的诊断。乳糖的发酵可产生挥发性脂肪酸，在结肠上皮吸收作为能量来源。重要的是要区分实验室发现的乳糖吸收不良和乳糖不耐受，乳糖不耐受是伴随乳糖吸收不良的一系列症状。吸收不良的症状和实验室证据可能不相关。

治疗乳糖吸收障碍的第一步，是去除饮食中的乳糖以确定症状是否缓解。逐步增加食物乳糖的摄入可以判断饮食中乳糖耐受的阈值。无乳糖奶粉和乳糖酶片都很常用，乳糖酶片是在摄取含乳糖食物前服用。目前多种可提高乳糖耐受的益生菌正在研究，但没有一种证实对其症状具有可重复的有益影响。许多奶酪加热和发酵可减少乳糖含量，酸奶比液体牛奶的乳糖含量低。确保限制乳糖饮食中的牛奶和牛奶产品或钙强化替代牛奶中含有足够的钙是很重要的。

AAP

美国儿科学会关于乳糖的解释

1. 乳糖不耐症是年长儿和青少年腹痛的常见病因。

2. 主要由于乳糖酶缺乏引起的乳糖不耐症，在所有人口 2 ～ 3 岁之前比较少见；如果 2 ～ 3 岁之前出现明显乳糖吸收障碍，必须寻找其他病因。

3. 乳糖不耐症可以简单通过饮食消除和增加进行评估。很多正规的检查一般是无创的，如水样腹泻的粪便 pH 检测和氢气呼吸检查。

4. 如果用不含乳糖的饮食治疗乳糖不耐症，饮食应有良好的钙源和（或）钙补充以满足每日推荐摄入量。

AAP

5. 可以用去除牛奶和其他奶制品乳糖的方法治疗乳糖不耐症，没有必要使用一些更新的方法，如使用部分消化产品（如酸奶、奶酪、含有嗜酸乳杆菌的奶制品、预处理过的牛奶）。研究表明，避免奶制品摄入可能导致钙摄入不足从而导致骨矿化不良，骨矿化产品可替代牛奶奶制品具有重要意义。乳制品是儿童生长必需的蛋白质和其他营养素的主要来源。

Pediatrics. 2006；118(3):1279-1286

3. **感染性结肠炎和肠炎**　多种细菌和寄生性病原体可能导致慢性腹泻。沙门氏菌可能导致慢性腹泻。据每年疾病控制中心报道，沙门氏菌属是经实验室证实的食源性肠道疾病常见的原因之一（参见第 51 章食物安全：感染性疾病）。感染通常源于暴露于家禽类动物源性食物、鸡蛋、牛肉、乳制品。非伤寒样沙门氏菌通常导致肠胃炎合并腹泻、腹部绞痛和发热。一般常规粪便检测沙门氏菌需要长达 5 周的时间，但 5% 患儿可持续分泌 1 年以上。无并发症的非伤寒样沙门氏菌血清型不需要抗生素治疗，因为它不能缩短疾病时间，或许会延长粪便中细菌排出的时间。3 个月以下的婴儿或患免疫抑制疾病的儿童，如有侵袭性细菌感染（如菌血症、骨髓炎、脓肿、脑膜炎）的风险的话，可以使用抗生素。

耶尔森菌小肠结肠炎可引起慢性腹泻，但在美国儿童，要比沙门氏菌少见。感染多是通过接触食品，特别是猪肉（耶尔森菌主要宿主）和乳制品。腹泻粪便可能含有血液、黏液和白细胞，这可能表明阑尾炎或回肠末端炎症引起的回肠克罗恩病。在严重症状时应使用抗生素。

其他引起慢性腹泻的细菌包括产气单胞菌属及邻单胞菌属。产气单胞菌属长期被认为是人体正常菌群，最近的研究中表明其可引起慢性腹泻。将近 1/3 的患儿症状是持续存在的。抗生素在弯曲杆菌与产气单胞菌感染治疗中无明显疗效。复杂的产气单胞菌感染推荐使用抗生素。邻单胞菌属可在鱼类、贝类、猫和狗中找到，可引起慢性分泌性腹泻。同样，抗生素治疗仅限于严重感染。

原生动物的贾第鞭毛虫与隐孢子虫属感染可能影响免疫功能及有免疫缺陷的儿童和青少年，也可影响十二指肠和小肠上部，导致轻度绒毛损害，双糖酶缺乏症，导致渗透性和（或）分泌性腹泻。同时，还可能导致脂肪、蛋白质和糖类吸收不良。此外，这两种感染与水污染有关，儿童保健中心感染、接触野生动物，或者近期曾到发展中国家旅游都可能感染这些病原体。即使是免疫力强的患儿出现有症状的鞭毛虫感染也应该接受治疗。在免疫活性宿主中，隐孢子虫感染通常是自我溶解的。被感染的免疫功能不全的儿童应该接受治疗。具有这些病原体感染的肠炎治疗中，营养支持尤为重要。

4. **肠易激综合征（IBS）**　可能影响多达 3% 的学龄儿童，这一群体中约 1/3 可能患有腹泻型（IBS-D）。罗马第四委员会定义 IBS-D 定义为伴随腹痛的大便稠度改变，每月至少 4d，持续 2 个月。肠易激综合征患者没有直肠出血、贫血、体重减轻或发热，应排除乳糜泻。治疗往往是具有挑战性的。有限的证据支持使用益生菌、薄荷油、消除饮食和行为治疗。

VI

（二）伴生长障碍 / 营养不良的腹泻

1. **伴吸收障碍的胃肠炎腹泻**　在罕见的情况下，发达国家的儿童在感染性胃肠炎重度发作后，可能继续发生类似于发展中国家流行的环境肠功能紊乱（EED）的临床综合征。引起该综合征的机制尚不清楚。过敏性致敏不太可能起作用，且乳糖酶缺乏似乎不常见。病理学上，可在固有层中观察到片状绒毛变钝和非特异性炎性浸润。为预防营养不良，应避免特殊饮食（如低脂肪、稀释配方），不需要元素营养。益生菌可用于治疗胃肠炎后综合征。

2. **乳糜泻（麸质蛋白过敏性肠病）**　是一种免疫介导有遗传易感的个体摄入谷蛋白时出现的肠道病变。由于全球成年人和儿童发病率约为 1%，乳糜泻已成为常见病。麸质诱导的损伤导致小肠黏膜发生不同的变化，从上皮内淋巴细胞增加至完全绒毛萎缩。通过检测患儿血清中谷氨酰胺转移酶 IgA 抗体，可作为乳糜泻高度特异性的筛查方法。食管胃十二指肠镜小肠黏膜活检可确诊乳糜泻。治疗方法是彻底去除食物中的小麦（麸质）、大麦和黑麦。市场上有无谷蛋白食物销售，指导乳糜泻患儿的父母仔细阅读加工食物的商标。使用无谷蛋白食物治疗乳糜泻 6～8 个月后，需复查抗组织谷氨酰胺转移酶抗体检测，长期进食不含麸质蛋白食物使血清抗体浓度降低。1 型糖尿病、Willians 综合征、21- 三体综合征、自身免疫性甲状腺相关性疾病的患儿患乳糜泻的概率相对较高。

3. **短肠综合征（SBS，参见第 45 章短肠综合征患儿的营养）**　是小肠大部分切除后，黏膜表面积丢失，发生的严重的营养吸收不良疾病。多见于大段坏死性小肠结肠炎、术后肠扭转、急性缺血性损伤、小肠神经节细胞缺乏症、腹裂畸形和弥漫性小肠克罗恩病术后，保留了十二指肠、回肠末端、回盲瓣结构的患儿预后好。

大部分小肠切除术后早期阶段会普遍使用全静脉营养。早期肠内营养可最大程度激活肠激素和适应残余肠段的伸长、肥大和蠕动减少。

短肠综合征在婴儿期恢复能力最强，因为出生后肠道生长在婴儿期和幼儿期最大。出生时，正常吸收表面面积约是 $950cm^2$，成人增加到 $7500cm^2$。正如已经提到的，长期禁食时会出现肠黏膜的萎缩，应尽可能早的使用肠内营养以减少黏膜萎缩的发生。早期肠内营养通常包括水解蛋白质或氨基酸、中链和长链甘油三酯及葡萄糖聚合物。在表面积有限时消化和吸收效率最高的成分。

4. **炎性肠病**　弥漫性小肠炎性肠病（克罗恩病）的营养后果是很严重的。患儿表现为腹痛、腹泻和厌食。肠内蛋白质、锌和血液因黏膜炎症和溃疡而丢失增加，导致体重减轻、增长缓慢、青春期延迟及补铁仍无法纠正的贫血。如在青春期发生活动性疾病、发育的营养需求增加及使用抗炎和抑制生长的皮质类固醇治疗时，病情会更进一步恶化。我们将在第 42 章（营养在慢性自身免疫性炎症性肠病治疗中的作用）进一步讨论炎性肠病的患儿的营养支持治疗。

5. **过敏性肠道疾病（或嗜酸性粒细胞性肠道疾病）**　相关的生长障碍 / 营养不良、呕吐、腹泻应该与健康婴儿的过敏性结肠炎相鉴别。如同过敏性结肠炎，过敏性肠道疾病是由食物蛋白质，最常见的是牛奶蛋白引起的。过敏性肠病致小肠黏膜损伤，表现为蛋白质、糖类和脂肪的吸收障碍。避免蛋白质的摄入可以缓解过敏性肠道疾病。水解蛋白质和氨基酸配方奶可作为患儿营养来源。食物蛋白诱导的小肠结肠炎综合征（FPIES）既有联系又有区别，因为暴露于抗原会导致呕吐、腹泻等急性临床综合征，有时还会出现严重的低血容量和休克。最常见的致病抗原是牛奶和大豆蛋白。然而，谷类蛋白也可能是诱因，近期共识指南推荐患有 FPIES 的婴儿的首选食物是水果或蔬菜，而不是大米、燕麦或其他谷物。

6. **先天性肠病**　先天性腹泻和肠病是罕见的单基因疾病，出生后小于 6 个月早期即存在，主要由肠道上皮细胞功能缺陷引起。先天性肠病常表现为危及生命的脱水性腹泻、喂养不耐受和吸收不良，需要重要的饮食和治疗干预，包括特殊配方或肠外营养，以维持适当的生长及电解质和营养平衡。这些疾病大致可分为 5 大类，反映了共同的病理生理学，尽管这些类别之间仍有重叠。这些疾病包括：①上皮营养或电解质转运障碍，如葡萄糖 - 半乳糖吸收不良（SLC5A1）；②上皮酶和代谢障碍，如蔗糖酶异麦芽糖酶缺乏症（SI）；③上皮结构和运输障碍，如微绒毛包涵体病（MYO5B）；④肠内分泌功能障碍，如肠内分泌发育不良（NEUROG3）；⑤自身免疫性肠病，如免疫失调性多内分泌病肠病 X 连锁综合征（IPEX，FOXP3）。

五、小　　结

儿童慢性腹泻有很多不同的病因，在开始确切的治疗前必须明确病因。应该特别注意生长发育评估以区分慢性腹泻有无生长障碍 / 营养不良。理解腹泻的基本病理生理机制——渗透性、分泌性、肠道运动障碍、肥胖和炎症性有助于腹泻病的诊断。营养支持在治疗儿童不明原因的慢性腹泻中有重要作用。在整个评估过程，必须提供适当的营养以满足儿童的需求，肠内营养、肠内和肠外营养对于促进患儿康复与健康至关重要。

（翻译　广州市妇女儿童医疗中心　龚四堂）

VI

第 **28** 章

急性腹泻的口服治疗

一、概　　述

尽管全球在腹泻防治的重大努力已将年死亡人数从 20 世纪 70 年代的 460 万减少到目前的约 50 万。但腹泻病及其伴随的脱水仍然是世界上可预防的儿童死亡的主要原因。2017 年也门霍乱流行和由此造成的儿童死亡率表明，即使在 21 世纪，未经治疗的霍乱也会造成严重后果。通过使用口服补液盐溶液（ORS）减少腹泻病发病率和死亡率仍然是联合国儿童基金会（儿童基金会）和世界卫生组织（世卫组织）的主要目标和挽救孩子们的生命主要策略之一。简易、高效、低成本的口服补液盐溶液是发展中国家和发达国家理想的治疗方法。在发展中国家，口服补液盐溶液在减少 5 岁以下儿童死于腹泻病人数的 50% 以上发挥了主要作用。虽然在发达国家，如美国，腹泻病的死亡率很低，但是腹泻病在可预防的儿童死亡疾病、发病率和儿科护理的费用中仍占相当大的比例。虽然有效的轮状病毒疫苗的出现大大减轻了此病因引起的儿童腹泻的负担，但口服治疗急性腹泻仍然是治疗的基石。事实上，多项试验已经证实，即使在工业化国家基本确定的受试者中，口服补液疗法至少与静脉补液一样有效，甚至更有效。

二、生 理 机 制

口服补液盐溶液的生理机制非常简单。钠离子和简单的有机分子，如葡萄糖，在小肠肠腔内相结合可以促进水的吸收。与葡萄糖分子的转运一样，钠离子也通过 SGLT-1 从管腔膜的一侧转运到细胞内。随后钠离子通过 Na^+-K^+ ATP 酶的作用转运到相邻的毛细血管从而进入循环系统。随着水钠转运及浓度梯度的变化，最终导致水钠重吸收。

替代载体溶质（如氨基酸）也可作为葡萄糖共转运体（图 28.1）。

有协同转运系统优点的口服液在临床上最早用于用治疗霍乱患者。葡萄糖 - 钠离子协同转运系统可以用于所有类型的感染性腹泻。这一机制使得口服补液适合治疗引起脱水的各种肠道感染性疾病。口服补液盐的其他成分包括钾离子和氯化物以补充经粪便的丢失和碱，通常以枸橼酸盐的形式以补充经粪便的丢失和纠正酸中毒，并充当额外的共转运分子。

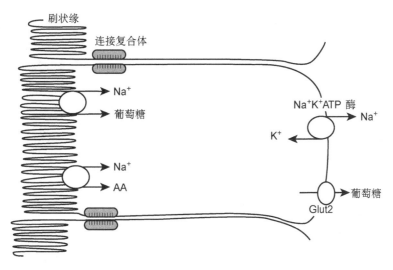

图 28.1　溶质偶联钠离子吸收

[转载自：Lo Vecchio A，Vandenplas Y，Benninga M，et al. An international consensus report on a new algorithm for the management of infant diarrhoea. Acta Paediatr. 2016;105(8):e384-e389]

　　传统上推荐的许多液体用于治疗腹泻和脱水是不恰当的，没有生理学的依据，实际上可能会使情况恶化。例如：果汁（如苹果汁或白葡萄汁）的高渗透性与高糖含量有关且几乎不包含钠离子和极少量的钾离子，从而增加低钠血症的风险。表 28.1 列出了口服补液的成分与不推荐口服补液的成分的比较，特别要注意液体的渗透浓度。一般来说，如果钠离子与葡萄糖的比例接近 1 的溶液渗透浓度比血清渗透浓度（285 ～ 310mOsm/L）低，是最有效的口服补液盐溶液。

表 28.1　常用的口服补液的成分与不推荐口服补液的成分的比较

溶液	葡萄糖 / 碳水化合物（g/L）	Na^+（mEq/L）	HCO_3^-（mEq/L）	K^+（mEq/L）	渗透浓度（mmol/L）	碳水化合物 /Na^+
电解质液体 [a]（阿伯特实验室）	25	45	30	20	250	3.1
Enfalyte 溶液（美赞臣）	30	50	34	25	200	
小儿电解质 [b](Nutramax 公司)	25	45	20	30	250	3.1
口服补液盐，世卫组织，2002 [c]（降低渗透浓度）	13.5	75	10	20	245	1.0
口服补液盐，世卫组织，1975（原制定）	20	90	10	20	311	1.2
可乐 [d]	126	2	13	0.1	750	1944
苹果汁 [d]	125	3	0	32	730	1278
佳得乐 [d]	45	20	3	3	330	62.5

HCO_3^- 表示碳酸氢盐
[a] 主要用于维持治疗；可用于轻度脱水患者的补水治疗
[b] 这个配方提供给许多零售企业，应用他们的公司名称
[c] 最好的补液疗法；可以用于维持阶段提供充足的自由水，以母乳、婴儿配方奶粉或稀释的果汁的形式
[d] 可乐、果汁和佳得乐仅供比较，不推荐使用（如能量饮料、维生素水、明胶甜点和其他不含适当浓度葡萄糖和钠的液体）

一项针对营养良好、轻微或无脱水的轻度肠胃炎儿童的大型随机试验显示，与市售的口服补液盐相比，提供稀释的苹果汁作为维持液与较少的治疗失败相关，包括较少的后续静脉输液需求。值得注意的是，只有 42% 的受试者有腹泻史（94% 有呕吐史），68% 没有脱水迹象。结果证实，没有脱水的儿童可以通过增加他们日常的液体摄入量来进行治疗，而一些儿童不喜欢口服补液盐的味道。由于果汁的摄入会引发慢性腹泻，而果汁的摄入又与急性腹泻时的饮食建议相反（见下文），因此不建议使用果汁作为肠胃炎的常规治疗。

三、寻找更有效的口服补液盐

虽然口服补液盐溶液取得了令人瞩目的成功记录，但它们在美国仍没有得到充分的利用。口服补液盐溶液使用不足的可能原因是缺乏止泻的特性。生产减少排便量和排便次数的口服补液盐溶液的最初的努力集中于其他钠离子协同转运分子上，如甘氨酸、丙氨酸、谷氨酰胺。然而，这些溶液已证实不比口服补液盐溶液更有效，并且有一些潜在的副作用，这可能与它们的渗透压较高有关。同样，开展了从谷物提取复杂碳水化合物(淀粉)的研究，发现淀粉对溶液的渗透溶度无显著影响且在小肠刷状缘产生单个葡萄糖分子。几项研究表明，源于谷物的口服补液盐溶液可以减少排便量和腹泻的持续时间，但在非霍乱腹泻中不起作用。此外，当基于谷物的溶液与基于葡萄糖的溶液比较，在早期喂养重建方面，两种溶液无差异，因此基于谷物的口服补液盐溶液并没有取代早期基于葡萄糖的、便于准备的口服补液盐溶液。

2002 年，世界卫生组织和联合国儿童基金会正式批准在全球范围内使用低渗透压的口服补液溶液（245mmol/L，而最初的世界卫生组织建议的口服补液溶液渗透压为 311mmol/L）。这种较新的口服补液溶液含有 75mEq/L 的钠离子和 75mmol/L 的葡萄糖，以维持 1 : 1 的摩尔比的有效补液。低渗透浓度的口服补液盐溶液比标准口服补液盐更有效地补充液体和电解质损失。然而，发展中国家的儿童临床试验 Meta 分析结果显示，与世界卫生组织的标准口服补液盐相比，这些溶液对静脉补液需求减少、呕吐减少和排便量稍减少。

（一）补充锌剂

在急性和慢性腹泻期间补充锌剂可减少腹泻的持续时间、大便次数和持续性腹泻的机会，特别是在营养不良的儿童中。目前世界卫生组织推荐补充锌（6 个月及以上儿童 20mg/d，6 个月以下儿童 10mg/d，连续 10 ~ 14d），联合口服补液盐溶液治疗儿童急性腹泻。补充锌剂最有效的确切剂量尚不清楚，目前正在研究中。在发达国家，锌的膳食摄入量和生物利用率可能高于发展中国家，但在这些国家进行的补锌试验并未显示出补锌的优势。

（二）益生菌

益生菌被定义为"当给予足够的量时，是对宿主的健康有益的活微生物"。许多研究表明，益生菌可能对肠道细胞和黏膜免疫系统的健康及微生物丛的调节有积极的影响，尽管这些研究的特点是几种不同的肠道模型和无数种益生菌。益生菌使用的临床数据证据也受不同干预措施和研究设计影响。一篇 2010 年 Cochrane 的综述发现，补充益生菌与腹泻持续时间平均减少 24.76h（95% 置信区间 15.9 ～ 33.6h；n=4555；试验 =35）和腹泻持续时间 ≥ 4d 的风险降低 59%（相对风险 0.41；95%CI，0.32 ～ 0.53；n=2853；试验 =29）有关。采用 Meta 分析方法评价了肉芽肿酵母菌治疗小儿急性腹泻的疗效，并发现在第 3 天和第 4 天可以有效地缩短腹泻的持续时间和腹泻的概率。证据还表明，益生菌，特别是鼠李糖乳杆菌或布氏酵母，可能有助于降低儿童抗生素相关性腹泻的发病率。

总体来说，虽然已经对多种益生菌进行了多项试验，但考虑到研究设计、一些试验的方法学质量、剂量和有效菌种的不确定性及成本效益数据有限，美国小儿科学会和其他决策团体基本不推荐在腹泻儿童中常规使用益生菌。虽然益生菌往往是安全的干预措施，但对于免疫力改变、肠道通透性增加或留置中心静脉导管的儿童，应谨慎使用。

四、早期合理喂养

多年来，临床医师认识到，在腹泻早期，给予适龄的和健康的饮食优于只提供无渣液体或稀释牛奶的过时的"肠道休整"法。合理喂养是口服治疗的方法，对排便量和腹泻持续时间具有潜在的巨大影响。此外，可更好地维持婴幼儿的食欲，使肠道得以修复。

母乳、稀释或原动物牛奶或动物牛奶配方、稀释或完全无乳糖配方和主食与牛奶混合的饮食均是成功的喂养方法。大量研究数据表明腹泻时服用含乳糖牛奶，尤其适合与复杂的碳水化合物一起服用。一般来说，只有牛奶饮食增加了排便量或儿童持续腹泻时才考虑转换无乳糖配方奶粉。在对照试验中半固体和固体食物被证明有效，包括大米、小麦、豌豆、土豆、鸡肉和鸡蛋。

五、腹泻病的口服治疗

除了生理需求和早期服用口服补液盐溶液外，合理喂养和有效的口服补液治疗需要父母通情达理。如有可能，向父母解释孩子不管治疗与否，腹泻可能会持续 3 ～ 7d 的话，会有很大的帮助。能理解水代谢是腹泻的主要问题，而不是腹泻的持续时间的父母，在家中通常会从容地处理孩子的疾病。向父母强调口服补液盐溶液可以补充液体和电解质损失，但不阻止腹泻，父母的失望和沮丧就会减少。正确的指导父母的方法包括指出在孩子服用口服补液盐溶液与静脉补液控制损失量相比时控制的程度。另外，要让父母放心，理解口服补液盐溶液的痛苦小、并发症少，与静脉补液疗效一样。最后，大多数父母很渴望喂养孩子，尤其是当孩子出现又饥又渴时，应该鼓励这种行为。下面的治疗指南是根据患儿病情的严重程度做出的。

（一）无脱水的儿童腹泻

如果没有出现脱水现象发生，在美国大多数腹泻病例就是这种情况，则仅需继续按年龄合理喂养即可。未断奶婴儿可给予母乳或继续使用常规的、非稀释的配方奶。断奶的婴儿和儿童应该继续日常营养均衡的饮食，特别是含有复合碳水化合物（如大米、小麦和土豆）、肉类（尤其是鸡肉）和孩子的普通牛奶或配方奶，应该避免高糖和高脂饮食。应避免"BRATT"饮食（即香蕉、米饭、苹果酱、茶和面包），因为它们是不均衡饮食且能量和关键的微量营养素含量低。

（二）轻度或中度脱水的儿童腹泻

根据前面提到的指南，脱水纠正后（表 28.2），应该开始合理喂养。最方便的方法是将补液总量分成 4 份，补液阶段每 4 小时给予 1 份。如果患儿呕吐时，开始可予一匙溶液或 5ml 注射器溶液进行补液。要教家长应该每分钟至少补充 1 匙（5ml）液体。带有秒针的钟表是很有用的。虽然摄入液体的速度可能很慢，每分钟 5ml 的液体，每小时就可摄入 300ml 液体，对于体重 10kg 婴儿，相当于 30ml/kg 液体。体重在 15～20kg 的儿童可以给予每分钟 2 匙（10ml），可以达到同样的液体摄入量。一般来说，这种补液速度足以在 4h 内补充整个计算的损失量。

表 28.2　液体治疗图表

脱水程度	临床表现	补液量	喂养
轻度 [a]	口唇黏膜略干，饮水增多	口服补液盐：50～60ml/kg [b]	母乳喂养，未稀释无乳糖配方奶，全脂牛奶，或含有乳糖的配方奶
中度	眼窝和前囟凹陷，皮肤弹性较差，口唇黏膜干燥	口服补液盐 80～100ml/kg [b]	同上
重度	中度脱水的临床表现加 1 个或多个以下表现：脉搏细速，皮肤发灰，呼吸急促，毛细血管再充盈时间延长，昏迷	静脉补液或骨髓腔输液（0.9% 生理盐水或乳酸林格溶液），每小时 40ml/kg 直到脉搏和意识状态恢复正常；然后根据脱水程度给予口服补液盐 50～100ml/kg [c]	临床症状改善和给予口服补液盐之后开始

a. 如果没有脱水的表现，补液可能会忽略，进行维持治疗和补充持续损失量

b. 前 4h 反复补液直到没有脱水的表现，服用口服补液盐（ORS）补充持续大便损失量和呕吐量，每次腹泻补充 10ml/kg 和每次呕吐补充 5ml/kg

c. 当实施肠外营养通路时，鼻饲管给患儿喂口服补液盐，开始时速度为每小时 30ml/kg，气道保护性反射要正常

在临床补液期间，排便量和呕吐量应仔细记录并补充到每小时的补液量，使用注射器或汤勺成功补液 1～2h 后，大多数婴儿和儿童可随意摄入液体。在极少数情况下，孩子不配合用注射器摄入液体（这种情况通常是发生在幼儿）或可能过于疲惫以至于在补液时不能保持清醒，在这些情况下其气道保护性反射是完整的，可以把 5 F 软聚合硅胶鼻胃管放到胃内。通过鼻胃管给予患儿每分钟 5～10ml/kg 口服补液盐。这种方法已在发展

中国家广泛应用，在发达国家的应用也很成功，并可通过对照顾者进行适当的教育加以鼓励。

（三）重度脱水的儿童腹泻

重度脱水患儿，发生休克或接近休克状态应视为真正的医疗危急情况。可用大号导管输入乳酸林格液、生理盐水或类似的溶液的，通过注射通道快速输入 20 ～ 40ml/kg 的液体直到休克症状缓解。体液和电解质恢复可能需要不止 1 个静脉通道口，可能需要交替使用的静脉通道口包括深静脉、股静脉或骨间静脉。随着意识的恢复，可以给予口服补液治疗。必须经常评估补液情况来监测治疗效果。当补液完成后，喂养方式同没有脱水的患儿一样。

六、在美国对口服补液盐溶液的普遍担忧

（一）拒绝接受口服补液盐

在美国，儿童和父母最常见的担忧之一是口服补液盐溶液味道是咸的。然而，脱水患儿很少拒绝口服补液盐溶液，因为他们通常需要盐和水。意识到口服补液盐在轻度腹泻和无脱水的儿童可能不需要，拒绝接受口服补液盐的问题就会大大减少。提高口服补液盐摄入的方法包括改善口服补液盐的口味，这种方法不会改变液体和电解质组成，但可以改善口味。调味口服补液盐溶液现在是北美最受欢迎的口服补液盐。另一种增加摄入量的有效技术是将口服补液盐溶液冻结成冰棒形式，但这些商业制剂中含有的口服补液盐的量很少（2 ～ 3 盎司）。在有限的研究中，新上市的 ORS（用三氯蔗糖等非糖甜味剂调味）与标准 ORS 相比没有明显的改善。

（二）呕吐

呕吐通常与急性腹泻密切相关，也使得口服治疗更具挑战性，但几乎所有有呕吐的患儿都可以通过口服补液盐治疗成功。通过口服补液盐溶液纠正液体和电解质的损失可以帮助快速止吐。随着呕吐减少，可以大量服用口服补液盐溶液。使用恩丹西酮或其他止吐药物辅助治疗呕吐似乎可以使口服补液更有效，住院率和静脉补液需要率更低（必须注意呕吐可能是肠梗阻的征象。出于这个原因，在进行口服补液盐治疗之前应努力排除肠梗阻的可能性，可能有阻塞性或其他急性疾病时，应立即建立静脉通道，请外科医师会诊，并且患儿要禁食液体或食物）。

（三）高钠血症

口服补液盐溶液最初是用来治疗霍乱引起的脱水，在霍乱中，大便中钠离子丢失很多。在资源丰富的国家，如美国，已经有关注对非霍乱腹泻婴幼儿使用盐离子浓度 90mEq/L 的溶液有导致血钠过多的风险，这些婴儿和儿童的腹泻是由于非霍乱生物体造成的。在肾脏功能正常情况下，早期的盐浓度 90mEq/L 溶液和更新的盐浓度 75mEq/L 溶液在大范围的血清钠浓度的治疗是即安全又有效的，对高钠血症的治疗也是有效的。相比之下，如溶液含少量钠离子，如果汁、苏打水或水（表 28.1）时，发生低钠血症的风险是很高的，比钠浓度更重要的是钠离子与葡萄糖（或其他协同转运分子）的比值，应接近 1。

（四）治疗失败

口服补液盐溶液补液失败发生在 4 ～ 8h 内净出量超过净摄入量或脱水的临床症状恶化而没有好转。确定患儿口服补液盐补液失败之前,要与家长或其他照料者审查治疗指南。通常,治疗失败和不必要的静脉补液可能是由于缺乏了解或者未能成功的促进医务人员或父母继续使用足够量的口服补液盐治疗。

（翻译　广州市妇女儿童医疗中心　龚四堂）

第**29**章

遗传代谢病

一、概　述

代谢是指食物转化为小分子物质和能量的化学过程的总和。尽管有些新陈代谢的变化是良性的，遗传代谢病（inborn-error of metabolism，IEM）可定义为一种在代谢途径中具有重要临床意义的关键蛋白结构或功能的遗传缺陷，并可导致人类疾病。这些疾病涉及能量产生的过程；脂肪、碳水化合物或氨基酸的合成与分解代谢；复杂大分子的合成和降解；酶辅因子的合成；物质的跨膜转运；细胞内废物的解毒等过程。不同的遗传代谢病，其临床表现、发病年龄、发病率、病死率和目前的治疗手段均有很大差异。

二、遗 传 特 点

单个遗传代谢性疾病较为少见，群体发病率从 1 ∶ 2500 的血色素沉着病到只有少数病例报道的其他疾病不等。总体而言，IEM 在人群中的总发病率约为 1 ∶ 1000。大多数遗传代谢病是由细胞核 DNA 编码的单基因缺陷所致的常染色体隐性遗传病。少部分遗传代谢病为常染色体显性遗传，还有一小部分为 X 染色体遗传，表现为半合子男性患者比杂合子的女性患者表现出更严重的表型。另外仍有一些遗传代谢病是由于线粒体 DNA 的改变所导致的，因此呈现母系遗传。

三、遗传代谢病的新生儿筛查

在许多遗传代谢病中，虽然其症状和体征在新生儿期并不出现，但由于大脑、其他脏器和体液中有害物质的蓄积或酶类的严重缺乏，损伤仍然存在。在一些情况下，早期发现及治疗可以极大地改善这些最初隐匿起病的遗传代谢病的发病率和病死率。正因为如此，疾病的筛查才得以发展。美国各州都有一个用来识别遗传病高危儿童的新生儿筛查系统，并进行协调随访以明确诊断。这种筛查包括床边测试（如严重的先天性心脏病和听力损失）和血液测试。而血斑点试验在新生儿出生不久即进行。新生儿血斑点试验可筛查多

VI

种疾病，包括氨基酸代谢病如苯丙酮尿症、脂肪酸氧化或有机酸代谢异常、半乳糖血症、生物素酶不足、甲状腺功能减退、先天性肾上腺皮质增生、血红蛋白病和囊性纤维化等。

目前，美国新生儿和儿童遗传性疾病咨询委员会已向卫生和公众服务部的部长建议了各州进行新生儿筛查的疾病列表（RUSP）。截至 2017 年 2 月，RUSP 共包括 34 种疾病。各州可结合 RUSP 和各州法律、命令及公共卫生资源来发展各自的筛查项目。同时，美国儿科学会的出版物（*Medical Genetics in Pediatric Practice*）和公共数据库（http：//www. babysfirsttest.org）也提供了有关新生儿筛查的最新资料，后者列出了全美各州相关信息。新生儿筛查是美国疾病控制和预防中心"十大"公共卫生成功案例之一。在美国，新生儿筛查项目每年筛查超过 95% 的婴儿，努力为各州的婴儿提供一个无须考虑性别、出生地点、种族或社会经济地位的健康起点。美国医学遗传学和基因组学院为帮助新生儿筛查的初级保健医师和筛查异常儿童的直接护理，制定了一系列的 ACT 手册。公共卫生实验室协会的网络资源（Newsteps）也列出了最新的各州新生儿筛查项目和相关资源（https：//newsteps.org）。

一项成功的筛查项目需要很多关键要素，包括检验标本需快速送达新生儿筛查实验室，及时对标本进行检测并对异常结果进行确认，通知医疗服务提供者检查结果，对患儿进行进一步确诊试验的随访，并能够在专门从事遗传代谢病治疗的多学科医疗中心开展早期有效的治疗。有异常结果的患者，尤其可能患有的疾病有严重临床表现时，需要立即转送至遗传代谢病中心，以便进行潜在病症的进一步评估。如果患者存在着急性或重症疾病的危险因素，需立刻建议其面诊或电话咨询遗传代谢病专科医师有关疾病诊断和治疗方法。美国各州都有针对新生儿筛查异常的病人转诊计划，如果初级保健医师不确定如何安排三级医疗服务，各州随访小组将提供此类支持。准确、早期的诊断至关重要，这样可以为患者提供安全有效的治疗，也可以为患者家庭提供适当的咨询和教育。美国儿科学会在其临床报道中已经发表了在初级保健机构中处理新生儿筛查结果的建议。

四、遗传代谢病的评估

对于有新生儿筛查的遗传代谢病，其第一个"症状"可能是新生儿筛查阳性。然而，新生儿筛查是一个筛查过程，而非诊断试验，且对于某些遗传代谢病，并没有可提供的新生儿筛查测试。因此，无论新生儿筛查结果是否呈阳性，如果婴儿在一段时间的正常生活及喂养后出现持续呕吐、进食减少、精神状态改变或急性重症疾病时，需要考虑有无遗传代谢病可能。另外，当婴儿或任何年龄段的儿童出现嗜睡或昏迷，反复癫痫发作，黄疸、生长落后、异常体味、发育迟缓、高氨血症、低血糖、代谢性酸中毒或有复发性疾病的家族史、兄弟姐妹中有无法解释的死亡等，也需要考虑有无遗传代谢病。由于一些遗传代谢病与营养成分之间存在重要的生理关系，因此相关症状可能在特定阶段后出现，如首次接触分解代谢（新生儿期、较长的睡眠时间或急性并发儿童疾病时），蛋白质摄入增加（从母乳转向配方食品或固体食品时），或接触碳水化合物（接触牛奶的半乳糖或水果的果糖）。

从某种程度上来说，因为疾病有轻重缓急及不同的临床表现，何时评估疾病及评估疾病的步骤都需要做出相应的调整。目前根据这些症状和体征而制作的病情评估量表已经发表。如果考虑遗传代谢病，患者需尽早前往代谢病专家处咨询适当诊断评估的建议。

五、对疑似或已知的遗传代谢病的急诊治疗

一旦患儿确诊为某种遗传代谢病，或者当患儿处于严重失代偿状态，都应立即进行相关治疗。在明确疾病诊断前，如果已经有适当的血、尿、脑脊液检验进行诊断性评估，那么就可以立刻开始非特异性治疗。这些治疗包括限制日常饮食中蛋白质和脂肪的摄入，同时积极静脉注射葡萄糖以防止或减少分解代谢。虽然这些早期治疗对各种已知的遗传代谢病并不一定是最合适的，但它对可能危及生命的最常见的遗传代谢病是适用的，包括尿素循环障碍、氨基酸代谢异常、有机酸代谢异常或脂肪酸代谢异常。

遗传代谢病的急诊非特异性治疗的核心在于逆转疾病的分解代谢，促进合成代谢。有时，相关治疗可于本地完成，而对于病情严重或需要罕见药物治疗的患者，需在一个拥有罕见病用药的由代谢多学科小组组成的三级护理中心进行治疗。静脉补液治疗需使用浓度至少 10% 以上的葡萄糖注射液，并且给予 2 倍的常规维持量以提供足够的能量，并加快尿液中有毒代谢产物的排出。输注碳酸氢钠应用来治疗严重的酸中毒（pH < 7.1）。高氨血症患者如果没有及时地对补液和药物（苯甲酸盐、苯乙酸盐）治疗产生良好的反应，则需进行血液透析治疗。并且并非所有医院都拥有氨清除类药物，因此，当血氨升高时，应及时将患者转运至支持此类药物治疗的机构。枫糖尿症、脂肪酸氧化障碍或有机酸血症时，为了纠正其代谢过程的失代偿反应，常给予大量的葡萄糖，此时胰岛素的使用可以有效地预防随之而来的高血糖，促进合成代谢。

肠内营养同样能促进合成代谢，且在根据具体情况适当调整和限制蛋白质摄入量，适当管理脂肪摄入量（如怀疑某些情况时，应完全避免摄入脂类；而在其他情况下，应增加中链甘油三酯含量）时，肠内营养可能更加安全。另外在上述情况下，患者还应摄入多种维生素进行治疗。而延长或过度限制蛋白质及脂肪可导致严重的医源性并发症。因此，在作出明确诊断前，专业的多学科团队合作是十分重要的。

一旦确诊具体的遗传代谢病，则需针对特定疾病制订治疗方案。遗传代谢病的治疗正不断发展，通过咨询代谢病专家和查阅当代医学文献可了解最新进展。任何遗传代谢病的治疗都是根据疾病的病理生理过程制订的。对很多单一酶缺陷引起的遗传代谢病来说，疾病相关的病理改变是由于受影响的酶反应过程引起上游或下游代谢产物的蓄积所造成的。蓄积的底物一方面可能有直接的毒性作用，另一方面可能间接损害其他重要的生化反应。例如，苯丙氨酸羟化酶缺乏症中苯丙氨酸的升高与未治疗苯丙酮尿症（PKU）的病理过程相关。对于其他疾病来说，其症状也有可能是由于缺乏某种关键的反应产物所造成。最后，这些由于酶反应缺陷产生的底物通过旁路途径转化为其他中间代谢产物。

而这些次级代谢产物自身具有毒性。例如琥珀酰丙酮是延胡索酰乙酰乙酸的中间代谢产物，其在酪氨酸血症 I 型中蓄积，可以抑制血色素合成的特定步骤，造成类卟啉症。因此，遗传代谢病的特异性治疗可包括限制底物的蓄积，增强有毒底物或次级代谢产物的排泄，恢复关键产物的供应，或抑制底物的旁路代谢途径。其他治疗手段可包括稳定受损的酶以改善残余的酶反应过程，缺乏的辅酶因子的替代治疗，诱导酶的生成，酶的替代治疗，甚至于纠正受损基因的缺陷（基因治疗）。

六、使用医疗食品进行营养治疗

很多遗传代谢病的主要治疗方法包括处理代谢过程中前体物质的量和限制生成有毒代谢产物的底物摄入。医学营养疗法对涉及蛋白质、碳水化合物或脂肪相关的中间代谢过程的遗传代谢病疗效较好。在为遗传代谢病专门制订的饮食中，前体营养素的摄入被严格限制，使其既能满足机体对该营养物质的正常需要，又能控制其潜在的毒性，以达到平衡。但必要的正常饮食限制又与营养缺乏的重大风险密切相关。例如，避免奶制品的摄入是半乳糖血症和其他氨基酸、有机酸代谢异常的必要治疗手段，但这种治疗又与钙缺乏和后续的骨质疏松症的风险相关。而过度限制一种必需氨基酸(或条件必需氨基酸)也会导致生长受限和其他并发症。此外，限制日常饮食中蛋白质和脂肪的摄入也与缺铁性贫血、维生素 B_{12} 缺乏和必要的多不饱和脂肪酸缺乏的发生息息相关。市面上销售的用于治疗遗传代谢病的医疗食品，在限制正常饮食情况下，通过补充膳食中全部的宏观和微量营养素来维持患儿正常的生长发育。对于某些需限制日常蛋白质摄入的遗传代谢病，各种模拟正常食物的低蛋白食品（面食、面包、烘焙组合等）不仅能够提供所需的能量，同时增强了限制饮食的口感和对患儿的吸引力。然而，所有研制出来的医疗食品营养素并不完整，所以如果缺乏有经验的专家指导，是不能随意食用的。因此，购买这些食物需要医师的许可。

不同于处方药，医疗食品是为遗传代谢病专门研制的治疗药物。它们价格相当昂贵，针对特定疾病的婴儿医疗食品的批发成本高达常规婴儿配方奶零售成本的 2.5 倍，低蛋白饮食的价格是普通食品零售价格的 2～8 倍。同时，与处方药不同，医疗食品受食品法规的监管。然而在美国，医疗保险对医疗食品的报销并不一致，这对那些无法从州立法授权的保险政策或医疗救助机构的资助而受益的人群造成巨大的经济负担。全美 50 个州开展多达 40 种遗传代谢病的新生儿筛查，然而在 2016 年，只有 35 个州对治疗这些疾病的医疗食品实行医疗保险的覆盖。另外，这些医疗保险政策会根据不同的疾病、不同类型的物、自付减免的要求和患者的年龄限制而不同。包括美国儿科学会在内的一些医疗专业组织支持对医疗食品和低蛋白食品实行报销，然而治疗覆盖率仍有困难。目前已有联邦立法提出要求，统一目前国内对于可筛查遗传代谢病治疗的医保政策。

对于患者本人及家庭来说，疾病的病理生理过程、饮食治疗的基本原理相关的医学教育是非常关键的。家庭必须学会根据特定的疾病准备医用配方食物，实施喂养计划，设计每天的食谱及追踪每日蛋白质、脂肪或糖类的摄入量。家庭支持和治疗依从性的持续临床监督是有效实施这些复杂方案的关键组成部分。这种治疗性饮食的生活方式几乎没有自然发生的可能。餐馆就餐通常是不可取的。计算患者日常饮食摄入的宏观营养素量的持续需求和无法选择任何已完成的快餐，这些问题都挑战着家庭对饮食治疗的承诺。

对一些遗传代谢病，患者家庭还必须学会辨认即将发生的代谢失代偿的体征和症状，并且在指导下启动疾病应急程序，包括比常规饮食更具有限制性的"疾病期"饮食的管理。在患者病情相对稳定，状态相对健康的时期所成功实施的饮食管理并不一定适合失代偿期的饮食要求。在氨基酸代谢病或有机酸血症的患者中，就算出现轻微的病变，也伴随着不断增加的代谢性应激，这种应激状态与能量需求和内生性产能物质的分解代谢增加有关，这时候通常需要更为严格的食物限制甚至是避免摄入食物蛋白。在患者出现轻微病症时，必须鼓励家人和健康保健专家联系。额外的限制性饮食可能不足以预防进一步的代谢紊乱，同时由于其不能完全提供患者所需营养，使用天数不当也会导致营养不良。因此，此种饮食需要监督。一些普通儿童通常可以在家处理的病症，对遗传代谢病患儿来讲，也有可能需要住院治疗。对一些遗传代谢病来说，静脉补液、静脉营养及特殊药物的使用在纠正急性失代偿状态时起着更为主要的作用。

七、其他营养疗法

维生素和辅助因子在一些遗传代谢病的治疗中可能有良好的反应。在表 29.1 列出的一些遗传代谢病的饮食治疗中，补充辅助因子也可以起到辅助治疗的作用。而对某些遗传代谢病，辅助因子治疗反而可能是主要的治疗手段。研究人员通过设计对照试验，观察实验对象在补充维生素后的实验室检查及临床表现，经验性地判断疾病的治疗有无辅助因子依赖。例如，一部分苯丙酮尿症（20%～40% 的患者，取决于特定人群）对二盐酸沙丙蝶呤（一种合成的四氢生物蝶呤的辅助因子）反应良好。嘱患者每日口服沙丙蝶呤 4～6 周，同时保持日常饮食中的苯丙氨酸摄入相对稳定，如每周测量的血苯丙氨酸浓度呈显著持续的减低，则提示沙丙蝶呤对治疗有反应。对一些遗传代谢病如枫糖尿症，其辅助因子依赖性可以通过测定有无辅助因子时的体外酶功能来评估。辅助因子治疗的目标是稳定功能降低的酶，克服辅酶结合障碍，或纠正辅酶代谢障碍，避免造成继发的代谢紊乱。

表 29.2 列出其他一些遗传代谢病的治疗方法。这些疾病中的一部分，其治疗原则仍基于避免日常饮食中摄入底物，但并不要求补充医疗食品。例如，治疗半乳糖血症须避免摄入半乳糖，其主要来源于奶制品中的乳糖（奶糖）和二糖。在婴儿期限制饮食容易实现，因为患病婴儿可以用脱脂的豆制品配方奶喂养。然而到了儿童期，避免摄入乳制品，尤其是烘焙食物和加工食品显得更为困难。家庭成员必须学会解读食物成分表，并联系食品生产商，确认食物中是否含有半乳糖。所有新的食物，在被证实不含半乳糖前，都应该默认含有乳糖。此外，他们还需注意在非处方和处方药中隐蔽存在的半乳糖。

表 29.1　医用食物可治疗的遗传代谢病

遗传代谢病	需改变或限制的营养素	有反应的维生素及辅助因子	其他治疗
苯丙酮尿症（PKU）	苯丙氨酸	<1% 的患者是由于生物蝶呤合成缺陷，需补充生物蝶呤；对另外 20%～40% 的 PKU 患儿来说，二盐酸沙丙蝶呤可降低血液中苯丙氨酸浓度	补充酪氨酸及大量中性氨基酸
酪氨酸血症 I 型	苯丙氨酸、酪氨酸、甲硫氨酸	无	尼替西农
酪氨酸血症 II 型	苯丙氨酸、酪氨酸	无	
枫糖尿症	亮氨酸、异亮氨酸、缬氨酸	维生素 B_1 治疗在一些病例中有反应	调整缬氨酸和异亮氨酸水平，确保亮氨酸水平保持在正常范围内
异戊酸血症	亮氨酸	无	补充丙氨酸和甘氨酸
甲基丙二酸血症	异亮氨酸、缬氨酸、甲硫氨酸、苏氨酸	一些病例由于维生素 B_{12} 缺乏造成	补充维生素 B_{12}
丙酸血症	异亮氨酸、缬氨酸、甲硫氨酸、苏氨酸	生物素可能有治疗作用	补充维生素 B_{12}
高胱氨酸尿症	甲硫氨酸	部分患者对维生素 B_6 治疗有反应	补充叶酸、甜菜碱（转化同型半胱氨酸为甲硫氨酸）
鸟氨酸氨甲酰基转移酶缺乏	蛋白质	无	补充瓜氨酸、苯甲酸、乙酸苯酯、苯基丁酸
瓜氨酸血症	蛋白质	无	补充精氨酸、苯甲酸、乙酸苯酯、苯基丁酸
戊二酸尿症 I 型	赖氨酸、色氨酸	维生素 B_2 可能有治疗作用	补充维生素 B_{12}
长链脂肪酸氧化障碍	长链脂肪酸		避免禁食，补充中链甘油三酯

表 29.2　其他遗传代谢病的治疗

遗传代谢病	需改变或限制的营养素	有反应的维生素及辅助因子	其他治疗
生物素酶不足	无	生物素	
家族性低血磷性佝偻病	无	1，25-羟维生素 D	磷
肠病性肢端皮炎	无	锌	
丙酮酸脱氢酶缺乏症	低糖类高脂饮食	维生素 B_1 可能有反应	碱治疗
半乳糖血症（转移酶缺乏）	半乳糖、乳糖	无乳糖婴儿配方奶	
糖原累积病	乳糖、果糖、蔗糖	频繁喂养、复合淀粉、高蛋白饮食	
果糖血症（果糖 -1，6-二磷酸酶或醛缩酶缺乏）	果糖	二磷酸酶缺乏时用葡萄糖频繁喂养	
中链乙酰辅酶 A 脱氢酶缺乏			避免禁食，补充肉碱
Barth 综合征（X 连锁 3-甲基戊烯二酸尿症）	无	泛酸	
胱氨酸病	无	无	半胱氨酸、磷酸、钾、维生素 D 及碱
α-氨基脂肪半醛脱氢酶缺乏（吡哆酸反应性癫痫）		维生素 B_6	
脑叶酸缺乏症	无	叶酸	
肌酸合成障碍	无	肌酸	
维生素 B_1 反应性巨幼细胞贫血综合征	无	维生素 B_1	

　　患有遗传性果糖不耐受或果糖 1，6-二磷酸酶缺乏症的患者必须严格避免果糖摄入。摄入水果、果汁或任何含有果糖甜味剂的食物（如烘焙食物及苏打中的高果糖玉米糖浆）都可能诱导潜在的危及生命的情况，如腹痛、呕吐、代谢性酸中毒和电解质紊乱。因为果糖 1，6-二磷酸酶参与糖异生过程，此酶缺乏症的患者也无法耐受禁食。甘露糖磷酸异构酶缺乏症（Ⅰb 型先天性糖基化障碍）是一种细胞内蛋白质和脂质糖基化受损的罕见病，在饮食中添加甘露糖可以改善疾病部分症状，包括蛋白丢失性肠病和其他胃肠道症状。

　　Ⅰ型糖原累积病中，由于 6-磷酸葡萄糖不能转化为葡萄糖，使糖原分解过程在禁食的时候受损。机体消耗葡萄糖外的糖类（果糖、半乳糖），导致糖原在体内大量蓄积，或通过旁路生成乳酸、尿酸或甘油三酯。通过婴儿期增加喂养次数，夜间予以肠内管饲，并且在患儿 1 岁后进食未经烹饪的玉米淀粉（可缓慢的释放机体所需糖的来源）可有效地预防低血糖及肝功能受损。在其他影响肝糖原累积病中，糖异生过程未受影响。氨基酸的摄入可为内源性的葡萄糖生成提供前体，因此对于糖原累积病患者，推荐高蛋白饮食 [3g/（kg·d）]。

VI

脂肪酸氧化失调是由于参与脂肪能量代谢的多个基因缺失引起的。中链酰基辅酶 A 脱氢酶缺乏症是新生儿筛查最常见的脂肪酸氧化障碍性疾病，在此疾病治疗中，避免禁食可以消除机体为产能需要而动用脂肪代谢，减少有毒的氧化脂肪酸在体内蓄积，并降低高氨血症和低血糖继发发作的风险。患有长链脂肪酸氧化障碍的婴幼儿，如长链羟酰基辅酶 A 脱氢酶缺乏症或三功能蛋白缺陷，其机体对于禁食更加敏感，可导致低血糖、代谢性酸中毒、肝功能异常或心肌病。日常饮食中的长链脂肪酸需严格限制，而中链甘油三酯的供应可绕过脂肪酸氧化过程的障碍，为机体提供能量来源。

预防微量营养素的缺乏是遗传代谢病营养治疗的另一重要方面，微量营养素的缺乏可能是某种遗传代谢病本身或其饮食限制导致的结果。如前所述，当患儿进行必要的饮食限制时，钙（如半乳糖血症）、铁和维生素 B_{12}（需低蛋白饮食的相关疾病）的摄入并不能满足人体需要。锌和硒的缺乏也是有机酸血症和其他需低蛋白饮食疾病的潜在问题。当脂肪酸代谢障碍时，膳食脂肪摄入受到严格限制，或当需要摄入营养并不全面的合成医疗食品时，这些情况有可能导致人体必需的多不饱和脂肪酸缺乏。有的患者在改变饮食后并没有接受微量元素强化食品的治疗，对于所有这类患者，需同时予以多种维生素及矿物质的处方治疗。所有接受营养治疗的患者必须定期评估有无营养素的缺乏。

八、其他治疗方法

营养疗法虽然很重要，但也仅仅是很多中间代谢障碍的一种治疗方式。其他非营养性疗法还包括药物治疗，例如补碱可减轻代谢性酸中毒；苯甲酸及苯乙酸盐可作为尿素循环障碍中氨的代谢吸附物（代谢物排泄的替代途径）；补充维生素 D 和磷治疗低磷性佝偻病；在溶酶体贮积病的胱氨酸贮积症中，半胱胺可以增强细胞释放胱氨酸。补充维生素 B_1 可以完全纠正一种罕见类型的先天性巨幼细胞性贫血。维生素 B_6 和亚叶酸（叶酸的非甲基化形式）分别是预防 α- 氨基脂肪半醛脱氢酶缺乏（吡哆醇反应性癫痫）引起的惊厥和脑叶酸缺乏症的关键方法。肌酸合成障碍是一种罕见病，表现为癫痫发作、异常的不自主运动和语言发育迟缓，补充肌酸可以显著改善这些症状。

酶替代疗法可用于治疗一小部分遗传代谢病。戈谢病是一种溶酶体贮积病，反复静脉输注纯化酶可以逐渐减少蓄积的葡萄糖脑苷脂，逆转某些病理生理过程，提高生存质量。类似的酶替代疗法目前已经在临床上用来治疗多种溶酶体贮积病，包括 Pompe 病、Fabry 病和一些黏多糖病。此外，用于治疗其他遗传代谢病的酶替代疗法也正在进行临床试验阶段，包括聚乙二醇化重组苯丙氨酸解氨酶治疗 PKU。

器官移植已经成功应用于一些遗传代谢病治疗。最常见的移植器官是骨髓和肝脏。骨髓或干细胞移植已经用来治疗黏多糖病在内的很多溶酶体贮积病，以提供可以代谢贮积物质的健康组织。酪氨酸血症 I 型患者可以通过实施肝移植预防其常见的并发症——肝细胞癌，并纠正疾病的主要缺陷。通过服用尼替西农，虽然患者需终生监测有无肝细胞癌的发生，但现在仅少数酪氨酸血症患者仍须进行肝移植。少于 5% 的患儿 2 岁前服用尼替西农后发展为肝细胞癌。肝移植还成功地用于尿素循环障碍、枫糖尿症和一些有机酸血症的治疗。因此，一次成功的移植可以为遗传代谢病患者日后的健康提供深远的影响。然而，值得注意的是，肝移植并不能逆转之前的神经、器官损伤，也不能逆转即使提供正常肝脏仍然无法解决的生化改变。例如，即使在肝移植后，甲基丙二酸血症患者基底节区的代谢性脑卒中并发症仍然显著。从门静脉注入健康的肝细胞，作为移植物进入肝，这种治疗手段也为许多肝酶缺陷病如尿素循环障碍等的治疗提供了希望。

在未来遗传代谢病的治疗中，用正确的 DNA 序列永久地替换患者体细胞中的突变基因的治疗方法将会非常有吸引力。全球多个研究中心正非常积极地研究各种遗传代谢病的基因治疗。运用当代的 DNA 转移技术，达到稳定的、生理上显著的基因表达仍然是目前基因治疗临床试验的主要限制因素。同样，基因转移技术的治疗毒性问题也延缓了其由实验室发展到临床应用的进程。然而，运用基因疗法成功治疗血友病、遗传性免疫缺陷病、先天性视网膜病及 X 连锁肾上腺脑白质营养不良患者的成果，再次证明基因治疗有望成为未来治疗遗传代谢病的一种可行的选择。

九、小　结

在治疗遗传代谢病的过程中，除外一些特异性的治疗手段，成功的治疗都需要多学科的支持，这包括代谢病医师、代谢病营养师、临床护理人员、遗传学顾问和社会服务人员的专业知识，以及一个完整的医疗专家及辅助服务的团队作为支援。家庭教育、遗传学咨询和家庭支持都是疾病治疗的重要组成部分。遗传咨询教会家长今后妊娠的风险，解释缺陷的基因从无症状携带者传至患儿的概念，同时也解释遗传代谢病产前诊断的实用性和影响。杂合子检测，以及是否与家族或未来配偶共享杂合者信息的伦理问题也可以通过遗传咨询解决。对患者家庭的支持需要一些实用的应对机制，确保有能力照顾好发育能力严重落后或有特别需要的家庭成员。教育的目标包括成功实施对患者饮食控制，以及满足患者在其出现代谢危象时得到及时干预的需要。表 29.3 列出了为患者和家属提供的其他在线教育资源。

表 29.3　新生儿筛查和遗传代谢病的相关资源

新生儿筛查	
Baby's First Test http：//www.babysfirsttest.org	一个可提供各地区、各州和国家的有关新生儿筛查的教育家庭支持、服务信息、材料和资源的信息交换中心 卫生专业人员的资源包括 ACMG ACT 表单和算法的链接，各州信息的数据库（筛查和治疗资源），以及新生儿筛查异常的家庭沟通清单
Recommended Uniform Screening Panel（RUSP） https：//www.hrsa.gov/advisorycommittees/ mchbadvisory/heritabledisorders/ recommendedpanel	RUSP 是一份由美国卫生与公众服务部（HHS）部长推荐的 美国各州新生儿筛查疾病种类的清单。这个 HHS 网站包括 RUSP 和儿童遗传疾病咨询委员会的文件

VI

续表

Newsteps https：//newsteps.org	一份有关最新的新生儿筛查项目和资源清单的公共卫生实验室协会的网络资源
遗传代谢病	
GeneReviews https：//www.ncbi.nlm.nih.gov/books/ NBK1116/	此网站提供了遗传代谢病遗传条件的临床相关信息。每个章节总结了诊断、管理和遗传咨询的相关资料
Genetics Home Reference https：//ghr.nlm.nih.gov/	此网站提供了有关基因变异影响 IEM 在内的人类健康的相关信息
Medical Genetics in Pediatric Practice. Saul RA, ed. American Academy of Pediatrics；2013 http：//ebooks.aappublications.org/content/ medical-genetics-in-pediatric-practice	该资源提供了以实践为主的相关信息，包括遗传学和检测知识，基因检测或咨询的适应证，以及基于实例的案例
Inborn Metabolic Diseases – Diagnosis and Treatment, 6th edition. Saudubray JM, et al, eds. Springer；2012. E-book for purchase：http：//www.springer.com/us/book/9783642157202	这本书介绍了有关遗传代谢的诊断和治疗信息，以及其代谢途径和病理生理学
Management Guidelines • https：//www.nature.com/gim/journal/v16/n2/full/gim2013157a.html • https：//www.guidelines.gov/summaries/summary/50488/updated-webbased-nutrition-management-guideline-for-pku-an-evidence-and-consensus-based-approach?q=pku • https：//www.guidelines.gov/summaries/summary/48859/nutrition-management-guideline-for-maple-syrup-urine-disease-an-evidence-and-consensusbased-approach?q=msud	一系列循证管理指南已经出版，包括《PKU 的诊断与管理指南》《PKU 营养管理指南》和《MSUD 营养管理指南》： ● Phenylalanine hydroxylase deficiency：diagnosis and management guideline（https：//www.nature.com/gim/journal/v16/n2/full/gim2013157a.html） ● Updated, web-based nutrition management guideline for PKU：an evidence and consensus based approach（https：//www.guidelines.gov/summaries/summary/50488/updated-webbased-nutrition-managementguideline-for-pku-an-evidence-and-consensus-based-approach?q=pku） ● Nutrition management guideline for maple syrup urine disease：an evidence- and consensus-based approach（https：//www.guidelines.gov/summaries/summary/48859/nutrition-management-guidelinefor-maple-syrup-urine-disease-an-evidence-and-consensusbased-approach?q=msud）
Orphanet http：//www.orpha.net	Orphanet 提供了多语种的包含遗传代谢病在内的罕见病相关信息资源

续表

宣传和家庭支持相关组织	
NORD–National Organization for Rare Disorders https：//rarediseases.org/	美国罕见疾病组织是一个为罕见病患者和相关组织的患者宣传组织。活动包括疾病宣传、患者和专业教育、患者援助计划、研究支持、国际伙伴关系和患者组织的指导
Global Genes https：//globalgenes.org/	Global Genes 是一个罕见病宣传组织。资源包括宣传、研究和个人和组织的工具
National PKU Alliance (NPKUA) https：//www.npkua.org	NPKUA 致力于通过研究、支持、教育和宣传改善苯丙酮尿症有关的家庭和个人生活，并寻求治疗方案。资源包括患者教育材料，研究经费和有关美国诊所的信息
Genetic Alliance http：//www.geneticalliance.org/	Genetic Alliance 的宗旨是让个人、家庭和社区参与改革卫生事业
专业组织	
American College of Medical Genetics and Genomics (ACMG) https：//www.acmg.net/	ACMG 的目标是在临床和基础实践、教育和宣传方面发展和支撑基因及基因组计划
American Academy of Pediatrics (AAP) https://www.aap.org	美国儿科学会是一个致力于为所有婴儿、儿童、青少年和年轻人的身体、精神和社会健康福祉所努力的儿科医师组织
Genetic Metabolic Dietitians International (GMDI) http：//gmdi.org/	GMDI 的目标是通过临床实践、教育、宣传和研究，为遗传代谢疾病提供卓越和领先的营养治疗标准
Society for Inherited Metabolic Disorders (SIMD) http：//www.simd.org/	SIMD 旨在增加与促进人类遗传代谢疾病的认识和研究，并促进临床医师和研究人员在遗传代谢病的交流

　　营养疗法，在可预见的未来将继续成为绝大多数遗传代谢病治疗的基石。许多遗传代谢病治疗的经验教训，尤其是苯丙酮尿症，强调了所有此类疾病终身治疗的必要性。"终身饮食治疗"的必要性也已经被多个群体所认同。然而，这种必要性需要父母、患者及健康保健专家共同的、长期的承诺，以协助患者实现和维持适当的饮食治疗。个体对能量、蛋白质和辅酶的需要，随着年龄和体质量的改变而改变。为了保证患者以最接近正常的方式生长和发育，其饮食疗法必须严格制订并且定期重新评估。营养疗法的妥善性必须通过回顾患者的饮食记录，人体测量及实验室检查这一系列的组合来定期评估。在患者整个生命过程中，患者、家庭及代谢病诊所如同一个专门的团队一样互相合作，这对于成功治疗遗传代谢病至关重要。

AAP

AAP 关于特别用途食品的报销建议

1. 所有公认有利于治疗疾病的特别用途食品都应作为医疗费用报销，一旦其价格超出普通食品，以消除个人和家庭获得这些食物的经济障碍。

2. 各州都应颁布立法，要求健康保险提供者报销医师建议的有利于治疗疾病的特别用途食品，以防止死亡和严重残疾，或促进正常生长和发育。

3. 运送特别用途食品所需的医疗设备和医疗用品的所有费用都应得到报销。

4. 以下情况的特别饮食用途的食品必须报销

a. 为了治疗营养不良的身体、生理或病理状况而必须采取特定饮食成分或限制特定饮食成分的任何医学状况。

b. 遗传性代谢紊乱，包括但不限于糖代谢、脂类代谢、维生素代谢、矿物质代谢或氨基酸和氮代谢紊乱。

c. 影响正常发育和生长的口服摄入障碍的医学状况。

Pediatrics. 2003；111（5）：1117-1119

（翻译　华中科技大学同济医学院附属同济医院　罗小平）

第**30**章

儿童青少年 1 型和 2 型糖尿病的营养治疗

一、概　述

自 1921 年发现胰岛素以来，人们对糖尿病的病理生理学、并发症的观察和治疗方法等方面的研究取得了巨大的进展。胰岛素类型、胰岛素给药系统和血糖监测设备不仅促进了糖尿病患者的护理，还强调了营养管理的重要性，这仍然是治疗的基础。为患有 1 型或 2 型糖尿病的儿童提供适当的饮食摄入指导是任何成功的糖尿病治疗计划的重要组成部分。下面的讨论中回顾了儿童糖尿病营养管理中最广为接受并且基于实践证据的一些实施规程。

二、背景：儿童糖尿病

（一）1 型糖尿病

1 型糖尿病（T1DM）是一种自身免疫性疾病，会造成胰岛 β 细胞的自身破坏并最终导致胰岛素分泌减少。1 型糖尿病在美国的发病率接近 0.3%，而该疾病的发病率在美国和世界各地正慢慢增加。1 型糖尿病患者需依赖胰岛素来避免发生急性和慢性并发症。

在胰岛素被发现和作为治疗药物使用之前，糖尿病的治疗主要包括严格限制饮食中糖类的摄入，但该病在生命早期常常是致命性的。直至技术提高到足以提取和纯化来自动物体内的胰岛素（主要是猪和牛），胰岛素治疗便成为最主要的治疗方法。然而，药物可及性和过敏反应限制了治疗。目前，胰岛素的生产主要采用 DNA 重组技术，能够提供大量生物活性等效形式的重组人胰岛素，这基本上消除了使用动物源性胰岛素而产生过敏反应的危险。不同形式的胰岛素其作用起始和持续的时间不同，这是通过替换胰岛素多肽中的氨基酸来实现的，而这一方式能够有效改变胰岛素蛋白进入皮下组织时的生物学活性。随着较新型胰岛素的到来，营养疗法和膳食计划都在围绕这些胰岛素的使用来设计，以更好地适应病人生活习惯。胰岛素泵的出现彻底改变了胰岛素给药方式，并为膳食计划提供了更大的灵活性。

为了有效地使用胰岛素，目前对于 1 型糖尿病病人的营养管理主要集中在使其了解食物的营养组成，尤其是碳水化合物。总体目标是使这些病人通过均衡的饮食保持健康的体重，获得必需的维生素和矿物质，以及减少未来心血管疾病发生的风险。

（二）2 型糖尿病

在过去的 20 年里，儿童 2 型糖尿病（T2DM）的发病率越来越高，与全球范围内观察到的肥胖儿童显著增加相印证。在美国印第安人 / 阿拉斯加土著、非裔美国人和西班牙裔青少年中 2 型糖尿病在糖尿病新发病例中占了大部分。从 2001 年到 2009 年，美国青少年中 T2DM 的总体患病率增加了约 30%，并在这些种族背景的青少年中保持最高水平（患病率为 1/1000）。与成年人 2 型糖尿病类似，儿童 2 型糖尿病为一类始于胰岛素抵抗的疾病。胰岛素抵抗是由携带致病基因的高危人群内脏脂肪过多的增加，进而引起代谢紊乱的级联反应所驱动的。随着胰岛素抵抗的加重，β 细胞分泌胰岛素维持正常血糖的压力进一步增加。葡萄糖代谢失调一般会发生在那些一定程度 β 细胞失活的个体，并最终促成符合 2 型糖尿病的高血糖的发生。与儿童 1 型糖尿病类似，营养管理也是儿童 2 型糖尿病疾病管理的一个重要组成部分。通过提高饮食质量促进健康的体重、减少糖类摄入、通过体育锻炼活动提高胰岛素敏感性等，这些策略是营养治疗的基础。尽管有很多药物可以通过各种不同的代谢机制改善血糖控制并被批准应用于成年人，但只有二甲双胍，一种双缩胍能提高胰岛素敏感性，被批准应用于儿童。儿童（和成年人）也经常需要胰岛素治疗，还需要了解食物中糖类成分的相关知识。

（三）降低微小血管和大血管并发症发生的危险

当前儿童和成年人的血糖和糖化血红蛋白控制目标的形成主要来自于糖尿病护理和并发症临床研究，以及它的后续研究——糖尿病干预和并发症的流行病学研究。这些研究表明，强化胰岛素管理来维持正常血糖而不是之前的给药方式（每天 2 次注射），更有利于控制血糖、降低糖化血红蛋白和微小及大血管并发症的风险。获得这些严格的血糖控制目标时，必须避免低血糖事件的发生。

（四）糖尿病儿童营养管理的一般原则及儿童糖尿病治疗的主要目标

包括：①尽可能维持血糖浓度在正常生理范围；②低血糖发作最小化；③维持正常的生长和发育，包括生理和心理上的。为了达到这些目标，当前儿童和青少年糖尿病的营养管理建立在同样的原则基础，而这个原则也是为那些没有糖尿病的儿童和青少年设定的。个体化的膳食计划应当强调各种各样不同健康食品的选择，来满足必需维生素、矿物质、能量和纤维的营养推荐摄入量，并保证提供正常的生长和发育。营养治疗这一策略可能是基于个人、文化和家庭的需要而产生的。这类干预措施，包括减少能量和脂肪摄入，糖类的计算，膳食计划的简化，健康食品的选择，个体化膳食计划策略，转换列表，胰岛素 - 碳水化合物比率，体育锻炼活动和行为策略等。对于家庭和病人来说，营养建议应当实用且易于理解，同时也应该强调食物和血糖的关系。当开展患者及家庭管理时，文化和传统的食物做法、食物偏好、家庭用餐时间表、经济因素、学校和儿童保健菜单、对各种改变的意愿，以及体育活动模式都应当被考虑在内。表 30.1 提供了一般性指导方针的总结。

表 30.1　儿童糖尿病的一般营养建议

- 鼓励与营养师咨询来开发 / 讨论医学营养计划，根据需要，作为初始团队教育和转诊的一部分；在诊断后的初始 3 个月，一般需要一系列的研讨，然后至少 1 年；对年幼儿童则需要更频繁的再评估
- 每年都要评估体重、体块指数和营养计划
- 能量的摄入应当满足生长的需求，如果儿童出现超重应限制能量

除了健康的儿童营养指南，以证据为基础的营养治疗已成为儿童和青少年糖尿病管理的一个重要部分。营养治疗应当平衡血糖控制目标的同时避免低血糖，并应该促成健康的脂质成分和血压。获得足够的血糖控制和正常的生长发育是同样必需的。如果儿童超重，减少热量的策略便应当实施。能量需要可以根据以下指标评估，如追踪体重增加，体块质量指数（BMI），来自于疾病预防控制中心的儿童生长图表的模式。

（五）糖尿病患儿的营养缺乏

尽管有指导方针和有效的食物供应，但是美国的糖尿病患儿在他们的一些膳食摄入量仍存在显著缺乏。与健康对照组相比，1 型糖尿病患儿的饱和脂肪酸和总脂肪摄入量更高，纤维摄入量更低。维生素 D 的缺乏在 1 型糖尿病患儿及有胰岛素抵抗的肥胖患儿中更常见。1 型糖尿病患儿超重的患病率似乎在增加，22.6% 的 1 型糖尿病患儿被界定为超重（即 BMI 在 85 ～ 95 百分位），而对照组人群中只有 16.1% 儿童发生超重。在 5529 名在 1 型糖尿病交换研究项目登记的青少年中，22.9% 被归类为超重，另外 13.1% 为肥胖。这些超重人群中的糖尿病患者可能存在饮食失调，而这会影响血糖控制。这些数据突出强调全局的重要性，健康营养的饮食方法关注的是食品的质量而不仅仅是数量。

三、1 型糖尿病的营养管理指南

（一）1 型糖尿病的循证营养原则和建议

1 型糖尿病的营养治疗应当建立在现有证据和目前医疗护理标准的基础之上。美国糖尿病协会（ADA）每年发布临床实践建议，除了立场声明，还包括营养治疗。美国营养和糖尿病学院已经为 1 型和 2 型糖尿病的医学营养治疗构建了一个巨大的证据分析数据库。表 30.2 对 1 型糖尿病儿童的营养治疗，如宏观和微量营养素、其他相关的营养治疗等进行了总结。

表 30.2　1 型糖尿病儿童管理的具体建议

- 可能会调整糖类、蛋白质和脂肪的混合，以满足新陈代谢目标和一些糖尿病病人的个人偏好。对于糖尿病患者来说，碳水化合物、蛋白质和脂肪的卡路里含量并没有理想的百分比
- 监测糖类是否由碳水化合物计算、选择，还是基于经验估计，仍然是实现血糖控制的关键战略。高蛋白和高脂肪食物可能需要额外的胰岛素和剂量策略
- 对于糖尿病个体，当糖类总含量单独监测考虑时，血糖生成指数和血糖负荷的使用可能给血糖控制带来了适度的额外好处
- 饱和脂肪酸的摄入量应小于总热量的 7%

续表

- 减少反式脂肪酸的摄入量可以降低低密度脂蛋白和增加高密度脂蛋白。因此，应当减少反式脂肪酸的摄入量
- 不建议常规补充抗氧化剂，如维生素 E 及维生素 C 和 β 胡萝卜素，因为缺乏其疗效的证据和长期安全性的保障
- 个体化膳食计划应当包括优化食物的选择，以满足推荐的日摄入量 / 直接还原铁的所有微量营养素

（二）个体营养需求

1. **碳水化合物**　在糖尿病患者中，餐后血糖浓度的主要决定因素是总糖类摄入量、糖类类型和胰岛素给药剂量和时间（在使用胰岛素的患者中）。因此，建议根据糖类的摄入量匹配胰岛素以获得目标控制的餐后血糖。此外，膳食中脂肪和蛋白质的含量会影响血糖反应，在决定胰岛素剂量和给药时应该考虑到这一点，这将在本章后面讨论。鉴于目前管理战略（基本胰岛素疗法）的灵活性，监测糖类的质量避免过多的能量摄入也是很重要的，因为超出能量可来自于"空"热量糖类（如非碳酸饮料、果汁、糖果、小吃）。根据推荐的日摄入量（RDA）/ 膳食参考摄入量（DRI），0 ～ 6 月龄婴幼儿糖类的摄入量是 60g，7 ～ 12 月龄婴幼儿是 95g，儿童和青少年是 130g。饮食中包含少于 130g 的糖类可能不能给 1 岁以上儿童提供足够的葡萄糖作为原料维持中枢神经系统的能量需求，且不依赖糖异生作用时，要摄入蛋白质和脂肪。低糖类饮食也限制了来源于糖类的基本营养素、能量和纤维的摄入量，这些糖类多发现于全谷类食物、水果、蔬菜、干豌豆和大豆、豆类蔬菜、坚果和种子以及低脂牛奶和酸奶。采用这些策略可以使这一人群正常生长、发育和体重增加。

2. **蔗糖**　35% 以上的热量来自于糖类物质（葡萄糖＋果糖）的摄入，或者蔗糖，当与等热量、低糖饮食相比时，这些糖类物质的摄入并不会对儿童和青少年的血糖反应或糖化血红蛋白的结果产生负面的影响。在膳食计划中，其他的糖类可能取代含有糖类物质的食物或除了膳食计划中消耗的含糖食物，还涵盖胰岛素。含糖类食物通常提供来自于脂肪的额外热量，且经常缺乏必需营养素。应该避免在含糖饮料中使用高果糖玉米糖浆形式的蔗糖和果糖，因为这可能会导致过量的能量摄入和心脏代谢风险的恶化。营养治疗战略应当侧重在一个健康、平衡的饮食下，适度食用这些食物。

3. **蛋白质**　1 型糖尿病（2 型糖尿病）个体，儿童和青少年的蛋白质摄入量基于推荐的日摄入量。营养治疗应强调含有较低饱和脂肪酸的精益蛋白来源，如鱼、家禽、瘦肉、低脂乳制品和豆类。在美国，儿童摄入的典型蛋白质对血糖、血脂浓度和胰岛素浓度（患者内源性胰岛素分泌）的影响是极轻微的。然而，1 型糖尿病患者摄入高蛋白饮食可能会导致比预期更严重的血糖升高。在 2 型糖尿病患者中，摄入的蛋白质可增加内源性胰岛素反应，而不会增加血糖。因此，不应仅用于治疗低血糖或防止夜间低血糖。在有微量或大量蛋白尿的成人中，摄入低于正常水平的蛋白质并不能改变肾小球滤过率下降的速度、心血管危险因素或血糖水平。

4. **脂肪**　因为 1 型糖尿病和 2 型糖尿病患者的心血管疾病发生的风险增加，根据国

家胆固醇教育计划和美国心脏协会的概述，所有儿童和青少年的营养治疗还强调低饱和脂肪酸饮食。这些指导方针包括减少反式脂肪酸、饱和脂肪酸、总膳食胆固醇的摄入等共同来干预降低血压（即低钠饮食）。除了优化血糖控制之外，美国心脏协会二步饮食法被认为是高血脂的初级治疗。

每日来源于饱和脂肪酸的热量摄入应 < 7%，膳食胆固醇量应 < 200mg/d，而反式脂肪酸的摄入量应最小化。饱和脂肪酸一般发现于肥肉和加工肉类、黄油、猪油、起酥油、氢化的脂肪、椰子、棕榈和棕榈仁油、可可黄油和高脂肪乳制品。添加的反式脂肪酸主要存在于人造黄油、加工食品和商业食品中。膳食胆固醇只存在于动物性食品中。

更健康的脂肪，包括单不饱和脂肪酸和多不饱和脂肪酸，因为它们相比较于饱和脂肪酸及反式脂肪酸拥有对心肌相对保护的作用，是糖尿病患者青睐的膳食脂肪来源。单和多不饱和脂肪酸的来源包括橄榄油、油菜籽油、花生油和橄榄、坚果、种子、牛油果和软或喷雾式人造黄油。

富含 ω-3 脂肪酸的饮食（鱼类和海产品）与 ω-6 脂肪酸的饮食相比对血糖没有有害影响，两种饮食都改善了 2 型糖尿病患者的脂蛋白水平和胰岛素敏感性。对大众的建议是，推荐每周吃 2 次或更多的鱼类（不包括商业来源的炸鱼片），是提供 ω-3 多不饱和脂肪酸的极好来源二十碳五烯酸（EPA）和二十二碳六烯酸（DHA）和 ω-3 亚麻酸（ALA）。没有证据支持糖尿病患者服用 ω-3 补充剂来预防或治疗心血管病。ω-3 多不饱和脂肪酸的其他强大海洋来源是三文鱼、长鳍金枪鱼、鲱鱼、沙丁鱼、鲭鱼、鲑鱼和凤尾鱼。ω-3 多不饱和脂肪酸也可以见于亚麻籽和油、各种坚果和双低油菜和大豆油，但是要实现与海洋源性同样降血脂效果时却需要更大数量的植物源性的 ω-3 多不饱和脂肪酸。

5. **微量元素**　一些个别的微量元素之前已被建议作为糖尿病患者的潜在辅助治疗。对成年人糖尿病患者采取补充铬元素的治疗并没有达到之前显示的血糖效应，所以已在研究团体和设计中被限制。关于与补充铬元素相关的潜在毒性的额外关注，提示应当避免铬的常规应用，尤其是在儿童群体。同样也不建议常规补充抗氧化剂，如维生素 E 及维生素 C 和 β 胡萝卜素，因为缺乏疗效的证据和对长期安全性的担忧。因此，应在 1 型糖尿病儿童和青少年中监测和补充维生素 D，且他们应该每天摄入 600IU 维生素 D 以满足推荐的日摄入量。总之，没有明显的证据表明在糖尿病患者（相比一般人群）中补充其他维生素或矿物质可以获益或者不具有潜在风险。如饮食均衡、健康，则没有必要补充微量元素。

6. **钠**　当前健康儿童和青少年的钠摄入量准则，与一般、非高血压人群是一样的（少于 2300mg/d）。对于高血压个体，建议减少钠摄入量为 1500mg/d。当今美国人的饮食中，绝大多数的钠来源于加工和方便食品，餐厅食品和快餐食品。在准备饭菜时，使用新鲜或冷冻的低钠或无钠的包装食品是减少饮食中钠含量的方法。

7. **营养和无营养的甜味剂**　FDA 认为营养和非营养性甜味剂是安全的，糖尿病儿童可以食用并消耗日常摄入水平范围内的量。经食品药品监督管理局批准的营养甜味剂包括糖醇（多元醇）、赤藓糖醇、异麦芽糖、乳糖、麦芽糖醇、甘露醇、山梨糖醇、木糖醇、塔格糖、氢化的淀粉水解物。这些营养甜味剂含有约 2kcal/g，如糖类物质 1/2 的热量。当阅读食品标签和计算营养成分面板的总糖类时,建议对来自总糖类的糖醇克数减半。糖醇类物质可能导致腹泻,尤其在儿童。

在美国,已经有 7 种非营养性甜味剂被食品和药品管理局批准使用:安赛蜜钾、天冬甜素、纽甜、糖精、三氯蔗糖、罗汉果提取物(高僧果)和甜叶菊。所有这些甜味剂的安全已经过严格评估和确认,它们可能被用于儿童和青少年糖尿病及孕妇。所有非营业性甜味剂的每日摄入量已经由食品药品监督管理局核准。在成年人,非营养性甜味剂的食用不会增加血糖浓度或者影响胰岛素的反应,但在儿童并没有可参考的类似数据。因为含有非营养性甜味剂的食品仍可能包含糖类(和热量),所以建议仔细阅读食物标签。

8. 纤维　基于所有儿童和青少年的每日推荐摄入量,糖尿病儿童推荐的纤维摄入量为 14g/1000kcal 热量,或 19 ~ 38g/d。在使用胰岛素泵的 1 型糖尿病患儿中,较高的脂肪和较低的纤维摄入量与糖化血红蛋白水平大于或等于 8.5% 相关。然而,补充纤维对血糖控制的影响尚不清楚。在一项针对 1 型糖尿病患儿的小型研究中,添加 20g 纤维补充剂(小麦糊精)对短期餐后平均血糖或低血糖发生率没有影响。青少年 2 型糖尿病治疗选择试验(TODAY)中,在研究的第 24 个月,减少饱和脂肪摄入量和(或)增加纤维摄入量的女性有较低的糖化血红蛋白水平。纤维的剂量和类型是否更有效,以及减少饮食中脂肪的相对效果还有待进一步的研究。

天然食品中的纤维似乎对血清胆固醇和成年人的其他心血管疾病风险因素也有好处。应强调可溶性纤维的来源,因为研究表明,在没有糖尿病的人群中,高纤维和高总可溶性纤维饮食(7 ~ 13g)可以降低 2% ~ 3% 的总胆固醇和提高低密度脂蛋白到 7%。可溶性纤维的来源包括燕麦片、扁豆、苹果、橘子、梨、燕麦麸皮、草莓、坚果、亚麻籽、豆类、干的豌豆、蓝莓、车前草、黄瓜、芹菜和胡萝卜。

(三)糖类计算基础,阅读食品标签

糖类主要分为"糖"(以前称为单糖)和"淀粉"(以前称为多糖)两大类。大部分食物包含糖类。那些最常被认为含有大量糖类的食品包括谷物(面包、米饭、面食和谷物)、水果(新鲜的、罐头、水果干和果汁)、含淀粉的蔬菜(土豆、玉米、豌豆和印度南瓜)、牛奶和酸奶、干的豌豆、大豆和豆类蔬菜、甜点、甜饮料和小吃。

糖类的计算已经越来越普遍,胰岛素治疗方案也变得更灵活,应允许病人根据糖类摄入量来确定他们短效胰岛素剂量。根据个人情况和喜好,糖类的计算让儿童和青少年可灵活地选择食物以及自由地调整其饮食时间表。相关的家庭成员和保健提供者也应当熟悉这种维持血糖正常的方法。随着儿童年龄的增长,他们变得更加独立。这时不应假定他们已经理解如何进行糖类的计算,因为之前通常是他们的家庭成员帮助做了这些。经常访问注册营养师可以帮助他们学习如何自己去计算糖类,以及加强随访的基本原则。同样重要的是维持健康的饮食并定期评估,因为过于专注糖类会导致高脂肪饮食以及其他营养素的缺乏。有两种计算糖类的方法:根据食品标签的清单计算糖类的克数和俗称为糖类的种类,单位或换算的一种简化方法。一个糖类经种类 / 单位 / 换算后等于 12 ~ 15g 总糖类。通过计算糖类的种类 / 单位 / 换算,以 15 为除数分开糖类的总量来确定食品中到底有多少单位的糖类。许多食物列表的教育材料显示,患者可以通过这两种方法来计算糖类。当采用每日多次注射胰岛素的强化治疗方案或胰岛素泵时,计算糖类克数是有利的,因为它允许更高精度的胰岛素剂量。使用其他膳食计划的方法,尤其是"换算食物列表"也包含糖类的计算。这些方法均可以成功地运用于管理糖尿病的糖类负荷。

　　当阅读糖类的食品标签时,需要重点强调 2 点:以家庭为单位时的食用分量以及糖类的总量。食品中的含糖量已包括在总糖类中,不需要单独计算。在图 30.1 中,1/2 杯的食用分量包含的总糖类是 13g。如果一个病人需要 1IU 的超短效胰岛素每 15g 的糖类,他(她)可以使用此信息来帮助确定胰岛素的剂量,即 1IU 的短效胰岛素约为这个食品的 1个份量(1/2 杯)。食用份量也通常被低估、忽视或忽略,因为很多儿童或青少年并不太注意他们食物的总量,因此会导致胰岛素剂量不足。经常性的随访对控制这些问题是有帮助的。此外,协助照顾者及患者学习如何解释食品标签上的其他信息,可以帮助他们更健康地选择食物。表 30.3 为常见的食物列表及其糖类含量。

营养成分表			
每一份量 1/2 杯 (114g)			
每个包装包含份数 4			
每份数量			
热量 90cal		来自脂肪的热量 30cal	
		每日营养摄入量 %	
脂肪总量	3g		5%
饱和脂肪酸	0g		0%
胆固醇	0mg		0%
钠	300mg		13%
糖类总量	13g		4%
膳食纤维	3g		12%
糖	3g		
蛋白质	3g		
维生素 A	80%	● 维生素 C	60%
钙	4%	● 铁	4%

每日营养摄入量是以 2000cal 膳食为基础计算的。根据热量需求,每日膳食摄入量可能高于或者低于以上

	热量	2 000	2 500
脂肪总量	少于	65g	80g
饱和脂肪	少于	20g	25g
胆固醇	少于	300mg	300mg
钠	少于	2400mg	2400mg
糖类总量		300g	375g
膳食纤维		25g	30g

每克热量
脂肪 9cal　　　糖类 4cal　　　蛋白质 4cal

图 30.1　阅读碳水化合物的食品标签

（四）血糖指数和血糖负荷

虽然影响餐后血糖主要因素是摄入的糖类的量及胰岛素的敏感性和分泌量，但也有一些其他的因素可以影响血糖水平。例如糖的类型（葡萄糖、蔗糖、果糖、乳糖）、淀粉的类型（淀粉酶、支链淀粉、抗性淀粉）会影响血糖水平；烹饪方式以及食物的加工方式（淀粉糊化度、颗粒大小），食物类型的不同也会影响血糖的水平；同时食物成分包括脂类以及食物添加剂（凝集素、植酸盐、鞣酸类、淀粉与蛋白、脂类的混合）能够延长消化时间。

血糖指数（GI）是用来衡量各种糖类对血糖水平影响的一个指标。GI 表示含有 50g 有价值的糖类的食物（葡萄糖或白面包）与相当量的单纯标准葡萄糖（GI=100）相比，在餐后 2h 引起体内血糖应答水平的百分比值。因此 GI 是根据餐后葡萄糖浓度的升高程度衡量的，其范围为 0～100。需要注意的是 GI 并不能衡量血糖升高的速度。低 GI 食物 GI < 55，适度 GI 为 55～70，高度是指 GI > 70。GI 为 0 的食物是指很少或者不含糖类食物，包括肉类、禽类、鱼类、蛋类、奶酪、脂类、白酒、啤酒、烈性酒以及不含淀粉的蔬菜。血糖负荷（GL）值仅仅反映糖类的"质"，即部分真正消化的糖类。

由于食物很少能被单独消化，GI 作为一个控制餐后血糖以及体重的指标是有争议的，所以单纯根据 GI 作为健康的食物选择的一项指标没有太大的价值。含有脂肪、血糖、蛋白质的混合食物由于胃排空延迟可以降低餐后血糖的浓度。

表 30.3　食物中糖类的含量表

糖类单位的选择与换算 =15g 的糖类
淀粉：15g 的糖类等于：
一片面包或正餐卷（全麦、黑麦、白面包或粗面包）
一个 6 英寸的玉米粉圆饼，印度薄饼，印度烤肉或者英杰拉面包
一个华夫饼或薄煎饼（面包片大小）
1/4 大百吉饼
1/2 英式松饼、皮塔饼、热狗包、汉堡包或馕饼
1/2 杯煮熟的麦片或 3/4 杯最干的麦片
一份小蛋卷或春卷，一份中等大小的肉饼或蔬菜饼
一个 4 英寸的大米或玉米肉饼（烤好）
1/3 杯煮熟的米饭或面食（小麦、鸡蛋或米粉）
1/2 杯煮绿豆或炒面
1/2 杯煮熟的豌豆、玉米、红薯、白土豆、芋头、大蕉或豆类（干豆、豌豆或扁豆）
1 杯南瓜
3/4 盎司椒盐卷饼棒
1 盎司薯片或玉米片
3 杯爆玉米花
4～6 块饼干
水果：15g 的糖类等于：
一个小的新鲜水果（网球大小）
1/2 杯芒果，一杯木瓜或 1/2 葡萄柚
1/2 杯装水果罐头（装在果汁里）

续表

1/2 杯橙汁或苹果汁
1/3 杯葡萄、蔓越莓或西梅汁
一杯甜瓜或浆果
17 个小葡萄
1/4 杯干果
2 汤匙葡萄干或蔓越莓干
3 个干无花果

牛奶：12 ～ 15 g 碳水化合物等于：
1 杯（8oz）无脂或低脂牛奶或酪乳
1 杯无脂酸奶（原味）
6 ～ 8oz 淡酸奶
1 杯（8oz）豆浆

非淀粉类蔬菜：15g 的糖类等于：
1 1/2 杯大部分蔬菜（除了土豆、豌豆、玉米、南瓜）等
青豆
西蓝花
胡萝卜
花椰菜
西红柿
黄瓜
芹菜
芦笋
卷心菜和绿叶蔬菜
西葫芦
注意：1 杯莴苣或新鲜菠菜等于 1g 碳水化合物

其他：15g 的糖类等于：
2 寸蛋糕或巧克力加工的蛋糕
2 个小饼干
2 个福饼
1/2 杯冰激凌或冰冻酸奶
1/2 杯冰冻果子露或甜味乳粥
1/4 杯大米布丁或印度炼乳
一汤匙果汁、糖浆、果酱、果冻、砂糖或蜂蜜
一份甜酸酱

　　很多研究已经了评估了特殊 GI 饮食的应用及其对血糖浓度和食物结构的影响。与采用传统饮食的 1 型糖尿病患儿相比，低 GI 饮食的 1 型糖尿病的患儿似乎没有受到膳食品种或宏量营养素配比的限制。研究发现，低 GI 饮食或中 GI 饮食 1 型糖尿病患者 HbA1c，持续血糖监测显示平均血糖，平均毛细血管葡萄糖及餐后毛细血管葡萄糖均得到适度改善。

　　由于个人差异及存在的组间差异，以及 GI 定义的不一致，很难解释每一项在儿童以及成人 1 型糖尿病的研究中所得出的结论。在 2003 年的荟萃分析得出的结论是：在中期血糖控制中，低 GI 饮食可以导致适度及有意义的血糖减少。

相反，研究发现在健康成人中，用 GI 指导食物对血糖水平的影响这一做法是不可靠的；并且 GI 受基线 HbA1c，胰岛素抵抗标志物和胰岛素分泌能力的个体差异影响。美国糖尿病协会 2017 年医疗保健指南既不支持也不反对在成人糖尿病中使用 GI 和 GL。

（五）1 型糖尿病和 2 型糖尿病患者中低碳水化合物饮食

治疗 T1DM 和 T2DM 的低碳水化合物饮食（0 ～ 40% 能量）与极低碳水化合物饮食（21 ～ 70g/d）已经越来越多地出现在各种媒体上。尽管有证据表明低碳水化合物饮食能帮助肥胖成人减轻体重以及 2 型糖尿病成人患者改善血糖控制，但对于低碳水化合物饮食在 1 型糖尿病儿童中的应用证据仍不充分。采用这种饮食治疗可能会导致能量摄入低下、精神并发症，并可能导致饮食失调进展。摄入健康碳水化合物同时限制不必要的空热量碳水化合物仍然是 T1DM 儿童的重要饮食原则。在肥胖青少年中，与低脂饮食相比，极低碳水化合物饮食在降低 T2DM 发病风险方面可能有优势。

（六）低血糖

糖尿病患儿的低血糖是指血糖浓度低于 70mg/dl，低血糖发生的主要原因有胰岛素的过量应用，食物摄入的减少，过多的运动。低血糖症一旦发生需要快速处理，病人以及家属需要熟知低血糖的症状及恰当的治疗方法。糖尿病病人需要随身携带糖类食品以应对低血糖的发生。治疗的目的是在不消耗过多碳水化合物及导致反弹性高血糖情况下实现血糖快速正常化。

低血糖应使用适量的糖类治疗，使血糖浓度在 10 ～ 15min 升高到安全范围。葡萄糖或者蔗糖是首选的处理方法，很少使用果糖。一般来说 15g 葡萄糖可使血糖升高 30 ～ 50mg/dl，但也会存在个体差异。治疗后 15min 应重复测量血糖，如果血糖仍然较低，需要继续补充葡萄糖。一旦血糖浓度恢复正常，需要少量饮食以预防低血糖的再次发生，体育锻炼后也需要少量饮食以预防低血糖。发生低血糖后恰当的饮食治疗如表 30.4。

表 30.4　低血糖的治疗

1. 检测血糖

2. 如果血糖浓度在 51 ～ 70mg/dl，需要补充 15 ～ 20g 的糖类，如果血糖浓度仍旧低于 50mg/dl，继续补充 30g 糖类，以下是 15g 糖类的用量
   —3 ～ 4g 的葡萄糖片
   —1/2 杯（4oz）普通饮料（含糖饮料）或者果汁
   —1 小盒葡萄干
   —1 杯（8oz）脱脂牛奶
   —1 汤匙蜂蜜或砂糖
   —1 小管葡萄糖凝胶

3. 15min 后重复检测血糖

4. 重复以上步骤直至血糖浓度达到 70 ～ 100mg/dl，以下几种情况需要血糖浓度 > 100mg/dl
   ● 需要开车
   ● 需要运动 - 如做家务、跑步、跳跃运动，包括其他的体育运动
   ● 用下一餐超过 1h

（七）针对运动或体育锻炼的 1 型糖尿病病人饮食调整

在所有糖尿病儿童患者中，运动仍然是儿童总体治疗计划的重要组成部分。然而，需要采取预防措施，避免运动期间或者运动后出现高血糖或低血糖。对于大多数儿童来说，为了避免在运动中或者运动后出现低血糖，需要减少胰岛素用量或摄入额外的碳水化合物。增加胰岛素泵的使用及"无峰"胰岛素能在减少胰岛素使用中提高便利性。

需要严格控制运动与膳食的关系，控制的项目包括运动的类型、持续时间、运动强度及初始血糖浓度，并且这些可以提示糖类的需要量。病人需要检测运动前、运动中、运动后的血糖水平及调整运动类型。新的运动与频繁的运动会引起不同的血糖水平模式，因此需要更频繁地检测血糖水平。常规指南是每 30 ～ 60min 的运动量需要消耗 15g 糖类（表 30.5）。

表 30.5　为预防运动引起的低血糖所定制的碳水化合物的摄入指南（美国糖尿病协会）

运动持续时间	运动强度	运动之前需要的糖类克数		
		血糖＜ 90mg/dl	血糖 90 ～ 150mg/dl	血糖 150 ～ 250mg/dl
15 ～ 30min	低	15	0 ～ 15	0
	中	15	15	0 ～ 15
	高	15	15	0 ～ 15
30 ～ 60min	低	15 ～ 30	15 ～ 30	0 ～ 15
	中	15 ～ 45	15 ～ 30	15
	高	30 ～ 45	15 ～ 30	15 ～ 30
60 ～ 90min	低	15 ～ 45	15 ～ 45	15 ～ 30
	中	30 ～ 45	30 ～ 45	30 ～ 45
	高	30 ～ 60	30 ～ 45	30 ～ 45
＞ 90min	低、中、高	60 ～ 90min 的 运动指南，检测血糖和 30min 的运动消耗 15g 糖类		

（八）使用强化胰岛素治疗方案与固定胰岛素剂量的 1 型糖尿病患者的膳食计划策略比较

强化胰岛素治疗被定义为每日多次注射胰岛素或连续皮下胰岛素注射（胰岛素泵治疗）。基础治疗方法包括：每天 1 次或 2 次长效胰岛素作为基础胰岛素，然而全天频繁剂量的速效胰岛素能纠正高血糖状态和"覆盖"饮食中碳水化合物。基础剂量计划能允许糖尿病患者自由饮食，而不是根据胰岛素作用时间进食，就像以前旧式胰岛素类型所必需的那样。在儿童和青少年中，这种方法为他们提供了一种更正常的饮食方式并能提高生活质量。胰岛素用量应与碳水化合物摄入量相匹配。

儿童饮食的整体质量及蛋白质和脂肪含量在使用这种方法时不能忽视，因为过量的能量摄入会导致体重增加。近期一些研究表明，脂肪和蛋白质也会影响餐后血糖，尤其是在使用量较大时。大量蛋白质（单次用量≥ 75g）在 T1DM 患者应用强化胰岛素治疗方案时能显著性增加餐后血糖水平。高脂饮食可导致胃排空延迟，导致进食后 1～2h 血糖降低，此后血糖升高。与碳水化合物含量相同的低脂 / 低蛋白膳食相比，高脂 / 高蛋白膳食可能需要更多的胰岛素。连续血糖监测仪的使用使患者能够确定他们对特定食物的血糖反应模式，从而相应地调整胰岛素剂量。双波输注（通过胰岛素泵输注的胰岛素量可根据膳食中的大量营养成分随时间的推移而分解）和方波输注（指在指定时间段内均匀输送胰岛素，用于患有胃轻瘫或者长时间进食如自助餐的患者）。当进食高脂肪 / 高蛋白食物时，通过胰岛素泵是另一种控制血糖水平的有效工具。

健康护理团队针对饮食与血糖浓度之间、血糖模式的解释、营养相关的胰岛素调整的营养咨询与教育，这对于最佳护理非常重要。注册营养师应至少每年与父母和患者进行一次随访，以加强基础糖类用量的计算和健康饮食评估，尤其是血糖控制不佳，需要调整饮食时。T1DM 患者家长使用糖类用量的准确性与较低的 HbA1c 值有关。在 1 型糖尿病交换的 T1DM 儿童中，膳食特定碳水化合物比率的使用是改善控制的几个因素之一。此外，T1DM 青少年患者的饮食质量与碳水化合物相关，这表明对含有碳水化合物的食物有更多了解会导致饮食质量更佳。

固定胰岛素剂量　固定剂量的胰岛素也可用于强化糖尿病管理，但碳水化合物、脂肪和蛋白质的量也必须固定并全天分配，以优化血糖控制并避免低血糖。与基础胰岛素疗法类似，该策略还依赖于将碳水化合物摄入与胰岛素给药相匹配，以有效地将葡萄糖浓度维持在正常范围内，同时避免低血糖。

（九）2 型糖尿病及糖尿病前期的治疗

2 型糖尿病与 1 型糖尿病的患儿相比治疗数据相对有限，但治疗原则一致（生活方式调整及药物治疗）。在以下图框里是 AAP 推荐的 2 型糖尿病管理治疗方法。降低糖尿病前期儿童患 T2DM 的风险，是基于治疗 T2DM 时减轻体重和提高胰岛素敏感性的相同原则。在无糖尿病的肥胖患儿中，饮食调整作为生活方式调整的一部分，在减少 BMI 数值，胰岛素抵抗，以及其他的代谢性疾病中（高血压、高血脂）起着重要的作用。2 型糖尿病患儿的诊疗指南包括：二甲双胍作为糖尿病的一线治疗药物，饮食的改善，生活方式的调整，运动的增加等。尽管生活方式的改变仍然被认为是儿童 T2DM 治疗的一个重要组成部分，但在一项青少年 T2DM 治疗方案的多中心试验中，二甲双胍与意向性生活方式干预方案的联合干预在控制血糖升高的速率方面（HbA1c＞8% 或不能停用胰岛素）并不优于单用二甲双胍。其他种类的药物制剂的研究正在进行中，但目前还没有一种被批准用于临床。在这个时候，人们仍然认为关注生活方式的改变，包括饮食的改变，应该仍然是 T2DM 治疗的一个重要的辅助组成部分。

鉴于肥胖和胰岛素抵抗是儿童 T2DM 的内在危险因素，建议减肥和增加运动量以提高胰岛素敏感性。治疗的目标是：①使血糖浓度以及 HbA1c 的浓度达到正常水平；②控制体重在适当范围；③减少并发症（血脂异常、高血压）的发生概率。在所有类型的儿童糖尿病患者中调整饮食，尤其是糖尿病前期以及 T2DM，应该以家庭为基础。与全家人一起预定用餐时间是建立健康饮食行为不可或缺的一部分。父母应该成为健康饮食行为的典范，并在营养师的指导下监督孩子的份量。重点在于降低总脂肪和饱和脂肪摄入量、增加纤维素摄入及达到规定的能量摄入标准以实现正常 BMI 值。与针对外源性肥胖儿童的建议类似，果汁和其他含糖软饮料应该被淘汰，代之以低能量饮料。通过运动量增加能量的消耗以改善患儿的胰岛素抵抗状态，联合调整饮食可以达到减轻体重的目的。儿童肥胖治疗专家委员会的具体建议也适用于儿童 T2DM 或者糖尿病前期人群（表 30.6）。

表 30.6　初步生活方式干预治疗小儿肥胖的循证证据

- 减少各种含糖饮料，包括果汁
- 增加水或脱脂牛奶的摄入量
- 保证营养健康的早餐
- 争取保证每天至少 5 种蔬菜或水果
- 为达到治疗目的制订短期治疗计划
- 尽可能的家庭内部成员一起用餐
- 限制外出就餐的次数，特别是快餐
- 限制每次膳食的分量
- 限制饱和脂肪和反式脂肪的摄入
- 鼓励用脱脂和低脂牛奶代替全脂牛奶，增加钙的消耗
- 鼓励每天至少 1h 的体育活动
- 将电脑 / 平板 / 电视屏幕时间每天控制在 2h 内

AAP

AAP 针对 2 型糖尿病的推荐治疗

（1）对于 1 型糖尿病与 2 型糖尿病患者伴随酮症酸中毒者临床医生需要确认开始胰岛素治疗方案。

①随机血浆血糖浓度 ≥ 250mg/dl。

② HbA1c > 9%。

（2）在所有的实例中，针对 2 型糖尿病临床医生需要调整生活方式，包括饮食调整或体育锻炼，以及将二甲双胍作为一线治疗药物。

（3）糖尿病协会建议临床医生需要每 3 个月检测病人 HbA1c 的浓度，如果血糖浓度以及 HbA1c 浓度没有达到预期的目标，需要启动强化治疗方案。

（4）糖尿病协会建议临床医生提示病人在以下几种情况可以检测手指血糖。

①低血糖症伴随胰岛素以及其他的药物治疗的病人。

②开始或改变糖尿病的治疗方案。

③尚未达到预期的治疗标准。

④治疗期间伴随其他的疾病。

（5）糖尿病协会建议临床医生可根据营养协会和儿童糖尿病体重防治管理指南的要求为病人提供咨询服务。

（6）糖尿病协会建议临床医生鼓励儿童以及成年人糖尿病患者每天中等运动时间至少达到 60min，以及限制荧幕时间，使其不超过 2h。

Pediatrics. 2013;131(2):364–382

VI

四、与儿童糖尿病有关的特殊情况及慢性疾病

（一）在校学生以及糖尿病患儿的胰岛素替代治疗的营养管理

儿童以及青少年糖尿病患者在学校和育儿院需要帮助来控制好血糖，学校的护理人员以及学校的人事部门在协助患儿进行血糖监控、胰岛素管理、低血糖反应处理及饮食管理方面起到重要作用。

联邦政府保护糖尿病患儿的计划包括如下：第 504 节 1973 年的康复法案（PubL No.93-112）以及糖尿病教育法案 [Pub L No.108-446（1975 年残疾儿童初始教育，PubL No.t94-142）] 和美国糖尿病法案（PubL No.101-336）。在这些法案中，糖尿病被定义为残疾。因此，在学习或护儿中心歧视糖尿病患儿是非法的。联邦政府的学校以及其他的教育部门必须依法接纳糖尿病患儿，并为其提供帮助。联邦法律要求对所有儿童糖尿病患者进行个性化评估，同时依照联邦法律，患儿的住宿需要以书面形式记录下来，例如第 504 节的计划或个性化的教育计划（IEP）糖尿病医疗管理计划（DMMP）需要家长或监护人把患儿引入学生糖尿病医疗团队。DMMP 需要记录血糖的膳食以及快餐计划，对于年龄较小的患儿，如果学校或其他组织为患儿提供饮食时需要提前得到 DMMP 的允许。

（二）乳糜泻

乳糜泻是一种自身免疫性紊乱的疾病，更容易发生在 1 型糖尿病病人身上。来自美国、德国、奥地利、英国和澳大利亚大规模流行病学调查发现，T1DM 儿童 1.9% ～ 7.7% 患有乳糜泻。T1DM 患儿伴有乳糜泻往往会伴随生长速率和体重增长降低。此外，T1DM 患儿伴有乳糜泻其骨密度降低的风险较高，这提示在成年时期容易出现骨折和低血糖。

护理人员必须精通无麸质饮食和乳糜泻对儿童和青少年糖尿病营养状况和代谢控制的影响的复杂性。鉴于无麸质饮食的复杂性，为了确保理解，必须经常对病人和家庭以及其他照顾者进行随访。乳糜泻病儿童一旦肠道黏膜结构功能恢复正常，与其他儿童相同的营养要求一致，即需要遵循均衡、健康的无麸质饮食，而且需要强烈推荐在治疗糖尿病以及乳糜泻病方面有着丰富的经验的资深注册营养师给予恰当的建议。关于腹泻病的讨论参见第 27 章：慢性腹泻病。筛查和治疗原则见表 30.7。

表 30.7　T1DM 儿童腹腔疾病筛查与治疗建议

- T1DM 的患儿确诊后应通过检测组织转谷氨酰胺或抗肌内膜的抗体对腹泻疾病进行筛查，了解是否位于正常的免疫球蛋白（Ig）浓度范围内
- 如果患儿出现身高增长缓慢，体重较少增加或体重减轻、频繁出现腹泻、肠胀气、腹痛或消化不良而不能用低血糖或血糖控制不佳解释，可以考虑这一疾病
- 阳性抗体的儿童需要做内镜及病理活检进一步确诊疾病
- 活检确诊的患儿需要无麸质饮食和咨询经验丰富的相关营养师进行恰当的治疗

（三）儿童和青少年囊性纤维化相关糖尿病的营养建议（另见第 46 章囊性纤维化患儿的营养）

随着年龄的增长，囊性纤维化相关糖尿病（CFRD）已成为囊性纤维化患者最常见的并发症。约 20% 的患有囊性纤维化的青少年会发生 CFRD，见于所有的年龄段包括婴儿，此疾病在青少年期年发病率约为 3%。囊性纤维化中糖尿病的病因与 T1DM 或 T2DM 无关；然而，也有一些共同的相似之处。对 CFRD 的营养治疗方案不同于 1 型或 2 型糖尿病的治疗方式。它主要是由 β 细胞瘢痕和纤维化导致的胰岛素不足引起的，尽管与急慢性疾病相关的胰岛素抵抗水平的波动也会导致血糖波动。

CFRD 的营养治疗与 T1DM 和 T2DM 有很大的不同，特别是在能量、脂肪、蛋白质、钠和补充维生素和矿物质的需求方面。确保达到预期的 BMI，对于儿童和青少年而言，保证充足的能量供应对其身体健康和生活起着至关重要的作用。血糖浓度的正常化对于优化营养代谢和 BMI 以及保持瘦体质量至关重要。

诊断 CFRD 不改变标准囊性纤维化营养建议。不应该限制能量摄入量。高能饮食模式不能代替所需要的健康、营养丰富的食物。由于吸收不良，大多数患有囊性纤维化的患者需要补充日常维生素和矿物质。囊性纤维化患者的食欲每天是高度变化的，因此许多患者有必要补充高能量或通过肠内营养来满足能量的需求。由于这些原因，膳食计划并不现实。糖类量、胰岛素与糖类比例、囊性纤维化饮食需要与胰岛素治疗相结合达到控制血糖的目的。可以采用个性化胰岛素治疗方案，允许多次膳食或肠内喂养控制血糖的浓度。

CFRD 的低血糖发病风险与采用胰岛素治疗的 1 型或 2 型糖尿病患者的发病风险是类似的。囊性纤维化患者吸收无脂肪碳水化合物不会受到损害。因此，不需要胰酶替代治疗，可以用无脂肪糖类治疗低血糖反应。

（四）患有糖尿病的儿童和青少年的饮食失调（另见第 38 章儿童和青少年饮食障碍）

膳食紊乱在患有 1 型糖尿病的青少年中是很常见的，可以影响血糖的控制。一般来说，10%T1DM 女性患者符合精神障碍诊断和统计手册中潜在饮食障碍的诊断标准；另外有 14% 患者有症状但没有达到诊断阈值。但是，这个数据可能低估了，因为最近的数据显示，38% 的女性青少年 T1DM 患者和 16% 的男性青少年 T1DM 患者表现出饮食紊乱的症状。暴饮暴食在 1 型糖尿病的女性患者中也属于最常见的膳食紊乱，没有及时地增加胰岛素作为减轻体重的一个额外的方法。

糖尿病与饮食紊乱均与体重和食物有关，故很多病人很难发现其膳食紊乱。被标记为"好"或"坏"的食物会导致饮食的内疚或焦虑，从而导致饮食紊乱的行为。同时抑郁和（或）情绪失调是这一人群中暴食症的额外危险因素。由于技术进步，针对糖尿病患者管理如胰岛素泵和持续的葡萄糖监测，虽然有助于管理糖尿病，但也会出现误用。

糖尿病合并饮食紊乱（酮症酸中毒、电解质异常、心脏传导异常、水肿）是致命的，因此在第一时间发现并及时治疗非常重要。在理想状态下，由于糖尿病和膳食紊乱的治疗方法不同，疾病的确诊是依靠糖尿病资深专家来区别的。

美国糖尿病协会建议，当患者进入青春期早期时，要对其饮食行为进行筛查。对于糖尿病及膳食紊乱的筛查工具已经被开发和验证，例如糖尿病饮食问题调查和早期饮食障碍症状筛查。非特异性体征，如无意中体重增加或减少、HbA1c突然恶化，也可能是伴发饮食紊乱的指标，应纳入个体患者筛查。

五、小　结

　　治疗儿童糖尿病是一项复杂的任务，但最终是以营养、胰岛素和健康生活方式为中心。虽然糖类的量对胰岛素的量及1型糖尿病的控制非常重要，然而也有一些其他的膳食营养管理的基本原则对于1型或2型糖尿病患者的治疗十分重要。一个团队的治疗方法连同儿童营养师的专业知识、心理学家、护士、内科医师对患儿的治疗及其家庭非常有帮助。表30.8为保健工作者、患者及家庭提供了额外的学习资源。

表 30.8　营养教育资源

营养与营养学学院	http：//www.eatrightstore.org
	Choose Your Foods：Food Lists for Diabetes
	（English and Spanish versions）
	Eating Healthy with Diabetes：Easy Reading Guide
	Match Your Insulin to Your Carbs
美国儿科协会	https：//www.healthychildren.org/english/healthy living/nutrition/pages/default.aspx
美国糖尿病协会	http：//www.shopdiabetes.org/Categories/8-Diabetes-Books.aspx
	The Complete Guide to Carbohydrate Counting，3rd ed
	Diabetes Carbohydrate and Fat Gram Guide，4th ed
	Diabetic Carb-Smart Essentials
	Eat Out，Eat Well
	Diabetic Meal Planning Essentials
	http：//www.shopdiabetes.org/Categories/48-Carb-Counting.aspx
糖尿病及腹部疾病	Diabetes and Celiac Disease：
	Academy of Nutrition and Dietetics Pocket
	Guide to Gluten-Free Strategies for Clients with
	Multiple Diet Restrictions，2nd Ed. http：//www.
	eatrightstore.org/product/F7393595-5A17-4C63-9469-270E6F9E3B1A
	Counting Gluten Free Carbohydrates
	www.nbdiabetes.org/sites/default/files/
	documents/Carb_Counting_GF_a.doc
	Gluten Free Recipes For People with Diabetes
	https：//nationalceliac.org/gluten-free-recipes-old/
	Gluten Free Recipes for People with Diabetes：

续表

囊性纤维化相关糖尿病	Managing Cystic Fibrosis-Related Diabetes (CFRD)：An Instruction Guide for Patients and Families. 6th ed：https：//www.cff.org/Life-With-CF/Daily-Life/Cystic-Fibrosis-related-Diabetes/Managing-CFRD.pdf
美国农业部国家营养数据库标准参考	http：//www.nal.usda.gov/fnic/foodcomp/search/
国家糖尿病及消化和肾脏疾病研究所（NIDDK）	http：//diabetes.niddk.nih.gov/dm/pubs/eating_ez/index.aspx

（翻译　华中科技大学同济医学院附属同济医院　罗小平）

VI

第 *31* 章

婴儿和儿童低血糖

一、概述与低血糖的定义

低血糖是中枢神经系统（CNS）损伤性低能量水平的标志。然而，能够引起婴幼儿中枢神经系统损伤的低血糖的程度和持续时间尚不清楚。决定中枢神经系统充足能量供应的重要因素包括葡萄糖转运入脑的效率，脑细胞对能量的需求，以及替代能量的可及性。血清葡萄糖浓度不能准确反映这些过程的任何一种。这一点在高胰岛素血症中尤为重要，因为用于大脑的替代底物减少了。葡萄糖从血液循环中透过血脑屏障转运入脑，这种转运会因特定葡萄糖转运体的存在和效率而不同。GLUT1 是葡萄糖穿过血脑屏障的主要转运体，但其他转运体对于葡萄糖进入神经元和胶质细胞也很重要。一种罕见的 GLUT1 基因拷贝缺陷的儿童会出现严重的中枢神经系统葡萄糖缺乏，但循环中的血糖浓度正常。中枢神经系统能量的利用根据神经组织的活动状态而变化。例如癫痫发作时，可快速耗尽神经元能量但外周血糖浓度保持正常。替代底物，例如酮体、乳酸，或许也包括游离脂肪酸和氨基酸，也可以为脑部提供能量。这些底物在血液中循环的浓度取决于儿童的代谢状态，并且通常是在特定转运体的帮助下跨过血脑屏障。由于葡萄糖向大脑的转运，神经组织的能量利用率及替代能源底物的可用性存在差异，血糖浓度并不是中枢神经系统细胞能量供应的准确衡量指标。

对血糖浓度测量方法的不同使这一问题更加复杂。早期研究测定全血葡萄糖。人红细胞内葡萄糖浓度是血浆中的 1/2。因此，全血血糖测量值比通常的自动化测量的血浆或血清葡萄糖浓度低 10% ~ 15%。如果红细胞压积高于正常成年人水平，如患病新生儿，全血血糖浓度可能会更低。另外，用于血糖测定的血样必须低温保存，快速分析，同时使用氟防止糖分解。新生儿血糖分解比成人更快，并且在室温下储存的无保护样本可以显著降低测得的血糖。

新生儿可接受的血糖浓度仍然是一个有待探究的领域，特别是在生命的最初 48h。主要问题仍然是确定新生儿与发育不良相关的外周血糖浓度。然而这些统计学、流行病学和快速实验方法间存在一定的相关性，从而支持血糖浓度正常的婴儿多半是临床意义上健康的。尽管脑损伤模式和神经发育结果已被证实，但是对于新生儿来说，神经性低血糖可能不能用一个单一的数值来定义，因为血糖暴露、替代脑能源、其他围生期应激源和神经功能之间的相互作用是复杂的，而且是婴儿特有的。在一项对 404 名 2 岁婴儿的研究中发现，低血糖（定义为血糖 < 47 mg/dl）很常见（53% 的婴儿），但与感觉神经损害[相对风险度（RR），0.95；95% 可信区间（CI），0.75 ～ 1.20；P=0.07] 或执行困难（由执行功能评分定义）（RR，0.92；95%CI，0.56 ～ 1.51；P=0.74）无关。在这些婴儿 4.5 岁时对他们进行随访，发现低血糖仍然与感觉神经损害无关，但现在与执行功能低下（RR，2.32；95%CI，1.17 ～ 4.69）和视觉运动功能差（RR，3.67；95%CI，1.15 ～ 11.69）的风险增加有关。这项研究已经被最近一份关于患有新生儿低血糖的四年级学生学习困难的报告所证实。

新生儿血浆葡萄糖阈值是美国儿科学会（APP）和儿科内分泌学会等根据会议共识及现有数据确定的。表 31.1 对这些数据进行了总结。美国儿科学会的结论是，对于正常妊娠和分娩的足月儿来说，没有必要进行常规的血糖浓度监测。表 31.1 中的葡萄糖浓度范围是以婴儿的年龄为基础的，并提供了一个安全范围，该范围考虑了有低血糖风险和伴或不伴症状的低血糖婴儿。这也与前面所讨论的神经性低血糖不能由单一数值定义的观点一致。足月儿和早产儿也同样有血糖阈值，儿科内分泌学会建议，不应将出生后 48h 的指南沿用至新生儿期，因为新生儿"过渡性低血糖"在出生 48h 后会发生生理变化，此后应维持较高的血糖水平（面临高胰岛素血症或脂肪酸氧化紊乱风险的血糖高于 70mg/dl，风险较低的血糖高于 60mg/dl）。患有高胰岛素血症或脂肪酸氧化紊乱的婴儿应该维持在 70 mg/dl 或更高的血糖浓度，因为他们几乎完全依赖中枢神经系统葡萄糖运输来获得大脑能量。确认这些患高胰岛素血症或脂肪酸氧化紊乱的婴儿是极其重要的，因为他们面临中枢神经系统损伤的风险，而在出生后 24 ～ 48h 的血糖水平被认为是"正常"的新生儿。

表 31.1　包括早产儿在内的新生儿出生后不同时间低血糖的阈值 [a, b]

- < 4h，血浆葡萄糖　25 ～ 50mg/dl（1.4 ～ 2.2mmol/L）
- 4 ～ 24h，血浆葡萄糖　35 ～ 45mg/dl（1.9 ～ 2.5mmol/L）
- 24 ～ 48h，血浆葡萄糖　45 ～ 50mg/dl（2.5 ～ 2.8mmol/L）
- > 48h，血浆葡萄糖　6070mg/dl（3.3 ～ 3.9mmol/L）

改编自 Thornton，Adamkin，Boluyt，Stanley et al，Adamkin and Polin and Rozance 等人数据

a. 危险因素包括：与母亲代谢相关（分娩期应用葡萄糖、特布他林、麻黄碱、普萘洛尔、口服降糖药及母亲有糖尿病）；与新生儿相关（围生期缺血缺氧性损伤、感染、低体温、血液黏稠度过高、胎儿成红细胞增多症、先天性心脏病、早产）；宫内生长受限、高胰岛素血症、内分泌疾病、先天性代谢异常

b. 这个范围反映了正常足月婴儿的较低数值和有症状的或无症状婴儿低血糖风险的较高数值

二、低血糖的临床表现

低血糖的临床症状和体征可以概括的分为神经系统表现和肾上腺素能反应。早期低血糖的体征通常为肾上腺能反应，包括出汗、虚弱、心动过速、手颤、饥饿、感觉异常、苍白、焦虑或紧张、恶心和心悸。长时间低血糖会引起更多的神经系统表现，包括嗜睡、头晕、易怒、精神错乱、行为改变、视物模糊、说话困难、协调不佳，严重者可出现癫痫，昏迷甚至死亡。这些症状和体征在婴儿和较小儿童身上表现的较不明显甚至无表现。新

生儿和小婴儿低血糖非特异性表现为易怒、神经过敏、喂养困难、嗜睡、呼吸暂停、发绀、心动过缓、呼吸急促、哭声异常、低体温、肌张力减退、淡漠、癫痫。这些症状不是低血糖的特异性表现，在其他一些较严重的新生儿疾病中也会出现，如脓毒血症、先天性心脏病、脑室出血、呼吸窘迫综合征和误吸。随着低血糖反复长期发作，自主神经反应较神经系统反应阈值升高。因此，婴儿有严重低血糖时会伴有很少甚至无警示症状，即无症状性低血糖或低血糖相关性自主神经衰竭（HAAF）。

三、低血糖的病因

1.新生儿　在新生儿中，低血糖的鉴别诊断可以由出生体重引导但并不受其限制（表 31.2）。如果新生儿生后 48h 血糖仍旧偏低，应考虑新生儿应激引起的高胰岛素血症或垂体功能减退，或者可以引起新生儿永久性低血糖的疾病，如先天性高胰岛素血症或先天性代谢缺陷。

2.儿童　引起儿童低血糖最常见的原因是 1 型糖尿病患儿由胰岛素诱发的低血糖。在其他患儿中，低血糖可分为酮症性低血糖、低酮性低血糖、反应性或餐后低血糖。幼儿餐后低血糖通常与代谢性倾倒综合征有关（如胃底折叠术后），但是在青少年，餐后低血糖可能由肥胖及高糖类饮食习惯引起（表 31.3）。这一分类通常有助于诊断，但不应限制临床判断。轻度反应性低血糖常见于原本健康的青少年且认为不属于疾病。

表 31.2　新生儿低血糖的病因

围生期应激（葡萄糖储存不足或反应性高胰岛素血症引起的葡萄糖利用增加） 　早产 　出生窒息、缺血；难产胎儿剖宫产 　母亲子痫前期或高血压 　低体温 　胎粪吸入综合征 　感染
小于胎龄儿（SGA） 　原发性糖原生成和储存不足
适于胎龄儿（AGA） 　内分泌缺陷： 　　● 垂体功能减退 / 生长激素缺乏 　　● 皮质醇 / 促肾上腺皮质激素（ACTH）缺乏 　　● ACTH 不敏感 　先天性心力衰竭 / 先天性心脏病糖原储存耗竭 　先天性糖类、蛋白质、脂质代谢缺陷 　高胰岛素血症由于： 　　● 新生儿溶血 　　● 围生期窒息 　　● 围生期母亲使用葡萄糖或降糖药物如磺胺类降血糖药 　　● 脐导管异位

续表

大于胎龄儿（LGA）：高胰岛素血症

母亲患糖尿病的新生儿

Beckwith-Wiedemann 综合征

基因突变引起的先天性高胰岛素血症（婴儿持续性高胰岛素血症性低血糖 PHHI）[a]：

- SUR1（磺脲类 1 型受体）失活突变
- KIR6.2（内向整流钾通道）失活突变
- SCHAD（短链 L-3- 羟基酰基辅酶 A 脱氢酶）失活突变
- GK（葡萄糖激酶）激活突变
- GDH（谷氨酸脱氢酶）激活突变
- HNF4A（肝细胞核因子 4α 基因）失活突变
- HNF1A（肝细胞核因子 1α 基因）失活突变
- MCT1（单羧酸转运 1）激活突变
- *SLC16A1* 基因（溶质载体家族 16 成员 1）
- *UCP2* 基因（解偶联蛋白 2）

a. 因为这些疾病严重程度不同，不总在出生时发病，并不总与胎儿过度生长相关

表 31.3　儿童低血糖的病因

酮症性低血糖

迅速饥饿（"酮症性低血糖"）

内分泌不足：生长激素（GH），ACTH/ 皮质醇，垂体功能低下（ACTH/ 皮质醇和 GH）

代谢性缺陷：

　糖代谢缺陷：

　　糖原合成缺陷

　　糖原贮积症Ⅲ型（淀粉 -1，6- 葡糖苷酶缺乏）

　　糖原贮积症Ⅵ型（磷酸化酶缺乏）

　　糖原贮积症Ⅸ型（磷酸激酶缺乏）

　　糖异生缺陷：丙酮酸羧化酶缺乏，PEPCK 缺乏，果糖 1，6- 二磷酸酶缺乏

　蛋白质代谢障碍（有机酸血症）：

　　枫糖尿症（支链酮酸脱羧酶缺乏）

　　甲基丙二酸血症

　其他：

　　水杨酸盐中毒

　　Reye 综合征

　　乙醇中毒

　　疟疾

　　腹泻

　　营养不良

　　牙买加呕吐病（未成熟西非荔枝果的摄入）

低酮性低血糖

糖原累积症Ⅰ型（葡萄糖 -6- 磷酸酶缺乏）

酪氨酸血症

续表

脂肪氧化和酮的合成障碍 　肉毒碱转运和代谢 　β- 氧化循环 　电子转移 　HMG-CoA 合成酶或酶缺乏 IGF-1，IGF-2 过量 胰岛素瘤 服用磺脲类或其他促胰岛素分泌剂 外源性胰岛素给药 先天性高胰岛素血症（表 31.2）
反应性或餐后低血糖 "代谢倾倒综合征"（如后胃底折叠术） 半乳糖血症 果糖不耐受（果糖 -1- 磷酸醛缩酶缺乏）

PEPCK. 磷酸烯醇丙酮酸羧化激酶；HMG-CoA. 3- 羟基 -3- 甲基戊二酸甲酰辅酶 A；IGF. 胰岛素样生长因子

四、低血糖的评估

（一）新生儿

病史和体格检查往往有提示作用。胎龄和出生体重，母亲健康，包括糖尿病史或葡萄糖不耐受，和用药情况可能指导诊断、治疗和预后。大多数大于胎龄儿低血糖是由高胰岛素血症引起的，尽管最近报道的一种罕见的严重低血糖和低胰岛素的巨大儿，疾病原因已经定位到控制胰岛素的效应分子通路活化性突变上。大多数高胰岛素血症新生儿的母亲都患有糖尿病，并且低血糖和高胰岛素血症会持续相对短的时间（24h 至数天）。其他罕见的短暂的引起高胰岛素血症的原因包括 Beckwith-Wiedemann 综合征，其特点是巨大儿、舌大、脐膨出 / 脐疝，内脏肥大和上耳垂水平凹槽。持续性的高胰岛素血症和低血糖需要仔细的遗传和生理评价及管理规划。因为控制胰岛素释放的基因突变引起的遗传性高胰岛素血症，包括 β- 细胞钾离子通道基因、葡萄糖激酶基因、和谷氨酸脱氢酶基因，必须始终在考虑范围内，虽然这些疾病是罕见的（儿童发病率 1 ∶ 5000，近交系群体不包括在内）。这些疾病需要立即且持续的正确治疗。

早产儿或小于胎龄儿大多是无法通过糖原分解和糖异生产生足够的葡萄糖来满足他们相对较大的脑供能需求的。当他们的饮食中有足够的脂肪来改变肝细胞中烟酰胺嘌呤二核苷酸（NAD）和烟酰胺腺嘌呤二核苷酸（NADH）比例从而减少糖异生时，这些婴儿通常会生成更多的葡萄糖。据最近发现推测患有过渡性低血糖的婴儿可能有一个较低的胰岛素释放葡萄糖阈值设定点，就像在胎儿时期那样。部分此类婴儿还可能患有长期的高胰岛素血症，病因可能是这种生理性高胰岛素血症的长时间重置。体重正常的婴儿很有可能伴有一个内分泌不足先天性糖类或脂肪酸代谢异常。持续性新生儿黄疸，男孩小阴茎，或面部中线结构异常可能提示垂体功能低下。然而有报道发现在一名患有垂体功能减退、颅面畸形和高胰岛素血症的婴儿中发现了转录因子FOXA$_2$的突变，因此对所有这类婴儿的评估都需要复杂的内分泌和遗传咨询。肝大可能提示糖原合成或释放的遗传性疾病。代谢性疾病可能出现在新生儿初期或稍晚。那些引起酸中毒的疾病可能在生命的最初几个月因表现为过度换气而被误诊为肺炎或反应性气道疾病，或可能被误诊为严重的败血症。不寻常的气味史可能提示枫糖尿症、异戊酸血症、3-甲基巴豆酰辅酶A羧化酶缺乏症、戊二酸血症Ⅱ型。许多国家现在对这些疾病进行新生儿筛查从而在婴儿出现症状前即可得出诊断（另见第29章遗传代谢病）。

（二）儿童

出生体重，新生儿并发症史，发病年龄，以及出现症状的频率可帮助诊断。在出生时或新生儿期出现的低血糖症状可能提示垂体功能低下或高胰岛素血症；持续性新生儿黄疸可能提示皮质醇和（或）甲状腺素缺乏。症状与食物摄入的时间关系在诊断上可能提供一些帮助。发生在进食2h内的低血糖可认为是反应性的。倾倒综合征，常见于胃底折叠术后，对糖类胰岛素反应过度活跃的肥胖者，少见于半乳糖血症或遗传性果糖不耐受者。喂养量的内容，与症状出现间的关系，食物不耐受或厌食以及实验室检查都有助于诊断。早期倾倒综合征，发生在喂养后60min内，其特点是餐后烦躁不安、出汗、腹痛及腹泻。晚期倾倒综合征是指在餐后1～4h出现低血糖，且可能不伴有其他系统性症状。

出现在进食约4h后的症状性低血糖常见于糖原分解缺陷或高胰岛素血症。发生在进食后10～12h的低血糖提示糖异生或脂肪酸氧化缺陷，但也可能提示高胰岛素血症。

所有发生低血糖的患儿都应该考虑到潜在的药物暴露。胰岛素、降血糖药和乙醇常常可能涉及。低血糖不规律发作可能提示看护人制造或诱导病（原名Munchausen综合征）。

体格检查中发现身材矮小或生长障碍小阴茎，中线结构异常（唇裂和腭裂，单中切牙），以及视神经发育不良（视隔部发育不良）提示生长激素缺乏症或垂体功能减退症。肝大通常见于糖原贮积症、糖异生异常、半乳糖血症、遗传性果糖不耐受、脂肪酸氧化和肉碱代谢异常、酪氨酸血症1型。色素沉着增加可能提示艾迪生病。脂肪酸氧化障碍可能导致心肌病。

（三）不明原因低血糖的实验室检查

自动血浆葡萄糖监测血糖仪可校正到全血或血浆葡萄糖正常范围和成年人低血糖参考值范围（50mg/dl或更低）。检测结果可能受血细胞比容的影响，因为血糖仪读取的是成年人血细胞比容范围的血浆葡萄糖浓度，而血浆葡萄糖浓度比全血葡萄糖浓度高。即使是最好的血糖仪对较低血糖浓度的测定也不是始终准确可靠。因此，血糖仪测定值低于45mg/dl时应进一步行实验室血糖检测。如果同时有实验室检查，那么由实验室测定的血糖值应作为标准或诊断样本。根据儿童的年龄进行8～24h的血糖监测是有必要的。禁食可能导致脂肪酸氧化障碍的儿童发生脑水肿。在禁食之前应通过测定非空腹血浆酰基肉碱和尿酰基甘氨酸快速排除脂肪酸氧化障碍。表31.4列出了可以用于监测空腹血糖的实验室检查指标，以及针对珍贵血样的潜在实验室检查。

此外，重要的是确定治疗是否有效或者婴儿或儿童是否可以在两次喂养之间持续数小时禁食及确定可以出院的"安全禁食"与诊断性禁食有很大不同，并且不需要进行

表 31.4 所述的全血样本评估。根据年龄新生儿适当禁食 6h 内或较大儿童禁食更长时间后血糖稳定在正常值，表明治疗是有效的，儿童出院时应该是"安全的"。虽然还处于研究阶段，持续血糖监测可以在某些时候用于检测和治疗无症状性低血糖的发作。

表 31.4   监测用于评价空腹低血糖的指标

当血糖达到 45mg/dl 以下时，如果有条件的话进行以下实验室检查：

葡萄糖
胰岛素
C 肽
β- 羟丁酸
游离脂肪酸
皮质醇
生长激素
乳酸：血中游离
丙酮酸：血中游离
NH_3：血中游离 [a]
肉碱和酰基肉碱 [a]
游离 T4 和 TSH[a]
尿有机酸和氨基酸 [a]
IGF G 1[a]
IGF G 2[a]

开始监测之前，应该准备好相应的血管及标签；一些检测必须在冰上进行并需要使用特殊的采血管。采取空腹血液样本后，静脉或皮下注射 30mg/kg 胰高血糖素，并在 10min，15min，20min 和 30min 测定血糖浓度。如果注射胰高血糖素后血糖并没有增加，静脉注射 2ml/kg 的 25% 葡萄糖注射液，如果有条件应口服或连续输注葡萄糖

T4. 甲状腺素；TSH. 甲状腺刺激因子

a. 这些检查不需要在低血糖期间测验

五、低血糖的鉴别诊断

（一）新生儿

1. 高胰岛素血症   在新生儿中，对诊断的挑战是确保儿童无持续性高胰岛素血症。这种疾病较其他引起低血糖的疾病从几个方面来说有更差的预后。首先，高胰岛素浓度会使可选用的脑供能物质如酮类、乳酸盐和游离脂肪酸无法使用，从而 CNS 对葡萄糖的需要将大于其他类型的低血糖。其次，与高胰岛素血症有关（谷氨酸脱氢酶活化突变导致高胰岛素血症和高氨血症）的疾病中至少有一个涉及脑常见的代谢途径，从而基础性疾病可分别干扰神经元功能和发育。最后，高胰岛素血症性低血糖往往是相当难以控制，需要使用大剂量的葡萄糖 [10 ～ 12mg/（kg·min），静脉注射] 和其他的药物治疗，如二氮嗪和奥曲肽，而这些药物具有一定的毒性。许多部分或全胰切除术的儿童需要控制血糖浓度。关于手术和手术类型的决定，需要参照对高胰岛素血症的病因和胰腺的性质的评估结果。一旦证实或怀疑先天性高胰岛素血症，咨询专家意见是明智的。如果葡萄糖需要量＞ 10 ～ 12mg/（kg·min），且低血糖不能被皮质醇缓解，高度怀疑高胰岛素血症。

血浆胰岛素浓度应该与血糖浓度同时测定。在低血糖时测定的胰岛素浓度一般都高于预期浓度（0.2μU/ml），但设计用于测量成年人胰岛素浓度的许多测定法不能够检测到这种低度，并且即使是在患有高胰岛素血症婴儿也有报道在血浆中没有检测到胰岛素。

2. **低血糖的其他病因**　新生儿的皮质醇缺乏很难诊断，因为皮质醇增加时，新生儿的低血糖不能得到缓解，而促肾上腺皮质激素增加可以缓解。然而，皮质醇治疗可以改善低血糖症状，潜在的病因通常是全垂体功能低下。在很多病例中，除了罕见的沿着胰岛素作用途径激活突变的酮生成障碍和先天性垂体功能低下外，未出现酮血症提示高胰岛素血症。新生儿的肾对酮的阈值很高，所以低血糖时有酮生成，也测不出尿酮。患有低血糖的新生儿出现酮尿提示糖原贮积症III型或罕见的遗传性有机酸血症。尿有机酸测定是确定异常酮酸存在的关键。如果可行的话，利用快速床边测量仪和条带法检测血清水平β-羟丁酸对诊断很有帮助。

（二）儿童

是否有酮血症或酮尿症可作为首要的实验室指标来鉴别。

1. **酮症性低血糖**　在正常禁食的人中酮酸包括β-羟丁酸和乙酰乙酸，前者可以用特殊的试剂条和测量仪器在血浆中测得，后者可用测试条测定尿酮获得。乙酰乙酸相当不稳定，如果没有很好地处理，它在静置的血浆中不能存在，但β-羟丁酸更稳定。在酮症存在的情况下，如果尿有机酸未显示异常，也没有肝大表现，那么下面的诊断应该考虑，比如加速饥饿、生长激素或皮质醇缺乏、糖原合酶缺乏。"饥饿性低血糖"（前文称为酮症性低血糖）是一种排他性的诊断，需在其他酮症性低血糖的疾病排除后才能诊断。患有这种疾病的孩子典型表现为体型偏瘦，低血糖通常在禁食12～24h后发生，而且伴有酮尿、低丙氨酸血症、正常乳酸和丙酮酸水平、低胰岛素血症、高生长激素和皮质醇血症等代谢表现。低血糖对胰高血糖素的处理不敏感，因为肝和其他糖原储备都用来供能了。

如果有肝大表现，应该考虑到糖原贮积病和糖异生障碍的可能。在口服葡萄糖耐量试验中，若出现早期高血糖及3～4h后低血糖表现，就可以在分子水平上诊断糖原合酶缺陷。在有机酸和氨基酸代谢障碍的情况下，通过尿有机酸或氨基酸分析可以作出诊断。在低血糖时，血浆皮质醇浓度<10μg/dl则提示皮质醇或促肾上腺皮质激素缺乏。低生长激素血症时应当怀疑生长激素缺乏或者垂体功能低下可能，但在反复出现低血糖的正常个体中也会出现低生长激素血症和低皮质醇血症。

2. **低酮症性低血糖**　低血糖时胰岛素是检测不到的。高胰岛素血症时，胰岛素会抑制酮生成和脂类分解，低血糖时酮和游离脂肪酸的浓度降低，低血糖时血浆胰岛素浓度反而会升高（>2μU/ml）。即使是严重的低血糖，在胰高血糖素处理后（30μg/kg皮下注射或静脉注射），如果血糖升高至少30mg/dl（1.7mmol/L），也可以作出高胰岛素血症的诊断。而一些高胰岛素血症的孩子需要更大剂量的胰高血糖素（高达1mg）才能引起足够的肝糖原分解。通常，静脉输注葡萄糖的速率要比血糖产生速率[新生婴儿是6～8mg/(kg·min)，年长儿童是4～6mg/(kg·min)，成年人是1～2mg/(kg·min)]高出2～4倍才能维持正常血糖。引起血糖产生速率差别的相关因素在图31.1中看得很清楚，从该图表可看出要维持正常的血糖水平，血糖产生速率和利用速率要相当。大脑的质量和体重的比值随着年龄增长而减小，每千克体重血糖利用的相对速率也随着年龄而下降。

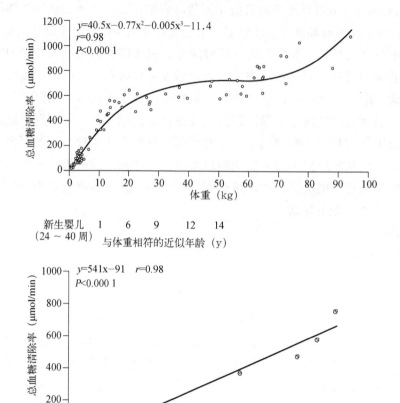

图 31.1　总血糖清除率 [Rd（mmol/min）] 关于体重（kg）的函数：从婴儿期到成年（n=141；体重波动在 0.6 ～ 94kg）

总血糖清除率 [Rd（mmol/min）] 关于大脑质量（kg）的函数：图中的点代表平均值，分别是 0.14（0.070 ～ 0.20）、0.37（0.22 ～ 0.40）；0、44（0.40 ～ 0.57）、0.0、1.2、1.3、1.4

经许可转载自 Haymond MW，Sunehag A. Controlling the sugar bowl. Regulation of glucose homeostasis in children. Endocrinol Metab Clin North Am，1999，28（4）：663-694

　　高胰岛素血症时，如果低血糖是逐步形成或者周期性出现（负反馈调节迟钝），那么血浆皮质醇和生长激素的浓度可以是正常或者接近正常的。胰岛素浓度增加引起的 C 肽浓度降低表明外源性的胰岛素处理是有效的。

　　计算机轴向体层成像或超声波扫描技术对胰岛素瘤识别能力不高，也不能识别局限性腺瘤增生或者弥漫性 B 细胞增生。术前用 [18]F- 苯丙氨酸（DOPA）标记的 PET 在胰岛素瘤定位和鉴别诊断中很有用处，但目前仅在几个特定的医疗中心可行。

　　术前胰管插管不再是一线诊断工具，但术中组织病理学检查有助于确定局灶性病变的定位。突变分析有助于局灶性高胰岛素血症的诊断和遗传学病因的确定。

　　如果在低酮症性低血糖时血浆胰岛素被充分抑制，那么应该考虑脂肪酸氧化障碍或胰岛素信号传导通路激活突变的可能。诊断往往依靠尿有机酸、乙酰甘氨酸和血浆酰基肉碱检测。

六、低血糖的治疗

（一）婴儿和儿童

一个有效的血糖管理计划不是基于结果而采取的措施，而是根据临床表现，包括实验室检测的血糖浓度、症状和体征而制订的。

如果新生儿血糖浓度在 35～45mg/dl（1.9～2.5mmol/L），那么就可给予进食，可选择母乳喂养、配方奶粉喂养或口服 5% 葡萄糖等方式。前瞻性研究支持使用口服葡萄糖凝胶。如果新生儿症状严重不能喂养，那么应优先考虑5%～12.5%葡萄糖注射液[4～6mg/（kg·min）] 静脉滴注。如果血糖浓度在 25～34mg/dl（1.4～1.9mmol/L），不管有无症状，均应以 5%～12.5% 葡萄糖注射液 [6～8mg/（kg·min）] 静脉滴注，如果可以耐受，可以给予口服。

如果血糖浓度 < 25mg/dl（1.4mmol/L），给予 2ml/kg（200mg/kg）小剂量的 10% 葡萄糖以 [6～8mg/（kg·min）] 输注超过 5～10min 比较合适。超过 1min 的小剂量葡萄糖给量是否引起高渗性脑水肿仍有争论，因为如果剂量足够大的话，会超过葡萄糖吸收能力，而引起胰岛素分泌，使低血糖进一步恶化。血糖输注速率可以用如下公式计算：

$$血糖 [mg/（kg·min）] = （% 葡萄糖溶液浓度 ×10）×（每小时输注速率）/[60× 体重（kg）]$$

血糖浓度应每 30min 监测 1 次。如果经过早期的治疗后，低血糖没有纠正，治疗应该予以加强。血糖维持在 60～70mg/dl 以上对神经保护是合理的，尽管没有支持这一共识的研究。如果要以最小浓度葡萄糖输注来达到血糖正常的话，就应该增加葡萄糖输注速率。若无紧急情况，输注速率如果 > 15mg/（kg·min），需使用中心静脉导管。葡萄糖输注速率应该逐渐减少，而不能突然停止，以免引起反应性低血糖。

如果葡萄糖输注速率 > 15mg/（kg·min）仍不能维持正常血糖的话，就得考虑应用皮质醇。5mg/(kg·d)的氢化可的松静脉注射或口服,每 12 小时给药 1 次,或者给予 1～2mg/（kg·d）的泼尼松口服。尽管在高胰岛素血症情况下效果不能体现出来，但作为一种临时治疗也是有效的。一旦血糖正常，上述药物应尝试逐渐减量。在低血糖时应给予胰高血糖素 30μg/kg 的剂量来促进肝糖原分解。如果 30min 内血糖升高 > 30mg/dl，就可以诊断为高胰岛素血症。

尽管没有研究支持，神经保护的共同目标应该是：对于婴儿和儿童来说，如果有导致脑能量替代物质不能利用的持续高胰岛素血症或其他疾病时，血糖浓度应维持在 70mg/dl（3.9mmol/L）以上。除了肠内营养外，葡萄糖输注速率必须 > 20mg/（kg·min），中心静脉置管、鼻胃管或者胃造瘘术管是必要的。药物制剂应用来调整糖类的吸收和减少胰岛素分泌。氯甲苯噻嗪 [10～20mg/（kg·d），分 2～3 次口服] 可作为早期治疗药物，如果病人有水肿，应该加上氯噻嗪和呋塞米 [7～10mg/（kg·d），分 2 次口服]。治疗反应随高胰岛素血症的病因而不同。如果治疗效果不理想，或是因氯甲苯噻嗪的不良反应所致液体潴留和心衰症状比较显著,那么下一步应该选择硝苯地平 [0.25 ~ 2.5mg/ (kg•d) 口服,每 8 小时 1 次]。但硝苯地平只对很少一部分患儿有作用,对大多数患儿来说该药无效。服用该药必须监测血压。静脉注射或者其他途径注射的二线药物包括奥曲肽和胰高血糖素,前者是生长抑素类似物。这两种药大剂量应用时均可引起快速耐药。当婴儿或儿童应用口服药物无效或对葡萄糖输注产生依赖时,这两种药物应该考虑。有学者反对两者同时应用,因为胰高血糖素可以刺激胰岛素分泌。胰高血糖素对高胰岛素血症的新生儿有特殊的好处,可以以 5 ~ 10μg/ (kg • h) 的速率输注。当一个孩子准备在一家资历高的治疗中心接受治疗时,这是一个有用的辅助手段。长期以这种方式使用胰高血糖素,会出现蛋白水解作用,在胰高血糖素瘤时可出现皮疹。奥曲肽可以 5 ~ 20μg/ (kg•d) 的剂量静脉或皮下注射。如果奥曲肽输注有效果,可以转换成慢性肠外治疗,用法为每天皮下注射 3 次。此外,它还与坏死性小肠结肠炎有关。

尽管西罗莫司的使用经验有限,但它对一些尚未接受手术且对二氮嗪或奥曲肽反应不佳的儿童非常有效。

高胰岛素血症药物治疗成功的标准是,采用家长能接受的喂养方案,在合理的禁食时间后仍能维持正常血糖(新生婴儿至少 6h,稍大婴儿为 8h)。几天到几周的药物治疗失败后就要进行外科手术治疗,采取局限性或者接近全部(95% ~ 99%)的胰腺切除。应避免反复的低血糖,长期低血糖会引起神经功能损害。

(二)年长儿童

在胰岛素供给和需求不平衡的糖尿病儿童中发生急性低血糖时应该根据低血糖的严重程度进行治疗。如果孩子是警觉的并且能够安全地饮食,那么给予 10 ~ 20g 可快速利用的糖类,如果汁、甜饮料、糖果或者特别准备的葡萄糖片剂等是首选治疗。但这种效果通常持续不超过 2h,所以紧接着就应该给予含有糖类、脂肪、蛋白质等的混合甜点,或者正餐。对于需要其他人帮助来治疗低血糖的儿童,只要孩子有吞咽功能,准备糖类口服是可行的也是有效的。然而颊黏膜吸收糖类是极少的。没有能力进食和进水的孩子、昏迷病人或者处于强直状态的病人,应该即刻接受皮下或肌内注射胰高血糖素 0.02 ~ 0.03mg/ kg,最大量 1mg。家长应该清楚紧急情况下应用多大剂量胰高血糖素,而且剂量应随孩子体重增加而改变。患儿在 15min 内就会有反应,此时应鼓励其进食,因为胰高血糖素发挥效应的时间很短。低血糖和应用胰高血糖素时都会出现恶心、呕吐等不良反应。

在急诊室或医院里,如果孩子不能进食水,在采集完重要的血液样本后,不管低血糖的原因是什么,都应给患儿静脉输注 25% 的葡萄糖注射液(2 ~ 3ml/kg)。接着应该以 10% 的葡萄糖注射液 [6 ~ 8mg/ (kg • min)] 持续输注,以避免反应性低血糖,从而维持正常血糖。同时应该监测血糖浓度,葡萄糖输注速率应该随时调整以使血糖维持在 80mg/ dl(4.5mmol/L)以上。高胰岛素血症的孩子需要更高的输注速率。长期治疗和新生儿相似(见前面章节)。

脂肪酸氧化障碍时,以 10mg/ (kg • min) 速率输注葡萄糖,这可通过刺激胰岛素释放和抑制脂类分解来逆转急性代谢障碍。内分泌减低性疾病和遗传代谢病的长期治疗应该专门针对这种紊乱。

酮症性低血糖或"饥饿性低血糖"的治疗和预防包括，教育家长避免长时间的禁食，并提供含有糖类和蛋白质的睡前零食。在并发的疾病中，应该频繁地给予患儿富含糖类的饮料。家长应学会检测血酮和尿酮。酮尿症和酮血症出现的时间比低血糖早几个小时。

频繁地进食葡萄糖可使糖原贮积症Ⅰ型和Ⅲ型的孩子减少低血糖和肝大的发生。在白天，葡萄糖可间歇性或持续性地提供，在晚上，可通过鼻胃管或胃造口管持续供给。6～8月龄后，小儿肠道已经足够成熟地消化生玉米淀粉，可给予生玉米淀粉（1.75～2.5g）间断喂养，因为它可缓慢地被吸收进血液循环，并作为持续性的葡萄糖来源。生玉米淀粉可在水中或人工调味饮料中溶解。只有葡萄糖或葡萄糖聚合物可作为糖类来源。血糖监测使成功的喂养方案成为可能。一种新的可通过商业途径购买的长效糯玉米淀粉已经被证明对这些儿童有更持久的疗效，可能作为首选制剂。对于其他类别的孩子，包括接受胰岛素治疗的糖尿病孩子，睡前生玉米淀粉可以防止低血糖的发生。

代谢倾倒综合征的孩子会引起反应性的低血糖，可以在每餐前应用 α-糖苷酶抑制药如阿卡波糖（12.5～50mg）来减缓糖类吸收。

遗传性果糖不耐受应避免果糖和蔗糖摄入，果糖1，6-二磷酸酶缺乏也应避免果糖和蔗糖摄入，并避免长期禁食。并发疾病时，静脉注射葡萄糖可以抑制分解代谢。半乳糖血症应在饮食中避免摄入半乳糖。

七、小　结

低血糖是代谢改变和激素间相互作用的结果，即葡萄糖吸收、释放利用的平衡。症状性低血糖由中枢神经系统能量水平（神经低血糖症）减低所致，在血糖测量中反应不完全。识别低血糖的症状和体征、根据实验室检验结果对低血糖进行记录，以及采取适当的研究确定低血糖的病因都是卫生保健专业工作人员的任务。低血糖早期对症治疗可以保留大脑功能，但长期的血糖管理有赖于能量失衡原因的识别。

（翻译　华中科技大学同济医学院附属同济医院　罗小平）

VI

第 **32** 章

血脂异常

一、概　述

冠状动脉疾病与血清胆固醇水平之间是有统计学相关性的。尽管冠心病的发病率在美国正呈下降趋势，但它仍然是美国和大多数工业化国家成年人死亡的首要原因。19 世纪以来，人们就已经知道冠心病具有家族聚集性；然而，最近 40 年以来才明确了该疾病发生的家族危险因素。Framingham 研究以及随后的研究已经明确冠心病的危险因素如下：①家族史；②男性；③血清总胆固醇水平升高；④血清高密度脂蛋白胆固醇（HDL-C）水平的降低；⑤血清低密度脂蛋白胆固醇（LDL-C）水平的升高；⑥血清甘油三酯水平升高；⑦高血压；⑧吸烟；⑨糖尿病；⑩缺乏体力活动。

血清甘油三酯水平的升高被认为是冠心病发生的独立危险因素，但这仍然存在争议。虽然单因素分析能证实二者之间的直接相关性，但当去除肥胖症、糖尿病、总胆固醇和 HDL-C 的影响时，这种相关性就会减弱，这表明高甘油三酯血症可能是肥胖患者胰岛素抵抗的一个标志。

美国儿科学会（AAP）认可国家心肺血液研究所（NHLBI）儿童和青少年心血管健康和降低风险综合指南专家小组的研究结果和建议。专家小组对未来心血管疾病（包括血脂异常）的所有儿科风险因素进行了指导。据专家组报告，血脂异常和心血管疾病的证据如下：①伴有高胆固醇血症的一些先天性或者后天获得性疾病与早期动脉粥样硬化是相关的；②冠心病患者的血清胆固醇水平平均较高；③与胆固醇正常水平的人群相比，血浆胆固醇水平高的患者更容易发生冠状动脉心脏病，且发病年龄更小；④不同国家的冠心病死亡率与平均血液胆固醇值（以及膳食脂肪和动物蛋白摄入量）有关；⑤实验诱导的动物高胆固醇血症与动脉粥样硬化沉积有关；⑥动脉粥样硬化斑块中含有的脂类成分与血液中的脂类成分相似。

动脉粥样硬化在儿童时期就开始形成，主要的证据包括以下几点：

1. 15 ～ 19 岁的黑种人和白种人的男性和女性尸体解剖显示，冠状动脉的脂质条纹比例为 71% ～ 83%，动脉粥样硬化病变的比例为 7% ～ 22%。

2. 研究平均死亡年龄为 22 岁的美国士兵的尸体，77% 的朝鲜战争和 45% 的越南战争尸体证实了冠状动脉血管的粥样硬化。

3.在美国死于非动脉粥样硬化病因的青少年尸体中，动脉粥样硬化改变的程度直接与死后的 LDL-C 和极低密度脂蛋白胆固醇（VLDL-C）水平相关，与 HDL-C 水平呈负相关。

4.危险因素的聚集导致了青少年和年轻成年人的动脉粥样硬化的负担增加。

以上这些发现为心血管疾病风险增加的儿童和青少年的血脂异常的筛查和治疗的临床指南提供了依据。

二、脂　蛋　白

脂蛋白是脂肪溶解所必需的物质，这样才能使其在血浆中运输。所有的脂蛋白都有一个含有磷脂、未酯化的胆固醇和蛋白质（称为载脂蛋白）的外极层。内部的非极性核心含有不同比例的胆固醇酯和甘油三酯。脂蛋白的类型包括：

1.**乳糜微粒**　由膳食脂肪形成，通过胸导管进入血浆。乳糜微粒通过脂蛋白脂解酶（LPL）的活性与脂肪酸一起从血浆中被清除，以甘油三酯的形式储存在脂肪组织中，或者在肝脏中分解代谢。乳糜微粒不参与形成其他脂蛋白。

2.**极低密度脂蛋白（VLDL）**　也称为前脂蛋白，由膳食摄入的葡萄糖和肝脏中的非酯化脂肪酸形成，然后分泌到血浆中。VLDL 的外表面含有载脂蛋白 B-100 和 E。脂肪组织、心肌和骨骼肌的毛细血管内皮细胞中的 LPL 将 VLDL 部分代谢形成非酯化脂肪酸以供储存或供能，还有部分残留。载脂蛋白 E 将这些残留的脂肪酸运输到肝脏组织中，被肝脏代谢吸收。已经明确了几种类型的高脂蛋白血症。

3.**低密度脂蛋白（LDL-C）**　由含有载脂蛋白 B-100 的 VLDL 残留物在肝组织中形成。LDL-C 也是外周组织中胆固醇的重要来源。胆固醇代谢调节中的一个重要步骤是将 LDL-C 附着到细胞表面受体部位（LDLR）。

4.**高密度脂蛋白（HDL-C）**　由肝脏和小肠分泌产生，有助于清除细胞中的胆固醇（某种程度上高水平的 HDL-C 具有保护作用；而低水平的 HDL-C 是冠心病的强危险因素）。

三、高　脂　血　症

过去，脂质紊乱的分类方法有很多种。出于实际的临床目的，将血脂异常分为两大类是最有意义的：遗传性血脂异常和生活方式相关的血脂异常。因为每一种血脂异常往往都有基因和生活方式（饮食和体力活动）两方面的因素，所以这种二分法并不完美。然而，这种分类方法确定了最主要的发病因素，并将遗传性血脂异常与继发性血脂异常区分开来，例如与生活方式或其他疾病过程有关的血脂异常。

四、遗传性血脂异常

最重要的遗传性血脂异常是家族性高胆固醇血症（FH）。这是一种显性遗传病。在纯合性 FH 中，LDL-C 值往往非常高（＞ 500mg/dl），并且与动脉粥样硬化性心血管疾病的风险显著升高相关，动脉粥样硬化性心血管疾病可能发生在生命的第一个十年。纯合性 FH 的患病率为 1 ：（300 000 ～ 1 000 000）。患有纯合性 FH 的儿童最常出现黄色瘤，且最早出现在 6 个月的时候，通常在转诊后由皮肤科医师确诊。

FH 杂合子的患病率为 1 ：250。在儿科的年龄范围内，通常没有临床表现，黄色瘤往往发生在成年时期。在杂合性 FH 中，LDL-C 值通常大于 190mg/dl，但小于 500mg/dl；在儿童时期，160mg/dl 或更高的 LDL-C 值也可能提示杂合性 FH，特别是在胆固醇显著升高或早发冠心病的家族史背景下。杂合性 FH 的个体一生中患动脉粥样硬化性心血管疾病的风险增加，这种疾病最早可发生在 20 多岁，但在 30 ～ 60 岁的年龄范围内更为常见。

家族性高胆固醇血症的潜在遗传缺陷是与低密度脂蛋白受体结构、功能或代谢相关的一个基因家族。当 LDL-C 不能附着在细胞膜上的低密度脂蛋白受体上时，胆固醇就不能在细胞内消化，胆固醇的合成也不能被正常的反馈机制抑制。最近发现的一系列遗传异常与 *PCSK9* 基因有关。这一基因代表了参与低密度脂蛋白受体代谢的系统。当 *PCSK9* 基因出现功能缺失突变时，低密度脂蛋白受体的代谢减慢，导致功能受体的数量增加。这些个体的循环低密度脂蛋白胆固醇较低。在孟德尔随机分析中，功能缺失突变大大降低了这些个体患动脉粥样硬化性心血管疾病的终身风险。而 *PCSK9* 基因功能异常的个体，其低密度脂蛋白受体代谢较快，循环 LDL-C 较高，患心血管疾病的终身风险增加。

还有一些其他不太常见的胆固醇遗传性疾病。这些疾病包括导致甘油三酯血清水平非常高的遗传缺陷，如 1 型高脂蛋白血症。在这种疾病中，由于 LPL 活性的丧失，甘油三酯主要是富含乳糜微粒的甘油三酯。这种酶主要负责水解和清除血液中的乳糜微粒。患有这种血脂异常的患者可能会出现胰腺炎和腹痛；心血管疾病并不是典型特征。

五、生活方式相关的血脂异常

这些继发性血脂异常与生活方式因素或其他疾病过程有关，包括肥胖、糖尿病、慢性肾病、肝病和内分泌疾病，如甲状腺功能减退。这些患有血脂异常的儿童和青少年应考虑继发性血脂异常，如表 32.1 所示。

这种血脂异常最普遍的形式是由肥胖引起的，通常被称为动脉粥样硬化性血脂异常。动脉粥样硬化性血脂异常患者的血清甘油三酯水平升高，HDL-C 水平降低。患有动脉粥样硬化性血脂异常的成年人患冠心病的风险增加，但这种脂质异常在儿童早期动脉粥样硬化中的作用尚不清楚。对这种脂质紊乱最有效的治疗是改变饮食和体力活动，从而改善 BMI 百分位数。

表 32.1　继发性高胆固醇血症的原因

外源性	贮积症
药物：口服避孕药、皮质类固醇、异维甲酸（青春痘特效药）、噻嗪类、抗惊厥药、β 受体阻滞剂、合成类固醇 乙醇 肥胖	糖原贮积症 神经鞘脂贮积症
	阻塞性肝疾病 胆道闭锁 胆汁性肝硬化
内分泌和代谢 甲状腺功能减低症 糖尿病 脂肪代谢障碍 妊娠 特发性高钙血症	**慢性肾病** 肾病综合征
	其他 神经性厌食症 早衰症 胶原血管病 Klinefelter 综合征

六、动脉粥样硬化的预防及节制的饮食和生活方式

　　AAP 支持 NHLBI 关于儿童和青少年动脉粥样硬化风险和避免已知心血管危险因素的建议，包括吸烟和二次吸烟暴露、缺乏体力活动和次优饮食，强调预防高血压、异常血脂水平和糖尿病的饮食方法。饮食建议应该适合孩子的年龄，无论是在方法上还是在日常热量摄入上都是如此。

　　婴儿时期强调母乳喂养。1 岁后，建议采用多样化的饮食，以最大限度地确保营养充足。还建议减少饱和脂肪酸、胆固醇和钠盐的摄入，增加单不饱和脂肪酸和多不饱和脂肪酸的摄入量（表 32.2）。如果担心出现肥胖或有心血管疾病家族史时，可以考虑从 12 个月大的婴儿开始喝低脂牛奶。已经证明，减少婴儿饮食中的脂肪摄入量是安全的。纯母乳喂养的婴儿饮食中约 50% 的热量来自牛奶中的脂肪。在 1 岁、2 岁时，随着辅食的添加，脂肪提供的热量百分比也可能下降。

　　对于一些 2 ~ 3 岁的婴儿来说，如果总热量只有 30% 来自脂肪，蛋白质含量必须为饮食提供 15% 或更多的热量，以满足推荐的矿物质膳食摄入量。因此，幼儿期被认为是一个过渡期，在此期间，饮食中的脂肪和胆固醇含量应该逐渐降低到推荐量。应特别注意避免摄入过多的总热量，这可能会导致肥胖。建议所有 2 岁以上的儿童及早认识和治疗肥胖和高血压，定期锻炼，并就吸烟的危险进行咨询。对于 2 岁以上的儿童，建议最佳总脂肪摄入量约为总热量的 30%，饮食中不到 10% 的热量来自饱和脂肪酸。还应注意避免过度限制饮食中的热量和脂肪，以免导致营养不良和生长障碍。在这个过渡时期内，鼓励儿童摄入低脂牛奶和瘦肉，蛋白质、铁和钙的标准来源，谷物、小麦、蔬菜和水果，从 1 岁开始，直到儿童和青少年时期（另见附录 P：普通食物中饱和脂肪酸、多不饱和脂肪酸和胆固醇含量）。

　　对于 2 岁及以上的儿童，NHLBI 儿童和青少年心血管健康和降低风险综合指南专家

VI

小组和 AAP 提供了以下具体建议（表 32.3、表 32.4 和表 32.5）：

1. 营养充足应通过食用多种食物来实现。

2. 能量应该足够支持生长，达到或保持理想的体重，避免肥胖。

3. 建议的摄入模式如下：饱和脂肪酸，占总能量摄入量的 10% 以下（血清胆固醇对膳食饱和脂肪酸最敏感）；总脂肪，数天平均不少于总热量的 25%，不超过总热量的 30%；膳食胆固醇应低于 300mg/d。

4. 饮食中的碳水化合物含量应为总热量的 55%～60%，其中大部分应为复合碳水化合物。食物纤维是一种重要的膳食成分，可以改善血胆固醇水平。蛋白质应提供膳食热量的 10%～15%。

这种饮食结构与美国心脏协会推荐的适度降低血清胆固醇水平的饮食结构相似。类似的饮食结构可能对控制肥胖也有帮助。

表 32.2　食物组中各种食物的分量

面包、谷物、大米和面条组（谷物组）—全谷物且纯化
1 片面包
约 1 杯煮熟的谷物
1 杯烤熟谷物、大米或面条
蔬菜组
一盘生的多叶蔬菜
半盘其他蔬菜（烤熟的或生的）
1 杯蔬菜汁
水果组
1 份中等量苹果、香蕉、橘子和梨子
1 杯碎的或烤熟或灌装水果
1 杯水果汁
牛奶、奶乳和奶酪组（牛奶组）
2 杯脱脂牛奶或奶乳
1oz 天然奶酪（如切达干酪）
2oz 加工的奶酪（像美国的）
肉类、家禽、鱼类、干豆、蛋类和坚果组（肉类和豆类组）
2～3oz 烤熟的瘦肉、家禽或鱼类
1/2 盘煮熟的干豆或 1/2 盘豆腐相当于 1oz 瘦肉
2oz 大豆汉堡或 1 个鸡蛋相当于 1oz 瘦肉
2 茶匙花生油或 1/3 盘坚果相当于 1oz 肉类

七、高脂血症的筛查

AAP 已经批准了根据儿童年龄筛查和治疗儿童（2 岁以上）和青少年血脂异常的个

体化和通用方法。应该注意的是，基于家族史的筛查（个体化方法）已被证明遗漏了许多总胆固醇和 LDL-C 水平升高的儿童。尽管许多伴有显著升高的 LDL-C 水平和早期心血管疾病风险的儿童具有遗传性血脂异常，但家族史通常不可获得、不完整或通过他汀类药物治疗而被改变。这导致 NHLBI、全国脂质协会和 AAP 建议对 9 ～ 11 岁儿童（在短暂的青春期脂质和脂蛋白变化之前）进行普遍筛查，并将其纳入《光明未来：婴儿、儿童和青少年健康监督指南》，此外还有以前建议的基于个人和家族史的选择性筛查方法。该策略旨在识别患有杂合性 FH 的儿童。

非禁食的非 HDL-C 水平可用于评估 9 ～ 11 岁、青春期开始前儿童的血脂状况。这是通过从总胆固醇中减去 HDL-C 来确定的，已经发现对成年人和儿童来说，无论他们是否处于禁食状态，这都是一个有意义的风险指标。如果非 HDL-C ≥ 145mg/dl，则应提供空腹血脂谱。图 32.1 显示了用于筛选和启动治疗的算法。

在空腹血脂谱中，测定总胆固醇、HDL-C 和甘油三酯的水平；LDL-C 水平是根据这些值计算出来的。在一些实验室，无论是否空腹，都可以直接测量 LDL-C。表 32.5 提供了儿童和青少年的胆固醇水平的说明。在考虑治疗之前，应对高胆固醇血症的次要原因进行适当的检查或测试（表 32.1）。

八、治　疗

至少间隔 2 周以上的 2 次独立的血清学检测确诊高脂血症之后才能开始治疗。不管血脂升高是否与遗传因素有关，饮食疗法在所有的类型中都是第一种治疗模式；例外情况包括极高的 LDL-C 或甘油三酯水平，暗示存在纯合子遗传性的脂质状况。3d 的饮食记录对饮食调整非常有用；这种记录应该尽可能与儿童日常饮食相一致，不管是工作日还是周末。另外，咨询注册营养师也是很有帮助的。

人群饮食调查（表 32.3）表明：饱和脂肪酸的热量应该低于总热量的 10%，总脂肪的热量应该在 25% ～ 30%，胆固醇的摄入量不应超过 300mg/d。多不饱和脂肪酸热量应该达到 10%，单不饱和脂肪酸热量应该占总热量的 10% ～ 15%。2015 年美国饮食指南对 2 岁以上儿童和青少年的健康饮食有指导作用。此外，还强调避免吸烟、重视锻炼、达到与年龄和身高相适应的体重，纠正或治疗其他危险因素也是很重要的。如果经过 3 个月的饮食干预，没有达到期望的血脂水平，那么应该开始更严格的饮食控制。饱和脂肪酸的摄入量应该降低到 7% 左右，胆固醇的摄入量应该少于 200mg/d。对于大多数患有高甘油三酯血症的儿童和青少年来说，碳水化合物含量较低的饮食，特别是低纤维、高血糖指数和限制饱和脂肪酸的精制碳水化合物饮食是有效的（表 32.3）。相比之下，对于罕见的 1 型高脂血症患者，其特征是甘油三酯严重升高（> 1000 mg/dl），必须严格限制饮食脂肪，以实现较低的血浆甘油三酯浓度。

表 32.3 饮食控制胆固醇

营养物	普通饮食	更严格的饮食 侧重于降低 LDL-C	侧重于降低 甘油三酯
总脂肪	平均不超过总热量的 30%， 不低于 25%	与普通饮食相同	与普通饮食相同
饱和脂肪酸	不到总热量的 10%	不到总热量的 7%	不到总热量的 7%
单不饱和脂肪酸	高达总热量的 10%	与普通饮食相同	与普通饮食相同
多不饱和脂肪酸	剩余的膳食脂肪热量	与普通饮食相同	与普通饮食相同
胆固醇	低于 300 mg/d	低于 200 mg/d	低于 200mg/d
糖类	约占总热量的 55%	与普通饮食相同	减少糖类摄入
蛋白质	约占总热量的 15%	与普通饮食相同	与普通饮食相同
热量	促进生长发育	与普通饮食相同	与普通饮食相同

表头行上方有"推荐摄入量"跨列标题

改编自 NHLBI 综合指南

表 32.4 普通饮食中每种食物应选择的数量

食物组别	2～6 岁儿童，妇女， 一些年龄较大的成年 人（约 1600kcal）	年龄较大的儿童，青春期女 孩，活跃女性，大多数男性， 活跃男性（约 2200kcal）	青春期男孩，活 跃男性（约 2800kcal）
面包、谷物、大米和面 食类（谷物类）—— 尤其是全谷物	6	9	11
蔬菜组	3	4	5
水果组	2 或 3	2 或 3	2 或 3
肉类、家禽、鱼类、干 豆类、蛋类和坚果类 （肉类和豆类——最 好是瘦肉或低脂）	2，总量为 5 oz	2，总量为 6 oz	3，总量为 7 oz

基于 2015 年美国人饮食指南，美国农业部，美国卫生与公众服务部。网址：http：//health.gov/dietaryguidelines

表 32.5 儿童和青少年胆固醇水平的说明

等级	总胆固醇 (mg/dl)	LDL-C (mg/dl)	HDL-C (mg/dl)	非 HDL-C (mg/dl)	甘油三酯 (mg/dl)
可接受的	< 170	< 110	> 45	< 120	< 90
临界值	170～199	110～129	40～44	120～144	90～129
偏高	> 200	> 130	< 40	≥ 145	≥ 130

来自美国国家胆固醇教育计划（NCEP）
单位转换：1 g/dl × 0.025 86 = 1 mmol/L

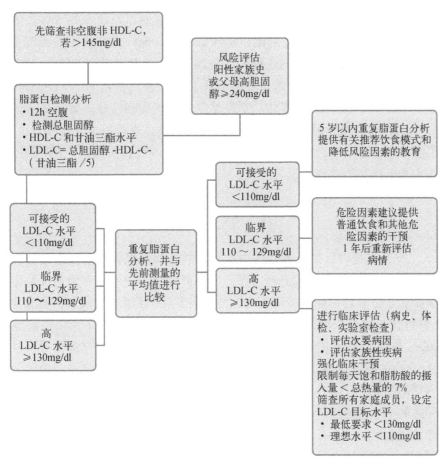

图 32.1　基于国家胆固醇教育计划（NCEP）的低密度脂蛋白胆固醇（LDL-C）的分类、教育和随访
单位转换：1 mg/dl × 0.025 86=1 mmol/dl

已得到 AAP 认可的 NHLBI 儿童和青少年心血管健康和降低风险综合指南专家小组建议，在完成充分的饮食治疗（6 个月至 1 年）后，以下情况下应考虑对 10 岁或 10 岁以上的儿童进行药物治疗，除非在极端情况下，见下文：

1. LDL-C 仍高于 4.9 mmol/L（190 mg/dl）。

2. LDL-C 持续高于 4.1 mmol/L（160 mg/dl），55 岁前有心血管疾病家族史；或存在 2 个或 2 个以上其他心血管疾病危险因素。

3. 在特别关注家族史或 LDL-C 水平严重升高的情况下，他汀类药物可考虑在较小的年龄（约 8 岁）进行治疗。

药物治疗的最佳目标是使 LDL-C 水平接近 2.85 mmol/L（110 mg/dl）。然而在某些情况下，将 LDL-C 的目标定为 130mg/dl 可能更为合适。根据家族性高胆固醇血症儿童的随机临床试验数据，羟甲基戊二酰辅酶 A 还原酶抑制剂（他汀类药物）现在是 LDL-C 升高的儿童和青少年的一线治疗药物。对青少年使用羟甲基戊二酰辅酶 A 还原酶抑制剂的多项短期研究已经证明了其有效性、可接受性和安全性。因为这些药物的长期效果只在一项小规模随访研究中报道，基线肝功能和肌酸激酶的监测以及肌炎临床体征的评估应贯穿整个儿童和青少年时期。在成人的随机临床试验中，他汀类药物已被证明会导致 2 型糖尿病的高发病率；对儿童人群中的这种风险知之甚少，但某种类型的监测可能是合理的。胆汁酸螯合剂已被证明是安全有效的，可将 LDL-C 水平降低多达 18%，但通常难以服用，因为它们通常是粉末状或较大的药丸，不良反应包括便秘和腹胀，导致依从性较低。依泽替米贝（Ezetimibe）可以阻止胆固醇在胃肠道的吸收，也可用于儿童和青少年。然而，其尚未在儿科患者中进行广泛研究。烟酸的副作用包括潮红和头痛，一般不推荐用于儿童，在成人预防心血管疾病方面也缺乏有效性。

九、小　结

LDL-C 水平升高是动脉粥样硬化性心血管疾病发展的重要危险因素。遗传和生活方式因素都可能导致 LDL-C 水平的升高。筛查应主要侧重于识别具有遗传性血脂异常的儿童，特别是杂合子家族性高胆固醇血症，这种疾病发病率约为 1 : 250。所有儿童都应该在 9 ~ 11 岁进行一次非空腹的非 HDL-C 或空腹血脂测试。杂合子家族性高胆固醇血症儿童的 LDL-C 值通常大于 190mg/dl。筛查还应确定生活方式因素（通常是高甘油三酯和低 HDL-C）导致的高脂血症患者。这些血脂异常常见于超重的儿童和青少年，他们将受益于生活方式的改善。

血脂异常的治疗通常应该从改变饮食开始，以减少饱和脂肪酸、单糖和胆固醇的摄入。如果饮食疗法试验后，LDL-C 值仍然升高，则应考虑对 10 岁及以上的儿童进行药物治疗，除非极端情况，几乎不会在更小的年龄进行药物治疗。如果使用药物治疗，饮食治疗也应继续，因为它可能允许较低剂量的药物使用。儿童和青少年接受药物治疗时，应监测安全性和有效性。当药物治疗不成功时，应考虑转诊给血脂专家。

（翻译　华中科技大学同济医学院附属同济医院　罗小平）

第**33**章

儿童肥胖

一、概　　述

在过去的 40 年里，儿童肥胖症显著增加，是当今年轻人中的一个普遍问题。在大多数年龄段，2～19 岁美国儿童的肥胖率继续上升，肥胖率从 2013—2014 年的 17.3% 上升到 2015—2016 年的 18.5%，与过度肥胖相关的合并症，如血脂异常和高血压的风险增加。鉴于肥胖症对儿童健康造成的影响以及相关的医疗负担，它已被确认为紧迫的公共卫生优先事项。不幸的是，迄今为止针对这一流行病的公共卫生方法在很大程度上并不成功。了解肥胖的病理生理过程，对于认识能量平衡调节的复杂性、导致饥饿和饱腹感的机制以及潜在的驱动流行病的基因 - 环境相互作用（表观遗传学）具有重要意义。了解过度肥胖、异位脂肪和脂肪细胞功能障碍在肥胖相关合并症发生中的作用也很重要。预防肥胖的目的是优化能量平衡，以支持健康的生长和发育，避免积累多余的脂肪组织。一旦能量平衡向脂肪积累的方向倾斜，治疗应针对性地识别和逆转导致能量过剩的因素，并强化促进能量消耗的因素。认识能量平衡失调的复杂性对于制定预防和治疗策略至关重要。通过生活方式的干预来有效治疗肥胖症已被证明越来越具有挑战性，许多儿科医师和政策制定者的重点已转向肥胖症的预防。

二、脂肪组织：一种器官

肥胖在功能学上被定义为脂肪组织的异常增加。脂肪组织是参与能量调节的主要器官，在正常体重的人中占体重的 25%。白色脂肪组织也是重要的内分泌器官，通过合成和分泌脂肪因子参与调节免疫反应、血压控制、止血、骨量、甲状腺和生殖功能。白色脂肪组织的过度堆积导致肥胖，而增多的内脏贮藏产物直接流入门脉系统，使肥胖相关的代谢并发症进一步恶化。除脂肪增多外，肥胖儿童常发生异位脂肪沉积，甘油三酯蓄积于非脂肪组织，如肝、肌肉、胰腺和心脏，使器官的结构和功能受损。棕色和白色脂肪细胞均来源于成纤维细胞，棕色脂肪组织仅见于哺乳动物，其基本功能是通过非寒战的方式产热。白色脂肪组织由脂肪细胞（25%～60%）和非脂肪细胞组成，后者包括成纤维性前脂肪细胞、内皮细胞、肥大细胞和巨噬细胞。脂肪细胞是调节能量平衡的关键，其他重要的因素有遗传、体力活动、营养及环境和行为的影响。环境和行为性影响包括整体健康状态、用药情况、肠道菌群的构成及影响食物摄取和能量消耗的心理 / 情绪因素。上述所有因素均参与了能量平衡的调节。

三、病 理 生 理

（一）能量平衡

脂肪组织中储存的能量的积累是由于能量的摄入多于其消耗。能量摄入长期小幅超过能量消耗会逐渐导致实际体重增加。例如，一个人每天的能量摄入在每日能量消耗的基础上增加 150kcal，每年将消耗超过 55 000kcal 的热量，每年可以增加约 15 磅体重。尽管能量摄入较消耗的轻度失衡可能具有潜在的巨大影响，但复杂的整合调控机制确保成年人维持相对恒定的体重，多数儿童可按照年龄的个性化体重百分位数稳定生长，而无须特意调控能量摄入或消耗。此外，肥胖儿童和成年人在经历一段时间的减肥后，有很高的概率再次恢复到先前的肥胖状态，个体在长期差异性热量摄入的情况下仍能维持相对恒定的体重，表明体重是受到调控的，能量摄入和消耗并不是独立的过程，受复杂的连锁控制机制调节。

然而，从成年人能量平衡研究获得的数据必须谨慎的用于儿童。与成年人不同，儿童在生长时同时增加脂肪量和无脂肪组织质量，这种体重增加的程度和构成更多是与年龄和性别相关的。图 33.1 简略展示了这一控制能量平衡的复杂系统，显示了调节体重和能量摄入与消耗的下丘脑、脑干、胃肠激素和脂肪组织之间的相互作用。传入下丘脑的能量储存和饥饿信号与涉及喂养行为、饱腹感、胰岛素分泌和脂肪因子（包括脂肪组织分泌的瘦素）自主调节的传出信号相互整合。这些分子直接或间接影响下丘脑，而影响能量消耗的传出通路由其发出。

（二）下丘脑和能量平衡

下丘脑中的弓状核（ARC）通过增加或减少促进食欲物质和抑制食欲物质的表达对来自胃肠道、脂肪组织、胰腺和神经系统其他部分的能量储存信号进行反馈（图 33.1）。促食欲肽可增加食物摄取，减少能量消耗，包括神经肽 Y（NPY）和刺鼠肽基因相关蛋白（AGRP）。抑食欲肽可减少食物摄取，降低体重，包括阿片黑皮质素前体（POMC）和可卡因 G 苯丙胺调节转录肽（CART）。胃肠激素，如胆囊收缩素（CCK）、脑肠肽、多肽 YY 以及迷走神经信号也将信息传入下丘脑以调节饥饿和饱腹感。ARC 通过迷走神经背核复合体（DVC）与脑干相互作用。迷走神经背核复合体包括迷走神经运动背核（DVN，通过血管迷走神经反射接收内脏感觉）、孤束核（NTS，味觉和内脏感觉）和最后区（AP）。最后区位于血 G 脑脊液屏障之外，接收来自血液中分子 / 激素的生理信号（控制恶心和呕吐）。

此外，中枢性 α 肾上腺素能刺激引起摄食增加，能量消耗减少（促进食欲效应），而 β 肾上腺素能和多巴胺能刺激可抑制食欲，增加能量消耗。外周性 α 肾上腺素能刺激抑制脂类分解，而外周性 β 肾上腺素能刺激促进脂类降解。

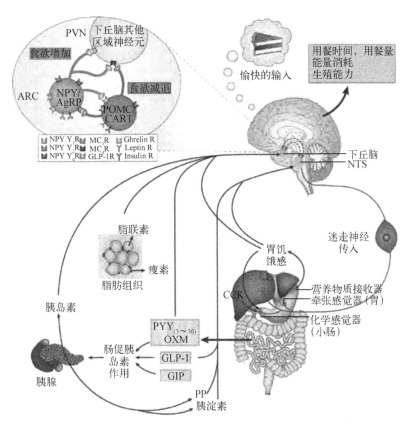

图 33.1　大脑通过整合外周信号来整合长期的能量平衡 [a]

a. 与长期能量储存有关的外周信号是由脂肪组织（瘦素）和胰腺（胰岛素）产生的。与最近营养状态相关的反馈以吸收的营养物质、神经元信号（PVN）和肠肽的形式出现。神经通路主要通过迷走神经传入，将胃扩张以及小肠上部的化学和激素环境信息与迷走神经背侧复合体内的 NTS 联系起来。肠道释放的荷尔蒙有促进内分泌、促进饥饿和刺激饱腹感的作用。胰岛素激素 GLP-1、GIP 和潜在的氧 XM 可以改善内分泌胰腺对吸收营养的反应。GLP-1 和潜在的 OXM 也会减少食物摄入量。胃促生长素由胃释放，刺激食欲。刺激饱腹感的胃肠激素包括通过迷走神经从肠道释放的 CCK 进行反馈。OXM 和 PYY 从下消化道释放，PP 从郎格汉斯胰岛释放

PVN 代表迷走神经和其他神经通路；NTS 代表孤束核；GLP-1 代表胰高血糖素样肽 1；GIP 代表胃抑制多肽；OXM 代表氧合调节蛋白；CCK 代表胆囊收缩素；PYY 代表肽 YY；PP 代表胰多肽

经许可引自 Badman MK，Flier JS. The gut and energy balance：visceral allies in the obesity wars. Science，2005，307（5717）：1909-1914

　　瘦素由脂肪组织分泌，并构成脂肪组织与食物摄取和能量消耗间的信号链接（图 33.1 和图 33.2）。瘦素与下丘脑弓状核细胞结合，影响阿片黑皮质素前体表达，产生 α、β 和 γ 黑素细胞刺激激素。这些多肽信号传递至位于外侧丘脑表达黑皮质受体 MC3R 和 MC4R 的神经元，导致摄食减少，能量消耗增加。瘦素在禁食状态下增加，在典型的外源性肥胖症中升高，这与瘦素抵抗状态有关。瘦素还对青春期起允许作用，也对甲状

腺激素轴产生影响。在罕见的瘦素缺乏症遗传状态下,瘦素可用于治疗。

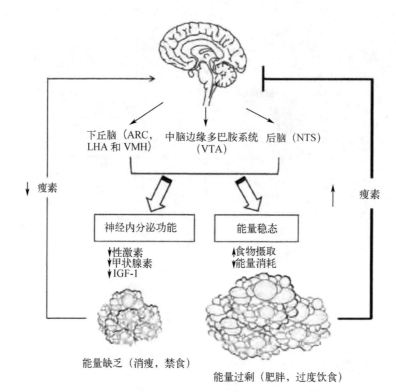

图 33.2　瘦素在能量过剩和能量缺乏状态中的作用[a]

a. 在能量缺乏的状态下,比如禁食,循环中的瘦素水平会降低。因此,由于厌氧神经肽的表达增加,厌氧神经肽的表达减少,从而增加了食物的摄入量。此外,瘦素水平的下降通过调节中脑边缘多巴胺系统和后脑回路增加摄食量,影响神经内分泌功能和交感神经系统,降低能量消耗。在能量过剩的状态下,如肥胖和过度进食,瘦素水平会增加;然而,由于瘦素抵抗,中枢神经系统中的瘦素效应有所减弱。瘦素通过抑制食物摄入和增加能量消耗来增强肥胖患者的减肥效果

ARC 表示弓状核;IGF 表示胰岛素样生长因子;LHA 表示下丘脑外侧区;NTS 表示孤束核;VMH 表示下丘脑腹内侧部;VTA 表示腹侧被盖区

经许可引自 Park HK, Ahima RS. Physiology of leptin:energy homeostasis, neuroendocrine function and metabolism. Metabolism, 2015, 64 (1):24-34

　　胰岛素抑制脂肪细胞释放游离脂肪酸,肥胖者的脂肪组织发生胰岛素抵抗,游离脂肪酸释放增加。游离脂肪酸增加也与外周肌肉和肝发生胰岛素抵抗有关。研究也表明胰岛素活动的中心作用。啮齿动物的数据显示,胰岛素与大脑中的胰岛素受体结合,以抑制肝脏葡萄糖的产生。

　　胃肠肽 (图 33.1) 在能量的长期和短期调节中均发挥重要作用。多肽 YY (PYY) 由远端肠道产生,在饭后几个小时增加以降低食欲。胰多肽 (PP) 的增加继发于饭后迷走刺激和释放胆囊收缩素 (CCK),可减少食物的摄取。胰高血糖素样肽 1 (GLP-1) 由回肠对摄入的糖类和脂肪反应产生。它刺激胰腺的胰岛细胞分泌胰岛素,降低食欲和体重。有研究表明,胃泌酸调节素 (OXM) 可减少食物摄取,降低体重,促进血糖稳定。胃泌

酸调节素在胃分流手术后增加。胃泌酸调节素和胰高血糖素样肽 G1 及多肽 YY 一起由小肠中的肠道内分泌细胞（L 细胞）在餐后产生。脑肠肽是由胃底的胃黏膜 X/A 样细胞产生的一种多肽物质。脑肠肽刺激弓状核中的神经肽 Y（NPY）和刺鼠肽基因相关蛋白（AGRP），导致摄食增加和能量消耗减少，它可被进食抑制。有证据表明，想象进食可以增强饭后对脑肠肽的抑制，提示多肽的分泌可能与认知相关。CCK 在十二指肠中存在脂肪或蛋白质的情况下释放入血，通过延缓胃排空抑制食欲。

（三）肠道微生物

肠道微生物与肥胖间的相关性逐渐受到关注，其中可能的机制包括增加饮食成分的能量产生，改变肠道 PYY 和胰高血糖素样肽 G1 的分泌，以及改变肠道屏障的通透性。人体肠道有数万亿种细菌，其中 90% 为厚壁菌门和拟杆菌门。这些细菌会影响肠道吸收营养物质，从而导致体重增加。厚壁菌门能从饮食成分中产生更多的能量。肥胖的人类和喂食高脂肪饮食的小鼠都被发现具有相对更多的厚壁菌。这一特征可以通过移植微生物从一只小鼠转移到另一只小鼠。此外，肠道细菌分解碳水化合物产生短链脂肪酸，这可以刺激肠道激素，如 GLP-1。未来的研究将进一步阐明微生物区系对能量平衡的影响。

（四）脂肪因子和炎症的作用

脂肪细胞产生炎性细胞因子和急性时相蛋白，肥胖可被认为是一种轻度炎症状态。巨噬细胞迁移进入脂肪组织，而由脂肪细胞分泌的肿瘤坏死因子 α（TNF-α）可刺激单核细胞趋化蛋白 1（MCP-1）产生。脂肪组织是一个重要的内分泌器官，分泌脂联素和瘦素等脂肪因子。如前所述，瘦素通常在外周增加。瘦素的增加通过刺激白细胞介素 -6 和肿瘤坏死因子 -α 的促炎细胞因子而导致低度炎症状态。在 3 岁的肥胖儿童中发现了 45 种炎症因子。然而，脂联素在外源性肥胖症中减少，具有抗炎、胰岛素敏感、抗动脉粥样硬化和抗糖尿病的作用。肥胖还与全身炎症和 C 反应蛋白（CRP）升高有关。

生活方式干预可以减轻轻度炎症和巨噬细胞对脂肪组织的浸润，并降低炎性细胞因子水平。炎性细胞因子产生增加和炎症见于非酒精性脂肪性肝病、非酒精性肝硬化和肥胖患者的骨骼肌中。促炎性细胞因子表达于以高热量和高脂饮食饲养的发生胰岛素和瘦素抵抗动物的下丘脑中。另外，脂肪细胞产生的脂肪因子在调节血压、脂类代谢、止血、食欲和能量平衡、免疫、胰岛素敏感性和血管生成方面发挥一定的作用。

四、遗　传

肥胖和过量脂肪储存的发生存在明显的遗传易感性差异。对一起长大和分开长大的双胞胎的研究表明，肥胖的遗传成分占个体间体重指数变化的 30% ～ 70%。此外，同卵双胞胎的脂肪质量一致率为 80%，而异卵双胞胎的脂肪质量一致率为 40%。

体重是一个高度遗传的多基因性状，遗传对 BMI 的影响占 64% ～ 84%，而对肥胖和脂肪分布的影响占 30% ～ 70%。然而，生活方式如饮食、体力活动、压力和睡眠周期等可能通过 DNA 甲基化和组蛋白乙酰化（表观遗传改变）对 DNA 的表达进行修饰。这些改变

VI

一旦发生将持续终身且可遗传，这对早期干预以预防肥胖症的发生具有重要的提示意义。

在全基因组关联研究开始之前，家系和动物研究被用来鉴定与儿童肥胖相关的基因。几种罕见的儿童肥胖家族综合征（如 Prader Willi，Bardet Biedl，Alstrom）及导致儿童肥胖的单基因突变已被确定。其中一种儿童肥胖的单基因形式是由 MC4R 基因突变引起的，与饥饿增加、饱腹感降低和全身脂肪增加有关。与大多数其他形式的单基因肥胖不同，MC4R 突变的个体没有智力残疾。受影响的孩子往往很高，突变可以表现出显性和隐性遗传。MC4R 突变是儿童肥胖最常见的单基因原因，尽管它们仍然很少。

在大群个体中进行的全基因组关联研究的出现，使得与更常见的肥胖形式相关的基因变异得以鉴定。最早确定的肥胖基因座之一，FTO（脂肪量和肥胖相关基因），位于 16 号染色体上，已在成人和儿童中确定。研究已确定对静息代谢率、喂养行为、食物偏好和过度喂养引起的能量消耗变化的显著遗传影响。FTO 基因突变与儿童总的和脂肪饮食摄入量增加以及饱腹感减弱和（或）饥饿感增加有关。全基因组关联研究已确定了近 100 个 BMI 基因座。

肥胖的单基因和综合征形式说明了遗传在控制体重中的关键作用。这些肥胖综合征必须与更常见的多基因形式的肥胖相区别，并应在 5 岁及以下儿童肥胖的鉴别诊断中加以考虑。

五、评　　估

虽然直接评估肥胖可以使用加氢脱敏法（水下称重）、空气置换体积描记法或双能 X 射线吸收法来完成，但这些主要是研究工具。临床实践中采用身体质量指数 BMI[体重（kg）/ 身高 ^{2}（m²）] 作为测量肥胖的替代方式，它与在人群中直接测量身体肥胖程度有很好的相关性。美国预防服务特别工作组（USPSTF）最近建议对 ≥ 6 岁的儿童进行肥胖症筛查，这是 AAP 认可的一项建议。然而，内分泌学会、儿科内分泌学会和欧洲内分泌学会最近的联合声明建议 BMI 肥胖筛查从 2 岁开始。目前对超重和肥胖的定义是基于国家卫生与营养健康调查 I（NHANESI）的人群标准，而后者是在如今肥胖流行发生之前做出的。按照 NHANESI（1971—1974）的资料，2 ~ 18 岁儿童 BMI 位于相应年龄和性别的第 85 ~ 95 百分位数者，应归于"超重"。2 ~ 18 岁儿童 BMI 大于第 95 百分位数或 BMI > 30（取较小者），应归于"肥胖"。身长百分重量可用于评估自出生到 2 岁儿童相对于线性生长的体重，大于 97.7% 的长度重量被认为相当于该年龄组的肥胖（+2SD）。美国疾病预防控制中心和 AAP 建议提供者使用世界卫生组织（WHO）2 岁以下儿童的生长曲线图和疾病控制和预防中心（疾控中心）2 ~ 18 岁儿童的生长曲线图。WHO 0 ~ 2 岁儿童的生长曲线图也包括 BMI（见第 24 章营养状况评估和附录 Q）。由于严重肥胖症在儿童年龄范围内的患病率增加，已经开发了额外的子类来对肥胖的最极端情况进行分类：I 类是第 95 个百分位数的 BMI 95% ~ 120%，Ⅱ类是第 95 个百分位数的 120% ~ 140%，Ⅲ类是第 95 个百分位数的 140% 以上的 BMI。这些新的类别也被纳入了严重肥胖儿童的生长图表。

虽然 WHO 和 CDC 的生长曲线图被推荐用于所有儿童，有证据表明不同种族和民族的身体构成存在差异。脂肪组织有其自身的生长曲线，在肥胖儿童中基于皮褶厚度测量的计算显示出性别的差异。男孩和女孩在 9 岁前具有相似的生长模式，男孩 11 岁时身体脂肪含量达到最高峰，而女孩在整个青春期持续增加。18 岁时中位体脂百分比在男孩是17.0%，在女孩是 27.8%。

非裔美国儿童体脂含量较低，而西班牙和东南亚儿童的体脂百分比高于相同 BMI 的白种人儿童。需要注意的是，体脂分布在任何体脂水平上均可能构成肥胖相关疾病的独立危险因素。

测量皮褶厚度一直是评价营养状况的标准方法。皮褶厚度与总血脂水平、血压、血糖和胰岛素水平，以及胰岛素抵抗和炎症指标相关。但由于测量难以准确和重复，也没有参考标准或测量规范，AAP 不建议将皮褶厚度作为常规临床检查（见第 24 章营养状况评估）。测量腰围较 BMI 可以更好地评估儿童内脏型肥胖。腰围也可以反映胰岛素抵抗、血压和血脂水平，但并不优于 BMI。AAP 目前并不建议将腰围作为常规检查，直至获得更多关于其临床应用的资料。

六、儿童肥胖的流行病学研究

美国国家健康统计中心利用 1963—2014 年全国健康与营养检查调查（NHANES）的数据，描述了美国 2 ～ 19 岁儿童肥胖的趋势（图 33.3）。2011—2014 年，17% 的 2 ～ 19岁儿童 BMI ≥ 95%（分类为肥胖），极端肥胖（≥ 95% 性别特异性 95% 的 120%）的患病率为 5.8%。在这 25 年里，12 ～ 19 岁的青少年中肥胖的患病率有所上升。美国疾病控

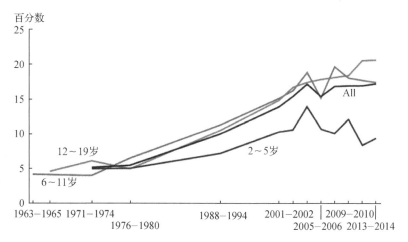

图 33.3　1963—2014 年美国 2 ～ 19 岁儿童和青少年肥胖患病率

注：肥胖定义为体重指数（BMI）大于或等于按年龄划分的 2000 年美国疾病预防控制中心（CDC）性别增长图表中的 95%

来源：美国国民健康检查调查 II（年龄 6 ～ 11 岁）和 III（年龄 12 ～ 17 岁）；和国民健康和营养检查调查（NHANES）I- III，NHANES 1999-2000，2001-2002，2003-2004，2005-2006，2007-2008，2009-2010，2011-2012 和 2013-2014

引自 https：// www.cdc.gov/nchs/data/hestat/obesity_child_13_14/obesity_child_13_ 14.pdf

制与预防中心（CDC）的数据显示了按性别（图 33.4）和按种族（图 33.5）划分的肥胖率，后者表明少数族裔人群中肥胖率上升。肥胖的地理分布表明,美国东南部的肥胖率有所上升。(https：//www.stateofobesity.org/children1017/)。使用 NHANES 2016 年的最新数据，Skinner 等发现，2 ～ 19 岁儿童肥胖症的患病率进一步上升到 18.5%，超重患病率为 35%。

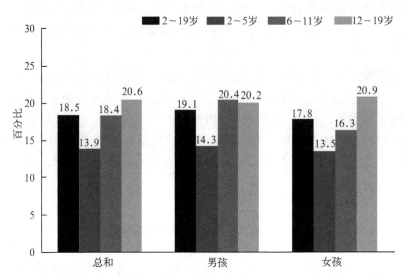

图 33.4　2015—2016 年美国 2 ～ 19 岁青少年中按性别和年龄划分的肥胖率

与 2 ～ 5 岁儿童有显著差异

注：访问数据表格的数字位于：https：//www.cdc.gov/nchs/data/databriefs

来源：NCHS，National Health and Nutrition Examination Survey，2015-2016

转载自 Hales CM，Carroll MD，Fryar CD，Ogden CL. Prevalence of obesity among adults and youth：United States，2015-2016. NCHS Data Brief，2017 Oct，（288）：1-8

七、生命周期对儿童肥胖的影响

巴克假说起源于 20 世纪 80 年代和 90 年代的出版物，并由巴克本人总结，导致了现在所说的健康和疾病的发育起源（DOHAD）。这种方法，它最初是从对出生和死亡记录的早期流行病学研究中产生的，侧重于人类发育早期事件的重要性，这些事件影响到后来的健康和疾病及成人的发病率和死亡率。儿童期成人疾病发病的概念指出了从妊娠前到妊娠期、婴儿期和儿童期预防疾病的重要性。因此，胎儿期和生命的头两年可能是肥胖和相关行为规划的关键时期。产前营养不足和营养过剩对儿童肥胖的长期影响已经有了很好的描述。

（一）围生期营养不良

除了巴克的工作，Ravelli 等还研究了 1944—1945 年荷兰"冬季饥饿"期间受孕的成年人，并将他们的长期健康状况与饥荒前后受孕的人进行了比较。

他们确定，当母亲在妊娠的最后 2 个月遭受饥饿时，子宫内出生的低体重婴儿糖耐量受损的发生率最高。这些研究表明，对人类疾病风险的产前环境规划是存在的。

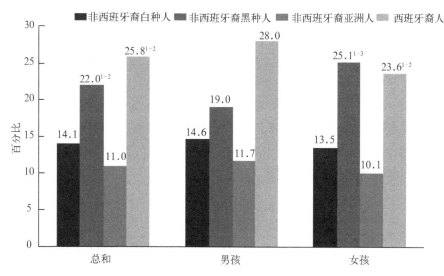

图 33.5　2015—2016 年美国按性别、种族和西班牙裔划分的 2～19 岁青年中肥胖率

1. 与非西班牙裔亚洲人有显著不同
2. 与非西班牙裔白种人有显著差异
3. 与非西班牙裔黑种人明显不同

注：访问 https：//www.cdc.gov/nchs/data/databriefs/db288_Table.pdf#4 的图的数据表

资料来源：NCHS, National Health and Nutrition Examination Survey, 2015-2016

转载自 Hales CM, Carroll MD, Fryar CD, Ogden CL. Prevalence of obesity among adults and youth：United States, 2015–2016. NCHS Data Brief, 2017 Oct,（288）：1-8

　　孕妇在妊娠期间的风险因素尤其被强调为后期疾病的先兆。母亲肥胖是儿童肥胖的最有力和最好的预测因素之一。妊娠期间的糖尿病会增加儿童肥胖和糖尿病的风险，母亲吸烟也会增加儿童肥胖和糖尿病的风险。低出生体重（对于胎龄或早产来说较小）也可能是以后肥胖、胰岛素抵抗、2 型糖尿病、高血压和心血管疾病风险增加的标志。

　　低出生体重和增加的代谢和心血管疾病风险的假设机制包括"节俭表型"、出生后加速或追赶生长、氧化应激、产前缺氧、胎盘功能障碍和表观遗传变化。体重不足的婴儿出生后体重迅速增加也会增加这种风险。在节俭表型假说中，宫内营养不良导致内分泌变化，如胰岛素抵抗增加，这可能会转移有限的营养供应，以牺牲身体生长为代价来滋养胎儿的心脏和大脑，这是对宫内环境局限性的一种拯救生命的适应。这是通过永久性地减少胰岛细胞的数量和功能容量来实现的。如果胎儿随后出生在一个营养富足的世界，增加的胰岛素摄入量会增加肥胖和 2 型糖尿病的风险，因为胎儿不能适应较高的葡萄糖水平（图 33.6）。氧化应激和产前缺氧也被认为是低出生体重儿产生胰岛素抵抗的可能机制。这些低出生体重与 2 型糖尿病和糖耐量受损之间的联系已经在七八十岁的老年人中被报道。

（二）围生期营养过剩

　　出生时巨大儿表明胎儿营养过剩，与儿童时期体内脂肪沉积增加以及肥胖和代谢综合征风险增加有关。患有糖尿病的母亲的婴儿是胎儿营养过剩对出生后肥胖影响的典范。

VI

胎儿暴露在高糖环境中会刺激胎儿高胰岛素血症，增加脂肪沉积，并导致巨大儿。这改变了发育中的神经内分泌系统，有利于储存的卡路里和脂肪的沉积，以及胰岛素抵抗。在控制母亲肥胖影响的研究中，糖尿病母亲的婴儿仍然与肥胖风险增加有关，与妊娠前或妊娠期间母亲肥胖无关。

　　表观遗传机制可能与宫内环境影响慢性疾病状态的能力有关，例如肥胖。基因与环境的相互作用导致甲基化改变和翻译后组蛋白修饰，这可能导致基因转录的改变。这些变化是可遗传的，因此可以规划以后的疾病。例如，动物研究已经证明，基于孕妇妊娠期糖尿病的程序化糖尿病表型会传递给下一代。

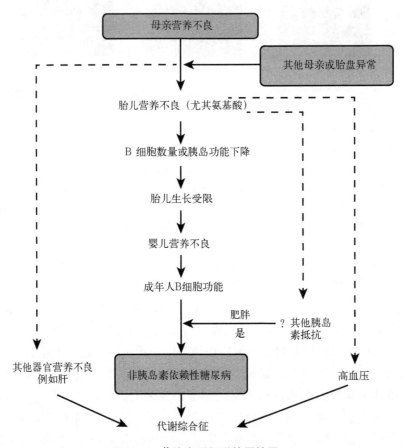

图 33.6　节俭表型假说的原始图示

经许可转载自 Hales CN，Barker DJ. The thrifty phenotype hypothesis. Br Med Bull，2001，60：5-20

（三）新生儿期 / 婴儿期 婴儿体重增加与随后的肥胖呈正相关

　　在生命的前 6 个月，CDC 2000 生长曲线上的两个体重 / 长度百分比向上交叉与 5 年和 10 年后的最高肥胖患病率相关。也有报道称，蛋白质含量高的配方奶粉与婴儿体重增加有关。在一项研究中，给婴儿喂食含有较少蛋白质的配方奶粉，会导致婴儿在 24 个月大时体重增加较慢，体重状况较差。然而，在最近对该文献的系统综述中，一些研究表明，6 ～ 12 个月时低蛋白配方奶粉喂养的婴儿体重有所下降，但在 12 个随机对照试验中，只有 1 个试验显示 6 岁时的 BMI 有影响。

许多观察性研究表明，与母乳喂养的儿童相比，接受配方奶喂养的儿童患肥胖症的风险更高。研究发现，纯母乳喂养的儿童的平均 BMI z 得分低于从未母乳喂养的儿童，这可能部分是由于婴儿时期体重增加造成的。然而，基于这些观察研究的任何偶然联系尚不清楚。至少已经对母乳喂养状况不一致的兄弟姐妹进行了 3 项研究。两项研究得出结论，配方奶喂养会增加肥胖的风险，第三项研究没有发现任何关联。另一项研究发现，与配方奶喂养相比，母乳喂养与 3 岁时肥胖的减少（分别为 7% 和 13%）有关，配方奶喂养的婴儿的肱三头肌和肩胛下皮褶的总和也增加了。使用 4 项当代队列研究的汇集数据，最近的一份出版物发现，全母乳喂养 < 3 个月比 ≥ 3 个月更有可能在生命的前 6 年处于快速增长模式组，这可能会持续到成年。母乳喂养还与延迟引入固体食物有关；8% 的母乳喂养母亲在 4 个月大之前引入固体食物，而配方奶喂养的母亲这一比例为 33%。此外，婴儿摄入固体食物的时间也被认为会影响他们肥胖的风险。在配方奶婴儿和 4 个月前停止母乳喂养的婴儿中，在 4 个月前引入固体食品与 3 岁时肥胖增加 6 倍有关。然而，一项欧洲临床试验没有发现引入固体食品的时机可以预测 24 个月大时的人体测量值。最近的一项系统审查也得出结论，没有有限的证据表明在 4 个月前引入补充食品和饮料与超重 / 肥胖的概率较高。

（四）幼儿期 / 学龄前期

幼儿肥胖与成人肥胖风险显著相关。在一项研究中，超过 50% 的 3 ～ 6 岁肥胖儿童成年后肥胖。学龄前儿童体重加速增加与较高的基线脂肪摄入量和不适当的大分量有关。对于体重指数在第 85 ～ 95 百分位数之间的 2 ～ 3 岁儿童，每天只需多喝一杯含糖饮料（如果汁、汽水、水果饮料）在接下来的一年中，他们体重指数超过第 95 个百分位数的风险增加了 1 倍。在 5 ～ 6 岁时，体脂通常会下降到最低点，也就是肥胖反弹的临界点，然后再次增加，直到青春期开始。5 岁前肥胖反弹与成人肥胖风险增加有关。

在一项关于看电视时间的研究中，年仅 3 岁的儿童平均每天看 1.7h 的电视。每增加一小时的观看时间，他们就会增加含糖饮料、快餐、红肉和加工肉类的摄入量、总能量摄入量和反式脂肪酸的能量百分比。看电视时间的增加也与水果和蔬菜、钙和纤维的摄入量减少有关。

父母肥胖是这个年龄段超重和肥胖的主要预测因素。除了强烈的遗传影响外，父母不良的生活方式选择对孩子的营养和活动水平也有负面影响。在一个具有全国代表性的 4 岁儿童大样本中，肥胖患病率从 24.5% 降至 14.3%，这些家庭维持以下习惯：①作为一个家庭每周吃 6 ～ 7 次晚餐；②每天晚上睡眠时间 > 10.5h；③将屏幕 / 观看时间（电视 / 视频 /DVD）限制在每天 2h 或更少。父母积极活动的学龄前儿童比父母久坐的学龄前儿童更有可能活动，而且这个年龄段的体力活动水平低与一年级时皮下脂肪增加有关。托儿类型也会影响体重指数（BMI）。在别人家里照料的幼儿比在中心或在自己家里由父母以外的人照料的儿童更有可能有更高的 BMI。最近对文献的回顾发现了儿童照料与儿童肥胖之间存在关系的证据，其中最"危险"的环境是由亲属或非亲属的非正式照料。然而，这种关系是多方面的，有许多协变量。

（五）学龄期

学龄也是许多饮食、体育活动和久坐习惯建立或加强的时期（见第 9 章学校、幼儿园和儿童保育机构中的营养）。父母和家庭行为对儿童行为的影响仍然是显著的。然而，进入学校可能导致更多的暴露于额外的肥胖风险因素。与学校午餐竞争的食物从小学开始接触，并逐步升级到高中。在一项针对佛罗里达公立中学的研究中，99% 的参与者报告在学校里有零食自动售货机，89% 有饮料自动售货机，88% 报告两者都有。149 种含糖饮料会增加总能量消耗，增加体重，每天摄入超过 12 盎司的果汁也与超重有关。美国儿科学会建议 7 ～ 18 岁的儿童每天喝 8 ～ 12 盎司的果汁，6 岁及以下的儿童每天喝 4 ～ 6 盎司的果汁。

许多孩子在学校早餐和午餐都吃。在小学，学校早餐和午餐的选择可能是有限的。在 2010 年的报告中，美国医学研究所（现为美国国家医学院）建议美国农业部（USDA）通过菜单规划标准，包括增加水果、蔬菜和全谷物的数量和品种；设定卡路里的最低和最高水平；并更多地关注减少饱和脂肪和钠的摄入。通常鼓励吃早餐中的零食，课后项目通常提供零食。这意味着学龄儿童的卡路里摄入大部分可能发生在家庭以外，父母可能不知道所消费的食物的质量或数量。在一项针对 8 ～ 10 岁非裔美国女孩的研究中，在家中准备更多的低脂食物与总脂肪的摄入量较低有关。接触屏幕时间是一个问题，零食随着看电视时间的增加而增加，这种影响在父母一方或双方超重的家庭中被放大。

（六）青少年期

在青春期，父母继续负责提供一个健康的食物环境，但青少年有他们自己的特定的食物选择。青春期体重增加不仅会增加青春期患糖尿病的风险，还会影响成年肥胖和成年并发症的风险。在青春期开始时，胰岛素抵抗有一个正常的增加，在青春期中期达到峰值，与峰值的身高速度一致，在青春期结束时下降到几乎青春期前的水平。在整个青春期，胰岛素抵抗和 BMI 有很强的相关性。肥胖增加了胰岛素抵抗和糖耐量受损的风险，这是 2 型糖尿病的先兆。在一项研究中，高达 21% 的肥胖青少年糖耐量受损，而在另一项研究中，有 35% 的肥胖和 2 型糖尿病家族史的青少年糖耐量受损。美国全国青少年健康纵向研究的数据表明，与正常体重或超重的青少年相比，肥胖青少年在成年后更有可能发生严重肥胖（危险比为 16）。青春期 BMI 升高，即使成年后体重正常化，也与青壮年（30 岁）冠状动脉疾病的发病独立相关。

建议 6 ～ 17 岁的儿童和青少年每天至少进行 60min 的体育锻炼，其中大部分应该是中等到剧烈的有氧运动。2005 年，只有 35.8% 的高中生达到了每周 5 天锻炼 60min 的门槛。女孩、年龄较大的青少年、少数族裔青少年和处境不利的青少年不太可能达到这一基线要求。内分泌协会 2017 年发布的最新肥胖临床实践指南建议医师支持减少不活动时间，每天至少进行 20min 到剧烈的体育活动，目标是 60min。70 名肥胖青少年被发现运动耐量有限，因为他们过剩的身体质量需要更多的氧气。为这些青少年量身定做的锻炼建议应该考虑到可以持续的活动，而不会因乳酸积聚而导致疲劳。

预防肥胖不会导致青少年饮食失调。然而，一些青少年可能误解了健康饮食的必要性，并从事不健康的饮食模式，如时尚饮食和不吃饭，这可能导致饮食失调。美国儿科学会关于饮食失调的临床报告为儿科医师提供指导，并确定了与青少年肥胖和饮食失调相关的某些行为，如节食、体重谈话和体重取笑。临床报告鼓励使用激励性访谈来改变行为，鼓励家庭用餐和健康身体形象的重要性（见第38章儿童和青少年饮食障碍）。

八、肥胖的并发症

肥胖对每个器官系统都有负面影响。儿童期的肥胖构成了与肥胖相关的成人发病率和死亡率的一个风险因素，即使儿童期肥胖并不持续存在。在对肥胖和瘦的青少年进行的40～50年的随访研究中，青少年肥胖是死亡率、心血管疾病、结肠直肠癌、痛风和关节炎的一个强有力的预测因子，而不考虑在发病时的体脂水平。2016年，Twig等对230万名青少年（16～19岁）进行了长达44年的随访研究。研究表明，成年人心血管疾病死亡率与青少年BMI百分位相关。他们不仅发现超重和肥胖青少年的成年心血管死亡率显著增加，而且他们还发现BMI在第50～75百分位的青少年的成年死亡率也增加了，这被认为是BMI正常范围内的。

肥胖与心血管疾病风险增加有关。肥胖和胰岛素抵抗与代谢紊乱、甘油三酯升高、高密度脂蛋白胆固醇（HDL-C）降低及小而密的低密度脂蛋白胆固醇（LDL-C）颗粒浓度升高（已知会导致动脉粥样硬化）相关。在对包括63项研究的文献进行系统回顾和荟萃分析后，Friedemann等得出结论，即使在超重和肥胖的学龄儿童中，心血管疾病危险因素也会增加。体重指数升高与血压升高、血脂异常。来自博加卢萨心脏研究的数据显示了从儿童到成年的血脂异常的跟踪，以及这种血脂异常与动脉粥样硬化的替代标记物之间的联系。NHLBI专家小组指南建议每年通过听诊来筛查血压，并为所有9～11岁的儿童检查非空腹非高密度脂蛋白胆固醇或空腹血脂筛查（以确定患有遗传性血脂异常的儿童）和所有患有体重指数≥85的儿童。这会增加总血量和心排血量，并导致左心室功能不全。上呼吸道阻塞引起的肺动脉高压也可能导致心力衰竭的体征和症状。其他需要注意和采取行动的并存疾病包括假性脑瘤、股骨头骨骺滑脱（SCFE）、Blount病、阻塞性睡眠呼吸暂停、非酒精性脂肪性肝炎（NASH）、胆石症、多囊卵巢综合征（PCOS）和2型糖尿病。这些合并症迫切需要对儿童肥胖进行预防和早期干预以及诊断和治疗。

假性脑瘤的定义是颅内压升高并伴有乳头状水肿，在没有脑室增大的情况下脑脊液正常。假瘤与肥胖有关，但也可能发生在正常体重的儿童中。其表现范围从眼底镜检查中偶然发现的乳头水肿到头痛、呕吐、视物模糊或复视。诊断时可能出现周边视野丧失和视力下降。例颈部、肩部和背部疼痛也有报道。假性脑瘤的治疗包括乙酰唑胺、重症脑室腹腔分流术和体重减轻。假瘤是在排除了其他引起颅内压增高的原因后才诊断出来的。Matthews等最近发表了迄今为止最大规模的关于儿童假性脑瘤的研究。这项前瞻性研究发现，大多数病例发生在7岁以上的儿童，在这一组中，假性肿瘤更常见于女孩及年龄增长和超重的儿童。他们发现，超过80%的12～15岁的病例可以归因于肥胖。

SCFE是在性腺激素和生长激素的影响下，股骨骨骺滑过肥大的软骨细胞的区域。50%～70%的SCFE患者都是肥胖症。名患者可以表现为腹股沟、大腿或膝关节疼痛的跛行或主诉。应该检查髋关节，并获得双侧髋关节的 X 线片，因为可能会发生双侧滑脱。治疗需要手术固定髋关节。在最近的一项回顾性研究中，研究人员研究了 1998—2005 年来医院就诊的所有儿童，测量他们的体重指数百分位数，并对他们进行跟踪，直到双侧股骨近端关闭。182 名体重指数 ≥ 第 95 百分位数的患者明显更有可能出现双侧疾病，在本研究中，双侧 SCFE 的患病率为 40%。

Blount 病的诊断涉及鉴定胫骨和股骨弯曲，并影响 1 个或 2 个膝盖。这种情况是由于胫骨近端干 physi 端内侧过度生长所致。据报道，2/3 的布朗特病患者肥胖，维生素 D 缺乏会增加布朗特病的风险。治疗需要手术矫正和减轻体重。

阻塞性睡眠呼吸暂停（OSA）通常与肥胖有关。这种情况被定义为睡眠中的呼吸障碍，其特征是长时间的部分上呼吸道阻塞或间歇性完全阻塞会破坏睡眠期间的正常通气和正常的睡眠模式。症状可能包括夜间醒来，不安定的睡眠，早晨醒来困难，夜间多导睡眠监测仪是进行此诊断的首选诊断方法。如果不及时治疗，儿童会患有肺动脉高压，全身性高血压和右侧心力衰竭。体重增加，扁桃体和腺样体肥大及并发的上呼吸道感染均可引起症状。儿童研究表明轻度至中度 OSA 的存在与胰岛素抵抗和心脏代谢风险的增加之间存在显著关联。Bogalusa 心脏研究的结果表明，儿童肥胖与成人 OSA 风险增加有关。

如果在没有其他原因引起肝脏疾病的情况下，通过超声或其他成像技术在脂肪肝中发现肝酶升高，则怀疑存在 NASH。它是非酒精性脂肪肝疾病（NAFLD）的进行性形式。NAFLD 的定义是肝脏脂肪 > 肝脏重量的 5%（不是由饮酒引起的），并且与胰岛素抵抗相关。NAFLD 在西班牙裔儿童中更普遍。肥胖儿童中有 20% ～ 25% 通过肝活检明确诊断，可以看到炎性浸润和纤维化的证据。但是，由于活检不会改变治疗方法，因此通常不被认为是临床指征。NASH 可发展为肝硬化和终末期肝病。体重减轻可减少脂肪浸润并可能减少纤维化。当前的 AAP 建议是，每两年一次用天冬氨酸氨基转移酶和丙氨酸氨基转移酶测量筛查 BMI ≥ 85% 的儿童的 NAFLD（参见第 43 章肝病）。

西班牙裔人群患胆石症的风险较高，体重指数越高，风险越高。儿童胆石症的症状包括腹痛和压痛，由超声检查和适当的实验室检查作出诊断。

PCOS 是一种以高雄激素、月经不调 / 排卵障碍和多囊卵巢为特征的疾病。儿童肥胖和超重与青少年患 PCOS 的概率增加有关。临床症状和症状包括月经过少或闭经、多毛症、痤疮、多囊卵巢和肥胖。有一些证据表明，患有早熟肾上腺的女孩有患多囊卵巢综合征的风险。最近的一项研究比较了患有多囊卵巢综合征的肥胖青春期女孩和没有多囊卵巢综合征的肥胖青春期女孩，发现患有多囊卵巢综合征的女孩胰岛素抵抗增加，表现为高胰岛素正血糖钳夹，更大的颈动脉内膜中层厚度，更僵硬的动脉，更易致动脉粥样硬化的脂蛋白胆固醇分布，以及增加的游离脂肪酸，这些都是心血管疾病风险的标志。

儿童肥胖率的增加导致儿童时期 2 型糖尿病（T2DM）的患病率显著增加。肥胖会导致胰岛素抵抗和胰岛素分泌的代偿性增加。

然而，第一时相胰岛素分泌的丧失和相对的胰岛素缺乏会导致高血糖。糖尿病可以通过糖化血红蛋白（HbA1c）、口服葡萄糖耐量试验、空腹血糖和（或）美国糖尿病协会（ADA）制定的随机血糖标准来诊断。T2DM 对少数族裔和有社会压力的年轻人的影响不成比例，并具有很强的遗传成分。美国食品药品监督管理局建议对体重指数≥第85个百分位数的无症状儿童进行筛查，并有一个或多个额外的血糖水平升高危险因素。危险因素包括母亲有糖尿病或妊娠期糖尿病病史，有T2DM的一级或二级亲属，高风险种族/族裔，以及胰岛素抵抗的迹象或相关情况（黑棘皮病、高血压、血脂异常、PCOS或小于胎龄或低出生体重的PCOS）。症状包括多尿，多饮和夜尿，而与成年人不同的是，患有T2DM的青年患者并不少见地伴有糖尿病酮症酸中毒。今天的研究是T2DM在年轻人中的第一个多中心随机临床试验。这项里程碑式的5年研究显示，与成年人相比，接受T2DM治疗的年轻人的二甲双胍治疗失败率更高，β细胞功能下降更快。此外，相当数量的T2DM青年患者的糖尿病并发症已经存在于基线水平，甚至更多的人在随访时有这样的并发症。T2DM的一线治疗是通过饮食和锻炼改变生活方式。目前，美国食品药品监督管理局(FDA)批准的治疗青少年T2DM的唯一药物是胰岛素和二甲双胍。

肥胖和T2DM与精神健康障碍有关，如抑郁和焦虑。肥胖与耻辱和羞耻有关，儿童经常受到同龄人的欺负。耻辱和羞耻也会导致孤立和抑郁。美国儿科学会建议对肥胖儿童进行心理健康障碍筛查。

代谢综合征是一组心脏代谢危险因素，已知会增加成人患心血管疾病和T2DM的风险。危险因素包括中心性肥胖、血压升高、甘油三酯水平升高、HDL-C降低、LDL-C升高和高血糖。胰岛素抵抗和相关的脂肪组织功能障碍是这种疾病的病理生理根源。关于如何甚至是否定义儿童代谢综合征，一直存在很大争议。然而，在最近的一份临床报告中，美国儿科学会建议儿科医师不要关注心脏代谢风险因素的特定定义或特定切入点，因为这些风险大多存在于一个连续体中。干预的重点应该放在青少年筛查和识别具有风险因素聚集性的人。还应对NAFLD、阻塞性睡眠呼吸暂停综合征（OSA）、精神健康障碍和多囊卵巢综合征（PCOS）等并存疾病进行筛查和治疗。

九、儿童肥胖的预防

虽然社区、家庭和个人的改变在肥胖预防和治疗中至关重要，但导致健康或不健康体重的一系列复杂因素的相互作用可以通过图33.7中儿童超重预测因素的生态模型来说明。该模型可作为确定合作伙伴和突出变革机会的工具，并可用于对单个儿童/家庭或社区进行360°评估。此外，AAP最近的一份政策声明强调了对儿童进行粮食不安全筛查的重要性，因为21%的儿童生活在没有持续获得足够食物的家庭中。关于肥胖预防和治疗的建议可在2015年AAP临床报告"儿科医师在肥胖初级预防中的作用"中找到。

2012年医学会发表名为"加快肥胖预防进程：解决美国体重问题"的报告，确立了美国关于肥胖预防的5项目标并强调了儿童中预防肥胖的重要性。

目标一：将体力活动作为日常生活中的常规和不可或缺的一部分，并且建议儿童的法定监护人采纳进行体力活动的要求。

目标二：使对健康食物和饮品的选择常规化和简单化，建议餐厅为儿童提供更多低热量和更健康的食物和饮品的选择。

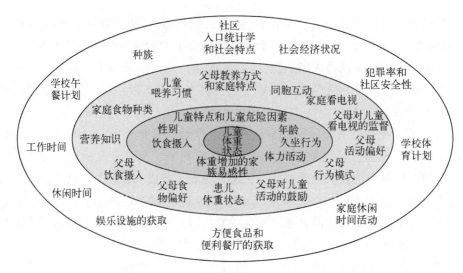

图 33.7　儿童超重预测因子的生态学模型

儿童危险因素指与超重发生相关的儿童行为。儿童特点与儿童危险因素和背景因素相互作用，影响超重的发生（如调节变量）。该综述围绕儿童危险因素和儿童家庭的影响展开，并讨论了每个儿童危险因素的社区特点

经许可改编自 Davison KK，Birch LL. Childhood overweight：a contextual model and recommendations for future research. Obes Rev，2001，2（3）：159-171

　　目标三：转变关于体力活动的认识并特别建议完善针对儿童和青少年的食物和饮品的常规标准。

　　目标四：扩大医务人员、保险公司和雇员的作用，并建议对儿童和青少年常规筛查体重指数，进行咨询和行为干预。

　　目标五：使学校成为国家肥胖预防的焦点。学校应当提供高水平的体力活动教育和参与体力活动的机会。在学校里销售的所有食物和饮品必须符合严格的营养标准。因此，儿童期肥胖的预防仍然是公众健康的重点，因为在小儿群体中肥胖仍是最为流行的慢性健康问题。尽管报告中已经提到需要众多社会成员集体动员起来去解决这个问题，但儿童的初级护理实践仍扮演独一无二的角色，是整个方案的不可或缺的一部分。

　　促进健康的努力应该着眼于从儿童饮食中去除含糖饮料。有重要证据表明，饮食中的糖，特别是含糖饮料和儿童肥胖的增加之间存在着强烈的联系。孩子们在三餐和白天的理想饮品是低脂或无脂，最好是没有味道的水，牛奶在大于 12 月龄的孩子的饮食中也有重要的位置。1 岁前不能饮用果汁（100% 只饮用果汁），1 岁后也要限制饮用。应该鼓励吃水果而不是喝果汁。最近，多个健康组织发表声明表示关注饮食中添加糖的危害。据估计，美国儿童摄入的卡路里中，添加糖（在生产或加工食品中的成分，或单独食用或在餐桌上添加的糖）占 16%，且与高血压升高、血脂异常以及超重还有胰岛素抵抗有关。2015 年，美国膳食指南建议添加糖占总热量的比例小于 10%。世界卫生组织也建议将糖的摄入量限制在总热量的 10% 以下，将其减少到 5% 以下的好处有所增加。在最近的科学声明中，美国心脏协会建议两岁以上的儿童每天摄入 25g（6 茶匙）的添加糖。2 岁以

下的儿童应该完全避免添加糖。

学校是孩子们可能接触到高能量和营养不良饮料的地方之一。2012年医学研究所的报告指出，儿童在学校消耗了他们每天35%～40%的能量。AAP政策声明中概述的零食、甜饮料、添加糖，在学校可在三个不同场合获得食物：政府资助的学校供餐计划、学校膳食外销售的项目（自动售货机、校餐等）和在非正式环境下的食物，比如烘焙义卖、筹款活动和学校聚会。该声明主张儿科医师更多地加入当地学校，并利用他们的作用来促进食品增加营养价值、品种，适当的分量和高质量。

为了在临床实践中有效预防肥胖症，儿科医师需要熟悉这些复杂的，互相关联的导致过度体重增加的各项因素，应了解这些因素在发育过程中如何共同作用，并产生对肥胖症进行预防性干预的重要时机。通过加深对决定肥胖症的环境因素的理解，包括那些医师无法控制的因素，儿科医师可以更好地为病人及其家庭提供建议。

多数可应用于儿科临床实践的预防策略没有经过严格的科学论证，但初步的和间接的证据以及其他推论为推荐基于循证医学的方法提供了线索，特别是对健康损害较小或有其他已知的对健康有益的因素。尽管预防的总体内容是一致的，但咨询工作应与儿童的生长发育阶段及家庭经济状况，文化背景及心理特征相适应。

儿科临床工作的一项重要内容是通过计算每次访视时的体重指数，并描记在百分位数图中，从而早期发现可能发展为肥胖的儿童。尽管美国预防工作小组建议从6岁开始进行肥胖筛查，内分泌学会和美国儿科学会推荐从2岁开始进行超重/肥胖的BMI筛查。回答"光明未来"模版中的营养、久坐和体力活动的问题或追问家族史也可以诊断这些儿童。

单纯教育和建议在多数肥胖预防案例中很可能无效。因此，儿科医师应当熟悉其他肥胖预防的干预措施，如行为矫正技术，环境控制方法或者提升患儿父母的技巧。医师也应掌握自己领域的可用资源，从而使他们更适合去帮助每个家庭。

美国儿科学会最近的声明也强调限制儿童电子屏幕的使用，包括电视、视频游戏、发短信、与学校无关的电脑使用，以及其他形式的电子娱乐或通信。这些指南不鼓励18～24个月前的孩子除视频聊天外的电子屏幕使用。提倡积极生活和娱乐方式、经常进行60min/d的以家庭或运动为基础的中度至剧烈的体育锻炼可能有助于预防肥胖。

儿童肥胖的预防包括围生期改善孕妇体重，妊娠前戒烟，与妊娠期相适应的体重增加和饮食，母乳喂养和婴儿期适当的体重增加，断奶后过渡到健康的食品，避免久坐的娱乐活动，积极参加体育锻炼，塑造具有健康饮食和体育活动的家长角色。APP建议分阶段预防和治疗儿童肥胖，包括决策层面预防、社区层面预防、结构化体重管理、全面体重管理以及肥胖及其并发症的三级护理/院内管理（图33.8）。

评估和管理2岁及以上儿童肥胖患者的算法：该算法基于2007年专家委员会的建议，新的证据和有保证的实践。

（一）预防——初级护理医师

每个儿童的初级保健应包括对与年龄相应的健康饮食和运动的普遍关注，美国儿科学会临床决策支持推荐使用如下方案。

VI

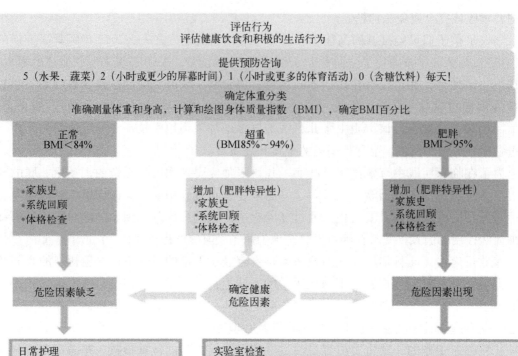

日常护理

- 为健康行为提供持续的积极强化
- 对于健康体重类别的专利，通过获取9～11岁和18～21岁所有儿童的非空腹脂质谱来筛查遗传血脂异常
- 对于超重的患者，获取脂质资料
- 保持体重速度
  超过两个百分线就有肥胖的风险
  - 每年评估
- 对每一个健康儿童进行随访。

实验室检查

- 2007年专家委员会的建议是，应获得空腹血糖、空腹血脂及谷丙转氨酶和谷草转氨酶
- 此外，ADA和内分泌学会的指南推荐使用糖化血红蛋白、空腹血糖或口服糖耐量来检测糖尿病或糖尿病前期。美国糖尿病协会指出，目前支持糖化血红蛋白诊断儿童和青少年糖尿病的数据有限；然而，他们仍然推荐糖化血红蛋白治疗
- 为了方便患者，一些供应商正在获取非禁食试验
- 临床判断、本地偏好和检测可用性应用于帮助确定异常实验结果的随访时间。
- 值得注意的是，一些亚专科诊断通过获取维生素D和空腹胰岛素实验结果来筛查维生素D缺乏和胰岛素抵抗。这种测试的临床效用和成本效益还有待确定
- 目前，还没有关于何时开中对肥胖患者进行实验室检测的指南。根据患者的健康风险，一些专家可能在患者2岁时就开始筛查

与肥胖有关的情况：以下情况与肥胖有关，应考虑做进一步的检查。如因病人的临床情况而有必要做额外的实验室检查。2014年，儿童医院协会的共识声明描述了一些此类疾病的管理

皮肤表现
- 黑棘皮病
- 多毛症
- 湿疹

内分泌
- 多囊卵巢综合征（PCOS）
- 性早熟
- 糖尿病前期：在GTT中证实空腹血糖受损和（或）葡萄糖耐量受损
- 肾上腺功能不全
- 2型糖尿病

胃肠道
- 胆石症
- 便秘
- 胃食管反流症
- 非酒精性脂肪肝或脂肪性肝炎

神经症状
- 假性脑瘤

骨科疾病
- 布朗特氏病
- 股骨头骨骺滑脱(SCFE)

心理／行为健康
- 焦虑
- 暴食症
- 抑郁症
- 取笑／霸凌

根据行为、家族史、系统回顾和体格检查，以及体重分类

2015年美国儿科学会儿童健康体重研究所   8/2016   下页继续 ➡

超重或肥胖患者的管理和治疗阶段

- 患者应从最低强度阶段开始，并根据对治疗的反应、年龄、BMI、健康风险和运动状态进展到各个阶段
- 应采用移情和授权的咨询方式，如动机性访谈，以支持病人和家庭行为的改变
- 2～5岁肥胖儿童每月减肥不应超过1磅；年龄较大的肥胖儿童和青少年平均每周减重不应超过2磅

阶段1　加强预防

在哪里/被谁：初级保健办公室/初级保健提供者

内容：有计划的随访主题访问（15～20min），重点关注与患者、家人和提供者产生共鸣的行为。考虑与营养师、社会工作者、运动教练物理治疗师合作，以获得更多的支持和咨询

目标：与BMI改变无关的积极的行为改变。体重维持或体重指数速度下降

随访：根据患者和家属的动机进行定制。许多专家建议至少每月随访一次。3～6个月后，如果BMI/体重状况没有改善，可以考虑进展到第二阶段

阶段2　结构化体重管理

在哪里/被谁：初级保健办公室/受过适当培训的初级保健提供者

内容：与第一阶段相同的干预措施，同时包括更强烈的支持和结构，以实现健康的行为改变

目标：积极行为的改变。体重维持或体重指数速度下降

随访每2～4周一次，由患者、家属和医生决定。3～6个月后，如果BMI/体重状况没有改善，可考虑进展至第三阶段

阶段3　多学科综合介入

在哪里/被谁：儿科体重管理诊所/多学科团队

内容：行为改变的强度增加，就诊频率和专家的介入。结构化的行为调整计划，包括食物和活动监测，以及制订短期饮食和体育活动目标

目标：积极行为的改变。体重维持或体重指数速度下降

随访：每周或至少每2周4次，由专利、家庭和医生决定。3～6个月后，如果BMI/体重状况没有改善，可考虑进展至第四阶段

阶段4　三级护理干预

在哪里/被谁：儿童体重管理中心/在治疗儿童肥胖方面具有专业知识的提供者

内容：推荐用于BMI>95%的儿童和有显著并发症，且1～3阶段不成功。同样推荐给BMI>99%且在第三阶段没有改善的儿童。强化饮食和活动咨询，并考虑使用药物和手术

目标：积极行为的改变。BMI指数下降

随访：根据病人的动机和医疗状况确定

图 33.8　儿童肥胖的评估与管理

引自 AAP Institute for Healthy Childhood Weight，2016. Available at：https：//ihcw.aap.org/Documents/Assessment%20%20 and%20Management%20of%20Childhood%20 Obesity%20Algorithm_FINAL.pdf

5　每天至少吃 5 份水果和蔬菜。

2　限制每天与学习无关的看电视时间至 2h 或更少。

1　每天 1h 或以上的中度至剧烈的体育锻炼，每周至少 2 次 20min 的剧烈活动。

0　含糖饮料；使用水和低脂牛奶代替含糖饮料。

体质指数（BMI）在第 85 和第 94 百分位数之间的儿童应采取额外的预防措施。除了早期预防，应鼓励家庭：①每天吃早餐；②限制在外就餐；③与家人一起吃饭 5 ～ 6 次 / 周；④就餐时不要过分限制小孩的行为，允许其自行调节。

我们的目标是保持稳定的体重和后续增长，降低体重指数。应每月随访 1 次。3 ～ 6 个月月后，若体重指数 / 体重没有改善，应进入下一个阶段。

（二）预防：社区

可以通过各种措施来改善环境，以降低肥胖的流行，这些社区因素包括：①增加健康食品的可获取性，改进食品进入超市的安全性；②鼓励农贸市场接受营养补充支持计划（SNAP，前身为食品券）和妇女、婴儿和儿童（WIC）特别营养补充计划的食品券；③鼓励街头商贩售卖更健康的食品；④增加健康食品在公共场所的供应。通过限制快餐和不健康食品在公共场所的供应可以减少社区的不健康食品。社区可以通过激励餐厅提供更健康的食品选择，要求对菜单贴上标签（营养信息，包括热量）、食品体积更小、食物中脂肪和盐含量更低，增加获得安全饮用水的途径以取代含糖饮料，并鼓励适合家庭和健康的自动售卖机政策来影响消费者冲动购物行为。社区也可以通过媒体宣传来鼓励健康饮食，并考虑利用税收政策减少高能量低营养食物的消费。

通过为安全的室内和户外活动构建和维护基础设施，改善安全的娱乐设施，创立和促进青年运动联盟，鼓励步行和骑自行车，以及降低公交票价来促进社区的体育锻炼。

学校是促进健康饮食和活动的重要地点，需执行美国农业部（USDA）新近颁布的与美国 2010 饮食指南相符合的健康校餐规定。该规定包括减少相对高能量低营养的食物在学校的销售（包括募捐），并在自动售卖机提供更健康的食品和饮料。应增加体育活动的机会，将体育活动融入学校日常活动和课外活动中。

在社区里，儿科医师对家庭和患儿的健康行为的影响较为独特。医师办公室可以为工作人员提供健康饮食，并提供社区健康食品来源的指导。医院和诊所可售卖更健康的零食且提供菜单标签；在办公室，通过海报、宣传册和与健康有关的杂志来促进健康饮食和体育活动。在候诊室可限制电视和视频，提供可在家里进行的课后 / 家庭活动；医师可以制订员工健康计划；通过竞赛鼓励员工，病人和家庭参加体育活动；为参与家庭提供社区活动的列表。更多深入的 社区干预政策和实例可参见在美国儿科学会肥胖网站标题政策工具 https：//ihcw.aap.org/Pages/popot.aspx。

十、儿童肥胖的治疗

（一）结构化体重管理（经培训的初级护理医师）

结构化的体重管理适用于未能成功预防，体重指数介于 85% ～ 94%，以及体重指数 > 95% 的儿童。咨询应建立在之前信息的基础上，包括：①采用强调少量高热量食物的均衡营养素饮食计划；②增加每日结构性餐点和零食；③体力活动至少每天 60min；④每天看电视时间限制在 1h 或更少；⑤医务工作者，患儿和家人加强监督（看电视时间、体力活动、膳食摄入量、餐馆日志）。

对于幼儿，我们的目标是维持体重稳定，随年龄增长体重指数下降，体重减轻增加。对于 2 ～ 11 岁的儿童每月体重减轻不超过 1lb（0.5kg）。年龄较大的超重 / 肥胖儿童或青少年，每周体重下降约 2lb（1.0kg）。应每月随访，如果 3 ～ 6 个月后体重指数没有改善，患儿需采用更全面的多学科干预。

2017 年，美国预防工作小组（USPSTF）发表了其研究结果，在 42 项以儿童肥胖生活方式为基础的减肥干预试验中，与常规护理相比，接触约 26h 或更多的患者在 6 ～ 12 个月后成功减轻了超重。与对照组相比，接触大于 52h 的干预措施改善血压程度更佳。

（二）整体多学科干预——体重控制中心与多学科小组（专家委员会）

干预建立在先前的 基础之上，包括：①结构性行为矫正计划，包括监督饮食和活动及制定短期饮食和活动目标；②主要监护人 / 家人应参与 12 岁以下儿童的行为矫正和培训。其目标是维持体重稳定或逐步减轻体重直到体重指数小于第 85 百分位，对于 2 ～ 5 岁的儿童每月不超过 1lb（0.5kg），年龄较大的超重 / 肥胖儿童或青少年不超过每周 2lb（1.0kg）。有证据表明，较年轻的肥胖儿童比较大的肥胖儿童对生活方式的改变反应更好，所以干预应该尽早进行。此外，孩子并不需要达到正常的 BMI 指数才能获得益处。体重减轻和体重指数降低 5% ～ 10% 可以改善新陈代谢。治疗中应包括一个多学科小组，包括一名心理健康专业人员、营养学家、运动专家和医疗提供者。坚持每周复诊并坚持 8 ～ 12 周，被证明是最有效的，虽然并不总是可行。

（三）三级护理干预——特定儿童肥胖患者基于医院的专家评估

这类干预适用于体重指数大于第 95 百分位，伴有显著并发症，且先前阶段干预不成功的患儿，以及体重指数大于第 99 百分位且整体多学科干预无改善的儿童，尤其适用于存在一种或多种肥胖相关并发症的儿童。这种干预由儿童肥胖领域的专家组成多学科小组，根据指定的方案进行操作，包括持续饮食和活动咨询，考虑可能的饮食替代，采用极低热量饮食及药物和手术。

专家委员会还推荐采用动机性面谈和（或）短暂集中协商等技术，帮助家庭和患者增加完成生活方式转变的动力和信心。认知行为疗法也被用于儿童肥胖症，取得了较好的治疗效果。

应详细询问每个儿童的病史，并进行体格检查，以评估每个儿童目前肥胖相关并发症，询问出生史或家族史以评估此类并发症的风险。应将人体测量数据绘制成身高和体重增速图以及体重指数标准曲线。

（四）治疗策略

显著减轻肥胖的时期在正常快速体重增长期如青春期约为 1 年，在较慢体重增长期约为 2 年。维持体重稳定 1 ～ 2 年可减少生长儿童多余身高的体重的 20%。

如果该患儿按照成年人标准已处于肥胖状态，而身高增长无法达到该患儿的体重水平（如体重太重，即使在达到成年人身高时体重保持稳定，其体重指数仍将大于第 85 百分位），则应考虑减肥方案，见下述。

治疗性减肥通常适用于目前已存在肥胖相关疾病证据的儿童。对减肥计划依从性的研究强调了以家庭为导向的重要性。任何治疗方案应涉及整个家庭以及患儿的学校，应对患儿频繁体检并监测其在学校的表现。

（五）饮食干预

对饮食改变的建议不应以一种消极的方式呈现。应强调健康饮食和良好营养的价值，可能的话，患儿和整个家庭都应采用同样的饮食计划。这使得父母为全家提供了一个健康的饮食环境，减少食物触发，并塑造积极的模范角色。如果合适的话，任何可以明显降低发病率（例如降低血压或胆固醇）的效应可以被增强。下一次访视应达到的行为矫正的目标应由医务工作者、家长和患儿一起制定。饮食应该包含推荐量的蛋白质、必需脂肪酸、维生素和矿物质，且饱和脂肪含量应较低。美国农业部网站（www.Choosemyplate.gov）为家庭提供了在家中使用的食物组合，建议和食谱。父母和成年监护者应该意识到他们在孩子特定饮食习惯形成中发挥的重要作用。父母在家里的饮食偏好，食物的种类和数量，以及父母的饮食习惯和体力活动模式都将决定家庭环境对孩子的支持程度。

只有当能量消耗持续大于能量摄入时才会出现体重减轻。每天 300 ～ 400kJ 能量短缺可造成每周 1lb（0.5kg）的体重减轻。这可以通过评估饮食史，或根据人体测量学与能量消耗的转换公式（例如 Harris-Benedict 方程式）计算确定。减少软饮料 / 汽水、功能性饮料或果汁的摄入，以及减少快餐的食用可以实现减肥的目标。体重减轻从本质上导致了能量消耗的减少。这一现象外加持续代谢量损失，使得能量摄入必须周期性适应性下调以维持持续性体重减轻，除非有氧运动和净体重持续增加。

（六）运动 / 锻炼

运动可以增加肌肉质量，提高总代谢率，减少内脏脂肪组织质量，从而独立地降低高脂血症和糖尿病的风险。然而，与许多食物和零食的热量含量相比，即使剧烈运动的能量消耗也偏低，例如以每小时 3 英里的速度步行 1h 消耗约 200kcal，几乎等同于 $1\frac{3}{4}$ 盎司薯片的热量。食物不应成为锻炼的动力。临床医师应鼓励孩子参加有组织的或个人运动（强调参与，而非坐在板凳上观看），并倡导更好的以社区和学校为基础的活动方案。

（七）看电视、屏幕时间

在美国，儿童电视节目中做广告最多的产品是食品。肥胖与看电视的时间显著相关，但与看视频的时间无关，提示看电视时间与肥胖正相关主要由于约 60% 的广告是食品广告。

（八）药物治疗

对于行为干预不成功的重度肥胖青少年，可以使用减肥药。奥利司他（赛尼可，罗氏制药公司）是唯一被美国食品药品监督管理局批准用于减轻儿童体重的药物，专门用于 12 岁以上的儿童。其作用机制是通过降低肠道脂肪酶活性，从而减少膳食食物中脂肪的水解，从而使摄入的约 30% 的脂肪不经消化直接通过消化道。最常见的不良反应是稀便、胃肠胀气和排出油性物。这些影响使奥利司他作为一种治疗选择的吸引力降低。抑制胰蛋白酶也会造成粪便中脂溶性维生素（A、D、E、K）的丢失，因此推荐使用维生素补充剂。有研究显示，奥利斯特有轻微的体重减轻效应 [BMI 减少＜ 1（5 ～ 7lb）]，应与结构性体重管理计划配合使用。脂肪酶抑制药的使用在青少年中还没有深入研究。对肥胖青少年使用脂肪酶抑制药作为体重减轻治疗一部分的初步研究指出，所有病人均出现一些胃肠道不良反应，而 1/3 的患者不能耐受。青少年应用脂肪酶抑制药治疗可引起循环血中维生素 D 浓度显著降低，即使是在补充维生素的情况下。因为维生素 D 吸收障碍可能影响青少年广泛性骨矿化过程，在为青少年开具任何可能抑制维生素 D 吸收的治疗前都应进行深入的研究。

二甲双胍已被用于非适应证范围内的体重减轻，与奥利司他一样，二甲双胍与超重的轻微减轻有关，幅度为 0.86 kg/m²。大多数研究持续时间有限，并没有显示血糖、血脂或血压有显著改善。然而，二甲双胍只被 FDA 批准用于治疗 T2DM，而不是用于儿童减重。二甲双胍还与胃肠道不良反应相关，如腹痛和腹胀，可降低依从性。

（九）减肥手术

尽管仍然相对少见，减肥手术在过去一些年中在青少年中的应用已经增加，因为它是迄今为止唯一一个被证实对 BMI > 50kg/m² 患儿有效的治疗方法。最常见的腹腔镜减肥手术是鲁氏 Y 形（Roux-en-GY）胃分流手术（GB），可调节胃束带减肥手术（LAGB）和胃袖状切除术（SG）。成年人的胃分流手术已经积累了大量经验。简单来说，就是在胃食管连接处的正下方利用手术制造一个 15 ~ 30ml 胃囊，然后将其与空肠吻合。可调节胃束带减肥手术是最微创和最可逆的操作，它是将一个可以调节内径的假体束带安置在胃近端附近，从而限制进入近端胃囊的食物体积。束带与一个皮下端口相连接，可以从该端口注入盐水而调节束带的内径，因此，该手术需要医师的密切随访，从而及早发现其并发症。胃袖状切除术是最新的减肥手术，其目标是沿着胃大弯通过手术切除大部分胃，将胃的体积减少至约原来的 25%。切开的胃边缘紧接着被缝合在一起，形成香蕉形状的袖套状或管状结构。

目前，为青少年提供安全有效的减肥外科专科护理所需的指南和标准的专家意见建议已经发表。对于一些伴有严重并发症极度肥胖的青少年，在其他干预方式都失败时，考虑行减肥手术，但需要长期随访和监测。儿科减肥手术的适应证包括以下几条：

1. 青少年的身高至少达到成人的 95%。

2. 青少年严重肥胖（BMI ≥ 35kg/m²）并伴有严重肥胖相关并发症（T2DM、中重度阻塞性睡眠呼吸暂停、假性脑瘤）或 BMI ≥ 40kg/m² 伴略轻微的并发症。

3. 尽管进行了规范的生活方式矫正和体重管理，严重肥胖和并发症持续存在。

4. 青少年同意接受术前和术后整体医学和心理评估。

5. 青少年表现出坚持术后营养指导方针的能力。

6. 心理评估证实了青少年提供知情同意的决定能力和青少年愿意这样做。

7. 女性青少年至少避孕一年。

青少年实验室研究是一项具有重要意义的多中心全国性研究，共有 242 名青少年接受了减肥手术（*n*=161 例 Roux-en-Y 胃分流术，*n*=67 例胃袖状切除术）。参与者的平均年龄为 17 岁，平均 BMI 为 53 kg/m²。75% 的参与者是女性，72% 是白种人。Inge 等在 2016 年发表了 3 年的术后数据，显示接受胃分流术的参与者平均体重下降了 27% ~ 28%，而接受胃袖状切除术的参与者平均体重下降了 26%。重要的是，95% 的 T2DM 青少年患者、74% 的血压升高患者和 66% 的基线血脂异常患者在术后 3 年获得缓解。营养缺乏是减肥手术的一个已知并发症。在青少年实验室中，营养缺乏在接受旁路移植（搭桥）手术的患者中更为常见，但仍然需要对所有接受手术的患者进行监测。3 年后，57% 的患者铁蛋白水平较低。其他缺乏包括维生素 B₁₂ 和维生素 A。此外，由于手术，13% 的患者需要 1 次或更多的腹腔内手术。手术并发症是一个额外的风险。因此，接受手术的青少年必须仔细监测，并在他们的减肥计划手术后进行随访。

青春期人群减肥手术的长期影响还没有很好地描述。还需要进一步的研究来评估关于长期体重减轻、晚期并发症和死亡率的长期数据。青少年实验室的队列很可能会继续跟踪一段时间，并提供有价值的结果数据。术后 5 年的数据发表于 2019 年，显示了减肥手术对这一青少年群体的持续益处。

（十）治疗方式概述

对体重减轻的儿童和成年人的长期研究显示，80% ~ 90% 的患者会回到之前的体重百分位数。维持体重减轻困难的原因在本章病理生理部分进行了探讨。肥胖儿童及其家庭必须意识到维持低度体脂水平需要儿童和家庭在生活方式上进行改变。极低热量饮食或热量以脂肪、蛋白质和糖类的形式异常分布可能导致心律失常、严重电解质紊乱或其他疾病。多达 80% 的儿童采用流行杂志上未经管理的膳食方案出现乏力、头痛、疲劳、恶心、便秘、神经过敏、眩晕、注意力不集中、月经失调和（或）晕厥。对采用饮食管理儿童也必须密切监测其治疗相关的心理疾病。减肥手术是某些伴有严重并发症且其他干预方式都失败的极度肥胖青少年最后的治疗手段。

治疗干预应强调需要整个家庭的参与和对健康生活方式的终身关注和受益，以及持续的积极强化和家庭和社区支持。

十一、资　　源

- WeCan!（包含膳食推荐、体育锻炼推荐和体重监测工具）
http：//wecan.nhlbi.nih.gov/
- 美国膳食指南（为超过 2 岁的儿童和成年人提供膳食推荐）
http：//www.cnpp.usda.gov/dietaryguidelines.htm
- ChooseMyPlate（基于美国膳食指南为公众提供膳食推荐）
http：//www.choosemyplate.gov/
- MyPlate，MyWins campaign（帮助家庭为日常生活找到健康的饮食解决方案）
https：//www.choosemyplate.gov/myplate-mywins
- 美国儿科学会儿童体重研究所
https：//ihcw.aap.org
- BAM!（包含膳食推荐、体育锻炼推荐和体重监测工具）
Document3https：//www.cdc.gov/bam/index.html
- Exercise is Medicine（为临床医师提供执业时的体育运动方面的建议）
https：//www.exerciseismedicine.org/support_page.php/
- Healthychildren.org（包括膳食推荐、体育锻炼推荐、改变生活方式的建议、育儿建议）
http：//www.healthychildren.org/
- WebMD（包括为儿童、青少年和家长的交互式内容）
www.ft.webmd.com
- "Change Talk：Childhood Obesity"（AAP 网络和移动应用程序，培训实践者在动

机性访谈中改变行为）

http：//ihcw.aap.org/resources

• Mindlesseating（包括改变家庭环境的小建议）

http：//www.mindlesseating.org/

• CalorieKing（计算食物能量的网页和书本）

http：//www.calorieking.com/

（翻译　华中科技大学同济医学院附属同济医院　罗小平）

第34章

食物过敏

一、概　述

　　食物的不良反应可能由免疫（食物过敏）或非免疫性机制介导。食物过敏被定义为："进食某种食物后，由特定免疫介导的具有反复发作性且不利于健康的反应。"在美国，尽管家长认为的过敏率非常高，而真正的儿童食物过敏率在 4% ～ 8%。目前，虽然自己认为的过敏和真正的过敏率间的不一致原因并不清楚，可能是由于对食物不良反应不一定都是"过敏"认识的缺乏，或仅仅是错误的自我诊断所致；然而，这种现象表明，通过医师的诊断去避免不必要的饮食回避非常重要。食物过敏可发生严重的不良反应，甚至危及生命，这就更加需要仔细的诊断评估及正确的致敏原回避教育和对症治疗。

　　很多对食物的不良反应并不是过敏。某些食物中的毒素或药理学活性成分都可导致非免疫介导的不良反应，例如食物中毒。食物不耐受是另一种非免疫介导所致的不良反应，最常见的是由于乳糖酶缺乏导致的乳糖不耐受，症状包括腹部不适、腹胀、消化乳糖酶的能力下降所引起的稀糊样大便。食物不良反应的举例见表 34.1。本章的重点为食物过敏。乳糜泻虽然涉及对麸质（面筋）的免疫反应，但通常并不将其归于食物过敏，故在本章中未讨论（见第 27 章慢性腹泻病）。

表 34.1　常见食物不良反应

不耐受
　乳糖不耐受（乳糖酶缺乏）
　咖啡因（神经衰弱）
　陈奶酪中的酪胺（偏头痛）
毒物
　细菌性食物中毒（金黄色葡萄球菌、沙门氏菌属、肉毒杆菌等）
　鲭鱼中毒（腐败的鱼肉产生组胺，类似过敏）
食物过敏（免疫反应）
　IgE 介导
　非 IgE 介导

IgE 和非 IgE 共同介导（嗜酸粒细胞性胃肠疾病，特应性皮炎）

神经源性或精神心理疾病

耳颞综合征（皮肤潮红，流涎）

味觉反射引起的鼻炎（进食辛辣食物后引发水样涕）

神经性厌食症

二、病 理 生 理

对食物正常的免疫反应是产生口服耐受。正常的反应包括产生食物蛋白特异性 IgG 抗体。相反，对食物蛋白异常的免疫应答则可导致食物过敏。从免疫病理学方面来考虑食物过敏性疾病是否与可检测到的食物特异性 IgE 抗体相关，有利于从概念上和诊断上认识食物过敏。IgE 介导的速发型变态反应大多在进食后很快发生。食物特异性的 IgE 抗体与组织的肥大细胞和嗜碱性粒细胞上的高亲和力 IgE 受体结合，形成致敏状态。当再次暴露于相同的食物蛋白时，食物蛋白通过与抗原特异性 IgE 抗体交叉结合，激活信号转导系统导致炎症介质释放，如组胺等。而这些介质作用于效应组织或器官产生症状，可累及皮肤、胃肠道、呼吸道、心血管系统。另一类食物过敏主要累及胃肠道，如食物蛋白诱导的肠病和小肠结肠炎，主要由 T 淋巴细胞而非 IgE 抗体介导，多为亚急性或慢性。特应性皮炎和嗜酸粒细胞性粒细胞胃肠疾病，可能是由食物过敏引起的第三类慢性疾病，其 IgE 抗体水平多变（IgE 介导 / 细胞介导的疾病）。

三、食 物 过 敏 原

引起食物过敏的主要抗原物为分子量 10 ～ 70kD 的水溶性糖蛋白，大多对热、酸和蛋白酶相对稳定。最常引起明显过敏反应的食物有：牛奶、鸡蛋、花生、坚果（如腰果、胡桃、榛果等）、鱼、甲壳类动物、小麦、大豆。然而，对个体而言目前发现超过 170 种食物可引起过敏反应；而一些种子，如芝麻似乎代表了一些新的较强的过敏原。一些水果和蔬菜也可引起轻微的症状，如口腔瘙痒，可能与这些蛋白不稳定，经消化后不能完整的进入血液中有关。对这些蛋白的敏感常因机体对花粉同源蛋白的初始反应所致（花粉 - 食品相关综合征），例如白桦花粉与生苹果中的一种蛋白具有同源性。加热后可使这种蛋白质变性，从而使过敏儿童可耐受苹果汁或苹果酱而无任何症状。

尽管很多植物相关蛋白表现出地域同源性，并在过敏试验中有交叉反应，然而却缺少临床证据。例如，花生是一种豆科植物，大多数花生过敏的患者体内都含有可识别其他豆科植物蛋白（如豌豆、菜豆）的 IgE 抗体，这种现象导致对其他豆科植物的产生阳性的过敏测试结果。然而，95% 对花生过敏的儿童却可耐受其他豆类食物。这种临床相关的交叉反应的发生率因食物而异，鱼和甲壳类动物交叉反应的发生率＞ 50%，谷物却＜ 20%，而鳍鱼类和甲壳类之间无明显交叉反应。虽然很多对花生或坚果过敏的儿童同时可表现出对多种相关食物过敏，但也有例外。例如，一个儿童可能对腰果或开心果过敏，但

VI

对其他坚果并无反应。临床上，一些医师会建议回避食物"家族"来避免由于错误辨识或交叉接触致敏原导致的不良反应；如若有一种坚果过敏则建议完全回避所有坚果。一些坚果类食品之间具有同源蛋白：胡桃和美洲山核桃、腰果、开心果、榛果和杏仁。

由食物添加剂（颜色、防腐剂）引发的过敏反应并不常见。天然来源的添加剂中含有蛋白质，可能触发过敏反应。如颜色可能来源于红辣椒、种子（胭脂树）、昆虫（洋红/胭脂虫）。化学性添加剂一般不引起 IgE 介导的过敏反应，但部分可能导致不良反应（如一些过敏样症状）或激活免疫应答。酒石黄作为一种合成颜色，被认为与荨麻疹、过敏反应、哮喘有关。然而，经过大量的研究，仍无明确的证据可以证实这些问题。与酒石黄一样，很多其他合成类的颜色也未被证实会引起过敏反应。然而，这些化学剂很少出现皮疹。对于敏感者，亚硫酸盐可诱发哮喘，但很少引起明显的过敏样反应。

四、流 行 病 学

目前尚无深入的研究来确认食物过敏的发生率。可能因为不同地区的遗传和环境/饮食不同，食物过敏发生率也存在差异。澳大利亚的一项关注鸡蛋、花生和芝麻过敏的研究估计，1 岁内儿童的过敏率超过 10%。食物过敏影响了 4%～8% 的美国儿童，并呈持续性上升的趋势。美国疾病控制和预防中心通过国民健康调查研究表明，1997—2007 年食物过敏的发生率增加了 18%。而对儿童花生过敏的研究表明，在 10 年间花生过敏患病率增加了2 倍，多项全球性的研究指出超过 1% 甚至超过 2% 的学龄儿童正深受影响。食物过敏发生率逐年增加的原因尚不清楚，但可能与食物加工的变化、食物的引入时间（婴幼儿期过早或过晚引入食物）、食物成分的改变（如脂肪与维生素）有关。也可能与"卫生假说"提出的由于缺乏农场生活、严格控制感染导致了免疫系统的失调有关。对于食物过敏的遗传危险因素主要包括特应性疾病（哮喘、特应性皮炎、过敏性鼻炎、食物过敏）的家族史或个人病史。

五、临 床 表 现

食物过敏的症状因免疫机制及其作用的靶器官不同而表现多样。食物过敏可以表现为突发性的急性症状，如荨麻疹、呼吸道的损害；或慢性症状的加重，如特应性皮炎的加重；或表现为可提示为食物过敏的慢性疾病。按病理生理分类见表 34.2。

（一）IgE 介导的食物过敏

IgE 介导的食物过敏通常发生于进食致敏食物后数分钟内，很少超过 1h。可根据受累的器官系统和表现出的症状进行分类。荨麻疹和（或）血管性水肿、瘙痒、面部潮红通常是食物过敏的皮肤表现，伴或不伴其他症状。接触性荨麻疹是指在食物直接接触的部位产生皮肤损害，而经口摄入却不一定诱发反应。

花粉 - 食物过敏综合征（口腔过敏综合征）是指一种主要局限于与未经加工的水果和

蔬菜直接接触的口咽部的过敏反应。正如前文所述，对花粉蛋白初始致敏后，当摄入具有同源蛋白的某些特定水果或蔬菜可能引发过敏反应。这种类型的过敏反应或许是最常见的，通常在花粉季节触发。症状多局限于口腔部的瘙痒或轻微的血管性水肿，但也可进展为全身反应。通常认为这些蛋白不耐热，因为经加热后可以减轻其症状反应。

表 34.2　根据食物过敏病理生理分类的临床疾病

免疫病理 / 疾病
IgE 抗体相关
荨麻疹 / 血管性水肿
口腔过敏综合征（花粉相关）
严重过敏反应
食物相关运动诱发性过敏反应
单一症状起病（喘息、腹痛、呕吐等）
IgE 抗体相关 / 细胞介导，慢性疾病
特应性皮炎
嗜酸细胞性胃肠炎
非 IgE 抗体相关
食物蛋白小肠结肠炎
食物蛋白直肠炎
食物蛋白肠病
接触性皮炎
肺含铁血黄素沉着症

尽管慢性哮喘和变应性鼻炎通常并不单纯由食物过敏诱发，但却可伴随着全身性食物过敏反应出现。当稳定的蛋白经烹饪或加工后成为烟雾状飘浮在空中，吸入这些致敏食物蛋白后亦可诱发呼吸道过敏反应，如煮沸的牛奶。

食物诱发的严重过敏反应是一种严重全身性过敏反应，起病迅速并可危及生命。症状多样，可累及多个器官系统（皮肤、呼吸道、胃肠道、心血管系统）。这些症状可能包含了严重的威胁生命的反应，如喉头水肿、重度哮喘、心血管系统受累。食物诱发的严重过敏反应时，通常检测不到血清类胰蛋白酶的升高。食物诱发的严重过敏反应可能经过两个阶段，在最初的症状消退后 1 ~ 2h 甚至更长时间，严重反应再次出现。致命的不良反应更多发生在青少年或年轻人中，可能因其愿意冒险的行为有关。受害者常常被诊断有食物过敏和哮喘，而在症状十分明显时肾上腺素应用不及时。食物依赖性运动诱发性过敏反应是指摄入相关食物后仅在运动后才会诱发的严重过敏反应。

（二）IgE/ 非 IgE 共同介导的食物过敏（特应性皮炎 / 嗜酸粒细胞性细胞胃肠道疾病）

通过双盲安慰剂对照口服食物激发试验表明，约每 3 个患有中至重度特应性皮炎的儿童中便有 1 个患有食物过敏。对于食物在慢性皮疹中扮演的角色存在争议。目前的观点认为，患有中到重度特应性皮炎的患儿增加发生速发型过敏反应的风险。研究表明，在食物反应性皮炎中多可检测到特定食物的 IgE 抗体，然而，亦有患者中体内并无特异性

IgE 抗体。因此，细胞介导的机制似乎也参与其中。由于过敏性疾病的慢性自然进程及时好时坏的特点，很难将症状与特定的食物联系。通过对儿童的研究表明，超过 90% 的不良反应，无论是急性过敏反应还是湿疹发作都是由主要的过敏原引起，包括花生、牛奶、鸡蛋、坚果、小麦、大豆、鱼和贝类。采取回避饮食中的过敏原来治疗特应性皮炎应谨慎，因为这可能会导致潜在的营养和免疫风险，甚至包括再次暴露于该食物时发生严重过敏反应（一项研究发现这种发生率约 19%）。

　　过敏性嗜酸粒细胞性食管炎 / 胃肠炎是以胃肠道嗜酸粒细胞性炎症为特征的一组疾病。症状可与其他胃肠道疾病的表现重叠，如吞咽困难、呕吐、腹泻和吸收障碍。几乎所有儿童都能对食物产生反应，然而却很难找到致敏食物，且可能有或没有致敏食物特异性 IgE 参与的证据。

（三）非 IgE 介导的疾病

　　这些疾病也可能损害多个靶器官。皮肤表现可有接触性皮炎，这是一种 IV 型超敏反应，可发生于食物接触后。新生儿期罕见的海纳综合征（Heiner's syndrome）或牛奶诱发的肺含铁血黄素沉着症与牛奶 IgG 抗体沉着有关。临床表现为贫血、肺部浸润、反复肺炎、生长障碍，回避牛奶后症状缓解。

　　几种非 IgE 介导的胃肠道疾病主要发生于婴儿。食物蛋白诱导的直肠结肠炎以黏液血便为特征。这些患儿多是母乳喂养，便血通常在母亲回避牛奶后消失，婴儿一般情况良好。其他食物有时也可诱发这一症状，因而可根据经验进行的饮食回避。如果行直肠活检，可以观察到嗜酸粒细胞性炎症，但这与牛奶 IgE 抗体并不相关，且通常在 1 岁后可逐渐好转。食物蛋白诱发的肠病婴儿通常会表现为腹泻、生长迟缓及水肿（摄入致敏食物后吸收障碍导致低蛋白血症所致）。另一种典型的非 IgE 介导的胃肠道食物过敏是由 T 细胞介导的食物蛋白诱导的小肠结肠炎综合征。通常在婴儿期起病，表现为长期摄入过敏蛋白后剧烈呕吐、血便、生长障碍，甚至发生脱水、休克。此外，患儿还可能出现酸中毒、高铁血红蛋白血症及类似于脓毒症样症状，如外周血多形核白细胞计数增加。诱发的食物多为牛奶和大豆，但近年来发现谷类（大米、燕麦）、家禽也可成为触发的因素。在牛奶过敏患儿中，对大豆过敏的风险增加。在症状缓解后再次摄入致敏蛋白可导致迟发症状出现（约 2h），症状更重，且易引起休克。过敏的缓解常需 2～3 年，但再次暴露于致敏蛋白可触发严重的反应，通常是在有控制的情况下进行的，需要设置静脉导管给予水化、类固醇、昂丹司琼治疗。

六、诊　断

　　临床上对食物过敏的评估需要仔细的病史询问和体格检查，以鉴别不良反应是 IgE 介导或非 IgE 介导。需要考虑的重要因素包括症状的类型、病程的长短、有无反复发作性、有无其他可解释该症状的疾病。若症状提示是非免疫性介导，则可以通过其他方法诊断某些特定的疾病。例如，乳糖不耐受可通过饮食回避和激发来诊断。而对于慢性疾病，如特应性皮炎和嗜酸粒细胞性胃肠炎，由于摄入食物多种多样、症状出现较慢且时好时坏，因此较难辨别可疑食物。症状日记有一定的帮助但很少用于确诊。此外，这些患儿可能对多种食物敏感，但一般不致病。仔细的选择和解释各种检查结果非常重要，而食物过敏的流行病学和病理生理对此很有帮助。

根据病史，可以进行食物特异性 IgE 抗体的检测。包括皮肤点刺试验（用针尖将食物蛋白刺入皮肤表皮层）和血清检查。二者具有相同价值。通常认为，该试验具有高度敏感性（75% ～ 95%）而特异性一般（30% ～ 60%）。皮肤点刺试验主要用于未使用抗组胺药且无皮疹的皮肤；而不再采用皮内试验。尽管商业化的食物提取物可用于对许多食物进行皮肤点刺试验，但对于水果和蔬菜来说，由于其蛋白容易分解，新鲜提取物的敏感性更高。如果检测到某种食物的特异性 IgE 抗体，那么与阳性对照物（组胺）及阴性对照物（生理盐水）相比，皮肤会出现风团和红晕。对于变态反应专科医师来讲，皮肤点刺试验易操作，结果快，且花费少，故在临床上常用。

另一种应用广泛的试验是血清特异性 IgE 抗体的检测。目前有 3 个制造厂可供选择。但做出的结果有所不同，可能与蛋白试剂有轻微差异有关。过去采用过的血清放射过敏原吸附试验，目前已不再使用。类似于皮肤点刺试验，血清 IgE 抗体检测的是被测食物中提取的多种蛋白。然而，耐消化的蛋白质比不耐热和消化的蛋白质更可能导致真正的过敏反应。目前已出现了针对食物中各组分特异性 IgE 的检测方法。最好的测试是针对花生蛋白，特异性 IgE 与花生蛋白 Ara h2（一种稳定的蛋白质）结合与临床过敏有关，但其与 Ara h 8（一种与花粉相关的不稳定蛋白）的结合通常与反应无关。商品化的组分检测试剂种类有限。

皮肤点刺试验阳性或血清检测到 IgE 仅仅提示食物特异性 IgE 抗体的存在，即为致敏，而致敏并不等同于过敏。风团直径越大、IgE 抗体浓度越高，则临床过敏的可能性也越大。在数量有限的对婴幼儿进行的某些食物过敏的研究中，确定了具有较高预测值的反应阈值（≥ 95%），然而尚未得到公认。

食物特异性 IgE 不仅可在耐受者体内检测到，即使随着食物过敏的缓解抗体水平有所下降却可检测得到。由于假阳性结果的存在，仅依靠食物过敏的各种检查而不结合病史常导致混淆及焦虑。病史对于检查方法的选择和结果解释非常重要。非 IgE 介导的过敏反应往往食物特异性 IgE 检测结果为阴性。然而，即使检查结果阴性，偶尔亦可发生急性过敏反应。因此，对于病史明确而检查结果阴性的患儿要更加谨慎。不论是皮肤点刺试验风团的大小还是血清 IgE 的浓度都不能预测过敏反应的类型和严重程度。

特应性斑贴试验是将浸透食物提取物的纱布贴于皮肤上 48h，在 24 ～ 72h 内评估产生的皮疹，该试验已用于诊断非 IgE 介导的疾病，目前研究发现特应性斑贴试验对于鉴别诱发食物蛋白性小肠结肠炎食物不具价值，对于鉴别诱发嗜酸粒细胞性食管炎的过敏原价值也极其有限。此外，还有多种检测食物过敏的方法，但在盲法研究中发现用处不大。这些并未被推荐的检查，包括 IgG4 抗体测定，中和刺激试验（将滴剂置于舌下或注射来诊断或治疗各种症状），应用运动机能学（肌力试验）。美国儿科学会针对各种过敏试验强调了其优势及局限性，同时提供推荐意见（见文本框）。

VI

AAP

IgE 检测的特点及局限性

■ 对婴幼儿过敏的治疗决策应建立在正确的诊断和识别致敏原的基础上，这些致敏原可以通过直接检测特异性 IgE 来确定。

■ 检测特异性 IgE 的方法应根据临床表现来选择并解释，检测可能因为患儿的年龄、变应原的暴露、操作特点而有所不同。

■ 特异性 IgE 检测结果阳性仅能提示致敏，不能等同于临床过敏。因此，大规模无选择地进行特异性 IgE 检测的筛查试验可能会提供误导性的信息。

■ 特异性 IgE 检测结果可能受到与该疾病有或没有临床相关性的交叉反应蛋白的影响。

■ 特异性 IgE 水平越高（血清中的浓度越高或皮肤点刺试验中皮肤风团／红晕越大），通常临床过敏的可能性也越大。

■ 特异性 IgE 检测结果并不能反应过敏的严重程度。

■ 过敏原特异性 IgG 抗体的检测对于诊断过敏用处不大。

■ 向通过认证的过敏专科医师或免疫学家进行咨询时应考虑到，由于检查方法的局限性，常需要额外的评估以确认特异性过敏原。

对于慢性疾病，如特应性皮炎和嗜酸粒细胞性食管炎，从对回避可疑食物后症状改善可推断出二者之间的因果关系。回避饮食是指将可疑致敏食物去除，仅留下很少引起过敏的食物，或给予要素饮食（低敏的深度水解配方或不致敏的氨基酸配方）。要素饮食是最直接的试验，但在儿童和青少年中很难坚持。选择回避性饮食类型应该依据病史、流行病学、什么时候最合适、IgE 抗体检测结果找到最可能的致敏食物。试验的时间长短取决于症状的类型，但一般要求 1～6 周。为了确保试验饮食的营养充足，需要营养学家参与。当有 IgE 参与的慢性疾病患者回避了可疑食物，再次引入时可能引发严重的反应。因此，变态反应专科医师的建议应非常慎重。

当病史或 IgE 检测不能确定过敏，或考虑已经建立耐受时，口服食物激发试验则可以作为确定临床过敏的有效方法。口服食物激发试验是在医疗监测下逐渐增加可疑食物的剂量观察症状是否发生。口服食物激发试验的形式可以是开放式的（医师和患者均知道摄入的食物即为测试的可疑食物），也可以是盲法的（将受试食物进行伪装，放进另一种载体食物中）。双盲安慰剂对照食物激发试验受偏倚最小，被认为是诊断食物过敏的"金标准"。简单来说，这种形式的激发试验是不同的时间给患儿提供两种口感、外形等完全相同的食物，而其中一种含有受试的变应原。受试者接受含有受试变应原的食物或是安慰剂是随机的，即受试者和观察者均不知道目前检测的是何种成分。口服食物激发试验可用于评估各种类型的不良反应。对于非 IgE 介导的反应，口服食物激发试验通常是唯一的诊断方法。喂养试验，特别是对 IgE 介导的疾病及小肠结肠炎综合征可能诱发严重的不良反应，因此，监测的临床医师，通常是变态反应专科医师应准备相应的药物和快速复苏用品以治疗不良反应。如果激发试验阴性，则可在监测下进行受试食物的开放性喂养。

七、治　疗

饮食回避

最主要的治疗是回避过敏性食物以及治疗意外摄入导致的不良反应。对于那些以配方奶喂养的牛奶过敏婴儿，可以选择低过敏原配方（如深度水解酪蛋白配方）。若患儿对牛奶低敏配方仍有反应时，可耐受氨基酸配方粉。此外，由于 IgE 介导的牛奶蛋白过敏患儿大多可耐受豆奶粉，因此，尽管大豆可能具有诱发小肠结肠炎综合征的风险，也可作为牛奶过敏患儿的备选。对某些特定食物高度敏感的患儿母乳喂养时，其母亲的饮食不当也可能触发过敏反应。因此，母亲回避致敏食物是非常必要的。

对于限制饮食的患儿，营养咨询和生长的监测至关重要。在美国，标签法要求食品需要明确的标出主要的变应原，如牛奶、鸡蛋、小麦、大豆、花生、坚果、鱼、甲壳类动物（见 50 章 Ⅱ 食品标记）。特殊类型的食物必须按分类命名（鳕鱼、虾、胡桃）。目前，一些强效过敏原，如芝麻等尚未划入标签法内。公告类标签（如：可能含有花生）并不规范，但却越来越普遍，反映了各种风险。因此，严格回避致敏原，就需要回避标签上的产品。在餐厅里交叉污染和一些错误可能诱发过敏，因此，告知餐厅人员自己的过敏史是非常必要的，同时，餐厅人员也应学习哪些食物可能被污染上变应原，如煎锅、共享的碗和砧板等。对于儿童来说，由于饮食共享、学校统一的食品安排、派对、缺乏随时待命的医务人员及其他问题的出现，在学校的饮食管理变得很困难。尽管需要小心回避含变应原的烟雾（煮沸的牛奶，冒蒸汽的甲壳类），或对于青少年，当对方接触了过敏原时需回避接吻，但相较于皮肤和空气暴露，摄入变应原仍是首要回避的问题。

尽管通常建议严格回避过敏原，但越来越多的文献指出，在某些情况下并不必要。约 70% 对奶制品和鸡蛋过敏的患儿能够耐受经加热处理后的食物，如烤成松饼或面包。据推测加热这些特定的食物会导致蛋白质构象的改变，允许轻度过敏的人摄入这些食物，可能更容易缓解过敏。在饮食中加入这样的食物可以提高生活质量和营养，但对过敏的自然进程影响尚未得到很好的研究。早期的证据表明，对这类食物的免疫反应类似于成功的主动免疫治疗，例如可监测到食物特异性 IgG 抗体升高、IgE 反应的抑制，并伴有促进耐受的征象。不过，这个方法依然需要谨慎使用，因为一些儿童可对加热处理后的产品仍然发生了过敏反应。

八、药 物 治 疗

对于过敏反应，抗组胺药可以减轻瘙痒和皮疹。然而，对于累及呼吸道和（或）心血管系统的严重过敏反应，则需要其他的治疗。正如国家指南和美国儿科学会的临床报告所建议的，自动注射的肾上腺素处方可用于有严重过敏反应风险的患儿（总结在文本框中）。用于过敏反应急救处理时肾上腺素剂量为 0.01mg/kg（浓度为 1 ∶ 1000，肌内注射）。在美国有剂量为 0.1mg、0.2mg、0.3mg 的肾上腺自动注射器，美国以外的国家剂量通常为 0.5mg。儿童期剂量选择应该个体化，如对于体重超过 25kg 的患者，需选择剂量为 0.3mg 的自动注射器。应必须定期检查适应证和自我注射肾上腺素给予方法。患者必须遵从药物说明，并立即转运至急救设施处（如救护车），因为严重的不良反应可能再次发生，应尽可能长时间的观察（＞ 4h）。对于有潜在过敏性休克风险的患儿应抬高下肢，保持头低足高位，即使没有适当的治疗，也很少因为"心室空虚综合征"（empty ventricle syndrome，是不是心室回流不足综合征？）而死亡的报道。患者应得到过敏的证明，并及时更换已过期的肾上腺素注射器。学校和营地对食物过敏管理的一个重要组成部分就是有明确的书面应急计划、急救药物及经过培训能识别和处理不良反应的人员。青少年更可能发生危及生命的反应，可能是因为其冒险行为。因此，对患过敏的青少年、学校职员及朋友必须进行过敏相关知识的教育以及何时使用肾上腺素。

AAP

使用肾上腺素自动注射器指征

儿童使用肾上腺素自动注射器指征：

- 曾发生全身性过敏反应
- 食物过敏和哮喘
- 花生、坚果、鱼或甲壳类食物过敏（考虑为 IgE 介导的食物过敏）

与食物过敏患者生活需要付出的情感代价不能忽视。多项研究表明食物过敏会增加焦虑感，严重影响生活质量。且食物过敏患儿常常受到欺负。因此，应将心理社会因素纳入治疗范畴，确保家庭得到正确对待，而不过于孤立自己；同时治疗过程中考虑到精神健康也非常重要。

九、自　然　病　程

大多数（约 85%）患儿在 3 ~ 10 岁内对很多食物的敏感性（鸡蛋、牛奶、小麦、大豆）会消失。相反，对花生、坚果、海产品的过敏很难消失。约 20% 2 岁内对花生过敏的患儿，及 5% ~ 10% 对坚果过敏的患儿可在学龄前获得耐受。耐受通常需经反复的试验确定，比如食物特异性 IgE 抗体降低提示过敏的缓解，也可通过医师监督下进行口服食物激发试验来确定。

十、预　　防

1998 年美国儿科学会提倡，早期对食物过敏的预防主要集中在婴儿期回避致敏性食物。这些建议包括牛奶引入时间推迟到 1 岁后，鸡蛋 2 岁后，而花生、坚果、鱼 3 岁后。若不能母乳喂养，建议选择低敏配方至 6 月龄。这些推荐是基于某些研究表明，与未进行饮食限制的婴儿相比，摄入低敏牛奶和延迟引入过敏原的婴儿特应性皮炎的发生减少。然而，2000年后发表的流行病学和观察性研究表明，延迟摄入致敏食物并无有保护作用，可能会导致更长时间通过皮肤或呼吸道发生致敏，同时因缺乏摄入导致口服耐受不能建立。2008年，美国儿科学会临床报告取消了关于推迟引入具有过敏性食物的建议，并总结了通过饮食预防特应性疾病的数据。

自2008年的报告后，过敏食物引入时间受到特别关注的。花生过敏早期干预研究（LEAP）强调了早期摄入花生可能降低花生过敏发生的风险。该研究将640名4～11月龄严重湿疹和（或）鸡蛋过敏的婴儿随机分为摄入组或回避组，随访至60月龄。分组时婴儿的平均年龄为（7.8±1.7）个月，但在首次引入花生时，只有18%（116例婴儿）的年龄小于6个月；90%的婴儿已经开始配方奶喂养。这项研究排除了对花生有较大皮肤点刺试验结果（> 4mm）的婴儿（假定这些婴儿已确诊过敏），并将入组的婴儿分层为花生皮肤试验0mm（未致敏）或1～4mm。在皮肤点刺试验结果为阴性的意向性治疗（ITT）组中（$n = 530$），回避组中60月龄时的花生过敏发生率为13.7%，而早期摄入组为1.9%（$P < 0.001$；相对危险度降低86.1%）；而在皮肤点刺试验阳性结果组中（$n = 98$），回避组的花生过敏发生率为35.3%，而摄入组的花生过敏发生率为10.6%（$P = 0.004$；相对风险降低70%）。后续研究表明，该方法长期有效，不会对母乳喂养或营养产生不良影响。基于这些结果，专家小组建议在高危婴儿中［严重湿疹和（或）鸡蛋过敏，类似于该研究］4～6月龄引入花生。鉴于低危婴儿病理生理的保护性可能相似，并且在未筛选人群中进行的其他研究基础上，该指南根据风险程度推断了引入花生的最早时间（表34.3）。如果婴儿引入花生晚于所上述的"最早"年龄，早期引入的预防作用虽然不会丧失，但是随着婴儿年龄增长，在致敏/过敏发生前将花生引入的机会也将减少。该指南指出了使用婴儿安全形式的花生，高危人群摄入量，而这些主要基于过敏评估［包括血清花生特异性IgE测试，皮肤测试和（或）食物口服激发试验］和风险评估结果。

由于LEAP试验和其他报告的发表。美国儿科学会在2019年修订了其临床报告，并提出了预防饮食过敏的饮食干预新建议。

表34.3　早期引入花生的指南

婴儿临床标准	推荐	引入花生的最早时间
指南1：严重湿疹，鸡蛋过敏或两者兼有	强烈建议通过血清IgE或皮肤点刺测试进行评估，以及必要时进行口服食物激发试验。根据"测试结果"，给婴儿引入安全剂量的含花生食品	4～6月龄
指南2："轻度至中度湿疹"	引入对婴儿安全的含花生的食物	6月龄左右
指南3：无湿疹或其他食物过敏	引入对婴儿安全的含花生的食物	年龄适宜、符合家庭喜好及文化习俗

AAP

美国儿科学会关于膳食预防过敏疾病的建议

● 尚无确切的证据表明妊娠期或哺乳期严格限制饮食能有效预防过敏性疾病。

● 尚无证据表明母乳喂养的时间可以预防或延迟婴儿和儿童的食物过敏。

● 有限的证据表明，部分或深度水解配方粉可预防食物过敏，包括婴儿和儿童的牛奶过敏，甚至是过敏性疾病的高风险人群。

● 尚无证据表明过敏食物引入时间推迟到 4～6 月龄后能预防食物过敏(如花生、鸡蛋、鱼)。

● 有证据表明，早期引入安全剂量的花生能降低花生过敏的风险 (表 34.3)。对于鸡蛋引入的时间尚不清楚。

十一、小 结

食物过敏是一种常见疾病，且发病率呈持续增加趋势。正确的诊断食物过敏需要合理使用诊断测试方法，尤其需要根据临床病史选择和解释试验的结果，而在临床医师的监督下行口服食物激发试验也是非常必要的。目前的治疗主要包括回避过敏原及对症处理。建议可通过早期引入花生来预防花生过敏。更多改善治疗效果的方法正在研究中，如口服，舌下或表皮免疫疗法、抗 IgE 抗体等，或许在未来可以提供更多确切的治疗方法。

(翻译 重庆医科大学附属儿童医院 胡 燕 审校 李廷玉)

第**35**章

营养与免疫

一、概　　述

　　营养在免疫系统的发育和功能发挥中有着重要作用。由能量或特定营养素缺乏引起的营养不良会损害免疫系统，并导致细胞介导免疫功能、补体系统功能、吞噬细胞功能、细胞因子的产生、黏膜分泌抗体反应和抗体亲和力的异常。

　　因为发育过程中的免疫系统脆性增加，营养-免疫的相互作用在婴幼儿和儿童中尤为重要。在生命早期，全身体液免疫主要依赖于通过胎盘传输的母体免疫球蛋白（Ig）G，和某些黏膜免疫屏障，主要成分是经母乳喂养获得的分泌型 IgA。这种对母体的依赖性，可导致婴儿早期同型免疫球蛋白的生成不足，特异性抗体结合减少，2～3 岁幼儿多糖抗原抗体反应发展缓慢。

　　营养状况会在不同层面影响免疫系统。某些微量营养素的亚临床或明显缺陷可导致核心免疫细胞及蛋白质的循环减少、功能减弱。特殊的微量营养素的缺乏，包括必需脂肪酸、叶酸、锌和维生素 A 的缺乏，可引起黏膜病变，减弱黏膜防御屏障，从而增加疾病的易感性。由于营养健康影响免疫状态，免疫缺陷可能也会损害营养健康。本章将通过 3 个相关但独立的部分讨论营养与免疫的相互作用，包括母乳与免疫、微生物以及发育性和获得性免疫缺陷。

二、营养与免疫：免疫系统相互作用

（一）微量营养素

　　微量营养素协同作用，支持免疫系统的不同组成部分，包括物理屏障、细胞反应和抗体产生（表 35.1）。即使在轻度营养缺乏的情况下，营养缺乏的免疫效应也可能先于营养缺乏的临床症状出现。不幸的是，大部分科学文献关于与免疫功能相关的营养不良的研究主要基于严重营养不良的个体、细胞培养试验、动物模型，以及成年人或老年人受试者的临床试验数据。

表 35.1　微量营养素对免疫功能的作用

上皮屏障	细胞免疫	抗体产生
维生素 A	维生素 A	维生素 A
维生素 C	维生素 B_6	维生素 B_6
维生素 E	维生素 B_{12}	维生素 B_{12}
锌	维生素 C	维生素 D
	维生素 D	维生素 E
	维生素 E	叶酸
	叶酸	锌
	铁	铜
	锌	硒
	铜	核苷酸
	硒	LCPUFAs
	核苷酸	
	LCPUFAs	

LCPUFAs. 长链多不饱和脂肪酸
改编自 Maggini，2007

　　一些维生素、矿物质和其他膳食成分在美国销售，并用于增强特定的免疫系统功能。鉴于常见传染病（如感冒、流行性感冒）在幼儿中的高感染率，家长可能会选择这种补充制剂。一般儿科医师需要熟悉有关个别营养素和膳食补充剂成分的科学证据。以下所述的微量营养素已证明直接调节免疫功能，并在继续广泛的研究。

（二）脂溶性维生素（另见第 21 章 I 脂溶性维生素）

　　1. 维生素 A　在发展中国家，缺乏维生素 A 的儿童补充维生素 A 可降低总体死亡率和发病率。缺乏维生素 A 会导致吞噬细胞和氧化爆发活性降低，自然杀伤细胞活性降低，干扰素的产生发生改变。此外，眼睛、呼吸道和胃肠道黏膜上皮的完整性也发生了改变。然而，没有直接证据表明补充维生素 A 有益于维生素充足的儿童的免疫功能。

　　2. 维生素 D　维生素 D_3 对先天免疫和获得性免疫都有显著影响。除 B 淋巴细胞外，免疫系统的大多数细胞都表达维生素 D 受体。在生理条件下，维生素 D_3 在免疫反应中发挥积极作用，也可能有助于降低自身免疫反应的风险。维生素 D_3 促进单核细胞向巨噬细胞的分化，但抑制单核细胞向树突状细胞的分化，同时增强树突状细胞的耐受表型和功能。维生素 D_3 可下调 toll 样受体的表达，并在体外诱导单核细胞和树突状细胞产生抗菌肽，从而增强对微生物的杀灭作用。维生素 D_3 还通过增加调节性 T 细胞分化，减少辅助性 T 细胞分化，影响获得性免疫，并且影响特异性细胞因子导致淋巴结归巢、浆细胞发育、抗体分泌、记忆 B 细胞分化的降低。此外，几乎无证据显示对于维生素 D 充足的儿童补充维生素 D 可以达到支持免疫功能的作用。

3. 维生素 E　是一种强脂溶性抗氧化剂，具有保护膜脂免受自由基和脂质过氧化的作用。动物研究表明，缺乏维生素 E 会降低淋巴细胞增殖、自然杀伤（NK）细胞活性、特异性抗体产生和中性粒细胞的吞噬作用。尽管大剂量维生素 E 补充剂可以改善健康老年受试者的免疫功能，但对儿童是否有效尚不清楚。补充维生素 E 不会影响 2 个月婴儿的破伤风抗体滴度或早产儿的中性粒细胞功能。

（三）水溶性维生素（另见第 21 章 II 水溶性维生素）

1. 维生素 C　中性粒细胞维持体内高浓度的维生素 C，维生素 C 可化学性地灭活组胺。维生素 C 在体外与培养的小鼠细胞孵育时可刺激干扰素的产生，在体内给小鼠注射时也可刺激干扰素的产生。最近的一篇综述讨论了锌相关免疫功能和维生素 C 在先天免疫和适应性免疫中的互补性。尽管存在这些生物学效应，但综合性的 Meta 分析表明，高剂量维生素 C（每天 1g 或更多）虽然可能会略微缩短感染的持续时间，但并不能降低普通感冒的发病率。在 Meta 分析中评估的 11 项研究中，有 5 项是在儿童中进行的，这个子集的结果与总体结果一致。没有证据表明补充大剂量维生素 C 对儿童有任何免疫益处。

2. B 族维生素　中重度的维生素 B_6，维生素 B_{12}，叶酸的缺乏可抑制人体内和（或）动物模型中的免疫应答。维生素 B_{12} 缺陷可发生在不进食任何动物制品的素食主义母亲母乳喂养的婴儿，或是没有足够维生素 B_{12} 来源的素食主义儿童。对维生素 B_{12} 缺乏症患者的人体研究显示，高 $CD4^+/CD8^+$ 比值的淋巴细胞数量减少，NK 细胞活性受到抑制，补充维生素 B_{12} 后，这些效应发生逆转。补充维生素 B_6 可改善维生素 B_6 缺乏症患者和实验动物的一些免疫功能。一种可能的机制是将维生素 B_6 动员到炎症部位，在产生具有免疫调节作用的代谢物的途径中，维生素 B_6 可能作为辅助因子发挥作用。与已经讨论过的其他维生素一样，没有证据表明向 B 族维生素充足的健康儿童提供 B 族维生素会对免疫功能有任何益处。

（四）微量元素（另见第 20 章微量元素）

1. 铁（另见第 19 章铁）　缺铁与细胞因子谱的改变、表达干扰素 α 的细胞增多、表达 IL-4 的细胞比例减少、淋巴细胞增殖减少、迟发型超敏反应受损，体液免疫相对保留有关。中性粒细胞可以通过形成剧毒的羟基自由基杀灭细菌，髓过氧化物酶参与了此过程，而铁对髓过氧化物酶的活性非常重要。法国的一项研究表明，对社会经济地位低的缺铁的儿童补充铁可以使循环 T 淋巴细胞计数、皮肤的迟发型超敏反应以及体外的 IL-2 水平恢复正常，但临床结果尚不清楚。最近的一项研究表明，在儿童缺铁性贫血的情况下，体液免疫和细胞免疫及细胞因子活性会发生变化。

2. 锌　参与细胞对氧化应激的防御，是调节和增加细胞因子释放的必要辅助因子。它支持 Th1 反应，有助于维持皮肤和黏膜的完整性。中重度缺锌可损害淋巴细胞和吞噬细胞功能。在发展中国家，补锌对传染病，特别是儿童急性腹泻、慢性丙型肝炎、志贺菌病、利什曼病和普通感冒有治疗作用。在超过 1700 例的尼泊尔儿童急性腹泻的随机 - 安慰剂 - 对照研究中，补锌减少了腹泻持续时间，并没有依赖伴随补充的维生素 A 或因后者增强疗效。没有直接证据表明补锌可使锌缺乏的儿童受益。当锌的摄入量超过推荐摄入量的两倍时,锌实际上可能会损害免疫力,而且锌的补充也可能损害铜的吸收。

3. 硒　存在于富含蛋白质的食物中,如肉、鱼、坚果和种子。它对适应性免疫和固有免疫的细胞最佳功能状态至关重要。同时它对氧化还原的调节至关重要,包括防止 DNA 损伤的保护作用和通过谷胱甘肽过氧化物酶的抗氧化功能。超营养剂量的硒促进增殖并有利于原始 CD4$^+$T 淋巴细胞向 Th1 细胞分化,从而支持急性细胞免疫反应。相反,它还将巨噬细胞导向 M2 表型,对抗免疫系统的过度激活和随后的宿主组织损伤。

在硒缺乏的情况下,柯萨奇病毒和流感病毒的良性菌株可以变异为高致病性菌株。有学者认为,通过饮食补充硒来提供足够的或"超营养剂量的硒"可能对某些病毒感染的患者,尤其是艾滋病毒和甲型流感病毒感染的患者带来健康益处。

4. 铜　在人类中,营养性或遗传性铜缺乏症（Menkes 综合征）与多系统发病率有关,包括对细菌感染的易感性增加。相应地,动物的原发性或继发性铜缺乏已被证明会损害巨噬细胞和中性粒细胞氧化暴发及有效杀死被吞噬微生物的能力。尽管长期观察到铜有利于健康的免疫系统,但是铜为固有免疫反应的一个重要组成部分,这个认识是相对较新的。许多研究表明,铜在哺乳动物组织和个体细胞中的重新分布和动员是细菌感染后的一个关键的免疫反应。

5. 核苷酸　核苷酸（RNA 和 DNA 的组成部分）约占母乳中非蛋白氮含量的 20%,浓度范围为 70 ～ 189μmol/L。目前,美国有几种婴儿配方奶粉中添加了核苷酸。尽管小鼠模型研究表明核苷酸可增强 Th1 免疫反应,但膳食核苷酸可能改变免疫功能的机制尚不清楚。最近,一个宫内生长受限的新生猪模型表明,与未使用配方奶粉的群体进行比较,添加核苷酸的配方奶粉可提高血浆 IgA、IL-1β 的浓度及白细胞数。

对人类婴儿的研究表明,向婴儿配方奶粉中添加核苷酸可增加 NK 细胞活性、单核细胞产生的 IL-2 水平、血清 IgM 和 IgA 浓度以及食物抗原的血清抗体滴度。这些影响的临床相关性尚不清楚。系统回顾分析和 Meta 分析得出结论,与母乳或对照配方奶粉相比,添加核苷酸的婴儿配方奶粉提高了对多种免疫（流感、脊髓灰质炎、白喉）的抗体反应,并减少了腹泻发作的次数。这些数据很有前景,但还需要更多的研究来了解作用机制,确定临床终点,并监测婴儿配方奶粉中添加核苷酸的长期免疫相关效应。

（五）长链多不饱和脂肪酸（另见第 17 章脂肪和脂肪酸）

长链多不饱和脂肪酸(LCPUFA)对婴儿免疫功能的影响尚不清楚。花生四烯酸(ARA)是调节正常炎症过程的前列腺素和白三烯的前体,饮食中添加二十二碳六烯酸（DHA）可抑制成人的炎症反应和 T 淋巴细胞信号传导。流行病学研究表明,母乳中 DHA 含量与有过敏性疾病家族史的儿童过敏性疾病的发生呈负相关。对人类和小鼠的研究表明,母亲在哺乳期饮食中补充 DHA,增加母乳中 DHA 的含量,可以改变婴儿的免疫功能,并在出生后第一年促进口服耐受性的建立。此外,与未添加 ARA 和 DHA 的配方奶粉相比,添加了 ARA 和 DHA 的配方奶粉的早产儿具有更高比例的记忆 T 淋巴细胞和更好的细胞因子免疫应答。添加或强化含有 DHA 和 ARA 的食品在体内是否对婴幼儿炎症、免疫反应、黏膜免疫系统的发育和长期免疫能力有影响,还需要进一步的研究去证实。

（六）母乳（另见第 3 章母乳喂养）

研究表明，早期营养会影响婴儿的短期和长期的健康。母乳提供生物活性因子，包括免疫球蛋白、乳铁蛋白、溶菌酶、细胞因子、生长因子、激素和低聚糖，它们协同作用，增强黏膜免疫，塑造肠道微生物群，刺激婴儿生长。母乳中主要的免疫球蛋白是分泌性 IgA（sIgA）。它通过阻断病原体与肠上皮表面的黏附并结合细菌毒素，作为抵御外来抗原的第一道防线。多个研究证实了它对霍乱弧菌 O 抗原和肠毒素、弯曲杆菌和产肠毒素大肠杆菌的疗效。

乳铁蛋白具有抑菌和杀菌活性。人们认为它的主要抑菌活性归因于它的铁清除特性；然而，最近在一些细菌病原体中发现了特异的乳铁蛋白结合受体。它与细菌表面结合导致脂多糖从细胞壁释放并最终导致细胞死亡。此外，它刺激细胞增殖和分化，促进铁的吸收，影响大脑发育，并具有抗炎活性。

溶菌酶与乳铁蛋白一样，也存在于母乳喂养婴儿的粪便中，具有抗病毒活性，能够降解革兰阳性菌的细胞膜，并具有在体外与乳铁蛋白协同杀死革兰阴性菌的能力。除了作为一种关键的能量来源外，母乳中的碳水化合物还与免疫功能有关。寡糖和更复杂的糖蛋白和糖脂作为受体类似物，干扰病原体（如肺炎球菌和流感嗜血杆菌）和肠毒素（如霍乱弧菌和大肠杆菌）与上皮细胞的黏附。

同样，脂类为膜结构提供必需的脂肪酸，作为一种重要的能量来源，有助于婴儿的免疫反应。游离脂肪酸和单甘酯对某些病毒具有溶解作用，脂肪酸具有抗腐菌作用，尤其是对贾第鞭毛虫。在生命的最初几周，母乳中的 2 种抗炎细胞因子，IL-10 和转化生长因子 β（TGF-β），有助于黏膜免疫的成熟。母乳中的 TGF-β 浓度与母乳喂养婴儿的 sIgA 水平相关，并降低儿童疾病（包括过敏）的风险。母乳中的 TGF-β 也促进了口腔耐受的形成。

母乳中发现的一些激素（皮质醇、胰岛素、甲状腺素）和生长因子（表皮生长因子、神经生长因子、TGF）可能影响胃肠道的生长和发育，对宿主免疫保护也有潜在益处。初乳有利于免疫功能的发展，促进母乳的保护作用。足月儿和早产儿母乳之间存在特殊的营养和免疫差异，这些营养 - 免疫相互作用的短期益处是显而易见的。

尽管母乳喂养和非母乳喂养婴儿的感染率相似，但母乳喂养婴儿的感染持续时间和严重程度通常会减少。强有力的证据表明母乳喂养的儿童在终止喂养后数年仍可以增强对某些感染的保护。一些研究表明，母乳喂养可能会激活宿主防御，与非母乳喂养婴儿相比母乳喂养的婴儿对疫苗的反应增强可以证实此观点。母乳喂养在调节过敏风险方面的作用仍然存在争议。研究发现母乳喂养对长期过敏的保护作用不一致。世界卫生组织（WHO）目前的建议是，婴儿应在 6 个月内完全母乳喂养，欧洲过敏与临床免疫学学会（EACCI）目前的建议是，婴儿应在 4 ～ 6 个月内完全母乳喂养从而预防过敏的出现，但近期的研究结果却不支持此观点。

自身免疫　尽管先前的研究表明缺乏母乳喂养是 1 型和 2 型糖尿病（DM）的一个可改变的危险因素，但最近的数据表明，母乳喂养与 1 型糖尿病的发生没有保护性联系。与传统配方奶粉相比，使用水解配方奶粉并不能降低糖尿病的发病率，反而可能增加儿童胰岛的自身免疫，增加 1 型糖尿病的患病风险。3 个月之前摄入谷蛋白会增加罹患 1 型糖尿病的风险，此现象与患有 1 型糖尿病父母的子女中有胰岛自身抗体有关。早期研究表明，在接触谷蛋白时母乳喂养具有保护作用；然而，最近的一项研究表明，延迟摄入谷蛋白或改变母乳喂养都不会改变患有腹腔疾病的风险。因此，欧洲儿科胃肠病、肝病和营养学会（ESPGHAN）建议在 4 ～ 12 个月的婴儿的饮食中添加谷蛋白。

三、营养与免疫：肠道微生物群

（一）微生物群

喂养策略（母乳喂养与配方奶粉喂养）通过影响身体成分、肠道成熟、肠道微生物和免疫反应影响婴儿的生长。许多因素，如胎龄、分娩方式、宿主遗传、抗菌药物、生活方式和饮食，已被证明可能影响婴儿的胃肠道微生物群。这些因素中哪一个在这个过程中影响最大尚不清楚，而且可能因不同婴儿而异。母乳中含有大量复杂的低聚糖，这些低聚糖不易被婴儿消化，反而被发育中肠道的微生物群所消耗。这些低聚糖被认为是双歧杆菌的生长因子。研究表明，与配方奶粉喂养的婴儿相比，在断奶前纯母乳喂养的婴儿往往有一个更稳定、更少多样性的细菌群落，主要是双歧杆菌。在引入固体食物后，肠道微生物群组成趋向于成体模式，多样性增加，同时厌氧厚壁菌的数量增加。母乳喂养和配方奶粉喂养婴儿的肠道微生物群特征逐渐趋同，约 18 个月大时无法区分，3 岁时与成人相似。

目前还不完全了解新生儿如何适应微生物的定植。接受微生物群的能力也可以解释为出生时肠道免疫系统的相对不成熟和对环境的耐受性所致，由于发育中的免疫系统的特点是炎症细胞因子生成减弱，T 细胞和 B 细胞发育偏斜，这有利于免疫反应的调节。虽然这种减弱的免疫反应使新生儿处于感染的高风险中，但这种免疫调节环境确保了健康的微生物定植，而无明显炎症的发生。共生微生物群可严重影响肠道黏膜免疫系统的发育，并通过与病原菌的直接相互作用和对免疫系统的有益刺激，有效地防止外源性病原体的入侵。肠道微生物群与先天性和适应性免疫系统相互作用，在吸纳、发展以及宿主免疫系统最终功能的形成方面有着重要的作用。宿主与其微生物群之间的这种动态关系对于维持免疫稳态非常重要。免疫系统不仅受其与微生物群的共生关系控制，而且对宿主的营养状况也非常敏感。

（二）益生菌

益生菌作为宿主微生物群的组成部分，对健康和免疫系统的发展至关重要。下面讨论益生菌作为营养物质的作用。构成肠道微生物群的共生生物包括几种细菌菌株，当作为膳食补充剂食用时，它们可能对健康有益。虽然传统上益生菌通过口服来促进胃肠道功能，但应用途径和靶器官效应正在扩大。肠道菌群与肠道免疫系统成分之间的持续交互作用使肠内细菌和营养抗原的免疫反应得到适当调节。益生菌的补充可以增强免疫调节，甚至可以纠正某些免疫介导的疾病状态的免疫失调。一般来说，益生菌通过各种可能的机制增强肠道健康和功能。包括但不限于定植抗性、促进肠道黏膜层、增强肠道屏障、分泌抗菌因子，有益于肠道免疫系统。

上皮细胞和树突状细胞上的细胞表面受体，包括 Toll 样受体（TLR），能够识别细菌成分，区分有益菌和致病菌。这有助于肠道定植过程，促进平衡免疫反应的发育。益生菌具有促进 TLR 表达和影响细胞内受体定位的能力。它们与 TLR 的相互作用也被证明可以减弱与 TLR 激活相关的下游促炎反应。一种特殊的益生菌菌株罗伊氏乳杆菌降低了儿童克罗恩病患者的免疫细胞（如巨噬细胞）产生的脂多糖（LPS）激活的肿瘤坏死因子。益生菌产品（包括乳酸杆菌，链球菌和双歧杆菌）中广泛使用的组合菌株所含的菌株已显示出对树突状细胞具有独特的免疫调节作用。这些影响包括 IL-10 反应上调和促炎反应降低，这受产品中双歧杆菌的影响最大。这些发现不仅支持益生菌的广泛免疫调节作用，还支持这些作用的菌株特异性。此外，已经报道了用益生菌诱导调节性 T 淋巴细胞的方法，并有助于促进适当的免疫调节，平衡免疫应答和耐受性。

已经进行了大量研究以确定益生菌在预防或治疗儿童传染病或免疫介导疾病中的临床功效。2014 年欧洲儿科胃肠病，肝病和营养学会（ESPGHAN）益生菌和益生元工作组提出了强有力的推荐，尽管在鼠李糖乳杆菌 GG 或博莱德氏沙门菌治疗急性感染性腹泻的证据质量低下。一项 2010 年 Cochrane 系统评价的亚组分析得出的结论是，有 4 项随机对照试验（RCT）记录了粪肠球菌 SF6873 可有效减少持续 ≥ 4d 的腹泻风险。

2012 年对 63 个 RCT 进行的荟萃分析显示，与益生菌相关的抗生素相关性腹泻（AAD）的减少具有统计学意义。亚组分析表明，降低 AAD 的风险与使用鼠李糖乳杆菌 GG[95% 置信区间（CI）0.15 ～ 0.6]，布拉氏酵母菌（95%CI 0.07 ～ 0.6）或乳酸双歧杆菌和嗜热链球菌（95%CI 0.3 ～ 0.95）有关。2009 年的系统综述还得出结论，益生菌剂可显著降低小儿 AAD 的发生率和小儿艰难梭菌感染的发生率。2013 年的一项荟萃分析表明，布拉氏酵母菌 [相对危险度（RR）为 0.43；95%CI 0.32 ～ 0.60] 和鼠李糖乳杆菌 GG（RR = 0.36；95% CI 为 0.19 ～ 0.69）是研究最多的 2 个此适应证的菌株。值得注意的是，在大多数回顾性研究中，在抗生素治疗中同时服用了益生菌。

在 2010 年的一篇综述中，McFarland 等得出结论，有证据证明鼠李糖乳杆菌 GG、干酪乳杆菌 DN-114001 和布拉氏酵母菌有疗效，而嗜酸乳杆菌在处理旅行者腹泻方面无疗效。益生菌在旅行者腹泻中的研究数量相对有限，导致缺乏针对该适应证的临床建议，最近的荟萃分析得出结论，益生菌对旅行者腹泻无效。

多项临床试验表明，益生菌通常不会根除幽门螺杆菌，但会降低菌落密度，从而在胃中维持较低水平。许多研究表明，在抗生素 / 抑酸方案中添加益生菌后，幽门螺杆菌的根除率要适度更高（- 10%）。尽管在一项随机，双盲，安慰剂对照试验中，鼠李糖乳杆菌 GG 似乎无法改善根除作用，但大多数益生菌和酵母菌都可以减少标准的幽门螺杆菌根除方案的不良反应。2014 年对儿童治疗幽门螺杆菌方案中补充益生菌的 RCT 进行的荟萃分析显示，益生菌可能对根除和治疗相关的不良反应（尤其是腹泻）具有有益作用。

虽然一些益生菌菌株已被证明能客观地改善婴儿期牛奶蛋白过敏的肠道炎症，但是一项 2014 年的荟萃分析得出结论，没有足够的证据支持益生菌对婴儿有益。

VI

（三）益生元

我们饮食中的一些成分没有被消化，而是由肠道细菌专门发酵，这些细菌选择性地影响肠道微生物群，进而影响宿主的肠道健康。这些食物成分被称为益生元，它们主要属于 2 种不同类别中的一种：菊粉型果聚糖和低聚半乳糖（GOS）。几种动物模型和人体研究表明，益生元具有多种健康益处，包括改善肠蠕动、吸收、肠屏障功能和肠道免疫力。另外，还描述了降低肥胖、代谢综合征、结肠癌、肠感染和肠道炎性疾病的风险。

各种谷物、水果和蔬菜在饮食中自然提供菊粉型果糖，而 GOSs 来源于乳糖。牛乳和人乳的 GOS 有质的差异，后者能够促进婴儿肠道中的双歧杆菌种群。母乳的这种"双歧效应"在以牛奶为基础的配方奶喂养的婴儿中没有观察到。

益生元的健康益处可能是通过其发酵产物对肠道微生物群产生积极影响或更直接地调节肠道免疫功能的结果。这些产物包括防御素和短链脂肪酸。在一项向健康婴儿补充低聚果糖（FOSs）的研究中，以及在提供 GOS/FOS 补充配方的另一项研究中，证明了儿童腹泻病的减少。在一组 8 个月大的婴儿中补充了菊粉样果聚糖后，接种麻疹疫苗后，麻疹 IgG 水平升高，证明了益生元的免疫作用。数项研究表明，补充益生元后 sIgA 水平升高。补充益生元和益生菌以调节免疫相关疾病的风险是一个具有重大科学意义和积极研究的领域，并将继续成为营养研究快速发展的领域。

四、营养和免疫：发育和获得性免疫缺陷（艾滋病病毒）

（一）发育免疫缺陷（早产儿）

由于许多独特的原因，早产或低出生体重的婴儿与足月出生的婴儿相比，有相对免疫缺陷的风险。婴儿的营养来源可能会影响这种风险。尽管足月儿几种免疫系统成分仍在发育，尤其是适应性免疫系统的成分，但早产儿的先天免疫和适应性免疫均存在更为明显的损害。由于适应性免疫需要病原体和抗原暴露才能得到适当的发展，而且这些暴露在产前是有限的，因此适应性免疫反应在所有婴儿中都特别不成熟。因此，先天免疫系统是产后早期的主要防御手段。营养物质和免疫球蛋白的代偿性转移通过胎盘发生，特别是母体 IgG。在低出生体重或早产的婴儿中可归因于胎盘功能不全，这种转移免疫过程是不完整的。相应地，早产儿血清 IgG 浓度明显低于足月婴儿（$P < 0.05$）。一方面，足月和早产儿血清 IgA 和 IgM 水平的差异尚未被观察到。此外，早产儿 CD3$^+$、CD4$^+$、CD8$^+$、CD19、T 淋巴细胞以及 NK 细胞计数明显低于足月儿（$P < 0.05$）。随着出生时胎龄的增长，这种相对缺乏症的症状就不那么明显了，即使在出生 28 ～ 34 周的早产儿与出生在 34 ～ 37 周的早产儿之间也有统计学上的显著差异（$P < 0.05$）。另一方面，补体蛋白不通过胎盘途径转移，而是在妊娠 20 周后内产生。与早产儿免疫系统成分的这些定量差异同时存在的是功能差异。表 35.2 总结了早产儿免疫的各种成分及这些成分的独特特征。临床上，早产儿的免疫状况不佳可能在坏死性小肠结肠炎、早产儿视网膜病变、支气管肺发育不良及这种人群中变态反应和特应性风险增加中起作用。

表 35.2　早产儿特异性免疫缺陷

免疫系统成分	作用和功能	早产儿的特征
物理屏障		
皮肤	预防病原体渗透	表皮屏障功能在妊娠的第 32～24 周充分发育。超早产儿的皮肤更容易破裂
黏液膜	呼吸道和胃肠道中的黏液和分泌成分可防止病原体进入	胃酸度较低的早产儿胃肠道尚未完全成熟。直到妊娠第 29 周才可以检测到 MHC 受体和分泌性补体↓。出生后第一周前产生 B 细胞的抗体数量↓
先天免疫系统		
补充系统蛋白	在激活时，补体系统（约 20 种蛋白质）产生不同的分子（C3a，C3），释放炎症介质，刺激趋化、吞噬和微生物溶解	妊娠晚期前补体系统的蛋白质（C1、C4 和因子 B）的数量↓。早产儿（PT）与足月儿相比，模式识别受体甘露糖结合凝集素（PT）的致病能力↓和缺陷
先天免疫系统继续		
单核细胞，巨噬细胞，中性粒细胞和树突状细胞	吞噬微生物并破坏细胞内有毒物质物质（超氧阴离子，羟基自由基、一氧化氮、溶菌酶）。它们是表达 MHC Ⅰ 类和 Ⅱ 类的 APC，它们可以通过分泌细胞因子来诱导 T 细胞增殖。白细胞（嗜中性粒细胞、巨噬细胞和淋巴细胞）也可以释放结合并破坏微生物的 APPs	婴儿与成人在处理 / 呈现抗原和细胞因子产生方面的能力↓。PT 与足月儿单核细胞的细胞因子产生（IFN-g 和 TNF-α）↓。随胎龄增长，细胞因子和 APPs 产生↑。妊娠 32 周前中性粒细胞储存池↓。PT 与足月婴儿相比，中性粒细胞募集至感染部位的分子（P- 选择素、L- 选择素、E- 选择素、CR3）↓。中性粒细胞处理病原体（如：Y 呼吸活性）的能力↓。随着胎龄↑。PT 和足月婴儿与成人相比，有类似数量的 DC 和 TLR9 水平。PT 与足月婴儿相比，PTR9 激发后 PT 产生 IFN-α 的能力较低↓
NK 细胞	能够溶解受感染的细胞（肿瘤和病毒感染的细胞），也能溶解细菌、寄生虫和真菌	足月儿与成人 NK 细胞数量相似（或略高）。足月婴儿与成人相比，NK 细胞毒活性（效率较低）↓。足月婴儿与成人相比，NK 细胞数量和 NK 活性↓
适应性免疫系统		
T 细胞	需要通过 APC 刺激获得激活，然后通过产生细胞因子（Th1 和 Th2）来调节免疫反应。也起到激活 NK 细胞、单核细胞、B 细胞的作用	婴儿 vs. 成人：T 细胞增殖反应（IL -2）、Th1 细胞因子的产生（IFN-g）和细胞溶解活性↓，细胞的绝对数量和增殖能力↓

VI

续表

免疫系统成分	作用和功能	早产儿的特征
B 细胞	由 T 细胞激活。 特异性体液免疫 Ig 抗体的主要生产者。伊格斯参与了口腔耐受性	在足月婴儿与成人相比，产生 Ig 抗体↓。PT 与足月婴儿相比，B 细胞激活和有效抗体反应所需 CD40、CD40L 和 TNF 家族受体的表达↓
被动免疫系统	母体 IgG 通过胎盘转移到胎儿，以补偿产生的抗体的缺乏	IgG 的转移约在妊娠第 32 ～ 34 周。 随着胎龄↑

缩写：↑. 较高；↓. 较低；APC. 抗原提呈细胞；APPs. 抗菌蛋白和肽；DC. 树突状细胞；IFN-g. 干扰素 γ；Ig. 免疫球蛋白；IL. 白细胞介素；MHC. 主要组织相容性复合物；NK. 自然杀伤；OT. 口腔耐受性；TLR.Toll 样受体；TNF-α. 肿瘤坏死因子 -α

经许可修订自 Lewis, 2017 Originally from Blumer N, Pfefferle PI, Renz H. Development of mucosal immune function in the intrauterine and early postnatal environment. Curr Opin Gastroenterol, 2007, 23 (6)：655-660

　　出生后，一些有益的免疫调节因子通过人乳持续转移。这些因素，仅其中一些已在早产婴儿配方食品中得到补充，对发育中的肠道免疫系统提供保护或成熟影响。早产儿具有不同的营养需求，不仅要有适当的生长和全面发育，而且还要特别地支持其未成熟的发育中的免疫力。与足月分娩母亲的母乳相比，早产母亲的母乳似乎更适合宿主防御，因为它含有更高浓度的 sIgA、乳铁蛋白、溶菌酶和表皮生长因子。早产母亲的人初乳中的巨噬细胞的绝对数量、中性粒细胞和淋巴细胞的数量高于足月分娩的母亲初乳。Lewis 等最近对这一主题的详尽综述讨论了足月分娩母亲与早产分娩母亲的母乳中的成分差异，这些差异可以提供特定于婴儿胎龄的营养支持。

（二）获得性免疫缺陷（人类免疫缺陷病毒感染）

　　尽管导致获得性免疫缺陷的原因很多，但本讨论将集中于人类免疫缺陷病毒（HIV）感染，作为获得性免疫缺陷的小儿患者营养支持所面临问题的主要示例。 尽管全球为扩大抗逆转录病毒疗法（ART）的使用做出了努力，在减少儿童中的 HIV 感染方面已取得了很大进展，但儿科 HIV 感染和获得性免疫缺陷综合征（AIDS）的全球负担仍然充满挑战，尤其是在资源有限的国家。联合国艾滋病病毒 / 艾滋病联合规划署（UNAIDS）报告称，2016 年有 3670 万艾滋病病毒携带者，其中 210 万是 15 岁以下的儿童。2016 年，全球有 16 万儿童新感染了艾滋病病毒。艾滋病病毒 / 艾滋病感染儿童的治疗非常复杂，而且还在不断发展。

　　1. 艾滋病病毒研究与发展　　尽管艾滋病病毒可能对营养状况产生不利影响，但存在相互影响，因为营养不良会加剧艾滋病病毒感染的免疫学后果。在"高效抗逆转录病毒疗法"（HAART）时代，包括无法正常生长（FTT）、营养不良和肥胖及心脏代谢问题在内的营养异常可能是艾滋病病毒感染的潜在不良后果，尽管这种疗法导致发病率和死亡率下降。营养和代谢紊乱导致体重减轻和消瘦的患者可能会出现继发于病毒复制或微生物从胃肠道移位而继发的慢性炎症状态。此外，肥胖及其后果与发炎状态有关，发炎状态本身可能损害免疫功能。最佳的营养状况可以改善个人的免疫功能，减少与疾病相关的并发症可以减轻 HIV 感染的进程,改善生活质量,并最终降低与 HIV 感染相关的死亡率。

尽管在 HIV 感染儿童中许多营养问题发生在 HAART 之前的时代，但新的营养问题如脂肪营养不良、高脂血症、胰岛素抵抗此后开始出现。

2. 营养不良和浪费　艾滋病病毒 / 艾滋病儿童的营养不良可能是由几种独立或协同作用的机制引起的。这些原因总结在表 35.3 中。营养摄入不足是可能导致营养不良的最重要因素之一。

胃肠道黏膜异常可能导致大量营养素和微量营养素吸收受损。这些黏膜改变可归因于局部 HIV 感染及相关的细菌移位或继发性肠感染。几种肠感染可能会引起腹泻，这使个人容易遭受严重的营养不良并增加死亡率，特别是在发展中国家。绒毛萎缩和胃肠道功能障碍与肠道中较高的 HIV-1 病毒载量同时发生。与黏膜溃疡有关的胃肠道出血可能导致营养损失。机会性感染对肝胆和胰腺系统的影响会加剧吸收不良的状态。此外，HIV 脑病可能导致身体无法消耗足够的能量来维持生长。最后，许多药物可能会导致胃部刺激，恶心，呕吐和腹泻。

表 35.3　艾滋病病毒感染儿童营养不良的潜在原因

营养摄入减少	营养需求增加或组织分解代谢增加
原发性厌食症	蛋白质浪费
特发性阿弗他溃疡	继发于以下原因的新陈代谢增加：
味觉障碍（锌缺乏症）	发热，感染，败血症
上消化道的机会性感染（念珠菌，CMV，HSV）	肿瘤（卡波西肉瘤，淋巴瘤）
消化系统疾病	药物治疗
脑病	
胃肠道吸收不良	社会心理因素
传染性	贫困，粮食不安全
炎性的	生物家庭成员的疾病
糖苷酶缺乏症	获得保健的机会有限
蛋白质丢失性肠病	物质滥用
脂肪吸收不良（胰腺 / 肝胆疾病）	

CMV. 巨细胞病毒；HSV. 单纯疱疹病毒

3. 生长和身体组成　在采用 HAART（高效抗反转录病毒治疗）之前，艾滋病毒感染婴儿身体生长的自然进程的特点是生长和身体组成的变化类似于急慢性营养不良。在 HAART 治疗前时代的工业化国家，艾滋病毒感染儿童在出生后 1 ～ 3 个月就出现体重和身长的下降。随访显示，感染艾滋病毒儿童的生长发育低于年龄和性别匹配的未感染儿童。在 HAART 治疗前时代的几项儿科研究表明，艾滋病患儿的去脂体重随着时间的推移出现进行性下降，而脂肪储备虽然较低但仍然稳定。细胞因子可能与 HIV 感染相关的生长、代谢和免疫效应有关，HAART 治疗后细胞因子模式会有积极的变化。能量平衡。

4. 能量平衡　无症状的慢性艾滋病毒感染可能会对能量利用产生影响，并使儿童容易出现继发性感染，进而可能进一步改变能量利用模式。能量消耗的差异似乎不能完全解释艾滋病病毒感染儿童的不同生长率。此外，与未感染的儿童相比，HIV 感染儿童的摄入量不达标会导致生长发育受损。一项大型前瞻性研究表明，尽管摄入的总热量和蛋白质远远超过推荐的膳食总卡路里和蛋白质摄入量，但这种生长差异仍然存在。因此，通常推荐稳定的艾滋病病毒感染者增加约 10% 的能量摄入量，以满足与慢性病毒感染相关的代谢需要。

5. 胃肠道和肝胆并发症　对艾滋病患者腹泻的评估显示，50% ～ 85% 的患者有特定的诱因，大多数患者得到了有效的治疗。非特异性艾滋病肠病可能部分归因于未诊断的肠道感染或艾滋病病毒本身的局部炎症效应。目前发现艾滋病患儿对碳水化合物、脂肪和蛋白质的吸收受损程度并不总是与营养不良的程度相关。胰腺和胆道疾病也可以引起呕吐与腹痛而导致经口摄入不佳或吸收不良。

胰腺疾病与药物有关，如戊二胺异硫酸盐，以及机会性感染（如巨细胞病毒、隐孢子虫和结核分枝杆菌病）。胆道疾病，包括硬化性胆管炎和乳头狭窄，与隐孢子虫、巨细胞病毒和微孢子虫感染有关。

6. HAART 时代的营养学　术语 HAART 指的是抗反转录病毒药物的联合，通常包括蛋白酶抑制剂。尽管后 HAART 时代资源受限环境和工业化环境下的生长重建率与资源有限环境下相当或更高，但这些环境中的儿童在 HAART 治疗后 12 个月和 24 个月时的生长速度仍然明显较低。更早的年龄和营养补充剂联合 HAART 治疗可能会改善生长结果。尽管在儿科 ART 项目中进行了经验性的营养添加补充，但营养疗法对接受 ART 儿童的生长和发病率效果的证据尚不充分。

尽管使用了 HAART，有症状的 HIV-1 感染，包括相关的细菌感染，仍然是一个重要的问题。然而，自从 HAART 出现以来，艾滋病病毒感染儿童中的细菌感染已大幅度减少，并在对 HAART 没有持续反应的儿童中占主导地位。在 HAART 时代，与艾滋病病毒相关的消瘦原因仍然是多因素的，包括社会经济地位低、获得护理的机会差、文化习俗、心理因素、疾病相关的并发症和 HAART 疗法的不良反应。

7. 心理社会因素　是导致艾滋病病毒感染儿童发育不佳的重要因素。家庭环境不稳定、情感和社会支持不足，可能会影响感染艾滋病病毒和未感染艾滋病病毒儿童的成长。感染艾滋病病毒的儿童面临与患病的父母生活在一起的风险，这些父母获得社会支持和合理营养的机会有限、持续滥用药物和物质，和（或）精神疾病。

尽管围生期感染 HIV 的儿童似乎并不比来自相似社区和家庭环境的未感染的同龄人更容易出现精神健康问题，但当 HIV 感染的儿童确实出现这些疾病时，最常见的神经精神障碍包括注意力缺陷/多动障碍（ADHD）、对立违抗障碍（ODD）、焦虑和严重抑郁。对于患有 HIV 和 ADHD 的儿童，抑制食欲的兴奋剂治疗 ADHD 可能会加剧生长障碍，应谨慎使用。

8. 肥胖与心血管代谢性疾病　肥胖是青少年和成年艾滋病患者中逐渐出现的一个健康问题。随着 HAART 的出现，感染 HIV 的儿童可以改善他们的免疫和疾病状态，他们的饮食模式往往与健康儿童的饮食模式相似。随着 HAART 的出现，一种体脂再分布和代谢变化的临床综合征——脂肪营养不良，最初在成年人中被描述，但现在在儿童中普遍报道。该综合征的特征是躯体肥胖，颈背脂肪垫，四肢和面部消瘦。相关并发症包括糖尿病和早产儿心血管疾病。进一步的研究表明，大多数儿童在开始使用含有蛋白酶抑制剂疗法后3年内会出现脂肪再分布，而且这些变化会随着时间的推移而进展。脂肪营养不良的美容效果可能导致儿童对药物治疗依从性差。

9. **心血管代谢风险** 动脉粥样硬化性心血管疾病（CVD）是感染艾滋病病毒的成年人的主要伴随疾病和死亡原因。多项研究表明，与健康同龄人相比，感染艾滋病病毒的儿童有更高患心血管疾病风险因素的概率，包括血脂异常、胰岛素抵抗、肥胖和向心性肥胖。HIV感染还会导致慢性炎症状态，从而进一步增加心血管疾病的风险。

10. **血脂异常** 甘油三酯和低密度脂蛋白胆固醇（LDL-C）浓度升高与HIV感染有关。已有研究表明,慢性病毒感染继发的致炎细胞因子改变了脂蛋白脂酶活性等脂质途径。在蛋白酶抑制剂（PI）治疗开始后，一些研究者报告出，感染HIV的儿童血清脂质浓度增加了20%～50%。与高脂血症相关的其他因素包括成功的病毒抑制，更好的CD4$^+$T淋巴细胞计数，以及诸如胰岛素抵抗等人口统计因素。

11. **胰岛素抵抗与2型糖尿病** 胰岛素抵抗的病因是多因素的，并且与PI和核苷/核苷酸逆转录酶抑制剂（NNRTI或NRTI）有关，这些药物可以作为单一疗法使用，也可以联合使用。具体的机制还没有很好的定义。Beregszaszi等的一项研究表明，胰岛素抵抗发生在脂肪组织水平，有脂肪营养不良的儿童比没有脂肪营养不良的儿童有更明显的胰岛素抵抗，这表明代谢变化是向心性肥胖的结果。HAART导致胰岛素抵抗的一个可能机制是直接抑制GLUT4葡萄糖转运体的运输功能，该转运体负责胰岛素刺激葡萄糖摄取到肌肉中。炎症细胞因子与胰岛素抵抗和脂联素减少有关，脂联素影响胰岛素信号和葡萄糖稳态。脂肪组织是胰岛素敏感性的主要决定因素，与脂肪营养不良相关的变化可以改变脂肪粘连蛋白的分泌。尽管与成人相比，关于儿童的研究较少，但接受HAART治疗的艾滋病病毒感染儿童患糖尿病的风险增加的情况正变得越来越明显。

12. **骨矿化** 多项研究表明，HIV感染儿童的骨密度低于年龄、性别和社会经济匹配的对照组。替诺福韦和其他抗逆转录病毒疗法已成为HIV感染儿童骨密度下降的诱因。因此，建议进行基线骨密度评估（通常采用双X射线吸收法），并定期随访。钙和维生素D的摄入量应该在需要的时候通过补充剂来优化。

13. **营养评估和干预** 作为多学科护理计划的一部分，应对所有患者进行全面的基线营养评估，并进行定期随访，以实现护理计划目标。这种评估应包括回顾病史和饮食史，分析营养摄入量，人体测量[即体重、身高、BMI、头围（3岁以下）]、上臂肌围、皮褶测量（4个部位）和生化值测量（例如全血细胞计数、白蛋白、转甲状腺素、铁、锌、脂质和吸收试验）。当发现体重增加不足或体重减低时，应进行积极的诊断评估，以检测吸收不良情况，如机会性感染或胃肠道其他炎症性病变。对潜在感染的治疗可能会改善对营养和医疗管理的反应。所有感染艾滋病病毒的儿童和青少年都应该定期进行监测，以解决代谢问题。如果临床上有明显的脂肪再分布综合征，应该测定空腹血糖和胰岛素水平。

表 35.4 总结了对艾滋病病毒感染儿童和青少年进行营养和营养干预的方法。存在多种改善营养结果的策略，包括 HAART、治疗混合感染、营养咨询、刺激食欲或合成代谢的药理制剂和营养补充剂。为预防或延缓代谢综合征的发展，重点应是可改变的生活方式因素。感染艾滋病病毒／艾滋病的婴儿和儿童的饮食计划应根据症状和满足营养需求的能力进行个体化。表 35.5 总结了与疾病阶段和临床状况相关的常量营养素和微量营养素的饮食管理。营养支持团队应该参与进来，以确保最佳的监测和护理，该团队应该最好包括一名医师、专科护士、营养师和社会工作者，并根据需要与其他医疗保健提供者合作。这种方法为患者本人实现最佳营养健康提供了最好的机会。

表 35.4　HIV 感染儿童的营养干预 [a]

健康的艾滋病病毒携带者
● 联合抗反转录病毒药物治疗、充足的饮食摄入和经常锻炼
● 营养教育和咨询
● 促进健康饮食的习惯
● 自我监测膳食摄入量和体重变化
● 不鼓励流行食疗法，包括补充大量维生素和氨基酸
● 心理社会评估和适当的转诊
生长不良，无意中减肥，去脂组织消耗
● 仔细监测膳食摄入量及体重和身体成分的变化
● 评估饮食和营养安全，提供适当支持
● 增加卡路里和蛋白质
● 婴儿：可能受益于增加配方奶粉的卡路里密度
● 某些食欲刺激剂可能对特定的患者有用
● 口服营养补充剂更佳
● 管饲：如果最佳食物摄入和口服营养补充剂的使用不能实现充足的能量供应
● 肠外营养：仅适用于不能肠内喂养的患者
微量营养素缺乏
● 饮食参考摄入量水平（缺乏时补充大剂量）的复合维生素／矿物质补充剂
● 监测关键营养素（铁、锌、钙、维生素 A 和 D）的摄入量
● 考虑药物与营养物质的相互作用
可能影响营养状况症状的处理
● 恶心、呕吐：少食多餐；两餐之间饮用营养丰富的饮料
● 厌食症：增加食物的营养密度；少食多餐；食欲刺激剂
● 口味变化：使用较浓的调味料和咸的食物，避免摄入过甜食物
腹泻或吸收不良
● 根据胃肠道功能障碍的程度调整饮食结构
○ 辨别和管理乳糖不耐受
● 少食多餐
● 半元素式或元素式配方

续表

超重 / 肥胖和心血管风险增加 ● 应仔细评估和监测 HAART 的代谢并发症 ● 如果超重或肥胖，促进减肥 ● 心脏健康饮食：减少饱和脂肪、反式脂肪酸和胆固醇的摄入 ● 增加纤维摄入量，限制单一碳水化合物摄入 ● 增加富含 omega-3 脂肪酸食物的摄入 ● 体育活动、咨询或参与体育活动计划	
骨密度丢失，骨量减少 ● 如果摄入量低于最佳摄入量，补充钙和维生素 D 的摄入量应达到该年龄段的饮食参考摄入量水平 ● 定期负重锻炼 ● 减少高磷碳酸饮料摄入	

DRI（饮食参考摄入量）
a. 根据营养和饮食学会、美国肠外和肠内营养学会、欧洲肠外和肠内营养学会和美国心脏协会的推荐改编

表 35.5　HIV 感染儿童对常量和微量营养素的需求

营养素	HIV 感染因素 临床情况	推荐 / 营养干预
能量	生长良好，无疾病	评估能量需求的标准方法
	生病期间	在感染和恢复期间，能量需求可以增加 20% ～ 30%
	恢复期	追赶生长 使用公式来估算追赶生长对热量和蛋白质的需求
	疾病进展	50% ～ 100% 的额外能量恢复和恢复体重；最好通过肠内或肠外（如果肠内已失败）喂养
	超重或肥胖	体重管理：关于改变饮食习惯和模式的咨询 定期锻炼：体育活动咨询或参加体育活动计划
蛋白质	健康期	AMDR 可用于确保足够的摄入量
	追赶生长期	使用公式来估计追赶生长需求
脂肪	健康期	为所有 2 岁以上健康的 HIV 感染者及其家人提供前瞻性指导 AMDR： 1 ～ 3 年：占总卡路里的 30% ～ 40% 4 ～ 18 岁：占总卡路里的 25% ～ 35%
	可归因于 HIV 或继发性感染的 GI 肠病的脂肪吸收不良 慢性脂肪吸收不良	在这些情况下，补充中链甘油三酯（MCT）和含有 MCT 的肠内配方可以用来补充卡路里摄入 建议补充脂溶性维生素
	血脂异常	根据美国心脏协会 / 美国儿科学会就饮食习惯和模式提供咨询
碳水化合物	健康期	AMDR：总卡路里的 45% ～ 65% - 添加的糖分应低于总卡路里的 10%

续表

营养素	HIV 感染因素 临床情况	推荐 / 营养干预
纤维素		每日摄入量按 0.5g/kg 最多 35g
液体	HIV 感染者的液体需求与他们同龄的同龄人相似	基于体重： 0～10kg：100ml/kg 10～20kg：10kg 以上 1000ml+50ml×（体重－20） 20kg 以上：1500ml+20ml×（体重－20） －特殊临床情况（心脏病、肾脏疾病、脱水）要求可能会改变
维生素和矿物质	炎症引起的微量营养素缺乏	不同的饮食、强化食品和微量营养素，当常规食物不能保证足够的摄入量时
	次优摄入量	复合维生素 / 矿物质补充剂
钙和维生素 D	增加低骨密度出现的风险骨密度低	优化钙和维生素 D 的摄入 复合维生素的使用与更高骨密度有关 钙 / 维生素 D 补充剂
铁	非营养状况引起的贫血（药物、慢性病）	应对贫血进行评估，以确定营养干预的应用，如膳食铁和补充叶酸或维生素 B_{12}

　　AMDR. 可接受的常量营养素分布范围是指特定能量来源的摄入量范围，该范围与降低慢性病风险有关，同时提供必要的营养素摄入量

（翻译　首都医科大学附属北京儿童医院　张俊梅　李彩凤）

第**36**章

发育障碍儿童的营养支持

一、概　　述

　　儿童和青少年发育障碍的病因广泛，病情复杂多样。在过去几十年里，发育障碍儿童被定义为身体结构异常或功能障碍而影响其身体、认知、学习和（或）情绪行为表现的儿童。无论原发病如何，这些发育障碍可能始于发育早期并持续终身。文献报道的发育障碍发病率并不一致，但总体为 13% ～ 15%。

　　随着对发育障碍原发和继发病因的发现和治疗方法的改进，更多的儿童可以生存至30 岁或更长时间。营养支持已日益被认为是这些治疗的重要组成部分。但营养支持需要融入多学科、整体护理中才能获得最好的疗效。2016 年，Glader 等基于《功能、残疾和健康的国际分类》对营养支持进行了很好的概述，这也为本章的阐述奠定了方法学基础。由于家庭可能面临多种多样的潜在问题，如医疗、心理、文化和经济等方面的因素，故提供充足的营养极具挑战性。

二、评　　估

　　发育障碍患儿常有营养不良的风险，应在初级保健中定期筛查。营养不良可导致或加重发育障碍，而发育障碍也可引起营养不良。三级专科诊疗通常需要跨学科团队中经验丰富的注册营养师（RDN）参与，从而为发育障碍患儿提供全面照护。在初级医疗机构中，医疗计划的制订也需要 RDN 的参与。在社区有许多社会资源，包括妇女、婴儿和儿童特别营养补充计划（WIC），医疗补助下的早期定期筛查、诊断和治疗（EPSDT），母婴保健计划，早期干预服务（0 ～ 3 岁），启智计划，国家学校午餐计划和根据《残疾人教育法》（IDEA）规定的福利等。

　　急性和慢性疾病相关营养不良可能会导致发育障碍患儿体重下降、肌无力、机体或智力发育延迟、伤口愈合延迟、免疫功能低下、感染和长期住院。长期营养不良患儿的身高体重比可能会处于"正常"范围。定期的营养评估和干预可以早期识别和干预营养不良，从而降低医疗保健成本。手术和（或）急性感染前后的营养评估尤其重要。营养评估最好由医师和 RDN 共同进行，营养评估的参考指标见表 36.1。

表 36.1　发育障碍儿童营养评估的参考指标

医疗史	人体测量指标
以营养为重点的体检	实验室检查结果
补充 / 替代治疗	食物摄入模式
口腔运动问题	肠蠕动
营养 / 维生素补充剂	粮食短缺
喂养技巧	环境因素
认知 / 社会因素	功能水平
社会因素	

（一）医疗史

除了直接影响营养健康的儿童发育障碍以外，还应关注与营养有关的其他医学问题（表 36.2）。

表 36.2　发育障碍儿童常见的营养相关医疗问题

临床注意事项	潜在的促成因素
生长发育改变 　发生时间、发生模式及相关临床问题	身材矮小 低体重 超重 / 肥胖
喂养 　按公式的需求改变，体积、比率及添加剂的变化 　最近影响喂养计划的生活事件（家庭、学校）	喂养方式 口服 肠内营养支持 肠外营养支持 以上几种方式结合
胃肠道 　近期症状或恶化的症状	便秘 腹泻 倾倒综合征 动力障碍 胃食管反流 肠旋转不良
骨科 　造成慢性疼痛或存在影响进食的解剖学限制性骨科疾病	髋关节脱位 脊柱侧凸 关节挛缩 骨质疏松
药物 　替代 / 补充药物	药物 - 营养相互作用 药物副作用

临床注意事项	潜在的促成因素
吞咽困难 　随年龄变化的可能性	口咽性吞咽困难 食管性吞咽困难
对能量需求和热量消耗的影响	肌肉张力（低／高） 运动状态 药物副作用 基础诊断 物理治疗的程度／水平

1. 生长发育评估　美国儿科学会（AAP）建议 2 岁以下儿童使用世界卫生组织（WHO）的生长发育图，2 ～ 20 岁儿童使用疾病控制与预防中心（CDC）的生长发育图（请参阅附录 Q）。当前的建议是使用 WHO/CDC 生长发育图，并通过一系列测量方式监测儿童的生长速度。即使儿童的测量值始终低于第 5 百分位数，他们仍可有适当的生长速度，并遵循自己的生长曲线。生长速度变化大于 1/2 标准差时，应进行额外的生长速度监测。当 WHO/CDC 图表提示需要进一步评估生长速率时，有一些发育障碍的特殊生长图（例如唐氏综合征）可供使用（表 36.3）。由受过训练的临床医师进行的特定测量，例如肱三头肌皮褶厚度测量或中上臂围测量，可以提供关于脂肪储备，营养不良（6 岁以下的儿童）和身体成分的临床信息（请参阅附录 Q）。这些测量的参考百分位数来源于无发育障碍的儿童，因此，应该使用发育障碍儿童的测量值来监测发育趋势。

表 36.3　与特定疾病的生长发育图有关的网站

脑性瘫痪：
http：//pediatrics.aappublications.org/content/128/2/e299.long
唐氏综合征：http：//pediatrics.aappublications.org/content/138/4/e20160541.long
杜氏肌营养不良：
http：//www.sciencedirect.com/science/article/pii/S0022347613009761?via%3Dihub
普拉德 - 威利综合征（未经生长激素治疗）：
http：//pediatrics.aappublications.org/content/135/1/e126.long
蕾特氏症（Rett Syndrome）：https：//www.ncbi.nlm.nih.gov/pmc/articles/PMC3468773/

2. 身高　测量应精确到 0.1cm。受限于体型、无法站立、缺乏合适的测量设备及儿童站立或平躺的能力，准确测量发育障碍儿童的身高或身长可能会相当困难。测量身高的技术包括分段长度、横卧长度、膝盖高度和手臂跨度，这些长度的测量都需要专业训练。一般来说，脑瘫、唐氏综合征、囊性纤维化、杜氏肌营养不良、脊髓脊膜膨出和普拉德 - 威利综合征患儿更常表现为线性增长减少。

3. 体重　为了准确测量体重，体重秤应该在测量前"调零"，儿童应穿着轻便的衣服（不穿鞋，不戴支架，不穿外套）。测量应精确到 0.1kg。系列测量应使用相同的体重秤以确保测量结果准确。虽然台秤、床秤、轮椅体重秤是不能站立的儿童的理想测量工具，但

VI

这些工具仅在一些特殊机构提供。在临床实践中，大多数医师会选择让孩子父 / 母抱着孩子一起称量，然后减去父 / 母的体重以获得儿童的体重测量值。虽然这种测量方式可能会不准确，但因测量方式的一致性，故可以观察变化趋势。对于一些患有遗传病的儿童而言（如唐氏综合征），虽然他们发育早期的体重增长速度与正常儿童相似，但他们的肥胖风险更高。

4. 体重指数和身体成分　年龄对应的体重指数（BMI）不一定是儿童体型的最佳指标，因为它基于正常发育人群中的肌肉和脂肪分布。例如，患有脊柱裂和普拉德 - 威利综合征的儿童的体脂较高，而肌肉成分则相对较低。

（二）家族史 / 社会关系史

无法持续提供充足的食物是家庭关系紧张和压力增加的诱因。众所周知，粮食短缺与抑郁、焦虑和恶性应激有关，而与社会阶层无关（见第 49 章预防无食物保障 - 可获得的社区营养计划）。当发育障碍儿童的生存环境中存在粮食短缺等问题时，营养不良风险将增加。在有发育障碍儿童的家庭中，自付的医疗费用占比通常较高。在评估这一人群的营养问题时，识别这些额外的压力源至关重要。广泛的问卷调查可用于与粮食短缺有关的人群研究。Hager 等在临床采用了包含两个问题的简单问卷对粮食短缺问题进行调查：①在过去的 12 个月里，我们担心食物会不会在我们有钱购买更多食物之前就吃完了（是或否）；②在过去的 12 个月里，我们买的食物不能维持很久，也没有钱买更多的食物（是或否）。这两个问题的肯定回答应引起更多关注。

国家医疗法律伙伴关系中心设计了一种可用于临床，也可更好地识别与社会经济问题相关的营养不良的应用软件，即 IHELLP。这一方式有助于记录可能影响家庭相关营养障碍的因素，包括收入（I）；住房 / 公共设施（H）；教育（E）；法律地位（移民）（L）；文化水平 [儿童和（或）父母]（L）；人身安全（家庭暴力等）（P）。他们还为这一软件提供了一个有用的口袋卡以供临床医师使用（https：//www.aap.org/en-us/Documents/IHELLPPocketCard.pdf）。当考虑发育障碍儿童营养不良时，这些工具可为专业人士提供参考。

临床医师和家属也可使用如下资源（请参阅第 49 章）：

- WIC 食品套餐：https：//www.fns.usda.gov/wic/links-state-agency-wic-approved-food-lists

- 补充营养援助计划（SNAP）合格食品：https：//www.fns.usda.gov/snap/eligible-food-items

- SNAP-Ed 资源：https：//snaped.fns.usda.gov/

- 学校午餐和早餐计划：https：//www.fns.usda.gov/school-meals/nutrition-standards-school-meals

- 儿童和成人保健食品计划（针对婴儿、儿童和成人）：http：//www.fns.usda.gov/cacfp/meals-and-snacks

- 夏季食品服务计划：https：//www.fns.usda.gov/sfsp/summer-food-service-program

- 美国农业部食品分配计划：https：//www.fns.usda.gov/fdd/food-distribution-programs

- 特殊儿童中心和营养培训模块：http：//depts.washington.edu/chdd/ucedd/ctu_5/pacwestcshcn_5.html

（三）饮食史 / 膳食观察

营养评估应包括饮食史和（或）24h 饮食回顾，包括喂养环境、喂养设备、喂养能力、喂养困难、喂养时间、食物准备以及喂养方面的其他问题（喂养孩子的人；提供、消耗和拒绝了哪些食物和饮料）。通过回忆评估口服摄入量可能具有挑战性，在一项针对脑瘫患儿父母的研究中，摄入量高估达 300%。

1. 能量　由于发育障碍儿童的身体构成和运动 / 活动水平存在差异，评估他们的能量需求十分复杂。在一些发育障碍儿童中，体重增加所摄入的卡路里可能比预测方程获得的预测值低 20% ～ 40%。在专科诊所，常用膳食参考摄入量（DRI）和体力活动系数来估算能量需求。影响肌张力的药物，如苯海索和巴氯芬，可以通过减少肌张力或痉挛来减少能量消耗；利培酮可以通过增加饥饿感来增加能量摄入；胃造口管喂养可能导致脑瘫（CP）患者进食过多和体重增加。因此，密切监测体重是必不可少的。瘦体质、较高水平的活动度和行走可增加静息能量消耗（REE）。肠内营养已被证明可使营养不良脑瘫儿童的静息能量消耗（REE）比预期需要增加 70% ～ 102%。

2. 蛋白质　蛋白需要量是使用基于患儿实际体重的 DRI 比率来计算的。对于手术或伤口愈合期的患儿，蛋白需要增加 1.5 ～ 2g/（kg·d）。额外的卡路里或蛋白质未必增加杜氏肌营养不良或脑瘫患儿的肌肉成分，相反地，能量摄入增加会导致这些患儿脂肪质量较多和肌肉质量较少。

3. 微量营养素　如果儿童有足够多样的食物和足够的摄入量，则无须补充多种维生素 / 矿物质。DRI 对于不同年龄不同维生素和矿物质均有建议的摄入量。建议在特定情况下给予额外补充，例如，血清指标显示微量营养素摄入量低、手术、伤口愈合时期、基础疾病、药物 - 营养相互作用、多种食物过敏等。

4. 液体补充　液体需要量根据实际体重使用 Holliday-Segar 方程计算，并可根据需要为儿童进一步个性化。根据体重的估计值如下：

体重	计算的估计值
1 ～ 10kg	100ml/kg
10 ～ 20kg	1000ml + 50ml/kg（对于 > 10kg 的部分）
≥ 20kg	1000ml+20ml/kg（对于 > 20kg 的部分）

（四）发育障碍儿童的口腔保健

口咽 / 下咽内的病理变化（解剖学的、感染性的、牙龈的或其他类型的）可能是摄入量未达最佳标准的直接因素，随后可能导致营养不良（见第 48 章饮食、营养与口腔保健）。美国儿科学会（AAP）发表了一篇关于影响发育障碍儿童的口腔健康问题的综述。正如综述所概括的，导致口腔健康问题的各种因素可能对营养产生直接或间接的影响：口服抗拒（oral aversion）常见于曾在新生儿重症监护室住院的患儿，他们有过口腔不良经历和（或）与早产有关的吞咽困难；因无法口服液体或获得营养的儿童常进行非口服喂养，容易形成牙垢和牙龈炎；一些患有头面部畸形的儿童可能存在张口受限。这些口腔健康问题会影响可以提供的食物种类和数量。

（五）骨骼健康

骨骼健康是许多类型的发育障碍中普遍关注的问题。在这些儿童中，骨骼健康不良的危险因素包括：骨折史，持续的固定时间（包括术后），无负重状态，进食困难，肥胖，低钙和（或）低维生素 D 饮食，某些药物（质子泵抑制剂，一些抗癫痫药物，长期使用皮质类固醇）和日晒不足。对于有风险的人，应制订系统的监测计划。例如，适当摄入钙和维生素 D 以及监测 25 羟维生素 D 的血液水平和生长激素状态（如果有）。

（六）用药

许多有发育障碍的青少年需要长期服药，有些患儿甚至需要每天服用多种药物。药物可能会对营养干预产生负面影响；同样，孩子的营养状况和护理计划也会影响药物的生物利用度和代谢。药物可以增加或减少食欲，两个方向的变化都会产生不利的影响。有恶心这一不良反应或与微量营养素缺乏有关的药物会对生长和健康产生不利影响。

三、体　检

在发育障碍儿童中，与营养有关的体检变化可从轻微到显著。基于持续获得的身高和体重测量值来监测生长趋势是身体评估的第一步，也可能是最重要的一步。与先前的检查相比，其他身体变化需要在基础诊断的背景下考虑。体检结果提示的一些营养不良症状通常是晚期症状，例如皮下组织减少，脂肪储存减少，水肿，口咽部改变（唇疱疹、牙龈出血），头发稀疏脆弱和肝脾大。坏血病虽然很少见，但也有可能发生。注意孩子的举止将有助于发现营养不良症状。烦躁、冷漠、焦虑或社交互动减少可能与营养不良有关。在体重增长不佳的儿童中，在出现贫血以前，铁缺乏可能无症状或仅有轻微症状。

肌张力的检查和描述有助于评估总体能量需求。对身体水分状态的观察有助于评估液体需求和所需补液类型。如果关节或脊柱有结构性改变，其体格姿势异常可能会影响喂养过程。

在常规检查过程中不太可能有时间对喂养过程进行详细观察，但可以通过两种方式"延长检查时间"：①获得 5 ～ 8min 孩子常规进食的视频；②建立临床进食评估体系，在进餐过程中有父母、孩子、营养师和（或）进食治疗师共同参与，同时最好使用家中的食物和家中的餐具。进食观察扩大了检查范围，可以获得有关功能性进食方式的信息。密切随访过程中的体检（根据情况，每 2 ～ 3 周或每 2 ～ 3 个月进行一次）至关重要，不仅可以监测干预措施的有效性，而且可在未实现预期结果时协助做出决策。

四、基于病史／体检的诊断性研究

现在已有大量的实验室和（或）影像学研究对发育障碍儿童的营养和喂养方面进行

描述。病史和体检结果应该作为具体评估内容的指导性指标（营养评估的完整列表和说明，请参阅第 24 章营养状况评估）。

营养干预

1. **喂养模式和喂养方法** 喂养幼儿的"责任划分"方法是基于信任模型，即正常发育中的孩子可以通过进食正餐和零食来自我调节食物摄入量。父母负责提供多样均衡的正餐和零食，用餐计划，用餐地点，并为家庭用餐提供轻松的氛围。儿童应对自己的饮食，是否进食以及进食量负责。尽管这种方法的所有组成部分都不适合发育障碍儿童，但仍可采用定期进餐和吃零食，家庭一起进餐以及减少进餐时的进食压力这些方式帮助发育障碍儿童用餐。有关干预的信息和示例，请参见 http：//www.ellynsatterinstitute.org/。喂养困难的严重程度各不相同，这也决定了儿童进餐所需帮助的程度，包括最小程度地设置托盘、切割食物，到最大程度的完全依赖于喂养。日常活动更依赖于父母的孩子通常会更加依赖喂养。

2. **饮食治疗** 在进行了可能包括临床喂养评估和（或）视频下吞咽检查的全面评估后，RDN，言语障碍治疗师（SLP）和职业治疗师（OT）与家人一起制订全面的喂养计划，并提供包括食物质地的修改，液体改变，进餐环境，进餐地点，进餐进程及行为修改方面的建议。上学医嘱可纳入个体化教育计划（IEP）或 504 计划。

3. **胃肠道疾病的干预** 一些胃肠道疾病可直接影响喂养和营养吸收。胃食管反流病（GERD）在神经发育障碍儿童中很常见。胃排空延迟也可能导致发育障碍儿童（如肌营养不良）出现 GERD。他们可能需要进行医学和（或）外科手术干预。选择适当的饮食可改善 GERD 儿童的临床症状，如在接受肠道喂养时，调整输液速度、每次喂养量和配方 / 添加剂。应当指出，与药物（例如质子泵抑制剂）有关的肠道细菌过度生长及其相关症状可能对食欲和营养吸收产生负面影响。

发育障碍儿童的便秘可能与他们的基础疾病、活动状况、药物治疗以及液体 / 纤维摄入有关。便秘会导致食欲下降、食物摄入减少和体重减轻。便秘可能会被错误归因，例如，"臀部疼痛"实际上可能是下腹部肌肉收缩的增加和便秘引起的疼痛性痉挛。摄入足够的水分和膳食纤维可以降低便秘的风险。

4. **肠内喂养（见第 23 章肠内营养支持）** 一些出版物可为发育障碍儿童的肠内喂养提供指导，这些出版物提供了可考虑使用肠内管饲的临床案例。适合肠内喂养的疾病包括口服摄入不足（与吞咽困难、代谢需求增加、危重疾病和后遗症、先天性异常有关），消化和（或）吸收障碍（与基础疾病有关的短肠综合征，囊性纤维化，严重的免疫缺陷），胃肠道运动障碍，营养不良和原发性代谢障碍导致的生长异常。

当考虑肠内喂养完全或作为口服喂养的辅助方式进行喂养时，与儿童及家庭充分交流至关重要。此类决策应至少包含情感、社会、文化、医学和经济方面的考虑。AAP 临床报告为何时考虑使用非口服喂养及应该使用的共享决策方案提供了循序渐进的指导。共享决策指导着重于决策的背景，影响该决策的价值观和信念体系，以及儿童、家庭和医师共同制订舒适、自信的决定和护理计划所遵循的护理过程。请参考 http：//pediatrics. aappublications.org/content/early/2014/11/18/peds.2014-2829。

当发育障碍儿童开始肠内喂养时，体重是否增加通常是衡量成功与否的标准。然而，需要数周、数月或数年的密切随访，以确保喂养方案不会导致体重增加过多。超重可能会对患儿产生不利影响，并且可能成为参与日常生活和生活独立的阻碍因素。

Vernon-Roberts 等在一项针对脑瘫儿童的胃造口管喂养的研究中表明，即使给予低能量，微量营养素充足，高纤维基础配方的食物，使能量摄入低于预估的 75%，也能满足继续增长的需求。某些其他情况的儿童所需要的能量甚至更少。作者介绍了精心调整的喂养方案以满足个体生长需求，这也再次强调了与受过训练并熟悉这类患儿的儿科营养师密切互动的重要性。

5. 配方奶选择 大分子聚合的儿科肠溶配方奶粉的热卡浓度为 0.6 ～ 2kcal/ml，通常适用于 1 ～ 10 岁的儿童。成人配方奶粉的热卡浓度为 0.3 ～ 2kcal/ml，通常建议 10 岁或 10 岁以上的儿童使用。然而在临床实践中，由于钙和维生素 D 的强化和为了减少补充剂的数量，儿科肠内配方奶粉使用的时间更长。根据配方食品的量和患儿的年龄，维生素和矿物质的 DRI 最高可以达到 100%。专家建议当孩子的年龄为 8 ～ 10 岁时才使用成人配方食品。对于肠功能正常的儿童，大分子聚合物肠内营养配方包含完整的营养成分并能提供酪蛋白。

发育障碍儿童可能有影响各种配方成分的吸收和耐受的原发或继发疾病。因此，配方奶的选择可能特别重要（请参阅附表 M-1：特殊用途的肠内营养产品精选）。大豆配方奶不含乳清、酪蛋白或乳糖，可用于素食者和对牛奶蛋白过敏的人。肠内配方奶通常不含麸质，不含乳糖或乳糖含量低。高热量配方奶适用于容量不耐受的患儿，但因其提供的游离水较少，在评估摄入量时应考虑总液体摄入量。低热量配方奶减少了能量，可为代谢低下的患儿提供充足的蛋白质和微量营养素。添加纤维（大豆纤维、瓜尔豆胶、菊糖和低聚果糖）的配方奶可以帮助改善肠道功能，高蛋白配方奶可以额外补充蛋白质，以满足增加的蛋白质需求。

严重吸收不良的儿童可以使用基于蛋白质水解物的配方奶，也可以使用以中链甘油三酸酯（MCT）形式提供游离氨基酸或短链肽和脂肪的配方奶。

尽管目前受益的证据有限，商业上混合的"真实食物"管饲和家庭混合的管饲越来越流行。一些家庭更喜欢"全食物"的混合饮食，以使喂养时间正常化，他们能够像喂养其他孩子一样喂养发育障碍儿童，并控制成本。文献表明为食物过敏者、敏感者、素食主义者定制食品可减少呕吐和厌食，改善胃食管反流、便秘和容量耐受性。

混合管饲喂养与商业配方奶粉的组合可满足营养需求。在一项对儿科患者进行肠内喂养的研究中，90% 的患者部分服用了商业配方奶粉，以弥补混合喂养营养上的不足。

如果家庭选择在家里准备管饲或使用商业的全食物喂养，则应与 RDN 协商以确保足够的营养摄入和安全喂养。喂养时首选间歇胃管喂养，由于这些配方奶很浓稠，需稀释后喂养以免堵塞管道。

模块化产品以碳水化合物、蛋白质、脂肪和纤维的形式增加能量而不增加体积。大多数模块化产品都提供单一的营养素，例如碳水化合物、蛋白质、脂肪和纤维。有一些模块化产品包含两种类型的常量营养素。例如，一种产品同时包含碳水化合物和脂肪，另一种产品既包含脂肪又包含蛋白质。临床医师在添加模块化产品时，必须确保适当的营养分配，并考虑替代的配方奶粉。

6. 喂养耐受性　营养不良的儿童有更高的风险出现再喂养综合征（见第 26 章营养不良和第 38 章儿童和青少年饮食障碍）。建议给这类儿童补充钾、磷和维生素。在开始喂养有再喂养综合征风险的儿童时，应密切监测钾、磷和镁的血清水平。体重指数 < 16 kg/m²；在过去 3 ～ 6 个月内体重减轻了 15% 以上；低钾、低磷和低镁；摄入量减少持续 5 ～ 10d 的儿童尤为危险。

作为多学科团队的组成部分，医师和 RDN 应该监测肠内喂养耐受性，生长趋势以及相关实验室检查结果。如果儿童也通过口服进食，则应评估喂养方式的组合，以确保摄入足够的推荐营养素。肠内喂养不耐受的常见指标包括腹泻、恶心、呕吐、腹胀以及与反流引起的微量吸入有关的肺部症状。医师和 RDN 对症状的管理可能包括更改配方、输液量、喂养速率、喂养计划，以确保足够的液体摄入和药物管理。

奥利基金会和管饲意识基金会（www.oley.org；http：//www.feedingtubeawareness.org/）提供了很多资源，可帮助家庭和看护人正确实施肠内喂养和管理并发症。

五、常见发育障碍儿童的营养问题

（一）自闭症谱系障碍

自闭症谱系障碍（ASD）以语言延迟、刻板行为和社交障碍为特征，许多 ASD 患儿在喂养技巧和模式上也存在差异。ASD 患儿食物储备有限，具体表现为食物种类有限，僵化的进食时间，对特定食物质地的偏爱以及抵触尝试新食物。为了控制 ASD 的症状，一些家庭采用无麸质 / 无酪蛋白的饮食。但迄今为止，在高证据水平的研究中，两种方法均未提示可改善 ASD 症状。这些饮食可能导致微量营养素缺乏。药物（例如抗精神病药物，情绪稳定剂）可引起食欲变化，导致体重显著减轻或增加。

（二）脑瘫

脑瘫是一种肌肉控制 / 协调障碍。临床上认为脑瘫是"非进展性的"，但其临床表现可能会随着时间的推移而发生变化。没有喂养困难的脑瘫患儿生长速度可接近正常水平。但喂养困难的脑瘫患儿表现为生长速度缓慢和最终身高 / 体重减低。脑瘫患儿卧床可能会出现体重超重并可能进一步加重并发症。同样地，进行肠内喂养但体育活动少的患儿肥胖风险更高。

（三）囊性纤维化

囊性纤维化患儿往往体重偏低。2016 年发布的指南提供了几项建议，包括使用肠内管饲来满足生长需求，因为已有证据表明，营养状况改善后肺功能也会随之改善。肠内喂养可增加囊性纤维化相关性糖尿病、厌食、饮食失调和其他行为问题的风险。在开始非口服喂养方案之前，应在共同决策过程中讨论这些风险。

（四）药物暴露和胎儿酒精谱系障碍

在子宫内接触药物和（或）酒精的儿童可能会表现出不可逆转的神经、精神和身体

516 第 36 章

发育迟缓。营养不良则会加剧发育不足。尽管患有药物暴露和胎儿酒精谱系障碍的儿童在幼儿期的低体重率较高，但随着时间的流逝，他们超重/肥胖的风险是同龄人的 3 倍，必须对他们进行密切监测。

（五）唐氏综合征

唐氏综合征患儿由于肌肉减少、身材矮小和行动不便，在婴儿期出现进食困难的比例较高，并且在以后的生活中超重/肥胖的风险也较高。美国儿科学会建议，如果唐氏综合征患儿食用了麸质，应在每次预防保健就诊时对其进行乳糜泻筛查。

（六）肌肉萎缩症

对于肌肉萎缩症患儿而言，由于肌肉成分的减少和脂肪质量的增加，导致身体成分改变，很难评估其能量需求，也不能使用体重指数对其进行评估。维持肌肉力量和功能的类固醇治疗通常会导致体重增加，并持续到成年，最终引起矮小和低骨密度。作为多学科护理的一部分，建议在整个生命周期中，对这些患儿进行基于 RDN 的早期营养干预。患有杜兴氏肌营养不良症的儿童往往存在吞咽困难，这与口咽肌无力有关，且可能导致体重增加不佳和肺部并发症。全部或部分肠内营养可改善其营养和呼吸状况。

（七）遗传代谢病

营养师在这些疾病方面接受过专门培训，是重要的参与者，他们能够与家庭合作并使这些孩子维持最佳的生长和发育。患儿需要在整个生命周期中密切监测微量营养素和常量营养素的摄入量。

（八）唇腭裂

许多父母担心自己唇腭裂孩子的喂养问题。母乳喂养在许多孤立的唇裂病例中是成功的，但仅用直接母乳喂养来哺喂腭裂婴儿很少成功。对于想要为婴儿提供母乳的母亲而言，使用高质量的吸奶器至关重要。有各种特殊的乳头和助产瓶可供选择，以方便喂养唇腭裂婴儿。由于喂奶时进气量增加，患有唇裂的婴儿会频繁打嗝。当有腭裂或功能障碍时，鼻反流也很常见。有关喂养方法的详细信息，请参阅唇腭裂基金会的出版物《喂养您的宝宝》（https：//cleftline.org/family-resources/feeding-your-baby/）。

（九）普拉德 - 威利综合征

普拉德 - 威利综合征患儿通常从严重的低血压开始，在婴儿期，可因喂养困难而出现发育不良。随后，因以寻找食物和与食物有关的行为问题可表现为食欲亢进和肥胖，2 型糖尿病和代谢综合征等风险也随之增加。向营养师咨询以监测其生长方式，喂养问题以及与进食有关的行为问题，可以帮助其维持适当的生长速度。在启动和管理时需格外小心。研究表明，生长激素治疗可改善其线性生长和身体组成。

（十）蕾特氏症

蕾特氏症是一种与 *MECP2* 基因突变有关的神经系统疾病，多见于女孩。随着孩子长大，喂养困难和营养不良经常会发生。因此，需要一种综合的，多学科的方法来改善营养状况。如果口服喂养不安全，则可以提供肠内营养以改善呼吸、营养状况，促进生长以及改善瘦体重和脂肪储存。蕾特氏症患儿肌张力低下，体育活动减少，他们的瘦体重、脂肪储备和骨密度都会降低，且其骨折风险增加了 4 倍。

（十一）脊柱裂

脊柱裂患儿通常比正常发育的同龄人矮小。脊柱裂病灶的水平与体脂百分比相关，而且肌肉成分越低，能量消耗越少。他们的移动和大幅度活动差异很大，这使得提供体重增长、健康和健身建议的团队很难对他们的能量消耗进行估计。

六、小　　结

对于所有儿童而言，充足的营养对于其成长、舒适度、发展、行为、日常生活和生活质量都至关重要。而对于发育障碍的儿童，营养不良很常见，这也使得对这些儿童的护理更加复杂困难。因为许多评估营养状况的标准方法尚未在该人群中得到验证，临床医师可能很难对他们进行准确的营养评估。本章述及的纵向生长趋势和临床症状的要点为发育障碍儿童的营养评估提供了合理的参考。

儿童和家庭与临床医师的协作关系一直很紧张，与儿科 RDN 的协作关系也是如此。在理想情况下，无论是在初级医疗机构，还是在随访儿童的专科医疗中心，儿科 RDN 都应纳入诊疗团队。最后，随着这些儿童的成长和年纪增长到超过儿科的年龄范围，我们需要密切关注从儿童向成人的医疗过渡，并向成人医疗团队提供这些孩子的医疗计划变更和资源清单。

（翻译　复旦大学附属儿科医院　李　萍　　审校　黄国英）

第37章

危重患儿的营养

一、概　　述

　　提供理想的营养治疗在危重症儿童及婴儿监护中极为重要，目标是满足患儿能量、常量营养素和微量营养素的需求，并在疾病应激反应所致代谢分解阶段保持瘦体重。在创伤、脓毒症、手术或烧伤等多种危重症所致应激情况下，患儿的代谢需求各不相同。在儿科重症监护室（pediatric intensive care unit，PICU）环境中，营养需求的准确估计和床旁合理营养治疗往往是一项挑战，如果不能准确估计和满足这些需求，可能会导致疾病期间的营养状态恶化。一部分危重患儿在入 PICU 时已存在较高的营养不良发生率及低代谢储备，长期喂养不足可导致累积营养缺乏，可能与不良结局有关。另一方面，已证实部分危重患儿处于低代谢、低静息能量消耗状态。在这种情况下，使用不准确的静息能量消耗（resting energy expenditure，REE）估算公式可能会导致喂养过度。喂养不足和喂养过度都会产生不良后果。为危重症患儿设计最佳的营养策略需要对危重症的代谢反应有充分的了解，意识到床旁营养治疗的挑战，以及营养供应与预后之间的关系。营养治疗对预后的影响可能与潜在营养缺乏的患者最相关。

二、营养不良和代谢储备

　　准确评估 PICU 患儿营养状态非常困难。危重症急性期常存在液体再分布和毛细血管渗漏现象，此时人体测量学评估法不能准确评估患儿营养状态，疾病情况也可能妨碍危重症患儿常规监测体重及身高（包括体重指数），内脏蛋白及微量营养素测定结果也可发生改变。因此，尽管有报道提出超过 25% 的 PICU 患儿在入院时已存在营养不良，其真实发生率可能尚不明确。能量消耗评估不准确以及营养供给不充分可增加危重症患儿远期营养恶化风险。健康儿童及婴儿机体组成和成年人有所不同，应激期蛋白及脂肪储备有限。应激代谢反应的基本特点是通过蛋白分解产生抗炎及组织修复所需的游离氨基酸，这种维持个体急性应激所需的适应性反应在应激反应期延长或慢性应激时可造成机体瘦体重显著减轻。因此，儿童和婴儿在长期代谢应激时负氮平衡风险较高，且易引起预后不良。在危重症患儿治疗中，提供最佳的常量营养素以减少蛋白质消耗是非常重要的环节。

三、蛋白质代谢

危重症时机体蛋白持续分解而合成减少，故以蛋白质大量消耗为特点。这种适应性反应可为机体提供大量游离氨基酸，游离氨基酸自骨骼肌重新分布以用于组织修复、伤口愈合并参与炎症反应，而碳骨架可通过糖异生为多个脏器提供葡萄糖。危重症急性期蛋白质转化为游离氨基酸者远多于饮食摄入。循环中急性期蛋白（如 C 反应蛋白、纤维蛋白原、α-1- 抗胰蛋白酶、结合珠蛋白）显著增加而肝合成的内脏蛋白（如白蛋白及视黄醇结合蛋白）显著降低体现了氨基酸重新分布的优先顺序。危重症期间为负氮平衡，蛋白分解大于合成，与饥饿不同，食物中添加葡萄糖不能抑制此过程，也不能减少内源性糖异生，反而常常导致高血糖。若不能在以持续性机体蛋白消耗为特点的长期代谢应激反应期提供足够蛋白质，则可导致机体瘦体重的持续丢失。肌肉减少可能导致病死率上升，除骨骼肌外还包括心肌和膈肌，心肌和膈肌减少可导致心肺功能不全。理想蛋白供给可通过增加蛋白合成恢复蛋白平衡，但不能减少蛋白分解。供给危重症患儿理想的蛋白质需要量在营养支持治疗中最为重要，但特殊氨基酸溶液在特殊危重症患儿的应用问题尚待研究。另外，激素及其他干预措施对降低 PICU 危重症患儿蛋白分解严重度的作用尚无充分研究。

四、糖类和脂代谢

在制订营养治疗方案时，确定蛋白需求后则需合理分配作为能源物质的糖脂比例。危重症糖代谢特点为糖生成增加，糖异生以保证依赖葡萄糖供能组织的能量需求，如脑、红细胞及肾髓质。危重症患儿饮食中添加葡萄糖并不能阻止糖异生，同时机体对胰岛素敏感性减低亦导致葡萄糖利用减少，故反而可造成高血糖。已有报道显示高血糖与危重症患儿不良预后相关。然而，严格血糖控制（tight glycemic control，TGC）策略旨在使用胰岛素预防危重儿童的高血糖，在大型、设计良好的多中心研究中尚未被证明能改善患儿预后。此外，儿童 TGC 可能增加低血糖的风险，这仍是 TGC 胰岛素治疗的主要障碍。尽管各 PICU 的胰岛素应用指征有所不同，使用了一系列可接受的血糖值，但通常较为谨慎。危重症患儿过度喂养发生率可能被低估。实际能量需求评估不准确，高估应激代谢反应所需能量，以及不能定期监测体重等问题均可导致意外的过度喂养。过度喂养时多余葡萄糖转化为脂肪可增加患儿二氧化碳负担，尤其是饮食以糖类为主者。在呼吸功能不全的危重患儿中，可增加机械通气比率或延长机械通气时间。呼吸熵指机体释放二氧化碳和吸收氧气的比值，可用间接热量测定法（indirect calorimetry，IC）测定，在葡萄糖摄入过多及脂肪合成增加患儿明显升高。而饮食中摄入的多余脂肪可以甘油三酯形式储存，且不增加二氧化碳的产生，故 PICU 营养支持时脂肪供能通常占 30% ～ 40%。

五、危重症期间的能量需求

危重症期间的能量需求和疾病性质及严重程度有关。多种公式已被用于估算 PICU 患儿基础能量需求及每日处方能量分配。这些公式基于健康人群的年龄、性别和体重数据，故用于 PICU 患儿能量消耗估算常不准确。另外，这些公式也纳入了包括发热在内的多种应激因素，以考虑到特定情况下的能量消耗。床旁实际能量供应可能明显低于或远远超过处方能量。未能在一段时间内提供规定的能量会导致能量不平衡累积和人体测量学参数恶化，最终导致不良结果。

有时候，危重患儿的代谢应激反应与患者巨大的能量负担有关。尤其是烧伤患者高代谢反应更为明显，这种高代谢反应在损伤发生后可持续数周。在此高代谢阶段，喂养不足可导致患儿营养状态恶化，特别是当蛋白质摄入受限时肌肉丢失增加。相反，危重患儿自身的多种因素也可能会减少总能量消耗。PICU 因缺乏体力活动、体温管理、镇痛镇静管理策略和机械通气都有助于减少能量消耗。近年发现行简单大手术的新生儿仅出现一过性能量消耗增加 20%，并在 12h 内回归基线水平。大室间隔缺损修补术或动脉导管结扎术后气管插管的新生儿静息能量消耗低于预期且接近健康婴儿基线水平。采用稳定同位素技术测定应用体外膜肺（extracorporeal membrane oxygenation，ECMO）治疗的危重症新生儿平均能量消耗与同年龄、同饮食、无应激对照组接近。公式法有可能高估危重症患儿在多种轻度暂时性能量消耗增加的应激状态时的能量消耗。因此，PICU 中可能经常发生意外的过度喂养，过度喂养和喂养不足均对预后不利。长期过度喂养导致患儿生成二氧化碳显著增加，尤其是碳水化合物供能比例较高的肠外营养患儿。过高的二氧化碳负担可影响慢性呼吸功能不全患儿预后，包括延长机械通气时间及 PICU 住院时间。过度喂养的其他危害包括高甘油三酯血症、高血糖及肝毒性。

应用 IC 准确评估 REE，在某些中心和特定人群中是可行的。该方法已使用了几十年，可帮助人们更好地了解危重儿童的代谢状态和能量需求。在无条件应用 IC 的中心，谨慎使用标准方程式估算 REE 必须同时警惕所需和给予能量之间意外累积的不平衡。

六、微量营养素

在成人和儿童危重病期间，重要的是评估补充某些具有抗氧化作用的微量元素的益处。疾病或创伤急性期，特定酶、辅酶因子（硒、锌、铁和锰）、巯基供体（谷胱甘肽）及维生素（E 和 C）组成抗氧化应激防御系统，以维持内环境稳态。由于维生素和微量元素由中心循环再分布到组织，以及伤口失液、液体渗出及第三腔隙液体积聚等原因，危重症患儿疾病早期可出现微量营养素缺乏。创伤后辅酶因子、维生素和微量元素迅速降低，并可在数周内低于正常水平。危重症患儿内源性抗氧化因子储备过低和自由基增加、全身炎症反应增强、细胞损伤与患病率和病死率升高有关。人们对抗氧化因子维生素 D 的研究越来越有兴趣。重度烧伤患儿血清维生素 D 含量于烧伤后数月均较低。低血清维生素 D 水平和预后之间的相关性以及在危重疾病期间补充维生素 D 的作用仍有待确定。早期补充微量营养素来预防其严重缺乏，纠正氧化 - 抗氧化平衡紊乱，并减轻脏器氧化损伤，已在成人危重症中开展研究。

七、免疫营养

1997 年，Bone 等探讨了机体损伤或感染时，炎症反应和代偿性抗炎反应平衡的重要性。此平衡的目的是在保证机体有效防御的同时避免炎症反应失控，故免疫调节显著影响危重症患儿的感染应答及预后。免疫强化饮食（immune-enhancing diets，IED）已问世多年。越来越多的成人研究检验了 IED 对多种疾病的作用及对预后的影响。然而，由于研究设计的缺陷和不同患者群体中 IED 制剂的异质性，成人研究所得结论相互矛盾。市场上流通的成人营养制剂种类繁多，难以解释各营养素的具体作用，且混合后可发生协同或拮抗。尽管没有确切数据证明 IED 可改善预后，补充谷氨酰胺、抗氧化剂或鱼油有望在特定的患者群体中发挥有益作用。然而，在最近一项大型多中心 2×2 析因试验中，接受谷氨酰胺治疗的成人多器官衰竭患者的住院和 6 个月死亡率显著增加，28 天死亡率呈上升趋势。在另一项研究中，随机接受含有谷氨酰胺、ω-3 脂肪酸和抗氧化剂配方奶粉的患者没有感染相关的益处，6 个月死亡率更高。在一项比较有效性的研究中，接受肠内营养的机械通气儿童被随机分配接受谷氨酰胺、锌、硒和美托洛普酰胺或乳清蛋白联合肠内营养，纳入 293 名患者后，两组患者在 PICU 住院时间、机械通气持续时间、感染或死亡率方面无差异。这项研究被终止，但在免疫功能低下的儿童亚组中，干预组的医疗相关感染显著减少。

八、PICU 营养供给面临的挑战

胃肠道有功能的患儿首选肠内营养。肠内营养有助于保护小肠黏膜完整性，增强黏膜免疫力，并减少肠外营养使用及相关并发症和感染风险（见第 23 章肠内营养支持）。未行肠内营养者迅速发生小肠黏膜损害，包括隐窝深度变浅及绒毛高度降低。总之，相比肠外营养，肠内营养更符合人体生理，更安全，也更经济。然而，在危重患儿中建立和维持肠内营养摄入常常与 PICU 中的其他治疗和诊断干预措施相冲突，并且具有挑战性。危重症患儿床旁理想肠内营养供应存在多个障碍，大量 PICU 患儿发生肠内营养中断或肠内营养起始延迟，多由需要禁食的检查操作、肠内营养不耐受或肠内营养禁忌证所致。对 PICU 营养支持治疗进行的前瞻性调查显示，由于缺乏规范化营养支持策略及过度担心特殊情况下的肠内营养安全，很多起始并维持肠内营养的时机经常被忽视。此外，有些病人不能耐受肠内营养，或在肠内喂养后有黏膜缺血或肺吸入的风险。肠内营养的益处必须与这些儿童的风险相平衡。已证明逐步增加喂养量的方法有助于在 PICU 安全提供肠内营养。

肠外营养作为对不能耐受完全肠内营养儿童的营养补充（见第 22 章肠外营养）以实

现营养目标。近期有些针对危重儿童肠外营养最佳时机的研究。在一项大型对照研究中，PICU 中的危重患儿被随机分配接受早期（入 PICU 后第 1 天）和延迟（入 PICU 后第 8 天）肠外营养，接受延迟肠外营养治疗组的患儿临床结果明显更好；在成人危重患者中也有类似的结果。因此，危重儿童中积极、早期补充肠外营养策略（入院后 24h 内）的作用受到质疑。这些结果也再次强调了在可行的情况下，应用肠内途径满足急性危重症患儿营养的需求。

九、小　结

营养治疗是重症监护的重要组成部分。危重症患儿在疾病急性期存在营养恶化风险，PICU 住院期间需认真关注其代谢状态，方可给出合理的常量营养素及微量营养素处方。肠内营养的优点已被充分证明。充分认识 PICU 危重症患儿营养供给面临的许多挑战有助于实现营养目标并可能改善临床预后。PICU 的营养治疗必须被视为临床和研究的重点。由于 PICU 患者的异质性，在危重疾病期间，最佳开始时间、路径和营养物供给方法个体化可能有益。

（翻译　首都医科大学附属北京儿童医院　方伯梁　刘　珺　钱素云）

第**38**章

儿童和青少年饮食障碍

一、概　　述

　　饮食障碍是一种由行为、认知、情感和身体标准来定义的复杂的生物心理社会障碍。通常在青春期发病，并与内科疾病和精神疾病的发生率显著相关。据估计，青春期女孩一生中饮食障碍的患病率为5.7%，青春期男孩为1.2%。饮食障碍的特征是饮食行为和体型的严重异常，这与心理困扰和功能损害有关，并且通常还有躯体症状。并发症的发生可能是对营养不良的适应性反应结果，也可能是继发于不健康的体重控制方法，如自我诱导呕吐或使用泻药、利尿剂或减肥药。

　　《精神障碍诊断和统计手册》第5版（DSM-5）包括以前版本就有的几个变化，提高了喂养和饮食障碍诊断类别的临床效用。临床上儿童和青少年最常见的饮食障碍诊断类别包括神经性厌食症（AN）、神经性贪食症（BN）、暴食症（BED）、回避性限制性食物摄入障碍（ARFID）和非典型性神经性厌食症。虽然饮食障碍最常发生于女性，但10%~15%的AN或BN患者为男性，在更小的年龄组中男性比例更高。在男性、少数民族和年轻人群中，饮食障碍患病率可能正在上升。通常，饮食障碍症状首先出现在儿童或青少年早期，而弗兰克障碍通常在青少年中期或晚期或成年早期发病。各个年龄段的AN型饮食障碍终生患病率约为1%，BN型为1%~4%；最近一项关于青少年流行病学调查显示，AN型饮食障碍的终生患病率为0.3%，BN型为0.9%。BED型为1.6%。报道的饮食障碍患病率可能低于其实际发生率，因为饮食障碍常常未被认识到，并且个体可能由于感到羞耻和害怕被歧视而不愿承认相关症状或寻求医疗帮助。早期发现和早期干预至关重要，可以改善预后。

　　目前临床研究多集中在AN和BN，但在儿童，尤其是青少年，常常难以完全符合AN或BN诊断标准，原因是他们可仅表现为体重增加不足，而不是体重显著下降，淡化或否认对体型的不满意，或者过度看重体重/体型。由于饮食障碍对身体和情绪发育有长期潜在影响，临床医师应降低儿童和青少年干预门槛。早期识别与改善预后有关，所以儿科医师应尽早地识别这些疾病。

　　本章重点是为医师提供评估和治疗儿童和青少年饮食障碍的实用信息，尤其是评估和治疗这些复杂疾病中常见的营养和健康问题。

二、临 床 表 现

(一) 神经性厌食症 (AN)

1. 诊断标准　AN 以持续性低体重为主要特点，患者非常害怕体重增加，对体形变化存在认知障碍 (如即使体重低于正常也坚信自己很胖)。诊断高峰年龄为 13～15 岁，范围为 10～25 岁。在 DSM-5 中，删除了诊断标准的闭经和特定低体重"阈值"，但规定与体重有关的体重指数 (BMI) 低于同年龄的第 5 百分位则提示低体重。当临床医师接诊儿童和青少年患者时，应回顾其生长轨迹以明确身高和体重是否低于期望值。

AN 患者常通过限制饮食、过度运动及遵循严格饮食规定以达到降体重目的。虽然所有 AN 患者都限制饮食，摄入量均低于营养需求量，但也有一部分患者偶尔出现暴食和 (或) 清除行为。DSM-5 列举了 2 种类型的 AN：限制饮食型和暴食 / 清除型 (表 38.1)。限制饮食型患者可能在情绪和个性方面受到压抑，而那些暴食或清除型患者更容易在有饮食障碍症状的同时暴发其他不理智的行为，包括药品不当使用、B 族人格障碍、情绪不稳和自杀行为。此外，暴食 / 清除型患者可能出现更严重并发症，如电解质紊乱。

表 38.1　神经性厌食症诊断标准

A. 限制能量摄入以低于相应需求量，导致相对于年龄、性别、发展轨迹和身体健康的显著低体重。显著低体重是指体重低于正常水平的最低值，或者对于儿童和青少年来说，低于预期的最低值
B. 对体重增加或变胖有强烈恐惧感，或者即使在显著低体重情况下，仍持续存在干扰体重增加的行为
C. 对体重或体型存在认知障碍，对自身体重或体型评价不当，或对低体重的严重危害持续认识不足
限制饮食型：最近 3 个月患者没有出现反复暴饮暴食或清除行为 (如自己诱发呕吐或用泻药、利尿剂或灌肠剂)。这种亚型厌食症主要通过节食、禁食和 (或) 过度运动来实现减肥
暴食 / 清除型：最近 3 个月患者反复出现暴食或清除行为 (如自己诱发呕吐或用泻药、利尿剂或灌肠剂)

2. 相关症状和并发症　从心理学上讲，患者经常表现出对体型的认识严重扭曲；过分关注体重、体型和饮食；限制性或负性情感；对疾病了解非常有限。他们可能是完美主义者、强迫症、人际关系紧张者或不能认清自己身份的人。此外，他们经常在成熟、性发育、分离和个性化方面经历内心冲突。值得注意的是，AN 病死率在所有精神性疾病中最高，自杀和心脏并发症是死亡的主要原因。

当 AN 患者体重下降明显时，大多数器官系统都会受到影响 (表 38.2)。体征包括心动过缓、低血压、直立性低血压 (指直立时脉搏增加 20 次 / 分或收缩压下降 20mmHg)、长出类似胎毛的绒毛、脱发和水肿。自己诱发呕吐者可表现出牙齿腐蚀、涎腺肥大和手背老茧 (Russell 征)。实验室检查可包括电解质异常，特别是低钾血症、低磷血症、低镁血症和低钠血症。胃肠道并发症，如便秘、胃蠕动迟缓和胃排空延迟均较为常见。住院神经性厌食症青少年中约 40% 出现转氨酶升高。血尿素氮升高可能是由于脱水引起的肾功能异常所致。也可以发生抗利尿激素分泌异常所致的多尿症，但这常发生于再喂养期间。约有 20% 的患者在再喂养期间出现外周性水肿。还可出现轻度贫血、白细胞减少和血小板减少，但多在再喂养后逐渐好转。神经系统异常包括灰质容量减少和脑脊液量增加，但随着病情好转可部分可逆。

表 38.2　神经性厌食症的相关症状和并发症

系统	特　征
心脏	心动过缓，直立性低血压，心律失常，二尖瓣脱垂 / 杂音，左心室收缩力减弱，校正 Q-T 间期延长，迷走神经张力增加，心包积液，充血性心力衰竭
内分泌和代谢	闭经，甲状腺功能减退，青春期延迟，生长受阻，体温过低，骨密度降低，正常甲状腺病态综合征，电解质紊乱，血清睾酮或雌二醇降低，高胆固醇血症，高皮质醇血症
骨骼	低骨密度，骨折
乳房	萎缩
皮肤	唇干裂，手足发绀，高胡萝卜素血症，脱发，皮肤干燥，痤疮，胎毛，皮肤苍白
口腔 / 牙齿	牙釉质侵蚀和牙龈萎缩，腮腺肿胀，涎腺肥大，血清淀粉酶水平升高，口臭
胃肠道	继发于便秘的大便干结，直肠脱垂，舟状腹，食管炎，胸痛，消化不良，胃食管反流，食管裂孔疝，肠易激惹综合征，结肠黑变病，迟缓性或泻性结肠炎
肺	气胸或继发于呕吐的吸入性肺炎，再喂养期间的肺水肿
神经和精神状态	神经认知障碍，肌肉力量减退，周围神经病变，运动障碍
血液	贫血，白细胞减少症，血小板减少症
肾脏	尿素氮升高，结石

心电图异常（如低电压、心动过缓、T 波倒置、ST 段压低和心律失常）较常见，但多在再喂养后恢复正常。某些心脏问题，包括 Q-T 间期延长、心肌损伤和继发于电解质紊乱所致的心律失常，都可能是致命的。由饥饿引起的下丘脑 - 垂体 - 性腺轴抑制所致的闭经，在 AN 青春期女孩中很常见，有多达 20% 的患者可能先于体重显著减轻。其他内分泌并发症包括正常甲状腺病态综合征或低 T3 综合征、伴有低胰岛素样生长因子 -1 的相对生长激素抵抗和血清瘦素浓度降低。营养不良严重的患者发生这些并发症的可能性增加（由绝对 BMI 或 BMI 中位数百分比决定）。尽管随着体重恢复许多并发症可逐渐缓解，但骨密度（BMD）降低可能持续存在，增加骨折风险。虽然雌激素缺乏是导致 BMD降低的主要原因，但是 AN 妇女或女孩通过口服雌激素 - 黄体酮混合丸剂来补充雌激素以提高 BMD 的效果并不理想。相反，研究发现，对比安慰剂组，利用经皮吸收的雌激素或少量递增口服雌激素以模仿青春期早期雌激素水平上升时的情况可以增加 AN 青春期女孩的骨密度。但是骨骼自然生长速率仍低于正常体重人群，可能在体重恢复前，单单补充雌激素不能改善其他激素缺乏的状态。

在低体重的女性运动员中，能量可用性低（不论是否有饮食障碍）、下丘脑性闭经和骨密度低被称为"女运动员三联征"。能量可用性是指膳食摄入能量减去运动消耗能量，是为其他身体功能活动所保留的膳食能量。一些运动员采取不正常的饮食方式，包括限制饮食、禁食、暴食和清除，或者可能使用减肥药、泻药、利尿剂或灌肠剂，借此维持较低的能量可用性。女运动员三联征在青少年运动员中更常见，因为她们所参加的体育运动更强调运动员身体瘦小。

（二）神经性贪食症（BN）

1. 诊断标准　在 DSM-5 中，BN 的特征是有规律的暴食、暴食后恰当的抵消行为及对体重和体型的过度关注（表 38.3）。暴食和抵消行为的频率阈值为每周 1 次，至少持续 3 个月。暴食定义是在进食时，客观上摄取大量食物但主观上感觉难以克制。BN 患者通常会交替出现暴食和严格节食。暴食通常单独发生，包括摄入高热量食物，引起腹部不适、自责、厌恶和沮丧。BN 患者会有抵消行为，包括清除行为（自己诱发呕吐、滥用泻药、利尿剂或灌肠剂）和非清除行为（过度运动或禁食），尽力抵消暴食的影响和防止体重增加。表 38.4 列出了 BN 的临床特征。

表 38.3　神经性贪食症诊断标准

A. 反复暴饮暴食。暴食有以下 2 种特征 :

1. 在一段不连续时间内（如 2h 内）进食量远多于大多数个体在同时间内、相同环境下的进食量
2. 在发作期间感觉对进食缺乏控制（例如，感觉无法停止进食或控制自己吃什么或吃多少）

B. 反复出现不适当的抵消行为以防止体重增加，如自己诱发呕吐，滥用泻药、利尿剂或其他药物；禁食；或过度运动

C. 暴饮暴食和不适当的抵消行为都会发生，平均每周至少 1 次，持续至少 3 个月

D. 自我评价受到体型和体重的过度影响

E. 这种异常并不只发生在神经性厌食症发作期间

表 38.4　神经性贪食症相关症状和并发症

系统	特征
心血管	心律失常，二尖瓣脱垂，杂音，心肌病
肌肉骨骼	手足搐搦症，骨骼肌肌病
胃肠	胃扩张，腹部充盈，食管炎，胃食管反流病或破裂，食管裂孔疝，巴雷特食管，肠易激惹综合征，结肠黑变病，迟缓性或泻性结肠炎
口腔 / 牙齿	口腔溃疡，腭划痕，龋齿，牙齿侵蚀，牙龈萎缩，涎腺肿胀，下颌淋巴结肿大，血清淀粉酶水平升高
皮肤	眶周瘀点，Russell 征（指节处因呕吐引起的老茧），手足肿胀，干燥，头发缺乏光泽
代谢	凹陷性水肿，皮肤弹性差，面神经征，低钙束臂征，因呕吐或使用利尿药和泻药导致的低钾血症，代谢性酸中毒或碱中毒
神经	认知障碍，易怒

2. 相关症状和并发症　BN 患者可能会抱怨腹胀、乏力、疲劳、消化不良、胸痛和口干。体征包括面部肿胀、涎腺病（两侧涎腺无痛性过度肥大），或手和手指背侧有抓痕（Russell

征）。口腔症状包括龋齿、咽反射消失、咽后壁瘀点和牙龈出血。其他症状包括外周水肿、眶周瘀点、结膜下出血（因呕吐导致的血管压力增加所致）或口角炎。口角炎可继发于呕吐或维生素（通常是 B 族维生素）缺乏。

实验室检查结果不能确诊神经性贪食，但是有助于评估临床并发症。根据清除方法不同，血清电解质可能会发生改变。较常见的是低钾血症、低氯血症、低磷血症、低镁血症和低钠血症（与过量饮水有关）。清除后血清 pH 值可升高。血清淀粉酶可升高。由于电解质紊乱，清除可导致乏力、手足搐搦和心律失常；过度使用利尿剂可能导致假性巴特综合征（滥用利尿剂或泻药导致的低钾血症）。更严重的并发症包括肾衰竭和电解质紊乱，可导致抽搐。饮食障碍患者血白蛋白浓度常维持正常。如果血白蛋白浓度下降，临床医师应注意是否合并其他疾病或考虑其他诊断，如炎性肠病。

BN 并发症多种多样，通常不容易识别，但其发病率和病死率均较高。胃肠道并发症常继发于自己诱发呕吐，包括食管炎、消化不良、胃食管反流病、食管裂孔疝和胃扩张。在严重情况下，自己诱发呕吐可能导致贲门黏膜撕裂、吸入性肺炎、食管或胃破裂和气胸。更常见的是，胃排空延迟和肠道排空时间延长导致腹胀、餐后饱腹和便秘。

了解是否滥用泻药非常重要，因为滥用泻药会引起碳酸氢钾丢失，从而导致代谢性酸中毒。滥用泻药和利尿剂或长期脱水可导致肾结石。滥用泻药所见实验室异常包括代谢性酸中毒、高尿酸血症、血尿素氮升高、低钙血症和低镁血症。滥用泻药还可导致肠易激惹综合征、结肠黑变病、迟缓性或泻性结肠病和直肠脱垂。突然停止长期滥用的泻药可导致液体潴留和水肿使体重迅速增加。停用泻药有时候会导致便秘，可通过增加液体和纤维摄入来缓解。

所有 BN 患者应行心电图检查，发现异常应考虑住院治疗。自己诱发呕吐、滥用泻药和利尿药可引发电解质和酸碱平衡紊乱，继而引起心脏并发症。清除型患者出现心律失常及 Q-T 间期延长可导致猝死。心电图上也能出现明显 T 波改变。虽然吐根已不在市场上流通，但吐根滥用与特异性危及生命的心脏并发症有关。吐根含有吐根碱，可引起骨骼肌肌病、弥漫性肌炎和心肌病（心肌病可导致不可逆的心肌损伤和心力衰竭）。出现心前区疼痛、呼吸困难、乏力、低血压、心动过速或心电图异常可能提示服用过吐根，需要紧急处理。

许多内分泌异常与 BN 有关。甲状腺功能检查可显示以低三碘甲状腺原氨酸（T3）、反 T3 升高、甲状腺素（T4）和促甲状腺激素（TSH）降低或正常为特征的甲状腺功能病态综合征。皮质醇和生长激素可能有所增加。抗利尿激素分泌减少导致多尿。患者可出现月经不规律或不来月经；这种情况可见于体重正常或超重的 BN 青少年。

某些症状提示存在 BN 急性并发症。血容量减少可导致低血压、头晕和晕厥。严重腹痛时有必要排除胃扩张（可能需要紧急医疗干预）。由于服用吐根与心肌病相关，任何胸痛、呼吸困难、低血压、心动过速或心电图异常都需要紧急医疗救治。此外，呕血或直肠出血可能需要更紧急救治。其他临床体征包括血钾 < 3.5mmol/L、血氯 < 88 mmol/L、吐血、心律失常（如 Q-T 间期延长）或体温过低都提示需要住院治疗。住院期间需要谨慎纠正低钾血症，并注意观察有无心功能不稳定。

（三）暴食症、回避性限制性食物摄入障碍和非典型神经性厌食症

暴食症（BED）是用于描述那些暴饮暴食却不采取行为进行清除或抵消的患者。BED 患者通常超重或肥胖。回避性限制性食物摄入障碍（ARFID）是 DSM-5 中一个新的诊断类别，用于描述那些由于颜色、质地或害怕窒息或呕吐而避免某些食物的患者。对体型的认识并不扭曲，也不担心体重增加，但饮食行为干扰了正常的生长发育。这类患者占接受特殊饮食障碍治疗的儿童和青少年的 12% ～ 14%。在男性中 ARFID 比 AN 或 BN 更常见。体重通常较低。非典型性神经性厌食症用于描述具有典型 AN 相关认知，体重下降明显但仍然正常的患者。这类患者对体型非常不满意，并有与 AN 患者相同的医疗和心理并发症。儿科医师经常漏诊这些患者，因为这些患者体重减轻常被认为是有益的并且外观正常。然而，他们采用不健康的体重控制方法，这可能导致身体状况不稳定。在过去的 5 年时间里，接受三级医院住院服务的这类患者比例增加了 5 倍。美国儿科学会建议密切监测想减肥的人的体重减轻情况和生命体征。儿科医师应该询问减肥方法，如果怀疑患者患有饮食障碍，应该将其转诊以进行饮食障碍评估。

（四）神经性厌食症和神经性贪食症病因学

饮食障碍病因多种多样，包括社会文化、心理、生物和家庭因素。虽然 AN 和 BN 患者发病前都有过度关注体形和饮食障碍的病史，但多在青春期起病。

社会文化因素如西方女性偏爱完美骨感的体形，而男性则注重完美的肌肉都会增加饮食障碍风险。节食也增加饮食障碍风险。此外，某些人群可能本身就是发生饮食障碍的高风险人群，例如芭蕾舞演员、体操、长跑、滑冰、摔跤运动员或从事模特、展示纤细身形的演员，他们可能更注重瘦身和减肥。糖尿病患者也是高危人群。1 型糖尿病患者（或胰岛素依赖性）必须严格遵守饮食计划，他们可能调低胰岛素剂量故意使体重下降。有饮食障碍的糖尿病患者更容易出现酮症酸中毒和血糖控制不佳所致的血管并发症。男同性恋者也是本病的高发人群。环境因素如从初中升至高中、失去亲人的悲伤经历、身体或性虐待都可能诱发对周围适应不良的反应，包括饮食障碍。

心理特征，如个性或性格及伴有精神病理学，可能在饮食障碍发病过程中起一定作用。饮食障碍的患者可能有完美主义、自尊心强和难以调节情绪或控制情绪等个性特点。BN 患者经常表现出其他冲动行为，如药物滥用、滥交、自毁 / 自伤行为，这些行为都需要他们自身采取医疗干预和监测。焦虑和情绪障碍也常伴随饮食障碍一同出现。虽然饮食障碍前多已存在焦虑症，但情绪障碍可能更多地与饮食障碍同时出现或紧随其后。

过去 10 年的研究已经开始探索饮食障碍的遗传学和遗传可能性。对家族和双胞胎的研究发现当一级亲属患有饮食障碍时，后代出现 AN 和（或）BN 风险显著提高。有研究表明，女性饮食障碍患者的亲属发病相对风险为 11.3。此外，越来越多证据表明某些特异性症状也是可以遗传的，如暴食和自己诱发呕吐。生物因素如肥胖可以增加患饮食障碍的易感性。神经生物学研究也证实饮食障碍患者的激素和神经内分泌系统发生了改变。5- 羟色胺调节受损与肥胖和暴饮暴食有关；研究表明，BN 患者不但有 5- 羟色胺功能失调，脑脊液 5-HT1A 水平也较低。研究发现 BN 患者的胃饥饿素（一种作用于下丘脑刺激食欲的激素）对常规餐量的反应出现异常。由于 BN 患者在正常餐量饮食后常有异常"饱

腹感"，胃饥饿素可能在暴食发作时缺乏饱腹感的发病机制中起了重要作用。然而，这种神经化学和激素变化是作为一种发病前已有的高危因素，还是在饮食障碍后逐渐出现的，目前还不清楚。

生物 - 心理 - 社会模型中，家庭环境也会在社会文化层面上强化患者追求"理想纤细体形"的信念。这种影响可能通过健康或不健康的态度或行为表现出来，或通过直接鼓励儿童或青少年接受不健康的饮食模式。

三、评　　估

医师在儿童和青少年饮食障碍的诊断和管理中起着重要作用。考虑到饮食障碍通常涉及私人行为或内心隐秘的想法，局外人难以觉察，因此进行详细的医疗、营养和心理评估至关重要。儿科医师往往是儿童和青少年饮食障碍筛查的第一道防线。尽管饮食障碍会使患者感到痛苦，并常使他们感到羞愧、孤独或懊悔，但很多人纠结于是否要寻求医疗帮助，且没有准备好袒露心扉。饮食障碍儿童和青少年常否认或尽量轻描淡写描述其症状。由于其行为 / 态度的扭曲，他们或是无意识地，或是有意识地阻止临床医师发现症状的严重程度。专业健康护理团队与患者建立充分信任关系对成功治疗处于纠结状态的患者非常需要。直接关切地询问和宽容地关心有助于让这些不知道怎样坦露症状的患者敞开心扉。数据表明，患者更愿意向直接询问的医师袒露自己的病情。对于青少年，临床医师不仅要单独接触青少年患者本人，还要与他们的父母会面，这样有利于获得关于患者更全面的信息，也会引起家庭对于孩子饮食变化的关注，如单独吃饭、不吃饭和情绪变化等。

获得体重变化轨迹（最高、最低、当前和理想体重）可以阐明患者对体形的关注和体重波动情况。评估应包括询问花在思考食物、热量和体重上的时间，因为许多患者会说这些消耗了他们太多的精力以至于影响到参加并享受其他活动。获得一份详细的 24h 营养清单很重要，这有利于计算能量、宏量营养素和微量营养素摄入量。患者是否限制或避免某些食物或某类食物（如脂肪）？对饮食方式和就餐频率的直接评估可以提供以下信息：某些膳食 / 零食是否比其他膳食 / 零食更具挑战性，以及在两次进食之间是否存在较大的不同。重要的是要确定患者是否有一段时间不受控制地异常进食大量食物。如果有，收集更多关于发作期间的详细信息（时间长度，发作期间的感觉，所吃食物种类）。评估应包括询问所有抵消行为，因为每一种抵消行为都与特定的临床并发症有关（例如，滥用吐根和心肌病），而且许多患者有不止一种抵消行为。询问有关呕吐、催吐药物、泻药、灌肠剂、"提神"药物、小剂量胰岛素、运动和间断不吃饭的情况。询问所有抵消行为（无论患者是否认同这种行为）可为每种行为相关的风险提供一个心理教育的机会（如在询问服用吐根后，解释心脏死亡的风险）。此外，询问一些非正常的行为也很重要，比如囤积食物、咀嚼后吐掉食物、秘密进食及限制液体摄入。

最初的实验室检查应包括尿分析、全血细胞计数和沉降率、电解质（包括钠、钾、氯、磷、镁和钙）、淀粉酶、甲状腺功能和女性尿妊娠试验。如果怀疑乳糜泻，应检测免疫球

VI

蛋白 A 和血清抗组织转谷氨酰胺酶。建议进行心电图检查。闭经患者还可以通过测定卵泡刺激素（FSH）、黄体生成素（LH）、催乳素和雌二醇来进一步评估。

（一）鉴别诊断

评估饮食障碍应仔细排除潜在疾病所致的体重或饮食行为改变。因为疾病可同时伴有饮食障碍，如果发现饮食习惯改变是由所患疾病引起的，那么诊断饮食障碍是不合适的。应该考虑到胃肠道疾病（如乳糜泻、炎性肠病、贲门失弛缓症或溃疡）和内分泌失调（如糖尿病、艾迪生病、垂体或甲状腺功能异常）及妊娠等因素。也应考虑到恶性肿瘤（如淋巴瘤、中枢神经系统肿瘤）或神经系统疾病（例如 Kluver-Bucy 综合征及双侧颞叶切除综合征）等可能会影响到食欲的疾病。鉴别诊断还应包括抑郁症、滥用药物和减肥药的不恰当使用。甚至转换障碍、精神分裂症和情绪障碍等精神疾病也可导致体重下降、暴食 / 清除行为。

（二）精神合并症

筛查合并发生的精神疾病很重要。在饮食障碍患者中，情感障碍的终身患病率估计在 50% ~ 80%，而焦虑症，包括强迫症、泛焦虑症、社交恐惧症的患病率也高达30% ~ 65%。药物滥用也是并发症之一，尤其在贪食症的患者中，而酒精滥用是 AN 患者过早死亡的最强预测因素。也应考虑到滥用安非他明和其他非处方药、处方药来减肥。虽然 BN 患者最常见的滥用药物为酒精，许多饮食障碍患者也使用咖啡因和烟草控制食欲。毒物学筛选对评估和持续监测药物滥用有用。人格障碍也经常与饮食障碍同时发生；回避型或强迫症型人格障碍可发生在 AN 患者，而边缘型人格障碍与 BN 相关。无论诊断饮食障碍与否，人格类型，包括完美主义、人际交往回避 / 收缩 / 约束及情感 / 行为调节异常，也都是重要的评估内容，因为它们会对治疗方法产生影响。对于所有饮食障碍患者，评估自杀意念、意图和行为是必不可少的。

四、治 疗

饮食障碍是一类复杂疾病，需要进行多方面的治疗。他们最好由一个多学科团队来管理，医务人员是其中的基本成员。除了一些医学措施，还要联合精神、心理及营养学方面的治疗。根据疾病严重程度不同，可采用不同强度的治疗方式，从门诊治疗到更高级别的治疗，包括重症门诊（夜间治疗项目）、部分住院、家庭治疗和住院治疗。大多数患者可门诊治疗，但严重营养不良、电解质紊乱或生命体征不稳定的患者需要住院治疗。表 38.5 列出了饮食障碍青少年住院指征。

（一）精神方面治疗

1. 心理治疗   以家庭为基础的治疗，也被称为 Maudsley 疗法，因其最初是在伦敦的Maudsley 医院发展起来的。这种门诊疗法的特点是患儿父母是整个治疗过程的重要参与者。这种疗法是在病因不明的情况下，通过家长来更多的控制孩子的饮食以达到恢复健康的目的。当饮食障碍症状得到较好控制时，父母们就应后退一步。因此，根据患者病情进展情况，治疗分为 3 个阶段：开始阶段是体重恢复 / 营养恢复，这一阶段由父母控制执行；接着是青少年自己恢复对食物或食欲的控制阶段，最后是关注青少年健康成长的阶段。

表 38.5　饮食障碍青少年住院指征

有下列一项或多项指征需要住院治疗：

1. ≤ 75% 相同年龄和性别 BMI 中位数
2. 脱水
3. 电解质紊乱（低钾、低钠、低磷）
4. 心电图异常（如 Q-T 间期延长或严重心动过缓）
5. 生理参数不稳定
　 a. 严重心动过缓（白天心率＜ 50 次 / 分；夜间心率＜ 45 次 / 分）
　 b. 低血压（＜ 90/45 mmHg）
　 c. 低体温 [体温＜ 96 ℉（35.6 ℃）]
　 d. 直立性脉搏增快（＞ 20 次 / 次）或血压下降（收缩压＞ 20 mmHg 或舒张压＞ 10 mmHg）
6. 生长发育受阻
7. 门诊治疗失败
8. 严重拒绝进食
9. 无法控制的暴饮暴食和清除行为
10. 急性营养不良并发症（如晕厥、抽搐、心力衰竭、胰腺炎等）
11. 合并精神或医疗状况，禁止或限制适当门诊治疗（如严重抑郁症、强迫症、1 型糖尿病）

很多研究已经验证了以家庭为基础的治疗对 AN 青少年益处，最近发现其对 BN 青少年也有效。初步研究证明，这种疗法对治疗儿童、青少年和年轻人由多种原因所致的饮食障碍有用。

心理治疗是儿童或青少年饮食障碍治疗内容的一个重要组成部分。个体和（或）家庭疗法或父母训练疗法均可作为对治疗团队关于医疗和营养建议的补充，因为无论对于个体还是家庭来说，实施医疗和营养治疗均非常具有挑战性。心理疗法也帮助儿童和青少年认识和解决潜在的或相关的问题，比如分离 - 个性化、自我认同过程、合并症（比如焦虑或抑郁症）和完美主义。当推荐青少年进行个体心理治疗时，与患者家人见面是治疗的必需环节。个体化治疗的目标包括改善营养健康状况、改变不健康的饮食态度和行为、提高自尊和生活质量及治疗抑郁症和焦虑症等合并症。

2. **精神药理学**　有关精神药物对青少年饮食障碍疗效的资料有限。在低体重患者中，主要治疗方法是营养康复和体重恢复；精神类药物尚未被证明能改善饮食障碍的预后，而且这些药物的疗效可能由于存在营养不良而降低。它们不应作为一线治疗。然而，精神类药物经常用于治疗合并症，如抑郁和焦虑，即使是对体重过轻的患者也经常使用。最近有一些证据表明，非典型抗精神病药如奥氮平，可改善体型，并有助于增加体重。但是临床医师应该意识到，许多 AN 患者抵制服用与体重增加相关的药物。此外，非典型抗精神病药可引起长期并发症，包括糖尿病和血脂异常。

使用精神药理治疗成人 BN 有效的证据更充分。5- 羟色胺类药物，如选择性 5- 羟色胺再摄取抑制剂（SSRIs）、5-羟色胺-去甲肾上腺素再摄取抑制剂（SNRIs）及三环类抗抑郁药已被证明可以减少暴食/清除行为。氟西汀是研究最多的 SSRI，也是唯一被食品药品监督管理局批准用于治疗成人 BN 的药物。

（二）营养管理

AN 的营养管理从恢复体重开始；对 BN 患者来说，体重恢复固然重要，但治疗重点是通过建立规律饮食习惯以打断和阻止暴食/清除循环。具备饮食障碍专业知识的营养学家对营养管理非常有帮助。

1. 确定治疗目标体重　饮食障碍的营养管理首先要确定治疗目标体重。然而，对于儿童和青少年，他们正处于生长发育阶段，治疗目标体重应该每 3～6 个月重新评估一次。应测量身高和体重，计算 BMI 并绘制在疾病控制和预防中心（CDC）的生长图表上（www.cdc.gov/growthcharts）（见附录 Q）。建议采用 A2 流程。

a. 通过计算 BMI 中位数百分比并与参照人群比较，确定营养不良程度（BMI 中位数百分比＝测得的 BMI/同年龄同性别 BMI 第 50 百分位 ×100）。

b. 结合以前的身高、体重和 BMI 以及青春期阶段和生长轨迹，确定该个体的健康体重范围。与 BMI 中位数相关的体重可以用下面公式计算：

$$身高（m^2）× 同年龄同性别的第 50 百分位体重指数（BMI）$$

BMI 可以从疾控中心网站里获得：女孩（http：//www.cdc.ov/growthcharts/data/set1clinical/cj41l024.pdf），男孩（http：//www.dc.gov/growthcharts/data/set1clinical/cj41l023.pdf）。

治疗目标体重不一定与 BMI 中位数对应的体重完全一样。例如，对于那些 BMI 一直位于第 25 百分位的青少年来说，体重恢复至 BMI 第 25 百分位相对体重即是一个合适且合理的目标。对女性而言，月经恢复时的体重就是该个体健康体重。纠正患者对体型体重的认知扭曲和过度关注是另一个重要康复指标。

2. 计算营养需求　饮食障碍的能量需求估计应根据患者身体状态（如 BMI 中位数百分比）、最近能量摄入情况和再喂养综合征风险不同而有所差异。营养需求在整个治疗过程中会不断变化，必须经常根据体重增加速度、实验室检查结果、目标体重和治疗阶段（住院与门诊）重新计算。总的来说，多种因素如年龄、体重、活动水平和疾病整体状态都会影响体重增加所需的热量。间接热量测量法是确定热量最准确的方法；但是，其高成本和较差的实用性使其难以实施。低体重患者在恢复体重过程中基础代谢率不断变化，要求经常进行间接热量测量法测定以保持其准确性。

治疗小组应在住院和门诊治疗期间持续跟踪、监测和重新评估患者。如果患者的实验室检查出现严重异常或体重过轻，住院治疗进行再喂养是最安全的选择。24h 膳食回忆有助于估计膳食摄入量，但应该注意的是，AN 患者经常在膳食回忆时高估摄入量。

对于 AN 住院患者，以往的治疗方案中起始能量摄入量为 1000～1200kcal/d，以防止发生再喂养综合征。然而，再喂养综合征的主要生化特征即再喂养低磷血症是与营养不良的程度有关，而与再喂养速度无关。目前研究支持较高的初始能量处方（1400～2000kcal/d），并进行密切医疗监测。这些做法缩短了住院时间，加快了体重增加速度，而不增加再喂养综合征发生率。入院时，AN 患者的初始代谢水平较低，但在住院营养康复期间，基础和餐后能量消耗均增加，导致能量需求增加。因此，每 24 ～ 48 小时应增加热量摄入量。体重每天增加 0.5 磅或每周增加 2 ～ 3 磅较合适。应监测患者体重增加速度，并相应调整能量摄入量。住院治疗期间，女性的峰值能量通常为 3000 ～ 3500 kcal/d，男性的峰值能量通常为 4000kcal/d。

对于门诊治疗的 AN 患者，初始能量摄入应高于估计值 200 ～ 400kcal，但能量通常以较慢的速度增加。通常每周增加能量 500kcal 是所能耐受的最大值。体重每周增加 1 ～ 2 磅。一旦儿童和青少年达到健康体重，就需要增加能量以进一步保证患者的生长发育目标。

考虑到暴食 / 清除行为的可变性，很难确定 BN 患者的能量摄入量。一般来说，应将在暴食 / 清除循环中消耗能量的 50% 加到总能量计算中。为了确定体重正常或超重 BN 患者的能量摄入量，应用静息能量消耗方程（REE）计算所得的能量既包括基础能量需求及基本活动消耗，又能应防止儿童体重过度增加。

REE（kcal）：

男性 3 ～ 10 岁：[22.7 × 体重（kg）] + 495

女性 3 ～ 10 岁：[22.5 × 体重（kg）] + 499

男性 10 ～ 18 岁：[17.5 × 体重（kg）] + 651

女性 10 ～ 18 岁：[12.2 × 体重（kg）] + 746

尽管存在超重或肥胖，在饮食习惯已经稳定之前应尽量避免制定体重降低目标，因为能量限制过于严格会导致暴食。BN 患者或有 BN 病史的患者代谢较低，需要的能量要低于根据相似体重身高所计算的能量。

值得注意的是，BN 患者通常在门诊治疗，在打破其暴食 / 厌食循环以及处理其并发症时应特别小心谨慎。

3. 膳食计划　在保持膳食量可控范围内，零食和（或）补充剂有助于增加能量和蛋白质摄入。增加高热量食物以及提供含热量液体可有助于避免饭后过度饱腹感。此外，低乳糖食物或提供乳糖酶补充剂可减少饮食介导的乳糖酶缺乏导致的腹部不适。通常需要行为干预以促进患者达到能量摄入量和体重目标。制订饮食计划可通过明确热量摄入、体重增长期望值和指导患者行为活动，明确患者、家属和治疗者的期望值，有利于帮助患者达到治疗目标。美国糖尿病协会和营养与饮食学会联合制定的相关食物换算列表对制订饮食计划非常有帮助，但并不是所有食物都需要使用交换系统。食物换算系统将食物分为淀粉、蛋白质、水果、蔬菜、牛奶和脂肪等类别，每个类别均显示了提供等量营养成分的特定食物份量大小（例如 1 片面包或 1/3 碗面食提供 1 份量的淀粉）（https：//www.nhlbi.nih.gov/health/educational/ lose_wt /eat/ fd_exch.htm）。准备每顿饭时可在每类食物中选择不同的品种进行多种替换，这可减少对热量和脂肪的关注，而是将注意力放在食物品种和食物种类上。某些情况下,让患者有权选择食物可使他们觉得自己有自主权；对某些患者来说，有时候这种权利可能会过度膨胀。尽管有膳食计划，AN 患者仍会发现食物选择困难，也没有研究数据表明哪种膳食计划更好一些。在参加以家庭为基础治疗的家庭中父母应负责选择食物。对于正常体重的 BN 患者，鼓励每天 3 顿正餐，规律地加一些零食，可促进形成正常饮食习惯，帮助患者打破限制饮食和暴食 / 清除行为的不良循环。

4. **营养支持**　口服喂养是恢复营养的首选方法。在决定是否开始给予营养支持时，既要考虑到患者当前的身体健康，也要考虑到患者的心理健康。管饲喂养适应证包括拒绝任何形式的口服、尽管改善了口服摄入量体重仍迅速下降和口服不能达到营养需求等情况。如需经管饲进行肠内营养，建议从估计目标的 25% 开始，并在 3 ～ 5d 内增加到目标剂量。一些患者可能需要同时进行管饲和口服喂养，以达到营养和体重增加的目的。批量灌食和夜间灌食可以补充口服的不足部分，当然，持续喂养更少导致倾倒综合征或腹泻。如果开始管饲喂养，选择富含纤维素的多聚合物等渗肠内营养液就足够了，应避免使用高糖配方。如果有吸收或消化障碍，应当采用要素或水解肽配方。肠外营养应很少使用，应特别谨慎，因为它会导致饥饿感的持续丧失，并增加再喂养综合征风险。

5. **再喂养综合征**　当饥饿或严重营养不良的患者开始营养补充时，他们就有发生再喂养综合征风险。这是一种在营养康复过程中发生的潜在致命的临床和代谢变化。当新陈代谢从分解代谢转变为合成代谢时，它可能导致体液和电解质紊乱，从而导致心脏、肺、神经系统和血液系统并发症，甚至猝死。

当患者再喂养时，可能会出现代谢紊乱，包括低磷血症、低钾血症和低镁血症。低磷血症可能是由细胞合成代谢生成三磷酸腺苷（ATP）所需的血清磷向细胞内转移引起的。血磷浓度降低与心脏和神经肌肉功能障碍以及血细胞功能障碍有关。低钾血症和低镁血症可能增加心律失常、胃肠道和神经肌肉并发症风险。再喂养时，细胞外液增多，引起周围水肿；在极端情况下，可发生充血性心力衰竭。最近对住院青少年 AN 的系统综述显示低磷血症平均发生率为 18%。低磷血症被认为是再喂养综合征的生化标志，与早先看法相反，低磷血症与营养不良程度的相关性大于与再喂养速度的相关性。低磷血症和其他电解质紊乱应在住院期间仔细纠正，以防止发生再喂养综合征。需经常查体，检测血清磷、镁和钾浓度变化。此外，还应密切监测患者生命体征、每日体重、液体摄入量和尿量。

6. **宏量营养素、纤维和液体**　目前尚没有发现某种合适的宏量营养素摄入方案对饮食障碍患者更有益。但是，推荐标准大体上是 25% ～ 30% 的脂肪，15% ～ 20% 的蛋白质，50% ～ 55% 的糖类，这样的比例可以提供较平衡的宏量营养素。对有发生再喂养综合征风险的患者，给予稍高的脂肪和蛋白质摄入量可能有一定保护作用，因为碳水化合物代谢会激发再喂养综合征。最初，当制订膳食计划或管饲时，为在低热量喂养时仍保持瘦体质，碳水化合物不应超过 150 ～ 200g/d，蛋白质目标应控制在理想体重的 1.2 ～ 1.5 g/kg。同时，患者对于糖和盐的摄入也应予以控制。纤维素的摄入量应参考之前的摄入量来制订。纤维素过多可能会导致胃肠紊乱，纤维素不足则会导致便秘。应根据需要提供足够的水分，以防止脱水或液体潴留。

7. **微量元素**　维生素缺乏在 AN 和 BN 患者中很常见。饮食障碍通常开始于青春期，这是骨骼矿物质增加的关键时期，患有饮食障碍的青少年常有维生素 D 缺乏和骨骼脆性增加风险。他们应该通过检测血清 25- 羟基维生素 D 水平来筛查维生素 D 缺乏。大多数研究表明，在既往未补充维生素 D 的 AN 患者中，约 30% 的患者 25- 羟基维生素 D 水平低于 20 ng/ml，提示缺乏维生素 D。这些患者应该每周服用 50000 IU 维生素 D_2 或维生素 D_3，为期 6 ～ 8 周，或每天服用 2000 IU 维生素 D_2 或维生素 D_3，为期 6 ～ 8 周，随后维持剂量为 600 ～ 1000IU/d。6 ～ 8 周高剂量维生素 D 治疗是必要的，目的是补充维生素 D 储存不足，但高剂量治疗后需要低维持剂量。应该鼓励增加含钙和维生素 D 的食物和饮料的摄入量，但通常的做法是在治疗期间给患者补充多种维生素和钙。目前青少年女性的推荐摄入量是每天 1300mg 钙和 600IU 维生素 D。

（三）预后

饮食障碍的病程和结果多种多样；与成人或病程较长的青少年相比，病程较短的青少年预后较好。因此，早期诊断和早期干预很重要。

最近一项针对 36 个定量研究的饮食障碍个体所做的荟萃分析发现其病死率显著升高，在所有精神障碍疾病中 AN 的死亡风险最高。研究显示成人 AN 的病死率为每年 0.56%，比一般人群中年轻妇女的病死率高出 12 倍以上。此外，自杀率也有所上升，一项研究表明，成年女性 AN 患者的自杀死亡人数增加了 57 倍。然而，青少年的病程和预后相对较好。最近一项针对青少年 AN 的多结果研究分析发现，57% 康复，26% 有显著改善，17% 转为慢性，2% 死亡。

BN 患者一般预后较好。研究表明，在 5 ～ 12 年随访中，约 50% 的成年女性 BN 患者完全恢复，尽管其中约 1/3 会复发。与 AN 患者的高病死率相比，BN 患者的病死率似乎没有显著升高。一篇包括 88 个研究的综述显示随访期间的总体病死率为 0.3%，但笔者一再强调病死率可能被低估了，因为存在随访时间差异大（6 个月～ 10 年）和高失访率的影响。

五、小 结

饮食障碍是青少年普遍存在的问题，儿童的发病率相对较低。这些疾病有可能造成严重的医疗和心理社会后果以及长期不良后果。因此，需要由儿科医师、初级医疗提供者、营养师和精神医师组成的多学科团队进行早期识别和干预。

（翻译 首都医科大学附属北京儿童医院 纪 健 王丽娟 曾健生 钱素云）

VI

第*39*章

镰状细胞（贫血）病与地中海贫血儿童的营养

一、概　　述

异常血红蛋白病是世界上最常见的基因病之一。约 5.2% 的世界人口患有血红蛋白病，而严重血红蛋白病的全球发病率约为 2.6‰。

地中海贫血（简称"地贫"）是一类 α、β 珠蛋白链合成不足的疾病，临床表现为造血功能下降而出现不同程度的慢性贫血、持续性溶血及铁过载。地贫广泛流行于地中海地区和亚洲地区。东南亚部分地区地贫基因携带率高达 60%，而美国因近代移民数量增多，其人口的地贫基因携带率亦逐渐升高。

地贫按缺陷的珠蛋白链分类。α- 地贫按缺陷的基因数目及对应临床表现可分为 4 个类型：静止型（silent carrier）、标准型（trait）、血红蛋白 H 病（hemoglobin H）及胎儿水肿综合征（hydrops fetalis）。α- 地贫可以由基因突变引起，但更多见的是基因缺失。而 β- 地贫的临床表现则与突变基因数目无直接关联。无论为何种基因型，只要患者输血依赖，即诊断为重型地贫。而中间型地贫患者存在临床表现，但无须规律输血。本章节将重点就重型地贫患者的营养学并发症展开阐述，部分内容与中间型地贫相关。

镰状细胞（贫血）病（SCD）是一类异常血红蛋白突变体 S、镰刀状血红蛋白为特点异常疾病的总称。因 β- 珠蛋白基因突变合并其他 S 基因突变或其他珠蛋白变异（包括 C、D、E）导致机体出现以贫血为主的临床症状，可并发血管栓塞事件、组织损伤的炎症反应。由于异常镰状红细胞变形性较正常红细胞差，可引发一系列血流阻塞而出现的急、慢性症状。其特点为慢性贫血引起的急性或慢性组织损伤。S 突变与 $β^0$ 突变（没有正常的血红蛋白）或者 β+ 突变（产量减少）也表现出同样的、异常的镰状红细胞，比正常红细胞更易变形。

纯合子血红蛋白 S 表型，即镰状细胞贫血（SS），是最常见是的镰状细胞病变异型。据估计，每 8 名非裔美国人中便有 1 名携带至少 1 个 Hb S 基因。在黑种人新生儿中，血红蛋白 SS 的患病率约为 1/375。在非裔美国人人群中，活产儿血红蛋白 SC 病的患病率约为 1/835，而镰状 - 地中海贫血约为 1/1700。因此，常染色体隐性遗传的 SCD 被认为是最常见、临床上应重视的基因病，但不仅限于黑种人儿童，还有来自于地中海、东印度、中东、加勒比海、南美及中美地区的种族后裔。

　　下面将以最常见、营养不良问题最严重的血红蛋白 SS 病（SCD）为例进行讲述。然而，即使是那些受这些条件影响的人，可及的文献主要局限于小中心、单中心、非随机的、非安慰剂对照研究，结果可能仅反映当地的营养状况。因此，美国国立卫生研究院国家心肺血液研究所（NHLBI）的研究人员表示，有必要投入充分的资源进行临床研究来有效评估血红蛋白疾病患者的营养状况及发现有效干预措施。

二、宏量营养素摄入、需求及能量消耗

　　生长发育迟缓、青春期延迟、营养不良常见于地贫和 SCD。关于这方面的病因学研究并不完善，但学界普遍认为是多个因素共同影响，其中营养学因素占主要地位。

　　重型地贫患者中，生长落后（growth failure）发病率为 25%～75%，与临床表现严重程度相关。线性生长（以身高 z-score 评价），随年龄增长 z-score 逐渐下降，且伴随青春期延迟。地贫患者生长发育落后的相关影响因素包括慢性贫血、去铁药物毒副反应、铁相关的内分泌异常（如性激素缺乏症、甲状腺功能低下、生长激素缺乏等）。

　　然而，近期美国以外的报道认为营养物质摄入不足在生长缓慢及青春期发育中起主要作用。数个小型研究发现改善营养补充对改善学龄期地贫患儿的免疫功能指标及生长有积极作用。一个 RCT 报道，重型地贫患儿的饮食摄入量与年龄、性别匹配的正常对照相近，但是生长情况、体脂含量却显著落后。提高能量摄入量 30%～50%，8 周后，研究者发现与地贫无治疗组对比，治疗组在体重、脂肪储备、血白蛋白浓度、胰岛素样生长因子 -1（IGF-1）均有显著提高。营养素治疗后 IGF-1 的提高提示，地贫患者生长落后与整体营养缺乏相关。

　　地贫患者生长落后的另一解释为，在热量摄入量充足的情况下，患者的热量消耗增多。鉴于慢性贫血导致造血活动增强、心排血量增多，此推断可能性大。研究表明，输血前，慢性输血依赖的患者的热量消耗比正常高 12%，而输血后下降至接近正常水平。

　　营养摄入不良对生长发育落后起一定作用。地中海贫血临床研究组近期开展一项横断面研究，对 221 名成人及儿童地贫患者的膳食摄入情况进行调查。其结果表明，地贫患者普遍有充足甚至过多的宏量营养素（如脂肪、蛋白）摄入量。然而，他们膳食摄入部分维生素和微量营养素不足。

　　SCD 患者同样存在生长发育落后、青春期发育迟缓、营养素摄入不足的情况。体格检查时可通过体重、身高或体长、上臂围、皮褶厚度及骨龄等发现他们生长发育落后。直接测量机体组成成分显示患者存在体脂含量下降。SCD 婴幼儿发生急性病后进一步加剧生长迟缓，且营养不良状态恶化。

　　SCD 患者存在慢性溶血、造血活动增加、心排血量增多、蛋白转化、炎症因子增加，使热量及微量营养素需求增加。美国及其他国家的多个研究业已证明，SCD 儿童及成年人均有静息能量消耗增加的现象。通常患儿消耗较预计或正常对照组儿童高出 10%～20%。但 SCD 患儿不一定通过热量摄入增加以满足热量需求。增加的静息热量消

VI

耗与血红蛋白浓度下降相关。

一般的 SCD 相关急性血栓栓塞并发症出现时并没有增加静息能量消耗，但并发症可减少能量摄入。SCD 的部分新治疗措施，如口服补充谷氨酰胺、羟基脲治疗，有可能降低静息能量消耗。

SCD 儿童的许多营养物质的饮食摄入量可能是不足的。一项队列研究对 97 例患有 SCD 的儿童及青少年的膳食摄入情况进行了纵向评估，每年一次收集 24h 回忆数据，共 4 次随访，排除需要长期输血及使用羟基脲者。尽管估计中位热量摄取量与低体力活动儿童的估计热量需要量相当，但总体生长情况却不乐观（平均身高 z-score- 0.5±1.0，平均体重 z-score- 0.8±1.2），而多种微量营养素的摄入量偏低。具体说，维生素 D、维生素 E、叶酸、钙、纤维等的摄入不足，63%～85% 的患儿摄入量低于估计平均要求。此外，与地贫患者情况相似，伴随患者年龄增长，食物摄入量普遍下降。同时，蛋白质、维生素 A、维生素 B_{12}、维生素 C、核黄素、镁、磷摄入减少。在一项最近的意大利的研究中，29 名儿童的 24h 回忆日记的数据显示，他们的总热量、碳水化合物和脂肪的摄入量均低于每日摄入量要求。总热量摄入量与临床结果或实验室数据无关。蛋白质和脂肪摄入量与住院治疗的天数呈负相关。脂肪和碳水化合物的摄入量与胎儿血红蛋白水平负相关。

导致 SCD 患儿营养素摄入不足的另一个因素可能为强调维持充分水化，鼓励增加水分摄入以帮助预防脱水引起的血栓栓塞疾病。SCD 患儿肾浓缩尿液功能低，低渗尿导致需要更多的水分摄入。在补充液体时要注意避免只有水和碳水化合物但缺乏其他营养素的情况，即摄入过量液体但营养素缺乏。当发热、疼痛或使用镇痛等药物时出现恶心和(或)呕吐，患儿热量摄入情况会进一步恶化。此外，无论患病在家还是住院时，进食不足均可导致生长发育落后，特别是重型 SCD 患者。

SCD 患者，特别是成人，可能缺乏谷氨酰胺和 L- 精氨酸，与长期增加的溶血有关。谷氨酰胺和 L- 精氨酸缺乏与 SCD 溶血加重、急性胸综合征和肺动脉高压有关。中，精氨酸用于治疗血管阻塞危象的一项随机对照研究和另一个项精氨酸治疗 SCD 皮肤溃疡的研究均已显示出了其有效性。

三、微量营养素缺乏

除了需要增加总热卡的摄入外，还有其他特殊的必需微量营养素是地贫、SCD 患者容易缺乏的（表 39.1）。

表 39.1　地贫、SCD 患者容易缺乏的必需微量营养

营养素	镰状细胞病	地中海贫血	临床症状
宏量营养素：热量	膳食质量低、营养素含量低	膳食质量低、营养素含量低	生长缓慢
	氨基酸[a]		氧化应激加重

续表

营养素	镰状细胞病	地中海贫血	临床症状
微量营养素：脂溶性维生素	维生素 A		发热、血管栓塞风险增加
	维生素 D	维生素 D	骨质丢失
	维生素 E	维生素 E	氧化损伤增加
水溶性维生素	维生素 C	维生素 C	氧化损伤增加，螯合剂效价下降（地贫）
	叶酸及维生素 B_{12}	叶酸	造血功能障碍，同型半胱氨酸增加
	维生素 B_6		网织红细胞计数升高
矿物质	锌	锌	感染、血管栓塞风险增加（SCD）；生长落后、骨密度下降（地贫）
	钙	钙	骨密度下降

a. 即使蛋白质总摄入量充足；SCD. 患者对部分氨基酸（谷氨酰胺、精氨酸）仍有更高的摄入要求

（一）水溶性维生素

叶酸是正常红细胞生成活动所必需的营养素，从理论上讲，可能在重型地贫和 SCD 患儿中缺乏，因为他们的血细胞更迭增快、骨髓过度增殖。一项研究显示，SCD 患儿即使接受 1mg/d 的叶酸补充仍然出现叶酸缺乏，支持叶酸需求显著增加的假设。与之相反，加拿大的一项研究报告，作为日常护理的一部分接受叶酸补充的儿童的叶酸水平正常的。然而，近期一项循证医学综述中指出，并无明确证据证明 SCD 患儿需要常规补充叶酸。叶酸为正常红细胞铁蛋白生成所必需，因此，在慢性溶血、慢性贫血而造血需求更高的 SCD、地贫患者中，叶酸缺乏的可能性更大，具有补充指征。

维生素 B_6 缺乏也在地贫和 SCD 中有报道。维生素 B_{12} 水平在地贫患者中是正常的，但 SCD 研究中结果不一致。维生素 B 情况在 SCD 中尤其引人注意，因为叶酸和血浆同型半胱氨酸浓度可能与 SCD 患儿卒中风险上升相关。补充维生素 B_6、维生素 B_{12} 及叶酸可降低 SCD 患儿血浆同型半胱氨酸浓度，但无证据显示此患者群体补充这类维生素可降低卒中风险。一项研究评估了 SCD 患儿生长发育与营养状态，维生素 B_6 水平与体重、体重指数（body mass index，BMI）呈正相关，而与网织红细胞计数呈负相关。

维生素 C 是一种抗氧化剂，重型地贫和 SCD 患儿经常缺乏，其缺乏与无效螯合有关。数十年前就已了解，维生素 C 对非血色素铁吸收和组织铁转运都是相当重要的。地贫患者维生素 C 缺乏与去铁治疗效果不佳相关，特别是去铁胺，因此，我们建议患者在去铁治疗同时补充维生素 C。SCD 患儿补充维生素 C 后可有效降低不可逆性镰状细胞比例，但也增加溶血。

（二）脂溶性维生素

脂溶性维生素是血红蛋白病患者特别容易缺乏的一类维生素，需要更多的关注。近期，医学研究院整理了维生素 D 摄入指南后，维生素 D 缺乏已引起了科学界广泛关注。维生素 D 有许多特异的激素样作用。它的活化物降血钙素（1，25-二羟基维生素 D_3）已被证明对骨骼健康、心血管健康、免疫系统功能。然而，有关血红蛋白病的文献主要是基于

非活性 25-OH 维生素 D 浓度，这就使得解释维生素 D 的影响更复杂了。

北美及欧洲地贫患儿维生素 D 缺乏（定义为 25-OH-D ＜ 50nmol/L）的发生率为 40%～60%。国际研究结果与之相近。维生素 D 缺乏可能在重型地贫中发生的原因包括以下：肝脏的 25-羟基化功能不佳；皮肤产生维生素 D 下降；肠道吸收减少。SCD 患儿维生素 D 与骨密度之间的关系尚不明确。一项地贫临床研究协作组的调查显示，维生素 D 缺乏的人骨密度更低。但两项研究也发现 SCD 患儿的 25-OH-D 水平与骨量及骨密度都不相关。

有一些报告探讨了重型地贫中维生素 D 水平与心血管健康水平之间的联系。Wood 等发现了 25-OH-D 水平与左心室射血分数有显著相关，但相关性弱（$r^2 = 0.35$）。所有 4 个有射血分数下降（＜ 57%）的受试者均有维生素 D 水平下降。最近一项对 34 名重型地贫儿童的研究表明，维生素 D 水平与左室射血分数、短缩分数、N 端脑钠肽（NT-proBNP）水平显著相关。

SCD 患儿同样有维生素 D 缺乏风险，部分原因是肤色加深。然而，SCD 患儿与年龄匹配的健康非裔美国人相比，其血清维生素 D 浓度、维生素 D 摄入及钙摄入仍然偏低。一项纳入 65 例 SCD 患者的研究中，93% 的观察对象 25-OH-D（定义 ＞ 30ng/ml 或 75nmol/L）。校正季节影响及年龄后，SCD 患者出现 25-OH-D 浓度减低的风险是健康非裔美国人对照组的 5 倍。在考虑 SCD 患儿的治疗时，因为他们通常是非裔美国人，应该意识到非裔美国人中 25-OH-D 和维生素 D 结合蛋白的总水平比在白种人要低，不应该使用一样的活性 25-OH-D 评估标准。

尽管缺乏文献证据支持，由于地贫和 SCD 患者的 25-OH-D 浓度减低及潜在合并症的发生率很高，因此建议每 6 个月行 1 次 25-OH-D 浓度监测。居住于高纬度地区、肤色深、经常衣物覆盖皮肤、阳光照射不足或膳食摄入维生素 D 不足者风险更高。由于维生素 D 是脂溶性维生素，且储存于脂肪组织，因此可大量不规则补充，以提高患者依从性。对于规律输血患者，当维生素 D 浓度低下 [＜ 20ng/L（50nmol/L）]，输血时给予口服 50 000 IU 维生素 D 可有效提高维生素 D 浓度。

维生素 A 和维生素 E 是具有抗氧化作用的必需营养素，常有报道指出，患有 SCD 的儿童及青少年缺乏这两种维生素。由于慢性溶血性贫血导致氧化应激加重，相关问题对于 SCD 患者来说更为重要。一项关于 SCD 幼年患者的研究显示，维生素 A 水平在 1/3 的研究对象中是不理想的，且与生长落后、血细胞比容下降相关，而该类患者疼痛、发热增多，住院频率亦增加 10 倍之多。但是，按健康儿童推荐的剂量补充维生素 A 并不能改善 SCD 患儿的视黄醇水平或改变血管闭塞事件、发热或住院的频率。

维生素 E 已被证明有稳定红细胞膜的作用，而维生素 E 缺乏将使红细胞更易受过氧化损伤。需要注意的是，数个研究提示长期输血可使患儿的铁负荷加重。中间型地贫或地贫 E-β 患者连续 3 个月补充维生素 E 400～600IU，可减少氧化应激。一项纳入 39 例铁过载并接受螯合剂治疗的 β 重型地中海贫血患儿的研究，与 21 名对照组患儿相比，使用含有维生素 A、维生素 C 和维生素 E 治疗 1 年，可使维生素水平变得更高而肝脏铁含量更低。

一项针对 SCD 成年患者的研究发现，60% 的人缺乏维生素 C，70% 的人缺乏维生素

E，45% 的人两种维生素都缺乏。经过治疗，所有成年人都达到了正常的维生素 C 水平，90% 达到了正常的维生素 E 水平，但溶血指标升高了。治疗不能改变基线血红蛋白水平及血管闭塞事件发生率。

（三）微量矿物元素

锌是细胞增殖、分化、基因表达所必需的微量矿物，对于 300 多种酶的活性至关重要。同样，锌对于上万种生物功能均比不可少的，包括生长发育、免疫系统功能、骨骼健康、维生素 A 代谢、胰岛素作用、睾酮、甲状腺素、生长激素等。

输血依赖与非输血依赖的地贫患者均存在锌缺乏。2003 年伊朗报道，80% 的青春期 β- 地贫患者缺锌（血浆锌下降）。循环锌含量减少可能与伴随高锌尿症的近端肾小管损害相关，地贫患者尿锌含量增高，是正常对照组的 4 倍。糖尿病可伴随锌流失增多，尿锌增高可能还与其相关。用于去铁治疗的螯合剂亦可导致患者缺锌风险增高。学者已证明，年幼、规律输血但无去铁治疗的地贫患者接受锌补充治疗(22 ～ 90mg/d) 可提高生长速度。

锌代谢异常对地贫患者的骨质疏松发病可能有重要作用，因为成骨细胞需要锌参与骨形成，而破骨细胞骨吸收作用可被锌抑制。与血浆锌含量正常的地贫患者相比，严重缺锌者，无论男女，骨密度（BMD）z-score 均降低。铁过载的地贫患者血清锌缺乏程度也与胰岛素浓度低相关。

锌也是 SCD 研究得最多的矿物，SCD 患者锌缺乏的相关研究已有数十年历史。证据显示 SCD 患者尿锌流失增多,但他们由于慢性贫血和蛋白转换增加,营养素需求量亦增加。连续 1 年补充 10mg 锌可改善青春前期 SCD 患儿线性生长及体重增长，甚至患儿在治疗前血浆锌浓度正常，补充锌亦有效果。患者接受锌补充治疗尚可在性成熟及降低感染率、住院率方面获益。

四、特殊营养状态

（一）异食癖与镰刀状细胞病

异食癖是指食用和（或）渴望非食物物质，在不同文化背景及地理区域都有认识，但主要见于幼儿、孕妇、哺乳期妇女及精神疾病患者。有趣的是，异食癖的发病率在 SCD 患者中亦较高。2001 年，底特律的研究显示，32% 的未孕 SCD 儿童研究对象存在不同的异食癖行为。最常见使用物品包括纸、布、泥土、泡沫及面粉。关于该现象的原因的猜想有很多，如强迫症、口欲期退化、感官愉悦及潜在的营养素缺乏。与之相关性最大的营养素缺乏症为微量元素铁、锌的缺乏。虽然常为良性疾病，但应该多关注儿童这些隐匿的异食行为，因为可能伴随更多严重的并发症，例如牙齿损伤、便秘、肠梗阻、铅中毒、必需营养素吸收障碍及生长发育不良等。

（二）地中海贫血的铁过载：教条与困境

由于地贫患者的器官功能障碍与铁过载相关，数十年来都建议患者行低铁膳食作为标准治疗的一部分。对所有患者，均建议减少食用含铁丰富的食物，如红肉、内脏、添加铁的早餐麦片。然而，对于需输血的患者减少饮食中的铁摄入的有效性仍存在争议。输注 1 个单位的红细胞（200mg）所引入的铁含量要远高于食用 3 盎司牛排（5mg）所摄入的铁。按每 3 周输血 2 个单位计算，每日输血引入的铁量达 20mg，而富铁食物膳食则为 4mg/d。低铁膳食可能使部分输血依赖患者的生活质量，而且可能造成假象，认为当减少膳食中的铁摄入，就可以减少对去铁药物的依赖。

对于非输血依赖的地贫患者，减少铁摄入是营养指导中的重要项目，因为这部分患者肠道可过量吸收铁。红茶可使从植物类食物中吸收的铁减少，因此不建议儿童喝茶。

（三）营养与骨骼健康

骨骼健康是对于 SCD 及地贫患者均是重要的营养学问题。血红细胞过度转换使得骨髓过度增生，从而引起长骨骨髓腔扩张、骨皮质变薄，最终导致骨质脆弱并易于骨折。

另外，蛋白质、能量转换增加也与 SCD 患者骨量流失有关。引入骨骼肌肉单元的概念可以解释蛋白质代谢与瘦体重减小对 SCD 相关骨病的重要影响。肌肉收缩的力量有助于骨骼重构，而肌肉体积的改变可引起骨骼重量、体积及强度的改变，可能与 SCD 临床表现相关。

即使校正年龄、身高、青春期分期及净体积，SCD 患儿的骨面积及骨矿物质量仍低于正常。一项法国的研究中纳入 53 例 SCD 患儿，平均年龄（12.8±2.4）岁。多个因素可能导致骨骼健康不佳的，包括维生素 D 的减少和钙摄入量下降。

来自伊朗的一项研究评估了 140 名输血依赖的地贫儿童，年龄在 8～18 岁。笔者提出，82% 的患儿的腰椎骨密度下降，营养状况较好者骨密度较高。

五、SCD 与地贫的营养学指南

对于 SCD 和地贫患儿建议进行常规、纵向生长、营养状态评估是必需的。这些数据可支持生长发育落后或营养不良的诊断，并提供营养干预计划的基础信息。由于线性生长不良较常见，生父母的身高应记录在案，用于评估线性发育的情况。需要强调，身材矮小并非血红蛋白病基因表达的结果，患者通过摄取足够的营养，大多数可以生长至遗传学潜能身高。对于 SCD 及地贫患者，医疗队伍应对其身高及营养多加关注，而不应认为身材矮小是疾病的必然结果。准确的纵向生长（体长、身高、体重、头围）及身体构成（脂肪储备测量）记录对营养状态的监测及营养干预措施效果的评价都十分重要。

国家心肺及血液研究所（National Heart, Lung and Blood Institute, NHLBI）在 2004 发布的声明指出营养学指导的重要性，但对监测无明确指导，而且该指南仅建议常规补充叶酸。

目前有针对接受慢性输血治疗的地贫患儿的营养管理指南。地中海贫血国际联合会发布临床指南建议生长发育期间儿童高热卡膳食。所有儿童都应该进行高钙膳食(如牛奶、芝士及鱼油)，并补充维生素 D 2000IU/d。鉴于季节性的维生素 D 水平波动，维生素 D 水平应每 6 个月监测一次。富含维生素 E 的膳食（如鸡蛋、菜油、坚果和麦片）是推荐的，并且建议补充维生素 E 400IU/d。锌水平每 6 个月监测一次，特别是使用铁螯合剂时。推荐补充硫酸锌 220mg，每天 3 次。维生素 C 存在潜在毒性，可增加铁吸收，因此，只用于与螯合剂配伍，增加铁排出。如果患儿并未接受频繁的输血或没有输血，那么就推荐 1mg/d 的叶酸补给量。北加州综合地中海贫血中心也发表了一些营养监测建议，可以为临床医生提供有用的指南。

六、小　结

重要的脂溶性、水溶性维生素循环浓度及必需矿物质的缺乏常出现于 SCD 及地贫患者中。越来越多的证据提示这些患者由于营养吸收障碍、流失增多、营养转换增快等原因，对某些营养素的需求增大。建议儿科患者经常接受相关检测，在出现营养素缺乏时及时纠正，以改善血红蛋白病患者的总体健康状况及生活质量。大中心、多中心、随机的、安慰剂对照的研究试验可能会更好确定营养需要并确定有效的干预措施提高地贫和 SCD 患儿的生活质量。

（翻译　中山大学孙逸仙纪念医院　李欣瑜　方建培）

第 *40* 章

肾疾病患儿的营养管理

一、概　　述

　　肾功能正常的儿童在日常摄取营养物质方面有很大的选择空间，但肾脏疾病患儿常需营养指导来满足其营养需求。婴幼儿肾脏疾病的营养管理不仅需要了解患儿的原发性肾脏疾病，还需要了解家庭日常饮食的动态变化。这类儿童的营养管理最好由熟练的儿科肾脏营养师和儿科肾脏疾病团队共同完成。

　　肾脏疾病患儿的饮食处方不是一成不变的，它随着肾小球滤过率（GFR）和滤过能力或尿量的逐渐减少而改变。由于儿童肾脏疾病的种类繁多，没有通用营养处方可以推荐，也就是说，不存在单一的"肾脏饮食"。小儿肾脏疾病的营养必须视基础疾病、肾功能以及肾小球和肾小管的生理状况而定。与成人肾脏疾病不同，由于肾小管功能异常，一半以上的肾脏疾病患儿存在过量的液体丢失。这些患儿可能比肾功能正常的儿童需要更多水分，以维持液体平衡和正常血容量。

　　在为有复杂需求的患儿制定饮食处方时，必须考虑以下方面的影响：神经发育状态（包括口腔运动功能），尿毒症相关的味觉障碍和厌食症，以及获取足够营养的社会经济限制。营养是家庭应对这些疾病时最难管理的方面，整个家庭通常需要集中精力为孩子提供足够的能量和液体，而这些孩子根本无法自行摄取所需的食物。

　　本章叙述肾结石症、高血压、肾病综合征、急性肾小球肾炎、急性肾损伤和慢性肾脏病患者的营养注意事项，同时还简要叙述特殊人群，包括需要透析和移植的终末期肾脏疾病患者。

　　美国医学研究所（即现在的国家医学研究院）的食品与营养委员会已发布了膳食参考摄入量（DRI）的标准。此前，该标准被称为膳食推荐量（RDA）。对于所讨论的营养素而言，这两个术语几乎没有差别。在本文中，如描述实验结果的研究使用 RDA 作为标准，则采用术语 RDA；如引用现行标准时，则使用术语 DRI。本文将尽量提供循证的营养支持建议，并引用病例对照研究，但由于针对儿童的研究十分匮乏，以成人为对象的研究也在参考之列。

二、肾脏疾病的营养评估

对小儿肾脏疾病患者进行准确的营养评估需要多学科医疗团队（包括医师，护理人员和营养师）长期关注患儿的实验室检查结果和生长指标。生长的主要指标包括身高或身长（2岁以下或在没有帮助的情况下无法站立的儿童），头围（3岁以下的儿童）和体重。这些测量值应绘制在年龄和(或)既往状况(如早产儿和各种综合征)的标准化生长图表上，并逐步跟踪记录生长趋势。

全面的生长评估需要了解患者理想或估计的"干重"（dry weight）。干重代表医疗团队在肾功能正常的患者中可以预期的稳定目标体重。对于接受透析的患者来说，干重的确定至关重要，而对于其他肾脏疾病患者来说也具有挑战性。在确定干重时，研究小组必须考虑并允许透析的年轻患者每周的间歇性增长，因此，为了给患儿的生长提供足够的液体和热量，护理人员、营养师与医师之间的密切沟通是十分必要的。

常规实验室检查是评估肾脏疾病患儿营养是否充足的关键。血清白蛋白最常被用来评估蛋白营养状态。低蛋白血症可出现于尿蛋白丢失的疾病状态（如肾病综合征）或腹膜透析患者的腹膜炎发作期间。在这些情况下，血清白蛋白浓度可能很难被用来评估营养状况。血尿素氮（BUN）浓度也可用于评估蛋白质摄入情况。低BUN和肌酐升高（如进行性肾病）提示蛋白质摄入不足和（或）营养不良。

三、肠内营养和补液

肾功能正常的人体在摄取营养物质的数量和性质上有很大的选择空间，但是肾脏疾病患者由于肾排泄和（或）肾小管受损，对于营养选择有一定限制。营养处方复杂，通常需要增加某些营养素的摄入量，如增加蛋白的摄入量（表40.1）。某些电解质的摄入量需要限制，而另一些则需要补充以维持体内细胞的动态平衡和生长。

表 40.1　慢性肾脏病和终末期肾脏疾病患儿的推荐能量和蛋白质摄入量

年龄	透析前		血液透析		腹膜透析	
	能量 [a]	蛋白质 [b]	能量 [a]	蛋白质 [b, c]	能量 [a, d]	蛋白质 [b, e]
0～6个月	100～110	2.2	100～110	2.6	100～110	3
6～12个月	95～105	1.5	95～105	2	95～105	2.4
1～3岁	90	1.1	90	1.6	90	2.0
4～10岁	70	0.95	70	1.6	70	1.8～2.0
11～14岁（男）	55	0.95	55	1.4	55	1.8
11～14岁（女）	47	0.95	47	1.4	47	1.8
15～18岁（男）	45	0.85	45	1.3	45	1.5
15～18岁（女）	40	0.85	40	1.2	40	1.5

注：a.kcal/（kg·d）；b.g/（kg·d）；c.蛋白质摄入量增加了约0.4 g/（kg·d），以弥补血液透析损失；d.通过透析液可以葡萄糖的形式吸收总摄入热量的10%[10 kcal/（kg·d）]，肥胖可能成为一些腹膜透析的儿童和青少年的关注点；e.腹膜透析对蛋白质的需求反映出透析液中蛋白质的大量损失

晚期慢性肾脏疾病（chronic kidney disease，CKD）的常见症状为厌食和食欲下降。对于幼儿和婴儿，为防止出现因能量摄入不足而引起的生长延迟，需要进行肠内营养补充。CKD 儿童的能量需要量应达到根据年龄估计的能量需要量的 100%，并根据身高和体重增减率做出适当调整。在许多情况下（包括肾移植术后），考虑到长期的营养和液体需求，放置胃造口管是必要的。适用于患有肾脏疾病的婴儿，儿童和年轻人的各种配方奶粉应在有经验的肾脏营养师的协助下使用（表 40.2）。

表 40.2 适用于肾脏疾病的不同品牌配方奶的成分 [a]

每 100ml 含量	gm/100ml			mg（mEq）/100ml			
	糖类	脂肪	蛋白质	钠	钾	钙	磷
标准含量	7.2	3.8	1.4	16（0.7）	71（1.8）	53（2.6）	28
雅培 PM 60/40	6.9	3.8	1.5	16（0.7）	54（1.4）	38（1.9）	19
Calcilo	52.3	28.7	11.4	125（5.4）	420（10.7）	< 50mg	128
Suplenab [b]	20	9.6	4.5	80（3.5）	114（2.9）	105（5.3）	72
Neprob [b]	16	9.6	8.1	106（4.6）	106（2.7）	106（5.3）	72

a. 来自单个配方的含量值可以与患者年龄和性别的每日推荐摄入量百分比进行比较，如表 40.1 所示
b. 表示通常用于成人透析人群的配方奶粉，但可以根据营养需求在儿科使用

液体需求量因基础肾脏疾病而异。非少尿性 CKD 由于肾小管缺乏浓缩能力，液体需求远远超过同年龄 / 同体型的预估值。非少尿型 CKD 的婴幼儿需要大量饮水以补偿通过尿排出的液体损失，这可能会阻碍他们经口实现能量补充目标，从而更依赖于胃造口管。

四、特殊疾病的营养管理

（一）肾结石
在过去 20 年里，儿童肾结石的发病率有所增加，这可能与儿童人群中肥胖、高血压和糖尿病患病率的增加有关。大多数肾结石由钙和草酸形成，次常见结石的主要成分为胱氨酸和尿酸。

肾对钠的重吸收与钙的重吸收有关。建议予以限盐饮食，因为高水平的钠摄入会增加钠的排泄，从而增加钙的排泄。因此，建议将高水、低钠饮食（体重小于 20kg 的儿童：< 1000 ~ 1500mg 钠盐；体重大于 20kg 的儿童：< 2000 ~ 2500mg 钠盐）作为一线治疗方法。当高水、低钠饮食不足以降低钙排泄时，可加用作用于远端小管的利尿剂（噻嗪类）。

膳食钙限制没有作用，相反，应根据 DRI 水平在饮食中补充钙（表 40.3）。此外，肾结石患儿更有可能出现低枸橼酸尿症，除了增加液体摄入量外，还可能受益于尿液碱化。

表 40.3　健康婴儿、儿童和青少年的膳食参考摄入量（DRI）

年龄	蛋白（g/d）	蛋白 [g/（kg·d）]	钠（g/d）	磷（mg/d）	钙（mg/d）	钾（mg/d）
婴儿						
0 ～ 6 个月	9.1	1.5	0.12	100	210	0.4
7 ～ 12 个月	11	1.5	0.37	275	270	0.7
儿童						
1 ～ 3 岁	13	1.1	1	460	500	3
4 ～ 8 岁	19	0.95	1.2	500	800	3.8
男孩						
9 ～ 13 岁	34	0.95	1.5	1250	1300	4.5
14 ～ 18 岁	52	0.85	1.5	1250	1300	4.7
女孩						
9 ～ 13 岁	34	0.95	1.5	1250	1300	4.5
14 ～ 18 岁	46	0.85	1.5	1250	1300	4.7

注：适量摄入量（AI），在一组或几组表观健康、假定摄入充分营养素的人群中，通过观察或实验确定近似或估算的营养摄入量，来确定推荐的平均每日摄入量水平——在 DRI 不确定时使用。DRI. 可满足 97.5% 人群的需求

高草酸尿症可分为原发性（遗传性）和继发性（肠胃 / 饮食）形式。在原发性高草酸尿症中，没有证据表明需要限制饮食中的草酸盐。高草酸尿可分为原发性（遗传性）和继发性（肠道 / 饮食）。在原发性高草酸尿症中，没有证据表明需要限制膳食中的草酸盐摄入。在继发性高草酸尿症和伴随高钙尿症的患者中，如果有症状性的草酸盐结石形成，建议限制高草酸食物（表 40.4）。建议优化膳食钙，因为任何无意的限制都可能增加继发性高草酸尿症患者对草酸盐的吸收。不鼓励维生素 C 过量摄入（＞ 100mg/d），因为维生素 C 在碱性尿液中会转化为草酸盐。

表 40.4　高草酸含量的食物

菠菜	巧克力
大黄	茶
甜菜	麦麸
坚果	草莓

尽管有许多情况使儿童易患肾结石，但仍有一些常见的治疗措施，其中高液体摄入量是主要的干预措施。具体而言，应调整液体摄入量以使婴儿的尿量保持在＞ 750ml/d，5 ～ 10 岁的儿童保持在＞ 1500 ml/d，10 岁以上的儿童保持在＞ 2000 ml/d。为避免因过多液体摄入带来的过量能量摄入，专家建议液体主要为水或低卡调味水。对蛋白质的摄取目标是达到而不超过膳食营养参考摄入量。建议食用新鲜水果和蔬菜，因为这些食物中的枸橼酸盐和钾盐可抑制尿结石产生。

（二）高血压

许多流行病学资料表明儿童肥胖与高血压之间存在密切联系。从体重增长的儿童时期一直到成年人，有证据表明，以体重指数增长（BMI）为特征的肥胖与儿童原发性高血压的发生有关。饮食调整目标在于稳定体重（或在青少年晚期缓慢减重）以恢复正常的

BMI。降低血压的特定营养调整应与终止高血压膳食疗法（DASH）保持一致。DASH 膳食是一种低脂、高钾的饮食策略，在儿童和成人队列中发现，DASH 可适度减肥和显著降低血压，DASH 膳食的具体说明见表 40.5。在成年人中，降低钠盐摄入与 DASH 膳食具有累加的降压作用。全国健康和营养调查 IV（NHANES）指出，在美国，超过 90% 的青少年和成年人摄入的钠超过 DRI。医学研究所下属食品和营养委员会建议，从约 3 岁开始，健康儿童每天钠摄入量上限为 1.5 ～ 2g(表 40.3)。对儿童进行的一项荟萃分析表明，减少钠盐可使平均收缩压和舒张压分别降低 1.2mmHg 和 1.3mmHg。根据儿童通常的钠摄入量，如果基线钠摄入量过多，将钠摄入量限制为每天 2 ～ 3 g 是合理的。对于肾功能正常的人来说，鼓励多吃水果和蔬菜以增加饮食中钾的摄入量是安全的。但是，对于有严重肾功能不全的人，应密切监测和调整钾摄入量。

表 40.5　终止高血压膳食疗法

食物种类	每日供应量（基于每天 2kcal 的饮食）
谷物	6 ～ 8
肉、禽、鱼	6 或 6 以下
蔬菜	4 ～ 5
水果	4 ～ 5
低脂、无脂乳制品	2 ～ 3
脂肪和油脂	2 ～ 3
钠	2300mg（与 2300 mg DASH 饮食相比，摄入 1500 mg 可最大程度地降低血压）
	每周供应量
坚果、种子、豌豆、干豆	4 ～ 5
甜食	5 以下

DASH 计划是灵活且均衡的：它不需要特殊的食物，鼓励参与者选择富含钾、钙、镁、纤维和蛋白质，但钠、脂肪含量低的食物

（三）肾病综合征

肾病综合征在临床上定义为出现蛋白尿、低蛋白血症、高胆固醇血症和水肿。对儿童肾病综合征的饮食治疗主要是限制钠盐，这可以缓解症状性水肿。尚无研究给出这些患儿的限钠标准，但表 40.6 中列出了合理的策略和每日膳食钠的估计值。做到这一标准的限钠需要整个家庭调整饮食习惯，特别是限制加工食品和不吃咸味零食。在患者有肾脏疾病（限制水肿的形成）和服用类固醇（限制可能的高血压）期间，限制钠饮食十分重要。大多数患儿对皮质类固醇类药物敏感并且可在 3 ～ 6 个月脱离激素治疗。不幸的是，多数仍会复发，需要再次接受类固醇治疗。少数儿童需要使用其他药物来限制蛋白尿并治疗水肿，包括血管紧张素转换酶（ACE）抑制剂或血管紧张素受体阻滞剂，这两种药物中的任何一种都可能导致高钾血症，所以需要限制饮食中的钾摄入。

表 40.6　肾脏疾病饮食改良的合理起点

营养素	可能的膳食规则	描述	推荐的起点 — 门诊患者（体重）	推荐的起点 — 门诊患者	推荐的起点 — 住院患者	评论
概述	评估患者和家庭生活方式的饮食模式可能会发现所有营养素来源不限制的情况下可改善的方面。持续的营养随访监测营养素摄入量和评估营养是否充足很重要					
	获取详细的饮食记录，以确定当前的食物和液体摄入量。所有的饮食变化都是基于对当前摄入量的评估。着重减少经常摄入的高营养素来源的食品数量					
	抵制限制营养素的诱惑，直到被证明需要这些营养为止					
	营养素前面的单词"低"（"低钠"，"低钾"）不是饮食规则，应当具体阐述（见以下建议）。"肾脏饮食"也不是饮食规则					
	限制性选择微量营养素可能会导致患者拒绝足够量的摄入量以满足增长需求。随访对于确保充足的摄入足够量的常量营养素（糖类，蛋白质和脂肪）非常重要					
	限制尽可能少的营养素，以优化摄入量					
钠	3～4g（以前未添加食盐）	食物用一些盐煮熟；限制或避免比萨，热狗和薯条等高钠热量食物	<20kg	从2g/d开始	1g/d	限钠会使大多数儿童的脂肪摄入自动减少
	1g	食物不加盐；不食用高热量食物	>20kg	从3g/d开始	2g/d	
	1g	食物不加盐；采用专门低钠的产品				
钾	限制高钾含量的食物来源	高钾食物包括柑橘，香蕉，土豆	限制儿童当前的摄入的高钾食物和液体			纠正酸中毒，出血和其他可能导致钾升高的原因；可能需要钾结合剂
磷	800mg/d	高磷的牛奶每天限制在8盎司或相当于奶酪、酸奶、冰淇淋、豆类和坚果的磷当量	从800 mg/d开始，较小的儿童会因为份量较小而摄入较少的食物			婴儿需要更高的血清磷水平才能使骨骼矿化，必要时在用餐时加入磷结合剂；磷的限制会自动限制蛋白质的摄入
蛋白质	常规饮食	最高来源包括肉、禽、鱼、蛋、乳制品	从饮食史开始，以确定是否需要补充			由于食欲不佳和磷限制，BUN水平升高儿童的热量摄入量很少超过DRI；确保摄入足够的热量以减少蛋白质消耗，否则，BUN可能由于蛋白质的需求以及蛋白分解代谢而升高增加

由于大多数类型的肾病综合征会复发，即使有所缓解，也应该向家长解释长期维持健康的饮食习惯和限制钠盐摄入对病情是有益的。

有时，重度水肿的孩子可能需要住院行积极的体液排出。一个常见的错误是在严重低蛋白血症患者中同时提供静脉"维持"或"部分维持"的液体供给。在没有血容量不足的情况下无须静脉补液，也不需要水、盐的补充。当使用利尿疗法使肾脏疾病患者的血容量恢复正常时，应给家属每日补水的目标和限量，以确保孩子接受足够的肠道补液，同时避免过多的补给，否则可能引起反弹性水肿和体重增加。

高胆固醇血症在患儿中很常见，原因是本身的肾病综合征加上激素的使用。持续性肾病综合征和由此引起的高脂血症儿童的医疗和饮食仍然是一个难题。尽管有证据表明使用他汀类药物治疗可降低总胆固醇和低密度脂蛋白浓度，但对于治疗肾病综合征患儿高脂血症的最佳方法迄今还没有达成共识。虽然长期性高脂血症是公认的心血管风险因子，但没有证据表明肾病综合征康复儿童中出现的一过性高胆固醇血症对患儿日后的心血管事件病死率有负面影响。然而，鉴于肾病综合征（同时使用类固醇）对单个儿童的结局难以预测，应密切关注膳食脂质含量，并将膳食脂肪限制在每日能量摄入量的 30% 以内（见第 17 章：脂肪及脂肪酸）。使用他汀类药物治疗通常是不必要的。

考虑到类固醇的使用与体重增加和高血压之间的关系，所有患者都可以从营养咨询中受益，在刚开始使用类固醇时进行初步临床评估。咨询内容应该包括对类固醇相关肥胖风险的预警，避免体重快速增加的策略，以及在类固醇治疗过程中密切的体重监测。

（四）肾小球肾炎

临床上，肾小球肾炎（GN）的特征是同时存在血尿和蛋白尿。对 GN 患儿的护理取决于病情是急性还是慢性，以及是否有相关问题，如高血压或肾脏疾病综合征。

如果是急性 GN（如急性感染后 GN），在最初几天有 GFR 迅速降低的风险，这可能导致高血压（由于水盐超载）和高钾血症。无论是住院病人还是门诊病人，这些孩子都可受益于饮食中钠和钾的限制。通常应允许患儿在口渴时饮水，因为"推入液体"不会改善结局，而口服液体的过多限制可能会导致 GFR 下降。

GN 的营养管理取决于肾功能的维持或丧失；应密切监测电解质。如果肾病综合征也存在，高脂血症可能伴随存在，但这可能并非急需解决的问题。

五、急性肾损伤的营养管理

急性肾损伤（AKI）包括轻度损伤到可能需要透析的严重肾损伤。AKI 的病因广泛，例如：肾前低灌注损伤，固有（肾小管）肾毒素暴露，以及阻碍尿流出的梗阻性（肾后）损害。AKI 越来越被认为是危重症和非危重症患儿的常见并发症。在美国，高达 3.9/1000 的高危住院患儿发生 AKI。急性和慢性营养不良是儿科 AKI 中非常不幸和常见的现象，数据表明，在相当大比例的患儿中，膳食能量和蛋白质供给显著滞后。喂养不足与伤口愈合不良和感染的发生风险及死亡风险显著相关。

AKI 患儿的营养目标包括维持适当的水分和电解质平衡，提供足够的能量摄入，优化氮平衡及补充适当的维生素和矿物质。随着儿童透析在大多数医疗中心的普及，现在有可能在适当使用透析疗法的同时，为大多数 AKI 婴儿和儿童提供充足的营养摄入。事实上，提供需要的营养是开始肾脏替代疗法的一个重要指征。

AKI 患儿可能出现少尿、无尿或尿量正常甚至增加（非少尿型）。一般而言，患有 AKI 的患者无法有效调节尿量，因此需要医师管理体液摄入以防止容量过多或丢失过多。此外，AKI 患儿通常无法控制尿素、钠、钾、磷和酸碱等代谢废物的排泄。特定的饮食要求将取决于临床情况。患有少尿的人在临床上没有超负荷的情况下，每天的液体摄入量应该相当于他们的尿量加上估计的不显性失水量。

在 AKI 中，电解质的需求可能每天都会发生变化，需要个体化处理。钾和磷酸盐的摄入量通常受到限制，其允许的摄入量主要基于临床情况。

如果限制钾和（或）磷（尤其是在慢性环境下）摄入不能充分改善实验室指标，则可能需要使用钾和（或）磷结合剂。典型的口服结合剂包括聚苯乙烯磺酸钠（钾结合剂），碳酸钙和（或）司维拉姆盐酸盐（磷结合剂）。值得注意的是，过度服用聚苯乙烯磺酸盐可能会导致低镁和低钙血症。此外，对于有中性粒细胞减少症和有坏死性小肠结肠炎风险的患者，在肠道手术后的急性期使用聚苯乙烯磺酸盐应谨慎。

（一）急性肾损伤中的蛋白质和碳水化合物代谢

净蛋白质分解代谢被激活后，氨基酸从骨骼肌中过度释放，导致持续的负氮平衡，这一过程与 AKI 密切相关。此外，肾脏的肾小管刷状缘在肽和蛋白质清除中也起着关键作用。在 AKI 中，这些蛋白分子的清除率降低可导致肾小管炎症增加，并可能进一步推动 AKI 过程。

关于 AKI 患儿蛋白质的最少摄入量有很多不同意见。然而，一般建议最低蛋白质摄入量为 $1 \sim 2 g/(kg \cdot d)$ 以满足患儿的基本需求，同时最大程度地降低蛋白质的分解代谢。为了减缓过度蛋白质分解代谢，还应稳定内分泌水平（特别是高血糖症，应酌情提供胰岛素）并纠正代谢性酸中毒，以避免肌肉蛋白进一步分解和氧化。

高血糖是危重症儿童的常见现象。血糖每升高 10mg/dl，AKI 发生的概率增加 12%，这可能是因为高血糖可导致肾线粒体氧化损伤。因此，在 AKI 患者的多模式护理中需要使用胰岛素来降低血糖。

（二）肠内和肠外营养在急性肾损伤中的应用

在普通病房住院的 AKI 患儿将保持口服摄入而不需要额外的营养支持。但如果 AKI 患儿病情较重，如出现发热、败血症、术后疼痛，则需额外补充营养以满足基础代谢需要，防止蛋白过度分解代谢。只要有可能，应当选择肠内营养，但需根据孩子的年龄，对肠内营养的耐受性以及进食固体食物的能力决定，必要时可选择肠外营养。

现在已有多种具有高能量和高蛋白，但磷和（或）钾含量较低的"肾脏友好配方奶"（表 40.2）。在口服摄入不足的情况下，应建议家属放置临时鼻胃管，以便于提供足够的营养。现有数据表明，AKI 肠内营养的改善可能与残余胃容量增加有关。因此，肠内营养应以较慢的速度开始，以观察其耐受性，必要时可使用胃肠促动力剂和止吐药。

在给 AKI 患儿提供肠外营养时，使用的营养液必须包含所有必需的微量营养素，特别是水溶性维生素和硒。如前所述，AKI 患儿存在葡萄糖耐量异常，应给予肠外营养以

VI

确保血糖正常。

（三）与肾脏替代治疗（RRT）有关的营养丢失

严重的 AKI 可能需要透析治疗，例如血液透析、腹膜透析和持续性肾脏替代治疗。患儿透析的一个关键指征是由于液体超载而不能提供足够的营养。随着小儿透析的普及，现在已可为广大 AKI 患儿提供足够的营养摄入，同时通过提供全营养来解决液体超负荷的问题。

所有需要透析的患儿都应补充水溶性维生素，尤其是在营养状态不佳的情况下，因为存在急性水溶性维生素耗竭的风险。对于营养状况较差的患儿，与腹膜透析相比，血液透析和持续性肾脏替代治疗的急性维生素 B_1 耗竭风险更高。因此，无论哪种情况，都需要补充水溶性维生素。

六、晚期慢性肾脏疾病的营养管理

当前的标准将慢性肾脏疾病分为 5 期（表 40.7）。当肾功能降至 GFR < 60ml/（min·1.73m^2）时（3 期），血生化指标出现显著异常，生长迟缓明显。在幼儿中，生长速度的变化最早可在 2 期 CKD[GFR 60 ～ 89ml/（min·1.73 m^2）] 被发现。美国国家肾脏疾病基金会肾脏疾病预后质量倡议（K/DOQI）已发表了慢性肾脏疾病儿童的营养管理指南。本章节罗列的是简要内容，指南中有详细的推荐。

表 40.7　K/DOQI 慢性肾脏疾病分期（CKD）

分期	GFR [ml/（min·1.73m^2）]	描述	措施
1	≥ 90	肾损伤 GFR 正常或升高	治疗原发病和合并症，延缓 CKD 进展，降低 CVD 风险
2	60 ～ 89	肾损伤 伴 GFR 轻度下降	评估 CKD 进展速率
3	30 ～ 59	GFR 中度下降	评价和治疗并发症
4	15 ～ 29	GFR 严重下降	准备肾替代治疗
5	< 5	肾衰竭	肾替代治疗

注：GFR. 肾小球滤过率；CVD. 心血管疾病

由于 2 岁以内儿童的快速生长发育高度依赖于营养，需要对这一人群，特别是最小的患者强化营养干预和评估。在 1 ～ 2 岁以后，与 CKD 相关的生长迟缓通常可以接受生长激素治疗，但仍需要优化营养以增强疗效。在咨询患有 CKD 的年长儿童的父母时，必须指出，食物频率数据表明，这一人群的能量、蛋白质和钠摄入在很大程度上是由牛奶和快餐的消费所驱动的。对于一部分患儿来说，选择快餐的频率会增加与肥胖相关 CKD 的远期风险，并可能导致成年期的代谢综合征等并发症。

（一）蛋白质和能量需求

随着 CKD 进展，由于自发性食物摄入量下降，晚期肾脏疾病患儿经常出现严重的营养不良和瘦体重下降。膳食提供的能量应达到根据年龄、活动水平和身型计算预估值的

100%。蛋白质摄入量应至少是同年龄同身型儿童 DRI 的 100%（表 40.3），晚期 CKD 患儿的蛋白摄入量则应至少为 DRI 的 140%（表 40.1）。在儿科患者中，没有证据表明限制蛋白质摄入对延缓肾脏疾病的进展或推迟开始透析的时间有益。随着慢性肾脏病进展到更严重的阶段，对于无法达到推荐的每日自发膳食或肠道 / 液体营养目标的儿童，可能需要使用包括蛋白粉补充的组合式肠内营养，从而提供足够的营养以促进生长。

（二）酸中毒

维持正常血清碳酸氢盐浓度对于每个 CKD 患儿都至关重要。K/DOQI 建议血清碳酸氢盐浓度维持在 22 mmol/L 或以上。酸中毒会在许多方面影响代谢，包括蛋白质降解、骨骼和体格生长，并可能加快 CKD 进展。补充生理性碳酸氢钠似乎可以减缓 CKD 进展并改善营养状况。酸中毒应该口服碳酸氢钠或枸橼酸钠溶液治疗。

（三）骨矿物质状态

由于钙、磷、维生素 D、甲状旁腺素和成纤维细胞生长因子 23（FGF-23；请参阅第 18 章：钙，磷和镁）之间的相互作用关系，保持钙和磷的动态平衡是很复杂的。将近 30% 的轻中度 CKD 患儿存在 25- 羟基维生素 D（25-OH-D）缺乏症（< 20 ng/ml），这与潜在的饮食风险因素相关，例如低牛奶摄入和营养性维生素 D 补充不足。通过补充维生素 D_2 或维生素 D_3，维生素 D 的浓度应保持在正常范围内（> 20 ng/ml）。在肾小管细胞内的 25-OH-D 可活化为 1，25- 二羟基维生素 D（1，25-OH-$_2$D），低钙血症是未经治疗的晚期 CKD 的主要特征，其继发于 1，25-OH-$_2$D 活化减少。大多数 3 ～ 5 期 CKD 患儿可通过口服补充 1，25-OH-$_2$D 以维持骨骼健康。

磷的排泄取决于 GFR 和肾小管功能，当 CKD 进展，尿中排磷减少。当血磷水平升高，建议限制磷的摄入至 DRI 的 80%（表 40.3）。在临床工作中，4 ～ 5 期 CKD 患儿可能需要口服磷结合剂以减少饮食中磷的吸收并预防高磷血症。磷酸盐结合剂包括司维拉姆和各种碳酸钙制剂。表 40.6 总结了限制磷的饮食策略。血钙和血磷控制不佳会导致甲状旁腺功能亢进，代谢性骨病进展及全身性血管钙化的风险增加。FGF-23 是一种通过调节肾脏磷酸盐代谢、甲状旁腺激素和骨化三醇水平参与骨矿平衡的关键激素。在 CKD 患者中，FGF-23 水平随肾功能下降而增加。成人数据表明，较高的 FGF-23 水平与动脉粥样硬化的发生率增加以及血管功能（尤其是动脉僵硬度和内皮功能障碍）的动态测量异常有关。

（四）补钠

需要特别提及的是慢性肾衰竭中的非少尿（多尿）型 CKD，其病因通常为严重的先天性肾积水、尿道后瓣或肾发育不良。由于先天性肾发生或肾小管发育障碍，这些患儿不能储存钠盐或碳酸氢盐。他们通常需要大量的氯化钠和碱补充剂来促进生长发育。动物研究表明，在生命早期提供充足的钠饮食（与低钠饮食对比）后，可显著促进生长。钠耗竭的迹象通常很细微，尽管摄入了足够的热量，出现高钾血症和轻度低氯血症，体重却没有增加。在这些儿童中，适量补充 2 ～ 3mEq/（kg·d）的氯化钠是很合理的。

为了确保患儿的最佳生长，可能需要大量的钠。碳酸氢钠不能替代氯化钠来恢复血管内容量，在婴儿接受足够的氯化钠之前，潜在的严重酸中毒可能症状不明显。如果血清钠浓度大于 140 mEq/L 或婴儿出现高血压或容量超负荷，应减慢或停止补充钠。

七、特殊人群的营养管理

（一）需要透析的终末期肾脏疾病

终末期肾脏疾病儿童主要有两种维持性透析方式——腹膜透析和血液透析。K/DOQI 工作组基于现有的研究成果分别为这两种方式提供了营养推荐。

迄今为止，还没有随机对照试验研究 CKD 或终末期肾脏疾病患儿维生素和微量元素的摄入和需求。与健康儿童的明确标准不同的是，这类研究的缺乏导致患有晚期肾脏疾病的婴儿和儿童无法达到维生素和微量元素的理想推荐摄入量。建议透析患儿接受水溶性维生素补充剂，使肠内营养和补充维生素的组合供给达到一般儿科人群中基于年龄和性别的 DRI 值（表 40.8），以降低与维生素缺乏相关疾病的发生风险。

表 40.8　普通儿科人群水溶性维生素和微量元素的推荐摄入量

维生素和 微量元素	婴儿 0～6 个月	婴儿 7～12 个月	儿童 1～3 岁	儿童 4～8 岁	男孩 9～13 岁	男孩 14～18 岁	女孩 9～13 岁	女孩 14～18 岁
维生素 A （μg/d）	400	500	300	400	600	900	600	700
维生素 C （mg/d）	40	50	15	25	45	75	45	65
维生素 E （mg/d）	4	5	6	7	11	15	11	15
维生素 K （μg/d）	2.0	2.5	30	55	60	75	60	75
维生素 B_1 （mg/d）	0.2	0.3	0.5	0.6	0.9	1.2	0.9	1.0
维生素 B_2 （mg/d）	0.3	0.4	0.5	0.6	0.9	1.3	0.9	1.0
维生素 B_3 （mg/d；NE）	2*	4	6	8	12	16	12	14
维生素 B_6 （mg/d）	0.1	0.3	0.5	0.6	1.0	1.3	1.0	1.2
叶酸（μg/d）	65	80	150	200	300	400	300	400
维生素 B_{12} （μg/d）	0.4	0.5	0.9	1.2	1.8	2.4	1.8	2.4
维生素 B_5 （mg/d）	1.7	1.8	2	3	4	5	4	5
生物素 （μg/d）	5	6	8	12	20	25	20	25
铜（μg/d）	200	220	340	440	700	890	700	890
硒（μg/d）	15	20	20	30	40	55	40	55
锌（mg/d）	2	3	3	5	8	11	8	9

注：建议膳食允许量（RDA）以粗体显示，非粗体为建议的充足摄入量（另请参见附录 E）

　　除了维生素 D，没有证据表明晚期肾脏疾病患儿有必要补充脂溶性维生素。维生素 D
对于这些患儿有特殊作用。近期研究表明，自 2000 年以来，普通儿科人群中 25-OH-D 缺
乏症（< 20ng/ml）的发生率显著增加。相较于普通儿科人群，缺乏维生素 D 的 CKD 和
终末期肾脏疾病患儿如果未经治疗，可能继发甲状旁腺功能亢进。因此，目前的晚期肾
脏疾病患儿医疗指南建议常规检测 25-OH-D 浓度，并适当补充，以使血清 25-OH-D 浓度
达到 ≥ 20ng/ml。应避免补充维生素 A，因为 CKD 患儿体内会蓄积维生素 A 引起维生素
A 中毒。维生素 E 也不是标准的营养补充剂。

　　由于适用于儿童的透析专用复合维生素补充剂很少，一些患儿在通过普通饮食和（或）
肠内营养配方补充剂达到每日能量目标的同时，可使用成人复合维生素制剂使个别维生
素和微量元素达到或超过 100% DRI（偶尔服用）。但应注意维生素和微量元素补充不要
远超 100% DRI（表 40.8），因为接受透析的患儿可能因维生素和微量元素蓄积而中毒。
表 40.9 罗列了透析患儿常用肠内配方奶粉中的维生素和微量元素含量。

表 40.9　透析患儿常用肠内配方奶粉中的维生素和微量元素含量 [a]

每 100ml 含量	硫胺素 （维生素 B_1） mg	吡哆醇 （维生素 B_6） mg	叶酸 （维生素 B_9） μg	维生素 C mg	锌 mg	硒 μg
标准含量	0.07	0.04	10.7	6	0.5	1.67
Gerber GoodStart Gentle	0.07	0.05	10	6.7	0.5	2
雅培 PM 60/40	0.07	0.04	10	6	0.5	1.2
Calcilo	0.07	0.04	10	6	0.5	1.67
Suplena[b]	0.23	0.8	104	10.4	4.2	12
Nepro[b]	0.23	0.8	104	10.4	4.2	12

　　注：a. 可以将各个配方中的含量值与患儿同年龄、同性别健康儿童的每日建议摄入量百分比进行比较，如表
40.1；b. 通常用于成年透析人群的配方，但可根据营养需要用于透析患儿

　　应特别注意叶酸补充，因为叶酸耗竭会抑制促红细胞生成素的作用。

　　高同型半胱氨酸血症已被证明是心脏病的独立危险因子。尽管补充维生素 B_6、叶酸
和维生素 B_12 似乎可以降低 CKD 患者（包括肾移植患者）的同型半胱氨酸浓度，但成人
的研究数据并不支持长期通过降低高同型半胱氨酸浓度来降低心血管疾病的发病率或死
亡率。

　　肉碱是一种脂肪酸转运蛋白，在 CKD 患儿中可能存在肉碱缺乏，有学者建议补充肉
碱以治疗贫血和高脂血症。由于肉碱补充剂量和方式的差异性，补充肉碱的研究很难得
出一致结论，也很少有儿科证据支持小儿患者补充肉碱，因此，不建议常规补充。

　　锌和硒等微量元素是占人体总重量不到 0.01% 的矿物质。成人的每日需求量为
1 ～ 100mg/d。维持微量元素的稳态需要正常的肾功能。现有的成人研究结果表明，对于
大多数肾脏疾病患者来说，不需要额外补充微量元素。在个别临床情况下，应检测微量

元素（尤其是硒和锌）的血清浓度，并将其作为人体储存的近似值，以便根据需要提供补充剂。

（二）肾移植

当前针对肾移植后儿童的免疫抑制方案通常包括皮质类固醇，钙调神经磷酸酶抑制剂和（或）mTOR 抑制剂的某种组合。伴随这些疗法而来的是移植后肥胖、2 型糖尿病、高脂血症和移植后高血压的风险增加。因此在移植初期，应注意限制钠的摄入(2 ~ 3g/d)、控制体重、适量饮水，尤其是小年龄患儿接受成人供肾时。远期目标包括达到并维持与年龄、性别相称的体重指数，正常的体育活动，多样化的饮食，包括水果、蔬菜和适量的高脂、高钠食物。移植后应对脂质水平进行监测。尽管单中心研究数据表明在儿科实体器官接受者中使用 ω-3 脂肪酸是安全的，但目前尚无关于使用 ω-3 脂肪酸或他汀类药物的共识。经验性建议在很大程度上遵从于生活方式和饮食的改变。

八、小　结

在肾脏疾病患儿的营养评估和供给过程中，需要定期关注关键的生长和发育参数，以及液体、电解质、酸碱、维生素和微量元素水平。护理肾脏疾病患儿的关键在于与专业营养师的合作。因肾脏疾病的个体化差异，最佳的营养目标可能会有很大差异，所以有必要让患儿和家庭达成这样一个共识：要获得最佳预后，需要共同努力尽力优化患儿的营养方案。

（翻译　复旦大学附属儿科医院　李　萍　　审校　黄国英）

第*41*章

癌症患儿的营养管理

一、背 景

营养相关的病理学得到很好的描述，这可以增加儿童肿瘤的发病率和死亡率。患有癌症的儿童和青少年发生营养失调（包括营养不良和营养过剩），会增加感染的概率，降低生活质量，导致神经和生长发育不良，癌症预后较差。与营养失调相关的临床风险对癌症患儿更具威胁。流行病学数据显示，来自中低收入国家的儿童在癌症诊断时往往存在明显的营养不良。研究发现，在疾病控制以后，营养不良与儿童和青少年的生存率和治疗依从性降低有关。改善中低收入和高收入国家儿童营养不良，一直是提高癌症患儿生存率的众多策略之一。这些研究强调了将精力和资源用于预防营养不良和优化癌症儿童的营养状况的重要性，以确保维持适当的生长和发育，改善福祉，最大限度地减少相关的治疗毒性，并为患儿提供最佳的生存机会。

儿科癌症患者中营养不良的发生率在医学文献中已有详细记载；然而，营养不良的程度（轻度至重度）和类型（在诊断时或在治疗过程中发展）将在很大程度上取决于诊断、疾病阶段、治疗方案的强度、社会经济状况、诊断时的营养状况和其他共病。营养不良或营养过剩的严重程度与恶性肿瘤的病理类型和肿瘤累及程度有关。在治疗过程中，由于治疗相关的不良反应和并发症，营养不良经常发生。然而，营养过剩正逐渐成为儿科肿瘤学中一个重要的临床挑战。由于在该患者群体中观察到的结果一直较差，采取有效的干预措施以维持治疗期间和治疗后的健康体重是儿童肿瘤协作组（COG）营养委员会的研究重点。COG 是由美国国立卫生研究院和美国国立癌症研究所资助的儿科肿瘤学领域最大的临床试验和基础科学会议。

最近的几项研究强调了营养状况在儿科肿瘤学中的重要性，这些研究在样本量中等规模的同质患者群体中进行，解决了早期研究的一些弱点。虽然大多数研究都是回顾性的，但营养状况与毒性和（或）生存率之间的重要关系一直被报道。最近一项由近 5000 名白血病儿童组成的 Meta 分析发现，营养状况和预后之间存在显著联系。急性淋巴细胞白血病（ALL）是最常见的儿童癌症，与体重指数（BMI）较低的儿童相比，体重指数较高的儿童存活率降低 [相对风险（RR），1.35；95% 置信区间（CI），1.20 ～ –1.51]；BMI 高的患儿较 BMI 低的儿童有更高的复发风险，但无统计学意义（RR，1.17；95%CI，0.99 ～ 1.38）。在急性髓细胞白血病（AML）患儿中，与较低的 BMI 相比，较高的 BMI 也与较差的生存率显著相关（RR，1.56；95%CI 1.32 ～ 1.86）。据推测，目前观察到的生存效应与过去 10 年中急性髓细胞白血病儿童生存率的提高相当。由于研究的异质性和疾病本身的罕见性，儿童营养不良与实体瘤之间的相关性鲜为人知，因此限制了现有研究的样本量。

纠正营养不良可以降低毒性风险，提高生存率。一项回顾性研究探讨了营养状况对高危 ALL 儿童诊断和治疗的影响，发现那些在大部分治疗期间仍有营养不良的儿童会面临药物毒性增加和生存率降低的风险。在中美洲的儿童中也有类似的观察报告。这些研究强调了及时有效的营养干预的重要性。加强支持性护理策略，包括营养疗法，在儿童恶性肿瘤的治疗期间和治疗后发挥着不可或缺的作用。

二、营 养 评 估

这个主题在第 24 章——营养状况评估中有全面的讨论。在癌症治疗的整个过程中，营养状况的评估是必要的，以确保正常的生长和发育，并优化临床结果。营养评估应从诊断开始，并在治疗期间和生存期进行纵向评估。和临床医学的大多数方面一样，病史和体格检查的重要性不能低估。膳食评估研究发现，特定微量营养素的摄入可能与 ALL 患者治疗期间毒性增加有关。基线评估应包括饮食史，以确定宏量和微量营养素的摄入，并确定已知的食物厌恶、过敏或不耐受（另见第 34 章食物过敏）。临床评估包括适当的人体测量和生化测量。

体重和身高是儿科癌症患者最常用的人体测量方法，因为它们用于确定体表面积，以确定化疗的剂量。BMI 作为衡量体脂和净体重的替代指标，与单一体重指标相比，它并非没有局限性仅基于体重的营养评估可能会产生误导，尤其是体液平衡可能被破坏的急性癌症患者中，特别是在水肿、疾病包块或保肢干预的情况下。中上臂围和三头肌皮褶提供了净体重和脂肪组织的最佳预估值。最近对 ALL 患儿进行的研究发现，治疗期间和治疗后脂肪量增加，净体重减少。身体成分在儿童肿瘤中的临床意义尚不清楚，是当前研究的一个重要领域。

许多癌症患儿要接受数年的治疗。人体测量百分比应与诊断前的百分比进行比较，并应进行纵向监测。然而，亚临床恶性肿瘤的存在可能在诊断前某段时间内影响了儿童的生长模式，因此有必要进一步追溯。纵向评估对于因治疗或作为治疗的预期副作用而导致的营养损耗（表 41.1）的高风险儿童至关重要，其中每一种治疗都可能需要特殊形式的营养干预。住院患者的营养评估通常由住院营养师或营养学家进行。对于门诊患者来说，记录食物和补充剂摄入量的日记可以用来构建几个非连续日的 24h 饮食回忆，或者 3 ～ 5d 的饮食记录。这些对于营养师来说都是有价值的，它可以帮助确定病人是否满足日常营养需求。

表 41.1　营养不良的高危患儿

- 诊断时出现营养不良或恶病质症状的患者
- 预期接受高度致吐疗法的患者
- 与严重胃肠道并发症相关的治疗方案，如便秘、腹泻、食欲缺乏、黏膜炎、小肠结肠炎
- 复发性疾病患者
- ＜ 2 个月的患儿
- 预期接受口咽 / 食管或腹部放射治疗的患者
- 化疗方案中胃肠道或食欲抑制效应发生率高的患者，如伯基特淋巴瘤、骨肉瘤和中枢神经系统肿瘤患者
- 术后并发症如肠梗阻或短肠综合征患者
- 接受造血干细胞移植的患者
- 因社会经济地位低下而营养不足的患者

　　生化评估结果可能会因为癌症治疗和并发感染而改变，这可能会误导营养状况的评估。任何可以改变蛋白质合成、降解或排泄速率和（或）改变炎症状态的情况都可能改变血清蛋白质浓度。转甲状腺素（前白蛋白）的半衰期较短，是比白蛋白更好的急性营养状态指标。生化营养评估应包括监测肝肾功能及血脂和血糖，以确定是否需要饮食调整。例如，在 ALL 患者中，由于皮质类固醇和左旋门冬酰胺酶的共同给药，高甘油三酯血症的患儿可能需要极低脂肪饮食（＜每天 10g 脂肪）。接受高剂量类固醇和左旋门冬酰胺酶的患者应监测葡萄糖浓度。此外，儿童癌症患者发生败血症的风险增加，通常是因为免疫抑制剂的使用，而机体分解代谢状态和营养缺乏可能进一步增加免疫抑制。

　　在住院和门诊病人中，对营养状况的完整评估应包括对微量营养素饮食摄入量的全面评估。持续的细胞毒性治疗也可能会耗尽体内的微量营养素。据报道，化疗后微量营养素摄入减少，可能与一些治疗相关毒性的进展有关。例如，维生素 B 的摄入量减少可能与神经病变的发生有关。锌对免疫功能、黏膜完整性和伤口愈合很非常重要，并与感染概率增加和味觉变化有关。抗氧化营养素摄入减少也可能与感染和住院时间延长有关。骨相关营养素（特别是维生素 D 和钙）的摄入减少，可能会增加 ALL 儿童患骨疾病的风险。因此，在进行人体和生化指标测量的同时，也应对饮食摄入量进行全面分析，以评估微量营养素的状况。因为一些肿瘤学家关注化疗对细胞毒性作用的理论影响，所以微量营养素补充剂的常规使用是有争议的。例如，补充叶酸可能会干扰甲氨蝶呤（一种抗叶酸的化疗药物）的作用。人们还担心含有高剂量抗氧化剂的营养补充剂。然而，对于缺乏营养的患者，通常认为有医学研究所（现为国家医学研究院）推荐的膳食参考摄入量（DRI）内补充微量营养素是安全的（另见附录 E-1：膳食参考摄入量）。

三、营养干预

　　由于多种因素同时影响食欲和饮食摄入，营养干预对患有癌症的儿童来说具有挑战性（图 41.1）。癌症患儿营养干预的主要目标是在患者接受必要的抗癌治疗的同时，维持和促进正常的生长和发育。既往，临床医师主要关心保持最佳体重和预防营养缺乏。然而，

肥胖症患病率的增加导致大多数临床医师需要平衡营养谱的两端，营养不足和营养过剩。营养干预应该是积极主动的，以防止营养不良的高风险病人发展为营养衰竭。而不是在营养不良变得明显时再被动采取有针对性的措施去治疗营养不良。最适当的干预必须能够满足治疗恶性肿瘤所产生的营养需求。癌症治疗可以影响病人的饮食摄入，典型副作用是口腔、食管和肠道黏膜炎、严重恶心/呕吐、胃肠道梗阻、便秘和腹泻。

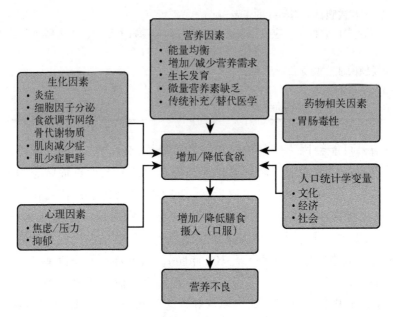

图 41.1　影响癌症患儿营养状况的因素

　　通常认为以家庭为基础的营养支持方法是最佳的，因为在整个治疗过程中，父母或监护人对婴儿或儿童提供适当的营养至关重要，而由文化驱动的食物选择对不同的患者群体提供有效的建议也至关重要。此外，必须考虑到父母的社会经济地位，这会影响他们在家时维持足够营养需求的能力。依靠营养师为员工、家庭和患者提供支持和教育是最佳营养护理的重要组成部分。

（一）膳食咨询

　　营养咨询应该从策略开始，以确保儿童满足 DRI 规定的能量和营养要求，同时也要考虑儿童肿瘤的治疗计划。对于许多正在接受治疗的儿童和青少年来说，口服膳食摄入可能是困难。但在进入肠内营养（ETF）或肠外营养（PN）治疗之前，可将其作为初始策略。对于接受高强度治疗的患儿，应使用积极的 ETF 来防止营养不良的发展。接受 ALL治疗的儿童和其他接受慢性类固醇药物治疗的儿童，如多形性脑胶质瘤儿童，在治疗期间体重增加的风险增加。旨在维持体重的饮食策略是为这些儿童制订饮食计划的优先考虑事项。膳食计划的目的是最大限度减少额外糖摄入，因为这可能在癌症治疗起重要作用。父母经常要求提供特殊饮食方面的建议，如非专业文献中提倡的生酮饮食。目前几乎没有证据表明这些饮食对癌症患儿有帮助，也就是说，目前还没有基于循证的建议。

　　对于口服有困难的患儿，膳食咨询应强调营养丰富的食物。这包括营养强化饮料或奶昔，以增加热量和蛋白质的摄入。表41.2列出了儿科肿瘤患者常用的一些市售补充剂。其他保持电解质平衡的制剂（如椰子汁或电解质）可能是必要的，特别是对于接受高度催吐化疗药物的患者中来说。而中链甘油三酯可能是另一种补充喂养策略，目的是为了增加易于吸收的配方中的总热量。

食欲刺激剂可能会增加饮食摄入，尽管其功效尚未得到一致证实。虽然皮质类固醇增加了许多患者的食欲，但由于其免疫抑制作用，它们并不常用作食欲刺激剂。一项小型试点研究发现，醋酸甲地孕酮（一种具有抗雄激素活性的孕激素）刺激了饮食摄入，但这也与脂肪量不成比例的增加有关。其他研究者评估了盐酸赛庚啶（一种抗血清素药物）对由于缺乏肾上腺抑制而导致的体重增加作用。在将其纳入常规临床护理之前，需要进行额外的研究，尤其是要观察所有食欲刺激剂对身体成分的影响。

表41.2　常用的商业营养补充剂

口服补充剂
Ensure
Boost
Pediasure（有纤维和无纤维）[a]
Boost Kid Essentials
Carnation Breakfast Essentials
Orgain
Bright Beginnings（Kosher）
Ensure Clear
高热量口服补充剂
Ensure Plus
Boost Plus
Pediasure 1.5[a]
Boost Kid Essentials 1.5（有纤维和无纤维）
Enu
肠内营养补充剂
Osmolite 1.0，1.2，1.5
Jevity 1.0，1.2，1.5
Pediasure Peptide 1.0，1.5（有纤维和无纤维）
Nutren 1.0，1.5，2.0（1.0有纤维和无纤维）
Nutren Jr.（有纤维和无纤维）
Compleat
Compleat Pediatric
Peptamen
Peptamen Jr 1.0，1.5（1.0有纤维和无纤维）
Liquid Hope
Nourish

a. 也可能被用作肠内营养补充剂

接受造血干细胞移植（HSCT）或接受高强度化疗的儿童往往会出现较长时间的严重免疫抑制期。当中性粒细胞绝对计数低于 500 个细胞 / 微升时，通常会规定中性粒细胞减少饮食或低微生物饮食，最大限度地减少病原微生物进入胃肠道。坚持这种饮食比较困难，而且需要进一步限制个人的饮食摄入量。最重要的是，临床试验没有发现这些饮食在预防感染方面比使用标准食品安全指南提供的饮食更有效。关于食品安全指南的咨询和教育是营养咨询的重要组成部分。食品安全指南摘要可在美国食品药品监督管理局网站(https：//www. FDA. gov/Food/resources your/consumers/UCM 255180.htm) 上找到（另见第 51 章：食品安全：传染病）。

儿科肿瘤学领域的一个新兴研究领域是在癌症治疗过程中维持健康微生物群的重要性。肿瘤学中的一些临床研究发现，癌症治疗对微生物群的组成有不利影响。同时使用预防性抗生素治疗会进一步损害微生物群。益生菌的使用可能与 HSCT 中急性胃肠移植物抗宿主病（GvHD）的减少有关。然而，现有文献不足以推荐此时常规补充益生菌。

（二）肠内管饲饮食

由于各种各样的原因（图 41.1）经口进食越来越不能满足癌症患儿的生长或营养需求。当经口进食无法为患儿提供充足的营养，且在患儿无肠内吸收禁忌证时，可考虑采用 ETF，这是相对于全肠外营养（PN）的最优选途径。与 PN 相比，与 PN 相比，ETF 有许多优势，包括维持胃肠道黏膜功能和微生物菌落平衡、低成本、避免与 PN 相关的已知并发症（肠外营养请参阅第 22 章，肠内营养请参阅第 23 章）。ETF 能够减轻口服用药对胃肠道带来的刺激，这对每天需服用很多药物的癌症患儿来说是十分有益的。

然而，儿科肿瘤学界仍然不愿给患儿使用 ETF。ETF 的提供经常是强制性的，并且被认为是对患儿不愿进食的惩罚性措施。因此，将 ETF 看作是一种积极的而非惩罚性的干预手段是很重要的。由于 ETF 管的放置带来的不便、不适和不良身体形象，家长或孩子可能会对此表示担忧。这种担忧在青少年癌症患者中尤为明显。为了提高 ETF 的接受程度，我们应该将其看作是一项积极的干预措施，作为综合支持性护理计划的一部分，以达更好的临床效果。

多项研究表明，ETF 不仅能成功地保持儿童肿瘤患者充足的营养，还能纠正其营养不良。研究已发现 ETF 在黏膜炎、重度中性粒细胞减少症以及血小板减少症患者中具有可行性和安全性。大多数儿童耐受 ETF，没有明显的呕吐或腹泻即使他们有血小板减少。在几项研究中值得注意的是，与 PN 相比，ETF 具有更高的成本效益。研究发现，积极使用 ETF 能够改善和避免 PN 的使用。一项小型试点研究报道了 EN 增加感染的风险；然而，这在一项较大的系统回顾中并未被证实。

有关如何确定喂养时间及配方的注意事项请参阅第 23 章肠内营养支持。持续喂养的耐受性通常比间歇性推注进食的耐受性更好，而且对于有恶心和呕吐，便秘或腹泻的高风险患者，连续性进食的做法更可取。如果患儿经常持续呕吐，则幽门后管饲有助于提高其耐受性。当经口进食不能为患儿提供足够的营养或者患儿不能耐受经口进食时，可以开始白天日渐连续喂养。使用 ETF 管有吸入和呕吐等潜在治疗风险。注意导管插入指南对降低误吸风险很重要。

配方的选择取决于患者的临床状况。对大多数癌症患者来说，可使用含或不含纤维的标准牛奶配方奶粉开始管饲（表41.2）。渗透压较低的配方具有更好的耐受性，应优先被用于 ETF。对于乳糖不耐受的患者，应优先选择豆类或无乳糖的配方。元素配方或广泛水解蛋白质（小肽）配方适合有严重胃肠道炎症或吸收不良的患者。如果不耐受者伴有持续便秘、腹泻、腹痛等症状，则可能需要修改提供给患者的选定配方。

对于呕吐失控或严重呕吐的患儿，幽门后置管通常可将反复插管的风险降至最低。含纤维的配方或低渗透压的配方可能会在最大程度上减少腹泻的程度和持续时间。乳糖不耐受可在治疗过程中进展，特别是在接受 HSCT 治疗的儿童中，这也可能是导致患儿无法耐受 ETF 的一个不利因素。

经皮内镜胃造瘘术（PEG）置管的适应证包括严重的吞咽困难和（或）有误吸的风险；顽固性呕吐；食管狭窄；头颈部肿瘤；头、颈或胸部放疗；或预计需要长期肠内营养支持。PEG 置管的时间需要与化疗或放疗的时间相协调，以避免在严重的免疫抑制期进行内镜或外科手术。充分的胃肠道功能也是 PEG 置管的必要条件。局部置管部位可能会发生感染，所以需要注意卫生。

（三）肠外营养

当所有形式的肠内营养治疗都失败或患者有肠内营养的禁忌证时，可以使用 PN。一项设计严谨的 PN 系统性回顾研究发现，有限的证据表明在促进体重增加或者维持营养状态方面，PN 并不比 EN 更有效。尽管证据有限，但在某些临床状况下，PN 是必不可少的。这些情况包括中性粒细胞减少性小肠结肠炎，肠梗阻，术后乳糜性腹水以及 HSCT 后胃肠道的 GvHD。EN 有助于维持肠道的完整性和功能。免疫功能受损的患者由于使用 PN 有风险，所以短期使用 PN 几乎无益，并且患者仅在暂时无法耐受任何肠内营养的情况下才考虑使用 PN。有关 PN 的使用要求及给药方法的讨论请参阅第 22 章：肠外营养。

由于频繁的外周静脉置管的不方便、疼痛和困难，大多数癌症患儿将通过中心静脉置管的方式进行化疗。因此，中心静脉导管也可用于 PN 给药。PN 与中心静脉导管相关的机械性并发症相关，如血栓形成和导管闭塞的风险增加，这些并发症会给患者带来相当大的风险（请参阅第 22 章肠外营养）。因继发于肝毒性化疗药物引发的肝功能障碍和免疫抑制引起的感染，接受 PN 治疗的癌症患儿更容易发生肝毒性。恢复肠内喂养需谨慎，并且取决于胃肠功能。对于长时间不进食的患者，临床医师应该注意再进食综合征（请参阅第 38 章儿童和青少年饮食障碍）。应该特别注意食物的口味，气味以及对食物的不耐受性，因为这些症状经常在治疗过程中和实施 PN 后发生变化或进展。

四、儿童肿瘤学中的常见胃肠道并发症

（一）中性粒细胞减少性小肠结肠炎

中性粒细胞减少性小肠结肠炎，有时也称盲肠炎（与盲肠有关），是强化化疗的一种严重并发症，通常先于化疗引起的肠道黏膜炎。表现为长期中性粒细胞减少，伴有发热、

剧烈腹痛，有时伴有腹泻。情况严重时，它可能会导致革兰阴性细菌、革兰阳性细菌或者厌氧菌相关的败血症、休克和肠穿孔。放射影像学可以根据肠壁增厚、拇指印、肠壁内气体以及腹部游离气体等征象做出诊断。其治疗除了停止使用肠内营养外，还需要紧急静脉使用包括抗产芽孢厌氧菌在内的广谱抗生素。另外，建议尽早外科会诊。饮食管理初期包括完全的肠道休息，在此期间可能需要 PN 支持。

（二）肠穿孔和（或）肠梗阻

非霍奇金淋巴瘤肠道浸润（尤其是伯基特淋巴瘤）会造成肠穿孔或肠套叠。2 岁之后出现的肠套叠可能是由淋巴瘤造成的。尽早开始化疗可以阻止肠壁的浸润，但是肠套叠可能需要手术或者额外的化疗来治疗。

一些腹部实体肿瘤可能会伴有肠梗阻，如肾母细胞瘤和神经母细胞瘤。肠梗阻通常归因于外部的压力所导致的肠管闭塞。这种肠梗阻的治疗方法是先进行手术切除，然后进行化疗，有时也进行放疗。如果以上治疗没有效果，可能需要进行营养干预。

（三）黏膜炎

黏膜炎是强化化疗最常见的一种副作用，最常发生在应用蒽环类药物、大剂量甲氨蝶呤或累及头颈或腹部放疗后的数天内。胃肠道黏膜含有快速分裂的细胞，化疗药物是阻滞癌症细胞周期，但这些细胞也受到化疗药物的影响，黏膜炎可能仅限于口腔和食管，但有时候可累及整个肠道。黏膜炎伴有明显的疼痛，吞咽障碍，因此，这会减少通过经口进食摄入营养的量。黏膜炎是细菌和其他肠道微生物入侵肠道的一个确切入口，因此增加了严重感染患者的败血症风险，尤其是伴有中性粒细胞减少的患儿。黏膜炎的营养干预措施包括避免酸性、辛辣或热的食物和饮料，因为这可能会进一步刺激黏膜，并且在食用时通常引起明显的疼痛。情况严重时，可能需要放置鼻胃管以确保患儿能够摄入足够的营养。

（四）化疗引起的恶心和呕吐

在治疗过程中，大多数患儿可能会出现恶心和呕吐（NV），这种情况可能不总是适合用止吐药。大多数化疗药物的催吐潜力分为三类：预期性 NV（化疗前）、急性 NV（化疗期间）和延迟性 NV（化疗后即刻或数小时）。遗憾的是，NV 的预防和治疗并不总是有效的，并且还经常降低了肠道对营养的吸收。其他可能导致 NV 的因素包括感染、肠梗阻或炎症、中枢神经系统紊乱以及心理状况。近期已为临床执业医师生制定了一项关于止吐剂的熏蒸临床指南，用于 NV 的诊断和管理。NV 患者的饮食管理应包括咨询注册营养师和常规监测人体学数据。

（五）胃肠道大出血

胃肠道出血是癌症治疗中严重且有潜在生命危险的不良反应。肠道感染、小肠结肠炎、溃疡、原发性肠道肿瘤、GvHD、血小板减少症并发症和凝血功能缺陷都可能导致该病的发生。其临床表现多样，可能包括腹痛和腹胀、呕血和黑粪，以及急性失血相关的症状和体征。出血可能是弥漫性或局限性的，需要内镜或影像学的检查以确定出血来源。需要合适的血液制品进行支持治疗，有可能需要手术干预。直至出血停止和自主性的肠蠕动恢复，患者才能接受肠内营养治疗。

（六）胰腺炎

胰腺炎是一种严重的并发症，最常见于使用左旋天冬酰胺酶和阿糖胞苷后，也与HSCT 和长期使用 PN 有关。其临床表现包括经常可放射至背部的剧烈腹痛，胰酶（脂肪酶和淀粉酶)升高。我们可以通过腹部超声或计算机断层扫描(CT)来检查胰腺本身的变化。胰腺炎的处理主要是支持治疗，可能需要改变营养、液体和药物管理。如果患者不能耐受经口进食，则可以短期使用 PN。

五、造血干细胞移植

HSCT 是治疗儿童和青少年恶性疾病最有效的方式。它最常用于高危白血病或者在标准一线化疗后复发的白血病患儿。也被用于高危的晚期实体肿瘤，如神经母细胞瘤。异基因造血干细胞输注相关或非相关的供体干细胞，而自体造血干细胞则是输注患者自身的干细胞，这些干细胞都是在患者病情缓解时采集的。干细胞可来源于骨髓，也可以通过单采机器从外周血获取。HSCT 的基本概念是通过使用极高剂量的化疗(伴或不伴放疗)根除恶性肿瘤。因为这种预处理能够破坏正常的骨髓而使其无法恢复，所以可以通过造血干细胞移植来挽救骨髓。自 20 世纪 70 年代以来这种治疗模式就被应用，并且不断提升了无病生存期。不幸的是，这也带来了极高的治疗相关的发病率和死亡率。

从营养学角度来看，肠道通常会受到预防性化疗 / 放疗方案的严重损害。在异基因HSCT 情况下，这可能会进一步加剧患儿发生急性或慢性 GvHD 的风险。约 30% 的急性GvHD 会影响胃肠道，从而会影响口服营养物质的能力，并可能会使营养支持的应用复杂化。ETF 是首选的供能方式，因其能够保存肠道中的有益细菌组成并防止细菌移位。由于 GvHD 的长期影响，HSCT 后 100d 或更长时间内通常需要提供营养支持。

六、营养和生存

儿童和青少年癌症幸存者由于其先前的疾病和治疗仍面临多种长期发病的风险。高达 40% 的长期生存者因其疾病和（或）治疗而患有一种或多种慢性疾病，其中很多是营养相关性疾病，如肥胖、代谢综合征、心脏病、骨质减少 / 骨质疏松症，以及可能导致进食困难的机械问题，如唾液功能减退 。所有这些日益增加的营养相关性疾病的患病风险凸显了医疗提供者仍然需要确保病人得到充分的营养评估和咨询。

众所周知，儿童和青少年癌症无病生存者患继发性肿瘤的风险增加。接受过烷类化疗药物（如环磷酰胺）和（或）放疗的患者风险更高。研究发现，生活方式教育项目的应用成功地促进了成年癌症幸存者的长期行为改变。这些项目对儿童癌症无病生存者的影响尚不清楚，但有关研究正在进行。目前对他们的儿童和青少年癌症幸存者随访的当前临床研究实践应包括生活方式干预的各个方面，并提供机会以使他们能够持续获得相关设计营养学信息。

（翻译　首都医科大学附属北京儿童医院　高慧霞　吴敏媛）

第**42**章

儿童慢性自身免疫性炎性肠病的营养管理

一、概　　述

慢性胃肠道炎症疾病，如炎性肠病（IBD）和乳糜泻，在全球范围内的发病率正在增加。IBD 和乳糜泻通常发生在儿童时期，两者具有相似的临床表现，通常同时表现出胃肠道和肠外表现。IBD 和乳糜泻的患病率因种族和地域而异。此外，克罗恩病（IBD 的两种主要形式之一）和乳糜泻会影响营养和维生素的吸收，因为病变通常分布在小肠。因此，儿童 IBD 和乳糜泻都有营养不良和生长障碍 / 延迟状态的风险。本章重点介绍了 IBD 和麸质相关疾病（如乳糜泻）患者营养管理的问题、方法和挑战。

二、炎性肠病

IBD，通常被归类为克罗恩病或溃疡性结肠炎，25% 的患者在儿童期或青春期发病。虽然 IBD 的发病率和流行率因种族和地理而异，但最近的报告表明，儿童发病率在全球范围内正在增加，目前为（7 ~ 20）/100 000。西方国家的 IBD 发病率最近趋于稳定，发病率增长最快的是新兴工业化国家，如非洲、亚洲和南美洲。伴随工业化的环境风险因素（如污染和饮食变化）在 IBD 发病机制中起重要作用，饮食越来越被认为在 IBD 发病机制中发挥重要作用，部分可能是通过饮食引起的肠道微生物群和代谢组的变化。具体而言，高纤维、水果、蔬菜和 omega-3 脂肪酸的饮食已被证明可以防止 IBD 的发展，而总脂肪酸和 omega-6 脂肪酸含量高的饮食似乎会增加 IBD 的风险。

克罗恩病和溃疡性结肠炎是慢性、反复发作和缓解交替的肠道疾病，表现为腹痛、腹泻（通常带血），常伴有发热、疲劳和贫血。肠外表现，如关节炎和（或）关节痛、葡萄膜炎、肝胆疾病和皮肤病如结节性红斑和银屑病，可能伴随胃肠道相关症状。溃疡性结肠炎只影响大肠黏膜，但克罗恩病可以影响胃肠道的任何区域，而且炎症可以更深地延伸到肠壁，有时甚至穿过肠壁，从而导致克罗恩病特征性表型，例如狭窄和瘘管。

鉴于病变通常累及小肠，克罗恩病更多的影响宏量和微量营养素的吸收，因此许多克罗恩病的儿童患有营养不良和生长障碍 / 发育迟缓。当然，溃疡性结肠炎也可能发生线性生长受损和营养不良。

三、生 长 障 碍

1.流行病学　生长障碍在 IBD 儿童中很常见，特别是在青春期前或青春期早期诊断出该疾病的儿童，克罗恩病中比溃疡性结肠炎中更常见。克罗恩病儿童生长障碍的患病率因生长障碍的定义和症状出现与诊断之间的间隔而异，据报道高达 40%，男孩比女孩更常见。重要的是要认识到，IBD 的线性生长受损可以发生在明显的胃肠道症状之前。生长障碍通常伴随着青春期延迟和骨骼成熟延迟。尽管治疗取得了进展，但一些 IBD 儿童仍存在线性生长障碍，并可能导致最终成年身高下降。

2.病理生理　几个相互关联的因素导致克罗恩病儿童的生长障碍。慢性营养不足，归因于热量摄入减少、营养吸收不良和热量需求增加，肯定会造成影响，使用皮质类固醇作为治疗方式也会有影响。最近发现在急性和慢性炎症过程中释放的促炎细胞因子具有直接生长抑制作用。这得到了一致性观察研究的支持，即克罗恩病的线性生长随着有效减少炎症和炎症的治疗而改善。这些改善的发生与体重增加或皮质类固醇减少无关。因此，最佳促进线性生长的方法是提供足够的营养和控制肠道炎症。

3.细胞因子和内分泌介质　胰岛样生长因子 -1（IGF-1），在生长激素（GH）刺激下由肝细胞分泌，通常介导生长激素对骨骼生长板的作用，已经充分认识到克罗恩病身高受损与 IGF-1 低水平有关。使得 IGF-1 水平低的因素可能包括营养不良、细胞因子直接作用以及长期糖皮质激素治疗。

动物研究支持 IL-6 在 IBD 中的生长障碍直接作用可能是通过抑制肝细胞中的生长激素信号转导和降低 IGF-1 水平来实现的。过度表达 IL-6 的转基因小鼠的 IGF-1 生成水平降低和生长受损，化学诱导结肠炎和生长不良的大鼠具有高水平的 IL-6 和低水平的循环 IGF-1，并显示出抑制后的生长改善 IL-6。IBD 儿童的血清和组织 IL-6 水平升高与黏膜炎症相关，这可能有助于解释诊断时生长障碍的高发生率。

因此，除了营养状况和青春期发育外，还需要经常监测 IBD 儿童的线性生长情况，以实现最大的成年身高潜力。

四、监测营养状况

营养状况评估包括饮食史和体格检查，以及对微量和（或）常量营养素缺乏迹象的实验室评估。应在注册营养师的帮助下获得完整的饮食史，他们可以记录 24h 的饮食摄入史和（或）分析 3 ～ 5d 的饮食日记，以评估热卡和常量营养素和微量营养素的摄入量，并与需要量进行比较需要。记录药物摄入量（包括皮质类固醇和其他免疫抑制剂）及营养补充剂（包括维生素和矿物质）的使用情况也很重要。应记录可能影响营养需求的潜在疾病相关的症状，例如吞咽困难、慢性恶心和（或）呕吐或腹泻。对社会因素的考量应包括家庭环境、经济状况、食品安全问题及获得适当药物或其他疗法的机会。

体格检查进行人体测量评估，包括体重、身高和 BMI。每次就诊时，所有测量值都应记录在适当的标准化图表上。性成熟应由 Tanner 分期记录。应记录全身性营养不良（如蛋白质 - 热量营养不良）或特定营养缺乏的体征，包括皮疹、毛发变化、口腔病变、肝大、甲床杵状指和水肿。血清白蛋白的实验室测定可能有助于营养评估。尽管白蛋白与肠道炎症的相关性比 IBD 患者的营养状况更好，血清前白蛋白（转甲状腺素蛋白）的半衰期（2d）比白蛋白（18 ～ 20d）短得多，已被用于评估营养支持的功效。额外的营养实验室评估应包括对贫血和铁缺乏、叶酸和维生素 B_{12} 缺乏（特别是如果有克罗恩病回肠受累）、锌缺乏和 25- 羟基维生素 D（25-OH-D）的定期评估。

尽管尚未对所有 IBD 儿童推荐使用双 X 射线吸收测定法（DXA）进行骨密度扫描，但对于生长障碍、青春期延迟、持续性疾病活动和频繁使用皮质类固醇的患者，应考虑使用该方法。应分析 DXA 符合儿科特定标准并报告为 z 分数，有助于避免低估骨矿物质密度（BMD）。骨龄延迟 / 青春期延迟儿童的 BMD 需要根据骨龄而不是实足年龄进一步调整。

特定营养素需求和营养缺乏

由于慢性疾病和炎症、吸收不良和腹泻的代谢特点，每日营养需求比膳食参考摄入量（DRI）多。与溃疡性结肠炎患儿相比，克罗恩病患儿通常需要更多的营养。在疾病恶化期间，克罗恩病患儿的能量消耗通常低于推荐膳食摄入量（RDA），因为恶心、呕吐和腹痛等胃肠道症状限制了足够的摄入量。根据美国农业部的 ChooseMyPlate 倡议和 DRI，IBD 儿童的饮食应该均衡。应避免饮食限制，除非存在肠梗阻或特定的消化异常。需要通过膳食补充特定定的营养素（例如，维生素 D、叶酸和元素铁）。

1. 能量　尚无一致的证据支持 IBD 儿童的能量需求更高，尽管一些研究表明克罗恩病儿童的静息能量消耗 [REE（kcal/d）] 较高，但这种差异可能是身体成分以外的因素造成的，例如炎症。大多数评估疾病活动对 REE 的影响的研究并未显示活动性比非活动性 IBD 儿童的 REE 增加。一项针对因狭窄或医学难治性克罗恩病接受回结肠切除术的营养良好儿童的研究显示，手术后 REE 仅下降约为 5%。此外，研究发现，儿童接受肿瘤坏死因子（TNF）抑制剂治疗前后的 REE 没有差异。因此，IBD 儿童的 REE 并不显著高于对照组，并且疾病活动似乎对已确诊 IBD 儿童的 REE 影响不大。

2. 蛋白质　儿童急性和慢性疾病活动增加全身蛋白质运转，皮质类固醇治疗或要素饮食使其降低。使用英夫利昔单抗也可以减少蛋白水解和蛋白质合成。这些研究发现使得一些学会建议在炎症负荷高的疾病恶化期间将蛋白质摄入量增加到高于常规目标量。膳食蛋白质缺乏在西方饮食中通常不常见。尽管如此，克罗恩病患儿炎症和生长对蛋白质营养的代谢成本需要更多的阐明，目前无法对蛋白质和（或）氨基酸需求的定量和定性提出具体建议。

3. 维生素、矿物质和微量元素　据报道，克罗恩病儿童几乎缺乏每种维生素、矿物质和微量元素。在疾病恶化期间，铁、锌、铜、叶酸和维生素 C 的膳食摄入量可能会平均减少 20% ～ 50%，低于其推荐的膳食允许量。改变的血清或血浆浓度通常用于定义缺乏状态，但是这些值可能反映炎症而不是身体组织储存或功能缺陷。对于严重、广泛的炎症或回肠末端切除术后，可能需要肠外补充维生素 B_{12}。许多患者需要口服或偶尔胃肠外补充铁来替代因出血和饮食吸收不良导致的慢性和持续性损失。

4. 维生素 D　众所周知，维生素 D 在钙和磷酸盐的调节和骨矿化中起重要作用，在免疫调节中发挥着越来越大的作用，可能在 IBD 病程和对治疗的反应中具有作用。在美国，25-OH-D>20 ng/ml 的血清浓度被认为对健康儿童来说是足够的，尽管设定这个临界值主要是为了帮助预防儿童早期佝偻病。IBD 的真正充足水平尚不清楚。维生素 D 缺乏症（25-OH-D ≤ 15ng/ml）在 IBD 儿童和年轻人中很常见，患病率高达 35%。膳食摄入减少、阳光照射不足和肠道炎症导致的吸收减少导致 IBD 儿童维生素 D 缺乏率较高。维生素 D 缺乏的危险因素包括冬季、深色皮肤和上消化道受累。在儿科 IBD 中，疾病活动度并未总是与维生素 D 状态相关，也不清楚 BMD 是否与血清维生素 D 状态相关。补充维生素 D 以纠正缺乏症的最佳剂量尚不清楚。一项随机对照试验（RCT）表明，对于 IBD 儿童，纠正缺乏（25-OH-D<20 ng/ml），50 000IU/ 周的维生素 D_2 剂量加上 2000IU/d 的维生素 D_3 持续 6 周比每天 2000IU 维生素 D_2 有效。有趣的是，每天 2000IU 维生素 D_2 不足以维持 >32ng/ml 的水平，这表明可能需要更高的维持剂量。最近，一项回顾性单中心研究表明，单次口服高剂量胆钙化醇（200 000 ～ 800 000 IU）可使 IBD 儿童的维生素 D 充足（25-OH-D >20 ng/ml）持续 6 个月。补充维生素 D 对 IBD 儿童 BMD 和骨折风险的影响尚不清楚。

骨矿化是照护成长中的 IBD 儿童的一个重要考虑因素。世界卫生组织将骨质减少定义为骨矿物质和基质 z 值减少 >1 个标准差（SD），骨质疏松症定义为基质 z 分数低于男性和女性人群平均值 >2 SD。据报道，IBD 的患儿骨质减少和骨质疏松症发生率很高。椎体压缩性骨折据报道是该疾病的一种表现，并且在皮质类固醇治疗后儿童骨折率增加。

性别和青春期分期是了解骨质减少和骨质疏松症报告率的重要考虑因素。在大多数研究中，青春期男孩表现出骨质疏松症比例比女孩高。然而，患有克罗恩病的女孩发生骨质疏松症时，它往往会持续存在。由于骨密度受生长和青春期的影响很大，因此根据年龄、骨龄或 BMI 校正身高可降低骨质疏松症的明显患病率。低骨密度的一个独立危险因素是遗传倾向。将患者分组可以进一步细分为疾病分类（克罗恩病与溃疡性结肠炎）、皮质类固醇治疗或既往手术，与溃疡性结肠炎患者相比，克罗恩病患者的骨密度受损程度要大得多。据报道，克罗恩病儿科患者、治疗 2 年后和患有长期疾病的成人在诊断时骨矿物质密度较低。

皮质类固醇减少钙吸收，下调骨化三醇合成，降低钙结合蛋白的基因表达，抑制成骨细胞增殖，并刺激破骨细胞骨吸收。皮质类固醇使用 >7.5mg/d、5g 累积剂量或 >12 个月应用是低骨矿物质密度 z 分数的危险因素。

由于全身炎症的影响，新诊断的克罗恩病患者经常表现出高钙尿症，此表明负钙平衡。克罗恩病儿科患者的血清抑制骨细胞培养物中的成骨细胞活性，这可能是由于 IL-6、TNF-α 和其他细胞因子的作用。在全身炎症状态下，活化 T 淋巴细胞的产物，如促炎细胞因子细胞因子 IL-6 和 TNF-α 似乎直接和间接影响骨细胞并导致骨转换中断。因此，炎症本身似乎直接导致 IBD 中 BMD 降低。

5. 骨病的治疗　通过减少炎症负荷来有效治疗基础疾病是骨质疏松症最有效的治疗

方法，应将适合年龄和性别的 ch42-BMD 视为重要的临床终点。提供足够的钙和维生素 D 也是必不可少的，最近的指南将健康成长青少年（9～18 岁）的钙和维生素 D 的推荐摄入量分别增加到 1300mg/d 和 600IU/d，以实际上保持充足。对于乳糖不耐症（可能乳制品摄入量低）、饮食限制、摄入量减少和吸收不良的患者，确保摄入足够的钙和维生素 D 很重要，可以通过与年龄、骨龄或 BMI 的身高相关的骨密度评估来监测患者。

IBD 患者缺乏身体活动的风险更大，这是骨质疏松症的独立危险因素。固定和卧床休息增加了急性疾病患者的其他危险因素，保持活动、鼓励充分参与运动和尽量减少卧床休息是具有重要意义。吸烟会加剧克罗恩病，因此在青少年中应特别劝阻。

使用降钙素治疗低 BMD 尚未在儿童中得到广泛研究。一项在 IBD 儿童中测试鼻内降钙素对骨矿物质密度的有效性和安全性的双盲、安慰剂对照试验没有显示任何持续的疗效。双膦酸盐抑制破骨细胞并已被用于预防成人骨质疏松症和降低骨折风险。Cochrane 对涉及 842 名患者的 13 项试验进行的荟萃分析表明，使用双膦酸盐可有效预防和治疗接受慢性皮质类固醇治疗的患者的骨质流失。增加骨强度与增加骨密度是分开考虑的。没有已发表的数据支持在 IBD 儿童中使用双膦酸盐。早期实施营养或免疫抑制疗法作为慢性皮质类固醇治疗的替代方案，可能会降低 IBD 儿童骨质疏松症的患病率。最近关于使用英夫利昔单抗改善骨形成和骨矿物质含量的报告表明，治疗潜在的炎症状态可能足以改善这些患者的骨骼健康。IGF-1 的增加可能预测儿科抗 TNF-α 治疗后的骨生长克罗恩病。

6. 锌　在 200 多种金属酶中作为辅助因子发挥作用，这些金属酶对 RNA 和 DNA 合成及免疫功能（包括淋巴细胞增殖、细胞因子产生、自由基活性和伤口愈合）至关重要。缺锌可导致生长迟缓、厌食、细胞免疫受损、腹泻、脱发和肢端皮炎，所有这些都已在 IBD 患者中得到证实。

膳食锌沿着小肠的长轴被吸收。据报道，与对照组相比，IBD 患者，尤其是克罗恩病患者的血清锌浓度降低。多达 40% 的新诊断 IBD 儿童被发现血清锌浓度低，这可能受到饮食摄入量减少、吸收不良和粪便排泄增加的影响。锌缺乏在 IBD 中的作用知之甚少，并且血清锌浓度不是全身锌状态的可靠标志物，因为大部分锌是细胞内的。尽管如此，目前的建议是评估长期 IBD 发作的儿童的锌状况，并在发现缺锌时纠正锌缺乏症，采用 2～4 周的口服补锌疗程。已经进行了超生理剂量的使用锌作为 IBD 的辅助治疗的观察，但目前没有证据支持其使用。

7. 铁　缺铁和缺铁性贫血在 IBD 患者中很常见，与疾病活动相关，在儿童中的患病率高于成人。缺铁受饮食摄入不足、吸收不良和慢性胃肠道失血的影响。此外，炎性细胞因子似乎对铁调素 - 铁转运蛋白轴有直接影响，导致膳食铁的吸收减少。应定期评估 IBD 患者的贫血和铁状态。通过血清铁蛋白最准确地测量铁状态。然而，铁蛋白是一种急性期反应物，其价值受活动性炎症的影响。因此，低血清铁蛋白水平被定义为 C 反应蛋白（CRP）值正常的患者 < 30ng/ml，CRP 水平升高的患者 <100ng/ml。

尚未确定 IBD 儿童的最佳铁替代品。使用硫酸亚铁或葡萄糖酸盐等化合物的口服方法最常见，但可能受到活动性疾病儿童吸收不良和不耐受（包括腹痛和便秘）的限制。

静脉补铁剂越来越多地用于 IBD 儿童，耐受性良好，似乎可有效改善缺铁和贫血。较新的静脉补铁制剂如蔗糖铁和羧基麦芽糖铁似乎比以前的制剂更安全，并且可能有在活动性炎症患者中，静脉补铁优于口服补铁。

8. 叶酸　调查 IBD 儿童叶酸状况的研究显示出不同的结果，一些研究显示血清叶酸水平较低，但最近的研究表明，尽管叶酸摄入量较低，但与对照组相比，叶酸水平正常甚至升高。尽管存在这种不确定性，目前的指南来自欧洲儿科胃肠病学、肝病学和营养学会（ESPGHAN）建议每年评估血清叶酸或评估在不使用硫嘌呤的情况下是否存在巨细胞增多症。如果确认叶酸缺乏，每天口服 1mg 替代 2～3 周似乎足够了，但最佳替代方案尚未确定。重要的是，建议所有接受可能干扰叶酸代谢药物的 IBD 患者补充叶酸，如柳氮磺吡啶和甲氨蝶呤。

9. 维生素 B_{12}（钴胺素）　维生素 B_{12} 是一种水溶性维生素，吸收仅限于回肠远端。因此，有活动性回肠炎症的克罗恩病患者和接受过广泛回肠切除术（> 20cm）的患者似乎维生素 B_{12} 缺乏的风险最高。接受修复性直肠结肠切除术的溃疡性结肠炎患者似乎也面临更高的风险。关于儿童维生素 B_{12} 缺乏症患病率的数据非常有限。成人患病率因测量技术而异（血清维生素 B_{12} 水平与血清甲基丙二酸）。ESPGHAN 指南建议对活动性回肠克罗恩病儿童、回肠切除超过 20cm 的儿童和回肠袋肛门吻合术后溃疡性结肠炎患者每年测量维生素 B_{12} 状态。尚未确定儿童的最佳替代策略，但一组建议有维生素 B_{12} 缺乏临床症状的儿童接受肌内维生素 B_{12} 替代，每隔一天 1000μg，持续 1 周，然后每周 1 次，直到临床解决和水平正常化。

五、IBD 营养治疗

（一）膳食治疗

包括"排除"饮食在内的特定饮食疗法正越来越多地被用作 IBD 儿童的主要疗法并对其进行研究。尽管存在许多这样的饮食，但仅讨论那些专门针对儿童研究过的饮食。这些包括独家肠内营养（EEN）、部分肠内营养（PEN）和特定碳水化合物饮食（SCD）。与根据定义限制特定食物或食物组摄入量的任何饮食一样，使用饮食治疗的患者应定期由经验丰富的营养师进行随访，以确保达到宏量和微量营养素目标，以避免医源性营养缺乏。尽管这些饮食疗法的机制尚不完全清楚，但它们可能通过操纵与 IBD 发病机制有关的肠道微生物群和微生物产物来发挥作用，而不是像许多传统 IBD 药物那样针对免疫系统。

1. 全肠内营养　EEN 是一种基于配方的治疗，其中排除所有固体食物，100% 的卡路里以液体形式通过口腔或鼻胃管摄取。已经使用了不同的配方制剂，包括那些含有完整蛋白质及半要素和要素配方的制剂。典型的治疗时间为 6～12 周，通常耐受性良好，没有很多不良反应。EEN 是 IBD 儿童中研究得最好的营养疗法，在欧洲、加拿大和世界其他地区经常用作新诊断的克罗恩病儿童的主要疗法。从历史上看，它在美国的使用频率要低得多，但近来使用正在增加。EEN 作为单一疗法，已反复证明可改善克罗恩病患儿的临床和生化结果、线性生长和营养状况，并可诱导黏膜愈合。荟萃分析普遍表明，EEN

在诱导临床表现方面与皮质类固醇一样有效。意大利的一项小型研究表明，在诱导活动性克罗恩病儿童黏膜愈合方面，EEN 优于全身性皮质类固醇。最近的一项多中心前瞻性研究显示，克罗恩病应用 EEN 治疗和应用抗 TNF 治疗临床缓解率和应答率相似，此项研究的结论作为欧洲和北美建议 EEN 作为儿童活动性管腔克罗恩病诱导缓解的一线治疗的证据。EEN 在溃疡性结肠炎中的作用似乎有限。

2. 要素饮食与聚合物饮食　EEN 改善临床和生化结果的机制尚不清楚，但被认为涉及其对粪便和肠黏膜相关微生物组和代谢组的影响。元素饮食和聚合物饮食都与改善疾病活动评分、组织学愈合和促炎细胞因子的下调有关。一项荟萃分析考虑了 9 项临床试验的结果，其中包括总共约 300 名接受元素和非元素治疗的患者各组之间没有观察到差异，尽管该研究的局限性在于非元素组中包括了几种不同类型的配方饮食。最近一项纳入更多试验的荟萃分析也发现，使用聚合物与元素或半元素配方进行 EEN 的患者之间的结果没有差异。

具体的配方内容一直是研究的目标，以更好地阐明作用机制。具体而言，已经比较了具有不同浓度氨基酸（如谷氨酰胺和脂肪和脂肪酸组合物）的配方奶粉，发现功效差异很小（如果有的话）。因为配方奶粉之间似乎没有显著的临床差异，在基于牛奶的配方中，聚合物配方通常被推荐，因为它们比专用的配方更可口且更便宜。临床症状通常会在 EEN 治疗的第一周内改善。尽管 EEN 的身体不良反应很少见，但营养不良患者可能出现再喂养综合征，应进行监测（见下文）。此外，还报告了恶心、呕吐和腹泻。一些患者可能在与家人和同龄人的社会适应方面存在问题，这也应该被评估和解决。几乎没有证据支持使用 EEN 可作为维持治疗。

3. 部分肠内营养　PEN 可以定义为从配方奶粉中获得少于 80% ～ 100% 的热量需求。PEN 在诱导克罗恩病患儿的临床和生化缓解方面明显不如 EEN。然而，当 PEN 与常规饮食相结合时，在预防克罗恩病复发方面似乎确实比全食物饮食更有效。此外，虽然单独使用 PEN 不能有效诱导缓解，但它可能会增加更传统的药物治疗或其他特定饮食疗法 / 排除饮食的益处。

4. 特定碳水化合物饮食　SCD 是一种全食物排除饮食，几十年来一直用于治疗 IBD，越来越受欢迎。该饮食最初是作为乳糜泻的饮食开发的，不包括所有谷物、除蜂蜜之外的甜味剂、加工食品和所有牛奶制品（但发酵时间超过 24h 的硬奶酪和酸奶除外）。有 2 项前瞻性试验评估了 SCD 在儿童 IBD 中的疗效，两项研究均不包含对照组，受试者和提供者均未对治疗不知情。在第一项开放标签研究中，10 名患者中有 9 名完成了为期 12 周的试验，10 名患者中有 7 名继续 SCD 52 周。许多患者的临床症状和黏膜炎症（通过视频胶囊内镜检查评估）均有改善。在第二项研究中，12 名 IBD 儿童中有 8 名在 SCD 开始后 12 周临床缓解。此外，治疗前后平均 CRP 值有显著改善。最后，除了临床和生化改善外，饮食改变后粪便微生物组也发生了显著变化。这些研究非常小且未设对照，需要进行更深入和更大的干预饮食研究。

尽管 SCD 是一种全食饮食，但一项小型研究表明，大多数采用这种饮食的儿童摄入的维生素 B_1 和维生素 B_9、维生素 D 和钙的摄入量低于 RDA。这一发现强调了定期随访的重要性，并与经验丰富的儿科营养师一起评估是否需要额外补充营养并确保营养充足。

最后，似乎有一些包含"需剔除"的食物（如大米或其他谷物）的"改良"SCD 不如 SCD 有效。在一项小型单中心回顾性研究中，接受改良 SCD 患者在开始饮食后没有表现出黏膜炎症的改善。

尽管缺乏数据、关于作用机制的信息有限及前面提到的种种限制，但一些人对 SCD 或其他类似抗炎和特定排除饮食在 IBD 管理中的潜在作用充满热情。然而，在推荐这种饮食之前，需要更多和更高质量的研究来评估有效性和安全性。

（二）IBD 的全肠外营养

支持使用全肠外营养（TPN）作为 IBD 儿童主要治疗的数据有限，因为肠内营养在耐受时通常比 TPN 有效且安全。在某些肠内营养禁忌的情况下，如肠梗阻或缺血、血流动力学不稳定或高排量瘘管，可在短期内使用 TPN 以确保足够的营养摄入，直到可以耐受肠内营养。

TPN 在 IBD 患者的术前是有效的，对严重营养不良的 IBD 患者进行至少 5d 的术前肠外营养治疗，已被证明可有效减少术后并发症。短肠综合征（SBS）可能是克罗恩病患者反复小肠切除的后果，这些患者通常需要更长的 TPN 疗程，尽管 teduglutide（一种胰高血糖素样肽 -2 类似物）在减少这些患者对 TPN 的需求方面已显示出前景。

（三）鱼油

最近的注意力集中在多不饱和脂肪酸的免疫调节作用上。Omega-3 脂肪酸已被证明可以下调人类和啮齿动物模型的炎症反应。因此，最近研究了它们在 IBD 患者中维持缓解的作用。不幸的是，尽管口服鱼油疗法看起来安全并且在临床试验中显示出早期前景，但似乎不能有效维持克罗恩病或溃疡性结肠炎成人患者的缓解。

（四）姜黄素

姜黄素是一种从姜黄中提取的天然植物化学物质，在体外具有抗炎和抗氧化特性，可改善小鼠结肠炎。最近，在对美沙拉嗪没有反应的轻度至中度溃疡性结肠炎成人患者中，姜黄素显示出比安慰剂更有效。在一项小型儿科研究中，姜黄素作为 IBD 儿童的辅助治疗具有良好的耐受性。尽管需要更多的研究，姜黄素已经显示了作为 IBD 辅助治疗的前景。

六、营养干预治疗 IBD 儿童的社会心理影响

IBD 是一种严重的、终身的健康威胁，对受影响的儿童及其家庭造成心理挑战。急性活动性疾病可能需要住院，从而对儿童的学业、社交和家庭生活造成重大干扰。许多患有 IBD 的儿童对他们的疾病及其对出勤、学业成绩以及离家参加家庭和社交活动的影响感到非常担忧、痛苦和焦虑。

缺乏关于营养支持对 IBD 儿童心理社会功能影响的良好研究。治疗干预可以对社会心理功能产生直接和间接影响。例如，虽然 EEN 与皮质类固醇和其他 IBD 治疗的潜在副作用无关，但它确实有缺点，尤其是社会问题。通常需要鼻胃管喂食，尤其是在使用元

素配方时。 EEN 支持需要患者和家庭高度的动力。社会因素，包括家人和朋友的支持，以及学校的同伴压力，被认为是影响 EEN 耐受性的重要因素。

在 EEN 治疗期间，患者忍受长时间的口服食物剥夺，并且因进餐期间的社交和家庭活动受到干扰而感到沮丧。对于在学校吃饭的孩子来说，EEN 可能很困难，特别是如果他们已经对这种疾病感到尴尬。使用管饲和特殊的流质饮食也会增加与众不同的感觉，从而进一步加剧疏离感。另一个考虑因素是，使用饲管和泵装置会使患儿的疾病显而易见，这会强化患儿的自我意识中对疾病的感觉并造成社交场合的尴尬。此外，患者最初将鼻胃管插入视为侵入性的。在治疗依从性和营养疗法成功方面，患者归因于治疗程序的心理反应以及焦虑、恐惧和抑郁等情绪反应可能身体状况影响更大。

七、麸质相关疾病

麸质相关疾病包括乳糜泻和非腹腔麸质敏感性。乳糜泻的患病率约为 1%。非腹腔麸质敏感性在儿科患者中很少被描述，患病率未知，但据估计，美国多达 7.4% 的儿童可能避免使用麸质。既没有非腹腔麸质敏感性的诊断生物标志物，也不存在乳糜泻的生物标志物。病理生理学尚不清楚，麸质是否是导致症状的原因尚待证实。非腹腔麸质敏感性的诊断通常是摄入麸质后出现胃肠道或肠外症状的患者在从饮食中消除麸质后消退。非腹腔麸质敏感性患者遵循无麸质饮食，因此，受益于类似的临床评估和营养补充。

乳糜泻是一种自身免疫性肠病，发生在具有遗传倾向的个体中，因摄入麸质（在小麦、黑麦和大麦中发现）。当患有乳糜泻的个体摄入麸质时，其结果是小肠黏膜受损，随后吸收不良。尽管乳糜泻可发生于任何年龄，但儿童期乳糜泻的常见症状包括胃肠道症状，如腹泻、腹痛或便秘。儿童的肠外表现包括生长障碍，这可能导致身材矮小、贫血、骨折、和牙釉质发育不全。儿童也可能患有临床上无症状的疾病。血清抗体如抗组织转谷氨酰胺酶（anti-tTG）可用于筛查有乳糜泻风险或怀疑患有乳糜泻的个体。然而，必须进行小肠活检以确认诊断。因为含麸质谷物是乳糜泻患者的已知环境诱因，从饮食中去除麸质可改善症状并使小肠组织学表现恢复。很少有儿科患者对无麸质饮食缺乏反应。如果坚持无麸质饮食，但小肠活检未能显示黏膜恢复，可以证实对无麸质饮食缺乏反应。未经治疗的乳糜泻儿童有出现并发症的风险，这些并发症在就诊时经常出现，例如缺铁性贫血、维生素缺乏和发育迟缓。必须进行进一步研究以确定这些并发症是否也发生在对无麸质饮食没有反应的儿科患者中。遵守无麸质饮食具有挑战性，因此营养师的监督和营养咨询对于患者的成功至关重要。

（一）无麸质饮食

唯一已知和可用的乳糜泻治疗方法是无麸质饮食。麸质是小麦（麦醇溶蛋白）、黑麦（secalin）、大麦（hordein）和燕麦（avenin）中的醇溶蛋白的总称。任何含有黑麦、大麦或麦芽（大麦的部分水解物）的食品含有被认为有害的醇溶蛋白。燕麦醇溶蛋白被认为不会引起与麦醇溶蛋白相同的免疫反应，并且对于 99% 的乳糜泻患者来说通常是安全的。然而，美国的大多数燕麦都被小麦污染，因为燕麦通常是轮作、收获和与小麦一起碾磨。

出于这个原因，患者被指示在他们的饮食中只使用标记的无麸质燕麦。最近的研究评估了在乳糜泻患者的饮食中添加燕麦，这些研究证实了标记为无麸质的燕麦的安全性。对新诊断为乳糜泻的人的教育应包括患者（和监护人）、胃肠病学家、初级保健医师、营养师和支持小组的当地分支机构之间的团队合作。胃肠病学家通过小肠活检确诊后，应立即将患者转诊给知识渊博的营养师进行医学营养治疗。医生和营养师应鼓励患者加入支持组织，这有助于寻找当地的麸质资源，如免费食品、超市、食品制造商和餐馆。

终身遵守无麸质饮食虽然必要，但具有挑战性。遵循严格的无麸质饮食的人面临着许多障碍，包括无麸质食品的供应、安全食品的味道和质量，以及无麸质食品的高成本。平均而言，产品可能比含麸质的同类产品贵 240%。由于食品加工和制备过程中不经意的交叉污染及食品标签的混淆，保持严格的无麸质饮食可能很困难（见第 50 章 II 食品标记）。对于乳糜泻患者，即使是 1/100 的面包片也足以刺激免疫系统并导致肠道损伤。然而，即使是保持无麸质饮食的患者也可能在不经意间每天摄入多达 2g 的麸质。在儿童中，无麸质食品的供应不足和成本是依从性的最大障碍。使用问卷评估饮食依从性的研究报告儿童依从率约为 59%，而成人依从性为 42% ~ 91%。

标签做法的变化使患有乳糜泻和麸质相关疾病的患者更容易、更快地选择无麸质食品。食品过敏原标签和消费者保护法案（FALCPA）于 2004 年 8 月签署成为法律。它要求食品标签明确说明产品是否包含前 8 种食品过敏原中的任何一种：牛奶、鸡蛋、鱼、甲壳类、贝类、坚果、花生、大豆和小麦。2006 年 1 月 1 日之后在美国生产和销售的所有食品都必须有更新的标签，声明产品中存在前 8 种食物过敏原中的任何一种。FALCPA 主要用于使食物过敏者受益。然而，它对于患有乳糜泻和非腹腔麸质敏感性的人也具有巨大价值，因为小麦通常隐藏在成分标签上，作为"改性食品淀粉""调味剂""调味料"或"糊精"。小麦通常用作糖果、酱汁、调味料、汤和沙拉酱的调味料。由于小麦是美国最常用的谷物，通过澄清成分来源和识别"小麦"，大约 90% 的小麦乳糜泻和非乳糜泻麸质敏感性患者的标签问题得到解决。在美国，美国食品药品监督管理局（FDA）制定食品标签"无麸质"定义的规则已于 2013 年 8 月通过并颁布。该规则建立了一个标准，以增加消费者对无麸质产品安全性的信心（见第 50 章 II）。

FDA 无麸质标签规则的摘要包括

标有无麸质的食物：

– 必须不含麸质（生蔬菜、水、100% 果汁）。

– 不得含有麸质的成分，例如小麦、黑麦或大麦。

– 不得含有源自未经加工去除面筋的面筋的成分。

– 可能含有源自含麸质谷物的成分，该成分经过加工以去除麸质（小麦淀粉），只要食物中的麸质含量不超过百万分之 20（ppm）。

– 必须含有少于 20ppm 的麸质。

这些规则仅适用于受 FDA 监管的食品，不适用于化妆品、美术用品和其他含有麸质的产品。患有乳糜泻和非乳糜泻麸质敏感性的患者应注意非 FDA 监管的膳食补充剂，这些膳食补充剂不受该法案的监管，可能含有未记录的麸质。

（二）麸质相关疾病患者的管理

北美小儿胃肠病学、肝病学和营养学会为开始无麸质饮食的患者和家庭提供了极好的资源，网址为 https://www.gikids.org/files/documents/resources/Gluten-freeDietGuideWeb.pdf。对于医生来说，目前儿科乳糜泻管理指南指出，应密切监测患者的生长参数，患者应获得营养师的帮助，并应在患者接受治疗后测定血清 IgA 抗组织转谷氨酰胺酶（tTG）。6 个月的无麸质饮食作为饮食依从性和黏膜恢复的替代标志物。然而，研究证实，乳糜泻血清学指标不能预测患者对无麸质饮食的依从性或患者是否已达到黏膜恢复。因此，确认饮食依从性和小肠黏膜恢复的唯一临床可用客观标记是内镜检查和重复小肠活检。然而，重复内镜检查以确认黏膜恢复并不是目前乳糜泻儿科患者的护理标准。

（三）营养状况监测

筛查和评估乳糜泻儿童的营养对于完成医疗保健至关重要。应评估与乳糜泻相关的症状。同 IBD 儿童一样，筛查包括年龄别体重、年龄别身高和 BMI 的纵向计算，并在适当的生长图表上进行纵向跟踪。应评估社会因素，包括家庭环境是否存在交叉感染的可能性，以及经济因素可能会影响粮食安全。营养状况评估还包括病史、体格检查和任何异常实验室的重复实验室检测。注册营养师应获得包括所有药物和补充剂在内的完整饮食史，他们可以评估膳食摄入量并识别任何微小的麸质污染. 在诊断出乳糜泻后的第 1 年，患者应与营养师会面，以检查他们的饮食和任何补充剂。

在无麸质饮食 1 年后，如果体征和症状表明黏膜恢复，患者应每年与胃肠病学家和注册营养师会面，以回顾病史、体格检查、生长和饮食。特定营养素和微量营养素缺乏在乳糜泻儿童中很常见，应在营养评估中加以考虑。

（四）选定的营养需求和营养缺乏

患有活动性乳糜泻的儿童应均衡饮食。多达 28% 的乳糜泻儿童在诊断时缺乏铁、叶酸（14%）、维生素 B_{12}（1%）或维生素 D（27%）等营养素。低骨密度在儿童中很常见。在大多数情况下，无论是否使用膳食补充剂，这些营养缺乏都会在采用无麸质饮食后 1 年内解决。与用含麸质谷物制成的强化加工食品不同，无麸质食品没有强化与叶酸和 B 族维生素，因此，患者应与营养师合作，以确保他们满足建议的日常需求。此外，应建议乳糜泻患者适当摄入含钙和维生素 D 的食物，并在必要时建议补充。钙和维生素 D 的推荐摄入量与克罗恩病儿童的推荐摄入量相同，本章前面已讨论过。尽管从历史上看，患有乳糜泻的儿科患者体重增加缓慢且在诊断时营养不良，但今天的研究表明，多达 40% 的患者在诊断时可能超重。无麸质食品制造商通常通过增加脂肪、糖和卡路里含量。由于这些食物的高卡路里含量及摄入卡路里吸收不良的解决，儿童可能会增加体重。因此，应建议患者在饮食中使用无麸质全谷物、水果、蔬菜、乳制品和瘦肉，而不是无麸质加工食品。

乳糜泻患者可能会出现与其潜在疾病或采用无麸质饮食相关的其他并发症。应告知患者暂时性继发性乳糖酶缺乏的可能性，因为小肠绒毛尖端钝化致乳糖酶丧失。当患者过渡到无麸质饮食时，通常会发生纤维摄入量减少和随后的便秘。因此，患者应注意其整体纤维摄入量。

（五）营养治疗对麸质相关疾病儿童的心理社会影响

乳糜泻需要终身改变饮食。对于患有乳糜泻和非腹腔麸质敏感性的患者，与遵循无麸质饮食相关的挑战（其中一些之前已经提到）包括成本和容易获得、难以阅读标签、适口性差、旅行及在餐厅，感觉与社会隔绝。遵循无麸质饮食的青少年必须学习如何驾驭社交活动，如餐厅、派对和参加营地。研究表明，乳糜泻的诊断会对儿童的生活质量产生负面影响，但坚持无麸质饮食与报告的抑郁症状减少和组织能力提高有关。依从性差与食物适口性差、经常在餐馆外出就餐、年龄增加及摄入麸质后没有急性症状有关。尽管许多人发现严格的无麸质饮食极难维持，乳糜泻患者坚持无麸质饮食已被证明可以改善身体状况并提高生活质量。

八、总　　结

重要的临床实践可以改善患有乳糜泻和 IBD 的儿童和青少年的生长和营养状况。这些包括但不限于以下几项：

1. 筛查和评估患有乳糜泻和 IBD 的儿科患者的营养不良和生长障碍。这至少包括：

● 身高、体重和 BMI 连续跟踪并绘制在标准化参考生长图表上；

● 营养素和微量营养素状态的生化测试，以及骨病高危患者的骨矿物质含量和密度的医学成像。

2. 为所有儿科患者提供基于 DRI 和美国饮食指南的饮食。根据个体患者的营养评估，可能需要对选定的营养素进行膳食补充。

3. 为所有患有乳糜泻和 IBD 的儿童提供足够的钙和维生素 D 摄入量。骨质减少和骨质疏松症风险最大的患者可以通过骨矿物质密度评估进行监测。保持充分的体力活动和尽量减少卧床休息对于降低骨骼疾病的风险很重要。

4. 全肠内营养对活动期克罗恩病诱导缓解有效。在肠外营养之前应考虑肠内营养，因为它更安全且成本更低。

5. 当肠内营养禁忌或不足时，可考虑全肠外营养作为 IBD 儿童的营养支持。

6. 患有乳糜泻和活动性 IBD 的儿童常见心理社会功能障碍。在乳糜泻中坚持严格的无麸质饮食和在 IBD 中排除饮食也可能对社会和心理功能产生负面影响。对于这些儿童，在帮助儿童制订应对策略以应对慢性疾病的影响及用于乳糜泻和 IBD 的治疗方面经验丰富的心理健康专业人员的持续支持是儿童治疗的重要组成部分。

（翻译　浙江大学医学院附属儿童医院　陈　洁）

VI

第**43**章

肝 病

一、概 述

肝脏是①血清蛋白的主要合成部位，如白蛋白、凝血因子；②正常氮代谢途径中的尿素合成和氨清除主要部位；③合成葡萄糖维持血糖稳定的主要部位；④合成脂蛋白，将脂肪酸转化为酮体，参与脂类代谢的主要部位。尽管肝脏仅占人体体重的 2%，但是它却消耗约 20% 的静能量需求。严重肝病患者可出现肝脏代谢功能损害的表现，同时伴有葡萄糖异常（低血糖大多发生在婴儿身上，但胰岛素抵抗和糖耐量受损同样会发生，年龄较大的儿童尤其明显）、脂肪异常（脂肪分解率增高）和蛋白质异常（蛋白质合成降低和氨基酸氧化增多）的肝外改变。

患有肝病婴儿和儿童的营养支持，需考虑不同的肝病类型。需要根据疾病的急慢性、胆汁淤积和肝功能障碍的程度以及患者的年龄划分。这些分类对制订营养方案有用，但可能在任何一个孩子身上重复方案；为了了解增加营养风险的因素，有必要对每个孩子进行仔细的评估。本章重点介绍患有慢性肝病并有肝功能损害或肝硬化的儿童的营养支持。儿童期这类疾病的常见原因包括药物性肝炎、慢性病毒性肝炎、代谢性肝病、非酒精性脂肪性肝病、胆道闭锁和自身免疫性肝炎，还有许多其他诊断可能。急性肝病，如急性病毒性肝炎或药物性肝病，可能导致呕吐和腹泻，并可能导致体重减轻。然而，慢性营养不良并不常见。由于这些急性疾病是短暂的，除非伴发脑病，否则不需要特殊的营养治疗。不同的先天性代谢紊乱导致的肝病（如半乳糖血症、酪氨酸血症、遗传性果糖不耐受症和 Wilson 病）需要不同的营养需求和饮食限制。这些儿童的疾病特异性饮食通常由肝病学家或代谢学医师管理，但如果疾病进展为肝功能不全或肝硬化，本章描述的指南则适用。需要注意的是，儿童可能患有慢性肝病，如慢性乙型肝炎感染，但没有肝功能受损，这些肝病一般不会对营养有损伤。

由于各种原因，晚期慢性肝病通常会导致蛋白质 - 能量营养不良。因为食欲减退和恶心，营养摄入量就会减少。有腹水时，特别是在婴儿中，由于腹内压对胃的影响，常导致摄入食物更加困难。住院导致的情绪低落、脑病或限制饮食可能会导致食物摄入减少。脂肪和脂溶性维生素吸收不良往往导致儿童胆汁淤积性肝病更加复杂。脂肪和脂溶性维生素需要一定浓度的管腔内胆汁酸盐溶解胶束。胆汁淤积，伴胆汁的量减少，会导致胆道分泌胆汁酸减少，最终导致脂肪和脂溶性维生素吸收障碍。补充脂溶性维生素 A、维生素 D、维生素 E 和维生素 K 能够有效预防该类维生素的缺乏。纤维化和门静脉高压可能会引起高代谢、蛋白质氧化、肠病变和继发性吸收障碍，增加肠系膜经脉系统的压力，导致营养不良性绒毛萎缩。一些肝病可伴有肝外器官功能障碍，如胰腺功能不全（如囊性纤维化）、炎性肠病（原发性硬化性胆管炎）或肾衰竭（如先天性肝纤维化伴多囊肾病），可加重吸收不良或增加营养负担，增加营养不良的风险。

认识和处理慢性肝病的营养需求可以改善儿童的生长和发育，并使儿童尽可能正常生活。患有慢性肝病且肝功能严重受损的儿童最终会考虑进行肝移植，这是一种非常成功的器官移植形式，能够长期治愈原发疾病。移植前的适当营养支持可优化儿童肝移植的成功率。

二、肝病患儿的营养评估

必须对所有的慢性肝病患儿进行全面的营养评估，判断营养不良的危险因素和现有营养不良的程度。如果存在营养不良，则制订营养的干预方案。严重的营养不良不一定和维生素、微量矿物质缺乏程度或肝功能障碍相一致。一系列障碍使得准确评估肝病患儿的营养情况十分困难。

体重并不可靠，因为器官巨大症，如肝大、脾大、水肿或腹水，能掩盖体重减轻，甚至出现体重增加。儿童的身高（或婴儿的身长）是营养不良的更好指标，在判断慢性营养不良中同样可靠。身高 / 身长小于年龄百分比可能提示长期营养不良。

除了测量体重和身高 / 身长，三头肌和手臂周长测量也能准确判断慢性肝病患儿的营养情况。下肢比上肢更容易出现周围水肿和液体潴留。因此，测量上肢更能准确反映身体的脂肪储存和肌肉密度。在儿童营养不良的状态下，早期的脂肪和肌肉褶皱减少反映了机体优先利用脂肪储存，以减少蛋白质的能量储存。为了更准确地评估机体情况，最好的方法是一个评估者使用一系列的标准评测方法进行评估。

血浆蛋白的测量，包括白蛋白、转铁蛋白、前白蛋白和视黄醇结合蛋白等在肝脏合成的蛋白质，可用于评估内脏蛋白的营养状况。但是，这些蛋白血清浓度的减少并不能准确反映机体的内脏蛋白情况。与机体评估的营养不良程度相比，这些蛋白的血清浓度与肝脏损伤的严重程度更密切相关。慢性肝病患者中的低蛋白血症通常由第三间隙中的液体和腹水中或血管外的蛋白质所导致。此外，白蛋白分解增加的同时，代偿性合成并没有增加，因为储备不足和氨基酸类和肽类物质吸收障碍，使得白蛋白不能准确反映营养状况。摄入减少会进一步促进低白蛋白血症。

氮平衡学说很难用于评估慢性肝病儿童的情况。肝尿素合成障碍导致尿道氮丢失情况被低估。此外，氨蓄积在细胞内外而没有通过肾脏排出。对体质瘦的人来说，如果肾脏未受损，肌酐 - 身高指数是一个很好的检测指标。如使用肌酐 - 身高指数，应考虑膳食蛋白摄入量、创伤和感染，因为这些会影响肌酸酐的释放。

免疫状态有时候也能间接地反映营养状况。然而，因为肝病，特别是脾功能亢进能导致淋巴细胞减少，迟发型超敏反应导致异常的皮肤试验，或无论营养状况如何均减少的浓聚补充物，这些免疫标志物对肝病患儿的意义十分有限。

使用生物化学方法判断肝病患儿的营养状态的另一个难题是，许多治疗肝病患儿的药物会改变维生素的浓度。例如，考来烯胺和考来替泊，胆汁酸结合树脂类药物，能减少肠内的胆汁酸的结合和干扰脂溶性维生素的肠道吸收。苯妥英和苯巴比妥能增加肝脏对维生素 D 的代谢，从而减少血浆中胆骨化醇的浓度。

悉心记录的 24h 饮食记录在评估日常热量摄入中非常重要，并考虑是否需要补充其他食物或强制饮食限制。应记录恶心、呕吐、腹泻或食欲减退等不适，因为这些症状会导致摄入减少。应进行仔细全面的体格检查，判断肌萎缩的程度、皮下脂肪的消耗和维生素或矿物质不足的表现。

三、慢性肝病的吸收障碍

（一）卡路里

保证正常生长对患有肝病的儿童很重要。虽然患有早期肝病的儿童在摄入同龄热量的情况下可以正常生长，但随着患儿接近终末期肝病，热量需求增加，可能高达推荐膳食限量（RDA）的 130% ~ 150%，患有肝病的婴儿尤其危险。对于婴儿增加监测的频率十分重要。随着肝病的进展，厌食和呕吐可能会限制口服。许多患有严重肝病的儿童需要鼻胃或鼻空肠喂养，以实现正常生长和体重增加。此类干预应在肝病早期病程就进行。门脉高压和食管静脉曲张并不是鼻胃喂养的禁忌证。

（二）蛋白质

对成人的研究表明，肌肉质量是肝移植术后肝硬化和死亡预后不良的独立危险因素。除非他们有严重的肝性脑病，否则不建议对患有肝病的儿童限制蛋白质摄入。应鼓励家庭为患有肝病的儿童提供高生物可利用蛋白。

（三）脂肪

虽然胆道阻塞的程度与粪便中排泄的脂肪数量关联很小，脂肪泻（脂肪吸收障碍）在肝硬化和（或）慢性胆汁淤积的患者中十分常见。即使无胆道阻塞，管腔内的胆汁盐浓度低于临界胶粒浓度，以至于管腔内的脂肪水解产物不能形成胶束溶液。一般情况下，凝血酶原时间或国际标准化比（INR）延长。每日尝试肠道外补充维生素 K，可以纠正凝血酶原时间或 INR，提示脂溶性维生素缺乏。肠外补充维生素 K 不能纠正 INR 提示肝脏合成维生素 K 依赖蛋白较差，从而导致肝功能恶化。

使用中链甘油三酯 [MCTC（8-C12 脂肪酸）] 的低脂肪饮食添加剂治疗来减少脂肪泻的程度，有助于改善婴幼儿的营养状况。基本配方对这些婴幼儿来说不一定必需。在肠腔内，MCT 不需要肠腔内胆盐就可以促进胶束在肠道的吸收。MCT 是相对水溶性的，能直接被吸收到门静脉循环。对于婴儿，母乳喂养和 MCT 补充是首选喂养方案；应鼓励患有肝病的孩子的母亲母乳喂养。如果没有母乳，适当的含有 MCT 配方的水解奶粉 [例如，婴儿配方奶粉（美赞臣，MCT 约占脂肪的 55%），雅培深度水解奶粉（MCT 约占脂肪的

33%）]。需要注意的是，这些婴儿不需要元素配方；使用水解配方奶是因为它们含有高百分比的 MCT。对于年龄稍大的儿童，可以开处方并添加 MCT 油到食物中。然而，当出现失代偿时，虽然脂肪泻会随着补充 MCT 减轻，但发育停滞可能会进一步恶化。

（四）必需脂肪酸

脂肪的吸收障碍，特别是长链甘油三酯（LCT）和摄入不足，导致必需脂肪酸（EFA）缺乏。EFA 是不能通过除饱和作用或延长短的脂肪酸合成的脂肪酸。亚油酸和亚麻酸是人体内的两种 EFA。EFA 缺乏会导致发育受损、干燥鳞屑疹、血小板减少和免疫功能受损。有胆汁淤积时，LCT 的吸收减少。婴儿储存少量的亚油酸和婴儿的胆汁淤积会增加 EFA 缺乏的风险。Pregestimil 和 Alimentum 中的亚麻酸只提供 14% ～ 16% 的热量。为了预防 EFA 缺乏，亚麻酸至少提供 3% ～ 4% 的热量。如果严重的胆汁淤积导致 30% ～ 40% 的膳食脂肪吸收障碍，可能会发生 EFA 缺乏。Portagen 或 Enfaport（美赞臣）含 87% 的 MCT 和 EFA < 7%，不建议胆汁淤积的肝病患儿使用，因为如果不补充营养药物，会出现 EFA 缺乏。含亚油酸的玉米油或红花油可添加到食物里，或将脂质乳剂添加到配方奶里（Microlipid，Novartis）提供额外的亚油酸。

（五）脂溶性维生素（还可参考 21 章 I 脂溶性维生素）

肠腔内的胆汁酸不仅对管腔内的脂肪吸收重要，而且对脂溶性维生素的吸收同样重要。维生素 A、维生素 D、维生素 E 和维生素 K 均依赖管腔内的胆汁酸浓度来吸收。如果管腔内的胆汁酸浓度低于临界胶粒浓度时（1.5 ～ 2.0mM），会发生脂溶性维生素吸收障碍。考来烯胺和考来替泊，胆汁酸结合树脂，有时用于缓解胆汁淤积性瘙痒，可减少肠内的胆汁酸的吸收和干扰脂溶性维生素的肠道吸收。维生素 A 和维生素 E 在被吸收前，需被肠道内的胆汁酸依赖酶进行水解。婴儿的胆汁淤积会导致体内储存的脂溶性维生素迅速消耗，除非补充足够的维生素，否则会出现维生素缺乏的临床和生化表现。对胆汁淤积的患儿，有必要对脂溶性维生素缺乏、补充和随访追踪进行评估。

在诊断为慢性肝病或胆汁淤积时，为了检测营养支持治疗的效果，定期测定血清维生素 A、25- 羟基维生素 D（25-OH-D）和维生素 E 的浓度是很有必要的，使脂溶性维生素的补充剂量个体化。凝血酶原时间和（或）INR 可作为维生素 K 的替代监测指标。达到充分维生素补充而不产生毒性是很困难的，可能需要两种制剂，一种是含有几种脂溶性维生素的水溶性形式，另一种是脂溶性维生素的水溶性形式。对于轻中度、进展缓慢的疾病，每年进行一次维生素水平监测是足够的。对疾病进展程度更高的儿童应考虑进行更频繁的监测。开始补充或改变剂量后，应在 2 ～ 3 个月内再次测量。这种反复测量确保了足够的维生素替代，并降低了过量服用这些维生素的风险。每一种维生素的测量方法将在下面的章节中说明。

治疗慢性肝病中脂溶性维生素吸收不良的初始治疗可以是每日 2 倍剂量的维生素 A、维生素 D、维生素 E 和维生素 K 的水溶性制剂。在某些情况下，只有一种维生素缺乏，可以单独补充。然而，随着肝病的进展，有必要经常补充脂溶性维生素的水溶性形式制剂，以达到适当的血清浓度。个别脂溶性维生素的一些制剂可以以水溶形式提供 [例如，液体 E，d-α- 生育酚聚乙二醇琥珀酸（维生素 E）]，但大多数情况下，存在不止一种缺乏，为

VI

脂肪吸收不良的多种维生素的个性化设计使用是合适的。其中许多维生素最初是为囊性纤维化患者设计的，并以水溶形式包含所有 4 种脂溶性维生素。不同年龄段的儿童有不同的治疗方法。

所有补充剂的一个主要问题是，在患有胆汁淤积和慢性肝病的儿童中，达到足够的脂溶性维生素水平所必需的水溶性制剂的成本。这些制剂比普通维生素要贵得多，而且通常不在医保范围内。如果儿童没有达到预期的反应，要考虑其依从性和经济能力。

由于每种脂溶性维生素的评估、补充和监测是不同的，每种脂溶性维生素将单独讨论。

1. 维生素 A   是指视黄醇及其有生理活性的衍生物。维生素 A 的主要成分包括视黄醇、视黄醛、视黄酸和视黄酯，不同之处在于侧链末端的基团不同。膳食维生素 A 主要来源于动物（肝脏、鱼肝油、乳制品、肾、鸡蛋）和深色蔬菜、油性水果和红棕榈油中的类胡萝卜素（胡萝卜素、β- 胡萝卜素）。婴儿每日维生素的摄入量是 400 ～ 500μg/d。1 ～ 3 岁儿童的维生素 A 的推荐膳食供给量是 300μg/d，4 ～ 8 岁为 400μg/d，年龄更大的儿童为 600 ～ 1000μg/d。

作为脂溶性维生素，维生素 A 的吸收受胆汁淤积的不利影响。血清视黄醇和（或）视黄醇结合蛋白的测定常规用于筛查慢性肝病儿童的维生素 A 营养状况。有 35% ～ 69% 的胆汁淤积性肝病患儿被报道有维生素 A 缺乏。一般来说，视黄醇和（或）视黄醇结合蛋白的血清浓度可用于监测维生素 A 浓度，但是，血清视黄醇浓度和（或）视黄醇结合蛋白不能准确反映维生素 A 的充足还是缺乏的情况，特别是在胆汁淤积性肝病患儿中，因为维生素 A 主要储存在肝脏。

检测维生素 A 缺乏非常重要，因为维生素 A 缺乏会导致干眼症、角膜软化症、角膜的不可逆性损伤、夜盲和色素性视网膜病。虽然眼部症状在胆汁淤积患儿罕见，但对眼睛有潜在的损伤，导致视觉障碍。

肝病患儿口服补充水溶性维生素 A 的剂量范围为 5000 ～ 25 000IU/d。口服水溶性维生素 A，作为一种维生素，对婴儿并不是必需的。有胶囊维生素 A 可供选择（常规剂量，8000 U/ 粒，1000 U/ 粒，15000 U/ 粒或 25000 U/ 粒）。小儿水溶性的 AquADEK（Axcan Pharma）含 5751 IU/ml 的水溶性维生素（www.axcan.com）；非口服的维生素 A（Aquasol A Parenteral，Mayne Pharma，50 000 U/ml-15mg 视黄醇）可作为替代疗法用于肌内注射。

在补充维生素 A 进行治疗时，必须进行监测，既要保证足够的维生素 A 的水平，也要防止其毒性。维生素 A 中毒可导致疲乏、萎靡不振、食欲减退、呕吐、颅内压升高、骨骼疼痛性损伤（包括骨质疏松和易骨折）、高血钙和大块的脱屑性皮炎。维生素 A 肝毒性会与视黄酯升高有关，并且可以检测。最近的研究认为，轻微过量的维生素 A 会引发毒性作用，因此补充维生素 A 时密切监测维生素 A 的情况是正确的。

2. 维生素 D（钙化固醇）   包括维生素 D_2（麦角钙化醇）和维生素 D_3（胆钙化醇）。维生素 D_2 在植物和菌类中含量较多。维生素 D_3 很少存在于天然食物中，咸水鱼是个例外。在美国，维生素 D_3 被添加到牛奶中，也被添加到大多数维生素补充剂中。虽然有一些证据表明维生素 D_3 作为膳食补充剂可能比维生素 D_2 更有效，但在治疗需要大量维生素 D 的患者时，维生素 D_2 更符合经济效益。在紫外线 B 辐射下，脊柱动物的皮肤能通过光合作用合成维生素 D_3。维生素 D 是没有生物活性的，需要通过羟基化形成具有生物活性的激素 1，25- 二羟基维生素 -D[1，25- (OH)$_2$-D]。1- 羟基化在肾内进行，25- 羟基化在肝内进行。维生素 D_3 的一个主要生物学作用是，通过增强小肠对食物的矿物质吸收，维持血清钙和磷的正常值。婴儿每日摄入维生素 D（钙化固醇）的量是 10μg/d（400IU），儿童和成人是 15μg/d（600IU）。

维生素 D 缺乏表现为对钙代谢的影响，可导致低钙血症、低磷酸血症、手足抽搐、骨软化和佝偻病。慢性肝病患儿可发展为慢性骨病，表现为佝偻病、骨质软化（骨质减少）或病理性骨折。这些症状部分是因为脂肪吸收障碍，导致胆汁流出减少，出现脂肪泻和伴发钙和维生素 D 吸收障碍。低钙血症和维生素 D 缺乏可导致继发性甲状腺功能亢进和骨质吸收增强。尽管补充维生素 D 到正常值，一些患者骨量继续低下，提示单纯维生素 D 缺乏并不能引起肝性骨病。镁缺乏被认为在这种骨病中起着作用。肝移植能显著提高这些患儿的骨矿物质密度。

骨骼健康的评估是复杂的。患有肝病的儿童在患骨病前进行监测，可能需要很少的实验室检查，而患有或疑似骨软化、骨质减少和佝偻病的儿童可能需要更多实验室和放射学检查。患有肝病的儿童应以血清 25-OH-D 的浓度测定维生素 D。如果儿童正在接受大量维生素 D_2 治疗，作为最经济的补充形式，25-OH-D 的总浓度在某些试验中可能被低估。使用准确测量 25-OH-D$_2$ 和 25-OH-D$_3$ 的测定方法是很重要的。AAP 和 IOM 推荐血清目标为 25-OH-D 浓度 ≥ 50nmol/L（20ng/ml）（见第 21.I 章）。只有当除肝脏疾病外还有肾脏疾病时，才需要测量 1，25- (OH)$_2$-D。其他有用的检查指标可能包括血清钙、磷、镁、碱性磷酸酶、白蛋白和甲状旁腺激素浓度。当需要时，用双能 X 线骨密度仪评估骨矿物质含量。膳食中的钙和磷摄入量也可以通过训练有素的营养学家进行评估。

对于患有胆汁淤积症的儿童，建议定期评估总血清 25-OH-D 浓度，并保证充足的阳光照射和充足的钙、磷饮食摄入。维生素 D 不足可以通过口服维生素 D 补充治疗，通常剂量范围为 600 ～ 2000IU/d。在补充维生素 D 期间，必须密切监测血清 25-OH-D 浓度以及钙和磷浓度，以确保维生素 D 充足。由膳食钙缺乏或吸收不良引起的维生素 D 缺乏和低钙血症可导致佝偻病并可在骨 X 线片上观察到骨质减少。大剂量的维生素 D 补充剂（5000 ～ 20 000IU/d）可能需要纠正这种情况。

非肠溶性维生素 D 制剂在一些国家是可以买到的，但在美国通常是无法买到的。它们是一种有副作用的注射剂，只有当患者因增加的成本和毒性风险而对口服治疗无效时才应该使用。如有条件，同时监测尿的钙 - 肌酐比例、血清钙、磷和血清 25-OH-D 浓度，预防维生素 D 中毒。维生素 D 毒性包括高血钙导致中枢神经系统抑郁症、异位钙化、高钙尿症导致肾钙质沉着症和肾结石。用于治疗慢性肝病患儿的双膦酸盐已经被限制其在肝移植前患儿的高钙血症治疗。

3. 维生素 E　由 8 种化合物组成，包括生育酚和生育三烯酚组成。维生素 E 的 4 种主要结构（α、β、γ 和 δ）的区别是甲基的位置和数量以及生物活性的不同。在食物中发现的 α- 生育酚是最主要的结构，生物活性最强。对 0 ～ 6 个月的婴儿来说，维生素 E 的推荐饮食摄取量是 4mg/d，7 ～ 12 个月的婴儿是 5mg/d，1 ～ 3 岁的儿童是 6mg/d，4 ～ 8

岁的儿童是 7mg/d，9～13 岁的儿童是 11mg/d，成人是 15mg/d。口服的维生素 E 需要被胆汁酸溶解后与微胶粒混合，然后被胰脏或肠内的酯酶水解，因此在肠内吸收以前，依赖于胆汁酸的作用。在血液中，维生素 E 被低密度和高密度脂蛋白转运。

在胆汁淤积的婴儿和儿童中胆汁酸的分泌受损会导致维生素 E 的吸收障碍。维生素 E 是最疏水的脂溶性维生素，最依赖管腔的胆汁酸才能被吸收。维生素 E 的吸收可通过口服维生素 E 耐受试验检测，维生素 E 缺乏的胆汁淤积患儿的维生素 E 吸收明显减少，补充胆汁酸后可明显提高。维生素 E 在维持神经系统和肌肉系统的结构和功能中非常重要。周围神经病变、共济失调、眼肌麻痹和肌无力都是胆汁淤积患儿维生素 E 缺乏的表现。如果在 3 岁以前能及时用药治疗和纠正血清维生素 E 浓度，这些症状可被逆转，避免永久性损伤。反映胆汁淤积患儿维生素 E 情况的最好指标是血清维生素 E 和总血清脂类（血清胆固醇、甘油三酯和磷脂的总量）的比值，因为维生素 E 可进入血浆脂蛋白循环，从而加重胆汁淤积。由于维生素 E 可进入血浆脂蛋白循环，血清维生素 E 水平可能升高到正常范围。血清维生素 E 和血脂的比值可弥补这种不足。当年长儿童和成人的总生育酚 / 总脂类 < 0.8 mg/g、小于 1 岁婴儿的总生育酚 / 总脂类 < 0.6mg/g 时，提示维生素 E 缺乏。维生素 E 缺乏纠正后，目标维生素 E/ 脂质为 0.8～1.0mg/g。其他维生素 E 的测量方法，包括测量脂肪中的维生素 E 含量，红细胞（RBC）过氧化氢溶血、红细胞丙二醛释放测试、呼吸乙烷和戊烷测量都很少用或不实用。

为了预防胆汁淤积婴儿和儿童出现维生素 E 缺乏，应补充维生素 E。婴儿需补充 50～100IU/d 的维生素 E[α- 生育酚（Aqua-E，Yasoo Health），20IU/ml ；Liqui-E，TPGS-d-α- 生育酚 - 聚乙二醇 1000- 琥珀酸，400IU/15ml，Twinlabs]。维生素 E 缺乏的年长儿童补充维生素 E 的起始剂量为 15～25IU/（kg·d）。为囊性化患者设计的药剂中也应该添加维生素 E。维生素 E 的剂量不应干扰可能阻碍其肠道吸收的药物，并且晨起给药较好，因为经过一夜的禁食，胆汁流量达到最大。当治疗数周后仍无法纠正时，监测维生素 E 和脂类的比值和神经系统检查有助于判断是否需要增加维生素 E 的剂量。

4. 维生素 K　是萘醌类家族的一员，有三种形式。叶绿醌（维生素 K$_1$）存在于绿叶蔬菜、大豆油、水果、种子和牛奶中。甲基萘醌（维生素 K$_2$）由肠内细菌合成。甲萘醌（维生素 K$_3$）是维生素 K 的合成形式，水溶性较好。由于缺乏估计维生素 K 的平均需要量的数据，推荐摄入量是以健康个体的代表性膳食数据为依据的。0～6 个月婴儿的足量维生素 K 摄入量为 2.0μg/d，7～12 个月婴儿的摄入量为 2.5μg/d，1～3 岁儿童的摄入量为 30μg/d，4～8 岁儿童的摄入量为 55μg/d，9～13 岁儿童的摄入量为 60μg/d，14～18 岁儿童的摄入量为 75μg/d。成年男性和女性的摄入量分别为 90～120μg/d。尚无报道摄入过量的维生素导致不良反应。

维生素 K$_1$ 的吸收需要胆汁和胰液的分泌，因此受到胆汁淤积的影响。肠道吸收维生素 K$_1$ 是一个主动过程，而当维生素 K$_2$ 的吸收是被动扩散。吸收后的维生素 K 和乳糜微粒混合，经淋巴液运输到血液。极少量的维生素 K 储存在肝脏。

在生物活动过程中，包括血液凝固和骨骼代谢，许多有活性的蛋白质的合成都需要维生素 K 作为辅酶。维生素 K 依赖性凝血因子包括因子 Ⅱ、Ⅶ、Ⅸ和Ⅹ及蛋白质 C 与蛋白质 S。另一个维生素 K 依赖性蛋白家族包括羟基谷氨酸蛋白，骨钙蛋白是其中之一，参与骨的矿物化过程。婴儿维生素 K 缺乏可出现凝血障碍，导致颅内出血。胆汁淤积的患儿，维生素 K 吸收不良伴抗生素抑制肠道微生物群产生维生素 K，易诱发维生素 K 缺乏。

通常使用凝血酶原时间检测维生素 K 情况，凝血酶原时间受维生素 K 依赖性凝血因子的影响。与部分促凝血酶原时间相比，凝血酶原时间 /INR 延长，可能存在维生素 K 缺乏。肝病会延长凝血酶原时间 /INR，因为内源性途径的凝血因子合成受损。使用凝血酶原时间 /INR 作为替代标志物，肝脏疾病中的维生素 K 缺乏可能会被低估高达 50%。然而，其他维生素 K 的测量方法并不是很常用或不实用。维生素 K 浓度也可直接通过高效液相色谱法检测，还可以用血浆蛋白诱导的维生素 K 缺乏（PIVKA）- Ⅱ检测方法（酶联免疫吸附测定）更敏感地测出维生素 K 的情况。血浆 PIVKA- Ⅱ的值 > 3ng/ml 时，提示维生素 K 缺乏。血浆结合胆红素、总胆汁酸和肝病的严重程度都和血浆 PIVKA- Ⅱ浓度呈正相关。然而，有学者认为这项测试在临床上没有用处，因为在健康患者中也可能会存在异常浓度。检测维生素 K 依赖性凝血因子的费用昂贵，不容易检测，与监测凝血酶原时间诊断维生素 K 缺乏相比无优势。

应避免胆汁淤积患儿出现维生素 K 缺乏；每天或一周两次口服维生素 K[Mephyton，Aton Pharma Inc（维生素 K_1），每片 5 mg]2.5 ～ 10mg，根据治疗效果调整剂量。囊性纤维化患者的维生素制剂中也应该是水溶性形式（表 43.1）。口服补充维生素 K 效果不佳，可皮下或静脉注射维生素 K[AquaMephyton，Merck and Co，（维生素 K_1），2mg/ml 或 10mg/ml]。如果使用静脉注射，应缓慢注射，不超过 1mg/min，避免过敏反应。为了纠正凝血功能障碍，应连续 3d 皮下或静脉补充维生素 K。如果治疗效果不明显，提示肝功能损害严重。

（六）水溶性维生素（还可参考 21 章 Ⅱ 水溶性维生素）

尽管从理论上来讲，摄入减少和肠病继发的吸收障碍是慢性肝病患儿出现水溶性维生素缺乏的高危因素，但这种情况下水溶性维生素缺乏的发病率未见系统性报道。慢性肝病患儿出现水溶性维生素缺乏的情况似乎不常见，因为婴儿和喂养慢性肝病儿童的肠内配方营养均添加这些维生素。

（七）微量元素（还可参考第 20 章微量元素）

1. 锌　虽然常常认为慢性肝病患儿有缺乏微量元素的风险，但并无系统研究微量元素缺乏的研究报道。锌是一种很重要的微量金属，对细胞的正常发育和分化、免疫功能、伤口愈合和蛋白质合成是必需的。锌缺乏与肢端皮炎、腹泻和发育不良相关。在慢性肝病的儿童和成人中，锌代谢均发生改变。与对照组相比，胆道闭锁婴儿和儿童的血浆锌浓度较低。血浆锌浓度与年龄、胆管炎的发作或反复外科手术无关。慢性肝病和低锌血症患儿已被证实有异常的尿锌排出，这可能是慢性肝病出现缺锌的发病机制。慢性肝病患儿缺锌的其他潜在病因包括肠吸收减少、饮食摄入减少和门体分流术继发的肝门静脉摄取减少。肝移植后，异常的锌平衡迅速改善，生物锌缺乏逆转。血清锌浓度不一定反映机体内总锌含量。例如，锌水平降低与食物摄入和压力变化有关，而锌水平升高与肌肉分解代谢有关。虽然偶然一次的碱性磷酸酶（一种锌依赖酶）低下，能提示锌缺乏，但是锌缺乏的亚临床诊断比较困难。如果出现锌缺乏的可疑临床症状（肢端皮炎、腹泻

表 43.1 儿童胆汁淤积症的维生素补充

维生素	推荐剂量	药剂	提供剂量
维生素 A	口服补充 5000～25 000IU/d 的水溶性维生素 A	水溶性形式的脂溶性维生素（"囊性纤维化维生素"）[a]	3170-16-000IU/ml 或胶囊、β-胡萝卜素或视黄醇棕榈酸酯，取决于药品性质
		维生素 A 胶囊（非水溶性）	10 000U/胶囊或 25 000U/胶囊
		可注射的维生素 A（水溶性可注射的维生素 A，澳大利亚 Mayne Pharma 公司）	50 000U/mg-15mg 视黄醇
维生素 D	600～2000IU/d[b]	口服补充维生素 D	麦角钙化醇（维生素 D_2）口服片剂或胶囊 或胆钙化醇（维生素 D_3）口服片剂或胶囊
维生素 E	婴儿，50～200IU/（kg·d） 缺乏维生素 E 的儿童，15～25IU/（kg·d）	水溶性形式的脂溶性维生素（"囊性纤维化维生素"）[a]	400～3000IU/ml 或胶囊，取决于药品性质
		Liqui-E（TPGS-d-alpha-生育酚聚乙二醇 1000 琥珀酸盐，Twinlabs 公司）[a]	400IU/15ml
		生育酚，Aqua-E（Yasoo Health 公司）	20IU/ml
		水溶性形式的脂溶性维生素（"囊性纤维化维生素"）	50～200 IU/ml 或胶囊，取决于药品性质
维生素 K	针对药物反应，每天或每周 2 次 2.5～10mg 皮下或静脉注射维生素 K（1～5mg，取决于大小）	喽菲通，Anton Pharma 片剂（维生素 K_1）	5mg 片剂
		水溶性形式的脂溶性维生素（"囊性纤维化维生素 K_1"） AquaMephyton 药品，MerckandCo 药品（维生素 K_1）	300～1000μg/ml 或胶囊，取决于药品性质 2 mg/ml 或 10mg/ml

a. 胆汁淤积症的首选补充形式

b 维生素耗竭或患有佝偻病的儿童，参考 Hogler 等和发育不全），有必要给予经验性的补充锌治疗。补锌的标准剂量是 1～2mg/（kg·d）。

2. 铜　是必需的微量元素和其功能是作为一些重要酶，如赖氨酰氧化酶、弹性蛋白酶、单胺氧化酶、细胞色素氧化酶、血浆铜蓝蛋白和超氧化物歧化酶的辅助因子。铜缺乏可通过这些酶的活动受损表现。铜缺乏的症状包括中性粒细胞减少症、铁剂治疗无效的小细胞性贫血、骨畸形、皮肤病及头发和皮肤的色素脱失。免疫系统受到影响，导致中性白细胞的吞噬活性降低和细胞免疫受损。贫血是血浆铜蓝蛋白或亚铁氧化酶的浓度降低引起的。这种酶是铁和血红蛋白结合所必需的酶。

Wilson 病是铜代谢异常的常染色体隐性遗传疾病，导致铜的毒性作用。Wilson 病患者，大量的铜储存在体内，特别是肝脏和大脑。患者在临床上表现为肝硬化、眼部受损（Kayser-Fleisher 环）、肾脏异常和神经系统疾病。尽管肝脏内铜的浓度很高，但血清铜和血浆铜蓝蛋白水平通常较低。治疗方法包括 d-青霉胺或三乙四胺（曲恩汀）的螯合疗法和口服锌治疗，从而减少肠道铜的吸收。且有必要避免食用高铜含量的食物（如动物器官、贝类、干豆）。铜经胆道途径分泌到肠道内。因此，胆汁淤积的患儿不容易出现铜缺乏。相反，胆汁淤积患儿接受胃肠外营养治时，应仔细监测铜浓度，避免体内铜过量。不建议在铜浓度升高的情况下取消肠外营养微量元素中的铜，这样做会增加铜缺乏的风险，从而导致贫血、白细胞减少和骨折。接受肠外营养的儿童缺铜比中毒更容易发生。

3. 铬　是作为胰岛素的辅因子发挥功能。铬缺乏会导致发育不良和葡萄糖、脂质和蛋白质代谢受损。虽然成人肝病和铬缺乏时，有周围性胰岛素抵抗和葡萄糖不耐受，目前尚无补充铬剂治疗成人和儿童慢性肝病的研究。婴儿铬缺乏很罕见，仅在蛋白质-能量营养不良或长期胃肠外营养治疗，而不及时补充铬时出现铬缺乏。与偶然出现的葡萄糖不耐受和高血糖症不同，铬缺乏的唯一指标是补充铬能改善症状。

4. 锰　是酶类如精氨酸酶、谷氨酸按连接酶、超氧化物歧化酶和丙酮酸羧化酶的辅因子。尚未见婴儿和儿童出现锰缺乏的报道。有研究报道肝硬化患者，基底核内锰蓄积的毒性表现，肝病可能导致共济失调、精神错乱和肌肉痉挛，还可能导致肝性脑病。锥体外反应可能和帕金森病相似。因为锰分泌入胆汁，胆汁淤积性肝病患儿可出现血浆浓度升高。患有胆汁淤积性肝病的儿童在接受肠胃外营养时，应消除或减少肠外营养液中锰的添加。

5. 硒　长期接受肠外营养未补充硒剂的患儿会有硒缺乏的表现。硒缺乏导致大细胞症及头发、皮肤的色素脱失。硒是多种蛋白，如硒依赖性谷胱甘肽过氧化物酶、硒蛋白 P 和脱碘酶的必需组成部分。成人肝病患者，血清硒浓度降低。患有终末期肝病的儿童应监测硒的浓度，可每日补充 1～2μg/kg 的硒。

6. 钙　在终末期肝病中，低白蛋白血症可导致低血钙。在这种情况下，建议监测钙离子，以准确地确定其浓度。肝病患者可能需要补钙，特别是在维生素 D 浓度非常高的儿童中，以避免出现"骨饥饿"综合征。

四、腹水的处理与治疗

水的出现通常提示晚期肝疾病，门静脉压升高。本节只讨论与腹水治疗相关的营养问题。虽然过去建议限制钠和水的摄入来治疗腹水，但现已发现严格限制摄入可能会导致营养摄入不足和营养不良。不含钠或严格限制摄入可能会对儿童造成不利影响。虽然食物中应防止钠过量 [钠摄入量 > 2 ～ 3mEq/（kg·d）]，但在严格限制钠摄入量前，应使用利尿剂和行腹腔穿刺术。严重腹水患者住院期间，必须统计钠的摄入总量，包括饮食、静脉输液、药物等。

五、肝 衰 竭

儿童的暴发性肝衰竭会导致肝性脑病（肝昏迷）。氨是蛋白质的代谢产物，是肝性脑病发生和发展的促进因子。因此，建议肝性脑病患儿应限制蛋白质摄入。对深昏迷的患儿来说，要保证无蛋白饮食。然而，为了肝组织再生，可提供少量的蛋白质 [1g/（kg·d）]，前提是儿童能耐受少量的蛋白质，以至于出现蛋白质的合成代谢，而不是分解代谢。

有研究认为，支链氨基酸（BCAA）浓缩配方可能有助于成人急性或慢性肝衰竭的治疗。Cochrane 的一项综述发现，补充 BCAA 可以改善成人的肝性脑病，但死亡率并没有下降。这些配方十分昂贵，并且对于慢性肝衰患儿的治疗效果尚未明确。

六、胃肠外营养相关的肝脏疾病

胃肠外营养相关的肝脏疾病由长期使用全胃肠外营养导致的。特别在短肠综合征、新生儿复发性败血症、外科手术或早产中尤其普遍（参考第 23 章胃内营养支持）。婴儿和年长儿童持续处于严重肝毒性状态，从而导致肝硬化和不可逆的肝损伤，需要接受肝脏有或无小肠移植作为挽救生命的措施。肠外营养相关性肝病可以通过补充肠内营养来预防或治疗；然而，有些儿童为了避免肝受损则不能接受足够量的肠内营养。在预防和治疗肠外营养相关的肝病中，限制肠外脂类乳剂和服用含有高含量长链多不饱和脂肪酸鱼油可能是有效的。大豆 / 中链甘油三酯 / 橄榄油 / 鱼油乳剂（SMOF）对现需肠外营养补充的儿童来说是一类可以选择的脂类。更多的研究正在验证这些治疗的可行性。

七、非酒精性脂肪肝

非酒精性脂肪肝（NAFLD）与肥胖有关，是儿童常见的肝脏疾病。据统计，美国 2 ～ 19 岁儿童的患病率为 9.6%；然而，可能 38% 的肥胖儿童患有该病。未经治疗的 NAFLD 可发展为肝硬化和终末期肝病，甚至青少年也可以发生。在成人中，改变生活方式可以减轻至少 5% ～ 10% 的体重，从而改善肝脏组织，逆转纤维化。对于肥胖相关的儿童，建议通过改变生活方式来减重；然而，却没有针对儿童的研究来推荐减重食物。对患有 NAFLD 的儿童进行了不同的药物试验，这些试验由于不同的测量结果（肝酶、肝超声检查和肝活检）、样本量小和随机化程度而变得复杂。一些专家建议根据现有数据来补充维生素 E（> 6 岁儿童，400IU 每日 2 次）；尽管维生素 E 减少了肝细胞膨胀和降低肝酶，但其对脂肪变性、炎症或纤维化却没有改变。为了确定这种肝病的最佳治疗方式，需要更多对于改变生活方式的研究。

八、肝　移　植

　　肝移植是一种治疗儿童终末期肝病或危及生命的急性肝病或代谢性肝病的手段。儿童的营养状况对于移植后的存活率和降低死亡率来说非常重要。因此，必须特别留意即将进行肝移植儿童的营养状况。肝脏移植后，需要 1～2 年的时间来缓解肝性骨营养不良，并且这个时间可能会因为使用了类固醇免疫抑制方案而延长。接受过肝移植的儿童可能会增加肥胖的风险。肥胖会导致代谢综合征，并损害移植的器官。风险增加与西班牙裔、术后使用类固醇、移植前超重或肥胖有关。

（翻译　广州市妇女儿童医疗中心　龚四堂）

VI

第44章

心脏疾病

一、概　　述

营养不良，生长发育障碍和生长发育迟缓等在先心病患儿中较普遍，但实际是由于营养不足。从技术角度讲，营养不良既可以为营养不足，也可以指营养过剩。在这一章，营养不良和营养不足可以作为同义词互换。营养不足通常分为3类：摄入不足，吸收和利用效率低下，和（或）能量需求增加，上述原因均可影响到先天性心脏病患儿。心脏病导致的发育迟缓有多种病因，其病理和急性和慢性蛋白质-能量性营养不良相似，表现为体质指数的快速消耗和慢性线性生长发育停顿。低氧血症（通常表现为发绀），充血性心力衰竭，和肺动脉高压是先天性心脏病相关的生长发育迟缓的主要病因。先天性心脏病导致的发育迟缓在出生前就开始了，许多患先天性心脏病的新生儿在宫内就被发现有生长发育受限。多数先天性心脏病患儿 [完全性大动脉转位（TGA）是一个明显例外] 出生体重较正常低，不仅是由于先天性心脏病患儿生长困难（短期和长期），而且这种生长困难常同时伴有染色体异常，低氧血症，早产，或其他的先天综合征或畸形 [如21-三体、18-三体、特纳综合征、VACTER 综合征（椎体缺损、肛门闭锁、心脏畸形、气管食管瘘、肾脏异常和肢体异常）、CHARGE 综合征（结肠瘤、心脏畸形、后鼻孔闭锁、生长发育迟缓、生殖器异常、耳部异常）] 这些通常都和先天性心脏病有关。

急性营养不良定义为体重低于其身长所对应的体重中位数（消耗），慢性营养不良的定义则是身长低于其年龄所对应的身长中位数（停顿）。急性营养不良和慢性营养不良在住院的先天性心脏病患者中更常见。有40%～50%先天性心脏病患者符合急性或慢性营养不良的标准，尽管既往研究发现将近60%～70%。虽然有一项新的研究报道营养不良发生率只有15%，但由于是回顾性研究，且样本量只有125人，较小，因此其说服力是有限的。从近期单心室姑息手术成功的年龄看，在行 1 期 Norwood 姑息手术前，患儿出现营养不良的危险性就比较高，即使在手术后，这种危险依然持续存在。即使是房间隔缺损病人（ASD），很多医师认为和生长发育迟缓无明显相关，但其经历的营养不足和房缺引起的血流动力学改变有关。一项研究发现，继发孔房间隔缺损且体质指数(BMI)＜5%的患者，经皮封堵房缺后，生长发育得到改善。几乎所有的先天性心脏病都可以导致发育迟缓。发绀型先天性心脏病的低氧血症的严重程度和骨骼发育迟缓有关，同样，充血性心衰也会导致骨骼发育迟缓。相反，心脏内无明显分流的非发绀型先天性心脏病（如主动脉瓣狭窄，主动脉弓缩窄，肺动脉瓣狭窄等）不伴有心衰和肺动脉高压也不会导致营养不良。

二、先天性心脏病患儿的营养不良

当新生儿生长发育对蛋白质和能量的需求（消耗）加上营养的丢失（反流和吸收不良）超过了蛋白质和能量的摄入，就会发生营养不良。先天性心脏病患儿胃排空延迟和胃食管反流，以及口腔厌恶可能是导致自主摄入减少和营养不足的主要原因。早期的饱胀感可能和胃轻瘫以及肠道蠕动减弱有关，这种情况多与心衰导致的水肿或低氧血症，以及肝大有关。研究人员试图研究营养平衡的每个组成部分，如下所证明的，要研究重症先天性心脏病患儿的每一个组成充满挑战，除了大营养素缺乏会影响生长和身体构成外，临床上一些重要的微量营养素缺乏也可产生影响。

（一）能力消耗

大量研究表明，机体每日总能量消耗（TDEE），包括体力活动能量消耗，如运动相关的心肺活动和食物特殊动力学作用—食物吸收消化营养所需要的能量，在先天性心脏病患儿中有显著增加。每日总能量消耗包括静息能量消耗（resting energy expenditure，REE）、体力活动能量消耗及食物特殊动力作用。代谢产生、吸收及摄入的能量之和必须超过每日总能量消耗才能保证正常的生长。先天性心脏病患儿每日能量消耗的增加主要是静息能量消耗增加，但很难将其定量化。对于存在营养不良的先天性心脏病患儿，有三种模型来预测 REE（Schofield，世界卫生组织，White 等），但其得出的数据与间接测定 REE 能量值有显著差异。REE 预测模型对于一些选定的特殊群体可以作为"粗略方案"以指导他们的营养食谱，还有其他的预测模型来计算静息时能量消耗，但这些模型要么是没有在先天性心脏病患儿中验证，要么是文献报道其在先天性心脏病患儿中应用是有限的。一些研究表明，相对于净体重，REE 的增加并无显著差异。Nydeger 等研究发现与健康对照组相比，患 CHD 的婴儿 REE 增加 [247kJ/（kg·d）vs. 210kJ/（kg·d）]，但在术后 1 周恢复正常。Farrell 等发现，尽管心衰患儿的 REE 测量值高于对照组，但差异并无统计学意义。尤其是最近，Trabulsi 等比较健康婴儿与先天性心脏病婴儿 TDEE 时，其统计学差异并不显著。用去除脂肪体重进行校正后，先天性心脏病婴儿 TDEE 增加为 36.4 kcal/d，与健康婴儿无显著差异（$P = 0.37$）。但这些研究对在床边已经观察到的现象，如先天性心脏病患儿所需能量比正常健康婴儿所需要高的现象进行量化比较困难。

（二）营养流失

一些先天性心脏病患儿存在胃肠道功能异常或肾损失从而影响营养状态，通过泌尿系统的能量损失如尿糖，蛋白尿在肾疾病或糖尿病的患者中很常见。约 8% 先天性心脏病的患儿同时存在胃肠道畸形，如食管瘘、食管闭锁、肠旋转不良、膈疝等，限制营养的摄入并导致营养流失。亚临床消化吸收不良综合征通过排泄物的营养流失及蛋白丢失性肠病患者中蛋白质的丢失比我们预期的更严重更普遍，约 50% 的先天性心脏病患者受到影响。一项研究显示，例先天性心脏病患儿中 8 例存在蛋白丢失性肠病，它是 Fontan 术后或合并严重右心衰竭病人的主要并发症。另外 5 例患儿（1 例来自 8 例合并心力衰竭患者，4 例来自 12 例发绀型先天性心脏病患者）存在消化吸收不良综合征，即消化或吸收功能障碍。这些患儿的小肠黏膜活检正常。在心力衰竭患儿中，平均静息时耗氧量高于发绀型心脏病患儿。

Vaisman 等对接受利尿药治疗患者的粪便进行常规检测并未发现明显的能量或脂肪代谢障碍。然而，对他们体内水分总量及细胞外水过剩的检测显示其与脂肪丢失量成正比，与能量摄入量成反比，暗示充血性心力衰竭的程度与利尿药的效果之间存在一定联系。因此，体内水过剩的患儿比低钠性利尿的患儿更易发生吸收障碍。Van Der Kuip 等指出，未有效排尿的先天性心脏病婴儿在总水分增加时，TDEE 也随之增加。那些充分利尿的患儿 TDEE 增加的幅度不大。同时论文指出，有生长迟缓和先天性心脏病的婴儿因呕吐而使摄入的能量损失 12%。

Yahav 等对 14 例 2 ～ 36 个月（平均年龄 10.4 个月）之间的先天性心脏病患儿的吸收障碍与能量需求间的关系进行了研究。其中 10 例为充血性心力衰竭患儿，4 例为发绀型患儿，研究分 3 个阶段，每个阶段持续 3 ～ 7d，对这些患儿的基线摄入量，补充摄入量及高热量配方经鼻导管饲养的效果进行比较。在进行鼻导管饲养（15kcal/ml 或 45kcal/oz）的 11 例患儿中，只有每天摄入能量超 170cal/kg 的患儿能保持较一致的体重增长，即每天增长 13g，而每日摄入量在 149kcal/kg 的患儿中，50% 体重是增加的。患儿在喂养之后可观察到其心率和呼吸频率增加，这可能与食物特殊热动力作用有关，其临床意义尚不明确。其中 3 例患儿存在小肠脂肪的丢失，但并未发现患儿存在蛋白丢失性肠病，因此蛋白丢失性肠病可能不是限制体重增加的关键因素。

（三）能量摄入

多项研究检测了正常婴儿和先天性心脏病患儿对能量及营养的需求（表 44.1）每天 140 ～ 150kcal/kg 的能量摄入能满足先天性心脏病及充血性心力衰竭患儿的皮下脂肪和肌肉正常增长的需要。一项研究将 19 例婴儿随机分为 3 组，只有一组接受超 5 个月的持续 24h 鼻导管饲养的婴儿能够实现每日摄入量 > 140kcal/kg（平均 147kcal/kg），也仅有这组病人表现出良好的营养状态，包括体重、身长、脂肪及肌肉储存的增加。接受 12h 夜间输液补充能量及经口喂养的两组均未达到上述的能量摄入及生长需求。12h 经口喂养加输液补充组仅有 122kcal/kg 的能量摄入，远远低于生长所需的阈值。经口喂养中疲劳被认为是共同的限制因素。另外，12h 补充输液组，实际的日间经口摄入量（52kcal/kg）仅为能量摄入量平均值（98kcal/kg）的 50% 左右。因此，研究者们认为只有根据 1kcal/ml 的公式进行 24h 持续经鼻导管的肠内营养方可提供 > 140kcal/（kg·d）的能量以改善营养状况。

有 2 项研究显示，先天性心脏病患儿不能获得维持生长所需要的能量是由于他们依赖于营养的补充，认为体重不增可能仅仅是摄入不足的问题，而不存在内在的遗传或心脏的因素。这些研究发现心脏缺陷的表型并不限制营养咨询或口服补充营养。最近有关先天性心脏病患儿行修补或姑息术后的研究也证实这一观点。

表 44.1 选择的配方奶中提供的能量与蛋白负荷的关系

配方	蛋白 g/dl (%kcal)	kcal/ml	kcal/g 蛋白	kcal/kg@ 3.5g/kg 蛋白	Danb g/kg@ 140kcal/ (kg•d)
母乳	0.9 (5)	0.69	77	269	1.83
Enfamil/Similac	1.4 (8)	0.67	48	168	2.9
Pediasure/KidEssential/Nutren Jr	3 (12)	1	33	116	2.9
Portagen	2.4 (14)	0.67	28	98	5
Nutramigen/Pregestimil	1.9 (11)	0.67	35	123	4
Peptamen Jr/Peptide	3 (12)	1	33	116	4.25
Neocate/Elecare	2 (12)	0.67	35	123	4
Vivonex Ped	2.4 (12)	0.8	33	116	4.2
Enfaport	3.6 (14)	1	28	98	5
Vital HN	4.2 (16.7)	1	24	84	5.8
Monogen	3 (12)	1	33	117	4.2
Perative	6.6 (20.5)	1.3	20	70	7
Tolerex	2.1 (8)	1	44	154	3.18

（四）血流动力学因素

1. 充血性心力衰竭 生长发育障碍在充血性心力衰竭的患儿中较常见，尽管目前病因不是很清楚，但考虑可能是多种因素作用的结果。充血性心衰可导致心脏和呼吸做功及儿茶酚胺分泌增加，从而使能量需求也相应增加。由于肠道吸收不良、厌食、喂食的易疲劳，甚至医源性限制液体摄入和利尿，可导致净营养摄入减少。右心房压力升高导致内脏和肠系膜静脉和淋巴淤血，致使肠道蛋白质丢失、脂肪吸收不良和（或）厌食症。右心房压力升高可传导至肝脏，导致肝脏肿大，在某些情况下使胃容量下降。与健康儿童或发绀型先天性心脏病儿童相比，CHF 婴儿的耗氧量和基础代谢增加。传统上，生长衰竭在 CHF 婴儿中最常见，主要是大量左向右分流造成肺循环容量增加，临床常见于室间隔缺损（VSD）或房室间隔缺损。在室间隔缺损和大的左向右分流，肺动脉高压患儿中这种现象很常见。

2. 发绀型心脏病 低氧血症作为儿童生长迟滞的一个主要原因其作用仍然未知。发绀型先天性心脏病（如法洛四联症、三尖瓣闭锁等）伴慢性缺氧血症常和营养不良及生长迟缓联系在一起，尤其是在病程持久或合并心力衰竭（大动脉转位或单心室）的患儿中。单纯的低氧血症并不一定造成组织缺氧，组织有氧代谢可能不会受到损害，除非动脉血氧分压低至 30mmHg，而这个阈值也受到多种因素的影响，比如由红细胞量或血红蛋白和组织灌注决定的细胞携氧能力。因此，心力衰竭并发心排血量减少可导致组织慢性缺氧而限制生长。除血氧饱和度降低以外，贫血也被认为是先天性心脏病导致营养不良的一个重要因素。

部分研究显示，发绀型和非发绀型患儿的生长状况存在显著差异。但其他一些研究并无此现象。最近，costello 等的研究发现，在将要手术的 0 ～ 3 个月婴儿中，是否有发绀（$P < 0.15$），喂养困难（$P < 0.15$）和生长发育受限之间有一定相关性。发绀型先天性心脏病患儿不伴肺动脉高压或心力衰竭的患儿营养状态相对良好，其生长迟缓比体重不增更普遍。发绀型先天性心脏病患儿比其他类型先天性心脏病患儿生长发育更好，部分是由于我们通常观察发绀型先天性心脏病患儿是"脂肪性肥胖"。这些患儿有些是被过度喂养，以缓解或推迟严重发绀的发生。我们了解得越多越发现，特定的心脏畸形和有无心力衰竭是决定营养不良的 2 个重要因素。

3. 体肺循环分流　从体循环到肺循环的心外分流是一种特殊现象，是儿科中较为常见的一种体 - 肺循环血流动力学异常。持续的动脉导管开放称之为动脉导管未闭（PDA），在活产新生儿中的发病率为 57/100 000，在低出生体重儿中发生率为 1/3。在极低出生体重儿（ELBW）中，有症状，需要治疗的 PDA 可高达 55%。合并动脉导管持续开放的新生儿较同龄儿肠道血供减少，使坏死性小肠炎（NEC）和营养不良的发生率增加。一些研究表明，无论是药物还是外科手术治疗 PDA，可减少 ELBW 患儿发生 NEC 的概率。

一些单心室患儿行外科姑息手术如 BT 分流术，是一种外科性的心外体 - 肺循环分流。这种手术提供肺循环足够血量，就如同我们体内的一个动脉导管。行这种外科性的心外体肺循环分流后，其改变如同合并 PDA 的足月儿。儿童心脏网络调查员计算这部分人群的体重 - 年龄 Z 值，发现在出生和行 Norwood 一期手术（BT 分流）出院前，这部分患儿的体重 - 年龄 Z 值都有较大下降。这部分特殊患者面临的挑战是：在下一阶段手术完成（通常约 4 个月）之前，系统性体 - 肺分流是生存所必需的，因此是不能行药物或外科手术予以关闭的。提供充足的营养非常关键，因为在一期和二期 Norwood 手术间体重增加理想（平均 2.5kg）和两期手术间的存活率有关。

三、治　疗

（一）外科手术

严重的蛋白营养不良可能会延迟手术矫正的时期并影响术后的恢复和生长。Radman 等发现，营养不良和心功能不全之间有相关性。先天性心脏病患者在矫正术或姑息性手术后表现出生长发育状态改善，现有数据证明，早期外科干预对多数心脏畸形患儿的生长起积极的作用。

心脏病患儿手术后 1 周内能量的消耗急剧下降，明显低于术前水平，在术后 3 个月，患儿的体重、身体构成、静息能量消耗、日总能量消耗及体力活动的能量消耗均与正常儿童相似。研究显示，患室间隔缺损、法洛四联症或大动脉转位的病人经历了手术修复后的第 1 年便能使生长迟缓得以逆转。对 Fontan 术后患者的生长速度的研究存在一些不同的观点。一些研究认为生长速度提升了，比如儿童其行 Fontan 手术，成年后肥胖的发生率为 14%～39%。另一些则认为生长迟缓仍存在，尤其是在 20 岁前。这可能和多种因素相关，包括疾病的种类（如体循环右室比体循环左室）、手术时间等。相对于姑息性手术治疗。进行矫正性手术和早期修复的患者更容易追赶上正常儿童的生长曲线。对于剩下的部分患者，尽管心力衰竭或分流减轻了，但是仍可能妨碍正常营养的恢复。

必须指出，尽管根治术或姑息术可以改善血流动力学平衡和生长发育，但如果先天性心脏病合并有较高的右心压力和持续肠道静脉回流紊乱（如左心发育不良综合征行 Fontan 术后），其发生失蛋白性肠病的危险性较高。尽管失蛋白性肠病的具体机制不清，最初临床报告显示，口服布地奈德可缓解症状。

约 65% 的矫正手术可能并发乳糜胸。Biewer 等报道显示。在进行至少 10d 的以中链甘油三酯（medium chain triglyceride，MCT）为基础的饮食管理可以解决多数病例（71%）。之后便能逐渐恢复正常饮食并能避免乳糜胸的复发。

声带功能异常，尤其在先天性心脏病术后发生，是这部分人群喂养困难的重要原因。在一大样本回顾性研究中发现，2255 例行心脏病手术，术后声带功能异常发生率为 1.7%，而主动脉缩窄或主动脉弓发育不良的新生儿术后发生率为 38%。如果怀疑或证实存在声带功能异常，需持续数月行鼻胃管喂养，直到声带功能恢复。

现今的文献建议，在术后尽早行肠道喂养，不管是口服还是管饲喂养，通常都能加快生长追赶，降低呼吸机使用时间，住院时间（病房或重症监护室）和死亡率。对于单心室行一期 Norwood 姑息术的病人，胃管喂养和住院时间延长，出院时更多药物治疗以及低体重 - 年龄 Z 值有关。Norwood 姑息术患者患营养不良及其并发症的风险更大。这两个研究证实，尽管肠道喂养非常重要，经口喂养也要鼓励，尤其是对于那些容易有并发症的患者。早期行肠内和肠外营养比单独行肠内营养要好。使用肠内营养作为危重儿童营养支持的唯一途径可能会导致长期的营养不足，因为患者无法耐受足够的量来实现合成代谢。对于高危患者（即主动脉弓修复术后或术前休克），建议逐渐增加肠内营养，同时逐渐减少肠外营养。儿童长期液体（和，热量）限制会有一明显不良后果，目前体液限制仅适用于某些特殊儿童中（如等待手术或心脏移植）或正从某种急性过程（如手术、急性失代偿、胸腔积液等）中恢复的儿童，不推荐作为一般性治疗建议。

（二）营养评估

一个完整的营养记录包括喂养方式和计划表，包括喂养频率、持续时间、喂养量。每次的喂养量与喂养持续时间和儿童疲劳程度呈负相关。喂养时出汗反映自主刺激效果。评估胃肠道功能可以确定反流呕吐的损失，以及与食管炎、痉挛、腹泻、便秘和早期饱腹感相关的兴奋性，它可能是对酸度控制和药物活性的反应或是其他相关畸形的信号。体格检查必须包括精确的净体重、身高或身长和头围以绘制生长曲线。考虑到增长率、增长速度的变化和根据平均年龄身长预测的理想体重和实际体重的关系，早产儿、唐氏综合征、Turner 综合征及 18- 三体综合征患者等应该有特殊的生长图表。应该指出的是，2015 年美国出版了唐氏综合征患儿的生长曲线表，经过几年的中断，新的数据正在收集中。尽管水肿、脱水等可能影响准确性，但如果是技术熟练的营养师用游标卡尺进行测量，皮下脂肪、肌肉质量的评估仍是有帮助的（见第 24 章营养状况评估）。此外，充血性心力衰竭、肺动脉高压、杵状指、发绀和肝大均能增加营养不良的风险。

最初的实验室评估包括血红蛋白、血氧饱和度、白蛋白、前白蛋白。作为低蛋白血症的原因之一，蛋白丢失性肠病可通过对粪便抗胰蛋白酶 α1 进行检验确诊。右心衰竭、缩窄性心包疾病、限制型心脏病及 Fontan 术后发生的全身静脉压升高时可发生蛋白丢失性肠病。碱性磷酸酶或胆固醇浓度降低则可能意味着锌缺乏，影响味觉和生长。

（三）营养支持

营养干预的目标是：①通过提供充足的能量阻止肌肉组织的分解代谢，提供足够的蛋白质来平衡氮的损失；②提供额外的能量使损失部分得以补充并实现生长，使体重和身高正常化，促进正常生长；③在胃肠道接受范围内，用肠道营养代替肠外营养；④促进并维持经口营养的能力使独立自愿的进食成为可能。

营养液配方

最佳的营养支持应该提供足够的能量和蛋白质，不仅可以防止蛋白质破坏或分解、维持体重，也能恢复不足，使生长向遗传潜能方向发展。使用利尿药可以引起电解质丢失和微量元素缺乏，例如微量元素铁、锌、维生素等，这可能会成为营养支持的限制因素。一般原则是饮食中提供的任何含量的氮（或蛋白质），都会增加能量摄入以此改善氮平衡和蛋白质合成或积累。类似地，摄入任何含量水平的能量将会增加蛋白质摄入量，可以改善氮平衡或使蛋白质沉积。如果饮食中糖类和脂肪提供的能量低于病人的需求，蛋白质将会被分解作为能源，而不是用于合成去脂体重。即使有足够的热量可以终止糖异生反应并且能恢复体内糖原和脂肪储存，但足够的蛋白质含量可以作为提供足够氮源以增加体内的蛋白质含量和有效生长。

充血性心力衰竭患者临界或负的电解质平衡，例如在液体限制或利尿时净钠或钾的摄入量较低，可能会影响生长，这种情况不是由于能量或蛋白不足。同时锌元素缺乏也会影响生长，当补充后，生长发育会改善。

（四）能量需求

我们需要高于推荐膳食推荐量的额外能量来保证正常的成长速度，如果想要储存更多营养来恢复"追赶"或加速成长（体重、身高、头围快速增加，直到个体生长能力恢复正常水平）心衰患者则需要更多的能量补充。这个能源需求增量的部分可以用简单的病人身高或头围来计算理想或中位数体重获得。这个计算方法是假设能量和蛋白质的代谢需求是由大脑、内脏和去脂重量来决定的，营养不良引起的脂肪减少和这个计算方法关系不大。在营养不良的情况下，新陈代谢活跃使去脂体重与整体体重的比值增加。例如，在患有先天性心脏病的瘦弱孩子，其体重可能只达到预期或"理想"身高体重的 80%，150kcal/kg 对于其实际体重，就如同在身高相同的情况下增长至理想体重需要健康儿童，其只需 120kcal/kg 的能量补充，健康儿童只所以能有理想体重是由于增加了脂肪。因此，能源需求可能更依赖于孩子的"理想"体重长度或身高。另一种计算参考体重（kg）对能源需求的预测是根据年龄身体质量指数（BMI）的 50 百分位乘以病人身高的平方来计算的。

充血性心力衰竭、分流或者发绀的患儿心肺循环压力会不断增加，这毫无疑问会增加能量需求量。充血性心力衰竭患儿体内儿茶酚胺增加会使能量更快的耗尽，就像发绀型心脏病患者中呼吸频率和造血系统需求代偿增加一样。心肌细胞本身需要消耗能量，在肺动脉高压、心肌肥厚、分流和充血性心力衰竭患儿上其耗能增加。Barton 等评估了先天性心脏病患儿生长过程中的能量需求。正常组织的耗能是 21kJ/g（5kcal/g），接受高能喂养的先天性心脏病患儿耗能 31kJ/g（74kcal/g），正常的较其少 30%。在更真实的意义上讲，对于严重先天性心脏病患儿，喂养对其来说就是"运动"。假设储存在新组织中的能量 75% 用于生长发育，其他的能量被用来合成（部分 TDEE），出生后 3 个月内需要摄入 600kJ/（kg·d）[143kcal/（kg·d）] 来满足平均的体重增长。肠外的能量需求一般是肠内需求的 70% ~ 80%。

喂养并发症

我们必须考虑由于喂养带来的代谢负荷。心脏排血量由组织代谢需求决定。提供额外的营养必须增加心排血量以供这些组织氧化，肺通气量增加以消除由代谢活动所产生的二氧化碳。因营养支持而引起能量需求增加的现象称之为饮食生热作用，食物或特殊动力作用的热效应，不同的营养素反应不同，脂肪代谢所需最小，糖类的所需可高达 5%。当糖类或等效的血糖量超过 8mg/（kg·min）时，糖类则被用于合成脂肪。这个生热过程需要能量和氧，产生二氧化碳并被释放。为此，能量提供应在脂肪和糖类之间分配，脂肪提供至少 30% 的摄入总热量。至少有 6% 的脂肪应该是长链甘油三酯（亚油酸,如玉米、大豆、红花油）和亚麻酸来提供必需脂肪酸。另外，额外 ω3 脂肪酸的安全性和价值性目前正在进行研究。

过度喂养或较快增加营养支持可诱发或加重心力衰竭。过度喂养被称之为复食综合征可导致很多并发症。由于电解质和矿物质在细胞内外的转移所引起代谢紊乱可导致心力衰竭、传导障碍和心律失常等（见第 38 章儿童和青少年饮食障碍），提供的葡萄糖会导致胰岛素介导的钾移入细胞内，中间代谢需求的磷（磷酸化的中间代谢产物和三磷腺苷的产物）也会移入细胞内，造成严重的低钾血症、低磷酸盐血症、低镁血症、低钙血症，可能发生 Q-T 间期延长。猝死可能是由恶性心律失常引起的,如尖端扭转型室性心动过速，营养状态不良患者快速进食后可能会发生这种现象。

患有先天性心脏病的新生儿尤其是早产儿坏死性小肠结肠炎（NEC）的发生率较高。在导管依赖型的先天性心脏病患儿中（如左心发育不良综合征），NEC 的患病率为 7% ~ 13%，I 期 Norwood 姑息手术前或术后不久的肠系膜上动脉的舒张期逆向血流，被认为是造成 NEC 高发的主要启动因素之一。逆向血流主要是舒张期的分流，在术前是通过动脉导管，而术后则通过 BT 管道，造成肠系膜供血不足。舒张期分流这个理论听起来很有说服力，但问题很复杂，可能还有其他原因。例如，Miller 等发现，左心发育不良患儿术后发生 NEC 其术前和术后心脏超声均显示其腹主动脉脉动指数较没有发生 NEC 的患儿低，但其心功能和手术危险指数都一样，这表明可能存在内在血管的异常。

不同中心对于患有先天性心脏病的早产儿或足月儿的肠内喂养仍然存在较大差异，对于导管依赖型先天性心脏病患儿，一些中心仍然严格遵循"不经口"喂养的策略。但一项大型队列研究中，Becker 等证明，接受肠内营养的导管依赖型先天性心脏病患儿其 NEC 发生率并未增加。其他一些研究也发现，如果在术前进行恰当的肠内喂养，可以降低 NEC 的发生率。对于肠外营养的患儿,营养喂养剂量为 10 ~ 20ml/kg(最好是用乳汁),这对促进肠内和肝肠循环有益。来自标准化喂养方案的证据越来越多,如果在新生儿期进行恰当管理,如监测腹胀情况,计算胃潴留量,便血等情况,可以减少 NEC 的发生。

(五)蛋白质摄入

讨论先天性心脏病患儿体内氮平衡或蛋白质摄入量的相关文献较少,通常来说,如果能提供足够的非蛋白质能量来抑制日常饮食中氨基酸代谢所进行的糖异生,则可以保留足够蛋白质(达到特定限度)来供给瘦体质儿童需求的蛋白和氮元素。乳汁和婴幼儿配方奶粉中成分显示,蛋白质提供热量只占机体总热量的 5% ~ 12%。Fomon 和 Ziegler 提出先天性心脏病患儿体内热量组成标准:即 9% 为蛋白质,糖类占 60% 和脂肪占 31%,热量为 1kcal/ml。因此,如果一个孩子食用蛋白或浓缩配方奶的含量占总热量 8% ~ 12%,那么这个孩子每天接受 140kcal/kg 的能量,必须摄入 2.9 ~ 4.25g/kg 的蛋白质。为了避免肝蛋白质代谢和肾溶质过度负荷,基于理想体重应该把其他葡萄糖聚合物(多糖或淀粉)或脂肪(微小脂滴或油)添加到配方,除非应用标准的婴儿配方奶粉(表 44.1)。如果假设摄入限度为 35g/(kg·d)蛋白质,额外能量需求就会超过 120kcal/kg。这些配方中的蛋白含量足够低,在不超过蛋白摄入耐受值的情况下蛋白质的高比例含量可获得较高的能量摄入。一旦孩子接近 1 岁,以 1kcal/ml 有效蛋白为基础含量的婴儿食品(例如,Pediasure,Kids Essential,Nutren Jr)或蛋白水解物(例如,Peptamen Jr)或是以氨基酸为基础物质(例,Neocate Jr,Elecare,Nutramigen AA Vivonex Pediatric)的奶粉,应当被取代成为婴幼儿配方奶粉。

蛋白丢失性肠病是通过低蛋白血症诊断的,临床表现为无蛋白尿,粪便 α-1- G 抗胰蛋白酶测定阳性。蛋白丢失性肠病一般见于行 Fontan 手术或缩窄型心包炎患者。需要摄入额外的蛋白质和脂肪,脂肪主要是中链甘油三酯(MTC),主要来自于通过门静脉循环,可以减少肠系膜淋巴回流和压力造成的蛋白损失。类似的理论可以应用在乳糜胸或乳糜性腹水的患者身上。在附录 M 中可以找到以 MCT 为主的脂肪来源的配方奶粉,如果不补充,母乳中是无法提供这些蛋白需求的,通过淋巴系统吸收的多少长链甘油三酯。喂养以 MTC 为主可导致必需脂肪酸缺乏,要予以监测。可以提供总热量的 2% ~ 4% 的必需脂肪酸需防止其缺乏,当强调乳糜胸患者的营养需求时,重点是:

1. 为术后 6 周婴儿提供高 MTC 配方奶,限制长链脂肪酸摄入。或为幼儿和儿童提供非常低(< 10g/d)的长链脂肪酸饮食。母乳可以用离心机脱脂,然后用高 MCT 配方奶粉或油进行强化。

2. 确保 2% ~ 4% 的热量来自长链脂肪,以防止必需脂肪酸缺乏症。

3. 根据年龄和需要,确保充足的蛋白质、电解质和蛋白质维生素摄入量的以满足机体所需。记住营养素在乳糜中丢失,乳糜通过胸腔导管排出。在难治性病例中,可能需要肠外营养来满足中期的营养需求,但这不应被视为一线治疗。

(六)电解质、矿物质和微量元素

利尿药治疗或再喂养可引起电解质和矿物质平衡的紊乱。低钾血症或低钙血症可能会引起心肌传导性和收缩性的改变,给予利尿药治疗时,要限制钠的摄入量,尤其对于给予利尿药治疗充血性心力衰竭的病人来说，集中增加电解质和矿物质而不伴水摄入，会影响肾调节功能。另一种说法是限制的热量达到 24cal/oz，要由脂肪乳剂或葡萄糖聚合物添加剂提供额外的热量需求。钾和氯化物的消耗常发生，钙、镁、锌消耗也可能被排尽，可能需要及时补充。使用氢氯噻嗪而不使用呋塞米可能会减少尿钙，镁缺乏症会限制钙从肠道吸收（镁依赖的三磷腺苷），在一定的情况下增加螺内酯可以有保钾的作用。

根据目前《全球预防和管理佝偻病的专家共识》(2016) 对维生素 D 的建议是，从出生到 12 个月大的婴儿每天补充 400IU 的维生素 D，从 12 个月大到成年阶段每天补充 600IU 的维生素 D。每个儿童的每日摄入量可能包括来自于其他饮食的维生素 D，如强化食品。母乳中缺乏足够的维生素 D，因此，必须补充外源性维生素 D，这使婴儿更有可能缺乏维生素 D。另一方面，婴儿配方奶粉每升可提供约 400 IU 的维生素 D 的添加量。McNally 及其同事的一项研究，明确了接受先天性心脏手术的儿童的维生素 D 状况。他们发现 42% 的患者术前缺乏维生素 D，术后则有 86% 的患者缺乏维生素 D。这项研究表明，目前对于先天性心脏病患儿的维生素 D 建议量太低，特别是对术后病人。根据目前的数据，对先天性心脏病儿童定期监测维生素 D 是必要的。

袢和噻嗪类利尿剂，通常用于先心病患儿，可引起尿镁排泄增加。镁是一种已知的抗心律失常药，通过调节细胞内钾在心肌收缩中发挥作用。补充镁可以使易发生心律失常的患儿从中受益。

锌耗竭可能表现为碱性磷酸酶活性降低和胆固醇浓度（锌依赖性酶物）下降。在发绀型心脏疾病中，铁的需求量增加可以维持低氧血症时红细胞增加的需求，贫血增加组织缺氧，患者的心室压力负荷增加、容量负荷过重、充血性心力衰竭或发生低氧血症/发绀。主动脉瓣狭窄时，贫血可能导致心内膜下心肌缺血，引起心绞痛或心律失常。患者有大室间隔缺损时，贫血会降低血液黏度和肺血管阻力，增加左向右分流，加重充血性心力衰竭使肺血流量增多。在未补充肠外营养时，硒和肉碱缺乏症也可表现为心肌病。

维生素 B_1 缺乏症可以引起脚气病，表现为不同程度的充血性心力衰竭。主要是由于心肌功能受损和自主神经调节循环的异常。临床表现为水肿、乏力、呼吸困难及充血性心力衰竭导致的心动过速。脚气病是一种严重的、会引起婴儿肺水肿和充血性心力衰竭的疾病。维生素 B_1 耗竭可能是由于摄入高糖而不摄入维生素 B_1 造成的，例如哺乳期母亲饮食不当、饮酒、长期胃肠外营养或葡萄糖摄入不足而又不补充多种维生素。手术和危重病可导致维生素 B_1 需求量增加，使用袢利尿药如呋塞米时会增加维生素 B_1 的消耗，增加先天性心脏病患者的手术风险。Shamir 等证实 22 例先天性心脏病的患儿中 4 例术前存在维生素 B_1 缺乏，其中 3 人有足够的维生素 B_1 的摄入量，而术后 6 例出现维生素 B_1 缺乏症。然而，营养不良的程度、维生素 B_1 的摄入量和使用呋塞米之间并无关系。

（七）液体

许多患者，尤其是充血性心力衰竭的患者，通常会限制液体摄入量或不给予利尿药治疗。在液体限制疗法中提供足够的热量是有难度的，需要浓缩配方饮食。通常通过鼻胃管或幽门管进行连续给予。使用脂肪乳剂，如小颗粒液体 45kcal/ml，会提供一种能量密集式补充方式，可以提高热量密度又不增加体积或渗透压浓度，可避免产生集中式的蛋白质和电解质的负荷。

（八）喂养策略

一般首选口服或肠内喂养方式，充血性心力衰竭或发绀婴幼儿通常可以不限制他们摄入的配方剂量。然而，由于许多先天性心脏病患儿口服摄入量不足，无法满足维持生长的营养需求，饮食或相关的问题会增加心肺负荷，如胃肠道运动功能障碍、早产、气管或肺疾病。因此，要防止摄入量过多，尤其是充血性心力衰竭或肺动脉高压相关病变的患者，一定要限制摄入总量，使用利尿药治疗的患者还要限制液体和钠的摄入。如果可以在达到目标体重后进行，那么修复性或姑息性手术可能会更安全。在限制体积的同时，可提高配方浓度以提供更多的能量和蛋白质，限制液体的摄入量，将会需要更浓缩的配方以提供 35g/（kg·d）的蛋白质，额外热量可能会由糖类（葡萄糖聚合物制剂粉末或液体）或脂肪（小颗粒液体乳液）补充。浓缩配方可增加蛋白质和溶质负荷、渗透压和张力，降低游离水离子含量。最近一项有关术后患儿的研究表明，2d 内增加到高浓度配方，而不是超过 5d，后给予较低的安全浓度，可提高能量摄入，增加体重并且减少住院时间。当液体量受限时，建议提供更高浓度的配方饮食（强化母乳或高热量的浓缩配方奶粉）。

通过鼻胃管或胃造口术补充肠道内营养是达到营养目标的一个方法，但强制经口喂食或鼻咽管喂养可导致口服困难的高发，在心脏问题纠正后，很长一段时间都无法改善。对可能需要超过 6 个月的长期鼻胃管喂养的患者考虑及早放置胃管。由于胃造口术可能会影响胃肠蠕动，增加胃食管反流的可能性，气道穿通可能，损害气道的保护性反射，如无呕吐反射或咳嗽、下呼吸道疾病，这种情况可能会适合做抗反流手术（Nissen 胃底折叠术）。如果气道保护性反射都完好（如没有声带功能障碍或喉返神经麻痹），没有任何呼吸受损的迹象，比如反应性气道疾病、喉痉挛／喘鸣或吸入性肺炎，做胃造口术而不行抗反流手术是一种安全有效的选择。需要做胃折叠术的先天性心脏病患儿并发症和死亡率增加，可能是由于患儿同时接受胃折叠和 Nissen 手术产生了一些共同并发症。上胃肠道的解剖结构应通过对比研究进行评估，要排除气管食管瘘；血管环；直接的或反流性的总气道穿通；肠旋转不良等。对于有误吸危险的患儿不适合做抗反流胃底折叠术，可以经鼻空肠管，跨过幽门行喂养，或经皮胃 - 空肠管喂养或直接空肠造口术喂养。虽然幽门十二指肠或空肠喂养可防止配方奶进入胃，但是胃肠蠕动也可能受到抑制，可诱发胆汁性十二指肠胃反流或者可诱发酸和（或）胆汁性胃食管反流。

母乳喂养的婴儿如果出现疲劳或吸吮问题，如无法正确吸吮，呼吸费力或呼吸急促伴吮吸、吞咽困难，可能需要手动或泵的方式进行母乳喂养。持续管道喂养无论是强化母乳喂养，还是高热量配方奶，都可以持续增加微小护理性摄入量，就可以满足能量需求。

不能通过前面所述的肠内途径有效安全喂养的患者给予肠外营养。例如，有相关的胃肠道疾病的患者，如坏死性小肠结肠炎，或者那些因为呼吸急促或胃食管反流有误吸危险的患者。由于心排血量是由外周组织的代谢决定，所以病人慢性营养不良时，喂食的增加，无论是肠外或肠内营养，要循序渐进，并监测再喂养的并发症。组织合成代谢使末梢毛细血管扩张可导致高输出性心力衰竭。过度的液体输入可引起充血性心力衰竭及全身性水肿。葡萄糖的摄取和代谢会导致钾、镁、钙流入细胞内，最显著的是磷酸盐。

心律失常，尤其是与静脉回流有关的房性心律失常及与传导阻异常相关的室性心律失常，可能与电解质紊乱（低血钾、低血钙、低血磷）相关，心电图上可以显示 QTc 间期的改变。肠外营养支持的其他心脏并发症包括容量过载、高脂输注引起的黏度增加和肺动脉压升高 [超过 0.15g/（kg·h）或 3.5g/（kg·d）]、因组织代谢增加而导致心排血量增加、心律失常和与中心静脉导管相关的心内膜炎/脓毒症的发生。

（九）监测结果

应获取精确的体重和身高（或 3 岁以上儿童的站立高度）并绘制相应生长曲线。一些基因遗传性综合征或早产儿有不同的生长曲线。理论上，同一营养师应该获得中上臂围和三头肌皮褶厚度，以帮助评估肌肉和脂肪的储存，了解液体状态和水肿可能会影响测量（见第 24 章营养状况评估）。饮食的评估很重要，当前用于混合和添加补充的配方和方法，应进行回顾检查，以消除配方错误。每个家庭应提供 3d 或 5d 的饮食记录，由营养师进行营养分析评估。要注意总热量的摄入，脂肪和糖类的摄入量比，蛋白质的摄入量和充足的微量元素摄入，包括铁、锌和维生素。在利尿药治疗的情况下需要了解液体摄入量，小便频数，以及水合状态并进行评估。如果有双能 X 线吸收法或生物电阻抗分析法，在某些群体或研究中可以获得组成身体组分的更复杂的测量数据，包括骨矿物质状态。间接测热法可以通过评估静息状态能量消耗和呼吸商来评估能量需求，并避免对重症监护病房的患者进行过度喂养。如果无法对去脂体重或能量需求进行直接测量，通过身长、年龄或理想体重的替代参数可以有助于评估瘦体质或肥胖儿童的能量和蛋白质的需求（表 44.1）。但是，连续测量体重、身长和其他参数的变化是判定营养充足的最好指标。

（翻译　上海交通大学医学院附属新华医院　孙　锟　赵鹏军）

VI

第**45**章

短肠综合征患儿的营养

一、背 景

短肠综合征（short bowel syndrome，SBS）是以小肠长度缩短导致吸收功能异常为特征的肠功能紊乱症候群。其复杂性归根于由于解剖和生理的改变后经常发生的营养、代谢、感染并发症。

儿童短肠综合征的病因通常是先天性异常，如肠闭锁、腹裂、中肠扭转；同时也有后天获得性病因，其中最常见的是坏死性小肠结肠炎（necrotizing enterocolitis，NEC）（表45.1）。虽然短肠综合征在美国的实际发生率和流行率尚未精确可知，但是，随着新生儿监护和外科技术的发展，儿科医生临床上遇到这类型患儿的频率也在增加。

短肠综合征波及的功能范围很广，但较多患者会出现肠衰竭，即小肠无法吸收足够维持身体正常生长发育所需的液体、营养素和电解质。

这些患者有赖于肠外营养的支持。尽管肠外营养可以挽救这些患者的生命，但也不可避免得存在一些风险。中心导管相关血流感染、机械导管相关并发症［断裂和（或）栓塞］和肠外营养相关性肝病（PNALD）是患者长期使用肠外营养后出现并发症和死亡的主要原因。一项关于2000—2004年婴儿肠衰竭的研究显示，其总体死亡率达到25%（主要死于肝病、多系统器官衰竭、脓毒血症和肠移植后）。

表 45.1 婴幼儿短肠综合征的病因

肠闭锁
坏死性小肠结肠炎
腹裂
中肠扭转
全肠型无神经节细胞
先天性短肠
缺血性损伤
肿瘤
放射性肠炎

令人鼓舞的是，由于在导管相关并发症和肠外营养相关性肝病治疗方面的最新进展，以及专门治疗短肠综合征的多学科项目的发展，使患者的生存率提高到了＞90%。

目前已知有几个因素会影响短肠综合征的预后（表45.2）。其中，肠道变短是最关键的，它导致吸收的表面积减少，并使肠内营养素与刷状缘消化酶、胰腺和胆道分泌物接触减少。有研究表明，保留回盲瓣者需要10～30cm小肠，而无回盲瓣者则需要30～50cm小肠才可成功脱离肠外营养。然而，由于残留肠道长度仅是影响这些患者预后的因素之一，尚有相当多的例外情况。识别这些因素的重要性有助于指导这些患者的管理，并有利于令患者最终脱离肠外营养。

表45.2　影响短肠综合征预后的因素

残余肠段的长度
有无回盲瓣
肠内营养的类型
早期开始肠内营养
残余肠道的代偿能力
感染的发生频率
其他器官的健康情况（即胃、胰腺、肝、结肠）

短肠综合征患者的最佳结局是脱离肠外营养或者实现肠内自主。

尽管在该领域尚有许多未知有待解决，但随着经验和数据的不断涌现，可以帮助我们更好地了解如何通过肠适应的生理机制来达到最终目标。

通过营养、药物和手术治疗促进肠适应的方法已渐为人知，这通常也被称作肠康复治疗。

二、肠　适　应

肠适应是肠切除术后一个复杂的过程。在整个过程中，肠道经历结构和功能的改变，试图代偿吸收表面积的损失（表45.3）。

表45.3　与肠适应有关的改变

绒毛变长
隐窝加深
肠道长度增加
肠管周长增加
肠壁增厚
肠上皮细胞增殖

在结构上，绒毛变长、肠管变长并扩张，以增加肠道吸收面积。在功能上，肠道经历了营养素转运、酶的活性和小肠转运的变化。由于成熟中的肠道有与生俱来的生长优势，因此，婴儿比起大龄儿童或成年人可获得更好的适应能力。

小肠长度估计在 20 周胎龄时约为 125cm，30 周胎龄时约为 200cm，足月时约为 275cm。在妊娠的最后 3 个月，肠长度的加速增加可以为新生儿的肠延长在理论上提供优势。线性生长在出生后第一年维持在相对较快的速度，并在接下来的几年得以保持，尽管速度减慢。

有多种因素会影响适应过程，包括肠内营养、激素和生长因子。肠内营养素是促进黏膜增生的重要因素。与单糖和水解蛋白质相比，双糖和完整蛋白质等复合营养物质具有更强的刺激作用。然而，使用完整营养素必须仔细权衡它们可能引起吸收不良的可能性。激素和生长因子的作用已经被研究发现，目前胰高血糖素样肽 2（glucagon-like peptide 2，GLP-2）被认为是参与肠道适应的重要激素之一（见"药物治疗"）。

三、肠　生　理

小肠近端与远端功能的不同对短肠综合征患者的管理有显著影响。由于受损的小肠节段不同，每个患者都有其独特的解剖学和生理学特点。治疗方案需要依据患者的原发病、切除的肠段、保留的肠段，和保留肠段的功能情况而进行调整。为确定每位患者的最佳营养疗法，需要了解小肠各段的功能差异及其切除后的后果（图 45.1）。

短肠综合征的患者很少会累及十二指肠，可能与其单独的血管供应有关。十二指肠主要负责食糜的消化（从胃内释放而来的半流质），也是铁和叶酸优先吸收的部位。当食糜从胃内排出，促胰液素和胆囊收缩素同时被分泌。促胰液素刺激胰腺 Brunner 腺分泌富含碳酸氢盐的液体和富含黏液的碱性分泌物。净效应是中和酸性的食糜，使得 pH 更利于消化酶的作用。胆囊收缩素（CCK）是随着脂肪和蛋白质刺激而分泌的。CCK 刺激胆道和胰腺分泌物，可进一步促进食糜的消化。

空肠的绒毛长，吸收面积大，并有高浓度的酶和转运载体蛋白，是大多数营养物质的主要吸收部位。空肠缺失与表面积损失导致的吸收减少、刷缘酶损失导致的消化受损、分泌素和 CCK 减少并导致胰腺和胆道分泌减少有关。然而，在空肠切除后，随着肠的适应，其功能可通过剩余肠道代偿。

与空肠相比，回肠的特点是绒毛短，淋巴组织多，吸收能力低。然而，与空肠不同的是，回肠有两种独特的功能是小肠切除后其他部位无法获代偿的。首先是胆汁酸和维生素 B_{12} 的吸收。因此，切除回肠后可导致脂痢、胆石症和维生素 B_{12} 缺乏。其次，是调节肠道动力的激素的产生。正常情况下，近端小肠的肠动力更快，远端回肠较慢。

因此，与近端小肠切除相比，切除回肠后可能导致肠转运时间方面更多的不良反应。

回盲瓣（ICV）控制回肠内容物进入结肠的量和速度。若不保留回盲瓣会缩短转运时间，导致液体和营养物质的丢失增加。此外，盲瓣可预防结肠内细菌反流至小肠内。结肠细菌反流进入小肠可引起黏膜炎症和小肠细菌过度生长，进而导致吸收不良。

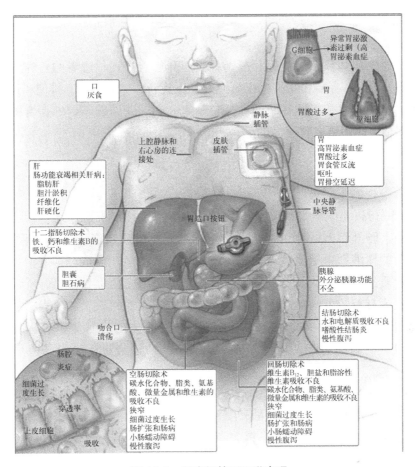

图 45.1　肠衰竭的胃肠道表现

肠切除术后，会出现几种营养物质的吸收不良（取决于切除部位）和大量炎症并发症（如细菌过度生长、结肠炎、吻合口溃疡、高胃泌素血症导致的消化性疾病，以及肠通透性增加）。水和电解质的损失也很常见。肠衰竭相关肝病有多种表现

经作者许可转载：Duggan CP, Jaksic T. Pediatric intestinal failure. N Engl J Med, 2017, 377(7): 666-675

四、营 养 评 估

短肠综合征患者的主要治疗目标是：

（1）提供实现正常生长发育的充分营养；

（2）促进肠适应；

（3）避免与肠段切除及肠外营养的使用导致的并发症。

评估短肠综合征患儿的第一步是确定导致肠道缩短的潜在疾病，评估残余解剖结构，并据此预测患者的个体生理状况。肠闭锁患者在子宫内的肠长度可能就已不正常，尽管切除范围有限，但可能使剩余肠段严重受累。腹裂患者常因肠道扩张、功能失调和动力障碍而受损，尽管剩余肠段长度本应足以适应。坏死性小肠结肠炎（NEC）好发于早产儿，最常发生在回肠末端和结肠近端。 这些婴儿的回盲瓣更有可能被切除，导致更快

的肠道转运和小肠细菌过度增殖。与 NEC 发病相关的缺血和炎症反应也可导致肠狭窄的发生。

一旦确定原发病和预期的生理状况，就应当开始着重评估患者的营养状况。连续并精确测量体重、身长 / 身高和头围变化极为重要。然而，体液转移、排便和造口排出量的改变、腹水的出现都可能影响体重的测量精确度。在这些情况下，中上臂围和肱三头肌皮褶厚度的评估可作为更有代表性的营养状况评估方法。

五、营 养 管 理

（一）肠外营养

术后早期，肠外营养的应用可帮助稳定体液及电解质状态。一旦术后肠梗阻缓解，可能出现大量的体液和电解质流失，并伴有高胃泌素血症，需进行抑酸治疗。因此，保持液体和电解质的平衡往往是重大的挑战。由于这些损失会逐日改变，所以采用标准的肠外营养液更为有益，可满足基本的液体、电解质、宏量和微量营养素的需求。造口排出和粪便的排泄会导致过量的体液流失，应根据排泄分泌物的量和电解质含量给予补充。通过测量分泌物的量并使用额外的液体和电解质溶液进行补充是值得推荐的解决方案。

肠外营养的调整应基于每日体重；严格测量的尿液、粪便、造口排出量、血清电解质和甘油三酯；及肝功能（包括天冬氨酸转氨酶、丙氨酸转氨酶、碱性磷酸酶、谷氨酰转肽酶、总胆红素、直接胆红素、白蛋白，见第 22 章肠外营养）。

（二）肠内营养

手术后应尽快开始缓慢引入肠内喂养。早期肠内喂养十分关键，因为肠的适应过程在手术切除后 12 ～ 24h 就开始了。肠内营养素通过与上皮细胞直接接触，从而诱导绒毛增生和刺激滋养型胃肠道激素的分泌来刺激适应性过程。肠内喂养对于预防肠外营养相关肝病（PNALD）也很重要（见"并发症"）。

应该鼓励患有短肠综合征的新生儿的母亲继续提供母乳，因为母乳会产生一些有益的效果。除了免疫和抗感染特性外，母乳还含有生长因子、核苷酸、谷氨酰胺和其他氨基酸等被认为在肠适应过程中的重要成分。早产儿母亲的母乳可能需要强化，以增加热量密度和蛋白质浓度。捐赠的母乳也比肠内配方更好。

在没有母乳的条件下，目前尚未明确最佳的肠内营养配方。一些动物研究表明，复合营养素更有效地刺激肠适应，但人体数据有限。然而，由于潜在的消化能力受损和有限的吸收表面积，喂养标准婴儿配方可能导致吸收不良，以及液体、电解质和代谢不平衡。因此，目前习惯采用蛋白水解配方或氨基酸配方（参见第 4 章足月儿配方奶喂养，产品成分和其他信息的制造商网络链接）。这些配方中含有葡萄糖、葡萄糖聚合物、中链甘油三酯（MCT）和水解蛋白，这可能会显著增加配方的渗透压。观察发现，短肠综合征患者发生胃肠道过敏的概率较高，且应用氨基酸配方与成功撤离全肠外营养相关，这些证据均支持氨基酸配方的应用。

虽然短肠综合征患者趋于脂肪吸收不良，但是脂肪是热量的重要来源，且对于预防必需脂肪酸缺乏是必要的。与长链甘油三酯相比，中链甘油三酯（MCT）更容易溶于水，更容易吸收，特别是在胆汁酸吸收不良、肝病或胰腺功能不全的情况下。然而，MCT 的热量密度略低，渗透负荷较高，可加重腹泻。长链甘油三酯对小肠更具滋养效果，因此，被认为有利于促进肠道适应。最后，建议将能最大限度地提高吸收的 MCT 与刺激适应长链甘油三酯结合使用。

碳水化合物可能耐受不佳，因为它们会迅速代谢成小分子，在小肠中产生增加的渗透负荷，导致大量粪便或造口排出。大便还原物质增加和（或）大便 pH 低可能表明碳水化合物吸收不良。

使用可溶性膳食纤维，如果胶或瓜尔豆胶，对结肠适应有潜在的有益影响，但也有病例报道使用含胶增稠剂导致的晚发坏死性小肠结肠炎。纤维可以减缓转运，也被结肠中的细菌发酵，产生短链脂肪酸。

成年人体内，纤维和由此产生的短链脂肪酸每天可以提供多达 500 ～ 1000cal 的热量。此外，丁酸盐（一种短链脂肪酸）已被证明通过上调钠 - 氢交换来增强钠和水的吸收。然而，这种上调最初可能会延迟，导致在改善之前的排便量增多。

稀释配方以降低热量密度可以通过减少吸收不良、消化不良和降低渗透负荷来改善耐受性。

（三）如何喂养

一旦确定合适的肠内营养来源，下一步就是要确定合适的喂养方法。经鼻胃管或胃造口管持续肠内喂养通常是首选。持续肠内喂养使得转运载体蛋白保持饱和状态，从而最大化地使用可利用的吸收面积。用这种方式控制喂养速率可有助于减少呕吐，并取得持续进步。肠内喂养通过增加浓度或容量缓慢推进，这取决于患者的耐受程度。

严格控制喂养方式的同时，开始一定量的经口喂养也很重要，即使是与营养无关的微量喂养，也可以刺激口腔运动技能的正常发育。一旦错失发育机会窗，常导致以后显著厌恶经口喂养。当婴儿推进肠内喂养时，可以口服 1h 的量，在此期间应暂停管饲（图 45.2）。

肠内喂养速率的增加由一些因素所决定，包括大便或造口排出量以及吸收不良的征象（表 45.4）。碳水化合物的吸收不良可以通过粪便 pH 和还原性物质来评估，这是一个重要且容易测量的因素，有助于确定是否加量。如果增加速率或浓度后发生喂养不耐受，应当重新减量至先前可耐受的速率或者浓度。一旦重新耐受，可再次尝试推进。经常来回调整的操作并不少见。多数患者不可避免会发生腹泻，因此不需要作为限制肠内喂养速率的因素。只要有足够的体增重，电解质和液体平衡，以及没有明显的碳水化合物吸收不良（通过粪便 pH 和还原物质检测），就应持续推进喂养。一旦患者达到自己的肠内喂养目标，应逐步过渡到经口 / 推注喂养。这通常可以通过将喂养容量压缩在较短时期内来完成。

例如，如果患者可以耐受 40 ml/h 的速率，那么可以压缩喂养容量，按照 48ml/h 的速率持续喂养 2.5h，休息 30min，接着以 60ml/h 的速率持续 2h，再停 1h，诸如此类。

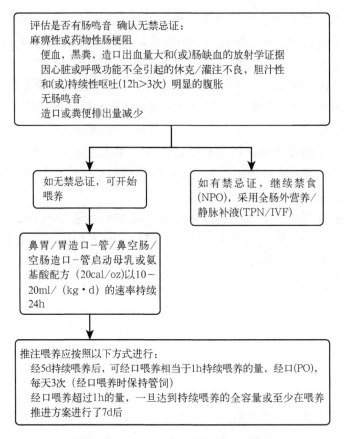

图 45.2　启动肠内喂养的建议指南

修改自 Sonneville K，Duggan C，ed. Manual of Pediatric Nutrition. 5th ed. Shelton, CT: People's Medical Publishing house, 2014.

六、药物治疗

　　胃肠激素促进肠道适应的治疗效果已显示出其作为短肠综合征的特定药物治疗的前景。胰高血糖素样肽 -2（Glucagon-like peptide-2，GLP-2）是一种因摄入营养物质而分泌的激素，具有抑制动力、减少胃酸分泌、刺激肠黏膜扩张的作用，在无回肠或结肠末端的患者中发现其分泌受损。

　　GLP-2 对肠上皮细胞增殖的诱导作用在 20 世纪 90 年代中期首次在动物模型中得到证实。从那时起，研究发现了一种合成的 GLP-2 类似物（替度鲁肽），现已被美国食品药品监督管理局批准用于成人短肠综合征的适应证。最近发表的一项随机、开放标签、为期 12 周的儿科患者试验显示，肠外营养需求有减少的趋势。目前正在进行一项为期 24 周的试验，以确定更高剂量的疗效。

表 45.4　推进肠内喂养的建议指南

测量	10～20ml/（kg·d）的推进速率	无改变	降低速率或暂停喂养 ×8h，随后重新以之前速率的 3/4 开始喂养
造口排出量（g）	＜ 2g/（kg·h）	2～3g/（kg·h）	＞ 3g/（kg·h）
排便量（g）	＜ 10g/（kg·d）或＜ 10 次大便 / 天	10～20g/（kg·d）或 10～12 次大便 / 天	＞ 20g/（kg·d）或＞ 12 次大便 / 天
胃潴留（ml）	＜ 4 倍前 1h 输注量	＞ 4 倍前 1h 输注量	
吸收不良的征象			
大便还原性物质	＜ 1%	1%	＞ 1%
脱水	无		有
体重减轻	无		有

推进原则：量化每个排便或造口输出的喂养不耐受；每 24 小时评估耐受度不超过 2 次；每 24 小时不超过一次推进；目标：150～200 ml/（kg·d），100～140kcal/（kg·d）；随着喂养的加量推进，应减少肠外营养，同时保持增重速度

修改自 Sonneville K, Duggan C, eds. Manual of Pediatric Nutrition. 5th ed. Shelton, CT: People's Medical Publishing house，2014.

七、手术治疗

如先前所述，肠适应的发展之一是肠道的周径增长或扩张。虽然这可导致吸收面积增加，但是肠道增宽可导致肠动力受累和肠内容物停滞，常易发生细菌过度增殖。为了优化吸收面积和解决这些不良反应，可进行重塑肠道的手术。为了纵向延长，扩张的肠段可沿着纵轴分为 个肠管，然后末端以等蠕动方式重新吻合（图 45.3）。遗憾的是，由于需要仔细地分离肠系膜血供，该术式在技术上具有挑战性，常会并发解剖上的狭窄，并且，尚未有证据支持该术式对于短肠综合征患儿脱离全肠外营养有任何益处。

连续横向肠成形术（STEP）于 2003 年作为一种治疗短肠综合征的新型术式被引入。与小肠缩窄延长术（LILT）相比，STEP 术需要垂直于肠管纵轴在两侧交替应用吻合器。这就形成了一个更正常的管径，更长的管腔，肠内内容物可以通过（图 45.4）。

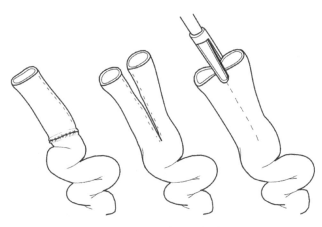

图 45.3　纵向肠延长术

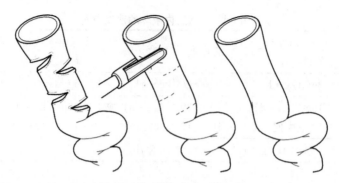

图 45.4　连续横向肠成形术

该术式的优点包括保留血供和避免建立新的吻合口。一项有关营养和临床结局的研究表明，这一方法改善了肠内耐受和追赶性生长。来自国际 STEP 注册的数据显示，在初始 STEP 术后，66% 的患者肠道耐受性得到改善，47% 的患者能够完全脱离肠外营养。与 LILT 相反，STEP 术式可以重复进行。

八、并 发 症

如前文所述，肠外营养是挽救短肠综合征患者生命的治疗方法，但也存在一定风险。长期应用肠外营养最显著的并发症有 2 个，包括导管相关并发症和 PNALD。中心静脉导管并发症包括导管破裂、中心静脉栓塞、入路受损，以及最为常见的导管相关性血流感染。由于造口的存在以及粪便排出量增加，短肠综合征患者感染的风险，特别是革兰阴性菌的感染风险可能会增加。与其他患者相比，有肠道病变的患者在使用留置管（如给药用）时明显更有可能发生危及生命的导管相关感染。细菌倾向于形成附着在导管壁上的细菌菌落生物膜，可导致反复感染。

预防措施包括置入导管时细致的无菌操作以及封管治疗。在封管治疗时，将乙醇或抗生素（如万古霉素）注入中心静脉导管，并让其留置不同的时间，以防止和（或）破坏菌膜，并杀死细菌。一项系统综述表明乙醇灌注至中心静脉导管，显著减少了全肠外营养治疗患者的导管相关血流感染率。

最近一项将乙醇封管疗法纳入中心导管护理标准化方案的研究表明，中心导管相关血流感染从每 1000 导管天 6.99 例下降到每 1000 导管天 0.42 例。

尽管在这项研究中没有显著的不良事件，但有报道称，使用乙醇后，导管的结构发生变化，分子从导管聚合物中洗脱（主要是在聚氨酯导管中，硅导管中较少），并增加了血栓形成的风险；因此，选择合适的患者人群仍然很重要（见第 22 章肠外营养）。

PNALD 通常由血清直接胆红素浓度 > 2 mg/dl，且无其他肝病病因来确诊。与PNALD 相关的组织学改变包括胆汁淤积、脂肪变性、脂肪性肝炎、纤维化和肝硬化。据估计，2/3 的肠衰竭患者将发展为 PNALD，其中 25% 发展到终末期肝病。

关于 PNALD 的发病机制，已有多种假设，包括肠道激素改变、细菌过度生长相关胆管炎、肠道淤积相关肝毒性胆汁酸，以及全肠外营养中某些成分缺乏或者含有毒性成分。

发生 PNALD 的风险因素包括早产、低出生体重、PN 持续时间延长、肠内营养不耐受、胆汁酸肠肝循环紊乱、肠道细菌过度生长停滞、导管相关性脓毒症、过量葡萄糖摄入导致脂肪变性、微量营养素缺乏，以及摄入过高的肠外蛋白质、脂肪和（或）能量。

PNALD 的主要治疗方法是减停肠外营养和肠外脂质，逐步改用全肠内营养。如不能脱离肠外营养，可采用脂类给药的替代策略，包括脂类限制和脂类替代。

减少剂量 [1g/（kg·d），每周 2 次] 与标准剂量 [3g/（kg·d）] 的比较表明，减少剂量组胆汁淤积的缓解率明显更高。

然而，尽管脂类限制在 PNALD 的治疗中可能是有效的，但其对大脑发育的影响尚不清楚，因此必须谨慎考虑。限制剂量时可能发生必需脂肪酸缺乏；因此，对于那些接受低剂量治疗的患者，需要定期进行临床和生化监测。

关于脂类替代，美国目前有两种主要的静脉注射脂肪乳剂已被批准使用：Intralipid 和 Smoflipid（美国食品药品监督管理局批准用于成人；儿科患者适应证仍在接受调查）。临床试验中还使用了另一种鱼油静脉注射脂乳（Omegaven），结果显示短肠综合征婴儿中胆汁淤积的发生率降低，死亡率降低。有专家提出，在鱼油乳剂中增加的 omega-3 脂肪酸和减少的肝毒性植物甾醇和促炎 omega-6 脂肪酸是这些替代性脂类乳状液的有益作用的原因。在大豆乳剂中发现的丰富的 omega-6 脂肪酸和相对缺乏的抗氧化剂也可能加剧炎症和肝损伤。最近的一项多中心盲态随机试验用 Smoflipid 和 Intralipid 做了对比，结果显示共轭胆红素浓度较低，表明肝脏疾病较少。

熊去氧胆酸可改变胆汁成分，增加胆汁流量，减少胆囊淤积，并具有细胞保护、膜稳定和免疫调节作用。

除了与长期使用肠外营养相关的并发症外，短肠综合征患者还存在因其解剖和生理改变而产生并发症的风险（表 45.5）。这些疾病包括微量营养素缺乏、胃酸分泌过多、胆石症、肾结石、细菌过度生长和 D 乳酸酸中毒。

建议定期监测微量营养素状况，作为短肠综合征患者营养评估（表 45.6）的一部分。对于因回肠切除和（或）相关肝脏或胰腺疾病而有脂肪吸收不良风险的患者，建议常规监测脂溶性维生素。此外，由于脂肪吸收不良，长链脂肪酸可形成钙镁皂，导致这些矿物质的缺乏。锌和铜缺乏在短肠综合征患者中很常见，特别是那些造口患者。

胃酸分泌过多的原因是 CCK 和分泌素的缺失，两者都调节胃泌素的分泌。没有这种负反馈控制，胃中的胃泌素浓度会升高，导致酸产量增加。这可能导致近端小肠的腐蚀性损伤，对其吸收能力产生负面影响。此外，由于胰脏酶和胆盐在 pH 为 7～8 时功能最佳，这种高酸性会损害碳水化合物和蛋白质的消化、胶束的形成和脂肪的脂解，导致吸收不良。用 H_2 受体阻断剂或质子泵抑制剂抑制酸可以帮助提高吸收。有证据表明使用酸阻断剂会增加呼吸道和胃肠道感染的风险；因此，仔细权衡使用它们的风险和好处十分关键。

由于胆盐浓度低，胆汁肠肝循环受损或回肠切除引起的胆汁酸吸收不良可能使胆固醇更容易在胆汁中沉淀。

表 45.5　短肠综合征相关并发症

中心静脉导管相关 　静脉通路 　减少静脉栓塞 　感染 / 毒血症 肠外营养相关性肝病 　胆汁淤积 　脂肪变性 　脂肪性肝炎 　纤维化 　肝硬化 　肝衰竭 　胆石症 　胆囊炎	代谢性并发症 　液体和电解质失衡 　微量元素缺乏 / 中毒 代谢性骨病 　骨量减少 　骨质疏松 肾并发症 　肾结石 　高草酸尿症 细菌过度生长 D 乳酸性酸中毒 胃酸分泌过多 　消化性损伤 　消化不良 　吸收不良

表 45.6　微营养素监测

微营养素	缺乏的机制
脂溶性维生素	
A < D < E < K	脂肪吸收不良、胆汁淤积
水溶性维生素	
维生素 B_{12}	胃或回肠切除
叶酸	近端小肠吸收不良
矿物质和微量元素	
钙	脂肪吸收不良
镁	脂肪吸收不良
锌	腹泻、造口损失
铁	近端小肠吸收不良，全肠外营养未添加
铜	腹泻、造口损失、全肠外营养补充不足
硒	全肠外营养补充不足

　　除了回肠切除，长期使用肠外营养本身也与胆道淤积和胆石症的发生有关。

　　如前所述，长链脂肪酸能够与钙和镁结合，导致这些矿物质的缺乏。当这种情况发生时，较少的钙可用来与草酸结合以草酸钙的形式从粪便中排出。草酸盐随后通过结肠被重新吸收，当胆汁盐在回肠中没有被充分吸收时，结肠的通透性就增加了。这些因素增加了肠道草酸盐的吸收，进而增加了草酸盐肾结石的风险。这是一种并发症，可能在短肠综合征患者出现肠适应后的很长一段时间仍然会受到影响。通常，这类患者需要维持低草酸饮食，以防止复发性肾结石。

细菌过度生长是短肠综合征的常见并发症。不良反应包括胆汁酸解耦导致的脂肪痢、竞争性代谢、肠内营养物质的竞争、包括 D 乳酸在内的有毒代谢物的合成及易位导致的菌血症和潜在的败血症。

易导致细菌过度生长的因素包括动力障碍、肠道内容物在扩张的肠腔内停滞、回肠盲肠瓣的缺失，从而使结肠内容物回流至小肠。与细菌过度生长有关的生物通常是厌氧菌或革兰阴性菌。

这些细菌能使胆盐解耦，引起脂肪痢，导致黏膜炎症，进而影响肠道吸收。对于体重减轻或平台期或需要摄入更多热量的患者，应怀疑是否存在细菌过度生长。细菌过度生长的另一个并发症是 D 乳酸酸中毒。D- 乳酸中毒在人类中是一种罕见的情况，当未吸收的碳水化合物被结肠细菌代谢时，会产生 D- 乳酸中毒。这种细菌产生乳酸的 D- 异构体，这种乳酸不能被人体乳酸脱氢酶代谢，并可穿过血脑屏障。因此，当出现不明原因的酸中毒或不明原因的神经系统变化，包括头痛、嗜睡、精神错乱、行为改变、精神状态改变、言语模糊和共济失调时，就应该怀疑是这种情况。

治疗的方向是治疗和预防小肠细菌过度生长以及限制饮食中的碳水化合物。

九、总　结

短肠综合征是一由于解剖和生理学改变而导致的营养、代谢、感染并发症等复杂病症。短肠综合征治疗的主要目标是提供足够的营养以实现正常生长发育，促进肠道适应，避免肠道切除和使用肠外营养引起的并发症。通过逐步推进肠内喂养、脱离肠外营养和密切监测潜在并发症的发展，可以更好地实现治疗目标。

（翻译　上海交通大学医学院附属新华医院　蔡　威
雀巢健康科学　李文军）

VI

第 *46* 章

囊性纤维化患儿的营养

一、概　　述

囊性纤维化（cysticfibrosis，CF）是一种影响患者寿命的常染色体隐性遗传性疾病，可累及汗腺、消化、呼吸及生殖系统。其病因是由于囊性纤维化跨膜传导调节因子（cystic fibrosis transmembrane conductance regulator，*CFTR*）基因突变所致，*CFTR* 基因位于 7 号染色体长臂，全长约 250kb，编码氯离子通道蛋白。目前已报道的 *CFTR* 基因突变超过 2000 个（http：//www.genet.sickkids.on.ca/cftr/app），还有更多的突变正在被发现。然而大多数突变的发生率很低，约 10% 的常见突变可以总结出相应特征（http：//www.cftr2.org）。在这些基因突变中，有一些突变是致病突变，有一些突变是序列变异而并不引起CF，有一些突变与单系统受累或轻微病变有关但不引起典型CF表现（通常被称"CFTR相关疾病"或"CFTR 相关代谢综合征"），还有一些有可变的或未知的影响。最常见的基因突变也是最早被发现的突变为 F508del，由于编码 508 密码子的 3 个碱基对缺失而导致苯丙氨酸残基缺失，进而造成蛋白质折叠缺陷和细胞质到上皮细胞表面转运过程障碍。约 50%CF 患者为 F508del 纯合突变，超过 40% 的患者至少存在一个 F508del 突变，但在后面一种情况中，F508del 突变是决定基因型 - 表型影响的第二位突变。

基因型与表型相关性最强的是胰腺外分泌功能。多数 CF 患者在出生时或生后 1 年逐渐出现胰腺功能不全（PI）的表现。大多数 PI 表型患者在幼儿时即有吸收不良和（或）生长障碍的症状及体征，尽管一些患者可能表型正常。10%～15% 的 CF 患儿具有胰腺功能障碍但仍保留有足够食物消化需要的残余胰腺功能而不需要外源性补充胰酶。胰腺功能充足（PS）曾经被用于描述表型为轻症 CF 的患者。大样本队列研究分析显示，不同的 *CFTR* 基因突变可表现为 PI 或 PS 表型。

患 CF 的婴儿在出生时肺的结构及功能均是正常的，但通常于出生后几个月内即可出现气道阻塞及结构改变的表现。CF 患者极易出现肺部感染，尤其是革兰阴性菌，如铜绿假单胞菌。间歇性、慢性肺部感染的病程可达数月至数年，导致支气管扩张，最终造成呼吸衰竭。由于呼吸功的增加，感染增加了能量的需要并最终导致 90% 的患者过早死亡。

在美国，大多数 CF 患儿通过新生儿筛查在婴儿早期就能得以诊断。早期的筛查和确诊可以早期干预来保证患儿的生长发育及保护肺功能。多达 20% 的新生儿伴有 PI 表型，表现为胎粪性肠梗阻。胎粪性肠梗阻表现形式从最早起病的由于脱水的胎粪阻塞末端回肠而引起的新生儿肠梗阻，到伴有腹腔钙化的宫内肠穿孔。治疗取决于结肠梗阻和损伤的程度。微结肠常常是由于长期的宫内肠梗阻引起的。研究表明，与没有胎粪性肠梗阻的 CF 患儿相比，患有胎粪性肠梗阻的 CF 患儿的脂肪质量、骨密度和肺功能都有所降低。需要手术干预以缓解梗阻（相对于通过灌肠来缓解梗阻）的患儿会增加其生长不良的风险。

二、儿科医师的作用

在美国，CF 患儿常常在 CF 中心接受专门的医疗保健，这些 CF 中心在不断发展，有基金支持，并受到囊性纤维化基金会的监控。当 CF 筛查阳性时，儿科医师会立即与 CF 中心联系。CF 中心会对 CF 患儿提供综合的管理方案，这让儿科医师显得不那么重要，但事实并非如此。CF 患儿同其他儿童一样，需要定期规律的儿科保健。

事实上，提供一个"典型的孩子"的医疗体验可能对父母和孩子双方都有好处。重要的是，儿科医师为 CF 患儿提供初级保健，可能最能观察到父母或孩子的失落，以及喂养和依从性问题。对于居住远离 CF 中心的家庭，儿科医师在支持和监督中心推荐措施方面起着至关重要的作用。CF 中心和儿科医师是 CF 患儿生长和营养管理的关键团队，将一方所做的改变传达给另一方，以便统一管理。

三、CF 患者营养的重要性

许多证据表明，生长发育正常的 CF 患者比生长发育不良的患者肺功能更好。一项前瞻性观察性研究分析了来自囊性纤维化基金会注册中心的数据，自 1989—1992 年共确诊 3142 名 CF 患儿，并按 4 ~ 5 岁时的年龄百分比的峰值体重对他们进行了分层。研究发现，4 岁时年龄别体重超过第 50 百分位的 CF 患儿，在生命早期其身高更高，且这种优势一直持续到成年。此外，4 岁时年龄别体重小于第 10 百分位的 CF 患儿其肺功能指标第一秒用力呼气容积（FEV_1）占用力肺活量（FVC）的百分比更低。这个趋势一直到 18 岁。最后，应用 4 岁时的年龄别体重预测至 18 岁时的生存率，发现年龄别体重越高生存率越高。这项研究结果也得到了其他一些研究证据的支持。一项单中心研究表明，在确诊后 2 年内体重恢复到与出生时相当的体重 z 评分的 CF 患儿比未恢复者肺功能更好，肺部疾病症状更少。一项对 6805 名来自囊性纤维化基金会注册中心的儿童进行的研究显示，从 2 岁随访到 7 岁，CF 患儿在 6 岁时的身高别体重和体重指数（BMI）增加大于 10 个百分点的其 FEV1 显著高于身高别体重和 BMI 小于第 50 百分位，且稳定或下降大于 10 个百分点的患儿。在 6 ~ 7 岁时，身高别体重 BMI 大于第 50 百分位并保持这一水平与患儿的 FEV_1 显著升高相关。总之，在任何时候保持最佳的营养状态对于延长 CF 患儿的生存期至关重要。CF 患儿最佳的生存期需要密切监测和积极关注其生长落后或体重下降。儿科医生可以通过与家庭一起对生长落后或体重不增的 CF 患儿进行积极的营养管理来改善其生存率。

四、CF 患者体重不增的病理机制

CF 患儿对能量的需求不断增加，但与 CF 相关的并发症阻碍了营养素的摄入或增加营养素的吸收不良。多项证据表明，CF 患儿的静息能量消耗增加，这常归因于呼吸功增加、慢性炎症（包括肺部和肠道）和慢性感染，但也可能是 CFTR 缺陷的直接影响。

同时，CF 患儿营养吸收功能受损。因鼻窦炎引起来的味觉减弱或药物相关的厌食症可影响 CF 患儿食欲。与胃食管反流、小肠细菌过度生长、便秘、远端肠梗阻综合征相关的腹痛或 CF 的其他胃肠道并发症，可能限制进食。在生命的每个阶段，CF 患儿都有行为紊乱的危险。起初，这可能与父母由于担心孩子体重不足而强烈关注摄入量有关，但后来，抑郁可能会导致年龄较大的孩子摄入减少。

由于胰腺功能不全或胰酶替代治疗（PERT）依从性差，CF 患儿摄入的卡路里可能不会被充分消化。肠内胆汁酸是产生混合糖浆和吸收脂肪所必需的。CF 患儿可能由于相关的肝病和相对酸性的肠道环境导致胆汁酸沉淀使肠内胆汁酸含量降低。胰腺碳酸氢盐缺乏导致的低位肠道 pH 降低可能会影响胰酶制剂涂层在肠道的溶解。在婴儿期出现胎粪性肠梗阻的儿童可能有残留的短肠或肠运动障碍，导致吸收不良。约 2% 的幼儿、20% 的青少年和 40% 的成年人发生 CF 相关糖尿病。未经治疗，与体重指数降低和生存率下降相关。糖尿引起的能量丢失是机制之一。

五、治 疗 概 述

如果不进行干预性治疗，CF 患者通常会在 10 岁内死亡。目前的治疗是多方面的，需要多学科治疗团队的密切监控。这个综合治疗包括规律评估、咨询及内科专家、护士、营养学家、呼吸和（或）物理治疗师、社工的干预，但不仅限于这些方面。遗传咨询、心理学家及运动生理学家同样是重要的组成部分。能够促进正常生长发育的营养支持是 CF 治疗的一个关键目标。此外，应优先考虑进行有效的疾病教育，这样患者的家庭可以理解并管理这个复杂的慢性疾病。

CF 患者的核心治疗目标在于预防营养不良，控制呼吸系统感染及促进黏液清除。囊性纤维化基金会从 CF 的多方面发表了循证指南，包括诊断和肺部疾病治疗。CF 患者营养管理指南由美国囊性纤维化基金会于 1992 年制定，并分别于 2002 年、2008 年进行了修订，吸收了更多以证据为基础的建议。自此以后，营养管理指南的主要更新内容依据年龄制定，分为婴儿和 2～5 岁儿童。所有囊性纤维化基金会认可的指南均可在 www.cff.org 获得。欧洲囊性纤维化学会最近发布了婴儿、儿童和成人 CF 的营养护理指南。

六、营 养 管 理

（一）目标

CF 患者营养管理的目标是实现正常生长和改善营养状况。据 1994—2003 年的对囊性纤维化基金会注册数据分析，建议所有 CF 儿童的 BMI 目标值在第 50 百分位以上，成年女性 CF 患者 BMI 目标值 ≥ 22，成年男性 CF 患者 BMI 目标值 ≥ 23。这是一个积极的目标，但研究数据显示 BMI 值越高，肺功能越好。营养管理的主要干预措施包括：①胰酶替代疗法（PERT），以减少胰腺功能不全所造成的吸收障碍；②高能量，营养丰富的饮食，以补偿粪便营养丢失，提高能量需求，以及由胃肠道及呼吸道并发症引起的饮食摄入减少；③维生素 / 矿物质补充剂，以防止微量元素缺乏。

（二）胰酶替代疗法

1. 胰腺功能不全的诊断　在以下情况应进行胰腺外分泌功能评估：①新诊断病例，在开始胰酶替代治疗前，需提供胰腺功能的客观评估；②监测胰腺功能正常的患儿，如出现进行性脂肪消化不良，特别是经常排便量大或不能解释的体重减轻时，胰腺功能评估的首选方法是粪便弹性蛋白酶 -1 浓度检测。粪便弹性蛋白酶 -1 浓度本身不具备诊断意义，其用于定义 PS（> 200μg/g）和 PI（< 100μg/g）。此检测亦不能定量确定吸收不良的程度。由于粪便弹性蛋白酶 -1 检测的是人弹性蛋白酶，因此不受猪源性胰酶替代治疗药物摄入的影响，也不能用于评估患者对胰酶替代治疗的依从性。

2. 胰酶替代治疗（PERT）　基因型和胰腺功能表型之间有很强的关联。如果患者明确有 2 个与 PI 有关的 *CFTR* 基因突变或是其他 PI 的客观证据，应采用胰酶替代治疗。胰酶替代治疗不应在有 1 个已知与 PS 有关的 *CFTR* 基因突变的婴儿中应用，除非有明确的吸收不良的证据。在通过新生儿筛查确诊 CF 的婴儿中，PI 在确诊时并未表现出来，而是在随后的婴幼儿期甚至儿童早期逐渐显现。因此，对胰腺功能正常的 CF 婴儿复测粪便弹性蛋白酶 -1 十分重要，尤其是当出现胃肠道症状或体重不增时。实验室诊断证实 PI 的 CF 患者应采用胰酶替代治疗，特别是在尚未出现脂肪吸收不良的症状之前。

胰酶制剂提取自猪，含有淀粉酶、蛋白酶和脂肪酶。酶的剂量取决于胶囊的成分，不同批号和厂家生产的酶制品活性不尽相同，每粒胶囊含量为 4200 ～ 24 000U 脂肪酶。多数美国 FDA 批准的胰酶为肠溶酶制剂，能防止胃酸破坏，在小肠中性 pH 环境内释放。目前仅有一种非肠溶酶，Viokase。该制剂不适用于 CF 儿童的常规治疗。只有经 FDA 批准的胰酶制剂才适用于 CF 患儿。通常在超市、网上和保健品商店出售的"有机"或"天然"或"普通酶制剂"对预防 PI 患者的消化不良和营养不良无效，不推荐 CF 儿童应用。

包裹胰酶的肠衣有很大不同，不同之处在于其生物学涂层、生理溶解特性及微球或微片的尺寸。目前只有少数临床研究仔细比较不同制剂间的差异，很少有体内研究数据证明某一产品的优越性。事实上，目前现有的酶制剂不能完全弥补 CF 患者营养吸收不良的情况，脂肪吸收率为胰腺功能正常儿童的 85% ～ 90%。原因是多样的，最可能是个体差异性造成的，在某些情况下，可能与胰腺消化功能无关。包裹胰酶的微球或微片肠衣需要在 pH > 5.2 ～ 6.0 的近段小肠溶解，但在一些 CF 患者中该部位可能是酸性环境，这是由于这些患者存在胃酸分泌过多和胰胆管碳酸氢盐分泌不足的情况。组胺（H_2）拮抗药或质子泵抑制药可以用于抑制胃酸分泌，改善肠道酸性环境，但尚无研究证实该类药物可改善消化功能。肠道失调、运动障碍和黏膜炎症也可能会影响吸收功能。尽管如此，酶制剂还是能改善 CF 患者营养物的消化和吸收，但护理人员必须清楚在个别患者中酶制

VI

剂的疗效并没有那么理想。

3.剂量指南　迄今为止，酶替代疗法剂量主要来源于囊性纤维化基金会和 FDA 会颁布关于酶剂量的共识意见。包括：每餐 500 ～ 2500U/kg 脂肪酶；或 2000 ～ 4000U/（kg·d）脂肪酶，总剂量＜ 10 000U/（kg·d）脂肪酶。建立这些指南是由于意识到很多 CF 中心给予过多剂量的酶制剂，这会引发严重的肠道合并症即大肠纤维化病变。婴儿生后第一个月由于热量需求高，短期内胰酶总量可大于 10 000U/（kg·d）脂肪酶。目前尚无相关研究证实其副作用，但可能短期应用无害。

4.关于酶的给药　目前关于酶的给药时机与用餐的关系尚缺乏令人信服的数据，但出于实际考量，推荐餐前或用餐时服药，将总剂量分为 2 ～ 3 次/天。理论上，这样可以使酶在胃内更均匀的混合，尽管还未得到临床证实。酶不需要与简单糖类同时服用（如硬糖、冰棒、苏打水、果冻），但需要食物中含有脂肪、蛋白质和淀粉（大米食品、马铃薯等）。

（三）饮食：营养补充

1.能量和营养素　CF 患者存在很高的能量缺乏的风险，是因为他们对能量需求的增加和消耗的降低。能量缺乏将导致 CF 患儿生长发育受损。体重低下和身高不足在快速发育的时期（即婴儿期和青春期）以及患者诊断 CF 之前尤其普遍。

CF 患儿的热量摄入量推荐为同年龄非 CF 儿童预计摄入值的 110% ～ 120%。为了获得足够的能量摄入和补偿脂肪吸收不良，CF 患者通常需要更大的脂肪摄入量，占全天总热量的 35% ～ 40%，普通人群通常为 20% ～ 35%。由于脂肪是能量密度最高的营养素，限制脂肪是不推荐作为缓解消化不良症状的方法。相反，应当采用高脂肪饮食加上足够的 PERT（见下文"胰腺酶替代疗法"）。这种饮食在一些儿童中很难实施，研究显示多数 CF 患儿均未达到推荐的热量摄入。虽然推荐了热量摄入量，但 CF 患儿摄入的热量应满足维持正常生长发育，以及达到同年龄儿童的体重和身高。每个人需根据自身特点来摄入热量以达到目标值。

关于营养素，在 CF 人群中，蛋白质引起的问题比脂肪少。但在婴儿被诊断为 CF 时低浓度的血清蛋白（如白蛋白、前白蛋白、视黄醇结合蛋白）在婴儿时期诊断 CF 时非常常见。近期数据显示，尽管多数 CF 儿童有足够的蛋白摄入量，但来源于蛋白质的热量是年龄别身高 Z 评分的预测指标。因此，足够的蛋白摄入量，尤其在婴儿早期，非常重要。

2.必需脂肪酸　虽然 CF 患者（包括 PI 和 PS）可发生必需脂肪酸缺乏症（EFAD），但是明显的症状（脱发、皮疹等）很少见。血清亚油酸是一种方便的检测缺乏的生物标志物。最近的研究表明，在出生后年实现前 2 年的正常生长，不仅依赖于足够的能量摄入，也依赖于正常必需脂肪酸状态。然而，目前没有足够的证据来建议对 CF 儿童进行补充必需脂肪酸，除非患儿已出现生长发育落后。

（四）维生素和矿物质补充

1.脂溶性维生素　缺乏在未经治疗的 CF 患者中是非常普遍的。约 45% 的 CF 儿童存在一种或多种脂溶性维生素缺乏，以维生素 D 缺乏最常见。可伴临床表现。维生素 D 缺乏与骨化不全直接相关。维生素 E 缺乏可引起溶血性贫血。此外，早期、长期维生素 E

缺乏已被证明与日后认知功能障碍相关。

囊性纤维化基金会推荐监测脂溶性维生素的水平 [血清维生素 A、维生素 E、维生素 D 和国际标准化比值（INR）来评估维生素 K 水平]（表 46.1）。补充维生素是防止 CF 患者维生素缺乏所必需的。对所有 CF 患者（即使是脂溶性维生素浓度正常和或胰腺功能正常者）都应当给予标准的适合年龄的多种维生素补充（如 AquaDEK，MVW Complete）。监测时一旦发现缺乏应立即补充。通常 CF 患儿不会出现水溶性维生素缺乏，但大多数水溶性脂溶性维生素也含有不同量的水溶性维生素。

表 46.1 伴 PI 的囊性纤维化儿童的维生素补充

维生素	补充剂量 [a]
维生素 A	婴儿：1500IU/d 儿童和青少年：5000 ～ 10 000IU/d
维生素 D	维生素 D_3（胆钙化醇） 婴儿：400 ～ 500IU/d，达到至少 30ng/ml 水平，最大剂量 800 ～ 1000IU/d 儿童和青少年：800 ～ 1000IU/d，达到至少 30ng/ml 水平，最大剂量 2000IU/d
维生素 E	婴儿：50IU/d， ＞ 1 岁：100 ～ 400IU/d
维生素 K	婴儿：0.3 ～ 1.0mg/d， 年长儿：1 ～ 10mg/d
维生素 B_{12} [b]	每月 100μg，肌内注射

a. 在所有情况下，初始补充和监测水平已调整适当的剂量，达到正常水平。婴儿应在开始补充 2 个月后进行浓度测量。对于所有其他人，每年和改变剂量后 3 ～ 6 个月监测维生素 A、维生素 E、维生素 D 和国际标准化比值（INR）

b. 回肠切除术后每年监测一次，一旦发现不足立即补充资料来源于囊性纤维化基金会，Turck 等及 Tangpricha 等

2. 矿物质和电解质 由于通过汗液丢失了大量的钠，因此，应非常关注 CF 患者的钠离子；临界或降低的钠离子水平可能会限制 CF 患儿的生长。囊性纤维化基金会推荐 CF 婴儿开始即开始补充盐分。目前指南推荐，＜ 6 个月的婴儿，每日补充 1/8 茶匙食盐，其中包含 12.5mEq 的钠；6 ～ 12 个月的婴儿，1/4 茶匙 / 天，但不得超过 4mEq/（kg•d）。对于年龄更大的儿童和青少年 CF 患者，推荐补充额外的盐分，尤其是温暖的季节。

一项利用稳定核素研究的报道显示，婴儿和儿童 CF 患儿粪便锌的丢失增加，同时锌的吸收降低。缺锌影响生长发育和维生素 A 的状态，但缺锌很难诊断，因为血清锌浓度不足以反应锌状态。因此，目前的囊性纤维化基金会指南推荐，对于尽管有充足的热量摄入和胰酶制剂补充但仍存在生长发育落后的患儿，可试用补充 1mg/（kg•d）锌元素，共 6 个月。

贫血在 CF 患者中的患病率报道不同，最高达 33%，缺铁是主要原因。最近囊性纤维化基金会推荐每年监测血红蛋白和血细胞比容。

（五）营养评估和监测

经常对 CF 患者进行营养状态的评估及监测可以早期发现疾病恶化的趋势，从而促使早期干预。综合的评估通常需要 CF 中心的营养师来进行。对 CF 患者进行营养状态的评

估包括人体测量学指标、生物化学、临床以及饮食方面的评估。目前的评估指标由囊性纤维化基金会发布的指南推荐。

1.人体测量指标评估　人体测量学指标，主要强调生长发育，是 CF 患儿营养评价的最重要指标。对于每一个门诊病人都应该采用标准技术，准确并连续地测量头围（0～3岁）、身长（0～2岁）、身高（2～20岁）、体重（0～20岁）、体重/身长（0～2岁）和体块指数（BMI，2～20岁）。将测量数值标注到 2000CDC 生长发育表和（或）2009年世界卫生组织生长发育表（0～2岁）上，以获得患儿生长发育的性别、年龄特异性百分位数（见附件 Q）。

除了体重和身长/体重百分比外，体重增长和身高/体重速度是生长发育更为敏感的指标，如果出现生长发育迟缓时，需要对这些指标进行评估。其他的人体测量学指标，如皮褶厚度（如中上臂围、三头肌皮褶厚度等），能够提供身体构成的其他信息（如去脂体重）。但皮褶厚度测量容易出现测量误差，且目前尚没有各个年龄儿童的参考标准（见第 24 章，表 24.3）。

2.生化指标评估　监测 CF 患儿营养状态相关的生化指标是非常必要的。目前的指南推荐常规监测血清蛋白（白蛋白）、维生素 A（视黄醇）及维生素 D（25-OH-D）和维生素 E（α生育酚）浓度和检查血红蛋白及红细胞容积来检测是否有贫血（见第 24 章，表 24.5）。

3.临床评估　对 CF 患儿进行营养状态临床评估的重点是评估由 PI 引起的消化不良和吸收不良的严重程度。PI 的症状和体征包括：腹部不适（腹胀、胃肠胀气、腹痛）、脂肪泻（大便次数多，有恶臭、脂肪便），尽管一些患者尚无症状。还需关注影响患者营养状态的混杂因素，包括肠切除术后（注意即使小肠切除也会影响良好营养状态的 CF 患者）、胃肠道症状、肝脏疾病、囊性纤维化相关的糖尿病以及频繁的肺部疾病加重。儿童的心理社会环境对实现营养目标至关重要，应在每次就诊时都进行评估。

4.饮食评估　评估能量需求和饮食摄入是判断患者是否处于负能量平衡状态的方法。饮食摄入量评估最好由专门负责 CF 患者的营养师进行。对于营养状态好的患者，营养师应该通过一个 24h 的饮食回顾来评估患儿的饮食习惯和饮食摄入的质量。但对于营养状态不佳的患儿，最好通过一个 3～7d 的饮食记录来对能量及营养素的摄入进行定量评估。可将这些评估结果作为开始适当的营养干预的基础参考。

（六）父母及患儿教育

教育患儿及其看护人是 CF 多学科治疗中一项重要的和常规的内容。诊断 CF 时应该评估患者的营养需求。向患者及其看护人解释胰腺的作用以及如何应用胰酶替代疗法改善消化不良。给患者专业的指导，告诉他们怎样选择开胃、高热量、营养均衡的饮食，尤其是如何增加脂肪摄入以提供额外的热量。沟通说明多数 CF 患儿能够获得正常的生长发育和体重增长，这一点非常重要。需要告知患儿及其家长脂溶性维生素的重要性。何时使用酶制剂以及维生素的具体细节应该分几次详细讲解。对于大年龄儿童，儿科医师应该保证患儿能够充分地理解营养状况与疾病进程的关系，注意患儿的依从性，在每次随访时进行评估。

七、不同年龄段人群的营养管理指南

（一）婴幼儿 CF（2 岁以内）

1. *初次就诊和与初级保健医师协调*　多数患 CF 的婴幼儿是通过新生儿筛查诊断的，此类患儿在其父母看来是完全健康的，而 CF 的诊断是意想不到的。因此，在初始就诊时，对家庭的心理影响，一定要仔细解决。初诊的 CF 婴儿应在公认的 CF 中心就诊，理想时间是在诊断后的 24 ～ 72h；然而多数患儿常被推荐到初级保健中心。因此，尽管最初可能在 CF 中心诊断、综合教育及咨询，但家长的怀疑、愤怒和忧虑更多会集中在初级保健中心的医师身上。家长在接下来的常规初级保健访视中也会表达不满情绪，因此，初级保健医生应该熟悉 CF 婴儿的常规护理方法。基本信息填写应有清晰的条款标注，要以谨慎、善解人意和积极的态度沟通。提供信息要有多种形式，包括口头、书面和音像。信息应当重复，或者在随后的访问中评估家长能否完全理解。

父母双方和初级保健者在 CF 团队中的关键作用应该在早期随访中加以强调。与初级保健医生沟通是必不可少的，因为在 2 岁前患儿家庭将会多次访问其初级保健医师和 CF 中心。因此，应建立在家庭、初级保健医师和 CF 中心之间的三方通信交流。初级保健医师和 CF 中心的交流是至关重要的，以确保家长不得到相互矛盾的消息，因为很多 CF 治疗目标与标准的儿科治疗目标是不同的（例如，强调需要 CF 的孩子成为"小胖"与肥胖有关的普通儿科人群）。

2. *喂养的类型*　特别关注 CF 患儿生命早期的生长和营养是很有必要的，因为这是生长的特殊时期。生命的最初 6 个月是促进最优生长的唯一时机，而在这个关键时期，发育不良可能是不可逆转的。囊性纤维化基金会建议，儿童 2 岁时应该达到体重 / 身长第 50 百分位数，并强调在婴儿早期实现这一目标。然而，实现这一目标的最佳营养护理还没有明确。

（1）母乳与婴儿配方奶：健康足月儿的喂养基本原则也适用于患有 CF 的婴儿。然而，能满足 CF 患儿日益增加的营养需求的最理想的喂养方式（如母乳、婴儿配方奶粉或混合喂养）仍是未知的。母乳喂养对健康婴儿的好处是被广泛认可的。最新的 2009 年囊性纤维化基金会指南推荐母乳作为 CF 患儿的最初喂养类型，这源于一些研究显示接受母乳喂养和配方奶喂养的 CF 婴儿其生长发育上无差异。威斯康星州的最近一项研究显示，纯母乳喂养少于 2 个月与充分的生长相关，并且保护患儿在 2 岁以内免于铜绿假单胞菌感染。另一方面，纯母乳喂养超过 2 个月与生长减速有关，但并没有额外减少呼吸道感染。出生后最初 6 个月关注体重增长非常重要，无论是选择哪种喂养，都要保证生长正常。需要更多的研究来评估长期纯母乳喂养相关的发育迟缓的远期风险（如在 2 岁后生长减速是否能维持或追赶上来），并且探讨强化母乳喂养的潜在获益。

（2）标准配方奶与特殊配方奶：没有充分的证据表明配方奶喂养的 CF 合并 PI 的患儿是否应该食用特殊配方 [如包含蛋白质水解物和（或）中链甘油三酯的预消化配方]。其中一项报道水解配方和标准配方喂养的 CF 患儿营养状况相似，另一项研究表明，水解配方喂养的婴儿有更好的人体测量指标。囊性纤维化基金会得出结论，没有足够证据给配方奶喂养的 CF 患儿推荐特殊配方奶。值得注意的是一些潜在的影响因子，如婴儿小肠切除术后，可能影响配方奶推荐。

目前还不清楚对于正常生长的 CF 患儿，为了维持正常生长或防止生长减速，母乳和标准配方奶是否应常规强化增加热量和营养密度。这是囊性纤维化基金会另一个亟待研究的营养问题。

（3）添加辅食：根据美国儿科学会的建议，患有 CF 的婴儿添加固体食物的时间应与健康婴儿相同（如 4～6 月龄）。营养和热量高的食物，比如肉类，既能够增加体重，并且是提供铁和锌的良好的来源，是患有 CF 的婴儿的理想辅食。母乳或配方奶应继续喂养至 1 岁。此后，对于一个生长发育中的孩子，通常推荐全脂牛奶，因为要尽最大努力摄入热量。

随着婴幼儿开始接触餐桌上的食物，家庭和初级保健医生明白，大多数患有 CF 的孩子需要均衡的饮食，适度的高脂肪来满足他们的营养需求是很重要的，这与通常灌输给家长要预防健康儿童超重和肥胖的营养教育理念不同。比如，家长应该给患有 CF 的儿童买全脂牛奶，给其他孩子买低脂牛奶。在 2 岁期间，孩子们会建立自己进食的能力、食物偏好和饮食习惯。照顾 CF 患儿的营养师应该询问摄食行为以促进积极的互动，避免消极的行为。

3. 酶的剂量和给药　胰酶替代疗法应该给予母乳和配方奶患儿，包括基本配方，含中链甘油三酯配方和所有食物。推荐初始剂量为 2000～5000U/120ml 脂肪酶进行喂养。随着婴儿的成长和摄入量的增加，剂量调整到每次喂养 2500U/kg 脂肪酶，最大剂量不超过 10000U/（kg·d）脂肪酶。酶的剂量与脂肪摄入量和体重增加有关，应在每次随访时重新进行评估。目标是酶的处方剂量充足却不过量，在支持理想增重的同时减少大肠纤维化的风险。然而，谨慎避免纤维化大肠可能导致酶剂量的过度保守，根据囊性纤维化基金会的注册表数据显示，在早期发育期间平均酶剂量往往低于按重量计算剂量。

对于患有 CF 的婴儿，胰酶替代疗法应该在喂养前进行，混合 2～3ml（1/2 茶匙）苹果酱，用小勺喂入。如果不吃苹果酱的话也可以试试其他粗滤水果（果泥），但是提倡父母只用 1 种类型的食物，以避免如果以多种类型的食物作为酶载体时可能出现的潜在的拒食问题。

1 岁后，可以给孩子们提供肠溶产品，混合 1 种类型食物。一旦父母认为孩子做好准备，就鼓励其吞咽胶囊。患儿和患儿之间有很大的差别，但通常都在 4～5 岁。如果孩子们仍然难以吞咽胶囊，父母应该打开胶囊，把粉末倒入嘴里，可通过饮用液体咽下去。不要让儿童咀嚼胶囊，因为这会破坏酶的保护涂层。

4. 营养素补充　所有的 CF 婴儿均需要摄入标准的适合年龄的水溶性维生素和脂溶性维生素（A、D、E、K）。由于低钠血症的发生风险较大，故钠盐的补充对于 CF 婴儿极为重要，尤其对于那些纯母乳喂养的患儿，这是因为母乳中的钠盐成分非常低；而稍大一些可以摄入固体食物的婴儿也同样存在钠盐摄入不足的可能，因为婴儿食物中从不添加食盐。6 个月以下的 CF 患儿需要每天摄入 1/8 汤匙的精盐，而对于 6～12 个月的婴儿，摄入量需要增加到 1/4 汤匙。

（二）幼儿至学龄前 CF（2～5 岁）

囊性纤维化基金会诊断 2～5 岁 CF 儿童管理已发表指南。关键问题包括正常喂养下恰当的生长发育和针对未达到目标升高和体重的早期干预。

在这个年龄阶段的儿童正在逐渐建立自己进食的能力、食物偏好及饮食习惯。食物的摄入和身体的活动量每天都不一样。基于这个原因，密切监测饮食习惯、能量摄入和生长水平至关重要。对于这个年龄段的患儿，在日常食物中常规添加热量可以帮助他们维持最佳的生长发育。尤其强调摄入高热量的食物（比如提供全脂牛奶和避免低脂牛奶）。

研究表明，患有 CF 的幼儿比同龄正常儿童存在更长的进餐时间，尽管如此，也未能达到囊性纤维化基金会在饮食建议中所提倡的增加能量摄入的要求。随着进食时间的延长，进食困难的现象出现的更为频繁。因此，饮食建议需包括进食习惯的评估。一个针对进食行为问题的策略是限制幼儿的进食时间至 15min，以及增加零食摄入的次数达到少食多餐。另外的策略则是教会家长一些其他的方法来应对患儿吃饭慢的问题，或者可以和患儿协商哪些食物他们更愿意吃。需强调建立用餐时间良性互动的重要性。

（三）学龄期 CF（5～10 岁）

在这个年龄阶段的儿童由于多种原因存在生长落后的风险。他们一般会更多地参加多种活动，导致用正餐和零食的时间有限。他们也开始接触到同龄人的压力并可能开始自己监管自身的疾病。这样的生活变化可能会影响治疗的依从性，比如胰酶和脂溶性维生素的摄入。除此以外，他们也可能缺乏老师同学的接受和理解，更多因素产生的压力向 CF 患儿袭来。鼓励他们参与饮食的规划和准备也许对促进更好的食物摄入有帮助。

（四）青春期前和青春期（10～18 岁）

这个阶段会呈现出其他的易致营养不良的因素，因为随着生长速度加快、青春期以及高水平的运动量，营养素的需求进一步增加。除此以外，在这个时期，肺部病变往往变得更加严重，从而也增加了能量的需求。这也是其他并发症，如 CF 相关糖尿病（详见以下"伴随症状"章节）开始频繁出现的年龄，故进一步增加了发育迟缓和营养不良的风险。

患有 CF 的青少年，青春期通常会延迟。这多与生长落后，营养状况不良有关，而不是内分泌失调所致。女性患儿从 9 岁开始，男性患儿从 10 岁开始（见第 8 章）。营养咨询的对象应是患儿本身而不应该是患儿家长。同样是为了达到更佳的营养状态，青少年往往更易于接受改善肌肉力量和体型的建议，而不易接受一味强调增重和改善疾病状态的建议。

（五）超重和肥胖儿童 CF

多个中心报道越来越多的 CF 患儿存在超重或肥胖。在一家中心，其发病率从 1985 年的 7% 增长到 2011 年的 18%。通常超重或肥胖的 CF 患儿具有轻微的 *CFTR* 基因突变，并常伴 PS。尽管增长的 BMI 与肺功能呈正相关，近期数据显示，肥胖的 CF 患儿其高血脂的风险增加。虽然不建议给予 CF 患儿快速减肥饮食，但尚无关于恰当干预措施的报道。

八、生长缓慢和营养不良的营养干预

如果发现患者出现体重增加不良或很难达到快速生长，则需进行能量摄入和吸收不良的仔细评估。同时也需进行肺部病变急性发作的评估，因为呼吸道感染的控制不良也是生长缓慢的基础。此外，潜在的影响营养的因素（如胃肠疾病、肝病、心理社会因素或 CF 相关的糖尿病）都应该进行评估。这些因素超出本章节论述范围。一般来说，由于长期生长发育落后的影响，一旦发现体重下降，CF 患儿应及时就诊于 CF 中心或具有 CF 管理经验的相关专家。

饮食干预

1. **口服补充**　对于存在体重增长不良的婴儿，高热量喂养仅是第一步。这个可以通过强化母乳或浓缩配方奶来实现。对于摄入固体食物的婴儿，可以在婴儿麦片粥里增加糖类（如多糖）和（或）脂肪（如植物油、中链甘油三酯或微脂质）来增加额外的热量。

饮食的调整需从增加高热量的食物至常规饮食中开始，而不是一味地增加食物的摄入量。比如，可以在许多食物中添加人造或天然黄油，并且在制作罐头汤时，可以用一半人造黄油，一半天然黄油来取代牛奶或水。如果饮食的调整没有效果，可以采用能量补给的方法。但是，需要着重强调的是能量补给绝对不可以用来取代正常的食物摄取。

2. **肠内喂养**　对于存在生长落后但不能依靠口服补给改善的儿童，需开始尝试肠内喂养。囊性纤维化基金会已经发布了关于 CF 患者使用肠道喂养的指南。肠内喂养的目标需要向患儿及其全家解释（比如这是一种改善生活质量的支持疗法），而他们对这项干预疗法的接受度以及完成情况需要进行实际的评估。

肠内喂养可以通过鼻饲管，胃造口管或空肠造口管实现。肠道造口管的选择和置入技术取决于不同 CF 中心的条件。鼻饲管更加适用于短期的自主性较强患者的营养支持。胃造口管对于需要长期肠内营养素的患儿更为适用。空肠造口管可用于存在严重胃食管反流的病人。预消化匀浆或水解营养配方液可以用于空肠喂养。

标准的肠内喂养配方液（完全蛋白质、长链脂肪酸）易被耐受。高热量的配方液（$1.5 \sim 2.0kcal/ml$）通常用于提供充足的能量。夜间喂养也被提倡以促进一天中正常的饮食结构。起始，$30\% \sim 50\%$ 的预估能量需求可以在夜间提供。胰酶替代治疗可以在肠内喂养时进行。但是，夜间喂养的最佳剂量尚不清楚。

3. **行为干预**　为了增加饮食的摄入量，CF 患儿家长可能陷入无效的喂养行为中，如哄骗、命令、逼迫以及采用静脉营养。患 CF 的青少年可能会故意漏服胰酶以期达到特定的体型。对于存在营养不良风险的 CF 患儿，需要深入的评估其饮食行为、喂养方式以及进餐时间的家庭互动。如果发现存在不当的行为，行为干预需与饮食干预同时进行来促进食物的摄入。也鼓励转诊以进行更深入的行为治疗。

九、小　结

由于营养状况和临床结局存在明确的关联，故需对所有 CF 患者都应进行仔细的营养评估、干预及监测。近年来，一些源于新生儿筛查研究的新理论表明，对于大多数 CF 患者来说，营养不良不可避免的观念需要转变为乐观的观点，即只要 CF 早期诊断并积极进行营养监测及治疗，达到正常的营养状况和生长发育也是完全有可能的。这项工作的实施需要多学科团队，包括营养师对 CF 患者的联合干预。这样一来，才能达到正常生长发育及预防营养不良的目标，并进一步改善 CF 患者的预后和生活质量。

（翻译　首都医科大学附属北京儿童医院、深圳市儿童医院　申昆玲）

VI

第47章

生酮饮食

一、概　　述

生酮饮食是一种高脂肪、低糖类、低蛋白质，模拟饥饿状态的饮食方案。它常用于治疗难治性癫痫，同时也是一些代谢性疾病如葡萄糖转运体缺陷等疾病的基本治疗方法。本章主要介绍了生酮饮食的历史、生理、作用机制、适应证、疗效和禁忌证。重点介绍经典生酮饮食的启动和维持治疗方案及并发症的防治。癫痫的替代饮食疗法，包括生酮饮食中的中链甘油三酯（MCT）饮食，低血糖指数治疗和改良的 Atkins 饮食也将在本章予以叙述。

二、历　　史

饥饿疗法用于控制癫痫发作已有数十年的历史。法国学者 Hippocrates 早在 1911 年即报道用饥饿疗法来治疗癫痫，《圣经》（见第 9 章）中也有相关描述。1921 年美国纽约长老会医院内分泌科医师 HR Geyelin 首次将饥饿治疗癫痫的方法推荐给美国医学会，他通过观察整骨医师 HW Conklin 治疗的病人，推测癫痫可能由肠道内集合淋巴结的毒性分泌物引起。由于禁食并不是长期可行的治疗方案，因此美国梅奥诊所的 RM Wilder 医师提出一种高脂肪、低糖类的生酮饮食方案来模拟饥饿的代谢作用。

最初的临床疗效研究是 1925 年由梅奥诊所的 MG Peterman 医师以及 1926 年马萨诸塞州总医院的 FB Talbot 医师完成的，研究发现，生酮饮食治疗癫痫有显著疗效，50%～60% 的患者经过治疗后无癫痫发作。1938 年苯妥英钠问世后，人们对饮食治疗癫痫的兴趣减退。20 世纪 90 年代生酮治疗新时代的开始得益于查理基金会（http：//www.charliefoundation.org）的倡导以及媒体对 1997 年生酮饮食电影《不要伤害我的小孩》的关注。目前生酮饮食已在美国各大医疗中心及全球至少 41 个国家和地区应用。生酮饮食治疗中心的名单可在查理基金会网站查询（Document8https：//charliefoundation.org/find-a-hospital/）。

三、生 理 基 础

人体在禁食时大脑 30% ～ 60% 的能量来自脂肪酸 β- 氧化时产生的酮体（图 47.1）。饥饿降低血清葡萄糖浓度，从而导致胰岛素 / 胰高血糖素比例降低。这一比例的降低及其他激素如肾上腺素的变化刺激脂肪细胞的脂肪分解。释放到血液中的游离脂肪酸不能穿过血脑屏障，因此不能直接用来维持大脑代谢。而脂肪酸经肝转化为酮体后，可跨越血脑屏障，并作为大脑的主要能量来源。与饥饿状态类似，在生酮饮食中，血清葡萄糖浓度较低，导致糖酵解减少，线粒体氧化增加。当脂肪酸作为主要的原料时，代谢从糖异生向脂肪酸 β- 氧化转移，导致 3 种主要酮体的生成：β- 羟基丁酸、乙酰乙酸和丙酮。这些酮体取代葡萄糖成为大脑的主要能量来源。

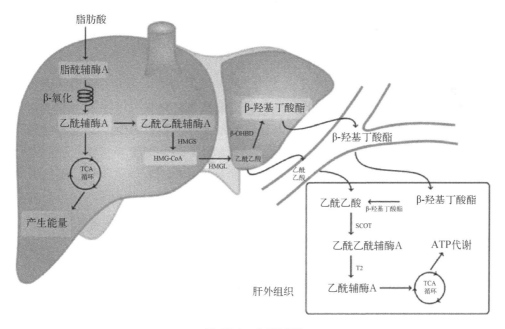

图 47.1　生酮过程

在肝脏中，游离脂肪酸首先被转化为脂酰辅酶 A。后者经过 β- 氧化转化为乙酰辅酶 A。乙酰辅酶 A 进入三羧酸循环产生能量或转化为酮体，分别是乙酰乙酸（AA）、β- 羟基丁酸酯（β-OHB）和丙酮。羟甲基戊二酰裂解酶（HMGL）和 β-OHB 脱氢酶（β-OHBD）促进了此过程。然后，酮体随血液运输到肝外组织。在脑、心脏或肌肉组织中，酮体被重新转化为乙酰辅酶 A。此过程依赖于 β-OHBD、琥珀酰辅酶 A 转移酶（SCOT）和硫解酶（T2）。然后，乙酰辅酶 A 可进入三羧酸循环产生能量

经 Branco 等许可后转载

脂肪分解产生的脂肪酸在肝脏、心肌和骨骼肌细胞的线粒体中进行 β- 氧化生成乙酰辅酶 A（acetyl CoA）。乙酰辅酶 A 通常与草酰乙酸缩合进入三羧酸循环（TCA 循环或 Krebs 循环）。但肝脏草酰乙酸主要用来合成葡萄糖，其在禁食（或生酮饮食）期间含量较低。因此，肝脏会将过量的乙酰辅酶 A 转化为乙酰乙酸及 β- 羟基丁酸，然后将这两种酮体释放入血液中并通过血脑屏障进入大脑。

大脑如同其他组织一样，可将 β- 羟丁酸和乙酰乙酸逆转化为乙酰辅酶 A，进入三羧酸循环，合成糖类及能量（还原型烟酰胺腺嘌呤二核苷酸 NADH 和还原型黄嘌呤二核苷酸 $FADH_2$），然后经线粒体电子传递链氧化产生三磷酸腺苷（ATP）。

四、作 用 机 制

生酮饮食的抗癫痫作用机制仍不完全清楚。可能有几种机制起作用，包括破坏谷氨酸能突触传递，激活 ATP 敏感钾通道（K_{ATP}）和抑制糖酵解。尽管酮体的直接抗癫痫作用受到质疑，在人体研究中已经证实血清酮水平升高与癫痫发作次数减少有关。有一种假说是乙酰乙酸可通过减少谷氨酸向突触小泡的转运，导致兴奋性神经递质谷氨酸的释放减少来介导这一效应。此外，另一种假说提出生酮饮食可能导致抑制性神经递质 γ- 氨基丁酸（GABA）的生成增加。在动物模型中，酮体增加神经元 K_{ATP} 通道活性并降低黑质网状神经元的放电频率。这些神经元在调节癫痫阈值中起重要作用。

除了酮体的直接作用外，生酮饮食的抗癫痫机制也可能是葡萄糖代谢改变后的继发机制。这一理论得到了以下观察结果的支持：即使没有持续性酮症，生酮饮食依然有疗效。在动物模型中，除了酮体的直接作用外，葡萄糖氧化降低可导致 K_{ATP} 通道活化，从而降低神经元兴奋性和减少癫痫发作。有研究使用葡萄糖类似物 2- 脱氧葡萄糖研究了糖酵解减少的影响。通过限制葡萄糖的摄取，2- 脱氧葡萄糖可抑制糖酵解，并使实验模型中脑源性神经营养因子的表达减少，从而减缓癫痫发作的进程。生酮饮食还被证明可通过代谢机制减少活性氧的种类从而增强抗氧化应激的能力。这些代谢变化可能具有神经保护作用，但也会降低神经元兴奋性。尽管已经提出了多种假说，但尚没有得到普遍接受。生酮饮食可能有多种作用机制，包括复杂的代谢变化。

五、适 应 证

（一）难治性癫痫

从历史上看，生酮饮食最常用于难治性癫痫的治疗。它可以有效治疗多种类型的癫痫发作（包括全面性发作和部分性发作）、癫痫综合征 [包括 Lennox-Gastaut 综合征、Landau Kleffner 综合征（获得性癫痫性失语）、Dravet 综合征（婴儿严重肌阵挛型癫痫）、Doose 综合征（儿童早期肌阵挛 - 站立不能性癫痫）、West 综合征（婴儿痉挛）] 及儿童和青少年失神癫痫。它对由结节性硬化症及其他遗传性疾病导致的惊厥发作亦有效。有病例研究报道生酮饮食对高热感染相关性癫痫综合征（FIRES）有疗效，FIRES 可能是一种免疫介导的癫痫性脑病。还有文章报道，生酮饮食对新生儿重症监护病房中的耐药性癫痫也有疗效。近年来，人们对生酮饮食治疗儿童和成人的超难治性癫痫持续状态的疗效越来越感兴趣。

传统上生酮饮食因操作困难不用于一线治疗，并一直被视为治疗的最后手段。然而 2009 年专家共识认为患者在接受两种癫痫药物治疗失败后应重点考虑生酮饮食治疗。

　　生酮饮食适用于所有年龄段的患者。大多数研究认为不同年龄组的疗效相似，尽管一些研究表明，老年患者的耐受性略差。生酮饮食也可有效用于配方奶喂养的婴儿及胃造口术后插管喂养的儿童或成人（参见"生酮饮食的计算"）。

（二）先天性代谢性疾病

　　丙酮酸脱氢酶复合体缺乏症（PDHD）及葡萄糖转运体 1 型缺乏（GLUT1）为影响葡萄糖代谢与转运的两种先天性疾病，生酮饮食为其首选治疗。丙酮酸脱氢酶将糖酵解产生的丙酮酸转化为乙酰辅酶 A 进入 TCA 循环。GLUT1 负责葡萄糖通过血脑屏障的易化转运。在这两种疾病中，基因突变导致大脑对葡萄糖这一其主要能量来源物质出现利用障碍，因此，这些代谢性疾病在明确诊断后应立即考虑生酮饮食治疗。

六、试验性治疗

　　人们在广泛的神经和精神疾病中对生酮饮食进行了探索，包括阿尔茨海默病、肌萎缩侧索硬化症、自闭症谱系障碍、双相情感障碍、抑郁症、缺氧 / 缺血性脑病、偏头痛、发作性睡病、帕金森病和创伤性脑损伤。除了 PDHD 和 GLUT-1 缺乏之外，生酮饮食还在其他代谢性疾病中进行了试验，包括糖原贮积病Ⅲ型、糖原贮积病 V 型（McArdle 病）和磷酸果糖激酶缺乏症。然而治疗这些疾病的有效性和安全性尚未得到验证，治疗仍处于试验阶段。

恶性肿瘤

　　近年来，人们越来越关注生酮饮食在癌症治疗中的作用。恶性细胞高度依赖于葡萄糖而生长、增殖和转化。生酮饮食治疗的理论依据是减少肿瘤细胞的葡萄糖利用率，而肿瘤细胞通常依赖于糖酵解。肿瘤细胞可能会经历"选择性饥饿"，因为在代谢障碍、基因组不稳定和线粒体异常时，肿瘤细胞通常不能进行酮代谢。在恶性胶质瘤、前列腺癌、结肠癌和胃肠癌的动物模型中，生酮饮食可以减缓肿瘤生长并提高存活率。目前有几个公开的临床试验正在研究生酮饮食能否作为恶性胶质瘤的辅助治疗方式。

七、疗　　效

　　对于接受生酮饮食治疗的难治性癫痫患者，约 1/3 的患者癫痫发作得到控制，另有 1/3 的患者癫痫发作频率有所降低。2016 年的一篇 Cochrane 综述对经典生酮饮食和改良生酮饮食的 7 项随机对照试验（RCT）进行了介绍。这些研究共包括 427 名儿童和青少年。作者表示"尽管证据有限，生酮饮食仍有希望应用于抗癫痫治疗"。该综述发表后新增了 2 项随机对照试验。在这些研究中，生酮饮食治疗 3 个月时，38% ～ 75% 的患者癫痫发作次数减少超过 50%，7% ～ 60% 的患者癫痫发作次数减少超过 90% 或不再发作。

　　生酮饮食的疗效不因年龄、性别、发作类型或病因而有显著差异。据报道，生酮饮食对全身性和局灶性癫痫综合征均有效。经典生酮饮食配方中脂肪与蛋白质和碳水化合物的总的的比例为 3 ∶ 1 或 4 ∶ 1。一项 RCT 显示当比例为 4 ∶ 1 时的疗效略优于 3 ∶ 1

VI

的疗效。然而，在这项研究中，对于在 4∶1 治疗期间癫痫发作缓解的大多数个体，在过渡到 3∶1 治疗期间仍保持无癫痫发作。此外，3∶1 生酮饮食的胃肠道症状发生率较低，更容易被耐受。最后，一项临床试验发现，饥饿和渐进性生酮饮食方案在癫痫发作缓解方面没有显著差异，并且渐进性生酮饮食的患者中癫痫发作减少率更高。

临床上，大量报道称癫痫患者接受生酮饮食治疗后，在学习和注意力方面有所改善。有两项前瞻性研究和一项 RCT 试验发现儿童癫痫患者接受生酮饮食治疗后神经行为和认知功能有显著改善。

八、禁 忌 证

生酮饮食的绝对禁忌证如下：脂肪酸氧化缺陷（包括涉及脂肪酸运输、β- 氧化酶和酮体生成的缺陷）、原发性肉碱缺乏或其他肉碱循环障碍、丙酮酸 - 羧化酶缺乏症和卟啉症。因此，生酮饮食治疗者在饮食开始之前必须进行代谢疾病的筛查，包括全面的血液代谢物检测。虽然高脂饮食会加剧酮症性低血糖，但并不是绝对禁忌证，在这种情况下需要严格监测。

与某些药物合用可能会增加某些不良事件的风险，但是生酮饮食没有绝对的药物禁忌。联合治疗可以更好地控制患者的癫痫发作，但是必须权衡患者受益与不良事件的风险。另外，所有的药物必须进行糖类含量监测（请参阅"同时用药和隐性碳水化合物"）。研究者在一项联合疗法的研究中发现卡马西平、拉莫三嗪、左乙拉西坦、托吡酯和丙戊酸的血清浓度呈下降趋势，苯巴比妥略有增加。但是在生酮饮食中，丙戊酸是唯一显示出统计学上显著变化的药物。

使用碳酸酐酶抑制剂（包括乙酰唑胺、托吡酯和唑尼沙胺）的生酮饮食患者可能会增加发生代谢性酸中毒和肾结石的风险。但是，随着充分水化和适当预防性使用缓冲剂如柠檬酸钾，以及仔细监测尿钙、肌酐、柠檬酸盐、尿酸、尿比重、隐匿性血尿和血清碳酸氢盐，碳酸酐酶抑制剂和生酮饮食通常可以安全地合用。

与丙戊酸相关的不良事件包括急性胰腺炎和肝衰竭，但很少有这两个不良事件的报道。在一项研究中，肝功能障碍似乎被伴随的呼吸道病毒感染所触发。总的来说，未显示联合疗法会增加不良事件的发生风险。长期使用丙戊酸会引起肉碱缺乏，这说明联合疗法可能通过与肉碱相关的机制引起肝毒性。对于同时接受丙戊酸和生酮饮食治疗的患者，应严格监测肝功能、胰腺淀粉酶和肉碱浓度。在上述情况下，如果发现病毒感染，单独停用丙戊酸后，肝毒性会逆转，从而允许持续生酮饮食治疗。

九、不 良 反 应

生酮饮食常见的短期不良反应包括脱水、低血糖、酸中毒、呕吐、腹泻、便秘和食欲缺乏。这些并发症一般都将给予对症治疗。年龄较小的儿童在启动生酮饮食治疗的过程中可能面临更高的不良反应风险。通过改良的启动方案和预防性使用枸橼酸钾，脱水、低血糖和酸中毒的发生风险得到缓解（参见"起始方案"）。便秘很常见，通常可以用药物治疗，如用聚乙二醇或通过饮食来调节，例如增加液体和纤维摄入量，添加 MCT 或补充左旋肉碱。

常见的长期不良反应包括肾结石、高甘油三酯血症、骨密度降低、线形生长受限、瘀伤增加、易怒和嗜睡。生酮饮食的一些患者可能更容易受到感染，但这种不良反应的发生机制尚不明确。

生酮饮食的一些罕见但严重的不良事件也有报道，包括急性胰腺炎（可能是高甘油三酯引起的）、QTc 间期延长相关的心肌病、缺铁性贫血、肝毒性和范可尼肾小管性酸中毒。在对 45 项研究的综述中，只有不到 0.5% 的儿童在生酮饮食中发生了严重的不良反应。

（一）生长迟缓

已有一些报道表明，生酮饮食患儿生长发育迟缓，其机制尚不完全清楚。生酮饮食似乎不会改变个人的静息能量消耗；然而，呼吸商确实随着这种治疗而下降。年龄 - 体重百分位数在初始生酮饮食的数月内变化最大，年龄 - 身高百分位数在饮食起始 6 个月后才发生变化。

长期节食的幼儿生长迟缓的风险最大。在一篇关于生酮饮食和生长的文献综述中，治疗人群中报告的最低身高平均 z 评分为 -1.39。在一项回顾性研究中，患者被分成满意或不良线性增长组，线性增长减慢与总蛋白质或热量摄入量少于推荐每日摄入量的 80% 有关，也与蛋白质与能量之比为 1.4g 蛋白质 /100 kcal 或更少有关。因此，建议蛋白质与能量的比例为 1.5g 蛋白质 /100kcal 以获得最佳的线性增长。在一项关于生酮饮食的长期影响的研究中，停止生酮饮食后，生长似乎有所改善；然而，在停止饮食后，仍有 40% 受试者的身高低于同龄儿童身高的第 10 百分位数。在权衡生酮饮食的风险和益处时，应考虑线性增长下降的风险，特别是在长期治疗的情况下，应该密切监测身高和体重（至少每 3 个月监测一次）。对生长不佳的患者，应调整蛋白质和总能量的摄入。

（二）肾结石

既往研究表明，生酮饮食患儿肾结石的发生率为 3% ～ 10%，最近 45 项前瞻性研究报告的发生率为 1.4%。这些方案调整包括不限制液体摄入和取消起始前禁食，以及预防性使用柠檬酸钾或其他缓冲剂。与碳酸酐酶抑制剂（包括乙唑酰胺、托吡酯和唑尼沙胺）合用可能会增加结石的风险。结石可由尿酸、草酸钙或磷酸钙组成。患者出现肉眼或镜下血尿、结晶尿、腹痛或腰痛均应评估是否存在肾结石。结石的急性发作需要镇痛和水化治疗，而某些情况下需要碎石或手术取石。远期可通过水化和碱化尿液、使用枸橼酸钾或其他缓冲剂来预防复发。

（三）血脂变化

生酮饮食患者脂质状况监测研究发现生酮饮食患者的血脂异常包括高甘油三酯、高胆固醇和低密度脂蛋白升高，而高密度脂蛋白降低。生酮饮食患者的不良事件发生率如下：高脂血症 4.6%、高胆固醇血症 3.8%、高甘油三酯血症 3.2%、胆结石 0.1%、脂肪肝 0.1%。食用配方奶粉的患者患高胆固醇血症的风险低于食用固体食品的患者。在生酮饮食停止后，血脂变化可恢复正常。生酮饮食与血管功能的变化无关，如颈动脉内膜的厚度、颈动脉僵硬度或主动脉瓣的可分配性。

（四）骨矿物质含量

与抗癫痫药物治疗类似，长期使用生酮饮食的患者骨质减少、骨质疏松和骨折的风险可能会增加。虽然所有患者在生酮饮食期间补充维生素 D 和钙，但这未必足以防止骨质流失。因此，长期使用生酮饮食的患者应定期采用双能 X 线吸收测定法（DEXA）检测骨密度。

十、生酮饮食团队

生酮饮食团队需要多学科综合参与。它的核心成员是病人及其家长、神经科医师、营养师、儿科医师和护士。另外住院部儿科住院医师、胃肠病医师、医院餐饮服务人员、社会工作者、药剂师和其他专家通常也参与其中。实施生酮饮食对家庭和临床医师均是非常耗时的工作。密切配合以及良好的沟通是非常必要的。

十一、生酮饮食的计算

传统的生酮饮食的比例为 4 ∶ 1（4g 脂肪 /1g 蛋白质和糖类），该比值可被修改以适应个别患者的需要。较低的比例可以满足一些患者的蛋白质需求和改善耐受性。在随访期间，如果有必要提高癫痫发作控制率或增加热量和蛋白质以促进生长，饮食的生酮比例可重新计算调整。

难治性癫痫尤其是伴有运动功能障碍的患儿其能量需求往往与其他儿童大不相同。在饮食起始前，营养师需收集并分析患儿 3d 的饮食记录，对其身高、体重和活动水平进行评估，然后制订出生酮饮食的能量推荐方案。

生酮饮食营养素需求的计算见表47.1。菜单应由有生酮饮食经验的注册营养师来计算。这些菜单可通过手工来计算，而生酮饮食软件大大方便了这个计算过程（如生酮计算器）。许多家庭完全依赖由营养师制订的菜单，一些家长也会为自己的孩子计算菜单。现在也有智能手机应用程序可以使用线性代数建模自动计算生酮饮食。菜单计算以克为单位，食物称重应精确到 0.1g。

在日常菜单中，脂肪（来自鲜奶油、黄油或人造黄油、油、蛋黄酱或其他来源）是重要组成部分。鲜奶油（含 36% 脂肪）可直接饮用或加入调味品或冻结成冰淇淋。必须统一使用同一品牌的鲜奶油并使用营养表或标准软件进行计算。脂肪量被计算好后，再加入蛋白质（如肉类、鱼类、家禽、鸡蛋和干酪），但鲜奶油中的蛋白质含量必须计算在内。含糖类食物（如水果和蔬菜）最后添加，奶油、蛋白质和药物中的糖类必须计算在内。添加小剂量无糖食品（如莴苣叶、澳洲坚果、橄榄）可增加膳食的灵活性和适口性。

生酮公式可用于胃造口后插管喂养的患儿及配方奶喂养婴儿。它们也可以作为经口喂养患儿的膳食替代品。基于无糖类的大豆配方（RCF）综合了葡聚糖和乳化红花油，可为管饲患儿提供所需的生酮比例。另外一种以牛奶为主的配方有 3 个种类，分别为 4 ∶ 1，3 ∶ 1 生酮比的奶粉和含有纤维素的 4 ∶ 1 饮用奶。

表 47.1　生酮饮食营养素计算

1.计算每天需要的热量

[例如，15kg 儿童 ×68kcal/（kg·d）＝ 1000kcal/d]

2.计算每天所需饮食单位数 [a]

[例如 4：1 的饮食，每一饮食单位 [（4g 脂肪＋ 1g 蛋白质和糖类）＝ 40kcal（1000kcal/d）/（40kcal/U）＝ 25U/d]

3.计算每天所需脂肪量

（脂肪：25U/d×4g/U ＝ 100g/d）

4.计算剩余热量并分配给蛋白质和糖类

（蛋白质和糖类：25U/d×1g/U ＝ 25g/d）

5.保持蛋白质最低需要量

[1g/（kg·d）] [蛋白质：1g/（kg·d）×15kg ＝ 15g/d]

6.计算剩余热量分配给糖类

（糖类：25g/d － 15g/d ＝ 10g/d）

7.将 1d 热量再分配到各餐

注：a.每一饮食单位所含热量随生酮饮食比例不同而改变；2：1 的饮食，每一饮食单位热量为 22kcal；3：1 的饮食，每一饮食单位热量为 31kcal；4：1 的饮食，每一饮食单位热量为 40kcal；5：1 的饮食，每一饮食单位热量为 49kcal

十二、微量元素的补充

生酮饮食缺乏相关维生素（如维生素 D 及 B 族维生素）和矿物质（包括镁、钾和钙）。家长须清楚补充这些物质是必需的。20 世纪 20 ～ 30 年代在认识这些维生素的重要性前，患者因缺乏维生素和矿物质而发生严重的并发症。生酮饮食患者应每天摄入与其年龄需要量相当的多种维生素和钙。美国医学研究所对维生素 D 摄入量建议包括：对于 1 岁以下的婴儿，每天 400 IU；对于 1 ～ 18 岁的儿童，每天 600 IU（第 21 章 I 脂溶性维生素）。肉碱是脂肪酸转运的重要载体，因此，应常规监测肉碱浓度。

十三、起始方案

在开始生酮饮食之前，家长应与生酮饮食营养师进行全面的沟通。营养师除了评估患者的生理测量指标及营养状况外，还应详细介绍生酮饮食及治疗过程中可能产生的社会心理问题。生酮饮食前需进行相应的实验室检查（包括全血细胞计数、代谢筛查、血脂、胰腺功能、电解质、尿酸、镁、磷、肉碱、β-羟丁酸和尿液分析）以发现任何可能存在的禁忌证，同时记录相应基线值。所有患儿应在严格监测下维持生酮饮食治疗至少 3 个月以明确其疗效。

传统生酮饮食开始前患儿要禁食 24 ～ 48h，待尿检出现酮症后给予生酮膳食。近年来该启动方案受到争议，一些医疗中心取消了禁食。尽管一些证据表明，禁食可使患儿更快达到酮症状态和控制癫痫发作。但也有研究不支持这一观点、取消禁食可能更容易让患儿接受，并减少一些并发症（包括症状性酸中毒、低血糖、电解质紊乱）的发生。

无论是否需要禁食，标准的启动方案均需住院治疗。然而有两项回顾性研究报道在门诊成功启动了生酮饮食治疗。住院治疗有很多优点，包括方便医师监测不良事件、处理急性并发症及调整药物。此外住院治疗为生酮饮食治疗团队构建了一个更好地为患者及家属提供教育及帮助的平台。

如果使用经典的禁食方案，患者被要求在入院前一晚晚餐后禁食。前 24h 给予 2d 所需总热量的 1/3 量，随后 24h 给予 1d 总热量的 2/3，第 3 天起给予全量膳食。采用非禁食方案的患者在治疗第 1 天起即给予全量生酮膳食。另一种非禁食方案在治疗第 1 天给予患者 1：1 生酮比例的全量膳食，其后生酮比例逐日递增至 4：1。

住院期间需每 6 小时监测血糖直至患儿达到酮症并能耐受生酮饮食。当患儿达到酮症后只需临床观察，若患儿出现低血糖症状则需监测血糖。除非患儿出现症状，一般血糖不低于 25mg/dl 不需要处理。需随时监测尿酮，每 24 小时监测血清碳酸氢盐并据此调整枸橼酸钾摄入量。

传统生酮饮食限制液体摄入量，以避免降低尿酮水平。然而液体摄入并不影响血清 β-羟丁酸水平，此为一项比尿酮更可靠的酮症指标。因此，为降低脱水和肾结石风险，许多学者并不推荐限制液体摄入。液体摄入并不降低生酮饮食疗效。

在起始阶段所有患儿均需补充多种维生素、钙。为降低肾结石的风险亦应预防性补充枸橼酸钾。

十四、维持治疗与随访

生酮饮食的患儿应接受儿科神经专业医师或癫痫专科医师、营养师和儿内科医师的严密随访观察。患儿通常在饮食起始后 2 周、1 个月、3 个月及此后每 3 个月至生酮饮食门诊随访。为确保足够的营养和维持正常生长，有些患儿可能需要更频繁的随访监测。在随访过程中，需测量患儿的身高及体重，亦应进行相应的常规实验室检查。患儿家长或监护人应向神经科医师及营养师提供癫痫发作日记、饮食日记及尿酮监测记录。2009 年，专家共识建议家长应每周监测尿酮。临床医师亦应询问有无不良反应发生。为优化患儿生长和更好地控制癫痫发作，在随访过程中可调整饮食方案。

病毒或其他严重的感染通常会影响酮症的维持并可能增加代谢性酸中毒的发生率。在生病期间可用苯二氮䓬类药物（如劳拉西泮或地西泮）处理癫痫发作。

接受生酮饮食的患者接受麻醉是相对安全的。在最近的一项研究中，3/24 名接受手术的儿童有轻微并发症，其中 2 名术后癫痫发作频率增加，1 名患有代谢性酸中毒。当然，对于这种人群，基于它的高风险性，很难把术后癫痫发作加重归因于有无进行生酮饮食治疗。

十五、共用药物及潜在的碳水化合物

大部分口服药物和几乎所有的糖浆含有糖类，它们以糖、淀粉或甘油形式存在。家长和监护者在给患儿服用新的药物或非处方药物前应咨询营养师。他们也应了解到一些牙膏、乳液（包括防晒霜）和洗发剂均含有糖类（如山梨糖醇），它可经皮肤吸收。治疗中若出现癫痫发作恶化，应考虑到这些潜在的糖类影响。

同样，临床医师在选择有关药物时亦应咨询营养师。药房应能制备不含碳水化合物的药物制剂，对于住院的患者配备可联系的医院药剂师，任何药物中所含的糖类必须被计算在饮食糖量中。住院期间，医师、药剂师和护理人员应避免为患儿静脉注射含右旋糖、葡萄糖或其他糖类的溶液。通常，与乳酸林格液相比，生理盐水是首选的静脉输液方案。但是，生理盐水会增加发生代谢性酸中毒的风险，因此需要对患者进行密切监测。

十六、调整饮食以控制癫痫发作

有经验的儿科神经专业医师和营养师应像调整抗癫痫药物一样熟练调整生酮饮食。当患儿酮症维持不佳可能导致癫痫发作时，应调整饮食以有效控制发作。例如清晨醒时发作的患儿可在其睡前给予高脂肪零食（如橄榄）以帮助维持夜间酮症从而达到控制晨起发作。

十七、生酮饮食的终止

对于 2 年无癫痫发作或治疗 3 个月后无有效治疗反应的患者，应考虑停止生酮饮食。一些患有严重癫痫的患者可能需要持续多年的饮食治疗。而葡萄糖转运体 1 型缺乏（GLUT1）及丙酮酸脱氢酶复合体缺乏症（PDHD）患者，需要终生治疗。

对于接受长期治疗的患者，应该在几个月内逐渐降低生酮比。如果在减停过程中癫痫复发，可立即调整饮食至原生酮比例而不需要住院。停止生酮饮食治疗后复发风险最高的患者包括：脑电图异常、脑结构异常和结核性硬化症的儿童。然而，大多数癫痫复发的患者可通过再次生酮饮食或抗惊厥药物治疗来控制发作。

十八、替代的饮食疗法

虽然生酮饮食疗效较好，但一些患者由于各种原因无法忍受。因此，在经典生酮饮食的基础上引入了几种改良配方。

20 世纪 70 年代，Huttenlocher 开展了中链甘油三酯饮食（MCT）治疗方案。由于 MCT 较其他脂肪能产生更多酮体，因此在 MCT 饮食期间无须严格限制蛋白质和糖类的摄入。最近一项随机对照研究发现，MCT 饮食和经典的生酮饮食在疗效及患儿耐受性方面两者没有明显差异。然而 MCT 饮食往往会增加胃胀、恶心和呕吐等不良反应的发生。

2002 年低糖指数治疗（LGIT）在美国马萨诸塞州总医院成为传统生酮饮食的替代治疗。这种方案允许摄入较传统生酮饮食（40 ～ 60g/d）更多的糖类，但仅限于血糖生成指数 < 50 的食物（此类含糖食物使血糖水平升高能力相对较差）。4 项回顾性研究（$n = 169$）表明，LGTT 与生酮饮食疗效相当，且不良反应较少。在这些研究中，在可变的随

VI

访时间点（2～14 个月），53%～78% 的患者癫痫发作减少超过 50%，6%～40% 的患者癫痫发作减少超过 90% 或者无癫痫发作。

LGIT 已被证明可以有效地治疗与结节性硬化症或 Angelman 综合征相关的癫痫。一项回顾性研究显示 15 例结节性硬化患者在治疗 6 个月后，47% 的患者癫痫发作减少超过 50%。另一项前瞻性研究报道 6 例 Angelman 综合征患者治疗 4 个月后 67% 的患者癫痫发作减少 90% 以上。在一项大型回顾性研究中，23 名 Angelman 综合征患者 LGIT 治疗后，22% 无癫痫发作，另外 30% 除了少数突破性的全身性癫痫发作外无癫痫发作。

约翰霍普金斯医院首次在 2003 年提出改良 Atkins 饮食作为传统生酮饮食的另一种替代治疗方案。这种方法在治疗的第一个月内限制糖类摄入量（儿童 10g/d，成年人 15g/d），然后每月 5g 逐渐增加糖类日摄入量直至 30g/d。患者最终饮食的生酮比例达 1∶1 到 2∶1。

在一篇对 30 项回顾性和前瞻性研究的综述中，在采用生酮饮食 3～6 个月时，48% 的患者癫痫发作减少超过 50%，39% 的患者癫痫发作减少超过 90% 或者无癫痫发作。目前有 4 个随机对照研究揭示了改良 Atkins 饮食的有效性。在其中两项研究中，在 3 个月时，10%～60% 的患者癫痫发作减少超过 50%，0～30% 的患者癫痫发作减少超过 90% 或者无癫痫发作。在其中一次试验中，研究显示改良 Atkins 饮食开始治疗时，10g/d 的碳水化合物限制比 20g/d 限制更有效。两项试验比较了改良 Atkins 饮食和生酮饮食。在第一项研究中，生酮饮食治疗表现出较好的疗效。在生酮饮食治疗组，100% 的患者癫痫发作频率降低，3 个月时平均降低 58%，6 个月时平均降低 71%。改良 Atkins 饮食组显示 40% 的患者在 3 个月时癫痫发作频率降低（平均降低 7%），62% 的患者在 6 个月时癫痫发作频率降低（平均降低 28%）。类似的，在第二项研究中，生酮饮食组达到无癫痫发作的比例（53%）高于改良 Atkins 饮食组（20%），但是改良 Atkins 饮食具有更好的耐受性，不良反应也较少。

十九、小　结

生酮饮食是治疗难治性癫痫最有效的方法。专业的生酮饮食治疗团队应在饮食治疗起始及维持阶段给患者及其家属全方位的指导，以降低不良事件发生的风险。

（翻译　复旦大学附属儿科医院　李　萍　　审校　黄国英）

第*48*章

饮食、营养与口腔保健

一、概　　述

营养在口腔和牙齿疾病的发生、发展、管理及治疗中起到重要的作用。不足或不恰当的某种营养素的摄入会对牙齿及口腔软组织产生直接影响，如牙齿发育、牙齿结构或口腔黏膜健康（如维生素 B_{12} 缺乏引起的口角炎和口疮）。营养缺乏对口腔疾病产生的直接影响，如牙侵蚀症，或间接影响，比如龋齿。通过了解营养状况在口腔疾病中发挥的作用，儿科医师不仅可以预防和管理儿童牙齿疾病，而且还能帮助儿童和家庭做好自身的口腔保健。本章节第一部分讲述营养不良如何影响牙齿发育及营养不良儿童患牙齿疾病的风险。第二部分讲述微量营养素缺乏症儿童的口腔疾病症状，并着重阐述几种特殊疾病的典型口腔表现。第三部分也是最后一节讲述了营养对龋齿的影响，龋齿是儿童时期最常见的慢性病，同时也强调了母乳喂养和肥胖与龋齿的关系。

二、蛋白质 - 热量营养不良症对牙齿发育和牙齿疾病的影响

蛋白质 - 热量营养不良症是由于饮食中热量（卡路里）和蛋白质摄入不足所致。蛋白质 - 热量营养不良症可以是原发的，即蛋白质和热量摄入不足导致机体代谢异常（主要存在于发展中国家），也可以是继发的，即与严重疾病相关的营养不良，如艾滋病、慢性腹泻、癌症、慢性肾衰竭、克罗恩病或溃疡性结肠炎。儿童早期发生蛋白质 - 热量营养不良症时，可能会影响牙齿和口腔发育，也是乳牙和恒牙列发生龋齿的危险因素。

关于蛋白质 - 热量营养不良症对恒牙萌出时间影响的研究有限，尚无定论。Alvarez 及其同事发现，多数营养不良和发育不良的儿童其恒磨牙和门牙萌出速度快。Elamin 和 Liversidge 研究了苏丹喀土穆 2115 名 2 ～ 22 岁人群的出牙时间，首先使用 WHO 的年龄别 BMI 和身高 z 评分法界定了营养不良和营养正常儿童，结果发现营养不良儿童的出牙时间与营养正常儿童比较无统计学差异。海地的一项研究指出，早期患有蛋白质 - 热量营养不良症的儿童和发育迟缓的青少年存在乳牙脱落延迟和恒牙萌出延迟。

Alvarez 及其同事进行了两项横断面研究和一项纵向研究，探索了既往和当前的营养

状况对牙齿萌出、脱落和龋齿产生的影响。研究显示急性（消瘦）或慢性（发育迟缓）营养不良的儿童出牙时间晚，且乳牙列龋齿更严重，并认为乳牙萌出延迟是营养不良儿童出现龋齿高峰时间延迟的原因。

牙釉质发育不良在营养不良儿童中非常常见。Sweeney 及其同事对 104 名经治疗逐渐恢复的 3 级营养不良危地马拉 2 ~ 7 岁儿童的上颌主切牙进行研究，发现 73% 的儿童存在线性牙釉质发育不良，这与出生时存在蛋白质 - 热量营养不良症儿童的结果一致。Caufield 等研究显示牙釉质线性发育不良和其他形式的发育缺陷可作为儿童围生期和产后压力（包括营养不良、感染、低出生体重和其他前因）的监测标志。Takaoka 等指出，与其他早产儿相比，存在营养不良的小于胎龄早产儿可能发生牙釉质发育不良的概率高 7.8 倍。

牙釉质发育不良在营养不良儿童和其他儿童中具有重要临床意义。众多研究，包括 2017 年 Costa 及其同事的系统回顾和荟萃分析，表明牙釉质发育不良增加了乳牙列患龋齿的风险，并与儿童早期严重龋齿的发生相关。临床医师需注意早期营养不良的儿童可能存在牙釉质发育不良，并意识到其发生龋齿的风险升高（见第 10 章全球儿科营养；第 26 章营养不良）。

由于唾液分泌减少，营养不良儿童可能更易患龋齿。Psoter 及其同事对海地 1017 名 11 ~ 19 岁青少年进行研究，这些青少年 6 岁前存在蛋白质 - 热量营养不良症或有因慢性营养不良导致生长发育迟缓病史，结果显示，与营养正常人群相比，这些青少年的唾液 pH 值并无差异。Johansson 等研究了印度马德拉斯 68 名 8 ~ 12 岁儿童的唾液分泌量和龋齿情况，结果发现，随着营养不良程度的加重，与对照组和发育不良程度较轻的儿童相比，严重营养不良儿童的唾液分泌率低，龋坏的乳牙和恒牙面积增加。

三、微量营养素缺乏症中牙齿和口腔表现

近年来，随着社会饮食习惯的改变，人们对营养不良与严重的儿童早期龋病（S-ECC）的相关性越来越关注。据人体测量学指标统计，多数患有 S-ECC 的儿童都存在营养不良。此外，微量营养素，包括铁和维生素 D，S-ECC 儿童都可能缺乏。尽管如此，北美很少有研究探索营养不良的 S-ECC 儿童与微量营养素缺乏的相关性。

2006 年，Clarke 及其同事研究了加拿大 46 名患有 S-ECC 的儿童（中位年龄 3.8 岁）的营养状况，这些儿童因行全麻下综合牙科手术治疗于医院就诊。通过测量体重百分位数，发现 17% 的儿童存在营养不良，24% 的儿童体脂含量低（低于第 10 百分位）。这些儿童血清生化指标显著异常，包括低血清白蛋白(16%)和低血清铁蛋白(80%)。有 11% 的 S-ECC 患儿存在缺铁性贫血。2013 年，Schrothand 及其同事在加拿大温尼伯进行了一项病例对照研究，比较 144 名 S-ECC 儿童与 122 名无龋齿的健康儿童的铁营养状况，发现 S-ECC 儿童血红蛋白水平较低（$P < 0.001$），铁蛋白水平较低（$P=0.033$），患缺铁性贫血的可能性显著增加 [校正比值比（OR），6.58；95% 可信区间（CI），1.01 ~ 2.76；$P < 0.000\ 1$)。与对照组相比，S-ECC 患儿的维生素 D 和钙水平降低，血清甲状旁腺激素水平升高。

维生素 A 和维生素 D 也是牙齿发育（即牙釉质正常发育）的重要营养成分。Schroth

等报道了孕妇体内 25- 羟基维生素 D（25-OH-D）水平与加拿大土著婴儿 1 岁时发生 S-ECC 和牙釉质发育不良的相关性，结果显示这些婴儿发生牙釉质发育不良和 S-ECC 的比率分别为 22% 和 36%。患有 S-ECC 婴儿的母亲其产前检测的 25-OH-D 水平 [（41±20）nmol/L vs（52±27）nmol/L；P=0.05] 明显低于无龋齿婴儿的母亲。logistic 回归分析结果显示牙釉质发育不良（$P < 0.001$）和较低的产前 25-OH-D 水平（P=0.02）与 S-ECC 显著相关。

近期一些研究证实儿童 25-OH-D 水平与龋齿的发生密切相关。Hujoel 进行了一项临床对照试验的系统综述，以确定维生素 D 在预防龋齿中的作用。研究分析了来自 24 项临床对照试验的 2827 名儿童，发现补充维生素 D 可降低龋齿相对发生率（OR，0.53；95%CI，0.43 ～ 0.65）。然而，来自对加拿大和美国人群的研究揭示了不同的结果。通过分析 2007—2009 年加拿大健康测量数据，Schroth 及其同事对 1017 名 6 ～ 11 岁儿童进行牙科检查时测量的 25-OH-D 水平与龋齿之间的关系进行了研究，结果显示，56% 的儿童有龋齿。当儿童 25-OH-D 浓度 ≥ 75 nmol/L 和介于 50nmol/L 到 75 nmol/L 之间时，龋齿发生率较低，分别下降 47% 和 39%。相反，2005—2006 年美国国家健康与营养调查数据未得出二者存在相关性的结论。

对饮食摄入不足或吸收不良继发引起的维生素和矿物质缺乏也会引起口腔软组织和口周组织疾病。角唇炎、黏膜萎缩和舌炎都与营养素缺乏有关。在成人，有报道维生素 B_1、维生素 B_6 和锌缺乏引起味觉障碍和口腔灼烧感的病例。在儿童，当病史或体格检查中发现复发性口腔溃疡时，需考虑可能缺乏铁、叶酸、锌、镁、维生素 C。当伴有肌肉骨骼疼痛和虚弱的儿童出现牙龈出血、牙龈过度生长和牙龈炎时，应考虑维生素 C 缺乏引起的坏血病。钴胺素（B_{12}）缺乏的患者，禁忌使用氧化亚氮吸氧镇痛，这是由于氧化亚氮可能会加剧蛋氨酸合酶功能障碍。

（一）乳糜泻患者的口腔表现

乳糜泻是一种免疫介导的谷蛋白诱导肠病，饮食改变会对发育中的牙齿和口腔黏膜产生不良影响（见第 27 章慢性腹泻病）。Aine 研究发现乳糜泻患者在膳食谷蛋白时出现 4 个牙列象限对称的、特殊类型的牙釉质发育不良。大量研究证实了这些发现，并显示这些患者发生后期发育的乳牙（即第二乳磨牙）和早期发育的恒牙（即恒切牙）的牙釉质发育不良的比例增加，可能由于谷蛋白饮食。

一旦诊断乳糜泻，需给予严格的无麸质饮食，这样能降低牙釉质发育不良的发生或减轻疾病严重程度。乳糜泻发生牙釉质发育不良的原因不详。最初研究探讨了钙吸收不良和成釉过程中乳糜泻抗体（如抗醇溶蛋白免疫球蛋白 G）与釉质蛋白发生交叉反应的影响。尽管报道乳糜泻患者牙釉质发育不良广泛存在，且存在唾液分泌减少，但与对照组相比，目前龋齿的发生率和严重程度都有所降低。

复发性口腔溃疡在乳糜泻患者中也较常见。2008 年，Campisi 及其同事比较了 269 名经血清学和组织学证实患有乳糜泻的儿童和 575 名曾患口腔溃疡的临床健康对照者，结果发现 23% 的乳糜泻患者出现口腔溃疡，而对照组发生率为 7.1%。伴口腔溃疡的乳糜泻患者，在严格坚持无麸质饮食 1 年后，约 80% 患者的口腔溃疡得到改善或症状完全消失。其他一些研究者也已经报道了无麸质饮食可缓解复发性口炎。

根据这些发现，儿科医师检查乳糜泻患者的牙列是否有牙釉质发育不良和复发性口炎症状和体征非常重要。在某些情况下，转诊到牙医的患者也可能诊断为乳糜泻，并接受无麸质饮食。

（二）胃造口管喂养的儿童

口腔运动功能障碍和神经系统异常的儿童，由于经口喂养存在风险，只能通过胃造口管喂养，此时营养摄入途径对口腔菌群和龋齿发展产生的影响非常重要。这些儿童通常不易患龋齿，因为他们口腔没有接触到可发酵的碳水化合物，这是龋齿发生的一个必要过程。Littleton 及其同事的两项标志性研究发现，胃管喂养者的牙菌斑产酸较少，在接触蔗糖、葡萄糖或果糖后，牙菌斑的 pH 下降幅度最小，产酸链球菌和乳酸杆菌的数量较少，而后者是引起龋齿的主要细菌。这些牙菌斑样品中下降的 pH 未达溶解牙齿结构所需的临界（pH 5.5）。此外，研究发现胃管喂养后通过呕吐进入口腔的食物量不足以改变牙菌斑的产酸特性。然而，从胃管过渡到经口喂养的患者，频繁口饲可发酵碳水化合物 1 周内便很快出现了产酸菌斑。最近，Hidas 及其同事报道了相似的结果，他们通过研究 12 名胃造口管喂养的儿童与 17 名健康儿童和 16 名经口喂养困难儿童，发现与对照组相比，胃造口管喂养的儿童均无龋齿，且变形链球菌和乳酸杆菌水平显著降低。

在临床中，与使用支撑胃管喂养的儿童相比，单纯使用胃造口管喂养的儿童患龋齿的风险有所不同。在这种最常见的肠内营养中，应鼓励口饲耐受患者进食可发酵碳水化合物，以促进其口腔运动发育、味觉刺激和患者舒适度，但需辅以管饲，以确保充足的营养摄入。目前尚无关于支撑胃管喂养对龋齿影响的研究。根据经验，有支撑胃管喂养的儿童会发生龋齿，特别是当牙釉质发育不良、口腔卫生状况差及口腔清洁时间长时，这是由于此时可发酵碳水化合物可附着在牙齿上。

（三）终末期肾病患儿

儿童慢性肾衰竭是临床另一个饮食对慢性全身疾病产生影响的例子（见第 40 章：肾脏疾病）。这些儿童通常表现为牙釉质发育不良、口腔卫生差、牙菌斑堆积和牙龈炎。低蛋白饮食的这些患儿常需要用精制的碳水化合物和含糖饮料来补充热量，但这会导致龋齿出现。然而，多项研究表明，由于唾液尿素氮浓度升高（全身性尿毒症的代谢产物）导致唾液 pH 升高，致使慢性肾衰竭儿童龋齿的发生率降低。在这些儿童中，因糖分摄入降低唾液 pH 的程度与健康儿童相同，而碱性增强会抑制牙菌斑和唾液 pH 达到龋齿发生和发展所需的关键值为 5.5。

肾移植后，随着肾功能恢复，尿毒症得到缓解，唾液 pH 也会恢复正常。因此，移植后，由于良好的致龋饮食习惯、不良的口腔卫生行为及因牙釉质发育不良而变弱的牙齿之间的相互作用，龋齿的发生风险大大增加。因此，牙医应密切关注慢性肾衰竭患者的口腔健康状况，并在肾移植前、中、后期加强建立恰当的饮食习惯和口腔卫生行为。

四、营养对龋齿的影响

龋齿（俗称蛀牙）是一种多因素、饮食依赖、氟化物介导的传染性疾病。它是儿童期最常见的慢性病。2011—2012 年，在美国，约23% 的 2～5 岁儿童，21% 的 6～11 岁儿童，58% 的 12～18 岁儿童患过龋齿。当牙齿生物膜（菌斑）中的致龋细菌代谢可发酵的碳水化合物及产生有机酸时就会发生龋齿。这些酸性物质可溶解牙釉质的矿物结构，导致牙釉质空化。

饮食中的糖分是龋齿发生的主要驱动因子。与龋齿有关的主要膳食糖是单糖（葡萄糖、半乳糖、果糖）和双糖（蔗糖、麦芽糖、乳糖）。谷物、全果、蔬菜和牛奶中存在着的天然糖与添加在食物及蜂蜜糖浆和果汁 / 浓缩物中的糖相比，与龋齿的发生可能无关。

当生物膜（菌斑）中的致龋细菌吸收糖分时，产生的酸性物质几乎可立即降低生物膜正常的中性 pH。之后酸性物质通过牙齿的矿物结构扩散开来，当酸性物质到达矿物晶体结构（羟基磷灰石）中的敏感部位时，钙和磷酸盐会被溶解。只要糖分存在，脱矿就会持续发生。一旦细菌不能获得糖分，借助唾液的缓冲能力，pH 就能恢复正常。当 pH 恢复到正常的中性水平时，唾液和生物膜中的钙和磷会扩散到牙齿中，使牙齿重新矿化。当氟化物在这个过程中出现时，就会形成一种新的晶体结构，即氟磷灰石，更能抵抗脱矿发生（见下文）。

然而，糖的种类不是龋齿发生的唯一重要因素。糖分摄入的量和摄入的频率在龋齿的发展和进展中也很重要。如上所述，在含糖膳食期间和两餐之间，牙齿晶体结构会发生脱矿和再矿化。糖分在口腔中停留的时间越长，口腔清洁越延迟，产酸和脱矿时间就越长，再矿化时间越短。例如，经常用瓶子或小口杯喝含糖饮料和吮吸硬糖或棒棒糖会缩短牙齿再矿化时间、加速龋齿形成。因此，摄入糖分的频率非常重要。同样，像水果卷或淀粉糖混合物这样的黏性甜食，如饼干、蛋糕，可以延长糖与产酸细菌的接触时间，加速脱矿，恶化疾病进程。

儿科医师通过解决营养问题来预防和管理儿童龋齿发生非常重要。儿科医师建议不要在 1 岁前给孩子喝果汁。当摄入时，要尽量控制在最少量，1～3 岁的幼儿限制在 4 盎司 / 天，4～6 岁的儿童限制在 4～6 盎司 / 天。对于 7～18 岁的儿童，果汁摄入量应限制在 8 盎司或建议的每天 2～2.5 杯中的 1 杯。同样，儿科医师应禁止儿童和青少年常规摄入含碳水化合物的运动饮料。儿科医师也可以提倡减少在学校膳食中添加含糖的营养不良的食物，如软饮料、糖和糖果。

同样重要的是要认识到，一些儿童群体很难获得健康食品，这使他们患龋齿的风险加大。低收入家庭中的儿童，很难获得高质量、营养丰富的食物，甚至面临食物安全问题。在美国印第安 / 阿拉斯加州，约 54% 的 1～5 岁的土著儿童患过蛀牙。获得促进土著社区健康食品的供应和教育的机会，可减少含糖饮料和含糖零食的频繁摄入。

（一）母乳喂养与龋齿

美国儿科学会建议纯母乳喂养 4～6 个月，之后继续母乳喂养并添加补充食品，正如母亲和婴儿所希望建议继续母乳喂养 1 年或更长时间。一杯母乳含 17g 糖，主要乳糖。那么，一个重要的问题是母乳喂养是否与龋齿有关。在这个问题上，文献报道不同，这取决于母乳喂养的持续时间、单纯母乳喂养和研究人群、母乳喂养评估方法及补充食品的摄入量（见第 3 章母乳喂养）。

一项横断面荟萃分析表明,母乳喂养儿童比配方奶粉喂养儿童的龋齿发生率低。另一项系统回顾发现,对于母乳喂养达到 12 个月以上的儿童,其母乳喂养时间越长龋齿的发生风险越低;然而,母乳喂养超过 12 个月的儿童患龋齿的风险比母乳喂养不足 12 个月的儿童高。在母乳喂养超过 12 个月的儿童中,夜间或更频繁喂养的儿童龋齿发生风险更高。美国的一项纵向研究发现,母乳喂养不足 6 个月的儿童比母乳喂养至少 6 个月的儿童患第一磨牙龋齿的可能性更大。这种差异随着年龄的增长而减少。巴西的一项研究发现,母乳喂养超过 24 个月与母乳喂养不足 6 个月的婴儿相比,母乳喂养 38 个月的婴儿患龋齿的风险增加。日本的一项研究发现,母乳喂养至少 6 个月或 7 个月的婴儿,无论是完全母乳喂养还是部分母乳喂养,在 30 个月大时患龋齿的风险比配方奶喂养的儿童要高。最近,泰国的一项队列研究发现,母乳喂养 6 ～ 11 个月的儿童患龋齿的风险明显低于母乳喂养不足 6 个月的儿童。

尽管众多研究结果存在差异,但美国儿科学会、世界卫生组织及组织建议纯母乳喂养 6 个月以上非常重要。儿童保健提供者应鼓励父母和其他护理人员在孩子第一颗牙齿萌出时就开始进行口腔卫生护理,包括母乳喂养的孩子。

(二) 氟化物与龋齿

氟是氟元素的离子形式。氟化物减少牙齿损伤主要通过以下 3 种途径:①减少了牙釉质的溶解度;②降低了细菌产酸的能力;③促进再矿化。氟化物通常以氟化钠的形式存在于饮食中,以氟化钙的形式存在于身体中。儿童氟化物最常见的饮食来源是含氟水和水性饮料,但需要注意的是,许多(如果不是大多数)食品中都含有一定水平的天然氟化物。其他氟化物来源包括含氟牙膏、氟化物补充剂和局部使用的氟化物,如氟化物清漆和氟化物凝胶。再矿化过程中,氟离子与釉质结构结合后,吸附在牙齿晶体表面,钙离子聚集,之后,磷脂聚集,并开始重建氟磷灰石晶体表面,该表面比原始晶体结构更能抵抗细菌产生的酸。

在美国的许多社区,公共供水系统都是氟化的。2014 年,74.4% 的美国人口通过社区供水系统获得氟化水。这一比例从肯塔基州的 99.9% 到夏威夷的 11.7% 不等。社区饮用氟化水是预防和控制龋齿的有效方法。目前建议社区供水系统中的氟化物水平为 0.7ppm。虽然氟化物的主要作用是局部的,但社区水氟化有助于维持唾液和生物膜中的低氟化物浓度。儿科医师可以在当地社区倡导饮用水氟化,并通过评估儿童接触氟的情况,确定是否需要局部或全身补充,以最大限度地发挥氟的预防价值。

(三) 牙侵蚀症

牙侵蚀症是牙齿硬组织的损失,是由于酸性物质与牙齿表面直接持续接触所致。据估计,儿童牙侵蚀症的患病率为 2% ～ 80%。牙侵蚀症与酸性物质引起的牙齿晶体结构溶解破坏不同,其原因是非细菌的酸性物质。这些酸性物质既可是外源性的,也可以是内源性的。在儿童,外源性酸性物质主要来自碳酸软饮料、果汁、运动饮料和水果等一些食物。这些酸往往是磷酸和柠檬酸。一些饮料的 pH 从碳酸苏打水的 2.3 ～ 3.2,到运动饮料的 2.7 ～ 3.0,到葡萄柚汁的 2.9 ～ 3.3。酸性最强的饮料包括一些柠檬和蔓越莓果汁、某些可乐和运动饮料。内源性酸性物质也与牙侵蚀症有关,通常是胃液中的盐酸。经常饮用碳酸饮料或天然果汁的儿童患龋齿的概率更高。食用酸性零食或甜食的儿童患龋齿的概率也更高。

患有胃食管反流病（GERD）、贪食症和哮喘的儿童有牙釉质腐蚀的风险。患有GERD 和贪食症的儿童牙釉质腐蚀是由暴露于酸性胃内容物引起的。在哮喘中，牙釉质腐蚀是由于长期使用 β₂ 激动剂和可能伴发的 GERD 导致的唾液分泌减少所致。无论是由药物（抗胆碱药、抗组胺药、三环抗抑郁药等）还是放疗（癌症治疗）或慢性疾病（如糖尿病、囊性纤维化、外胚层发育不良、干燥症）引起的唾液分泌减少，都会导致缓冲口腔酸的能力降低，也会增加牙侵蚀症的风险。儿科医师可以通过家庭教育限制低 pH 饮料（包括高糖饮料、碳酸苏打水和运动能量饮料）的摄入频率，老预防牙齿侵蚀。此外，儿科医师可以时刻地监测 GERD 患者和贪食症患者的牙齿侵蚀情况。

（四）肥胖与龋齿

肥胖和龋齿有一个共同的常见关键危险因素，即摄入含糖食品和饮料的量和频率。通过减少糖的摄入量和摄入频率，有可能降低这些疾病的发病率。因此，了解肥胖与龋齿之间是否存在关联非常重要（见第 33 章儿童肥胖）。

关于儿童期肥胖与龋齿的相关性，不同研究结果不同。早期一项回顾性研究发现肥胖与龋齿之间关系缺乏明确证据，建议进一步详细的研究设计。最近一项系统回顾结果喜忧参半，这些研究关注儿童体重指数 BMI 和龋齿的相关性，其中 48% 的研究发现龋齿与 BMI 无关联，35% 的研究发现二者呈正相关，19% 的研究发现二者呈负相关。作者认为 BMI 和龋齿存在非线性（U 形）相关，龋齿与低 BMI 和高 BMI 的相关性更大。一项系统回顾荟萃分析发现，肥胖与恒牙龋齿之间存在较弱的相关性，但与乳牙龋齿无相关性。最后，近期一项纵向系统性回顾研究显示，肥胖（或任一人体测量学指标）与龋齿发生尚无相关性。

儿科医师在预防和解决儿童肥胖症方面发挥重要作用，同样，在预防儿童龋齿发生中也发挥重要作用。儿科医师可以鼓励看护者为儿童提供健康食品，鼓励饮用水，限制甜味饮料和其他含有精制碳水化合物的食品摄入。如前所述，他们还可以倡导在学校和校外活动中摄入健康食品和饮料。

（翻译　首都医科大学附属北京儿童医院、深圳市儿童医院　申昆玲）

VI

第七篇　营养与公共卫生

第*49*章

预防无食物保障 – 可获得的社区营养计划

2015 年美国儿科学会（AAP）发表了关于粮食不安全政策声明后，食品供应商熟悉当地营养资源的需求变得更加突出。一个食物无保障的家庭定义为：由于缺乏金钱或其他资源而限制其获得充足食物的家庭。美国食物无保障率逐年变化，但是绝大多数情况下，约 1/5 的儿童不能获得充足的食物。食物无保障的儿童并不只来自于生活在贫困家庭，移民家庭、大家庭、单亲母亲家庭及正在经历分居或离婚的家庭出现食物无保障儿童的概率增高。

食物无保障儿童是患病率增高，住院率增加，儿童出现发育问题、行为障碍和学业下降的重要危险因素。无食物保障的青少年经历精神抑郁和有自杀意念的概率增加。食物无保障也和肥胖相关。除此之外，无食物保障对健康的影响可能会持续到儿童期后，成人期糖尿病、高血脂和心血管病的患病风险会增加。

由于食物不足对儿童和成人产生会产生巨大的影响，而且食物不足并不局限于传统社区服务不足的地区，故该协会建议在每年的保健访视中应用饥饿生命来识别受访者是否处于食物匮乏的环境。APP 的推荐意见详见表 49.1，饥饿生命体征见表 49.2。

以下内容概述了向儿童及其家庭提供食物和营养援助的营养方案。

表 49.1　对儿科医师的建议

实践水平
1. 建议一种 2 个问题的验证筛选工具（表 49.2），用于儿科医师在预定的健康维护访问中或在指示的情况下更早地筛查粮食不安全
2. 儿科医师熟悉社区资源是有益的，以便当儿童积极筛选粮食不安全时，向 WIC、SNAP、学校营养方案、当地食品储藏室、夏季和儿童护理转诊机制喂养计划和其他相关资源是可访问和方便的
3. 在倡导针对粮食无保障家庭的方案时，儿科医师必须了解补充方案中提供的食物的营养含量
4. 在办公室环境中，了解可能会增加食物不安全人口易患肥胖症的因素的儿科医师，以及对食物不安全家庭造成不成比例负担的因素，可能会在诊所就诊时解决这些问题
系统级别
1. 粮食不安全,包括筛查工具和社区专用资源指南,可纳入医学生和居民的教育,使后代医师做好准备,普遍筛查和解决粮食不安全问题

续表

> 2. 儿科医师可以倡导在地方、州和国家各级保护和增加获得 SNAP、WIC、学校营养方案和夏季喂养方案的机会和资金。宣传还必须包括保持这些方案中提供的食物的高营养质量和基于健全的营养科学
>
> 3. 儿科医师可以大力支持跨学科研究，阐明压力、粮食无保障和不良健康后果之间的关系、在粮食无保障家庭中面临压力的妇女母乳喂养的障碍；以及为面临粮食无保障的家庭优化获得高质量营养食品的循证战略

表 49.2　食品安全筛查

1. 对于每一种说法，问它是"经常是真的"，"有时是真的"，还是"从来不是真的"在过去的 12 个月里，我们担心我们的食物是否会在我们有钱买更多之前用完
2. 在过去的 12 个月里，我们买的食物没有持续下去，我们没有钱去买更多

　　改编自 Hager 等。虽然对这两个问题的肯定答复增加了家庭中存在粮食不安全的可能性，但肯定答复只有一个问题往往表明粮食不安全，应引起进一步的质疑

一、概　　述

　　保证儿童及其家人营养健康是全国广大公共和私人机构、组织及个人提供营养服务的一个共同目标．这些单位包括联邦政府机构、各州卫生和教育部门、地方卫生机构如市县卫生部门、社区卫生中心、健康维护和优先提供者组织、医院和诊所、公共和私人诊所的营养学家和营养师、志愿医疗机构，如美国糖尿病协会和美国心脏协会、社会服务机构、中小学、高等学院和工商业界。

二、通过联邦、州和地方卫生和营养机构提供营养服务

　　每年议会都会通过各种营养和健康的经费议案，这些议案中很多是针对低收入母亲和儿童。这些议案都是通过美国农业部和卫生部执行。农业部的服务包括儿童营养计划（国家校园午餐计划、校园早餐计划、夏季供餐计划和儿童及成年人保健食品计划）、为妇女婴儿和儿童设立的特殊营养补充计划、营养补充援助计划（以前叫作食物券计划）和商品补充粮食计划。卫生部的服务包括孕产妇和儿童卫生服务整体补助计划、预防性卫生服务整体补助计划、医疗补助计划中的定期筛查早期诊断和治疗、印第安健康服务和疾病控制与预防中心的项目，还有为高危人群服务的项目如社区卫生服务中心和移民卫生计划。

　　除了联邦政府的支持，很多州和地方政府也提供资金支持儿童健康计划，地方资金支持的项目如以社区为基础的食品计划，它是一种非盈利、非政府、基层的、社区自助发展计划。消除美国饥饿组织就是这些项目的来源之一，这个组织协调全国的地方食品站和就餐计划。许多食品计划与低收入母亲和儿童可能需要的其他服务有紧密的联系。

　　医师和其他初级卫生保健专业人士应当熟悉当地的食品和营养计划，以便能帮助有需要的家庭并给予适当的推荐。一个有经验的卫生保健专业人士能够作为加强政策和预算决策的倡导者，为高质量的、高效益、提高全民健康的营养计划提供建议。

　　虽然早在 20 世纪 20 年代营养服务就被引入公共卫生项目中。但是在 1935 年的社

会保障法第五条中首倡联邦各州合作成为母亲和儿童营养服务发展的主要动力。1999—2000 年的公共卫生营养人员的调查显示约 10 904 名公共卫生营养学家受雇于联邦政府、州和地方公共卫生机构。公共卫生营养学家提供了一个广泛的核心公共卫生功能的服务，包括评估、担保和政策制定。公共卫生营养学家提供直接的临床服务（如筛查、评估、营养咨询和监测等）以人口为基础的研究，疾病预防和健康促进相关的营养服务和政策的制定和执行，为提供者和使用者提供技术帮助，健康相关数据的收集和分析（包括营养学调查和监测）疾病、伤害和自然灾害应激的调查和控制，环境、房屋、食物、水和工作场所的保护，公共信息、教育和社区动员，质量控制，培训和教育，领导、计划、政策制定和管理，有针对性的宣传和个人服务的联系及其他直接的临床服务。

　　许多社区营养服务包括筛查、教育、咨询和治疗，以提高个人和人群的营养状况。这些服务是为了满足人群的预防、治疗和康复保健需求。营养服务机构的重点是基于几个因素，包括机构的任务、资金、社区需求数据的分析、资金和政策。公共机构为个人的整个生命周期提供营养服务，提供各种各样的住院和门诊服务。在社区为基础的营养计划上最能反映营养服务的广泛范围，这种项目的基础是核心公共卫生功能。医师和其他初级卫生保健专业人员必须知道他们社区中提供的服务。营养服务的专业组织和联邦资金见表 49.3。乔治顿大学的母婴健康图书馆维护着母婴健康组织数据库（http：//mchli.braryinfo/databases/about_ orghtml）。数据库中有超过 2000 个与母婴健康活动有关的政府组织、专业组织和志愿者组织，以国家级别的组织为主。对儿科医师和其他初级保健的提供者来说，这是一个很有用的资源。有资格的营养服务提供者包括医师、注册营养师和（或）被许可的营养师、注册营养学家、护士和其他合格的专业人员。最大的专业营养师和营养学家组织营养学会筛选合格的营养服务提供者，如注册营养师和其他符合标准的合格的专业人员。

表 49.3　入选的提供营养服务的专业组织和联邦资源

专业营养学组织
营养学会（AND） 地址：伊利诺伊州芝加哥河畔广场 120 号 2000 室 邮编：60606-6995，电话：800-877-1600 营养咨询热线：800-366-1655 网址：www.eatright.org
学校营养协会（SNA） 地址：弗吉尼亚州亚历山大市华盛顿街 700 号 300 室 邮编：22314，电话：703-739-3900，传真 703-739-3915 网址：www.schoolnutrition.org
国家和地区公共卫生董事协会 地址：宾夕法尼亚州约翰斯敦，邮箱：1001 邮编：15907-1001，电话：814-255-2829 网址：http：//www.astphnd.org

续表

全美妇婴儿童协会
地址：华盛顿哥伦比亚特区西北区 S 街道 2001 号 580 室
邮编：20009-3405，电话：202-232-5492，传真：202-387-5281
网址：http：//www.nwica.org

全美妇婴儿童协会
地址：华盛顿哥伦比亚特区西北区 S 街道 2001 号 580 室
邮编：20009-3405，电话：202-232-5492，传真：202-387-5281
网址：http：//www.nwica.org

消除美国饥饿组织
地址：伊利诺伊州芝加哥市瓦克街 35 号 2000 室
电话：800-771-2303
网址：www.feedingamerica.org

联邦资源
美国农业部营养局

美国农业部资源
地址：弗吉尼亚州亚历山大市中心公园大街 3101 号
邮编 22302，电话：703-305-2062
美国农业部营养援助计划包括相关研究、营养教育方案，比如婴儿母乳喂养支持运动、团队营养、吃出健康玩出硬朗活动、国家营养行动计划（SNAP）和食品券营养教育
以上信息均可以在 http：//www.fnsusda.gov/fns/ 中找到．关于美国农业部营养援助计划的情况说明表见网址 http：//www.fnsusda.gov 美国农业部

营养政策和促进中心（CNPP）
地址：弗吉尼亚州亚历山大市中心公园大街 3101 号
邮编：22302，电话：703-305-7600
CNPP 开发和促进联系科学研究与消费者营养需求的饮食指导．CNPP 资源的信息、美国饮食指导和食物金字塔见 http：//www.cnppusda.gov/

美国农业部州际研究、教育和推广合作局 (CSREES)
地址：华盛顿哥伦比亚特区西南区独立大街 1400 号 2201
邮编：20250-2201，电话：202-720-7441
CSREES 联系联邦和各州，组成国家农业更高的教育研究和推广系统，用来解决民族问题和与农业、环境、人类健康和幸福及社区相关的问题，见 http://www.csreesusda.gov/

国家农业图书馆（NAL）美国农业局
地址：马里兰州贝茨维尔巴尔的摩大街 10301 号亚伯拉罕林肯大厦
邮编：20705-2351，电话：301-504-5414，传真：301-504-6409
网址：http：//www.nalusda.gov/
NAL 资助食品与营养信息中心（FNIC）、为学校和儿童保健项目的健康食物资源系统、妇女婴儿儿童工作资源系统、食品券营养资源连接系统、美国农业部 / 食品及药品管理局食物传播疾病教育信息中心．食品与营养信息中心 / 国家农业图书馆也资助 "Nutrition.gov" 网站，通过这个网站可以方便地查询联邦政府最好的食品与营养信息

续表

美国卫生和人类服务资源

疾病控制与预防中心（CDC）营养与体育活动部

地址：乔治亚州亚特兰大市百福大道 4770 号 K25 邮箱

邮编：30341，电话：770-488-6042

有关婴儿和儿童营养、体育活动和肥胖流行情况的信息和资源可以通过 CDC 网站查询：

http：// www.cdc.gov/nccdphp/dnpa

食品药品监督管理局（FDA）

地址：马里兰州罗克维尔市渔民港 5600 号

邮编：20857，公司总机：1-888-INFO-FDA（1-888-463-6332）

公共事务办公室：301-827-6250

该网站（www.fda.gov）FDA 活动和资源的中央信息来源，包括客户建议和食品安全和营养刊物的部分

国家妇幼健康教育中心（NCEMCH）

地址：华盛顿哥伦比亚特区乔治敦大学，信箱 571272

邮编：20057-1272，电话：202-784-9770，传真：202-784-9777

由妇幼卫生局、卫生资源与服务管理局和卫生与人类服务部资助. NCEMCH 网站（www.ncemch.org）
提供 NCEMCH 方案、教育资源和刊物，虚拟妇幼健康数据库，参考文献和知识路径

美国卫生与人类服务部

地址：华盛顿哥伦比亚特区西南区独立大街 200 号

邮编：20201，邮箱地址：国家健康信息中心，信箱：1133，邮编 20013-1133

电话：301-565-4167，免费电话：1-800-336-4797

健康美国倡议是一个国家的努力，由卫生与人类服务部和总统行政办公室资助，用来提高居民生活水
平、预防和减少疾病花费和促进社区健康. 网站（www.HealthierUS.gov）中包括营养、体育活动和
健康选择的信息

国家心肺血液研究所

地址：马里兰州贝塞斯达

邮箱 30105，邮编：20824-0105

电话：301-592-8573，免费电话：866-35-WECAN

"提高儿童活动及营养的方法"是国家健康研究所的教育计划，用来帮助 8 ～ 13 岁儿童达到健
康体重. 这个计划给社区和家庭提供资源，包括健康护理人员、医师和父母的材料，网址：
http：//wecan.nhlbi.nih.gov

印第安健康服务

社区营养服务

地址：马里兰州罗克维尔市汤普森大道 801 号雷耶斯大厦 400 室

邮编：20852-1627，电话：301-443-1083

印第安健康服务用来提高营养相关疾病患者的健康，通过在学校干预、社区健康计划和医院及临床服
务来预防后代患病，网址：http：//www.ihs.gov

三、健康和营养机构：提供服务和有质量的建议的营养资源

联邦、州和地方健康和营养机构，特别是雇佣公共健康营养学家的机构，对医师和

其他初级健康护理专业人员来说是很有用的资源。营养学家对顾客及其家人和医师，特别是需要特殊健康护理的儿童，提供广泛的技术帮助。其中的一个例子就是为先天性代谢障碍的儿童服务。饮食处方包括特殊医疗配方和为满足医疗和社会经济需要而被修改的食物。这些配方和食物价格昂贵，而且不能通过保险公司报销。很多州都规定覆盖特殊的配方和食物。医师应当联系地方州卫生部门的特殊需要计划，证明该患者需要这些配方和食物，并帮患者获得它们。

早期干预计划是营养学家和营养服务者帮助支持喂养和生长的另一个例子。在早期干预计划中，营养学家和儿童的家人、其他团队成员和儿童初级卫生护理人员一起优化儿童从出生到 3 岁的发展，为残疾婴幼儿及其家庭设立的国家早期干预计划是国会在 1986 年的所有残疾儿童教育法案上通过的，该法案成为残疾人教育法案，由各州执行。有资格获得该服务的儿童必须＜ 3 岁，并且确诊残疾或发育延迟，有 1 个或多个以下方面的问题：体能、认知、交流、情绪和适应性。必须对儿童及其家人进行完整的评估，不需要家庭支付费用，决定儿童是否符合早期干预计划。该评估必须包括儿童营养史和食物摄入量，人体测量、生化及临床指标，喂养技能和喂养问题，食物习惯和食物偏好。如果一个儿童和家庭符合该服务的条件，父母和一个团队会制订出一个用于儿童（如果需要的话，也为家庭）的早期干预计划书（个性化家庭服务计划）。儿童和家庭的个性化家庭服务计划包括营养物，这些营养物可能包括在儿童享受的其他服务中，但是不被早期干预计划提供或支付。根据儿童营养需求评估，个性化家庭服务计划中的一位合格的营养学家将要制订合适的目标来强调任何营养需求，并且推荐合适的社区资源以达到营养目标。关于残疾婴幼儿和残疾人教育法案的更多信息可以查询国家残疾儿童传播中心的网站（www. nichcy.org）。

许多州和地方健康机构提供的其他类型的营养服务包括营养咨询、营养学的特定方面的分类（例如，婴儿喂养、母乳喂养、饮食和心脏疾病的预防、体重管理）、关于营养主题的广播电视节目、一系列广泛公众话题的出版物、教育材料和营养研讨会。地方营养教育资源来自美国农业部资助的合作推广服务，该服务提供了最新的关于营养科学及规划低成本营养膳食的实际应用的信息。合作推广服务和其他健康机构提供的许多刊物适用于不同语种及低文化程度的人。在美国的所有 50 个州和美属萨摩亚、关岛、北马里亚纳群岛、波多黎各和美属维尔京群岛，美国农业部的国家粮食和农业研究所管理着膨化食品和营养教育计划。扩大的食品和营养教育计划旨在帮助资源有限的人们获得知识、技能、态度和行为改变，使人们遵循健康营养饮食，以促进个人发展和改善的家庭饮食和营养健康。更多信息见网址 https://nifa.usda.gov/program/expanded-food-and-nutrition-education-program-efnep。

各州卫生部门的营养部主管是另一个很好的资源，可以辨别特定的州、地区或国家的资源和服务，相似的信息可以在州和地方公共卫生营养董事协会中找到（表 49.3）。营养学会的州分会或营养学会顾问能够帮助确定一个有特定临床经验的注册营养师（表 49.3）。用户也可以拨打营养学会的热线电话，直接咨询一位能够回答从食品分类到食品卫生和其他问题的营养师。除了联邦、州和地方卫生机构，访问护士协会、美国糖尿病协会、美国心脏协会、健康维护组织、医院住院和门诊部经常雇佣营养专业的个人。他们通常为医师和护士提供技术咨询，为患者和社区其他机构提供营养咨询。越来越多的营养师也建立了私人或独立的业务。

四、营养援助计划

国家政策长期以来公开支持营养援助计划，以维护因为贫困或复杂的生理、社会或其他压力造成营养状态欠佳的个体的健康。联邦政府 1946 年制定的国家校园午餐法案在为学龄儿童提供食品服务方面起重要作用。食品和营养服务局（FNS）和营养政策与促进中心（CNPP）是美国农业部食品，营养和消费者服务部门的机构。FNS 致力于通过管理 15 个联邦营养援助计划来消除饥饿和肥胖，这些计划包括 WIC，补充营养援助计划（SNAP）和学校伙食。与州和部落政府合作，FNS 计划在一年中为 1/4 的美国人提供服务。

CNPP 于 1994 年在美国农业部内部创建。CNPP 的任务是通过制定和促进将科学研究与消费者的营养需求联系起来的饮食指导来改善美国人的健康。CNPP 的使命是改善美国人的健康状况：①担任联邦当局对循证食品，营养和经济分析提供依据，以为政策和计划提供信息；②将科学转化为对所有美国人有用的食品和营养指南；③领导国家传播计划，运用基于科学的信息来促进消费者的饮食和经济知识与行为。

（一）补充营养援助计划

SNAP（以前称为食品券计划）是一种营养援助计划，使低收入人群能够在有限的预算内购买营养食品并做出健康的食物选择。这是联邦营养援助计划中规模最大的一项。各国可以选择通过 SNAP 营养教育和肥胖预防补助计划（SNAP-Ed）向 SNAP 参与者和有资格的个人包括营养教育和肥胖预防活动，作为其行政服务的一部分。现在每个州都进行 SNAP-Ed，该活动通过与社区组织建立伙伴关系来开展。SNAP-Ed 活动包括社会营销活动，举办营养教育班以及改善人们生活、工作、学习、饮食和娱乐的政策、系统和环境。2015 财政年度的平均每月家庭福利水平为 254 美元。SNAP 福利在电子卡上提供，参与者可以在授权零售店购买食物。在当地商店兑换的 SNAP 福利不仅为参与者提供营养益处，而且还为当地社区带来了经济刺激。新的 SNAP 福利每增加 \$5，社区总支出就会增加 \$9.00。

营养援助计划是一项联邦计划，但由州和地方机构管理。作为一项福利计划，所有符合资格标准的人都可以使用。2015 年，该计划为 83% 的 SNAP 个人提供了服务。SNAP 参与者中近 2/3 是儿童，老人或残疾人。有 44% 的参与者未满 18 岁，有 11% 的是 60 岁或以上的老年人，有 10% 的是残疾的未成年成年人。监督 SNAP 的 FNS 提供了许多资源和工具来帮助社区和基于宗教的组织、州和州。当地办事处，食品零售商及其他健康和社会服务提供商向低收入者了解食品券的营养福利，并帮他们获得。这些材料可在线免费获得（https：//www.cbpp.org/research/policy-basics-the-supplemental-nutrition-assistance-program-snap）。

为了取得营养援助计划的福利申请者必须通过当地营养援助计划办事处提出申请，并且收入和资源必须低于某个水平。食品与营养局网站上有一种网上预先筛选工具，具有英语和西班牙两种语言（https：//www.snap-step1.usda.gov/fns/），通过筛选可以知道申请者是否合格及能得到多少福利。FNS 网站还提供营养援助计划应用程序和地方办公室地址（https：//www.fns.usda.gov/snap/state-directory）。

（二）校园营养计划

国家校园午餐计划（NSLP）、校园早餐计划（SBP）、新鲜水果蔬菜计划（FFVP）和特殊牛奶计划由各州的教育机构管理，与地方学校或学区的办公室达成协议来进行非营利性食品服务。美国大部分公立和私立学校参加了国家校园午餐计划。不管符合条件的儿童有多少，参加的学校均能得到现金补贴和美国农业部资助的食物。任何公立和非营利性私立学校的高中及以下年级均符合标准。公立和有经营许可的、非盈利、私人住宅儿童保健机构，如孤儿院、社区残疾儿童之家、青少年拘留中心和离家出走儿童临时避难所，均符合标准。关于美国农业部校园进餐计划的更多信息，见网址 http://www.ers.usda.gov/topics/food-nutrition-assistance/child-nutrition-programs/。

参加联邦校园进餐计划的学校同意以减价或免费的形式给儿童提供营养餐，健康与人类服务部依据国家贫困指导意见来判断儿童是否符合标准。一个儿童是否能得到减价或免费食物依据的是他们的家庭成员数及家庭收入。另外，如果一个儿童所在的家庭享受补充营养援助计划的福利或印第安食物分配计划或贫困家庭临时救援，这个儿童可以直接享受校园营养餐。领养儿童也可直接享受校园营养餐。联邦资助的学校就餐计划为所有儿童提供营养餐，然而，给低收入家庭的儿童免费或减价餐会得到更高的补贴。

2010 年的《健康，无饥饿儿童法案》（HHFKA）（公告号 111-296）要求食品和营养服务局审核并更新 NSLP 和 SBP 的膳食模式要求。计划法规中规定了联邦营养要求，以确保满足学校就餐计划的营养目标，并旨在提高全国范围内小学生的饮食习惯并帮助减轻儿童肥胖。它们使儿童每天在学校用餐时获得水果、蔬菜、全谷类及无脂和低脂的流质牛奶；限制学校饮食中的钠、饱和脂肪和反式脂肪；并确定卡路里范围，以确保儿童接受适合年龄的学校餐食。2012 年，USDA 根据美国医学研究所（现为美国国立医学研究院）的建议，更新了国家学校午餐和学校早餐计划的膳食模式和饮食规范，以使其与最新的《美国人饮食指南》保持一致。《美国人饮食指南》（《饮食指南》）是联邦营养政策和营养教育活动的基石。它们由 USDA 和 DHHS 每 5 年联合发布和更新一次。MyPlate 食品指南系统提供基于食品的指南，以帮助实施《饮食指南》的建议。《饮食指南》为 2 岁及 2 岁以上的人们提供了有关良好的饮食习惯如何促进健康并降低重大慢性病风险的权威建议。请注意，《2020 年美国人饮食指南》有望为孕妇和从出生到 2 岁的儿童提供饮食指南。有关饮食指南的更多信息，请访问 http：//www.dietaryguidelines.gov，有关 MyPlate 的更多信息，请访问 http：//www.choosemyplate.gov。

新的膳食模式要求在多个学年内分阶段实施，以促进实施。午餐模式的大部分在2012—2013 学年生效，早餐模式在 2013—2014 学年和 2014—2015 学年实施。美国农业部将继续提供指导，培训计划和技术援助资源，以帮助学校营养运营商实施营养标准并提供健康的学校膳食。

2010 年的 HHFKA 还指示美国农业部为上课期间出售给在校学生的所有食品和饮料（即竞争性食品或与学校供膳竞争的食品）建立营养标准，包括通过学校筹款者出售的食品。《学校智能零食》最终法规确保竞争性食品的营养标准与 NSLP 和 SBP 所采用的营养标准一致，使竞争性食品的标准与在上课期间供应的其他食品相似。这些标准加上最近在学校膳食方面的改进，将有助于促进有助于学生长期健康和福祉的饮食。此外，这些标准继续支持健康的学校环境以及父母努力促进家庭和学校儿童的健康选择。自 2014 年 7 月 1 日起，学校实施了竞争性食品营养标准。该标准旨在通过向学生提供更多应鼓励的食品和饮料 - 全谷物、水果和蔬菜；瘦肉蛋白和低脂乳制品 - 同时限制含糖，饱和脂肪和反式脂肪及钠含量较高的食品。有关更多信息，请访问 USDA 的 Smart Snacks 网站，网址为 https：//www.fns.usda.gov/school-meals/tools-schools-focusing-smart-snacks。

特殊牛奶计划通过以每年调整的比率提供现金报销，减少了为儿童提供的每半品脱牛奶的成本。学区可以选择免费为符合资格准则的孩子提供牛奶。该计划仅适用于不参与其他联邦膳食服务计划的学校，儿童保育机构和夏令营。NSLP 或 SBP 中的学校也可以参加特殊牛奶计划，为半天的幼儿园前和幼儿园计划中的儿童提供牛奶，而儿童则无法使用学校用餐计划。目前，"特殊牛奶计划"允许学校或机构仅提供低脂（牛奶脂肪含量为 1% 或更少，无味）或无脂肪（无香料或调味）的巴氏灭菌液体。这些牛奶必须符合所有州和地方标准。提供的所有类型的牛奶都必须含有 FDA 指定的维生素 A 和维生素 D。

（三）当地学校健康政策

根据 2004 年的《儿童营养和 WIC 重新授权法》（第 L-108-265 号出版物），每个当地教育机构都参加了《国家学校午餐法》或 1966 年《儿童营养法》（第 L-89-642 号）授权的计划必须在 2006 学年之前制定地方学校的健康政策。实施地方健康政策的目的是创建健康的学校营养环境，以促进学生的健康饮食和体育锻炼。2010 年的 HHFKA 扩大了当地学校健康政策的范围，包括营养促进目标以及与更新的校餐和竞争性食品营养标准相一致的学校校园内所有食品的准则。它还对现有健康政策标准增加了与健康委员会参与以及健康政策的审查和报告相关的要求。2016 年 7 月发布了关于地方学校健康政策的最终法规，要求所有参加 NSLP 和 SBP 的地方教育机构都必须符合 HHFKA 中规定的扩展的地方学校健康政策要求。最终规则要求每个地方教育机构针对当地学校健康政策制定最低内容要求，确保利益相关者参与此类政策的制定和更新，并定期评估并向公立学校披露其对当地学校健康政策的遵守情况。这些规定旨在制定地方学校的健康政策，从而加强地方教育机构创建学校营养环境的能力，从而促进学生的健康，福祉和学习能力。此外，这些法规将增加公众对学校健康政策的透明度，从而有助于学校营养计划的完整性。

立法规定了在地方一级制定和实施健康政策的责任，以便可以解决每个地方教育机构的个人需求。预防儿童肥胖是一项集体责任，需要家庭，学校，社区，企业和政府的承诺。关键是要通过各部门的协调和协作来实施变更。欲了解更多信息，并获得学校健康政策实施资源，请访问美国农业部网站 https://www.fns.usda.gov/tn/local-school-wellness-

VII

policy。

AAP 鼓励其成员参与协助其当地学区制定和实施学校健康政策。要求学区准许学校卫生专业人员和公众参加健康政策委员会；因此，鼓励 AAP 成员寻找当地学区的健康委员会并尽其所能参加。AAP 和 AND 与国家非营利组织"健康儿童行动"合作，以解决超重，营养不良，并通过学校环境的明显变化来减少久坐的年轻人。可获取有关儿科医师如何参与学校健康政策的有用信息（www.actionforhealthykids.org）。 USDA 学校营养环境与健康资源网站包含许多资源，以支持学校健康政策流程的实施（http://healthymeals.fns.usda.gov/school-wellness-resources）。

（四）儿童和成年人保健食品计划

儿童和成人保健食品计划（CACFP）提供现金报销和 USDA Foods，用于向儿童和成人保健机构及家庭或团体日托所提供膳食和小吃。符合条件的机构包括高风险的课后托管中心，成人日托中心，非营利性儿童保育中心，启蒙中心，家庭日托所和紧急庇护所。服务于低收入家庭儿童的一些营利性儿童保育中心和成人护理中心也可能有资格参加该计划。

尽管联邦政府继续为所有收入水平的儿童提供膳食和零食补贴，但项目福利主要针对贫困儿童。18 岁及以下的儿童有资格在有风险的课后护理中心、托儿所或日托所接受最多 2 餐 1 小吃或每天 2 小吃 1 餐。居住在紧急避难所的儿童每天最多可吃 3 顿饭。15 岁及以下的流动儿童和残疾人，不论年龄大小，都有资格获得有偿膳食。18 岁以下的儿童可获得课后护理零食和膳食。有关儿童和成人护理食品计划的更多信息，请访问网站 https://www.fns.usda.gov/cacfp/child-and-adult-care-food-program。

2010 年的 HHFKA 还要求美国农业部更新 CACFP 膳食模式，使其更符合最新版本的美国人膳食指南。2016 年 4 月公布的 CACFP 膳食模式最终条例有助于确保最弱势公民获得所需的营养。根据循证建议，这一最终法规更新了 CACFP 中的膳食模式，采用基于科学的标准，以提高每天为数百万儿童和成人提供的膳食和零食的营养质量，并确保幼儿从一开始就养成健康的习惯。这是自 1968 年 CACFP 项目启动以来，CACFP 膳食模式的第一次重大修订。

自 CACFP 开始以来，营养相关的健康问题已从营养不良转变为卡路里、饱和脂肪、添加糖和钠的过度消耗，以及纤维和其他必需营养素的摄入不足。根据最新的膳食模式，日托所的幼儿和成人将获得更多的全谷类食物、更多种类的蔬菜和水果，以及更少的糖和固体脂肪。这些变化还改善了人们获得健康饮料的机会，包括低脂和无脂牛奶和水，并鼓励最年轻的项目参与者进行母乳喂养。有关更多信息，请访问美国农业部网站，了解 CACFP 膳食和零食的营养标准：https://www.fns.usda.gov/cacfp/meals-and-snacks。

（五）夏季供餐计划

夏季供餐计划（SFSP）在假期为低收入居民区的学校或社区及夏令营的 18 岁以下儿童提供营养餐。所有符合条件的儿童都可以得到营养餐，营养餐必须符合美国卫生部的营养标准。该计划的参与单位必须是公立或私立非营利学校、公立机构或私立非盈利组织。

更多信息见 https：//www.fns.usda.gov/sfsp/summer-food-service-program。

（六）新鲜水果和蔬菜计划

新鲜水果和蔬菜计划（FFVP）是一项联邦政府资助的计划，在上学期间向低收入小学的学生免费提供新鲜水果和蔬菜。FFVP 的目标是改善儿童的整体饮食习惯，并建立更健康的饮食习惯，以影响他们现在和将来的健康。FFVP 通过提供更健康的食物选择，增加儿童体验的水果和蔬菜种类及增加儿童的水果和蔬菜消费量来帮助学校创造更健康的学校环境。FFVP 在增加低收入学生的水果和蔬菜消费方面非常有效。研究表明，参加 FFVP 的儿童的水果和蔬菜消费量在统计上显著增加。USDA FNS 在联邦一级管理 FFVP。在州一级，FFVP 通常由州教育机构管理，该机构通过与学校食品管理部门达成协议来实施该计划。FFVP 的对象是免费和减价用餐人数最多的小学。州政府根据分配给州的总资金和申请学校的入学人数来确定所选学校的每位学生资助金额。学校利用这些资金购买额外的新鲜水果和蔬菜，以便在上学期间免费为学生提供服务。必须在 NSLP 和 SBP 的正常时间范围之外为他们提供服务。国家机构或学校食品管理部门确定获取和供应其他新鲜农产品的最佳方法。还鼓励学校与当地大学，推广服务和当地食品杂货商建立伙伴关系，以帮助实施该计划。学校还必须同意广泛宣传该计划的可用性。有关 FFVP 的更多信息，请访问 USDA 网站 https：//www.fns.usda.gov/ffvp/fresh-fruit-and-vegetable-program。

（七）儿童营养计划中使用当地食品

美国农业部致力于帮助儿童营养计划操作人员将当地食品纳入学校餐计划，夏季食品服务计划及儿童和成人护理食品计划。这可以通过赠款，培训和技术援助及研究来实现。USDA 农场到学校赠款计划协助有条件的实体实施农场到学校的计划，以提高合格学校获得当地食物的机会。美国农业部每年会颁发竞争性赠款，用于培训，支持运营、规划、购买设备，开发学校花园，发展合作伙伴关系以及实施农场到学校计划。有关从农场到学校计划的更多信息，请访问 USDA 网站 https：//www.fns.usda.gov/farmtoschool/farm-school。

（八）团队营养计划

1995 年 6 月，美国农业部发起了"团队营养计划"，该计划通过提供食品服务的培训和技术支持，儿童及其照料者的营养教育以及学校和社区对健康饮食和身体活动的支持，继续支持联邦儿童营养计划。团队营养是一项综合的，基于行为的综合计划，旨在促进美国儿童的营养健康。资金支持 USDA FNS 的工作，以制定政策，开发满足州和地方合作伙伴需求的材料和培训，以满足州和地方需要的方式传播资源和材料，以及与其他联邦机构和组织建立合作伙伴关系。营养团队为参与联邦儿童营养计划的学校，儿童保育场所和夏季用餐场所提供资源。营养团队采用三种改变行为的策略：①为儿童营养专业人员提供培训和技术援助，使他们能够准备和提供对儿童有吸引力的营养餐；②通过多种沟通渠道加强营养教育，帮助儿童掌握知识，技能和动机，选择健康的食物和体育锻炼，并将其作为健康生活方式的一部分；③建立对健康的学校和托儿环境的支持，以鼓励人们选择营养丰富的食物和进行体育锻炼。营养团队将公共和私人网络聚集在一起，以促进人们选择健康饮食的饮食，并通过多种沟通渠道传递一致的营养信息，包括餐饮服务计划、教室和儿童保育活动、全校活动、家庭活动、社区计划和活动，以及传统和社交媒体。邀请参加 NLSP 的学校注册为营养小组学校，并加入一个重要的学校网络，致力于更健康的学校营养和体育锻炼环境。

团队营养每年向国家机构提供一定数量的竞争性赠款，以帮助各州建立或加强可持续的基础设施，以实现团队营养改善儿童终身饮食和体育活动习惯的目标。1978 年批准的团队营养培训赠款是支持实施美国农业部营养要求和美国学校和儿童保育机构膳食指南的主要系统之一。在儿童营养方案中，国家机构接受赠款主要用于食品服务人员接受培训和技术援助，使他们能够准备和提供吸引学生的营养餐；向当地学区和托儿所提供小额赠款，以促进健康饮食和体育活动；利用美国农业部开发的许多团队营养资源在学校和儿童保育场所进行营养教育；将营养教育纳入学生学习内容标准，包括向教师提供培训和讲习班；建立社区支持，促进健康饮食和体育活动。更多关于团队营养培训补助金的信息可在以下网站查阅 https：//www.fns.usda.gov/tn/team-nutrition-training-grants。

营养教育资源可从美国农业部的团队营养倡议中获得。这些团队营养材料帮助学校和儿童保育提供者将营养教育纳入课堂学习，营养教育资源还包括家庭、自助餐厅和社区教育材料。除了以标准为基础的学校营养教育材料外，材料还通过广泛的研究（包括焦点小组测试，深入访谈和现场测试）进行儿童，教师和家长测试。材料是基于社会认知理论的，因为这一理论涉及影响行为的个人、行为和环境因素。团队营养材料还包括课程工具包、课程计划海报、游戏、贴纸、活动规划指南、小册子等，供学校和儿童保育机构使用。

团队营养还帮助学校营养专业人员为学生提供符合膳食模式要求的营养美味的膳食。这些团队营养资源提供了健全的业务指导，以持续确保健康的膳食提供以及学校膳食计划的财务可行性和问责制度。

团队营养印刷材料仅适用于参加联邦儿童营养计划的学校和托儿所。

欢迎其他人下载团队营养材料 http：//team- nutrition.usda.gov。 许多"团队营养"出版物有西班牙文版本，其他语种也有。

五、补充营养计划

妇婴儿童计划（WIC）

妇婴儿童计划是为低收入、高危孕妇、母乳喂养、非母乳喂养产后妇女、婴儿和 5 岁以下儿童服务的最主要的公共健康营养计划。妇婴儿童计划有美国农业部的营养局在联邦水平上管理，由国会通过的为处于关键的生长和发育阶段的人群提供健康服务。妇婴儿童计划（WIC）是 1966 年版的《儿童营养法》第 17 条立法要求的。由于 WIC 是一个非全权项目，每年国会通过拨款法拨款支持该项目。美国农业部的营养局每年向国家机构（通常是州卫生部门）提供赠款，资助他们所在州的项目。该计划的福利包括营养补充食物、营养教育、健康和社会服务推荐,以上服务全部免费提供。许多研究表明妇婴儿童计划为提高妇婴儿童健康和拯救儿童生命做出了重大的贡献。

妇婴儿童计划适用于所有 50 个州、34 个印第安岛、波多黎各、维尔京群岛、北马里亚纳群岛联邦。截至 2016 年,这些州通过 1800 个地方机构和 9000 个诊所管理着妇婴儿童计划。在 2016 财年每月领取 WIC 福利的 770 万人中,约 51.7% 是儿童,24.4% 是婴儿,23.9% 是妇女。2013 年,84% 符合 WIC 条件的婴儿参加了该项目(2 387 233 名婴儿)。妇婴儿童计划在国家健康部门、医院、移动诊所、社区中心、学校、公共房产、印第安人居住区、移民健康中心和印第安人健康服务中心中提供服务。自从 1972 年妇婴儿童计划开始实施,经费约每年增长 635 亿美元。方案资金根据考虑营养服务和经费及补充食品费用的公式分配给国家机构。2016 年度,平均每月食物包装成本的花费约是 42.76 美元。

WIC 计划向妇女信息中心参与者提供的食品包以科学为基础,旨在满足孕妇、母乳喂养和非母乳喂养产后妇女、婴儿和儿童的补充需求,并提供目标人群饮食中经常缺乏的营养。2014 年,FNS 发布了最终的 WIC 食品提供规则,要求所有 WIC 国家机构提供符合美国膳食指南和 AAP 婴儿喂养实践指南的食品包装。最后的食品提供条例代表了自 1980 年以来对 WIC 食品包装的第一次全面的修订。

WIC 食品套餐提供早餐谷类食品、鸡蛋、牛奶和牛奶替代品(包括大豆饮料、奶酪和豆腐)、全麦面包和其他全谷物、水果和蔬菜现金价值券、花生酱、豆类、鱼罐头、果汁、婴儿食品、婴儿配方奶粉、豁免婴儿配方奶粉和符合 WIC 资格的营养品。关于 WIC 食品套餐中食品的完整规定和要求,请参阅 www.fns.usda.gov/wic。

尽管联邦法规规定了 WIC 食品的最低营养要求,但州机构在确定州食品清单上授权食品的品牌、类型和形式时,有责任使用联邦法规。在州一级的食品套餐设计过程涉及最大限度地提高 WIC 食品套餐的营养价值,同时管理成本。在设计国家机构食品清单时,参与者对食品的可接受性和可获得性也是重要的考虑因素。

WIC 营养膳食方案支持和促进了建立成功的、长期的母乳喂养方式,为 WIC 参与者提供了更多种类的食品样式,包括水果、蔬菜和粗粮等;为妇女和儿童提供了低饱和脂肪、低胆固醇和高纤维食品,向参与者强化了营养理念,有助于 WIC 计划的州立机构更灵活地选定营养膳食中的食品,适应参与 WIC 计划中的饮食文化偏好者。营养教育是 WIC 计划中的一个重要的优势。依据参与者的营养需求、文化偏好和教育水平,提供以个人为中心的营养教育,支持和促进母乳喂养方式也是营养教育中的重要内容。WIC 通过以下方式支持母乳喂养的母亲:①通过咨询和教育材料提供信息和支持;②食物的数量和种类比给婴儿喂奶的母亲多;③参加母乳喂养的时间比非母乳喂养的母亲长到产后 1 年的资格;④通过母乳喂养同伴顾问向母亲提供支持;⑤母乳泵和其他必要的辅助工具,以帮助支持母乳喂养的开始和继续。

WIC 农贸市场营养计划提供额外的食品兑换券。该券可在 WIC 授权的农民、农贸市场或者路边摊中购买新鲜水果和蔬菜。

关于 WIC 项目的更多信息请参阅 WIC 网站 http://www.fns.usda.gov/wic。

六、食物分配计划

（一）美国农业部食品计划

美国农业部食品是美国 100% 种植和生产的项目，由美国农业部购买，以支持营养援助计划和国内农业。这些食品包括新鲜的、冷冻的、罐装的、干果和蔬菜；谷物；蛋白质；乳制品。美国农业部每年购买超过 22 亿美元的食品，通过以下各种方案向学校、粮食银行和印度部落组织等食品援助方案提供援助。

（二）应急食物援助计划

美国低收入者（包括老年人）补给食物，为他们提供免费的应急食品和营养援助。应急食物援助计划使得美国农业部的食品能够分发给各州立机构。州立机构为选定的地方机构（通常是食品库）提供食品，由地方机构分发食物给市民。这些组织将美国农业部的食品分发给家庭或人群聚集的地方提供膳食服务的人群。州立机构还为其他类型的地方组织提供食品，如社区行动机构，该机构可直接向有需要的家庭分发食物。国家机构负责接收食物并监督整体分布情况。有关紧急食物援助计划的更多信息，请参阅网站 https：//www.fns.usda.gov/tefap/emergency-food-assistance-program。

（三）印第安保留地区食物分发计划

印第安保留地区食物分发计划由美国农业部为印第安人保留区内的低收入住户以及居住在附近或俄克拉荷马州批准区域的美洲印第安人低收入住户提供食物。很多家庭加入到了印第安保留地区食物分发计划，作为替代的营养补充援助计划（SNAP），因为他们不容易接触到 SNAP 办事处或授权的食品商店。该方案是由美国农业部食品和营养服务局（FNS）在联邦层面管理。印第安保留地区食物分发计划是由印第安部落组织或州政府的一个机构进行本地管理。截至 2017 年，已经约有 276 个印第安保留地区通过 102 个印第安部落组织和 3 个州立机构领取救济金。2017 财政年度，平均每月参与的人数为 90 000 人。

每月参与计划的家庭可获得营养膳食帮助保持营养均衡，参与者可从 70 多个产品中选择包括冷冻牛肉、烤牛肉和鸡肉；罐装肉类、家禽和鱼类；罐装水果和蔬菜、罐头汤和意大利面条酱、通心粉和奶酪、意大利面、谷类、大米和其他谷物；奶酪、混合蛋液、脱脂淡奶和低脂肪的超高温液体牛奶、面粉、玉米粉、低脂面包组合，并减少钠饼干；低脂肪豆泥、干豆类、脱水马铃薯；罐装果汁和干果，花生和花生酱；和黄油和植物油。有关在印第安人保留地食物分发计划的更多信息，请参阅网站 https：//www.fns.usda.gov/fdpir/food-distribution-program-indian-reservations。

七、顾客去哪里寻求营养援助（表 49.3）

营养援助计划通常是由地方级的机构管理，如以下机构：

1. 当地学校机构授权的援助计划，包括国家学校午餐计划（NSLP）、学校早餐计划、特殊牛奶计划以及新鲜蔬菜水果计划。

2. 国家和地方卫生机构，社会服务机构、教育或农业机构、公立或私人非营利性医疗机构。印第安部落组织或由美国内政部认可的组织，包括妇婴儿童计划（WIC）、印第安保留地食物分发计划、夏季食品服务计划、儿童和成人保健食品计划、应急食物援助计划。

3. 当地社会服务机构、人性化服务机构或福利部门，营养补充援助计划（SNAP）。

4. 社区或基于信仰的组织。

八、其他提供营养服务的联邦机构（旨在提高小儿健康和福利）

（一）疾病预防控制中心（CDC）营养与体能活动计划（旨在预防肥胖及其他慢性疾病）

CDC 负责基于州的营养和体能活动计划，旨在预防肥胖和其他慢性疾病。这项计划是疾病预防控制中心营养及体能活动部和 50 个国家之间的卫生部门协作项目。该计划成立于 1999 年，通过支持各国制订和改善此计划，特别是通过人群为基础的战略（例如政策层面的变化、环境支持），达到预防和控制肥胖等慢性疾病的效果。

各州从该项目中获得资金，并通过这些策略预防和控制肥胖等慢性疾病：平衡热量摄入和支出、加强体育锻炼、增加水果和蔬菜的消费、减少观看电视或其他屏幕的时间以及增加母乳喂养。该方案还可以帮助各州致力于减少软饮料消费并减少其份量。各州与利益相关者的政府、学术界、工业界和其他领域建立合作伙伴，从而建立全州健康计划。这是指导整个国家努力的最重要途径。国家计划促进与各种合作伙伴的协作，利用一切可利用的资源，以预防和控制肥胖等慢性疾病。有关疾病预防控制中心计划和活动的详细信息、研究报告、监测数据，培训模块、营养教育和相关资源，请参阅网站 http：//www.cdc.gov/nccdphp/dnpa。

（二）母婴健康服务

TitleV 妇幼保健计划由联邦资金整体补助各州，支持了各种各样的健康服务如营养服务。TitleV 旨在通过对所有母亲和儿童（包括需要特殊医疗保健需求的儿童）进行评估需求、确定优先者、提供健康方案和服务，从而改善的其健康。具体来说，妇幼保健项目的目的有以下几点。

（1）确保获得高质量的护理，尤其是对于那些低收入或有限照顾的人群。

（2）降低婴儿死亡率。

（3）提供和确保女性获得全面的产前和产后护理（特别是低收入和高危产妇）。

（4）增加接受健康评估儿童的数量和后续诊断和治疗服务。

（5）提供和确保获得预防和托儿服务，以及对某些儿童康复服务。

（6）落实以家庭为中心，以社区为基础的满足特殊医疗保健需要的儿童的制度。

（7）提供免费电话热线，协助孕妇申请服务，妇女与婴幼儿和儿童都有资格获得医疗补助。

根据全面的 5 年期的需求评估，TitleV 妇幼保健计划确定了首要需求，并制订了绩效目标，在某种程度上 18 个州均要达到该目标。根据每个州得到 TitleV 妇幼保健计划整体补助金不同，其提供的服务类型也有各自的独特之处。TitleV 妇幼保健计划的服务理念为一个金字塔，其中包括 4 层服务（即直接的医疗保健服务、医疗补助与 WIC 服务相协调、人口为基础的服务和基础设施建设服务）。妇幼保健整笔拨款程序是唯一的联邦计划，在所有 4 个层面提供服务，包括以国家人口为基础的层面、基础设施建设服务，且服务对象为所有人口而不仅仅是低收入人口。

2006 年，卫生资源和服务管理的孕产妇和儿童卫生局（MCHB）包括一个新的国家绩效标准，解决"年龄在 2 ～ 5 岁，领取 WIC 服务，体块指数等于或高于第 85 百分位的儿童的百分比"。另一个国家的绩效标准，将以前的"出院的母亲坚持母乳喂养婴儿的百分比"进行了修订，改为"婴儿在 6 个月的年龄接受母乳喂养的百分比"。

每年 TitleV 妇幼保健整笔拨款计划中，59 个州、领地和管辖权的申请和报告数据，信息系统均以电子方式捕捉报道中的数据。国家报告的财务数据、程序数据、主要措施信息和 MCH 在美国的迹象信息张贴在 TitleV 信息系统网站（https：//mchb.tvisdata.hrsa.gov）。

除了发放定额补贴给各州，TitleV 也支持国或地区特别意义计划和社区综合服务系统项目资助的活动。地区和国家特别意义项目支持的活动包括妇幼保健研究、培训、提倡和支持母乳喂养、营养服务及其他妇幼保健倡议和赠款项目。社区综合服务系统项目旨在通过为健康教育和社区卫生服务的发展提供资助，从而改善母亲和儿童的健康。MCHB资助课程的附加信息请参阅网站 https：//mchb.hrsa.gov/。

EPSDT 计划（The Early and Periodic Screening，Diagnostic and Treatment，早期筛查诊疗计划）是儿童医疗保健补助的一部分。EPSDT 计划在每个州实施，旨在通过资助适当和必要的儿科医疗服务，以改善低收入家庭儿童的健康。TitleV 机构在 EPSDT 的实施起着重要的作用。联邦条例鼓励国家医疗补助和 TitleV 机构之间建立伙伴关系，以确保更好地获得和接收全范围的筛选、诊断和治疗服务。

光明未来计划（Bright Futures）早在 1990 年发起。该计划是 MCHB 及其合作伙伴长期的努力，以期为婴幼儿、儿童、青少年及其家庭改善健康状况和预防。多年来，光明未来计划已经发展到包含了针对出生到青春期儿童的视力、哲学、专家指导、工具和其他实现卫生监督的资源。

认识到在某些领域需要有更深入的资料来补充指南，MCHB 启动了"光明未来建设"计划，通过提供技术援助和培训，发布实用的工具和材料，以促进光明未来的卫生监督的实施。在 MCHB 与美国儿科学会之间的协作下，可在网站 https：//brightfutures.aap.org参阅以下资料：第 4 版《光明未来：婴幼儿、儿童和青少年的卫生监督指南》以及第 3 版《光明未来：营养学》。

九、小　结

作为儿童医疗保健工作的重要提供者，儿科医师在确保儿童营养服务（如营养状况的评估、提供保质保量的安全食品、营养咨询工作以及对孩子和家长进行营养知识教育等）

起着重要的作用。儿童营养服务包括了对食品安全的评估和干预。儿科医师可以与其他学校管理者一起加入学校或地区健康委员会，为当地学校健康政策的制定和实施做出贡献和支持。作为社会中关于健康的首席专家，儿科医师与营养学专家、营养师和护士等相互协调合作可以为制定健全的营养政策、指导儿童营养服务相关的立法者、管理者以及其他人提供有意义的领导作用。儿科医师还有责任与其他管理者一起，利用 AAP 联邦事务部和 AAP 州政府事务部提供的资源，在国家，州和地方各级倡导营养政策。支持社区营养服务的联邦和州计划的资金应定期更新，儿科医师应有责任及机会影响这些立法及基金。

（翻译　首都医科大学附属北京儿童医院　张俊梅　李彩凤）

VII

第*50*章 I

婴儿配方奶粉和食品的联邦法规，包括新的添加成分：食品添加剂和公认安全的物质（GRAS）

一、概　　述

婴幼儿和儿童食用安全的并能提供健康及充足营养素的食物至关重要。在饮食中，婴幼儿和儿童会接触到食品添加剂和公认安全的物质（GRAS），这些成分存在于婴儿配方奶粉、幼儿食品以及普通人群食品中。

美国儿科学会（AAP）支持纯母乳喂养至少 6 个月（母乳含有所有的液体、能量和营养物质，可能含有少量的药用或营养补充剂）。尽管目前也有一些关于何时引入致敏食物及其与食物过敏之间关系的担忧（见第 6 章辅食添加，第 34 章食物过敏）。美国卫生与人类服务部也建议婴儿纯母乳喂养最好持续到 6 个月。同样，WHO 也推荐婴儿前 6 个月进行纯母乳喂养。但因为比如身体状况等原因，不是所有婴儿都能获得母乳喂养，非母乳喂养时，强化铁的婴儿配方奶粉是最适合 1 岁前的足月健康儿童的营养替代品。到 3 月龄，尽管母乳喂养率提高，但仍有接近 40% 的美国婴儿接受配方奶粉喂养，到 6 月龄时为 65%。

婴儿配方奶粉不能完全复制母乳成分，但因为新的营养信息、成分和技术使配方奶粉更新变得可行。婴儿配方奶粉生产商通常会参照母乳的组成成分，试图去改良他们的产品。当用作婴儿前 6 个月唯一全部营养来源时，婴儿配方奶粉需满足维持婴儿健康所有能量和营养的需求。在 6 月龄以后，配方奶粉作为逐渐增加的各种固体食物的补充，是婴儿营养需求中非常重要部分。

早产儿使用特殊的满足其营养需求的婴儿配方粉。早产儿通常定义为早于怀孕 37 周出生的婴儿，他们存在因为早产并发症的风险。通常情况下，早产儿在新生儿重症监护病房住院，在住院期间接受肠外营养和特殊的配方粉。相对于足月儿婴儿配方奶粉，早产儿配方奶粉热量更高，并强化维生素和矿物质。早产儿出院后可以使用早产儿出院后配方奶，这种配方营养丰富，蛋白质和一些维生素和矿物质含量较足月配方粉高。适合一个婴儿的配方奶粉必须考虑多种因素，包括婴儿的体重和总体健康状况。

伴随着母乳或婴儿配方奶喂养并能提供富含营养和能量的固体、半固体或液体食物称为辅食添加，辅食添加通常在婴儿 4～6 个月时进行。首次添加何种类型的食物存在很大的差异，而这种差异很大程度上受文化习俗和观念影响。

婴儿期以后，幼儿会进食 1～2 年的幼儿食物并慢慢学习进食成年人食品。根据规定，美国食品药品监督管理局（FDA）定义幼儿为 1～3 岁。

二、食品中添加成分的联邦法规

FDA 下属的食品安全和营养应用中心负责确保供应的食品是安全和健康的，以促进和保护公众健康。其食品安全的监管是广泛的，包括监管范围和研究计划。通过监管食源性、化学性和生物污染、恰当的营养标签，包括健康声明，膳食补充剂，食品行业合规以及国际协调努力等研究项目，解决相关的健康风险。该中心监督了美国超过 80% 的食品供应（见第 52 章）。该食品安全与营养应用中心的一个重要组成部分是监测食品添加成分的安全性，涉及婴儿配方奶粉和其他发育中儿童食品中的添加成分；该中心也监测食品接触物，包括用于包装婴儿配方奶粉和婴儿食品的材料。

植物或动物来源的食物含有糖类、蛋白质、脂肪、维生素、矿物质和其他一些营养素。因此，食物是一种含有成百上千化学物质的混合物。根据联邦食品、药品和化妆品法案（FD&C 法案），基于食物的消费史假设食品是安全的。但这种假设不能延伸至食品中添加的成分，食品中添加的成分必须通过安全性评估并达到"无危害性"的安全标准。

在本章节中提到的食品中添加成分包括食品添加剂、色素添加剂和其他在特定情况下使用的 GRAS。特异在食物中加入这些成分的技术原因是：①保持或提高安全性和新鲜感；②改善或保持营养价值；③改善口感，质地和外观。此外，一些成分加入到传统食物中是为了人体健康。重要的是要明白，食品监管框架是定义安全标准而不是食品添加剂的功效。因此，FDA 对成分的监管局限于考虑风险而非益处。

包装袋或运输食品的材料被称为食品接触物质。虽然不是故意添加到食品中，食品接触 物质与食品成分一样接受相同安全标准。一些食品接触物质（如塑料包装材料、涂料、密封剂盖子等）也与婴儿配方奶粉包装材料相关。2019 年，FDA 发布了监管与婴儿配方奶粉和母乳接触的食品接触物质的指南。由于成年人和儿童食用各种包装材料的各种食品，因此他们接触任何一种食品化学物质的可能性相对较低。然而，0～6 个月大的婴儿通常只食用母乳和（或）婴儿配方奶粉，并比成年人消耗更多与其体重相关的食物。婴儿的药代动力学参数与成人也有明显的差异，婴儿各器官系统也经历了不同的快速生长和发育时期。在评估婴儿食品中食品接触物质的安全性时，必须考虑这些因素。食物接触物质的更深层次的讨论已经超出了本章的范围。但这些内容在第 52 章以及美国食品安全协会 2018 年的政策声明中进行了回顾。

FDA 有若干程序可确保食品成分的安全，包括对食物和食品添加剂的强制性审查和 GRAS 物质的认证。当申请新食品添加成分 GRAS 认证 [比如二十二碳六烯酸(DHA)] 时，文档备案，审理部门将最终申请结果在联邦文件中发布。GRAS 认证清单和审理部门对这

VII

些申请的处理结果在 FDA 网站上可查询。

https：//www.accessdata.fda.gov/scripts/fdcc/?set=GRASNotices

1. 食品成分：食品添加剂或公认安全的物质（GRAS）　1958 年，国会颁布食品添加剂修正法案。食品添加剂广泛定义为：当添加到食物中时，构成食物的组成成分或改变食物性状。食品添加剂必须经过 FDA 的上市前审查和批准才能添加到食品中。这包括给食物染色的物质。此外，辐射源由法律明确定义为食品添加剂。因此，考虑到 FDA 监管辐照食品的权利。众所周知，婴儿配方粉是非辐照和不含色素添加剂的。

另一方面，FD&C 法案规定，除了食品添加剂定义，公认安全的物质（GRAS）使用前由具有科学的训练和经验的专家评估其安全性。简单地说，公认安全的物质（GRAS）都不是"食品添加剂"，上市前不需要经过审查，加入食品前也不需要通过 FDA 批准。如前所述，无论一种物质是公认安全的物质（GRAS）还是食品添加剂，安全性测定总是局限于该物质的预期使用条件，而不是其功效。换句话说，公认安全的物质（GRAS）在食物中使用时不能证明其是有益的，但可以说明其是无害的。

一种食品添加剂被批准时，其数据，信息和专利都需发给 FDA，FDA 评估添加剂的安全性。因此，对一种食品添加剂，FDA 评估其成分的安全性，并由有资质的专家包括非政府部分人员给出此种成分是否是公认安全的物质（GRAS）的结论。

某种食品的物质可能是公认安全的物质（GRAS）是通过科学程序认证的，或是 1958 年前就普遍使用的，在 FD&C 法案通过前就用于食品的物质。通常认为通过科学程序认证的公认安全的物质（GRAS）安全性与食品添加剂获得批准所需的科学证据的数量和质量相同，而这些科学证据通常基于已发表的研究数据，也可能是被证实的未公开发表的研究和其他的数据和信息。而基于 1958 年前就普遍添加于食物的使用经验来识别安全性，这需要大量消费人群对食品消费的大量历史数据的支持。

2. 自愿申报公认安全的物质（GRAS）　一种可能添加于食品的物质上市前受强制审查，并且需要通过 FDA 批准，除非该种物质是被有资质专家认定的公认安全的物质（GRAS）。2016 年 8 月，FDA 发布了最终规则，建立自愿申报程序，任何个人都可告知 FDA 一种特定使用的物质是公认安全的物质（GRAS）。FDA 接受自愿告知的用于人类食品的公认安全的物质（GRAS）申报。因此，公认安全的物质（GRAS）认证是自愿的，对于拟用于婴儿配方奶粉的成分，在这之前确定其安全性有利于企业和 FDA 的监管。

正如公认安全的物质（GRAS）申请法规所描述，审理部门评估每个申请是否提供充分的确定公认安全的物质（GRAS）的基础，申请通知的信息或其他方面对 FDA 提出的问题是可行的，这些都导致审理部门质疑使用的物质是否是公认安全的物质（GRAS）。遵循这个评估，FDA 通过信件做出回应。

FDA 通过以下三个类别中的一个对申报人进行回复：

①相关部门不质疑申请者公认安全的物质（GRAS）结论的依据；

②相关部门认为该申请没有为公认安全的物质（GRAS）结论提供充分的依据；

③相关部门应申请者的要求停止了对公认安全的物质（GRAS）的评估。

第一类常被称为"无问题信件"，通常被视为得到 FDA 的批准，但这是开放的解释，并不一定意味着真的得到 FDA 的批准。毫无疑问的是，最近 AAP 政策声明中指出，公认安全的物质（GRAS）的程序一直是争议的主题。虽然这是在有限的情况下使用，但现在大多数新成分被添加到食品中，包括婴儿配方奶粉。人们担心，FDA 可能无法确保来自不同个体的自愿申请公认安全的物质（GRAS）的安全性，因为大多数申请人都有潜在的利益冲突。关于食品添加剂和公认安全的物质（GRAS）更多信息详见 FDA 网站。

https://www.Federalregister.gov/documents/2016/09/08/C1-2016-19164/substances-generally-recognized-as-safe.

3. 成分审查的重点是安全性 安全涉及食品添加剂和成分（包括食品催化剂），法律上安全定义为"经过权威科学家确认预期使用的物质是合理无害的"。安全的概念还包括物质对人体或动物是否有害，并考虑到使用的物质现实生活中不可能完全肯定无害。

某种食物成分安全审查数据包括：最小值、化学信息以及毒理学数据。当微生物在成分生产中使用时还需要提供微生物信息。安全以外临床研究设计目的还需要提供关于婴儿配方奶粉中使用物质安全性的信息。

（1）化学信息：提供成分的信息包括成分组成以及生产方法信息，生产方法信息提供识别和预期组成成分和可能含有的杂质（比如原材料残留物、副反应产物、反应物或添加物的分解产物），见表 50 Ⅰ .1 天然来源的食物成分可能含有已知的毒物，考虑在生产过程中控制、减少、浓缩毒物的能力是很重要的。此外，食物分类规范包括成分组成的识别和定量化，以及需要限制杂质和污染物（比如铅、残留溶剂以及微生物等）。

表 50 Ⅰ .1　根据化学数据及信息类型常规评估新的成分或成分的新用途表

特性	● 化学名称和 CAS 编码 ● 结构和分子量 ● 物理特性
制造过程	● 全过程描述 ● 已用化学品和试剂列表
规格、说明	● 通常提出或参考规格 ● 包括成分描述、试验鉴定、纯度检测以及杂质和污染物的限制
稳定性	● 证明稳定性数据 ● 成分结局分析
技术作用和用途	● 食品类型和使用等级 ● 制作工艺和使用等级影响的相关数据
分析方法学	● 为了安全使用限制对添加剂的应用，申请书里面就必须包含一个量化物质的方法

作为预期使用成分化学评价的一部分，膳食暴露评估考虑添加入各种食品的物质，而这些食品人类一生每天都在大量摄入。

（2）毒理学信息：对于安全性评估，其种类和所需的安全性研究的数量取决于被评估物质的化学性质和预期使用条件的膳食暴露评估。在肠道和其他代谢条件中物质的转运是很重要的（即吸收，分布，代谢和排泄）。毒理学研究发挥了重要作用。其他特定研究可能需要根据具体情况决定。典型的毒理学研究是对新成分或表 50 I .2 列出的新使用成分的评估。FDA 为个人提供了食物成分安全提交评估指南。

https：//www.fda.gov/downloads/food/guidanceregulation/ucm222779.pdf.

表 50 I .2　运用毒理学研究方法评估新的成分及新成分的用途

- 短期遗传毒性测试（体内体外实验）
- 代谢和药动学研究
- 喂养研究（至少 90d）在啮齿动物（如老鼠）和非啮齿类动物（如犬）
- 在啮齿动物（如老鼠）用致畸实验（发育毒性研究）来进行两代繁殖研究
- 慢性喂养实验（至少 1 年）在啮齿动物（如老鼠）和非啮齿类动物（可能作为啮齿动物终生致癌研究的组成部分）
- 两年致癌研究在两种啮齿动物（如大鼠和小鼠），大鼠的致癌研究也应该包括宫内研究
- 其他研究也同样需要基于可用的基础数据和物质信息（如神经毒性和免疫毒性）

（3）微生物信息：微生物用于成分的生产时要确保无致病性和毒性。然而，某些微生物菌株通常情况下被认为不产毒，但在特定的条件下可能产毒。当这种微生物作为成分来源时，在发酵的条件下应被调整以防止毒素合成，且应当进行适当测试以保证最终成分所含毒素在安全范围。此外，这样的微生物可被基因修饰使其在化学合成毒素途径失活。所有的识别和作为成分来源使用的微生物安全性的相关信息应给予说明，如果可以，应包括当前和以前使用的食品或生产食品的成分。相关成分的微生物安全性评价由 Mattia 和 Merker 进一步讨论。

（4）其他信息包括人体研究：食品安全和营养应用中心的科学评论家对给予的食品成分安全性综述不使用需求研究的分类目录。尽管存在很多指南，但所有的安全审查都是根据具体情况进行的。在评价某种成分安全性时，必须解决与预期使用的成分相关的所有科学问题。因此，各种类型的研究可以包含在一个成分数据包里。额外的一些研究可能涉及食品中使用的安全性问题，包括流行病学和临床研究，以及明确定义的科学研究。人类研究没有进行安全性评估，本质上可能与安全性评估信息来源相关。例如，食品成分有效性研究主要是为了证明物质包含相关的安全信息。

对于婴儿配方奶粉，人群研究常需要去确定配方奶粉作为婴儿喂养营养的唯一来源，是否可支持正常的生长发育。1998 年，生命科学研究院对这些研究进行讨论，尽管生长发育研究不属于安全性的研究，这些研究被作为一种成分添加到婴儿配方奶粉后安全性评价的一部分。

三、"功能性食品"及其添加要求

近年来，食品企业一直致力于开发和销售"功能性食品"。尽管对功能性食品还没有明确的定义，有报道对功能性食品定义为"食物和食物成分对身体健康的益处超过了基本营养素本身"（针对预期人群）。这些物质提供的必需营养素往往超过了维持正常、生

长发育和（或）健康或生理效应的生物活性成分的需要量。

目前，FDA 对功能性食品既没有定义，也没有对市场上销售的功能性食品设有监管专栏。相反，FDA 监管的作为功能性食品销售的食物与传统食品监管相同。因此，按照 FD&C 法案的现行规定功能性食品中的任何成分都必须是安全与合法的。任一种食品成分安全性评估，与"功能性"成分的益处是不相关的，除非这种影响可能对健康起负影响。

按照 FD&C 法案，标签错误或以任何方式存在误导性的食物都是冒牌的。FD&C 法案提出标签使用法定格式，标签要描述食品中营养素水平或某个营养素与疾病或健康相关状况的特征。如果产品在标签上标了一些声明，这些声明需在营养、标签和膳食补充剂办公室权限范围内（更多声明详见 FDA 网站 https://www.fda.gov/Food/GuidanceRegulation/GuidanceDocumentsRegulatoryInformation/LabelingNutrition/default.htm）。

另一个典型申明为结构 / 功能声明，这种申明出现在包括传统食品的产品上。FDA 对结构 / 功能声明定义为描述一种食品或食品成分（比如某种营养素）的作用，这种作用预期影响人体的功能或组织（比如构建强壮骨骼）。对日常膳食补充剂的结构 / 功能申明有一套监管程序。然而，食品成分或传统食物，包括婴儿配方奶粉的结构 / 功能申明尚没有监管程序。婴儿配方奶粉结构 / 功能声明的例子包括"含易消化的蛋白质""含有强化骨骼的钙质"和"有利于建立完善免疫系统"。最近提出了证实婴儿配方奶粉标签结构 / 功能声明的指南草案（另见第 50 章 Ⅱ：食品标记）。

四、婴儿配方奶粉的监管

在美国，婴儿配方奶粉与食物一样受 FDA 监管。因此，管理所有食品的法律法规也适用于婴儿配方奶粉。FD&C 法定义婴儿配方奶粉为"一种作为婴儿食物的特殊饮食，它模拟母乳成分，可完全或部分替代母乳"。婴儿配方奶粉设计满足足月儿、早产儿、先天性代谢缺陷或有其他医学或饮食问题婴儿对各种营养素的需求。

婴儿配方奶粉受特定附加法律法规监管。因为它提供了生长发育关键期唯一营养来源。出于这个原因，婴儿配方奶粉的生产执行具体标准和关键措施以确保产品的安全性及其营养价值。婴儿配方奶粉在投放市场前，生产商必须告知 FDA 配方及加工过程的变化（例如新成分的增加、包装的改变、新的制造工厂等）。

食品安全与营养应用中心负责监管婴儿配方奶粉。在食品安全与营养应用中心，两个办公室负责评估有关婴儿配方奶粉的信息。营养、标签和膳食补充剂办公室对婴儿配方奶粉相关项目负责，而食品添加剂安全办公室对直接加入配方奶粉的食品新成分的安全性，以及婴幼儿配方奶粉包装材料相关项目负责。营养、标签和膳食补充剂办公室对婴儿配方奶粉生产商是否达到 FD&C 法规要求进行评估。通过咨询食品添加剂办公室与婴儿配方奶粉新成分和包装材料的相关的安全问题。两个办公室监管的项目共同确保美国婴儿配方奶粉的安全性及其含有足够的营养素。咨询更多婴儿配方奶粉的 FDA 监管信息见 网 址：https://www.fda.gov/Food/GuidanceRegulation/GuidanceDocumentsRegulatoryInformation/InfantFormula/default.htm。

VII

五、婴儿配方奶粉成分（包括新的成分）

据估计约 40% 的美国婴儿出生后前 3 个月使用专用配方奶粉喂养。作为唯一的营养来源，婴儿配方奶粉必须提供足够的营养。婴儿营养摄入不足会导致严重的副作用。基于这些考虑，婴儿配方奶粉的监管比其他食物更严格。

在婴儿食用含氯化物不足的大豆配方粉造成低氯血症代谢性碱中毒后，婴儿配方奶粉的监管力度变得更大。在这一事件之后，1980 年国会通过了婴儿配方奶粉法（IFA）（出版号 96-359），IFA 是 FD&C 法案的修订。FDA 法案制定了召回程序、质量控制程序，标签和营养需求。1986 年国会又修订了 FD&C 法案，法案已明确了配方奶粉生产商必须证明配方奶粉已提供了必需营养素并符合质量要求，否则视为劣质产品。

执行 IFA 的法规与 FD&C 法案的一般食品条款一致。任何添加到婴儿配方奶粉的成分必须是公认安全的物质（GRAS）或者其预期用途需在食品添加剂管理局监管下。婴儿配方奶粉作为婴儿唯一营养来源，其整个成分必须是适宜的并提供婴儿健康成长所需。如果情况并非如此，FDA 有权把产品在市场上下架。2014 年，FDA 发布了一项最终规则，其中包括婴儿配方奶粉生产的良好生产措施、质量控制程序、质量因素、告知要求以及报告和记录。最终规则要求所有婴幼儿配方奶粉必须提供正常的身体发育，婴幼儿配方奶粉在最终产品阶段必须测试营养成分，所有配方奶粉必须测试包括沙门氏菌和克罗诺杆菌在内的有害病原体。

自 IFA 条例颁布以来，婴儿配方奶粉生产商对配方奶粉成分的变化首先集中在宏量营养素的改变。随后，这种改变更多的是模拟母乳的优点添加物质，其他的改变则是更关注成分的来源。如前所述提到的在自愿申报的公认安全的物质（GRAS）部分，某种添加于婴儿配方奶粉的成分，在婴儿配方奶粉通知之前建立其安全性有利于行业和 FDA 的监管。已经在公认安全的物质（GRAS）通知项目中评估并准备添加于营养配方奶粉的物质，将会收到从 FAD 发来"没有问题"的关于公认安全的物质（GRAS）信函。这些物质包括二十二碳六烯酸（DHA）、各种益生菌（如乳酸双歧杆菌）和半乳糖。最近婴儿配方食品的公认安全的物质（GRAS）文件中还加入了果寡糖。有关公认安全的物质（GRAS）的最新网页载于 https://www.accessdata.fda.gov/scripts/fdcc/index.cfm?set=GRASNotices&sort=GRN_No&order=DESC&showAll=true&type=basic&search=

1. 必需营养素 根据 FD&C 法规，婴儿配方奶粉必须提供婴儿所需的 30 种物质，包括宏量营养素，维生素和矿物质（表 50 I .3）。包括所有的婴儿配方食品中所需营养素的最低和最高含量，且最高含量不能超过其危险剂量。如果这些营养素需求不符合要求，该婴儿配方奶粉将会被定义为次级品，除非该婴儿配方奶粉是归于"豁免"的一类。硒的需求在 2015 年被添加到所需营养素列表中。一种典型豁免的婴儿配方奶粉是标记或给予那些存在先天性代谢异常或低出生体重儿，或是那些存在罕见医学和饮食问题的婴儿使用的。这包括早产儿配方奶粉和用于早产儿的母乳强化剂。因此，FDA 认识到豁免配方可能需要区别于非豁免配方，因为豁免配方用于特定的医疗条件，但也建议制造商在实际可行的情况下，遵循已公布的非豁免配方的推荐准则。

表 50 l.3　婴幼儿配方奶粉营养素推荐量（每 100 千卡）[1]

营养素	分级	
	最小值	最大值
蛋白质（g）	1.8 [2]	4.5 [2]
脂肪（g）	3.3（30% of kcal）	6.0（54% of kcal）
亚油酸 [（18：2ω6）mg]	300（2.7 of kcal）	
维生素		
A（U）	250（75μg）[3]	750（225μg）[3]
D（U）	40（1μg）[4]	100（2.5μg）[4]
K（μg）[5]	4	…
E（U）	0.7（0.5mg）[6] 至少 0.7U（0.5mg）/g 亚油酸	
C（mg）	8	…
B_1（μg）	40	…
B_2（μg）	60	…
B_6（μg）	35 [7]	…
B_{12}（μg）	0.15	…
烟酸（μg）	250（或者 0.8mg 烟酸等价物）	…
叶酸（μg）	4	…
泛酸（μg）	300	…
生物素（μg）	1.5 [8]	…
胆碱（mg）	7 [8]	…
肌糖（mg）	4 [8]	…
矿物质		
钙（mg）	60 [9]	…
磷（mg）	30 [9]	…
镁（mg）	6	…
铁（mg）[10]	0.15	3.0
锌（mg）	0.5	…
锰（μg）	5	…
铜（μg）	60	…
碘（μg）	5	75
硒（μg）	2	7
钠（mg）	20（0.9mEq）	60（2.6mEq）
钾（mg）	80（2.1mEq）	200（5.1mEq）
氯（mg）	55（1.6mEq）	150（4.2mEq）

（1）来自 1980 年的配方奶粉（Pub L No.96-359），1986 年修订（Pub L No.99-579）；婴儿配方奶粉中硒的最低和最高水平的添加及相关标签（文件编号 2015-15394）；(2) 生物学上相当于或优于酪蛋白。如果使用低质量的蛋白质，蛋白质的最小值需要增加，在任何情况下，蛋白质的生物价值 < 70%；(3) 视黄醇当量；(4) 维生素 D_3；(5) 用维生素 K_1 的形式进行维生素 K 的补充；(6) 所有 α 生育酚；(7) 每克蛋白质（不低于 18g/100kcal）至少含 15μg；(8) 自然存在于牛奶中，仅需在非牛奶粉的配方奶中添加；(9) 钙磷比例应控制在 1，如果铁含量 ≥ 1mg/100kcal，需要在标签上注明含铁

2. 其他添加成分　成分分析表明，已经在生产婴儿配方奶粉中添加母乳所含有的营养物质，如糖类、脂肪、蛋白质、维生素和矿物质，和其他一些不是 IFA 必需添加的物质。母乳中含有生物活性物质，比如酶、抗体、白细胞、益生元和微生物。这些物质被认为对婴儿早期胃肠和免疫系统发育起重要作用（见第 3 章母乳喂养，表 3.1）现在生产商把下面提到的这些成分加入到婴儿配方奶粉中：脂类 [二十二碳六烯酸（DHA）] 和花生四烯酸（ARA）、益生菌、益生元和类胡萝卜素，以及最近加入的人乳脂肪球膜（MFGM）。以下章节将讨论 MFGM、益生菌和益生元。欲了解更多信息，请参阅第 4 章足月婴儿配方奶喂养。

（1）乳脂球形膜：MFGM 是一个非常复杂的结构，包括许多磷脂、糖脂、蛋白质和糖蛋白。尽管 MFGM 在牛奶中并不是重要成分，对供能的作用很小，但 MFGM 在大脑、肠道和其他器官的发育中发挥着重要作用，磷脂占 MFGM 总脂重的 30%，包括鞘磷脂、磷脂酰胆碱、磷脂酰乙醇胺；总的来讲，MFGM 磷脂占牛奶中磷脂的 60%～70%，几乎母乳中所有的乳神经节苷脂都位于 MFGM，并且在细胞膜中非常重要，其作用在大脑中最为显著。除了脂质外，MFGM 的外层还含有数百种糖基化和非糖基化的蛋白质。这些蛋白质只占牛奶总蛋白质含量的 1%～2%，但被认为是对健康有益的生物活性成分。在配方奶生产过程中，当脂肪部分被植物油取代时，围绕在乳脂球周围的 MFGM 基本被从牛奶中去除。然而，乳品科学的最新进展已经允许从脂肪球中分离出 MFGM，允许牛 MFGM 以浓缩形式添加到婴儿配方奶粉中（最近的一项研究发现，MFGM 增强婴儿配方奶粉中的磷脂含量与人奶中的磷脂含量相当）。

有 3 个小型随机对照试验（RCT）评估配方奶喂养婴儿的 MFGM。在印度尼西亚的第一个试验中（每组 29～30 名婴儿），2～8 周的婴儿被随机分配到在复合乳脂混合物中添加或不添加牛神经节苷脂的配方奶粉，并一直持续喂养到 6 月龄。其主要评判标准为 24 周龄的格里菲斯（GRIFFITHS）心理发展量表。研究发现，神经节苷脂补充剂可能对认知技能的发展提供了一些帮助，特别是运动技能方面。在瑞典进行的第二项发育 / 行为随机对照试验（每组约 70 名婴儿）中，2～6 个月龄的试验组婴儿食用 MFGM 强化配方奶粉，其中 MFGM 蛋白提供总蛋白质含量的 4%。结果判断标准为 12 个月时婴幼儿发展贝利量表Ⅲ。MFGM 喂养的婴儿的平均认知得分高于对照组（分别为 105.8 vs 101.8；$P < 0.008$），在运动和语言方面得分没有差异。在来自法国和意大利的第三个发育 / 行为随机对照试验（每组约 50 名婴儿）中，实验从 2 周一直持续到 4 个月，对照组与富含蛋白质或富含脂质的 MFGM 强化配方奶粉进行比较。研究发现 4 个月时体重有增加，但三组之间没有明显差异。然而，出乎意料的是，富含蛋白质的 MFGM 组比富含脂质的 MFGM 组有更高的湿疹发生率（13.9% vs 1.4%）。一项总结这三项研究的综述表明，尽管干预措施是安全的，但考虑到它们的异质性，尤其是 MFGM 的类型和用量，这些研究并不具有可比性。

因此，尽管美国的配方奶粉中已经引入了 MFGM，但目前支持这一观点的证据非常有限，也无法提出综合性建议。

（2）新成分：益生菌和益生元：益生菌是具有活性的、非致病的微生物，通常是细菌，添加到食物中对人类肠道产生有益影响；益生元是可以促进某些特定共生微生物生长的碳水化合物。自从这本书的前一版出版以来，越来越多的益生菌和益生元获得了公认安全的物质（GRAS）认证并被添加到婴儿配方奶粉中。

从技术上讲，美国食品药品监督管理局（FDA）对这些产品的监管取决于如何使用它们。当用于治疗疾病（如抗生素相关性腹泻）时，它们可以作为食品（如酸奶或泡菜）、膳食补充剂 / 食品成分（如婴儿配方奶粉）、化妆品或药物 / 生物制剂进行监管。FDA的食品安全和应用营养中心（CFSAN）对作为食品成分添加到婴儿配方奶粉中的益生菌和益生元进行监管。因此，现在可以使用如前所述公认安全的物质（GRAS）过程将益生菌和益生元添加到婴儿配方奶粉中。

人体的胃肠道是一个复杂的生态系统，目前的证据表明，饮食和某些疾病以及肥胖可能会改变微生物群落。婴儿出生前肠道是无菌的，生后从母体和环境中获得的微生物在肠道迅速定植。婴儿肠道微生物菌种相对比例取决于其分娩方式（阴道分娩 vs 剖宫产）和营养来源（母乳 vs 各种不同类型婴儿配方奶粉）。新生儿的免疫系统耐受是肠道共生微生物相互作用的结果（另见第 2 章胃肠功能发育）。

食物中微生物的消耗可以追溯到几千年前；发酵食品和饮料在历史上一直被食用。相比之下，微生物学相对较新，参与这些食品发酵的微生物直到 20 世纪初才被发现。如今，许多人认为通过改变肠道微生物的含量，或者通过摄入含有某种特定微生物的食物（比如益生菌），或含有某种成分的食物（比如益生元），可以刺激肠道中某些微生物的生长，促进人体健康。

最常被认为是益生菌的微生物是双歧杆菌属（乳酸双歧杆菌、长双歧杆菌）和乳杆菌属（罗伊氏乳杆菌、鼠李糖乳杆菌）的乳酸菌，凝结芽孢杆菌、单一酵母和布拉酵母菌的特定菌株在文献中已被归类为益生菌。在公认安全的物质（GRAS）认证的FDA 库中存在各种各样益生菌公认安全的物质（GRAS）参考目录 http://www.fda.gov/grasnoticeinventory 为这些研究提供了丰富的参考。

Aureli 等回顾了声称益生菌可能促进人类健康的各种机制。一个可能机制是吸收有机酸，产生通过益生菌作为糖类的厌氧发酵终产物。其他可能机制是通过益生菌与病原体竞争，直接或通过提供病原体生长排斥的条件，并通过产生特异性多糖刺激宿主产生免疫应答。但任一特定作用都被认为是存在变化的，即使相关微生物也存在差异，并依赖于微生物的添加（另见第 1 章 21 世纪的营养学—融合了营养基因学、营养基因组学和微生物组学）。

目前，市场上销售的益生菌食品上的标签很少标明微生物应该存在的最低水平。然而，按公认安全的物质（GRAS）认证的经验使用水平基于活性微生物的数量，这个数量我们通常以菌落形成单位（CFU）表示；在很多的婴儿配方奶粉中活性微生物使用的最大剂量是 10^8CFU/g。如前所述，食品药品监督管理局的权限仅限于考虑安全性。对于微生物，主要安全方面的考虑重点放在缺乏致病性和微生物生产的无毒性。采用分子技术对菌种和菌株的明确识别也是非常重要的。许多微生物基因组已被测序，并与已知病原体做比较。动物饲养研究，人类耐受研究和有效性研究均提供了相关安全性数据。在

VII

婴儿中，生长研究可应用前期临床数据用于确认无不良反应。微生物在各种食品生产中的许多用途被认为是安全的是基于 1958 年之前的公认安全的物质（GRAS）的使用史。目前，FDA 正在开发一种改进的方法来确定益生菌产品的纯度。

益生元是一种典型的碳水化合物，已被证实可提高有益菌的生长，比如提高胃肠道中的双歧杆菌属和乳酸杆菌繁殖。1995 年 Gibson 和 Roberfroid 首次描述了益生元。在 2007 年的一本出版书中，Roberfroid 再次描述了益生元并给出了以下定义："益生元是一种选择性发酵成分，在胃肠道微生物群落中允许组成和（或）活性的特定变化，有利于宿主的健康。"与益生菌相似，FDA 对益生元也没有监管定义。复合糖（寡聚糖）可促进母乳中双歧杆菌和其他定植的微生物的生长。为了模拟母乳中这些糖类的作用，婴儿配方奶粉生产商开始在婴儿配方粉中添加益生元。然而，市面上用于婴儿配方奶粉的益生元是有限的，并且其结构比在母乳中发现的大多数益生元简单得多。虽然在体外比较了这些产品对婴儿微生物群的影响，但目前还没有相关的随机对照试验。使用添加益生元配方奶粉喂养的婴儿的微生物群更接近母乳喂养的婴儿，但迄今为止，没有令人信服的证据表明它们会影响婴儿的免疫功能。因此，目前一般不推荐在婴儿配方奶粉中添加益生元。然而，具有公认安全的物质（GRAS）认证的益生元正被添加到婴儿配方奶粉中，包括低聚果糖和低聚半乳糖。最近，2′- 岩藻糖苷酶因添加到婴儿配方奶粉中而获得了公认安全的物质（GRAS）认证（见前面的讨论）。

六、面向儿童的新型食品添加剂

一旦婴幼儿开始从婴儿配方奶粉和幼儿食品过渡，他们就会开始食用普通人群的食品，并接触到与年长儿童和成人相同的食品添加剂和公认的安全物质。本节仅限于讨论益生菌、益生元和非营养性甜味剂，这些已经在许多 AAP 报告中进行了阐述。

1. 益生菌和益生元　商家一直希望在食物中添加益生菌和益生元。一个食品中添加益生菌的常见例子是酸奶中添加特定的菌种。对不同类型的酸奶，FDA 规定酸奶必须以以德氏乳杆菌保加利亚亚种（原乳杆菌保加利亚）和嗜热链球菌发酵。大部分的酸奶生产商也加入乳酸杆菌，而一些生产商则加入双歧杆菌、干酪乳杆菌、鼠李糖乳杆菌等。这些添加数据增加了益生菌作用的影响。酸奶制品消费者来自各个年龄群体，尽管有些是专门针对年幼孩子的。食品中益生元成分一般包括低聚果糖，低聚半乳糖和不同植物来源的纤维（比如燕麦、土豆、胡萝卜、小麦、大麦和麦麸提取物）。麦麸皮提取物主要由低聚木糖和阿拉伯半乳聚糖、酵母 βG 葡聚糖组成。在一些酸奶制品中，益生菌和益生元组合使用，并添加一些额外的纤维，已经变得越来越常见。该行业已经提交了一份益生菌或益生元成分的 GRAS 申请，而 FDA 已经给出回应信。

2. 非营养性甜味剂　AAP 最近审查了儿童非营养性甜味剂（NNS）的使用情况。目前 FDA 批准的 NNS 比糖甜 180 ~ 20 000 倍。因此，更少的量就可以产生与糖相同的甜度，而热量可忽略不计（表 50I.4）。到目前为止，FDA 已经批准了 8 种糖替代品用于多种食品：糖精、三氯蔗糖、阿斯巴甜、安赛蜜 K、纽甜、爱德万甜、罗汉果提取物（SGFE）和甜菊糖（甜菊属植物提取物）。SGFE 和甜菊糖在获得了安全认证，剩余的 NNS 被归类为食品添加剂（表 50 Ⅰ.4）。三氯蔗糖已成为最常用的 NNS（大多数烘焙食品），而其他甜味剂（例如无糖汽水中使用的阿斯巴甜）则越来越不受欢迎。另一方面，天然甜味剂甜菊糖的使用正在增加。

截至 2015 年 7 月 12 日，12 291 种食品含有 NNS。儿童和青少年实际食用 NNS 的数量是未知的，因为美国的食品标签不包含有关 NNS 含量的信息。根据国家健康和营养检查调查（NHANES），儿童食用 NNS 的百分比从 1999—2000 年的 8.7% 上升到 2007—2008 年的 15.0%。从 2003—2010 年的类似数据估计显示摄入量从 7.8% 增加到 18.9%，2009—2010 年的横断面数据对 NSS 摄入量的最新估计是儿童中为 25.1%，成人中为 44%。这一增长多因为高热量饮料（水果饮料和运动饮料）的减少，而不是由于无糖汽水摄入量的增加。

正如美国儿科学会报告所指出的，对于 NNS 对成人和儿童的潜在不良影响存在很多争议，有数百项已发表的研究评估了 NNS 的安全性问题，但只有 5 项在儿童中进行的随机对照试验。

这些研究评估了对体重控制／肥胖的影响，一项研究评估了对儿童行为和认知表现的影响。但没有关于儿童摄入量的长期随访研究。关于非营养性甜味剂可能产生的影响，人们提出了以下担忧：①癌症风险增加；②注意缺陷障碍和自闭症；③食欲和味觉偏好；④儿童肥胖；⑤代谢综合征和糖尿病。人们普遍认为，NNS 不会增加儿童患癌症的风险或注意力缺陷障碍、自闭症的概率。食欲和味觉偏好的研究已经在动物和青少年／成年人中进行。NNS 对体重减轻和代谢综合征的影响在儿童和成人中仍不明确。一项针对 4 ～ 11 岁体重正常的儿童的随机对照试验显示，与饮用含糖饮料的儿童相比，饮用含 NNS 饮料的儿童在 18 个月期间体重增加较少。两组之间的差异是 2.2 磅。另一项针对超重和高危儿童的随机对照试验发现，在 6 个月的研究期间，NNS 的使用与生活方式的改变相结合，可能有助于减缓体重增加。第三项试验发现，在患有肥胖症的儿童中，使用 NNS 有助于在第一年减缓体重增长，但在随后的一年里，体重的差异并没有持续。

3. 从甜菊属植物中提取的新型高强度甜味剂　甜菊属植物（甜叶菊）的叶子含有一类化合物——甜菊醇苷，以其强烈的甜味而闻名。事实上，甜菊醇糖苷的甜度是蔗糖的 200 倍。自 2008 年以来，FDA 已经对一系列关于甜菊叶高度纯化成分（莱鲍迪苷）的公认安全的物质（GRAS）做出了回应。这些告示提供了支持其结论的数据和信息，莱鲍迪苷在不同的食品中作为甜味剂得到公认安全的物质（GRAS）认证。告示提供的信息包括已发表的科学研究和各个小组的结论被科学研究出版，虽然这些数据不完全有关整个甜叶菊叶子的安全性，但是这些数据足以建立高纯度甜叶菊醇糖苷的安全性。然而，最先的进口警报于 1991 年被 FDA 发布，并于 2010 年阻止甜叶菊和甜叶菊提取物的进入，这和美国高纯度甜叶菊糖苷作为食品添加剂或者公认安全的物质（GRAS）认证不符有关。进口警报并不禁止食品加工商进口甜叶菊糖苷用于食品新成分的使用。目前，甜菊醇苷存在于巧克力牛奶、软饮料、许多烘焙食品和针对儿童人群的多种维生素中。将来其应用会更广泛。

VII

表 50 I.4　美国食品药品监督管理局（FDA）批准的 NNSs

类型（审批类别）	商品名	kcal/g	与蔗糖甜度比较	介绍/FDA 批准	加热减少甜度	禁忌证/安全问题
糖精（1,2-苯并异噻唑-3-1,1-二氧化）（食品添加剂）	Sweet' N Low；Sugar Twin；Necta Sweet	0	200～700	1879 年推出，FDA 批准使用	否	无
阿斯巴甜 [N-(1-α-天冬氨酸)-1-苯丙氨酸甲酯]（食品添加剂）	NutraSweet；Equal；Sugar Twin	4[a]	180	1981 年获 FDA 批准有限使用（如餐桌上的甜味剂），1996 年获 FDA 批准通用	是	苯丙酮尿症（PKU），病例报道血小板减少症
乙酰磺胺胺酸钾/嘧磺胺钾（6-甲基-2,2-二氧嗯嗪-4-叶酸钾）（食品添加剂）	Sunett；Sweet One	0	300	1967 年发现。1988 年 FDA 批准有限使用，2003 年批准通用（肉类和家禽除外）	否	在动物体内与癌症相关，在人类中暂无已知相关性
三氯蔗糖（1,6-二氯-1,6-二脱氧-d-果呋喃甲酰基-4-氯-4-脱氧-d-半乳糖苷）（食品添加剂）	Splenda	0	600	1976 年发现，FDA 于 1998 年批准了有限使用，1999 年批准通用	否	无
纽甜，即 N-[N-(3,3-二甲基丁基)]-L-α-天冬氨酰-L-苯丙氨酸 1-甲酯（食品添加剂）	Newtame	0	7000～13 000	FDA2002 年批准通用（肉类和家禽除外）	否	含有苯丙氨酸和天冬氨酸，因此在患有 PKU 的患者中是禁忌的
甜菊糖苷（1,1-二氧-1,2-苯并噻唑-3-1）GRAS	Truvia；Pure Via；Enliten	0	200～400	2015 年 4 月 20 日获得 GRAS 认证	是	无
爱德万甜，即 N-[3-(3-羟基-4-甲氧基苯基)-丙基]-天冬氨酸-1-苯丙氨酸 1-甲基酯	无	3.85	20 000	FDA 于 2014 年批准通用（例外：肉和家禽）	否	确定儿童使用是安全的
罗汉果提取物（GRAS）	Monk Fruit in the Raw；PureLo Lo Han Sweetener		600	2010 年 1 月 15 日获得 GRAS 认证，用作餐桌上的甜味剂，食品配料和额外的甜味剂	未知	/

转载自 Baker-Smith 等

a. 虽然阿斯巴甜每克含有 4kcal 热量，但它的使用量非常小，因此，它基本上不提供额外热量；GRAS 通常认为是安全的

七、开发新食品成分的生物技术——生物工程食品

生物技术是一种利用各种科学技术应用于生物学领域的方法，如杂交育种、分子克隆、基因工程、基因组编辑等来修改活的有机体（包括植物和动物），以生产新的食品成分。自 20 世纪 90 年代以来，重组 DNA（rDNA）技术被用来引入新的基因或改变作为食物植物和食物中、发酵时、食物分成来源或加工助剂中微生物的基因表达。这通常允许将新的 DNA 或 rDNA 引入生物体的基因组，但通常无法控制在基因组中的位置。食用动物的基因工程包括山羊、牛、猪、牛、鸡、鲑鱼、鳟鱼、鲤鱼和鲶鱼。最近，"基因编辑"一词被引入，这是可用于在植物和动物的生物体基因组 DNA 的特定位置引入、移除或替换一个或多个特定的核苷酸的一套新技术。这是通过蛋白 - 核苷酸复合物实现的，包括锌指核酸酶（ZFN）和"规律间隔成簇短回文重复序列"（CRISPR）。目前已经在牛、山羊、猪、鸡和绵羊身上完成了基因组编辑。尽管转基因鲑鱼在加拿大获得了批注，然而这些潜在的食品都没有在美国获得批准（http://futurism.com/you-can- now-buy-genetically-engineered-salmon-in-canada/）。

用于食品的转基因植物品种包括玉米、大豆、棉花（用于棉籽油和动物饲料）、小麦、甜菜和大多数植物油（菜籽油、玉米、棉花、大豆）。根据美国农业部（USDA）2018 年的一项调查，美国种植的 94% 的大豆和 92% 的玉米是生物工程品种。转基因水果和蔬菜包括木瓜、土豆、西葫芦、菠萝、李子和苹果。截至 2011 年，这些生物工程品种最常见的特征是增强农业作用（如耐除草剂、抗虫害、延长保质期，表 50 I .5）。这些农作物通常作为大宗商品出现。因此，很难区分传统与生物工程品种，除非是用于美国农业部有机认证（见第 13 章）。添加到加工食品中的玉米、棉花和大豆衍生成分主要来自生物工程品种。 来自生物工程、农艺改良作物的成分组成与传统品种生产的成分相当。 潜在用于食物的植物基因组编辑现在包括各种芸苔属植物、玉米、大麦、大豆、高粱和水稻。植物的数量正在迅速增加，并且已经证明可以传播给下一代。

FDA 对从转基因植物中提取的可用于人和动物的食品的监管就像对所有食品的监管一样，然而，联邦政府对转基因动物用作人类食物的规定更为复杂（见下文）。

1992 年 FDA 颁布了适用于所有新植物品种衍生食品的文件，包括使用重组脱氧核糖核酸（rDNA）开发的品种，允许受体植物表达非天然蛋白质。FDA 认为 DNA 是安全认证的，因为它是大多数天然食品的组成部分，绝大多数蛋白质既不是毒素，也不是食物过敏原。FDA 认为食品的特性应该是 FDA 安全评估的重点，而不是赋予这些特性的方法。在 1992 年这个政策文件中，FDA 为生产商提供了食物安全和新植物品种营养的指导，这些指导包括什么时候生产商应当向 FDA 咨询的决策树。1996 年 FDA 开发了一个自愿咨询程序，并在 1992 年政策下对行业进行指导。到 2018 年，FDA 通过该计划评估了 150 多种基因工程植物品种。

2017 年 1 月，为了给新基因组编辑技术的监管指南提供信息，FDA 发布了一份摘要，以接收关于使用这些技术生产用于人类或动物食品的新植物品种的公众意见。在这份文

件中，FDA 承认基因组编辑具有潜在风险，从技术如何影响个体基因组到其潜在的环境和生态系统影响。此外，基因组编辑引发了关于人类（和动物）生命的基本伦理问题。

如前所述，对转基因动物用作食物的监管更为复杂。FDA 于 2009 年 6 月发布了行业指南，对含有可遗传重组 DNA 构建体的基因工程动物进行监管。为了扩大 2009 年指南的范围，FDA 随后于 2017 年 1 月发布了一份关于有意改变可能用于食品的动物基因组 DNA 监管的征求意见请求。值得注意的是，生产人类生物制剂的转基因生物制药动物（例如，在其奶中生产人类生物制剂的转基因山羊）是作为一种药物进行监管的。动物生物工程生产更健康的肉类（猪含有更多的 -3 脂肪酸）或因为肉（鲑鱼）的快速生长更成问题。到目前为止，只有一种用于食品生产的转基因动物通过了 FDA 的审批程序——

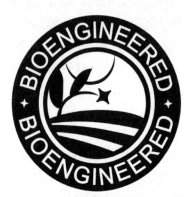

AquAdvantage salmon（鲑鱼）。这可能部分地解释了"公认安全"的概念或公认安全的物质（GRAS）尚未应用于基因工程动物的监管。与 FDA 对转基因食品作物的监管程序不同，FDA 对动物的监管程序是强制性的。

2018 年 12 月，FDA 公布了在所有食品标签上展示生物工程食品（无论是植物或动物来源）的最终规则。生物工程食品的定义是任何含有经过体外重组脱氧核糖核酸的遗传物质的食品（rDNA）技术，其修饰不能通过常规育种或在自然界中找到。从 2020 年 1 月 1 日起，所有生物工程食品标签必须显示如图 50 I .1 所示的符号。

图 50 I .1　生物工程食品标签符号

表 50 I .5　2011 年经过 FDA 商榷的通过重组 DAN 技术引入的 85 项粮食作物特征

粮食作物	特性
苜蓿、油菜、玉米、棉花、大豆、甜菜、匍匐草、亚麻、水稻	除草剂耐性
南瓜、李子、木瓜	病毒耐药性 [a]
玉米、棉花、土豆、大豆、西红柿	抗虫性 [a]
大豆、油菜	改变成分油，3 次讨论至今
玉米油、菜籽油、菊苣	男性不育症
番茄、哈密瓜	延迟成熟
玉米（增加赖氨酸）、菜籽油（减少肌醇六磷酸酯）	改变成分油，2 次讨论至今
玉米	耐旱

a. 一种由美国环境保护署监管的杀虫剂

1. FDA 监管的生物工程微生物产品　酶是用于食品加工，并赋予食品或成分化学变性的蛋白质，包括婴儿配方奶粉中使用的成分和婴幼儿及儿童食用的食物。食品加工中使用酶的例子包括淀粉酶、糖苷酶以及脂肪酶。

目前，食品酶生产商常从微生物到宿主有机体引入基因编码公知的酶，并认为酶制品是安全的。在公认安全的物质（GRAS）申请程序前，公认安全的物质（GRAS）确认管理申请书，FDA 已经对一系列公认安全的物质（GRAS）申请上的酶和其他通过重组 DNA 技术修饰的微生物产品进行安全性评估。

用于食品加工的微生物酶以酶制剂的形式出售，除了所需的酶活性外，还含有生产菌株的其他代谢物以及添加的物质，如酶制剂、防腐剂和稳定剂。因此，食品酶制剂的安全性评估提出了一些特殊的挑战，这是其他食品成分通常不会遇到的。酶制剂的食品安全性评价主要集中在宿主生物的安全性和表达蛋白的安全性。

宿主生物体不应产生与致病菌株相关的有毒物质。常用的产酶生物体包括细菌（如枯草芽孢杆菌）、真菌（如黑曲霉和米曲霉）。因为真菌菌株是已知的产毒真菌毒素，最具商业化的真菌菌株（曲霉菌和里氏木霉）修饰以阻止其产毒。Pariza 和 Johnson 提供了一个采用微生物测试蛋白质产生的毒性测试策略。

生物微生物可以直接应用在食品发酵或用于生产食品中非蛋白物质。例如，一些已经改良性状的酵母品种主要用于酿酒。此外，酵母解脂耶氏酵母属的菌株来自各种生物体的基因扩增的派生，产生富含 EPA 甘油三酯的食用油。

2. 动物性食品生产中激素的应用　FDA 监管着激素在动物生产中的应用，这类激素大多是性激素。这些内源性或外源性的激素刺激了动物肌肉的增长。在牛、羊、猪和家禽饲养中都有报道使用性类固醇激素。

目前，类固醇已被 FDA 批准用于肉牛和绵羊，但尚未批准用于促进奶牛、小牛犊、猪或家禽的生长。尽管有人担心激素处理动物的肉类对人类激素总含量的影响，但很明显，如果激素使用得当，这种影响微不足道，且还必须从生物学角度考虑影响。

牛生长激素使用是最受争议的激素之一。1994 年，科学家以大肠埃希菌为载体通过基因工程技术成功的生产出重组牛生长激素（rBST）。被用来肌内注射以增加牛奶产量。没有证据表明注射了 rBST 与未注射的奶牛生产的牛奶在牛奶成分上有差别。食物中几乎 90% 的激素在巴氏灭菌中失活，同样也没有证据表明注射了 rBST 的奶牛中 BST 的含量有明显的增高。此外，BST 会被胃酸消化失活，故只用肌内注射才能保持生物活性。加之 BST 的生物活性在人体上不高。所以 FDA 最近认定含有牛生长激素的肉制品的安全性，对人类没有生理影响。

八、小　结

食品的定义是广泛的，包括婴儿配方奶粉。在美国任何食物添加剂的使用都必须经过 FDA 的批准或者这些添加剂被认定为公认安全的物质（GRAS）。多年来，FDA 在开展食物中的成分安全、健康评估已经获得了很多经验。尽管对化学、毒理学、微生物学等研究进行了专门综述，各种类型的研究包括人体研究和特定试验，可用于解决即出现的安全性评价问题。

对公共健康而言，成分检测或安全评估的任何领域都没有评估婴儿配方奶粉或专门面向幼儿销售的食品中添加的成分的安全性更为重要。作为婴儿配方奶粉唯一营养来源的婴儿和不能全面选择饮食产品处于向成年人食品过渡的儿童，都有较高的能量需求，以

VII

支持他们的快速成长和发展。营养不良或不安全的食物可能对其健康造成终身不利影响。随着科学技术的发展，完善婴儿和儿童食品的毒性测试对确保婴儿和儿童的健康成长十分重要。同样的，准确的评估婴儿和儿童的膳食需要量也是必不可少的。在生产商针对不同年龄阶段的儿童研究出不同的食品添加剂的同时，食品监管部门也要不断地提高其食品安全的评估能力以确保和促进大众的健康。

为了进一步的模仿母乳的功能，婴儿配方奶粉生产商在奶粉中添加了母乳中含有的成分，如益生元、益生菌和乳脂肪球膜。但是这些添加剂对婴儿生长到底有无好处存在争议。在评估这些食物添加剂的安全性中，FDA 并没有考虑这些物质对机体的益处。但是，随着"有效成分"和"功能食品"的出现，风险评估策略能更直接评估这些所谓的对人体有益的食物。换句话说，就是要评估新的添加物在食物中添加前后对婴儿、儿童、成年人有无影响。

近年来，许多的成分作为新的用途被添加到食品当中。因此，在属于 FD&C 法案的公认安全的物质（GRAS）规定下使用添加剂，包括多不饱和脂肪酸、益生菌和益生元、类胡萝卜素、甜菊醇糖苷和乳脂球膜都进入到食品添加剂的行列，他们被添加到各种食物中。然而，它们在食品中的预期用途已经改变。例如，长久以来被用作发酵的某些细菌，却被当成添加剂直接加入食物中成为肠道中暂时定植的细菌。近 10 年来，成分的来源和制造方法也有了较大创新。例如，油类之前从海底资源中获得，现在可以从培养的藻类或真菌等单细胞动物中获得。现在，利用生物工程微生物生产酶已是非常常见的，生物技术已经取得进展可以利用新的基因工程技术改造粮食作物，以提高其农艺和营养价值。另一方面，利用基因工程改造用于食品的动物目前非常有限。随着食品科学的不断发展，FDA 将继续对美国市场上的食品和食品成分是否安全和健康进行评估。

（翻译　重庆医科大学附属儿童医院　刘永芳　　审校　李廷玉）

第50章 Ⅱ

食品标记

一、概 述

在 20 世纪 90 年代,《营养标记和教育法案》[NLEA(Pub L No. 101-535)] 颁布,要求食品标记做出许多改变。在此之前,除了含有添加的营养素或带有营养声明的食品外,食品的营养标记是自愿进行的。由于美国人对营养越来越感兴趣,食品标签管理规定得到修订,从而向消费者提供营养信息,帮助他们更好地选择食品,以符合国家饮食建议的要求。

美国食品药品监督管理局(FDA)于 1993 年公布了实施 NLEA 的最终准则。它要求大多数包装食品的标记中增加"营养成分表"。新鲜水果、蔬菜、生肉、禽类和海鲜的食品标记是自愿的。对于生的食品,营养信息可以印刷在包装、宣传册上,在超市中,也可以在食品旁边的海报上标明。食品标记由美国食品和药品管理局(FDA)负责管理,肉类和禽类制品由美国农业部(USDA)负责管理。

2016 年,FDA 考虑到了对公共健康具有重要意义的营养素和信息,发布了修订营养成分表格式的规定,更新了每日摄入量,修改了确定份量大小的要求,考虑到部分营养素对公共健康有重要意义,某些信息有助于饮食选择,故更新了需要强制性标明的营养素。新规定自 2020 年 1 月 1 日起强制执行。这些规定构成了营养成分表自 1993 年制定以来最重大的变化。

二、成 分 标 记

对于消费者来说,成分标记是有关包装食品组成成分的重要信息来源。FDA 和 USDA 的管理规定都要求,含有 2 个或 2 个以上成分的食物产品需带有一个成分清单,各成分要按照含量降序排列。某些次要成分无须标明。

当使用防腐剂和色素添加剂时,必须贴上标签,并且经过认证的色素添加剂必须按名称列出(例如,蓝 1 或黄 5)。

2006 年 1 月,根据《食品过敏原标记和消费者保护法案》[FALCP(Pub L No. 108-282)],食品过敏原标记的规定在 FDA 管理的食品和饮料产品中开始实施。该法案明确了

8 种主要的食品过敏原（牛奶、鸡蛋、小麦、大豆、花生、树坚果、鱼和甲壳类动物），并要求采取以下两种方式之一，进行食物产品的成分标记。

1. 紧随成分声明之后，食品标记需写明"含有"，后跟主要过敏原所来自的食物来源的名称（例如，"含有牛奶、鸡蛋、胡桃"）。对于树坚果、鱼、甲壳类，必须具体说明是这类食品中的哪一种（例如沙丁鱼、鳕鱼、蟹、美洲山核桃、榛子），而不能只列出类名。

2. 在成分声明中，在过敏性成分的常见名称后面的括号中，应列出主要过敏原所来自的食品——例如，"…乳清蛋白（牛奶）…"。

对于存在食物过敏的家庭，阅读食品标签上的配料清单是必要的，因为这可以确定是否存在 8 种主要过敏原。由于食品和饮料制造商不断改变配料和配方，对食物过敏的个人和他们的监护人应该在每次购买和消费（或服务）时，阅读购买的每一种产品的食品标签上的配料声明并检查"含有…"。重要的是要记住，"包含"过敏原的声明仅是可选项，如果产品标签上没有"含有"过敏原的声明，消费者本人或他们的监护人应该阅读配料清单，不要认为食物中没有过敏原。目前还没有关于"可能含有"过敏原声明的规定，这些声明也出现在许多食品标签上。当因控制不够和清洁不足，无法确保含有过敏原的食物或配料不会接触到食谱中不含过敏原的食物时，制造商经常使用"可能含有"过敏原声明。

三、营养成分表

营养成分表带有多种营养信息，包括食物中营养素的含量以及该营养素对每日所需该营养素的贡献程度（图 50 II.1、图 50 II.2 和图 50 II.3）。美国食品药品监督管理局于 2016 年修订了标签上的要求，包括营养素的数量和该营养素在每日摄入量中所作的贡献，制造商正在修改其产品的标签（https://www.fda.gov/regulatory-information/search-fda-guidance-documents/guidance-industry-food-labeling-guide）。如果产品中某些强制性标记营养素的含量极少（标记为 0，通常少于 0.5g），可以使用简化或缩短格式。包装的大小也决定了不同的格式。

供成人和 4 岁以上儿童食用的食品，其营养成分表的详细特点如下（图 50 II.1）。

1. 份量大小　是根据 FDA 为不同食品类别定义的参考量来确定的。参考量代表了通常一次食用的食物量，使用的数据来自国家食品消费调查。因为份量大小是以摄入量为基础的，与健康均衡饮食所推荐的食物量相比，两者并不总是一致的。

份量大小的测量通常包括普通家庭法与公制计量法这两种计量方法 [例如，1 个松饼（42g）]。

2. 热量　标示出一份食品中的总热量。在 FDA 修订的营养成分格式中，标示卡路里所需的字体大小大幅增加，这可能有益于消费者控制和维持体重。

3. 营养素　必须列出与当前关注的健康问题最相关的营养素的信息。对于新的营养成分表，除了卡路里，还包括总脂肪、饱和脂肪、反式脂肪、胆固醇、钠、总碳水化合物、膳食纤维、总糖、添加糖、蛋白质、维生素 D、钙、铁和钾。不再强制要求标示维生素

A 和维生素 C，因为 FDA 认为它们不再具有公共卫生意义。这些营养素和其他营养素都是自愿列出的，除非它们被添加到食品中，如强化食品，或者食品标记中声明含有某些营养素。如果食物中所含的某种必需营养素的量很少，则食品标记中可以省略该营养素，或者在脚注中声明为"非重要来源的营养素"。新食品标记中营养素含量以定量（克、毫克或微克）的形式列出，对于那些定义了每日摄入量的营养素，则以每日摄入百分比列出。当食品标记空间有限时，可以在标记中省略微量营养素的数量（图 50 Ⅱ .1）。

营养成分	
每盒 8 份	
份量大小 2/3 杯（55g）	
每份数量	
热量 230cal	
	% 每日摄入量 *
总脂肪 8g	10%
饱和脂肪　1g	5%
反式脂肪　0g	
胆固醇　0mg	0%
钠　160mg	7%
总碳水化合物　37g	13%
膳食纤维　4g	14%
糖　12g	
包括 10 添加糖	20%
蛋白质　3g	
维生素 D　2mcg	10%
钙　260mg	20%
铁　8mg	45%
钾　240mg	6%
* 每日摄入量（DV）百分比是指一份食物中所含的营养素在日常饮食中所占的比例。一般营养建议每天摄入 2000kcal	

图 50 Ⅱ .1　针对 4 岁以上人群的八种食品的营养标签格式

　　4. 每日摄入量　"% 每日摄入量"描述了食品或饮料中某种营养素的量对适度、多样化、均衡膳食的影响。"每日摄入量"是一个涵盖性术语，用于表述 2 组参考值：每日参考值（DRVs）和推荐每日摄入量（RDIs）。DRVs 用于表述总脂肪、饱和脂肪、胆固醇、总碳水化合物、膳食纤维、添加糖、钠和蛋白质，是以当前的营养建议为基础，为成人和 4 岁以上儿童建立起来的。总脂肪、饱和脂肪、总碳水化合物、膳食纤维和蛋白质的 DRVs 以一个 2000kcal 的参考膳食为基础；胆固醇和钠的 DRVs 不是基于卡路里的摄入量。以卡路里摄入量为基础的营养素的实际膳食需求可能会更高，也可能更低，这取决于个人的卡路里需求（图 50 Ⅱ .2）。对于任何年龄段的反式脂肪或总糖都没有确定的每日摄入量。除蛋白质外，营养素的 DRV 每日百分比值的标注是必需的。

5.添加糖　随着食品标签的修订，FDA 现在要求在营养成分表中强制声明"添加糖"。添加的糖包括在总糖的列表中。添加的糖包括糖（游离糖、单糖和双糖）以及糖浆、蜂蜜、糖蜜、浓缩果汁和蔬菜汁中的糖。未浓缩的果汁（单一强度果汁）和为制作单一强度果汁而出售给消费者的浓缩果汁不被视为"添加糖"。

　　附录 E 列出了目前的膳食参考摄入量。

营养成分	
每盒 4 份	
份量大小 1 包（70g）	
每份数量	
热量 25cal	
	% 每日摄入量
总脂肪 0g	0%
饱和脂肪　0g	
反式脂肪　0g	
胆固醇　0mg	
钠　74mg	
总碳水化合物　5g	5%
膳食纤维　1g	
糖　3g	
包括 0 添加糖	
蛋白质　0g	0%
维生素 D　0mcg	0%
钙　10mg	4%
铁　1mg	15%
钾　230mg	35%

图 50 Ⅱ .2　针对 12 个月及以下儿童的食品的营养标签格式

四、12 个月以下婴儿和 1 ～ 3 岁儿童的儿童营养成分表

对于为 12 个月以下婴儿和 1 ～ 3 岁儿童的设计的食物，其食品标签上的营养成分表与 4 岁及以上儿童和成人的营养成分表是不同的。蛋白质的单位是克 / 份，且标明占 1 ～ 3 岁儿童食品每日摄入量的百分比（图 50 Ⅱ .3）。除了专门为 3 岁或以下婴幼儿销售的食品，食品标签上不要求包括蛋白质每日摄入量百分比，除非标签上包含对蛋白质含量的声明。以 1 ～ 3 岁儿童的 1000kcal 膳食为基础，已经建立了总脂肪、饱和脂肪、总碳水化合物、膳食纤维和添加糖的 DRV（图 50 Ⅱ .3）。对于婴儿来说，蛋白质是每天的参考摄入量，而不是 DRV。12 个月及以下的婴儿的 DRVs 仅定义为总脂肪和总碳水化合物（图 50 Ⅱ .2）。用于计算其他营养素百分比的每日摄入量，以每个人群的 RDI 为基础计算而得（表 50 Ⅱ .1）。

营养成分	
每盒 1 份	
份量大小 1 盒（85g）	
每份数量	
热量 70cal	
	% 每日摄入量 *
总脂肪 1.5g	4%
饱和脂肪　0.5g	5%
反式脂肪　0g	
胆固醇　10mg	3%
钠　240mg	16%
总碳水化合物　11g	7%
膳食纤维　1g	7%
糖　1g	
包括 10 添加糖	4%
蛋白质　3g	23%
维生素 D　0mcg	0%
钙　40mg	6%
铁　0.6g	8%
钾　30mg	0%
每日摄入量（DV）百分比是指一份食物中所含的营养素在日常饮食中所占的比例。一般营养建议每天摄入 1000kcal	

图 50 Ⅱ .3　针对 1 ～ 3 岁儿童的食品的营养标签格式

　　1 ～ 3 岁婴幼儿食品的份量大小以政府公布的参考数量为基础，参考数量是根据消费数据确定的。这些参考量通常比为成人和 4 岁以上儿童确定的参考量要小。许多年幼的孩子和家里的其他人吃同样的食物。对于非专向儿童销售的食品，其食品标签上的每日摄入量百分比代表对成人饮食的贡献，而并非对婴儿或蹒跚学步儿童饮食的影响。这对于 3 岁以下的儿童来说尤其重要，因为他们食用的食物不是专门针对幼儿的。例如，一份 15g 的饼干，标明每天的钠摄入量为 6%DV（150mg 钠），实际上会为 1 ～ 3 岁的儿童贡献 10% 的摄入量。另一个例子是即食的"全家"早餐谷类食品，每份含有 6g 添加糖（DV 的 12%），对于 1 ～ 3 岁的孩子来说，对于相同的份量，这将贡献 24% 的 DV。

表 50 Ⅱ .1　用于计算营养成分表中"每日摄入量百分比"的每日摄入量 [a]

食品成分	成人和 4 岁以上儿童的每日摄入量	1 ～ 3 岁儿童的每日摄入量	12 个月及以下婴儿的每日摄入量
	每日参考值		
总脂肪	65g[b]	39g[c]	30g
饱和脂肪	20g[b]	19g[c]	
胆固醇	300mg	300mg	
钠	2400mg	1500mg	
总碳水化合物	300g[b]	150g[c]	95g
膳食纤维	25g[d]	14g[c]	
蛋白质	50g[b]	13g[c]	11g[e]
添加糖	50g[b]	25g[c]	
	每日参考摄入量		
钾	4700mg	3000mg	700mg
	每日参考摄入量		
钾	4700mg	3000mg	700mg

a. 以成人和 4 岁以上儿童的 2000kcal 膳食为基础
b. 以 2000kcal 参考膳食为基础的每日数值
c. 以 1000kcal 参考膳食为基础
d. 以 11.5g/1000kcal 为基础的每日数值
e. 婴幼儿蛋白质的 RDI

五、营养声明

　　营养素成分声明用来显示食品中某种营养素的含量，所用的术语包括无、低、减低、较少、较多、添加、好的来源、高。这些术语与特定营养素的连用是有严格限定的（表 50 Ⅱ .2）。

表 50 Ⅱ .2　营养声明

	定义，每个包装
热量	
无热量	< 5kcal
低热量	≤ 40kcal
减低或较少热量	热量减低至少 25%[a]
清淡	热量减低 1/3 或脂肪减少 50%[a]
糖	
无糖	< 0.5g
减少或较少糖	糖减少至少 25%
未添加糖	在加工或包装过程中未添加糖，包括含糖成分，例如，果汁或干果
脂肪	
无脂肪	< 0.5g
低脂肪	≤ 3g
减少或较少脂肪	脂肪减少至少 25%[a]
清淡	热量减低 1/3 或脂肪减少 50%[a]
饱和脂肪	
无饱和脂肪	< 0.5g
低饱和脂肪	≤ 1g 饱和脂肪且来自饱和脂肪的热量不超过 15%
减少或较少饱和脂肪	饱和脂肪减少至少 25%[a]
胆固醇	
无胆固醇	< 2mg 胆固醇且 < 2g 脂肪
低胆固醇	≤ 20mg 胆固醇且 < 2g 饱和脂肪
减少或较少胆固醇	胆固醇减少至少 25%[a] 且 < 2g 饱和脂肪
钠	
无钠	< 5mg
极低钠	≤ 35mg
低钠	≤ 140mg
减少或较少钠	钠减少至少 25%[a]
钠清淡	钠减少 50%[a]
纤维素	
高纤维素	≥ 5g[b]
好的纤维素来源	2.5 ~ 4.9g
更多或添加纤维素	至少增多 2.5g 或添加 [a]

续表

其他声明	
高、富含、极好的来源 [营养素名称]	≥每日摄入量的 20%ᵃ
好的来源、含有、提供 [营养素名称]	每日摄入量的 10% ~ 19%ᵃ
更多、富集、强化、添加 [营养素名称]	超过每日摄入量的 10% 或更多，或添加 ᵃ
缺乏 ᶜ	< 10g 脂肪，（< 4.5g 饱和脂肪，< 95mg 胆固醇）
特别缺乏 ᶜ	< 5g 脂肪，< 2g 饱和脂肪，< 95mg 胆固醇
健康的	肉类标准，"低"脂肪和饱和脂肪；钠≤ 480mg；胆固醇≤ 60mg；含维生素 A、维生素 C、钙、铁、蛋白质或纤维素的每日摄入量的至少 10%

a. 与标准份量大小的传统食品相比

b. 必须也满足低脂肪的定义，或脂肪水平必须出现在高纤维声明之后

c. 适用于肉类、禽类、海鲜、野味肉婴儿食品标签可带有关于维生素和矿物质的声明。对于希望用于 1 岁以下婴儿的食品，目前不允许带有关于蛋白质、总脂肪、饱和脂肪、胆固醇和钠的声明

如果声明是真实的并且没有误导，可以有成分缺失声明（例如，不含防腐剂）或成分存在声明（例如，用苹果制作）；也允许不加糖或不加盐的产品口味声明。

（一）果汁标记

对于果汁，有特定的标记要求。从 1994 年开始，如果一种饮料声明含有水果或蔬菜汁，则必须在食品标签上明确标示出果汁的百分比。标签必须使用如下句式："含有（X）百分比（水果或蔬菜名）汁""（X）百分比果汁"，或类似的句式（例如"含有 50% 苹果汁"）。如果一种饮料含有少量用于调味的果汁，只要不使用术语"果汁"（除了在成份声明中），也未从视觉上表现出调味品所来自的水果或蔬菜，则可以使用"风味""调味""调味剂"等术语，并注明水果或蔬菜名。如果饮料中不含果汁，但外表看起来含有果汁，则标签中必须注明"不含（水果或蔬菜名）汁"，或其他类似的声明。这些果汁百分比声明应出现于饮料标签的信息表的顶部。

（二）无麸质标记

2013 年 8 月，FDA 发布了最终决定，明确规定术语"无麸质"的含义，方便在食品标记中自愿使用。在该决定中，如果食品中不含有以下任何一种成分，将允许生产商将食品标记为"无麸质"。

1. 该成分属于任何类型的小麦、黑麦、大麦或上述谷物的杂交产物。

2. 该成分来源于上述谷物，并且在加工过程中未去除麸质。

3. 该成分来源于上述谷物，在加工过程中去除麸质，但导致食品中含有百万分之二十或更多的麸质。

4. 百万分之二十或更多的麸质。

"无麸质"是一种自愿声明，可由制造商自行决定使用，前提是产品符合规定的监管

要求。提出无麸质声明不需要第三方认证，FDA 也没有建立相关图解。

（三）健康声明

除了营养成分声明，食品标签还可以包含有关该食品或其中某种成分的健康受益的说明。这类声明将食品、营养素或某种物质与健康状况或疾病的危险性降低联系起来，但该产品必须满足严格的营养要求。

目前，以重大的科学共识为基础，FDA 已批准了 12 个健康声明。尽管包装上的措辞可能有所不同，但所有健康声明都必须包括一种物质及疾病或健康相关状况的名称。这类将疾病风险降低或健康相关状况与物质之间联系起来的声明可总结如下。

1. 钙和骨质疏松　体育活动和富含钙的膳食可以降低骨质疏松的危险，患有骨质疏松时骨骼将变软或易碎。

2. 脂肪和癌症　总脂肪低的膳食可以降低患某些癌症的风险。

3. 饱和脂肪、胆固醇和心脏病　低饱和脂肪和胆固醇的膳食可以降低患心脏病的风险。

4. 含纤维素的谷物、水果、蔬菜和癌症　低脂肪、富含纤维素的谷物、水果、蔬菜膳食可以降低患某些癌症的风险。

5. 含纤维素的水果、蔬菜、谷物和心脏病　低饱和脂肪与胆固醇、富含水果、蔬菜、谷物（含某些类型的膳食纤维）的膳食可以降低患心脏病的风险。

6. 钠和高血压　低钠膳食可以降低患高血压的风险，后者是心脏病和卒中的危险因素。

7. 水果、蔬菜和某些癌症　低脂肪、富含水果和蔬菜（低脂肪、含有膳食纤维、维生素 A 或维生素 C 的食品）的膳食可以降低患某些癌症的风险。

8. 叶酸和神经管出生缺陷　每日食用 0.4mg 叶酸的妇女可以降低其所生婴儿患神经管缺陷的风险。

9. 非致龋性碳水化合物甜味剂（糖醇、三氯蔗糖）和龋齿　频繁食用含高糖和淀粉的食物，例如餐间零食，将促进蛀牙发生。用于使食物变甜的（糖醇或三氯蔗糖的名称）可以降低出现蛀牙的风险。

10. 来源于某些食物的可溶性纤维素和冠状动脉心脏病　来源于 [食物名称（例如，燕麦麸、车前子、大麦粉）] 的可溶性纤维素，作为低饱和脂肪和低胆固醇膳食的成分，可以降低患心脏病的风险。

11. 大豆蛋白和冠状动脉心脏病　包含每天 25g 大豆蛋白的低饱和脂肪和低胆固醇膳食可以降低患心脏病的风险。一个包装的（食品名称）提供（X）g 大豆蛋白。

12. 植物甾醇或植物固醇酯和冠状动脉心脏病　包括 2 个包装食品（提供每日 2 餐总计至少 1.3g 植物油甾醇酯）的低饱和脂肪和低胆固醇膳食，可以降低心脏病的风险。一个包装的（食品名称）提供（X）g 植物油甾醇酯。包括 2 个包装食品（提供每日 2 餐总计至少 3.4g 植物油固醇酯）的低饱和脂肪和低胆固醇膳食，可以降低患心脏病的风险。一个包装的（食品名称）提供（X）g 植物油固醇酯。

为了带有健康声明，每种食品的脂肪、饱和脂肪、胆固醇、钠不允许超过特定水平（除非 FDA 特许）。

描述一种物质和一种疾病之间的联系的声明，如果尚未达到科学共识水平，就被称为"合格的健康声明"。给予此类声明的发布资格反映了支持疾病 - 物质相互关系的科学证据的水平。目前有 17 种合格的健康声明可以在没有 FDA 反对的情况下使用。这一类别包括坚果和心脏病的有益声明；钙和高血压、妊娠高血压和先兆子痫；西红柿和癌症风险的声明；以及最近关于花生引入和降低花生过敏风险的合格健康声明。FDA 网站上提供了合格健康声明的完整列表。

除了上述健康声明，1997 年 FDA 现代化法案 [FDAMA（Pub L No. 105-115）] 为取得健康声明建立了另一条途径。如果健康声明以已发表的、当前有效的权威声明 [例如，USDA 和美国卫生与人类服务部（DHHS）的《美国人膳食指南》、美国国家科学院的《膳食参考摄入（DRI）报告》] 为基础，而此权威声明阐述了某种营养素和健康声明所提及的某种疾病或健康相关状态的关系，并由美国政府的科学实体发布，该实体对于直接关系到人类营养的公共健康保护或研究负有官方责任，则 FDAMA 程序允许做出该健康声明。

1999 年 7 月，第一个符合上述要求的健康声明获得通过。该声明的内容是关于全麦食品与心脏病、癌症风险降低，宣称"富含全麦食品及其他植物食品、低总脂肪、低饱和脂肪、低胆固醇的膳食，有助于降低心脏病和某些癌症的患病风险"。为获得使用该健康声明的资格，一种食品每个包装必须含有 51% 及以上的全麦成分、低脂肪，并满足健康声明的其他通行标准。

2000 年 10 月，第二个 FDAMA 健康声明获得批准。该声明的内容是关于含钾食品与高血压、卒中的风险降低，宣称"膳食中包含好的钾来源和低钠的食品，可以降低高血压和卒中的患病风险"。为获得使用该健康声明的资格，一种食品必须是钾的好的来源、低钠、低总脂肪、低饱和脂肪和低胆固醇（见"营养声明"）。

2003 年 12 月，第三个 FDAM 健康声明获批。该声明的内容是关于具有中等脂肪含量的全麦食品与心脏病的风险降低，宣称"膳食中富含全麦食品及其他植物食品，有助于降低心脏病的患病风险"。为获得使用该健康声明的资格，一种食品必须含有 51% 及以上的谷物成分作为全麦，并满足其他 FDA 的特定标准。这些食品不必是低脂肪的（每个包装＜ 3g），但每个包装含有的脂肪必须＜ 6g，并且必须满足其他关于饱和脂肪、胆固醇、钠的标准，每个包装含有的反式脂肪＜ 0.5g。

营养缺乏性疾病 (如铁和降低缺铁性贫血的风险) 的健康声明是允许的，其他健康声明不需要遵循相同的程序。降低营养素缺乏症风险的声明应包括有关营养素缺乏症在美国的发生情况。健康声明也允许豁免婴儿配方奶粉和医疗食品。

（四）结构 / 功能声明

食品标签还可以包括结构 / 功能声明，描述一种营养素或膳食成份在影响人体正常结构或功能中的作用。结构 / 功能声明可以用于 FDA 管理的传统食品和膳食补充剂。2000 年 2 月，FDA 发布最终决定，明确规定了在膳食补充剂标签中，哪些类型的结构或功能声明是允许的。结构 / 功能声明可能基于众所周知和成熟的营养科学，也可能基于适度水平的证据。公司在对食品进行结构功能声明或预先提交标签审批之前，不需要通知 FDA；

但是，对于膳食补充剂的结构 / 功能声明，必须在上市后 30 天以内告知 FDA。如果证明标签明显错误或误导，FDA 可以对此结构 / 功能声明采取行动。结构 / 功能声明和健康声明的比较参见表 50 Ⅱ .3。

表 50 Ⅱ .3　食品标签中结构 / 功能声明与健康声明的比较

结构 / 功能声明	健康声明
增强免疫系统	降低感冒风险
强健骨骼	降低骨折风险
有助于促进软便	降低慢性便秘风险
促进消化系统健康	降低憩室炎的风险

结构 / 功能声明通常包括营养素或物质的名称以及受影响的身体功能或结构。

在儿童食品市场上，还可见到其他一些食品标签中结构 / 功能声明的例子。

- 事实证明，维生素 C 有助于建立强大的免疫系统。
- 维生素 E 和钙有助于促进健康生长和发育。
- 益生菌支持消化系统健康。
- 钙有助于强健骨骼。
- 核苷酸、益生素和类胡萝卜素用于免疫支持。
- 减低乳糖的配方有助于防止哭闹和胀气。
- 二十二碳六烯酸（DHA）有助于支持大脑和眼睛发育。
- 有益细菌 / 益生菌有助于增强婴儿消化系统。
- 抗氧化剂维生素 C 有助于保持细胞完整性。
- 铁有助于提高学习能力。

结构 / 功能声明在婴儿配方奶粉标签上经常使用。2016 年，FDA 发布了一份拟议的行业自愿指南草案，以证实婴儿配方奶粉标签和标签中的结构 / 功能声明，该报告已在《联邦纪事》上发表，但仍处于草案阶段。

六、在包装上标注日期

食品标签上的包装日期标注提供了一种衡量产品新鲜程度的方法。尽管 FDA 并不具体管理大多数包装日期标注，但 FDA 食品标记法和管理规定要求，这些信息是可信的，不得带有误导性。开放日期指在食品标签上通过打印或盖印戳所显示的日历日期，以告知消费者该种食品的新鲜程度和安全性。开放日期应为字母、数字混合形式（例如，Oct 15，十月十五日）或数字形式（例如，10-15 或 1015，十月十五日）。开放日期可具有如下特征。

1. 销售期限或最后销售日期　这是生产商推荐的产品最后销售日期。这一日期通常允许在家中保存和使用一定时间。

2. 保鲜期或质量保证期　这个日期说明的是生产商认为该食品的最佳质量能够保持多久。标签可注明："在 2007 年 10 月前食用可保证最佳。"但是，食品可能会在此日期后被食用。印刷于标签上的"保鲜期"这个词与"新鲜"相比，有不同的含义，后者常指该食品是生的或未经过加工的。

3. 包装日期　此日期指的是食品被包装或处理的日期。

4. 失效日期　此日期是指食品应被食用的最后一天。州政府为易腐食品如牛奶、鸡蛋规定这类日期。FDA 要求婴儿配方奶具有失效日期。

七、位于包装正面的营养评级系统和符号

在过去 40 年中，位于包装正面（FOP）的符号和评级系统的数量有了极大增长，二者为消费者总结出食品的营养特征。作为对这种情况的反应，国会于 2009 年指导疾病控制和预防中心（CDC）与医学研究所（IOM）一起，开展了一项研究，对 FOP 营养评级系统和符号进行检查并提出建议。2010 年，国会指导 CDC 继续此项研究，由 FDA 以及稍后加入的 USDA 营养政策和促进中心提供支持。通过这项研究，IOM 提交了 2 个关于 FOP 标记的报告。2010 年 IOM 报告回顾分析了已被引入市场的 20 个代表性系统。这些系统由食品产业界、政府和非盈利组织开发而来，旨在帮助消费者做出更健康的食品选择和购买决策。

由于许多消费者通过营养成分表评估食品的健康性存在困难，而且在购买时时间有限。因此，那些不能理解或不积极使用营养成分表的消费者，更可能使用一个设计较好、简化的 FOP 标记系统。因此，2012 年 IOM 报告拓展了 FOP 标记系统的 2010 年 IOM 报告，建议由 FDA 为所有食品和饮料开发、检测、实施单一、标准化的 FOP 系统，与 2010 年美国人膳食指南相符。实施这一系统需要对当前的 FDA 管理规定进行进一步的修订和（或）免除，还要制定新的规定以及用于建立评价标准的食物类别说明。

在此期间，2011 年，食品生产商协会和食品营销协会采纳了一个自愿使用的 FOP 标记计划——"成分最前面"。它包括主显示界面上的 4 个基本的图标，提供热量、饱和脂肪、钠、总的糖含量等信息。2011 年 12 月，在给食品生产商协会和食品营销协会的信中，FDA 认为"成分最前面"以及基本图标作为营养成分声明，符合其颁布的管理规定的各项要求。但是，FDA 也认识到，在包装正面的"营养素成分"中只提供"好的信息"（在标签上选择性地提供有利的营养素信息），会使产品标记误导消费者；对于其关注的这一潜在问题，在公司生产线上标准化的、非选择性的使用 4 个基本图标，将起到部分缓和作用。在信中，FDA 也承认，如果食品工业界统一采纳"成分最前面"计划，通过推动公众了解市场上的食品的营养素成份，提高选择健康食品的能力，将有助于达到 FDA 的公共健康目标。FDA 同意与食品工业界合作，评估"成分最前面"系统，保证它能促进公共健康，并对消费者有益。然而，重要的是要指出，"成分最前面"计划并不特别适用于婴儿和幼儿。

八、小　结

食品标记通过提供食品中某些营养素成分的特定信息，帮助消费者和父母做出食品选择，满足膳食建议。这些信息通常包含在包装背后的营养成分表中，可用于食物间的比较、食物选择，有助于推荐营养素间的平衡，构建适当的、多样的、平衡的饮食与总膳食。另外，以健康或食物过敏问题为基础，成分声明有助于消费者做出合理的食品选择。目前出现在市场上新的营养成分表，也帮助消费者和护理人员对他们选择的食物做出更知情的选择，同时告知他们有关公共健康重要性的元素。

食品标签可包含健康声明和结构／功能声明，但对这些内容都存在争议，本章对此进行了回顾。FDA 没有关于 FOP 营养评级系统和标志的指南。对于建立 IOM 所建议的国家 FOP 标记系统，目前还没有一个时间表。

（翻译　首都医科大学附属北京儿童医院　吴敏媛）

VII

第 *51* 章

食品安全：感染性疾病

一、概 述

在美国，据估计每年有 4800 万的人罹患食源性疾病，致使 128 000 人住院，3000 人死亡。有超过 200 种的感染性和非感染性的媒介，如细菌、病毒、寄生虫及其毒素，海洋生物及其毒素，包括重金属在内的化学污染物，均可导致食源性及水源性疾病。患者临床表现多种多样，婴幼儿、儿童、孕妇、老年人及免疫力低下者更易患重型的食源性疾病。

预防食源性疾病仍然是一个持续的挑战。随着更多的人处于免疫受损的状态，因食源性病原体引起的感染和严重疾病也会相应增加。而且，新病原体的发现以及已知病原体出现在意料之外的食物媒介中，随着食品出口和国际旅游的增多也增大了人们暴露于新兴或稀有病原体的机会。同时，在美国实行集中化的食品生产，然后将贸易产品分散到全国各地，在这一过程中，一旦某个环节出现纰漏，将会致使广泛的、全国性的食源性疾病暴发。另外，一些食源性病原体的抗生素耐药性也在提升，如非伤寒性沙门氏菌和弯曲杆菌。

初级的看护人员往往是最先与患者接触的，他们对食源性疾病可能的病因、疾病谱、诊断方法及公共卫生重要性的认识是非常关键的。这不仅有利于患者的初步治疗，而且可以及时地将信息反馈给公共卫生管理部门以便进行准确的监管。对食源性疾病的病原体及与其相关联的传播媒介的多样性和本质属性的认识是非常重要的，这可以指导我们识别、控制和预防食源性疾病的暴发。这一章节的重点在于：①感染性食源性疾病的流行病学；②食源性疾病的临床表现、实验室检测和处理措施；③食源性疾病的监控；④食源性疾病的控制与预防；⑤可用的资源。

二、食源性疾病的流行病学

许多病原体都可以引起食源性疾病，一些病原体已被认为可以导致频繁的或严重的食源性疾病的发生。在美国，据估计 59% 的食源性疾病是由病毒引起的，39% 是细菌感染导致的，剩下的 2% 为寄生虫感染。在所知的病原体中，诸如病毒是引起食源性疾病的首要原因（58%），其次是非伤寒沙门菌（11%）、产气荚膜梭菌（10%）、弯曲杆菌（9%）。非伤寒沙门菌是因食源性疾病住院治疗（35%）和病死（28%，见表51.1）的主要原因。尽管很少见，但是单核增生性利斯特菌、肉毒杆菌、弓形虫也可以导致严重的食源性疾病。

表 51.1　美国食源性疾病的主要致病、致住院及致死的病原体

病原体	致病例数	住院人数	病死人数
诺如病毒	5 461 731	14 663	149
非伤寒沙门杆菌	1 027 561	19 336	378
产气荚膜梭菌	965 958	438	26
弯曲杆菌	845 024	8463	76
金黄色葡萄球菌	241 148	1064	6
弓形虫	86 686	4428	327
O157：H7 型大肠埃希菌（STEC）	63 153	2138	20
单核增生性利斯特菌	1591	1455	255

大多数食源性疾病是散发的，并不是已知的大暴发的一部分。对食源性疾病的暴发进行调查研究，可以提供与疾病相关的重要信息，如食物媒介、新兴病原体及与此类疾病相关的食品生产和准备过程。2015 年通过国家疫情报告系统（NORS）向美国疾病控制与预防中心（CDC）报告的 902 起食源性疫情中，443 起（49%）是由单一实验室确认的病原体引起的，其中细菌占 54%，病毒占 38%，化学物质占 7%，寄生虫占 1%。在单一实验室确认病因引发的疫情中，诺如病毒是最常见的病原体，造成了 37% 的疫情；其次是沙门氏菌，造成了 34% 的疫情。

表 51.2　国家疫情报告系统报告的单一病因食源性疾病暴发的确定和疑似病原体（CDC，2015）

病因	确认病因	疑似病因	总计
细菌			
沙门菌	149	9	158
产气荚膜梭菌	17	21	38
产志贺毒素大肠埃希菌	27	7	34
弯曲杆菌	21	12	33
葡萄球菌肠毒素	5	8	13
蜡样芽孢杆菌	2	6	8
志贺菌	4	2	6
肉毒杆菌	4	2	6
副溶血性弧菌	4	—	4

VII

续表

病因	确认病因	疑似病因	总计
葡萄球菌	1	3	4
李斯特菌	2	—	2
创伤弧菌	—	1	1
致病性大肠杆菌	1	—	1
链球菌，A 组	—	1	1
小肠结肠炎耶尔森菌	1	—	1
其他	0	6	6
总计	238	78	31

病因	确认病因	疑似病因	总计
化学制品及毒素			
雪卡毒素	19	2	21
鲭毒素 / 组胺	9	1	10
河豚毒素	1	0	1
其他化学品	4	3	7
总计	33	6	39
寄生虫			
隐孢子虫	2	—	2
环孢菌属	1	—	1
旋毛虫	1	—	1
总计	4	—	4
病毒			
诺如病毒	164	147	311
A 型肝炎病毒	3	—	3
札幌病毒	1	1	2
总计	168	148	316
已知病因	443	232	675
未知病因 [a]	—	209	209
多重病因	8	10	18
总计	451	451	902

a. 根据临床、实验室或流行病学信息，病因未得到确认或怀疑

感染性和非感染性食源性疾病的病原体可以来源于各种各样的食物，一些病原体常出现在某些特定的食物中（见 52 章：食品安全：农药、工业化肥、毒素、抗生素残留、

照射处理及食品接触物质）。例如，血清型沙门菌肠炎的感染通常与鸡蛋和禽肉有关，O157：H7 型大肠埃希菌的暴发流行常与牛肉酱、绿叶蔬菜和未经高温消毒的奶制品相关。在人群中利斯特菌高发主要与可食用的肉类和奶制品有关，婴幼儿和儿童常因骑在靠近生肉或家禽产品的购物车里而感染沙门菌和弯曲杆菌。

各种各样的食品污染引起过食源性疾病的暴发。2015 年，食源性疾病暴发中最常见的食品包括鱼类、鸡肉、猪肉和乳制品。但是成为暴发源的新的食物源源不断出现，包括面粉、大豆坚果酱、奇亚粉和焦糖苹果。表 51.3 依据地点、食品媒介及病原体例举了最近在美国发生的暴发性食源性疾病，揭示了媒介与病原体的多样性。近期与食用大豆坚果酱有关的 O157：H7 型大肠埃希菌及与蔬菜涂层小吃有关的旺兹沃思沙门菌引起的暴发流行主要影响儿童和青少年。

表 51.3　依据地点、媒介和病因例举近几年在美国地区发生的暴发性食源性疾病

病原体	食物媒介	地点	时间（年）	病例数	参考
肉毒杆菌	监狱里非法酿造的酒精	密西根州	2016	31	75
维肖沙门菌	有机芽和肉制品	多地区	2016	33	76
大肠杆菌 O121 和 O26	面粉	多地区	2016	63	20
肉毒杆菌	家庭制作灌装西红柿酱	俄亥俄州	2015	29	77
大肠杆菌 O157：H7	烤鸡沙拉	多地区	2015	19	78
单核细胞增生型李斯特菌	冰淇淋	多地区	2015	10	79
普纳沙门菌	黄瓜	多地区	2015	907	80
单核细胞增生型李斯特	预包装焦糖苹果	多地区	2014	35	19
哈特福德纽波特沙门菌	有机芽粉	多地区	2014	31	21
隐孢子菌	未经高温消毒的羊奶	爱达荷州	2014	11	81
甲肝	冻石榴皮	多地区	2013	165	82
环孢子虫	新鲜香菜	多地区	2013	546	83
圣保罗沙门菌	黄瓜	多地区	2013	84	84
副溶血弧菌	生贝类	多地区	2013	104	85
大肠杆菌 O26	生三叶草芽	多地区	2012	29	86
单核细胞增生型李斯特菌	乳清干酪	多地区	2012	22	87
布雷德尼沙门菌	花生酱	多地区	2012	42	88
海德堡沙门菌	火鸡肉	多地区	2011	136	89
单核细胞增生型李斯特菌	哈密瓜	多地区	2011	147	90
大肠杆菌 O145	莴苣丝	多地区	2010	33	91
蒙得维的亚沙门菌	胡椒香肠制品	多地区	2009	272	92
圣保罗沙门菌	苜蓿芽	多地区	2009	228	93

动物接触也可以通过经食物传播的病原体而致病。家禽包括小鸡、乌龟等爬行动物。两栖类如水产青蛙，宠物动物园里的动物与过去暴发的 O157∶H7 型大肠埃希菌感染有关联。尽管与动物直接接触可以导致疾病（如抚摸或饲养动物），当食物或食物制备的表面被受感染的动物粪便污染，动物也可以通过交叉感染成为间接感染源。这种情况通常会发生在当在厨房清洗笼子或鱼缸的时候（在水槽或其表面上），携带有病原体的宠物在房间里随意走动，或者是在接触了动物、动物的生活环境或它的食物后，没有经过正确的洗手或表面清洁就去制作食物。

此外，人与人之间的接触是一些病原体的公认传播方式，这些病原体可以通过食物传播，包括诸如病毒、志贺菌种和沙门菌种。工作单位的环境可能与人与人接触的疾病特别相关。2009—2013 年，在 6587 起通过人与人接触或环境污染传播的急性肠胃炎疫情中，大多数发生在工作单位中——4726 起（72%）发生在长期急性护理机构，530 起（8%）发生在学校，438 起（7%）发生在儿童护理机构，243 起（4%）发生在医院。一些食源性疾病病原体有季节性，例如弯曲杆菌、环孢菌、非伤寒沙门菌和弧菌在夏季较为常见。

三、临 床 表 现

表 51.4 列举了 5 种大部分食源性病原体引起的可分类疾病的临床 / 流行病学概况。这些资料是源自国家食源性疾病暴发的数据，包括潜伏期、疾病持续时间、伴有呕吐或发热患者的百分比，以及呕吐与发热的比例。这些综合征包括呕吐毒素、腹泻毒素、致泻大肠埃希菌症、诺如病毒综合征和沙门菌样综合征。虽然这些综合征之间可能有一些重叠，但这些特征可用于帮助疫情分类和指导实验室检测。例如，餐后突然出现恶心和呕吐，应怀疑是肠毒素引起的疾病，如金黄色葡萄球菌或蜡样芽孢杆菌。大部分食源性疾病是自限性的，并且都可导致胃肠道症状，例如呕吐、腹泻及腹部绞痛。神经系统表现较少见但可能包括感觉异常（鱼类、贝类和味精）、脑神经麻痹、肌张力低下和瘫痪（肉毒杆菌），还有各种其他神经症状和体征（鱼类、贝类、蘑菇）。全身表现是多种多样的，与各种原因相关联，包括布鲁菌、利斯特菌、弓形虫、旋毛虫、弧菌和 A 型肝炎病毒。感染了利斯特菌的孕妇可表现轻微的流行性感冒样症状，感染也可能会导致流产、死胎、早产或生产出患有严重疾病的新生儿。其他并发症或肠道的后遗症包括与 O157∶H7 型大肠埃希菌和其他 STEC 感染相关的溶血性尿毒症综合征，与弯曲杆菌和沙门菌肠炎相关的反应性关节炎，由弯曲杆菌感染导致的吉兰 - 巴雷综合征，沙门菌引发的婴儿脑膜炎以及镰刀型细胞患者体内沙门菌导致的骨髓炎。

四、实验室检查

因为很多原因引起的此疾病的临床表现是常见的，对于疑似病例，许多感染性和非感染性的病原体是必须要考虑的，而且单纯依靠临床表现建立疾病的病因诊断是很困难的。检测临床标本往往是建立诊断的唯一方法，但是，样本常不能获得以用于实验室检测。

表 51.4　不同的食源性病原体综合征

综合征	潜伏期 (h)	持续时间 (h)	呕吐 (%)	发热 (%)	呕吐 / 发热比[a]	主要病原体[b]
呕吐毒素	1.5 ～ 9.5	6.3 ～ 24	50 ～ 100	0 ～ 28	0 ～ 4.3	化学制品 蜡样芽孢杆菌 金黄色葡萄球菌 产气荚膜梭菌
腹泻毒素	10 ～ 13.0	12 ～ 24	3.6 ～ 20	2.3 ～ 10	0.40 ～ 1.3	蜡样芽孢杆菌 产气荚膜梭菌
大肠埃希菌样症状	48 ～ 120	104 ～ 185	3.1 ～ 37	13 ～ 25.5	0.25 ～ 1.1	大肠杆菌
诺如病毒样症状	34.5 ～ 38.5[c]	33 ～ 47	54 ～ 70.2	37 ～ 63	0.70 ～ 1.7	诺如病毒
沙门菌样症状	18.0 ～ 88.5	63 ～ 144	8.9 ～ 51	31 ～ 81	0.20 ～ 1.0	弯曲杆菌 诺如病毒 沙门菌 志贺菌

表格改编自 HallJA，Goulding JS，Bean NH，etal. Epidemiologic profiling：evaluating foodborne outbreaks for which no pathogen was isolated by routine laboratory testing：United States，1982-9. Epidemiol nfect，2001；127（3）：381-387

a. 呕吐和发热的比率

b. 病毒和细菌病原体被列为每个综合征的主要病原体，当其满足 ≥ 25% 的食源性疾病暴发包括 Hall 等临床 / 流行病学综合征的研究

c. 最近更多报道估测典型的诺如病毒潜伏期为 12 ～ 48h

对于个体化的病例，用于实验室诊断的样本收集需考虑以下方面：①在患病人群中更易恶化为重型疾病的，包括婴幼儿、儿童、老年人、孕妇及免疫力低下者。②存在潜在的胃肠道疾病可能增加肠道感染和严重疾病的风险，例如，炎性肠道疾病、恶性肿瘤、先前有经过手术或放射治疗的肠道疾病；使用胃酸抑制药；吸收不良综合征；还有其他结构性或功能性的疾病状态。③现存的更易和细菌感染或重症疾病一致的特定体征和症状，包括血性腹泻、严重的腹痛和发热；突然发作的恶心、呕吐或腹泻、与腹泻有关的脱水，神经系统受累，包括脑神经麻痹、运动无力、感觉异常及溶血尿毒综合征的表现。④提高公共卫生事件的情况。如交通、住院、职业、儿童保健或疗养院出勤率、怀疑何时出现疾病暴发。神经系统症状和体征的出现及 HUS 的发生尤其令人担忧，因为可能会出现危及生命的并发症。

实验室粪便样本检测至少应包括以下几项：粪便样本细菌培养，粪便病毒、细菌以及寄生虫的独立培养诊断试验（CIDT），粪便寄生虫显微镜检查，以及培养液的直接抗原检测。CIDT 可检测抗原、核酸序列或病原体的毒素，现在用 CIDT 检测粪便标本也越来越普遍。这些检测可以在临床和公共卫生实验室进行，与样品培养检测相比，可以更快的得到结果，但敏感度和特异度不同，且不能产生分离物。目前的 CIDT 并不能提供有关亚型和抗菌素敏感性的信息。对于某些生物体，常规的实验室检查并不能够检测到，需要医务人员对提供的样本进行特殊检查。因此，与临床微生物实验室和当地公共卫生相

VII

关人员进行合作和交流有助于实验室检查的优化。其他的一些实验可能只能在公共卫生实验室或大型商业化实验室进行。例如，预防控制中心建议，对于所有进行常规肠病原体检测的急性社区获得性腹泻患者的粪便样本，应该做粪便培养检测大肠埃希菌 O157：H7 并同时做志贺菌毒素试验检测非 O157STEC，但这些项目在许多临床实验室并不作为常规检测项目。因为并不是所有感染 STEC 的患者都会表现为粪便有血或白细胞，所以无论粪便中有无血或血细胞都应该进行检测。血清学检查有助于毛线虫病、弓形虫病等食源性疾病的诊断。诺如病毒的诊断方法主要是检测病毒 RNA 或病毒抗原。大多数公共卫生和临床病毒学实验室采用定量反转录酶聚合酶链反应（RT-qPCR）来检测诺如病毒。这些检测方法的敏感度很高，每次反应可以检测到少至 10 ～ 100 个诺如病毒拷贝。它们使用不同的寡核苷酸引物组来区分基因组 I 和基因组 II 诺如病毒。RT-qPCR 检测也是定量的，可以提供病毒载量的估计，这种检测方法可用于检测粪便、呕吐物、食物、水和环境标本中的诺如病毒。最近的一些商业化的分子检测方法可以同时检测多种胃肠道病原体，包括诺如病毒。这些检测方法对诺如病毒的灵敏度与 RT-qPCR 相同。关于食源性病原体鉴定的实验室程序，可从临床和微生物学专家以及地方或州公共卫生人员那里获得更详细的信息。

对于涉及消化道症状怀疑食源性疾病暴发，通常需要收集粪便进行实验室检查。调查和明确食源性疾病暴发病因的重要线索包括获得潜伏期信息、疾病持续时间、临床症状和体征。如果怀疑食源性疾病暴发，应采集相应的临床样本进行实验室检查，并报告当地公共卫生主管部门。

五、处 理 措 施

肠内感染通常是自限性的，需要支持治疗和补充电解质（详见第 28 章急性腹泻的口服治疗）。密切监测病人的脱水症状和体征，如果可以，轻、中度脱水患儿可以采用口服补液盐补液；严重脱水患儿需要进行静脉补液。血性腹泻的患儿应避免使用抑吐剂。在美国，不常规使用抗生素治疗急性社区获得性腹泻病，因为该病大多数是由病毒引起，可以自愈，使用抗生素并不能够缩短病程。根据病因，抗生素只用于严重或侵入性疾病的高危患者（如免疫缺陷患者、婴幼儿、孕妇）。在一些病例中，抗生素可以消灭粪便脱落的致病微生物、阻止肠道病原体转移、缓解临床症状、预防并发症。然而，抗生素治疗会延长沙门菌排入粪便的持续时间，并且作为 EcoliO157：H7 感染的危险因素进一步发展为溶血性尿毒综合征（hemolytic uremic syndrome，HUS）。抗生素治疗可能会破坏肠道正常菌群加剧腹泻，主要是因为一些病原菌对某些抗生素产生了抵抗。因此，认真考虑疾病病因和患者用药史比治疗更加重要。

肉毒杆菌毒素中毒是医疗和公共卫生紧急事件。医务人员必须立即向地方或州卫生行政部门上报任何可疑的肉毒杆菌毒素中毒事件。为了协助医疗服务提供者诊断和处理肉毒杆菌病，加州婴儿肉毒杆菌病治疗和预防计划为疑似婴儿肉毒杆菌病病例提供紧急咨询。对于 1 岁以上的疑似肉毒杆菌病病例，阿拉斯加卫生和社会服务部和加利福尼亚公共卫生部分别为阿拉斯加和加利福尼亚的病例提供紧急咨询。另外，CDC（电话，770-488-7100）和健康部门的工作人员为其余各州的疑似病例提供紧急咨询。在病程早期给予肉毒杆菌抗毒素可以预防神经系统损害。7价马源肉毒杆菌抗毒素可以从CDC获得，用于治疗非婴幼儿患者肉毒杆菌毒素中毒。肉毒杆菌毒素中毒免疫球蛋白（婴幼儿BIG）可以通过加利福尼亚婴幼儿肉毒杆菌毒素中毒治疗和预防项目获得，用于治疗婴幼儿肉毒杆菌毒素中毒。

临床医师预防、评估和管理胃肠炎和食源性疾病的指导方法有几种来源。由美国儿科学学会（AAP）批注的指南可用于指导治疗儿童急性胃肠炎，2001年美国传染病协会（IDSA）关于感染性腹泻的指南提出了关于各种主题的建议，包括补液、实验室检测、抗生素和公共卫生报告。有关食源性疾病的入门指南包含了关于食源性疾病的原因、临床注意事项、患者病情、患者的材料和信息等。DPDx（http：//www.dpd.cdc.gov/dpdx/Default.htm）是由CDC寄生虫疾病部门开发的旨在帮助寄生虫疾病诊断的网站，可实现远程协助诊断。AAP红皮书也提供了附加的特殊病原体临床、诊断和治疗信息。医疗服务提供者应确保将住院患者置于适当的隔离预防措施之下（例如接触预防措施），并将应报告的疾病通知当地或所在州的卫生部门。大多数食物传播性疾病还没有疫苗，但是甲型肝炎疫苗安全有效，免疫接种咨询委员会（Advisory Committee on Immunization Practices，ACIP）推荐所有儿童、甲型肝炎风险增加人群（包括出行于甲型肝炎感染中高发地区的旅客）接种该疫苗。出行暴露于伤寒沙门菌风险增加地区的旅客可以接种伤寒热疫苗。

六、食源性疾病的监督

CDC通过食源性疾病暴发监测系统收集食源性疾病暴发信息，并通过NORS进行报告。但是该监督系统是被动的，因其依赖于国家卫生部的上报。收集的数据帮助监测食源性疾病暴发的病因、相关食品运输工具的类型、影响因素（例如，导致食物运输工具污染的因素）。由于存在患者护理、临床诊断能力与操作、公共卫生报告以及公共卫生资源的差异，当地和国家卫生部并不能发现、调查或报告所有暴发性疾病，因此，需要谨慎解读该监督系统的数据。NORS监督系统对于描述各种经食物传播的病原体、明确暴露于不同类型食物的危险性、归纳暴发性疾病的成因，监测食源性疾病的暴发趋势非常重要。

1996年，美国建立了用于监督食物传播性疾病的国家分子分型网络PulseNetUSA，旨在提高食源性疾病暴发的发现和调查。包括所有州卫生部门在内的80个以上公共卫生食品管理实验室加入PulseNetUSA网站，使用标准方法对弯曲杆菌种、大肠埃希菌O157:H7及志贺杆菌种、利斯特杆菌种、沙门菌种进行常规脉冲场凝胶电泳（pulsed-field gel electrophoresis，PFGE），得到的PFGE图案就是细菌的分子"手印"。PFGE图案以电子版形式实时共享，使得PulseNet附属公共卫生实验室能够快速对比从患者身上分离的细菌PFGE图案，随后流行病学家确定这些患者是否可能为相同的暴露因素（相同暴发性疾病的一部分）。除了 PFGE 之外，CDC 和合作伙伴现在还使用来自临床、食品和环境样本的全基因组测序（WGS）结果，对食品、牲畜或宠物通常传播的病原体进行疾病暴发调查。例如，与 PFGE 相比，对 Lmonocytogenes 实施 WGS 后，PulseNet 检测到更多的集群，因此流行病学家可以解决更多的疫情（即将更多的疫情与特定食品联系起来），而不是只使用 PFGE 时的情况。

　　美国有广泛的食品分配系统，污染的食品可以分配到许多地区，所以几乎不会只在某一特定地区出现食源性疾病患者。PulseNet 迅速收集从患者身上分离的细菌及全国食物样本的基因谱信息，有助于发现食源性疾病疫情，包括广泛传播的暴发性疾病。然而，PulseNet 固有的限制是发现病例需要实验室证实感染并分离细菌，因此必须强调临床医师使用恰当的实验室方法进行临床培养，食物或环境样本检测，以评估消化道疾病患者的重要性。总之，即时从 PulseNet 获得 PFGE 图案和 WGS，并通过 NORS 例行报告肠内疾病疫情，使得疫情的发现和控制更加彻底。

　　同样，对诺如病毒的监测涉及 NORS 的流行病学数据和 CalciNet 的实验室数据。2009 年启动了含盖 33 个当地、州、联邦卫生管理实验室的电子诺如病毒监督网站 CalciNet。CalciNet 附属实验室运用反转录 PCR 对诺如病毒进行基因分型并分享了电子版的序列检测结果。CalciNet 旨在跟踪循环中的诺如病毒毒株，识别新出现的毒株，并确定诺如病毒暴发之间的联系 - 可能表明有一个共同的来源。为了提高诺如病毒暴发报告的及时性，更好地整合 NORS 的暴发流行病学数据和 CalciNet 的实验室数据，CDC 于 2012 年启动了诺如病毒哨点检测和跟踪（NoroSTAT）。该网络缩短了向 CDC 报告诺如病毒暴发的时间，增加了 NORS 和 CalciNet 中链接的暴发数量，并提高了提交数据的完整性。

　　1996 年，CDC 新发感染计划与国家卫生部门、USDA/ 食品安全和视察服务（FSIS）及 FDA 合作，启动食源性疾病主动监督网站（FoodNet），来监测通常经食物传播的感染性疾病。FoodNet 网站对 9 种食源性病原体进行基于人群的、主动的实验室监督，这些病原体包括细菌（沙门杆菌属、志贺杆菌属、弯曲杆菌属、产志贺毒素大肠埃希菌属、EcoliO157:H7 及单核细胞增多性利斯特菌属、除鼠疫耶尔森菌、弧菌以外的耶尔森菌属）和寄生虫（隐孢子虫属、环孢子虫属）。FoodNet 从 650 个以上检测该网站样本的临床实验室收集 FoodNet 用户的数据，在 10 个站点对约 15% 的美国人群（2015 年约为 4900 万）实行监督。由于临床实验室越来越多地使用 CIDT 检测肠道病原体，食品网在 2012 年将 CIDT 阳性感染纳入监测范围。食品网还通过肾科医师和感染预防专家网络审查出院数据，积极监测医师诊断的小儿腹泻后 HUS—STEC 感染的严重并发症。

　　沙门杆菌属、弯曲杆菌属、志贺杆菌属等细菌是 FoodNet 网站实验室确诊疾病中最常见的病原体。表 51.5 公示了 2016 年 FoodNet 网站监督结果：感染相关病原体患者不同年龄组发病率、总病例数和病死率，5 岁以下儿童最易感染沙门杆菌属、弯曲杆菌属、志贺杆菌属、产志贺毒素大肠埃希菌属和隐孢子虫属。与 2006—2008 年相比，培养证实或 CIDT 阳性的弯曲杆菌、沙门杆菌属、弧菌和耶尔森菌属的总体发生率有所增加。这些增加的原因可能是 CIDTs 的使用增加，这可能表明检测次数增加和检测灵敏度不同，也可能是感染率真正增加，或者是这些原因的结合。图 51.1 显示：2016 年与 2006—2008 年基线相比，FoodNet 网站上入选病原体感染率的趋势变化，Scallan 等利用 2005—2008 年的 FoodNet 数据，通过纳入被实验室证实疾病感染所需条件（例如，患者经医疗服务提供者评估，怀疑患有肠道疾病，提交粪便培养物），估计了美国 5 岁以下儿童因细菌性肠道病原体而患病的实际数量。非典型性沙门氏菌是主要病原体（42%），其次是弯曲杆菌（28%）、志贺菌（21%）、耶尔森菌属（5%）和大肠杆菌 O157（3%）。

表 51.5　根据年龄，总例数和死亡数等确定的实验室诊断的感染疾病发生率（食物网络，2016）[a,b]

病原体	各年龄组发病率[c]（岁）					总例数		总死亡数	
	< 5	5 ～ 9	10 ～ 19	20 ～ 59	≥ 60	数量	比例	数量	死亡率[d]
细菌									
弯曲杆菌属	28.9	11.8	9.9	17.6	16.6	8547	17.4	26	0.3
李斯特菌属	0.3	0	0.1	0.1	0.8	127	0.3	17	13.4
沙门菌属	63.9	18.4	10.4	12.7	16.3	8172	16.7	40	0.5
志贺菌属	20.5	16.4	3.8	5.0	2.1	2913	5.9	2	0.1
STEC[e]	16.1	5.2	5.0	2.4	2.3	1845	3.8	3	0.2
弧菌属	0.2	0.2	0.4	0.5	0.8	252	0.5	4	1.6
耶尔森菌属	1.1	0.4	0.2	0.5	0.9	302	0.6	3	1.0
寄生虫									
隐孢子虫属	8.8	5.4	3.5	3.4	2.5	1816	3.7	3	0.2
环孢子虫属	0.0	0.0	0.0	0.2	0.1	55	0.1	0	0.0

摘自：疾病控制和预防中心 . FoodNet Fast. Atlanta, Georgia：U.S. Department of Health and Human Services. 可在此网站获取：http ://wwwn.cdc.gov/foodnetfast. Accessed July 5, 2017；and Marder EP, Cieslak PR, Cronquist AB, et al. 通过食物传播的病原体感染的发生率和趋势以及越来越多地使用非培养诊断试验对监测的影响—食源性疾病主动监督网络，U.S. Sites, 2013–2016. *MMWR Morb Mortal Wkly Rep.* 2017；66（15）：397-403

a. 实验室诊断的感染包括培养证实和培养独立诊断试验（CIDT）阳性结果

b. 初步数据

c. FoodNe 网站每 100 000 人群

d. 病例病死率（CFR）＝病死人数 / 总病例数

e. 产志贺毒素大肠埃希菌

FoodNet 网站通过主动监督和调查，预测了美国食源性疾病的负担和来源，这有助于制订和评估新的食源性疾病的预防、控制策略。例如，在危险分析和关键控制点（HACCP）等预防措施实施后，FoodNet 测量细菌和寄生虫感染率的变化，以跟踪减少食源性疾病的进展。疾控中心设有互动式在线工具，使用户能够搜索和下载 FoodNet（FoodNet Fast-https ：//wwwn.cdc.gov/ foodnetfast/）和食源性疾病暴发监测系统（FOOD Tool-https ：//wwwn.cdc.gov/foodborneoutbreaks/）的数据。

VII

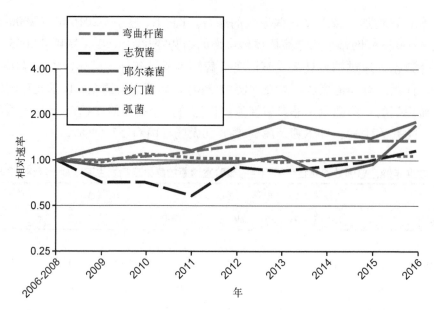

图 51.1 食源性疾病主动监督网站显示的被选病原体变化趋势

与 2006—2008 年基线比较，弯曲杆菌、沙氏菌、志贺菌、弧菌和耶尔森菌培养确诊或培养独立诊断试验（CIDT）阳性感染的逐年相对比率

来源于：Marder EP，Cieslak PR，Cronquist AB，et al. 一般通过食物传播的病原体感染的发生率和趋势及越来越多地使用非培养诊断试验对监测的影响—食源性疾病主动监督网络，U.S. Sites，2013–2016. MMWR Morb Mortal Wkly Rep. 2017；66（15）：397–403

每一行的位置显示了与 2006-2008 年相比，该病原体发病率的相对变化。这些感染的绝对发病率无法从这张图中确定。2016 年的数据是初步的

七、食品安全和食源性疾病的预防

1993—1997 年，最常见的导致食源性疾病的食品准备方式有食品储存温度不当和食物准备者不注意个人卫生在 1998—2013 年见，暴发的与餐馆相关的食源性疾病，最常见因素是食品处理和准备过程、食品工人健康和卫生以及在送达餐厅前发生的食品污染。已经制定了针对食品生产和加工业、零售和食品服务提供者以及消费的一般或特殊措施，来保证从农场到餐桌的整个流程安全，以提高对食源性疾病的预防。

为预防食源性疾病，针对食品行业的预防和控制措施已广泛展开。面向食品供应商和零售商的教育已经开展，教育者重强调他们在食品的准备、烹饪和储藏过程中安全处理食品以及控制病原微生物的方法。1996 年，美国农业部和食品安全检验局对肉类和家禽肉加工商提出了减少病原微生物的综合要求和危害分析与关键控制点（hazard analysis critical control point，HACCP）系统要求。HACCP 中，对海鲜食品加工生产的规定于 1997 年生效。更新于 2013 年的美国食品药品监督管理局（FDA）食品法典，是一部典型的管理法规。其通过向地方、州和部落的食品管理机构提供正式的、严格的科学指南指导他们规范食品行业的供应和零售环节（包括餐馆、食品商店和疗养院类似机构）。2010 年，FDA 出台通报食品注册项目，要求食品行业向 FDA 报告他们生产的食品对人或动物

所导致的严重不良健康后果或死亡有一个"合理的可能性"。2011 年，食品安全现代化法案（第 111-353 号公布法案）签署成为正式法规。该法案扩大了 FDA 的监管权力和职责，旨在提高食品生产商（包括国外食品生产商）的食品符合预防和基本食品安全标准的比例。它还扩大了 FDA 对食品污染事件的处理权限，如强制收回食品，重点加强疫情监测、发现和处理。

其他针对特定食品的专业措施同样得以颁布并与食源性感染发生率下降具有一定的关系，这些措施包括更多关注良好农业操作以获得新鲜水果和蔬菜；对进口食品、食品安全教育、肉类辐照、乳制品巴氏消毒法、鲜鸡蛋安全法规以及对食品生产中防止或减少污染所使用的技术等加强管理。关于此类以及其他减少食源性疾病措施的信息，可以在各类网站中找到。网站见后续资源目录（表 51.6）。

表 51.6　食源性疾病预防网络资源一览表

监督、报告、疫情	
美国食源性疾病评估（疾病预防控制中心）	http：//www.cdc.gov/foodborneburden/
全国报告条件	https：//wwwn.cdc.gov/nndss/conditions/notifiable/2017/
全国报告条件 CSTE 指标	http：//www.cste.org/?page=StateReportable
疾病控制中心疫情网 / 疫情处理团队	https：//www.cdc.gov/foodsafety/outbreaks/index.html
疑似食源性疾病的诊断与管理	
食源性疾病的诊断与管理：医师与其他医护专业人员初步入门（疾病预防控制中心）	http：//www.cdc.gov/mmwr/PDF/rr/rr5304.pdf
儿童急性胃肠炎管理：口服补液、维持和营养治疗（疾病预防控制中心）	http：//www.cdc.gov/mmwr/PDF/RR/RR5216.pdf
婴儿肉毒中毒的治疗与预防	http：//www.infantbotulism.org/
最新诺沃克病毒暴发管理和预防指南（疾病预防控制中心）	http：//www.cdc.gov/mmwr/preview/mmwrhtml/rr6003a1.htm?s_cid=rr6003a1_w
食品中寄生虫传播（疾病预防控制中心）	http：//www.cdc.gov/parasites/food.html
疾病预防控制中心寄生虫学诊断	http：//www.dpd.cdc.gov/dpdx/Default.htm
产毒志贺大肠埃希菌临床实验室的诊断建议	http：//www.cdc.gov/mmwr/preview/mmwrhtml/rr5812a1.htm
食品安全	
疾病预防控制中心食品安全网	http：//www.cdc.gov/foodsafety/
美国食品药品监督管理局食品安全网	https：//www.fda.gov/food/
美国农业部 / 食品安全检验局	https：//www.fsis.usda.gov/wps/portal/fsis/home
食品安全现代化法案	https：//www.fda.gov/food/guidanceregulation/fsma/
美国食品药品监督管理局食品法典	https：//www.fda.gov/Food/GuidanceRegulation/RetailFoodProtection/FoodCode/

VII

续表

食品安全	
美国食品药品监督管理局通报食品注册	https：//www.fda.gov/Food/ComplianceEnforcement/RFR/default.htm
公共场所预防与动物相关疾病措施汇编	http：www.cdc.gov/mmwr/preview/mmwrhtml/rr5805a1.htm
食品安全消费者教育资源	
食品安全官方网	http：//www.foodsafety.gov/
基本措施：清洁、分置、烹饪、冷藏	http：//www.foodsafety.gov/keep/basics/index.html
最低烹饪安全温度	http：//www.foodsafety.gov/keep/charts/mintemp.html
食品安全教育合作组织战胜细菌运动	http：//www.fightbac.org/
疾病预防控制中心食品安全和生牛奶	http：//www.cdc.gov/foodsafety/rawmilk/raw-milk-index.html
疾病预防控制中心爬行动物、两栖动物和沙门菌属	http：//www.cdc.gov/Features/SalmonellaFrogTurtle/

在预防食源性疾病中，家庭食品安全同样非常重要。确保清洁是预防食源性疾病的主要措施。在开始准备食品之前或者处理完生鸡蛋或生肉、家禽肉、海鲜和它们的汁液后，必须用温肥皂水洗手达 20s 以上。烹饪食品时，厨房物品表面的清洗对预防交叉污染很重要。微生物可以在厨房里通过手、砧板、餐具和厨房工作台面进行传播，当处理生肉、家禽肉、海鲜和鸡蛋时，一种食品到另一种食品间的交叉污染是一个重要问题。除洗手外，砧板、餐具和厨房工作台面在每处理完一种食品后，也应该用温肥皂水洗。烹饪食品时，食品与病毒间特别易交互污染，随手乱摸、污染的手接触食品、随后吃未经过加热消毒的该食品，则有可能使病毒传播，在过去的 48h 内有呕吐或腹泻的个人，应限制其烹饪食品和上菜。另外，食品烹饪工具表面可被污染，这种污染可能不明显，并且甚至可能抵御普通消毒产品。家庭生活中，每夸脱水中加入 1 茶匙无味液氯漂白剂可以用于物品表面消毒。该消毒剂需要覆盖物体表面达 10min 方有效，然后清洗去除消毒剂。一旦砧板变得过度磨损或有难以清洁的凹槽，则需更换。为防止污染食品或食品烹饪工具表面，在遇到以下情况后，须立即洗手：卫生间方便；更换尿布；接触患者；擤鼻子、咳嗽、喷嚏；处理宠物、宠物食品及笼子等。

正常食品烹饪方法可杀死引起食源性疾病的多数致病菌（表 51.7）。鸡蛋应该煮熟到蛋白和蛋黄均凝固；所有的家禽肉（磨碎、整体、部分）都应该煮熟至其内部温度达到 165 ℉，测量温度时要放在肉的最厚层；整块的肉，如猪肉、牛排、烤肉和排骨，须加工到内部温度达到 145 ℉；鱼类须加工到 145 ℉（直到开始变得不透明、餐叉易剥落），绞肉，尤其是汉堡肉，应加热到 160 ℉。由于细菌生长在室温下，熟食应保存在 140 ℉以上，冷食应保存，40 ℉以下。易腐食品、预制食品及剩菜剩饭须在 2h 内冷藏或冰冻，不易做其他更多处理。食品须在冷藏库、流动冷水或微波炉中解冻，而不是在室温中；食品应放在冰箱腌制。

表 51.7　安全的最小烹饪温度

食物	最低内部温度
绞牛肉、绞羊肉、绞猪肉、绞牛仔肉	160 ℉
绞火鸡肉、绞鸡肉	165 ℉
牛肉、羊肉、牛排、烤肉	145 ℉并静置至少 3min
家禽肉，包括鸡肉、火鸡肉、鸭子和鹅	165 ℉
猪排、排骨和烤肉	145 ℉并静置至少 3min
鸡蛋	蛋黄和蛋清均凝固
含鸡蛋菜肴	160 ℉
鱼	145 ℉
馅、砂锅、剩菜	165 ℉

摘自 http：//www.foodsafety.gov/keep/charts/mintemp.html（Accessed May 11，2017）and https：//www.fsis.usda.gov/wps/portal/fsis/topics/food-safety-education/ teach-others/fsis-educational-campaigns/is-it-done-yet/thermometer-placement-and-temperatures/ct_index（Accessed May 11，2017）.

　　上述措施对人群中的高风险人群尤为有效，这类人主要包括婴儿、儿童、老年人、免疫力低下的人和孕妇。此类高风险人群须避免食用生奶（未经高温消毒）或生奶制品、生的或未完全煮熟鸡蛋及蛋制品、生的或烹饪的肉类和家禽肉、鱼类和海鲜、未消毒的果汁和生豆芽。小于 12 个月的婴幼儿不应食用蜂蜜，因有患婴儿肉毒中毒的风险。医师和家长应注意，相对于专为婴幼儿设计的液体配方奶，婴儿配方奶粉尽管在加工中经过热处理，但并非是无菌的。在用水混合婴儿配方奶粉时，准备配方奶的人需要用肥皂水洗手、瓶子、奶瓶奶嘴或其他配置奶粉的设备。"过渡"的婴儿配方奶，主要用于出院后的早产儿和低出生体重儿，可以是非无菌的粉末形式和商业性无菌的液体形式。阪崎肠杆菌感染可引起婴幼儿的脑膜炎、败血症、坏死性小肠结肠炎。由于阪崎肠杆菌感染的风险，FDA 建议婴儿配方奶粉不适用于重症监护设备下的新生儿，除非无其他选择。购物时，应鼓励父母把孩子放在购物车座位上而非购物车篮里，以免孩子接触生肉或生家禽肉及其制品。

　　面向消费者的食品安全教育材料在网络上可通过多家组织机构获得（表 51.6，食品安全教育材料）。目前，在烹饪食品时为预防食品中毒，消费者从食品安全教育合作组织的战胜细菌（Fight BAC!）运动中获得的信息强调 4 个简单的步骤：即清洁、分置、烹饪和冷藏——此 4 个步骤强调洗手和物品表面清洗，预防交叉污染，烹饪温度适当、准备或烹饪食品前后，及时恰当的冷藏食品。然而，消费者无法消灭所有的食源性疾病风险，例如，没有一种消费者水平的水果和蔬菜清洗方法能够完全消除与食源性疾病相关的病原体（如单核细胞增多症）。

（翻译　上海交通大学医学院附属新华医院　孙　锟　赵鹏军）

第**52**章

食品安全：农药、工业化学品、毒素、抗菌防腐剂、辐射处理及食品接触物质

一、概　述

美国上市的食品是世界上最安全的食品。尽管如此，在上市食物中发现多种非营养物质的化学成分，这些成分可能对婴儿和儿童的健康和安全存在影响。我们面临的挑战是监测来自 150 多个国家和地区的进口食品。进口食品现在构成了美国 15% 的食品供应，包括 70% 的新鲜水果和蔬菜以及 80% 的海产品。

与通常定义的微生物污染食物相关的疾病（另见第 51 章：食品安全：感染性疾病）相反，食品的非微生物成分相关的安全性问题没有得到很好的理解，非微生物成分可能导致亚临床型损害，但是很难记录。然而，天然物质和合成物质引发的食品污染已然出现，由于其对儿童健康的影响仍然未知，故而引起了人们的警觉。例如，2012 年，美国食品药品监督管理局（FDA）发现，一些制成婴幼儿食品和零食的大米中的无机砷浓度比其他大米更高。尽管正在进行相关研究以了解这一发现可能造成的影响，但美国儿科学会（AAP）指出这给有婴幼儿的家庭在食物选择方面带来了困难，并给儿科医师和家庭建议应限制婴儿食用砷浓度较高的大米。对于许多食品污染物和添加剂，很少或根本没有婴幼儿安全摄入量的相关数据。

由于潜在的神经毒性及对生长发育的影响，一般来说食物中的化学物质对胎儿和儿童的长期作用比对成年人的影响更为明显。有一些证据表明婴儿和儿童往往比成年人对环境中的化学物质更敏感。单位体重食物摄入量更多可能是婴幼儿易感性高的原因，尤其是那些婴幼儿经常食用的食物。处于发育期的脏器发育不成熟是另一个潜在的风险，尤其是神经、免疫和内分泌系统。特别是在发育敏感期，短暂的损害有可能导致之后长期的影响。由于肝脏、肾脏等器官发育的不成熟，以及体内脂肪和细胞外水含量的变化，食品中化学物质的药动学表现差异很大。这些药动学特点往往导致儿童比成年人有更高的剂量暴露。对于长期影响，预防有害物的暴露比治疗更为重要。

二、美国食品安全法规（包括人为或无意向食品中添加的配料和污染物）

16 个联邦机构对食品安全和质量有主要监管责任，这些机构隶属于 FDA 和美国农业

部（USDA）食品安全检验局（FSIS）。FSIS 监管肉类、家禽、鱼类及蛋类制品。FDA 对 80% 以上的食品供应拥有管辖权，包括海产品、奶制品、农产品以及所有不在 FSIS 监管范围内的产品。美国环境保护署（EPA）也在食品安全中发挥作用，EPA 负责对食品和动物饲料的农药残留量设置界值。美国疾控中心（CDC）负责持续监督、应对、检测、调查、监测食源性和水源性疾病，包括新出现的病原体和抗生素耐药模式（另见第 51 章：食品安全：感染性疾病）。一些其他机构也在食品安全方面承担有部分责任，包括商业部下属的国家海洋渔业局（NMFS）和国土安全部，前者负责对海产品安全和质量进行自发收费检查，后者负责协调各个机构的食品安全活动。食品安全得到地方、州、部落和地区法律机构的支持，有 3000 多个非联邦机构参与执行绝大多数食品的安全监督。

1906 年国会首次通过法规保护食品饮料安全，抵制假冒劣质产品。1938 年通过食品、药品和化妆品联邦法案（Pub L No. 75-717），显著加大了对食品饮料安全的管理。1996 年食品质量保护法案（Pub L No. 104-170）是一个重要的修正法案，它在食品的农药监管方面做出了一些修改，提高了对婴幼儿中农药相关食品安全问题的关注。直到食品质量保护法案通过后，才有了为保障成人健康而制定的农药残留水平的规定范围。这部法律的独特之处在于，它明确要求 EPA 确保"合理确定农药不会对婴幼儿造成伤害"，并将具有相同作用机制的化学品的影响也考虑在内。根据法案要求，2006 年起，EPA 建立了 9500 余种食品中农药残留水平的规定限制（容忍极限），并承诺每 15 年重新评估农药活性成分。容忍极限代表食品和动物饲料中允许含有的法定最大量的农药残留水平。当食品中的农药残留水平超过容忍极限时，FDA 可以采取行动来纠正这种情况。有关联邦食品监管的更多细节，请参阅第 50 章 I。

关于食品添加剂和食品接触材料的规定

FDA 对美国 80% 以上的食品供应进行监管，包括食品添加剂安全局管控的食品安全及应用营养中心（CFSAN）负责审查食品配料和食品包装的安全性。如今，根据 1958 年《联邦食品、药物和化妆品法案》（FD&C）的规定，美国允许在食品和食品接触材料中直接或间接添加超过 10 000 种化学物质。当一种化合物或物质被 FDA 评估并确定为直接或间接地成为 / 影响一种食品成分时，监管添加剂就成为 CFSAN 工作的基本部分。

FD&C 法案允许存在以下情况时，可在食品中使用化学防腐剂：①"普遍认为是安全的"（GRAS）；②没有以某种方式来掩盖危害或使食品看起来比实际更好；③在食物标签上合理说明。在食品添加剂的清单上剔除了某些类别，包括 GRAS、某些合成调味品、间接食品添加剂（如农药化学品）和色素添加剂。根据 FDA 的预期使用条件，这些物质被确定为 GRAS。有关 GRAS 过程的更多细节，请参见第 50 章。AAP 关注的问题和改进 GRAS 过程的建议，请参见 AAP 关于食品添加剂和儿童健康的政策声明。

三、关注食品安全中化学物质的来源

食物中可能存在具有潜在毒性的化学物质。污染物有多种方式进入食品供应，包括农业生产中人为使用的物质（如农药）残留物进入食品中；工业生产的污染物（如二噁英、重金属、阻燃剂、高氯酸盐）；天然毒素污染物（如黄曲霉毒素、致吐毒素）；在食品加工过程中人为添加的化学物质，如色素、香料、防腐剂；以及食品接触材料或食品加工制品中的化学物质（如黏合剂、纸、塑料）。本章概述了本主题；有关更多信息，参见 2018 年出版的 AAP《儿童环境健康》手册。

（一）农药

农药是一类广泛应用的化学物质，用来杀死或控制昆虫、有害植物、真菌或有害动物（如啮齿类动物）。农药包括杀虫剂、除草剂、杀真菌剂、灭鼠剂和熏蒸消毒剂。虽然这些产品可以增加农产品的产量和质量，但是在许多食物中发现了农药残留，长期低水平暴露是常见的。

个体从各种食物中摄取的农药残留取决于：农作物使用的农药量；从农药喷洒到收获、加工或储存的时间间隔；加工的类型；储存方式；以及食物摄入量。农药暴露与各种急性和慢性影响有关。

根据 FD&C 法案，USDA 和 FDA 有责任评估在美国国内销售的（进口和国内）食品中的农药残留。USDA 正在开展农药数据项目，该项目评估各种食品中的农药残留，如果发现农药残留超标，就会通知 FDA 和 EPA。该项目的结果提供了美国食品供应中有关农药残留的代表性数据。2015 年，对 19 种水果和蔬菜的 10 187 个样品（占样品的 96.9%）和花生酱样品进行了分析，其中，国产样品占检测样品的 76.1%。2009 年，有 0.53%（54个样品）检测到农药残留超标，3.9% 的样品未检测到农药残留。在分析的样品中，15.5%的样品未检测到农药残留，11.5% 的样品含有 1 种农药残留，73% 的样品含有 1 种以上的农药残留。在被检测的各种水果和蔬菜中，90% 以上的苹果、葡萄、草莓、香菜、土豆和橙子有农药残留，但几乎都低于允许下限。

FDA 提供了其农药监测计划的年度总结，其抽样策略包括对可能存在违规的食品进行重点抽样和有针对性的抽样。2014 年，FDA 采集分析了 6638 个样本（其中 22% 为美国国产食品），29.1% 的国产食品样本和 47.1% 的进口食品中检测到农药残留，1.4% 的国产食品样本和 11.8% 的进口食品样本农药残留超标（表 52.1）；其中 6.5% 为农药残留水平超过容忍极限，其余 93.5% 存在农药残留但低于容忍极限。

此外，FDA 还报道了总膳食研究的数据，该研究在 2014 年评估了约 800 种即食食品，检测了 200 多种不同组分，包括有毒和营养元素（农药残留、工业化学品、挥发性有机物化合物、放射性核素和叶酸），其中还包括了约 30 种婴幼儿食品。几乎所有被评估的即食食品都未检测到或检测到非常低水平的农药残留。

1. **食品的农药暴露**　针对 6 ～ 59 岁的国民开展取样检测，在 56 种农药代谢物检测中，有 29 种农药在大多数人体内被检测到；有机磷、有机氯杀虫剂是最普遍的。由于有机磷自 2000 年开始被禁止户内使用，在此 20 ～ 30 年前美国已禁止使用有机氯 [如 p，p′- 二氯二苯三氯乙烷(DDT)，狄氏剂和氯丹]，所以食品供应已成为杀虫剂暴露最重要的来源。拟除虫菊酯类杀虫剂已经基本取代了有机磷农药，目前在 75% 的国内样本中可以检测到该类杀虫剂。食物残留和家用除虫剂是儿童和青少年接触拟除虫菊酯的最重要来源。

FDA 不会监控家庭花园中的杀虫剂使用情况，也不会强制要求在该环境中适当使用杀虫剂。过量使用农药或从施用到收获之间的时间过短，会导致农药残留水平超过商业化生产食品的允许标准。食品中农药的详细信息，参见 AAP 关于儿童农药暴露的声明。

2. **农药对儿童的影响**　急性农药中毒在美国儿童中很罕见，但长期低水平暴露是很常见的。严重的急性农药中毒通常是因为农药意外摄入。尽管食物链中的农药不是婴幼儿急性农药暴露的主要来源，但这样的事件确实会发生。

杀虫剂是最可能引起急性中毒的农药。目前普遍使用的拟除虫菊酯类杀虫剂与有机磷和氨基甲酸酯类（均为乙酰胆碱酯酶抑制剂）农药有相似的特点，但拟除虫菊酯类杀虫剂引起的症状仅需约 24h 的支持治疗就可以解除。由于乙酰胆碱酯酶抑制剂的不可逆结合，有机磷农药的毒性在 3 种类型中最大。根据摄入农药类型的不同需采取不同的治疗方法，因此获得准确的病史是关键。有关区分杀虫剂及其治疗方法的更多细节，参见环境健康委员会发布的 AAP 声明。

最近的前瞻性队列观察研究表明，早期暴露于有机磷、有机氯农药会对神经发育和行为产生不良影响。有几篇论文回顾综述了这些证据。正在进行的研究招募了生活在城市和农村地区的孕妇，客观地评估了她们在妊娠期间经常遇到的长期暴露，并对她们的孩子在学龄前期进行评估。这些研究显示，较高水平的农药暴露与儿童认知发育不良显著相关，与广泛性发育障碍、注意力不集中、注意力缺陷 / 多动障碍的相关测试评分增高显著相关。在美国 8～15 岁的儿童中进行国家健康和营养调查（NHANWS）取样，那些尿液中有机磷代谢物浓度较高的儿童，往往注意力缺陷 / 多动障碍的诊断率也较高。目前正在进行相关研究，以阐明遗传因素在儿童农药中毒风险中的作用，并利用动物模型进一步确定神经发育和其他代谢效应的机制通路。这些研究正在评估美国城市和农村地区样本中常见的杀虫剂暴露水平的影响。

通常认为，与儿童期暴露相比，宫内暴露和婴儿早期暴露对发育中的神经系统造成的危害更大。

3. **减少食品中的农药暴露**　人们可以通过购买有机食品减少农药暴露。一项针对低收入墨西哥裔美国儿童的研究表明，给予儿童连续 7d 有机饮食，将明显减少尿液中有机磷杀虫剂代谢物的排泄量。2002 年，USDA 将有机食品定义为在种植和加工过程中不使用合成肥料或农药的食品。生产者和经营者必须得到 USDA 认可的认证机构的认证，方可进行销售、贴上代表其产品为 "100% 有机" 或 "有机"（至少 95% 有机）的标签。有机食品销售额约占美国所有食品销售额的 4%，其中新鲜水果和蔬菜占所有食品销售额的 40% 以上。有机产品的价格比常规种植的产品高出 40%。根据 AAP 关于有机食品的声明，有机水果蔬菜没有被证明具有更高的营养价值。

食物的准备措施也可以降低食品的农药残留。可以推荐给家长的措施如下（https：//www.epa.gov/safepestcontrol/pesticides-and-food-healthy-sensible-food-practices）。

● 食用新鲜水果和蔬菜前用流动的冷 / 暖自来水彻底清洗和擦拭干净，以去除表面的细菌和微量化学物质。然而，并不是所有的农药都可以通过洗涤除去。

● 尽可能削去水果和蔬菜的皮。丢弃多叶类蔬菜（如生菜和卷心菜）的外叶。

● 剔除肉类的脂肪，以及家禽和鱼的皮、脂肪。

● 从多种来源选择各类食物。

（二）工业化学品

另一个污染源是工业生产过程中的化学物质扩散到环境中，进入食物链。这些化学物质可能会从大气沉淀进入水中、土壤中或直接进入粮食作物中，还会直接污染地下水或地表水，进而影响灌溉用水或消费用水。在加工过程中污染食品的工业化学品称为"食品接触物质"，并在单独的章节中介绍。

工业生产中最普遍的化合物被称为"持久性有毒物质"，其中包括一类被称为持久性有机污染物（POP）的化合物。在环境中遇到的各种持久性有毒物质中，有 50 多种为美国国家健康和营养调查项目，其中有许多种在大多数美国人身上可以检测出来。

最初的 POP 有 12 种且都是含氯化合物，之后又将更多的化合物添加到 POP 名单中。POP 包括多氯联苯（PCB）、多氯代二苯并呋喃（PCDF）、多氯代二苯并二噁英 [PCDDs，包括四氯 -p- 二噁英（TCDD），一种强力二噁英]、有机氯（如七氯、氯丹、DDT 及其衍生物）、多溴联苯（PBB）、多溴二苯醚（PBDE）和许多其他种类的化合物（艾氏剂、狄氏剂、异狄氏剂、六氯苯、灭蚁灵和毒杀芬）。国际条约已广泛限制持续使用这些化学物质中的许多种。这些化学物质的补充信息，参见 AAP 刊发的 2018 年版《儿童环境健康》。

PCB 最初在电气工业中用作绝缘体和电介质；PCDF 是 PCB 极度加热后产生的污染物。PCDD 是一些化合物生产过程中产生的污染物，这些化合物有六氯酚、五氯苯酚和几种除草剂，包括橙剂（越南战争期间使用的一种落叶剂）。有机卤素化合物主要用作阻燃剂，存在于超过 97% 的美国人群中。这些化学物质还存在于母乳中，而母乳可能是许多婴儿的唯一营养来源。2017 年 9 月，美国消费品安全委员会投票决定从儿童产品、家具、床垫和电子设备的塑料外壳中去除有机卤素阻燃剂。

另一种常见的持久性有毒物质是高氯酸盐。高氯酸盐用于固体火箭燃料、推进剂和炸药。它可以污染饮用水，当碘浓度较低时与促甲状腺激素浓度升高有关。碘浓度较低和高氯酸盐浓度较高的妇女，促甲状腺激素浓度较高。

1. 在环境中的持久性 这些有毒的化学物质在环境中持续存在，并在受污染的土壤上生长的农作物中积累。由于其亲脂性，它们在许多动物类食品的脂肪组织中生物蓄积，包括肉、蛋、奶制品和鱼（咸水和淡水品种），活动在污染水域的鱼类通常是这类化学物质最集中的食物来源。当人类摄入这些有毒物质时，它们就会在人体脂肪中生物蓄积。由于它们具有脂溶性且不被明显地代谢掉，持久性有毒物质往往经多年蓄积后从母体转移至胎儿体内，并出现在母乳中。因此，哺乳期的婴儿会接触到这些化学物质，并且多种污染来源的存在导致婴幼儿接触的剂量超过了 EPA 的参考剂量。

2. 影响 除了在前一章节中讨论的有机卤素阻燃剂暴露对儿童发育和行为的影响之外，许多化合物被认为具有导致内分泌紊乱的作用。一项针对 7 ～ 9 岁儿童的前瞻性队列研究表明，暴露于持久性有机污染物（如 PCB）会影响胰岛素分泌功能，并与患糖尿病的风险增加有关。从基于人群的预期出生队列招募的妇女中发现，脐带血中农药和 PCB 水平较高的妇女生下的婴儿，更有可能出现性激素结合球蛋白和抗米勒管激素水平升高、游离睾酮和芳香化酶指数下降。此外，PCB 和二噁英等多种化学物质的存在与新生儿和婴儿隐睾症的高发病率和距肛门距离的增加有关。此外，血液中高浓度的 PBDE 与生育能力下降相关。PBDE 对神经系统的发育有直接毒性作用，并且损害甲状腺激素系统，而该系统是早期大脑发育的关键组成部分。一项对 210 名墨西哥儿童的研究显示，消除潜在混杂因素影响后，脐血中 PBDE 浓度越高，12 个月、24 个月和 36 个月龄的发育评分越低，48 个月和 72 个月龄的智力评分越低。

美国 EPA 和 CDC 也已确认了二噁英的致癌性。四氯 -p- 二噁英（TCDD）可导致人类的氯痤疮，是一种已知的人类致癌物质。食品，尤其是含脂肪的动物产品（包括海产品），是这些有机污染物的主要来源。根据 NHANES 的饮食摄入数据和 EPA 的随机人体暴露和剂量模拟（SHEDS）饮食暴露模型，老年人群血液中的 PCB 水平较高，其模式与鱼类的摄入和暴露模式相当一致。与之前 20 世纪 90 年代中期的调查相比，每个动物品种的基本化学物质种类分布是相当恒定的，这些物质的整体水平可能有所下降，但分析方法的变化也可能对报告结果有所影响。在最近的调查中，USDA 测试了牛、猪、小鸡、火鸡仔的脂肪样品，发现这些化合物在牛和火鸡中的水平相对高于鸡和猪。然而，与往年相比，2013 年调查中的二噁英水平总体上有所下降。

目前还没有特效的处理方法，防止过量摄入是唯一有效的方法。为了减少食品相关的化学物质暴露，目前推荐的主要建议是减少动物、奶制品和鱼类中的脂肪摄入。因为这些持久性有毒物质的代谢和排泄量都很小，摄入量是多年累积的。鱼类的脂肪含量随物种变化，其污染水平因物种、地域、鱼体大小以及饲养方式而异，尤其是在养殖鱼类中。由于淡水鱼受污染的程度不同，因此可能是由发现污染鱼类的州政府发布相关公告，公布污染鱼群存在的地方，并向孕妇、哺乳期的母亲和幼儿提出食用建议。建议减少二噁英类化合物的饮食摄入，尤其是对儿童、年轻女性、育龄妇女和哺乳期母亲，建议包括：

- 选择瘦肉，在烹饪前剔除所有可见的脂肪。
- 每周选择 1 ～ 2 餐鱼，避免食用鲨鱼、旗鱼、鲭鱼和方头鱼，并向州或当地卫生部门咨询是否有从当地淡水湖和溪流捕捞的特别建议。
- 经常食用低脂或无脂奶制品。
- 在食物制备中，减少黄油或猪油的用量。
- 烹调肉和鱼时采用烧烤、炭烤或其他可以排出脂肪的方式。
- 不保存或重复使用提取的脂肪。
- 清洗干净水果和蔬菜，彻底剥去蔬菜根部和涂蜡层。

（三）金属化合物

另一类可以污染食品的化合物是金属。汞、铅和砷是食品中最令人担忧的金属物质。

1. 汞　主要由自然和工业释放进入环境中，特别是化石燃料的燃烧释放。尽管手工或小规模采矿仍然是全球汞排放的主要来源，但燃煤发电厂仍然是美国汞排放的最大来源。含汞的雨水可进入湖泊、河流、海洋，经过细菌的生物转化作用成为甲基汞。甲基汞是一种强效的神经发育毒性物质，在水生食物链上生物富集。甲基汞也被用来作为谷物种子杀菌剂，食用经过汞处理的种子曾造成伊拉克和中国人群广泛的汞中毒。

食用鱼是大多数美国人处于汞暴露状态的根源。现已注意到，如果妊娠母亲体内汞

VII

浓度升高，其子女中会出现汞的慢性毒害作用。EPA 已经确定，甲基汞的长期经口摄入量应限制在 0.1μg/（kg·d），以避免胎儿脑损伤。通过对 2001 年以来美国国家健康及营养调查中收集的成年女性资料进行分析发现，3.7% 的成年女性血汞含量超过 5.8μg/L。在随后几年（2009—2010 年）中，尽管非西班牙裔黑种人女性的血汞含量高于墨西哥裔美国人或非西班牙裔白种人女性，但整体人群血汞含量平均值有所下降（2.3%）。对多种海洋鱼类及贝类体内的汞含量进行测定发现，肉食性鱼类体内的汞含量最高。不同地域淡水鱼体内的汞含量虽然有差异，但许多鱼类也受到了高度污染。各州的鱼类食用建议包括汞及 PCB 的数据，并指导限制或避免摄入含有汞和（或）PCB 及其他 POP 的鱼类。国家鱼类公告已在 EPA 的网站中列出（http：//water.epa.gov/scitech/swguidance/fishshellfish/fishadvisories/index.cfm），最新信息可从州 EPA 办公室获得。

海水鱼、淡水鱼和贝类是维持健康饮食平衡的重要组成部分。鱼类含有大量蛋白质及少量饱和脂肪，且含有必需的维生素、矿物质及长链 ω-3 脂肪酸（见第 17 章脂肪和脂肪酸）。不幸的是，鱼类很容易受到有毒工业污染物的污染，如汞以及 PCB、二噁英、阻燃剂等亲脂性化学物质。这些污染物在鱼肉（如甲基汞）或脂肪组织（如 PCB）中积累，并暴露于食用者。母亲可经宫内或乳汁将污染物转移给子女，儿童亦可通过食用鱼类直接接触这些有毒化学物质。对于一些人来说，本地的鱼类可能是唯一佳选的营养饮食。在通过鱼类获得足够的营养与避免受其毒性影响之间寻求平衡，是一项重大的挑战。孕期通过食用鱼类（每周多于 2 餐）促进胎儿智力发育时，必须注意衡量鱼肉中的汞所造成的毒副作用。例如，2016 年的一项研究表明，在妊娠期间吃鱼与改善儿童的神经认知功能有密切的关系。

FDA 已将商品鱼类中甲基汞含量的监管上限设定为百万分之一（ppm；1μg/g），并向孕妇、育龄妇女、哺乳期母亲及幼儿发出应避免食用鲨鱼、马哈鱼、旗鱼、枪鱼、橘棘鲷、大眼金枪鱼和方头鱼的建议。关于其他种类的鱼，包括淡金枪鱼罐头，FDA 建议儿童、孕妇及育龄妇女每周的食用量应控制在 12 盎司以下（长鳍金枪鱼罐头和新鲜金枪鱼罐头的甲基汞含量约是淡金枪鱼罐头的 3 倍）。各种商业海鲜的汞含量均可在 FDA 的官网上查到（部分名单见表 52.2）。

娱乐性捕鱼时，联邦政府则不会监管鱼体内汞以及其他污染物（如 PCB、二噁英）的含量。由于汞污染的可能，各州已发布通知建议公众限制或避免食用从特定水域娱乐性垂钓捕获的鱼。其中包括淡水鱼，如鲶鱼、鲤鱼、鲈鱼和鲟鱼，它们体内的汞浓度可能会导致大剂量暴露。

一般来说，选择安全鱼类的指导方针主要集中在几个要点上，育龄妇女和所有儿童应做到：①避免食用所有已知的高汞含量鱼类；②熟悉并执行当地及联邦的鱼类食用指南；③食用各种"最佳选择"的鱼类；④根据所食用鱼的品种而限制每周食用量。总的来说，更瘦小的低龄鱼，被严重污染的可能性最小。

2. 铅　虽然美国大多数的铅暴露为非食源性，但仍有许多食物被认为可导致儿童铅负荷增加，包括民族香料、进口糖果和水。此外，环境保护基金会（EDF）最近的一项研究发现，FDA 分析的婴儿食品样品中，约有 20% 可检测到铅，而其他食品中含铅样本约占 14%。根茎类蔬菜和果汁更有可能含有更高浓度的铅。FDA 对铅含量有多种限定标准，这取决于食品和达到某一标准的可行性。例如，目前果汁中铅含量的限定标准是 50 ppb，而瓶装水中铅含量的允许上限是 5 ppb。1993 年，FDA 将每日最大铅摄入量设定为 6mcg/dl；然而，这是基于 CDC 先前的 10mcg/dl 的标准设定的，且自 5mcg/dl 的参考标准确立以来就没有更新过（更多详情参阅 AAP 的《儿童环境健康》）。

2010 年 6 月，联合国粮农组织和世界卫生组织食品添加剂联合专家委员会否决了之前暂定的每周 25μg/kg 的最大铅摄入量，而建议将儿童和成人的铅摄入量分别限制在每天 < 0.3μg/kg 和 < 1.2μg/kg。这些新的建议已被证明对儿童智商的改变可以忽略不计（智商降低 0.5 分）。此外，他们还通过了一项建议，即婴儿配方奶粉中的铅含量不应超过 0.01 ppm，同时也认识到可以通过从铅含量较低的地区采购原材料来控制婴儿配方奶中的铅含量。铅主要被生长中的植物吸收，根部铅含量最高，果实中的含量最低。市区种植的植物中，根茎和枝叶中的铅含量已被测出。

3. **砷**　儿童可以通过多种不同的方式接触到砷。因为它是一种广泛存在于土壤中的金属，玩耍的儿童可能会接触裸露土壤中的砷。然而，砷的主要来源是通过摄入水和（或）食物。在全球范围内，水是人体中砷最常见的来源。然而，在美国，城市用水必须符合联邦标准，因此，食物是成人和儿童体内砷最常见的来源。

大米和海鲜是最常被砷污染的食物。无机砷毒性更强，存在于水稻中，其浓度取决于美国和世界各地的种植条件。有机砷存在于海鲜中，毒性要小得多。大多数测试不能区分无机砷和有机砷。利用 NHANES 研究的数据，研究人员发现，每增加 0.25 杯米饭的食用量，尿液中总砷浓度就会增加 14.2%。FDA 建议食品业自发将婴幼儿食品中的砷含量降低到 50mcg/kg 以下，这一水平高于大多数成人食品。然而，在一项对美国超市中常见婴幼儿米粉砷含量的评估研究中，婴幼儿米粉中总砷和无机砷的平均含量分别为 174.4μg/kg 和 101.4μg/kg。针对这些发现，AAP 建议其他谷物粉（如燕麦和小麦）以及其他泥状食物（如切碎的肉类和蔬菜泥），也可与米粉一样作为优选食物引入。其他增稠剂，如磨细燕麦，可以考虑用于吞咽困难的儿童。

四、毒　素

在不同的食物中可发现各种各样的毒素。这些毒素可能是内源性的，也可能是食物中微生物或细菌的产物。

很多种海产品可产生毒素。近年来，人们发现了一些新的高毒性化合物，这些化合物与海洋变暖有关。河豚毒素是已知的毒性最强的生物毒素之一，由河豚和蓝环章鱼产生。由于这种高毒性，任何从日本出口的河豚在出口前的 2 次毒素检测必须呈阴性。但每年都会发生由于厨师制备不当或缺乏经验而使食入者死于呼吸衰竭。

在全球和美国，最常见的海鲜毒素相关疾病是食用被雪卡毒素污染的鱼引起的雪卡毒素病。超过 500 种鱼类可导致人类雪卡毒素中毒，包括梭鱼、海鲈鱼、红鲷鱼、石斑鱼、无鳔石首鱼和鲟鱼。常见的原因是大型鱼类会吞食产生毒素的藻类。鞭毛虫中的冈比亚圆盘菌和其他细菌是雪卡毒素的来源，也是小型草食性鱼类的主要营养来源，而小型草食性鱼类又是大型鱼类的营养来源。随着时间的推移，雪卡毒素在大型鱼类的脂肪组织中蓄积，导致食用这些鱼类的人中毒。雪卡毒素中毒的症状包括出汗、头痛、腹痛（伴或不伴呕吐）、大量水样腹泻，以及一系列神经系统症状，包括感觉异常和温度辨别障碍。胃肠道症状通常持续 48h，但神经系统症状可能持续数月。

最近的"赤潮"发生在美国墨西哥湾和大西洋海域沿岸。在北半球的"非 R"月份（5 月至 8 月），短凯伦藻等甲藻是软体动物和其他贝类的主要食物来源。当产生双鞭甲藻毒素的甲藻数量过多时，会导致大量鸟类和鱼类死亡，并通过气溶胶的形式引起人类呼吸系统症状。也可能出现神经系统症状，导致神经系统症状的海产品毒素见表 52.3。

烹饪并不能去除海产品中的毒素。这些毒素可在特定海域的各种海产品中出现，但其他海域同样种类的海产品中毒素含量却很低。为了降低接触海产品毒素的风险，建议如下。

- 不食用任何外观、气味、味道异常的海鲜（鱼或贝类）。然而，雪卡毒素不会影响鱼的质地、味道或气味。
- 从可信渠道购买海鲜。
- 避免在藻类繁盛生长期间或之后不久购买贝类，当地称为"红潮"或"褐潮"（软骨藻酸污染导致的失忆性贝类中毒）。
- 只购买冷藏或正规冷冻的新鲜海鲜。
- 不买与生鱼置于同处的烹制海鲜。
- 不购买外包装撕裂、开放或被压碎的冷冻海鲜。
- 购买海鲜后立即将其冷藏。

很多种食物中也可以发现天然毒素，包括蘑菇、谷物、蜂蜜，无论是作为另一种食物中的产品还是被食物污染。2015 年，美国中毒控制中心接到了 6000 多个有关食用蘑菇中毒的电话，其中大多数是 5 岁以下的儿童。蘑菇被分为 10 组，代表由超过 15 种毒素引起的临床症状。最常见的情况是有人在野外把有毒的蘑菇误认为可食用的蘑菇。在世界范围内，大多数毒蘑菇导致的死亡都与含有环肽的物种有关，如伞形毒菌。早期诊断很困难，因为恶心、呕吐和腹泻等症状直到摄入后 6h 才出现，可能会被误诊为胃肠炎。肝损伤可导致高达 30% 的患者死亡。在春季，人们寻找可食用的羊肚菌时，通常会认错羊肚菌（假羊肚菌）。与环肽类似，严重者可出现迟发性胃肠道症状，随后出现癫痫发作。询问是否有蘑菇食用史是诊断的关键，同时请中毒控制中心相关的真菌学家来帮助鉴定蘑菇。

真菌在食品和食品中产生的霉菌毒素在世界范围内造成了食品安全风险和健康问题。真菌如紫曲霉、黄曲霉、黄萎病镰刀菌、禾谷镰刀菌可侵染玉米、小麦、大麦等谷物的种子。毒素、麦角生物碱、黄曲霉毒素、伏马素和毛霉烯会导致人类中毒，并在食用谷物的人群中暴发疫情。麦角生物碱是第一个被公认为可以引起人类流行病的霉菌毒素。公元 994 年，法国阿基塔尼亚有 4 万人死于食用被荔枝螺污染的黑麦及由此引发的抽搐。从那时起，人们发现其还与其他疾病的暴发有关，包括导致 1692 年女巫审判的马萨诸塞州塞勒姆的行为。黄曲霉素是由曲霉产生的，是花生、大豆和谷物的常见污染物，通常出现在热带地区。严重情况下，它与呕吐、腹痛、肝炎和死亡有关。然而，黄曲霉毒素 B_1 是与肝细胞癌相关的最常见毒素，并与中国肝癌的高死亡率有关。伏马菌素是从受镰刀菌污染的玉米中分离出来的真菌毒素。调查显示，受污染的玉米产品可导致食用该类饲料的家畜患致命性疾病。伏马菌素污染已被证明与出生缺陷有关，因为在世界各地人群中均会干扰细胞的叶酸摄取，导致神经管发育缺陷。单端孢霉烯族毒素是由镰刀菌和葡萄穗霉菌形成的。当摄入这些真菌毒素时，可能导致食物中毒性白细胞减少，其特征是恶心、呕吐、腹泻、白细胞减少、出血、皮肤炎症，严重时甚至死亡。干旱和洪水都可能导致真菌毒素的问题。虽然真菌通常不能穿透完整的种子，但干旱可能会削弱植物屏障功能，导致真菌进入种子内。消费者应避免食用明显发霉的食品，但受污染的加工谷物是检测不到的。真菌毒素不会因加热而被破坏。FDA 已经为食品加工行业建立了良好的生产实践指南，以消除真菌及其产生的霉菌毒素。这包括充足的灌溉制度、病虫害管理、培育抗病虫害的品种和及时收获。此外，建议在加工和储存前进行化学／热失活、电子分拣和辐照处理。另外，FDA 还制定了关于黄曲霉毒素 B_1 和伏马菌素水平的指南。

五、抗菌防腐剂

使用具有抗菌活性的化学制剂是保存食品的方法之一。添加食品防腐剂的目的是减少食源性感染的风险，减少微生物腐败，并保持食品的营养质量。虽然有物理技术用于食品保存——脱水、冷冻、冷藏、冷冻脱水、罐装、熏制和腌制，但化学防腐剂在商业上更常用。这些化学品可以是人为添加或食物中自然形成的生物衍生物。在食品中或食品表面残留的农药化学物不算是食品添加剂，而且必须符合 EPA 和 FDA 规定的限定标准。

因此，即使其预期影响是在可食用食品或与食品接触的水中，抗菌防腐剂一般也不被认为是食品添加剂，但是受 GRAS 分类的监管。抗菌防腐剂可防止食品或包装上的细菌降解食物。根据食物不同，化学品的范围包括但不限于乳酸、山梨酸（山梨酸钠）、苯甲酸（苯甲酸钠）、亚硫酸盐、亚硝酸盐／硝酸盐和丙酸。虽然这些化学物质可能会产生毒性，但作为药物而不是食物以及较高食用剂量下使用时，毒性更为明显。一些消费者（从他们的购买习惯来看）更喜欢购买"无防腐剂"或含有"天然防腐剂"的食物。同时，消费者希望购买的产品更安全，保质期更长。鉴于这一困境，儿科医师可能很难权衡食品中添加抗菌防腐剂的潜在风险和益处。

六、食品辐射处理

食品辐射是指把食品暴露于一个受控的电离辐射源下，以延长保质期、减少食品损失、提高微生物安全性和（或）减少化学熏蒸和添加剂的使用的处理过程。电离辐射的剂量决定了这一过程对食品的作用。通常使用低剂量辐射（最高可达 1kGy），以延缓食品腐烂、杀死或阻止昆虫及其他寄生在新鲜食物中的高级生物繁殖。中剂量辐射（1 ～ 10kGy）可以减少食物中的病原体和其他微生物的数量，延长保质期。高剂量辐射（> 10kGy）可灭菌处理，并受到更严格的监管。

VII

食品辐射由 FDA 作为食品添加剂管理。USDA 亦对某些因特定目的进行辐射处理的食品具有监管职责。所有向 FDA 申请食品辐射处理的申请者，必须确保在特定条件下为特定目的而接受辐照处理的食品在辐射、毒性和微生物方面保持安全性及充足的营养。

目前，在美国出售的所有辐射食品必须贴有国际辐射标志——radura（图 52.1），并且印有"经辐射处理"或"经放射线处理"的说明。生产商可选择性地印制辐射目的的说明（如防腐等）。目前的规定并不要求食品服务行业标明其供应的辐射食品。

FDA 正在考虑出台规定，允许某些辐射食品（即辐射后没有产生物质变化的食品）在无"经辐射处理"标记的情况下销售，这一改革将使成分中含有辐射食品的食物无须特殊标记。

1. **放射安全性**   无论食品本身还是包装材料都不会因辐照而变得具有放射性。辐射剂量、食品的物理状态（如新鲜、冷冻或脱水）和包装可能会影响既定食品的辐射处理，应将以上因素予以考虑。辐照食品应只选择达到技术效果所需的合理最低辐射剂量，并且必须符合预定的处理过程。

2. **毒理学安全性**   食品吸收了放射线以后会引起许多化学反应，且与辐射剂量成正比。我们希望辐照能让引起食物腐败和相关疾病的微生物、害虫的 DNA 断裂，同时不产生有毒化合物。经过数十年的大量研究，已有许多方法可以检测食品辐照过程中是否会产生有毒化合物；如果产生了有毒化合物，它们是否是辐照处理所独有的（而非罐头、冷冻和脱水等处理方法同样存在），以及产生的量是否足以造成危害。既往研究表明，辐照脂质可能会产生脂肪酸、酯类、醛类、酮类、烷烃类、烯烃类和其他碳氢化合物；然而，仅在加热后的食物中就发现了更多的此类物质。有一种产物（即 2- 烷基环丁酮）是特由脂质辐解产生的，但目前低水平照射并不存在任何安全性问题。尽管如此，在多代动物饲养研究和分析化学模型研究中都没有发现与食用辐照食品有关的任何毒性反应。然而，食品可能在包装内受到辐射，包装可能会因与食物接触而出现变化。

3. **微生物学安全性**   辐射主要是通过断裂 DNA 来杀灭微生物的。微生物的敏感性随着自身复杂性的增加而增加。所以，病毒是对辐射抵抗力最强的，而昆虫和寄生虫则最敏感。孢子、包囊、毒素和朊病毒对辐射也有抵抗力，因为它们处于高度稳定的休眠状态或者并非生命有机体。辐照处理的条件（即温度、湿度、大气成分）会影响达到食物处理目标所需的辐射剂量。无论如何，被辐照处理的食品质量必须要高并且没有严重的微生物污染，辐照才能达到任何水平的食品加工目标。

当采用灭菌级别的辐照剂量时，残留永久性病原体的可能性依然是存在的。虽然辐照处理食品的确可以大幅度降低病原体载量，但食品还是有可能再次被污染。辐照并不能替代严格应用安全的食品处理技术，后者包括适当的储存、清洁卫生准备、彻底的烹调，尤其是对于高风险食品，比如动物性食品、预加工食品以及进口食品。

4. **营养价值**   和所有的食品处理技术一样，辐照对某些营养成分也有负面影响。在推荐剂量下，辐照对碳水化合物、蛋白质和脂肪不会产生明显的破坏。某些维生素在辐照后水平可能会下降，下降程度取决于维生素、食物类型和照射条件。并不是所有的维生素都损失显著，这取决于特定食物对该类维生素每日推荐需要量的贡献。在维生素溶液相关研究中,对辐照最为敏感的水溶性维生素是硫胺素(B_1)、吡哆醇(B_6)和核黄素(B_2)。

在某些条件下,部分食品中硫胺素的损失可达50%或更多。其损失随辐照剂量的增加、辐照后储存时间的延长和辐照后烹调加工而增加。硫胺素的丰富来源包括全麦谷物、豆类、坚果、猪肉、糙米、牛奶和其他强化食品。如果硫胺素的所有来源食物都受到辐照处理,就可能出现维生素 B_1 缺乏症,但在美国这是不太可能的。虽然在纯溶液中评估维生素 E 的损失可能会很大,但许多含有维生素 E 的食物不太可能接受辐射处理。

虽然一些维生素会受到辐射的显著影响,但总的来说,辐射食品是相当有营养的。只要饮食均衡,食物选择多样化,就不太可能出现缺乏症。

5. 风味　味道、质地、颜色和气味都是决定食物适口性的因素。有些食物,尤其是高脂肪含量的食物,它们的风味在辐照的时候会发生不可接受的改变。但是,改变条件以后,比如去除空气中的氧气（氧化会使食物腐败）、降低温度、避光、减少水分,或者降低辐照剂量都可以最小化甚至消除这种变性。采用低剂量辐照可以减少食物的化学改变,这种改变本身也只有化学分析可以检测出。可喜的是,为保持食物的可口性而改变的辐照条件,同样也能够最大限度地减少维生素的损失。

七、食品接触物质

食品接触物质被 FDA 定义为食品接触材料中使用的物质,包括黏合剂、染料、涂料、纸张、纸板和聚合物（塑料）,这些物质可能作为包装或加工设备的一部分与食品接触,但并不直接添加到食品中。FDA 列出了一张有 3000 多种已批准的食品接触物质的清单。因为需要特殊审批,所以只用于特定的符合申请规定的制造商。

尽管直接食品添加剂在获得批准之前会根据结构/活性关系以及预期的人体暴露水平进行毒理学测试,但间接食品添加剂（如食品接触物质）的测试主要基于预期暴露水平。检测食品接触物质和其他间接食品添加剂以满足 FDA 指导方针的测试装备在其他地方也可以找到。值得注意的是,许多常见包装材料在 1958 年 FD&C 法案（Pub L No.85-929）的食品添加剂修正法案出台之前就已获准使用,因此早期使用的包装材料作为“事先批准的”物质继续被使用。其中一些物质是增塑剂,如邻苯二甲酸酯 [用于聚氯乙烯（PVC）塑料、油墨、染料和食品包装中的黏合剂]、壬基酚（用于 PVC、果汁盒和盖垫）和双酚 A（BPA）。

人们十分关注食品接触物质中的邻苯二甲酸盐和 BPA 等增塑剂对内分泌系统的影响。这些化学物质可以模拟或拮抗天然雌激素的作用,并可能与最常见的内分泌干扰物活性形式和雌激素受体相互作用。在相关试验中,胎儿、新生儿和幼年动物对极低剂量（有时是皮摩尔到纳摩尔的量）的具有雌激素作用的化学物质都非常敏感。BPA 一直是研究的焦点,已发现 BPA 与成人和儿童的各种内分泌和其他影响有关。非人类实验研究和人类流行病学研究表明,接触 BPA 与内分泌事件（如生育能力下降、青春期提前）有相关性,尽管其因果关系尚未得到证实,仍需进一步研究。

一项对学龄前期儿童的观察性研究证实,超过 50% 的固体食物和液体食物样本中可

VII

以发现 BPA，并表明 99% 的学龄前期儿童存在饮食接触。NHANES 对 6 岁儿童进行检测，发现在 93% 的抽样个体的尿液中可以检测到 BPA，且在儿童中的浓度最高。AAP 同样也担忧 BPA 对儿童的影响，研究表明，BPA 与成人和儿童的各种内分泌和其他影响有关。FDA 相关工作组表明，根据目前的证据显示，从食品接触物质中接触到的 BPA 的量是安全的，但在其报告中指出，正在进行的动物研究可能会解决这个问题。然而，值得注意的是，FDA 的一项指令已经将 BPA 从婴儿奶瓶、吸管杯和婴儿配方奶粉包装中去除，尽管仍在一些水瓶和搪瓷罐中继续使用。增塑剂仍然是生产产品所必需的物质。在许多情况下，BPA 已被相关替代品取代，如双酚 S（BPS）。这些新出现的替代品已经在人类尿液中被发现。少数侧重于评估 BPS 的研究发现，与 BPA 相比，BPS 具有类似的雌激素活性，但对环境退化的抵抗力更强。

　　BPA 和邻苯二甲酸盐的暴露可以通过注意在食物和饮料中使用塑料来改变。研究发现，常规使用聚碳酸酯作为冷饮容器 1 周，尿 BPA 浓度增加 69%；而在 3 天的干预期间，人们食用"新鲜食物"（限制包装），并避免使用塑料炊具，BPA 和邻苯二甲酸酯的尿液排泄量减少了 50% 以上。一项对 455 种市售塑料产品的研究发现，大多数（即使是那些标有不含 BPA 的产品）都有一定的雌激素活性；然而，当这些产品处于应力条件下（如微波、紫外线辐射、热水）时，此类化学物质的释放量更高。由于联邦法律不要求贴塑料分类标签，人们很难区分塑料的类型。尽可能减少塑料暴露的食品处理建议在"减少暴露"一节中讨论。

　　1. 家用器皿　过去，FDA 通常不会要求审查专门用于家中或餐馆的食物接触物品。许多这样的物品和食品接触的时间都很短，或者由合金或陶瓷材料制成，所以他们认为有害物质转移到食品中的可能性很小。然而，有时在家用产品中发现的某些化学物质可能会转移到食物中，并具有严重的健康隐患。

　　FDA 从 20 世纪 80 年代开始控制国产盘子中使用铅釉，并于 90 年代开始进一步加强管控。在这些法规生效前，美国产的盘子可能含有铅釉。一些进口陶瓷中也含有铅，需要特别关注的是墨西哥的陶器和中国的瓷器。当盘子磨损、缺口或破裂的时候，铅会从盘子渗入食物中。烫的食物和酸性食物或饮料储存在这样的釉面容器中，金属会更快地从釉面浸出。甚至有些标着"不含铅"的进口盘子也被发现存在不安全的铅含量。其实有很多安全的替代品，我们应该避免使用这样的盘子。饮用水的铅污染对于某些儿童是另一个污染源。正如美国各地市政当局看到的那样，铅可以从供水管道、焊料及固定装置渗入水中。最近，在密歇根州弗林特市，当水源改为弗林特河时，发现越来越多的儿童血液中铅浓度升高。此外，美国各地的学校都发现饮水机中的铅含量升高。判断水中是否含铅的唯一办法就是去检测。饮用水中的铅浓度有时可以通过冲洗系统来降低，但是需要的时间因各个地区而不同，所以应该向地方当局咨询。在烹饪和饮用时应该使用冷水，而不是热的自来水。大部分的滤水器可以去除铅。

　　自 20 世纪 70 年代不粘锅被发明以来，它的广泛使用成为人体暴露于全氟烷基和多氟烷基物质（PFAS）的主要原因，特别是全氟辛酸（PFOA），它在不粘锅表面和浸渍纸制品（食品和非食品）及许多其他广泛使用的家用产品中。不仅人类存在 PFAS 暴露，野生动物和环境中的暴露也越来越明显。美国制造商自 21 世纪初开始自发逐步淘汰特定的 PFAS。但是在环境中持久性较差且不会生物蓄积的短链 PFAS 仍在美国以外的其他地区生产。如今，PFAS 和相关化学品最常见的来源是受工业污染且径流失控的饮用水和含有污染物的土壤。自 1999 年以来，PFAS 的检测已被纳入 NHANES 研究，除全氟壬酸（PFNA）在同一时间范围内有所增加外，多数被测样本的 PFAS 检测结果都大幅下降。多氟烷基化合物会生物蓄积，但儿童血清中的浓度一般高于成人。这种差异可能归因于室内灰尘中存在 PFAS，以及这些化学物质在妊娠和母乳中的转移。一项大规模的流行病学研究发现，青春期延迟出现与血液胆固醇浓度较高有关，与普通人群相比，该类人群暴露于较高水平的 PFAS。全氟烷基化合物与胎儿结局（如出生缺陷、早产和低出生体重、流产、死胎）的相关性研究结果是混杂的。EPA 指出，鉴于动物和人类的流行病学研究结果，PFOA 和全氟辛基磺酸盐应被当作可能的致癌物。

2. *减少暴露*　化学物质会通过加工设备、包装材料和储存容器转移到食物中。合理的做法是发展食物的制备和储存技术，使暴露降至最低，尽管很难知道如何减少此类化学物质的暴露。下面的建议应该有助于减少对间接食品污染物的不必要接触。

● 避免常规使用一次性包装，这种包装会最大限度地提高食品和包装材料的接触。

● 如果可能的话，尽量食用新鲜或冷冻的水果和蔬菜，以最大限度地减少食品与包装材料的接触并增加营养。不能去皮的水果和蔬菜要洗干净。

● 用微波炉烹调或重新加热食物时使用耐热玻璃或陶瓷制品。高温会增加污染物向食品的迁移，尤其是含脂肪的食物。不要在微波炉中使用塑料。

● 确保在食物表面和密封容器保鲜包装之间留下足够的空隙。微波炉烹调食物时避免使用保鲜包装。

● 鼓励使用不锈钢厨具。如果使用不粘炊具产品，新炊具应在良好的通风环境下使用，直到它们的使用年限达到在加热时产生最小的化学物质排放量。

● 请注意产品上的回收代码，避免使用回收代码为 3 号（邻苯二甲酸酯）、6 号（苯乙烯）、7 号（双酚）的塑料。

● 在处理食物和（或）饮料之前要洗手。

最后，儿科医师处于一个可以为监管机构提供重要意见和持续鼓励的理想位置，以确保在开发、审查和修订与食品相关的材料和处理技术时，将儿童对有毒物质的特殊暴露及其脆弱性充分考虑在内。

八、食品加工过程中产生的化学副产品

食品加工技术包括许多工艺，比如脱水、腌渍、发酵、酸化、冷冻脱水、冷冻、辐照、杀菌、罐装、脉冲电场、欧姆加热（电流通过食品的过程）、高静水压处理等。所有的这些方法都是在增加食品安全性的同时保持其可口性和营养价值。此外，所有这些方法也可能在处理过程中产生有害的化学物质。随着分析技术的改进，目前已经具备了检测食品加工过程中产生的化学副产品的能力。

VII

丙烯酰胺和呋喃是食品加工过程中常见的化学副产品，更有可能在食品热处理后产生。丙烯酰胺是一种已知的神经毒剂，并且可能对人体致癌以及有生殖系统毒性。2002 年，丙烯酰胺在油炸、烧烤、烘焙加热（不包括蒸和煮）后的食品中被发现，而以往被认为仅在特定的职业环境中才有显著意义。丙烯酰胺是有机物不完全燃烧的产物，主要存在于植物制成的食品中，如土豆（炸薯条、薯片）、谷物（饼干、麦片、玉米片）或者咖啡。呋喃是 2004 年在食品中广泛发现的另一种化学物质，尤其是传统工艺加工的食品，如罐头，并且已经在诸如汤、酱汁、豆类、面食、婴儿食品及饼干、薯片、玉米片等市售食品中检测出。由于饮食暴露所带来的致癌风险目前还不是特别清楚，因此目前也没有实行任何监管措施。

九、小　　结

尽管许多家长认为所有食物都不能有污染物，但事实并非如此。某些污染物可以存在，只要它们低于 FDA 和 USDA 设定的标准。食物只是接触重金属和化学物质的来源之一，污染物暴露可以有多个来源，最终导致环境中毒素的剂量和累积效应随着时间的推移而增加。食物对暴露的总体程度有影响，但在某些情况下，其他暴露来源更重要（例如，油漆碎片和房屋灰尘中的铅）。然而，食品作为污染源是很重要的，食品中的间接和直接添加剂可能会大量存在。儿科医师应倡导并向监管机构提供重要意见，以确保在开发、审查和修订与食品相关的材料和处理技术时，将儿童对有毒物质的特殊暴露及其脆弱性充分考虑在内。

法　　规

1996 年食品质量保护法
● 对于所有食品中的农药残留建立以健康为基础的单一评价标准。总而言之，利益不能凌驾于法规之上。
● 需考虑对产前和产后的影响。
● 由于婴儿和儿童特殊的敏感性和暴露风险，在缺乏确定的婴儿和儿童安全数据时，安全性可按 $10\times$（10 倍）设定。
● 建立安全水平时必须考虑总风险（所有化学品暴露的总和）和累积风险（所有作用机制相似的化学品暴露的总和）。
● 风险定义为 1 年暴露及终身暴露。
● 安全评估包括内分泌失调。
● 呼吁 EPA 审查现有农药登记。更安全的杀虫剂可以加快审查。

2011 年食品安全现代化法案
● 赋予 FDA 下令召回食品的权力，而过去 FDA 只能发布婴儿食品的召回令，所有其他食品的召回则由食品制造商和经销商自愿发布。

- 要求更频繁的检查，以及基于风险的检查。
- 增加 FDA 审查国外生产并进口到美国的食品的权力。如果食品生产设备拒绝美国的检查，那么 FDA 可以阻止食物入境。
- 要求食品设备必须配备书面计划以确认其产品可能存在的安全问题，并进一步概述流程，这一流程有助于阻止可能发生的问题。
- 针对安全生产和收获水果蔬菜，建立科学的标准。
- 对直接销售的小农场（例如，路边摊点或农贸市场）允许豁免产品安全标准。

表 52.1　美国食品和药品管理局农药残留监测项目（2014 财政年）

	无农药残留 %	残留超标 %
总计 - 所有样品	53.3	1.9
样品来源		
国内	52.3	0.9
进口	54.7	3.4
商品		
粮食和粮食产品	72.2	1.7
混合牲畜口粮	30.2	4.2
含药牲畜口粮		
牛奶 / 奶制品 / 蛋类	0	0
鱼类 / 贝类 / 其他水产品 / 水培海产品	0	0
水果	0	4.8
蔬菜	1.7	4.4
其他 [a]	2.6	8.3

a. 主要包括坚果、种子、油、蜂蜜、糖、香料、食品和膳食添加剂

表 52.2　部分商业海鲜的汞含量（1990—2010 年）[1]

海鲜	平均汞浓度（ppm）
	高
方头鱼（墨西哥湾）	1.450
鲨鱼	0.979
剑鱼	0.995
鲭鱼王	0.730
	中
橘棘鲷	0.571

续表

海鲜	平均汞浓度（ppm）
石斑鱼（所有种类）	0.448
智利鲈鱼	0.354
金枪鱼（新鲜 / 冷冻，黄鳍金枪鱼）	0.354
金枪鱼（罐头，长鳍金枪鱼）	0.350
安康鱼	0.181
	低
金枪鱼（罐头，淡金枪鱼）	0.128
鳟鱼（淡水）	0.071
蟹	0.065
扇贝	0.003
鲶鱼	0.025
鳕鱼	0.031
鲑鱼（新鲜 / 冷冻）	0.022
罗非鱼	0.013
蛤	0.009
鲑鱼（罐头）	0.008
虾	0.009

（1）所选数据来源于美国 FDA。其他污染物（如 PCB）在某些鱼类中的食用安全性可能不同

AAP

食用鱼建议（参见新版 FDA/EPA 指南）

EPA 关于选择食用更健康的鱼类的相关建议：

- 不吃（汞含量高）：鲨鱼、马哈鱼、旗鱼、枪鱼、橘棘鲷、大眼金枪鱼和方头鱼。
- 每周食用不超过 12 盎司（平均 2 餐）的鱼类和贝类。

○ 在总体健康饮食的基础上，每周吃 2～3 份"最佳选择"类别的鱼，以 4 盎司为基准。每周吃 1 份属于"良好选择"的鱼。

○ 不要吃"避免选择"类别的鱼或喂给幼儿。然而，如果你这样做了，在接下来的几周内吃一些汞含量较低的鱼。

- 查看当地关于娱乐垂钓捕捞鱼类的安全公告：如无相关公告，每周最多食用 6 盎司当地水域所捕的鱼（平均 1 餐），且当周不再食用其他的鱼肉。由于 EPA 鱼类咨询网站不会定期更新，各州的鱼类公告更有可能提供准确的信息。

表 52.3　海产品中的毒素

产毒有机物	毒素	受影响的海产品	对健康的影响
海洋细菌	河豚毒素	河豚、蓝环章鱼、马蹄蟹	感觉异常，呼吸抑制，低血压
冈比甲藻属	雪卡毒素	梭鱼、石斑鱼、鲷鱼、狗鱼、鲭鱼、热带鱼	可引起胃肠道、中枢神经系统、心血管系统的急症；自限性；症状通常几天之内消失
多种甲藻	蛤蚌毒素，双鞭甲藻神经毒素聚醚衍生物、软骨藻酸	蚌、蛤、海扇、青口贝、牡蛎、扇贝，佛罗里达州海岸出产的贝类、蚌	麻痹型贝类毒素、腹泻型贝类毒素、神经型贝类毒素、失忆型贝类毒素中毒
海洋细菌	组胺，也称鲭毒素	金枪鱼、鲯鳅鱼、竹荚鱼、沙丁鱼、鲭鱼、琥珀鱼、鲍鱼注意：瑞士乳酪中可能含有上述成分	口腔烧灼感、上身皮疹、低血压、头痛、皮肤瘙痒、呕吐、腹泻

图 52.1　雷地亚（radura）是表明食品辐照的国际符号

（翻译　首都医科大学附属北京儿童医院　杨　颖　王天有）

VII

附　　录

附录 A

母 乳 成 分

附表 A.1　母乳营养成分 [a]

营养素（每升） [b]	初乳（0 ~ 0.5mol）	成熟乳（0.5 ~ 1.5mol）
能量（kcal）		650 ~ 700
糖类		
乳糖（g）	20 ~ 30	67 ~ 70
葡萄糖（g）	0.2 ~ 1.0	0.2 ~ 0.3
低聚糖（g）	22 ~ 24	12 ~ 14
氮 / 蛋白质		
总氮（g）	3.05 ± 0.59	1.93 ± 0.24
非蛋白氮（g）	0.53 ± 0.09	0.45 ± 0.03
蛋白氮 [c]（g）	2.52	1.48
真蛋白 [d]（g）	15.75 ± 4.2	9.25 ± 1.8
酪蛋白（g）	3.8	5.7
β- 酪蛋白（g）	2.6	4.4
k- 酪蛋白（g）	1.2	1.3
α- 乳清蛋白（g）（以乳清形式存在）	3.62 ± 0.59	3.26 ± 0.47
乳铁蛋白（g）（以乳清形式存在）	3.53 ± 0.54	1.94 ± 0.38
血清白蛋白（g）	0.39 ± 0.06	0.4 ± 0.07
sIgA（g）	2.0	1.0
IgM（g）	0.12	0.2
IgG（g）	0.34	0.05
脂肪		
总脂肪（g）	20	35
甘油三酯（总脂质百分比）	97 ~ 98	97 ~ 98
胆固醇 e（总脂质百分比）	0.7 ~ 1.3	0.–0.5
磷脂（总脂质百分比）	1.1	0.6 ~ 0.8
脂肪酸（重量%）	88	88
总饱和（重量%）	43 ~ 44	44 ~ 45
C12：0 月桂酸		5
C14：0 肉豆蔻酸		6
C16：0 棕榈酸		20
C18：0 硬脂酸		8
单不饱和（重量%）		40
C18：1n-9 油酸	32	31
多元不饱和（PUFA）（重量%）	13	14 ~ 15
总计 n-3（重量%）	1.5	1.5

APP

续表

营养素（每升）[b]	初乳（0～0.5mol）	成熟乳（0.5～1.5mol）
C18：3n-3 亚麻酸	0.7	0.9
C22：5n-3 二十碳五烯酸	0.2	0.1
C22：6n-3 二十二碳六烯酸	0.5	0.2
总计 n-6（重量%）	11.6	13.06
C18：2n-6 亚油酸	8.9	11.3
C20：4n-6 花生四烯酸	0.7	0.5
C22：4n-6 二十二碳四烯酸	0.2	0.1
水溶性维生素		
抗坏血酸（mg）		100
硫胺（μg）	20	200
核黄素（μg）		400～600
烟酸（mg）	0.5	1.8～6.0
维生素 B$_6$（mg）		0.09～0.31
叶酸（μg）		80～140
维生素 B$_{12}$（μg）		0.5～1.0
泛酸（mg）		2～2.5
生物素（μg）		5～9
脂溶性维生素		
视黄醇（mg）	2	0.3～0.6
类胡萝卜素（mg）	2	0.2～0.6
维生素 K（μg）	2～5	2～3
维生素 D（μg）		0.33
维生素 E（mg）	8～12	3～8
主要矿物质		
钙（mg）	250	200～250
镁（mg）	30～35	30～35
磷（mg）	120～160	120～140
钠（mg）	300～400	120～250
钾（mg）	600～700	400～550
氯（mg）	600～800	400～450
微量矿物质		
铁（mg）	0.5～1.0	0.3～0.9
锌（mg）	8～12	1～3
铜（mg）	0.5～0.8	0.2～0.4
锰（μg）	5～6	3
硒（μg）	40	7～33
碘（μg）		150
氟化物（μg）		4～15

　　a. 数据来源：Jensen RG, ed. Handbook of Milk Composition 纽约：学术出版社；1995；和 Picciano MF. Appendix；Representative values for contituents of human milk. Pediatr Clin North Am. 2001；48（1）：263-264

　　b. 所有值表示每升乳中的含量，脂肪以占体积的百分比或占总脂肪的百分比表示。所有值都表示为浓度的平均值或范围

　　c. 蛋白质氮 = 总氮（g）减去非蛋白质氮（g）

　　d. 总（真）蛋白 = 总蛋白氮 ×6.25

　　e. 哺乳第 21 天后，大多数母乳样品中母乳中的胆固醇含量为 100～200 mg/L

附表 A.2　母体状况和母体饮食对母乳营养素的影响

	婴儿对母乳的依赖	浓度趋势	受母体影响	受母体饮食影响	受母体补充影响	影响母乳浓度的母体因素	评论
硫胺素	+	在头几个月增加		+	+/-（如果母体饮食不足，则为+）	资料不足	身体不储存硫胺素，因此需要母亲持续不断地供应
维生素 B₆	+/	产后头几周有所增加，然后逐渐下降	+	+	+	资料不足	妊娠期储备可以在哺乳婴儿的头几个月帮助满足婴儿维生素 B₆ 的需求；6个月后，仅母乳可能不足以满足婴儿需求
维生素 B₁₂	+	哺乳期的头 3~4 个月减少	+	+	+/	纯素食主义/素食主义/动物源性食物摄入量低（-），恶性贫血（-）	出生时婴儿储备有限
叶酸	+	哺乳期 2~3 个月达到峰值		+	+	资料不足	补充叶酸可能会影响营养不良妇女的母乳叶酸浓度；需要更多的数据；只有严重的母体缺乏才会损害母乳浓度
胆碱	+	从产后 7 天到 22 天迅速增加，并且在成熟乳汁中保持稳定	+	+	+	MTHFR 中的 SNP（-），早产（-），炎症（+），激素（+/-）	基因多态性可能解释了摄入量相似的女性的母乳胆碱浓度
维生素 C	+	初乳中最高，随着泌乳的进行而降低		+/	+/	早产（+），吸烟（-），糖尿病（-）	饮食和补充对状况欠佳的妇女影响更大；身体不储存维生素 C，所以需要持续供应给母亲和婴儿

续表

	婴儿对母乳的依赖	浓度趋势	受母体影响	受母体饮食影响	受母体补充影响	影响母乳浓度的母体因素	评论
维生素 A	+	初乳中含量最高，在成熟乳汁中稳定	-（除非母体储备已耗尽）	+/-（如果母体储备不足）	+	早产（-）、青春期（-）、平价（+）	来自循环视黄醇和膳食视黄醇的母乳维生素 A
维生素 D	+[维生素 D₃，但无效的 25(OHD)]	母乳中的 25(OH)D 小	+/-（冲突数据）	+/-[饮食可能会影响母乳维生素 D₃，但不影响 25(OH)D 的活性]	+	季节，日晒（+），肥胖（-）	从母体循环到母乳的主要形式是维生素 D₃，它是 25(OH)D 的生物前体
维生素 E	+	从初乳减少到成熟乳汁，然后稳定	-	-	+	早产（-）	婴儿出生时储备有限；天然（RRR-α-生育酚）vs. 合成全 rac-α-生育酚补充剂
维生素 K	-	母乳中浓度低	-	-	+	数据不足	—
铁	-	母乳浓度低，在哺乳第一年会下降	-	-	-	没有一致的证据	婴儿依靠肝脏储备来满足铁的需求
铜	-	母乳浓度低，随着泌乳的进行而下降	-	-	-	母乳硒浓度（+）	肝储备可保护婴儿免受早期婴儿锌不足的影响
锌	+/-（在哺乳初期）	初期急剧下降，然后逐渐下降	-	-	-	年龄（-）、平价（-）、铁缺乏症（-）	婴儿锌储存有限
钙	+	第一周增加，随后泌乳持续时间逐渐下降	-	+/-（习惯性钙摄入低）	-	青春期（-）、缺铁性贫血（-）	—

续表

	婴儿对母乳的依赖	浓度趋势	受母体影响	受母体饮食影响	受母体补充影响	影响母乳浓度的母体因素	评论
磷	+	第一周增加，随后泌乳持续时间逐渐下降	+/-（仅在遗传异常的情况下）	-	没有数据	家族性低磷血症（-），甲状旁腺功能亢进（-）	严格控制母乳磷
镁	+	哺乳期稳定	-	-	-	青春期（-）	—
碘	+	最初下降，1个月后稳定	-	-	-	吸烟（-）	受环境影响（土壤碘，盐碘化等）；婴儿出生时储备有限
硒	+	整个哺乳期减少	+/-（弱相关性，如果存在）	+	+	没有一致的证据	受环境影响（土壤硒）出生时储备有限
蛋白质	+	短暂的急剧下降，然后在2到6个月内稳定直至断奶	-	+/-（氨基酸成分因母体摄入而异）	N/A	奶量（-）	营养和营养不良的母亲的母乳含量相似
脂	+	第一周急剧增加，然后稳定	+	+/-（FA成分因母体摄入量而异）	N/A	% IBW（+），奶量（-）	较大个体内差异
碳水化合物	+	乳糖在初乳中含量最低，随着乳汁的成熟而稳定	-		N/A	BMI（-），奶量（+），早产（-）	非营养型HMO从初乳到成熟乳汁减少

BM. 母乳；HMO. 母乳寡糖；IBW. 理想体重；MTHFR. 亚甲基四氢叶酸还原酶；N/A. 不可用；SNP. 单核苷酸多态性；25（OH）D. 25-羟基维生素 D；+. 是；-. 号
经 Dror DK, Allen LH 许可重印，Overview of nutrients in human milk. Adv Nutr. 2018，9（Suppl 1）：278S-294S

APP

附录B

婴儿配方奶粉法实施细则和关于美国婴儿配方奶粉的专家建议 [a]

（从维生素 A 向下列出的所有值均以 100 Kcal 单位表示）

营养素	单位	IFA[1]		LSRO[2]		上限[3]
		最小	最大	最小	最大	
蛋白质[b]	g	1.8	4.5	1.7	3.3	3.2 ~ 3.5
脂肪	g	3.3	6.0	4.4	6.4	6.0
LA	% FA	9[c]		8	35	30
ALA	% FA			1.75	4	3
DHA	% FA					0.5
EPA	% FA					0.8
维生素 A	IU	250	750	200	500	750 ~ 1000
维生素 D	IU	40	100	40	100	100
维生素 E	IU	0.7		0.75	7.5	15
维生素 K	μg	4		1	25	20
硫胺素	μg	40		30	200	200
核黄素	μg	60		80	300	300
吡哆醇	μg	35		30	130	175
维生素 B_{12}	μg	0.15		0.08	0.7	0.75
烟酸	μg	250		550	2000	1250
叶酸	μg	4		11	40	20
泛酸	μg	300		300	1200	1500
生物素	μg	1.5		1	15	7.5
维生素 C	mg	8		6	15	40
胆碱	mg	7		7	30	
肌醇	mg	4		4	40	
钙	mg	60		50	140	89[d]

续表

营养素	单位	IFA[1]		LSRO[2]		上限[3]
		最小	最大	最小	最大	
磷	mg	30		20[e]	70[e]	67～93[d]
镁	mg	6		4	17	18
铁	mg	0.15	3	0.2	1.65	3
锌	mg	0.5		0.4	1	1.5
锰	μg	5		1	100	50
铜	μg	60		60	160	200
碘	μg	5	75	8	35	75
硒	μg	2	7	1.5	5	4[c]
钠	mg	20	60	25	50	
钾盐	mg	80	200	60	160	
氯	mg	55	150	50	160	
牛磺酸	mg			0	12	
核苷酸	mg			0	16	
氟化物	μg			0	60	
糖类	g			9	13	

FA 表示脂肪酸。IU. 国际单位，J，LSRO. 生命科学研究组织

a. 有关其他特定详细信息，请参见原始资源

b. 假设其生物学价值至少为酪蛋白的蛋白质来源

c. 从原始来源推断的值

d. 适用于牛奶蛋白配方。大豆可能需要更高

e. 可用磷。认为植酸磷不可用

参 考 文 献

1. 婴幼儿配方奶粉：婴儿配方奶粉中硒的最低和最高含量及其相关标签。2015。可在以下位置获得：https：// www。Federalregister.gov/documents/2015/06/23/2015-15394/infant-formula- 硒至婴儿配方中最低和最高水平的加法及相关规定。2017 年 6 月 29 日访问
2. 评估婴儿配方食品的营养需求。J 食品 1998；128（11 增刊）：2059S-2293S
3. 婴儿配方食品中营养物质的上限。J 食品 1989；119（12 增补）：1763-1873

APP

附录 C

提高婴儿配方奶粉的热量密度

使用浓缩液：

大多数浓缩液体的含量为 40 kcal / fl oz，当以 1 ：1 稀释时，其配方为 20 kcal / fl oz。如果使用这些产品需要更浓缩的最终配方，请使用表的上半部分。对于少数含有 38 kcal / fl oz 且通常会产生 19 kcal / fl oz 的配方的浓缩液体产品，可以使用表的下部制作更浓缩的配方。

浓缩液一罐	加水	预估产量 Fl oz	预估最终热量密度 -kcal / fl oz
使用通常可产生 20kcal / fl oz 的配方的浓缩液			
13oz	13oz	26oz	20
13oz	11oz	24oz	22
13oz	9oz	22oz	24
13oz	6oz	19oz	27
13oz	4.5oz	17.5oz	30
使用通常可产生 19kcal / fl oz 的配方的浓缩液			
13oz	13oz	26oz	19
13oz	10oz	23oz	21
13oz	8oz	21oz	24
13oz	5oz	18oz	27
13oz	4oz	17oz	29

使用粉剂：

由于来自不同厂商的配方奶粉的勺子大小各不相同，以及家庭使用的测量方法各不相同，因此无法提供一套对所有产品都安全的配方。一些厂商在其网站上提供其特定产品的配方。如果没有此类信息，请直接与厂商联系。

使用添加剂提高热量或蛋白质密度：

• 植物油每茶匙可提供 40kcal。
• 微脂水可溶的红花油每茶匙可提供 22.5kcal。

- 中链甘油三酯（MCT）油每茶匙提供 7.7kcal / ml 和 38kcal。
- Liquigen 液态水可混溶的 MCT 油每茶匙可提供 4.5kcal/ 茶匙的热量。
- 多糖溶液每茶匙可提供 10kcal 热量；多糖粉每茶匙可提供 8 kcal。
- 每茶匙 Solucarb 麦芽糊精粉可提供 7.7kcal 的热量。
- Duocal 粉含有玉米淀粉和植物油，每茶匙可提供 14kcal 热量。
- Beneprotein 乳清粉每个勺（7g）提供 6g 蛋白质 / 25kcal。
- 全氨基酸混合粉可提供每茶匙 2.38g 蛋白质和 9.5kcal。
- Benecalorie 液体每茶匙的高油酸葵花籽油和酪蛋白可提供 37.5kcal 和 0.8g 蛋白质。

请注意，使用脂肪和（或）碳水化合物来增加卡路里的密度应谨慎，因为额外的能量（卡路里）会有效降低所有其他营养素的密度（每 100kcal 的量）。

APP

附录 D

D-1：低出生体重与早产儿配方

附表 D.1　低出生体重和早产儿配方（每升）

	Similac Special Care 24a Liquid (Abbott Nutrition, Columbus, OH)	Enfamil Premature 24a Fe & (low Fe) Liquid (Mead Johnson, Evansville, IN)	GoodStart Premature 24a cal Liquid (Nestle, Fremont, MI)	Similac Special Care 24a HP Liquid (Abbott Nutrition, Columbus, OH)	Enfamil Premature High Protein 24a Liquid (Mead Johnson, Evansville, IN)	GoodStart Premature 24a High Protein Liquid Nestle, Fremont, MI)
能量，kcal	806	810	812	812	811	812
蛋白质，g	22[b]	24[b]	24.3c	26.8[b]	28[b]	29.2[c]
脂肪 g	43.8	41	42.2	44.1	40.8	42.2
多元不饱和，g	8.3	10.3	9.3			9.3
单不饱和，g	3.5	4.5	12			13
饱和，g	32	26.2[d]	18.5	50%	40%	15.7
亚油酸 g	5.7	8.5	8.0	30%		8.0
MCT	50%	40%	40%			40%
黄豆	30%	40%	29%	18%		29%
红花	—	—	29%	0.25%	脂肪酸 0.32%	29%
椰子	20%	20%	—		FA 0.64%	0.32%
DHA	0.25%	脂肪酸 0.32%	脂肪酸 0.32%	0.40%		0.64%
ARA	0.40%	FA 0.64%	FA 0.64%			
碳水化合物，g	86.1	90	85.2	81	85	78.7
乳糖%	50%	40%	50%	50%		50%
葡萄糖聚合物%	50%	60%	50%（麦芽糊精）	50%		50%（麦芽糊精）
矿物						
钙，mg	1460	1340	1331	1461	1340	1331
磷，mg	730	670	690	812	670	690
镁，mg	100	73	81	97.4	73	81
铁，mg	3.0	14.6 (4.1)	14.6	14.6	14.6	14.6
锌，mg	12.2	12.2	10.6	12.2	12.2	10.6

milac Special Care 30 Cal Liquid (Abbott Nutrition, Columbus, OH)	Enfamil Premature 30 cal Liquid, Mead Johnson, Evansville, IN)	Neosure 22 Cal Liquid (Abbott Nutrition, Columbus, OH)	Enfacare 22 Cal Liquid, Mead Johnson, Evansville, IN)	GoodStart Nourish 22 cal Liquid (Nestle, Fremont, MI)	Similac Special Care 20 Liquid (Abbott Nutrition, Columbus, OH)	Enfamil Premature 20 Fe & (low Fe) Liquid, Mead Johnson, Evansville, IN)	GoodStart, premature 20 液体（雀巢，弗里蒙特，密歇根州）
014	1010	746	740	744	676	676	676
0.4[b]	30[b]	20.8[b]	21[b]	20.8[c]	20.3[b]	20[b]	20.3[c]
7.1	52	41	39	38.7	36.7	34	35.2
		—	—	8.2			7.7
		—	—	20.6			10
0%	40%	—	—	10	50%	8.5	15.4
0%		5.6	7.1	6.7	30%	40%	6.7
		25%		20%	18%	40%	40%
8%		45%		18%	0.25%	20%	29%
.21%	FA 32%	29%		60%	0.40%	脂肪酸 0.32%	29%
						FA 0.64%	脂肪酸 0.32%
.33%	FA 64%	0.25%	0.32%	0.32%			FA 0.64%
		0.40%	0.64%	0.64%			
8.4	112	75.1	79	78.1	69.7	74	71
0%				60%	50%	40%	50%
0%				40%	50%	60%	50%
				（麦芽糊精）			（麦芽糊精）
826	1670	781	890	893	1217	1120	1109
014	840	461	490	484	676	560	575
22	91	67.0	59	74	81	61	67.6
8.3	18.3	13.4	13.3	13.4	12	12.2 (3.4)	12.2
5.22	15.2	8.9	9.0	8.9	10.1	10.1	8.8

APP

	Similac Special Care 24a Liquid (Abbott Nutrition, Columbus, OH)	Enfamil Premature 24a Fe & (low Fe) Liquid (Mead Johnson, Evansville, IN)	GoodStart Premature 24a cal Liquid (Nestle, Fremont, MI)	Similac Special Care 24a HP Liquid (Abbott Nutrition, Columbus, OH)	Enfamil Premature High Protein 24a Liquid (Mead Johnson, Evansville, IN)	GoodStart Premature 24a High Protein Liquid Nestle, Fremont, MI)
锰，µg	100	51	56.8	97	51	56.8
铜，µg	2030	1010	1217	2029	970	1217
碘，µg	50	200	284	49	200	284
钠，mEq	15	13.9	20.4	15.2	13.9	20.4
钾，mEq	27	21	25	26.8	21	25
氯，mEq	19	19.4	19.7	18.6	19.4	19.7
维生素						
A，USP 单位	10 081	10 100	8116	10 144	10 100	8116
D，USP 单位	1210	1950	1461	1217	1950	1461
E，USP 单位	32.3	51	48.7	32.5	51	48.7
K，µg	97	65	65	97.4	73	65
硫胺素（B_1），µg	2016	1620	1623	2029	1620	1623
核黄素（B_2），µg	5000	2400	2435	5032	2400	2435
吡哆醇（B_6），µg	2016	1220	1623	2029	1220	1623
B_{12}，µg	4.4	2	2	4.5	2	2
烟酸（B_3），mg	40.3	32	32.5	40.6	32	32.5
叶酸（B_9），µg	298	320	365	300	320	365
泛酸（B_5），mg	15.3	9.7	11.4	15.4	9.7	11.4
生物素（B_7），µg	298	32	40.6	300	32	40.6
C（抗坏血酸），mg	298	162	243	300	162	243
胆碱，mg	81	162	122	81	162	122
肌醇，mg	48.4	360	284	325	360	284

MCT 表示中链甘油三酯；DHA. 二十二碳六烯酸；ARA. 花生四烯酸；FA. 脂肪酸

a. 24kcal/oz；81kcal/dl

b. 脱脂牛奶，浓缩乳清蛋白

c. 部分水解的乳清蛋白

d. 包括 17.4g MCT 油

续表

milac Special Care 30 Cal Liquid (Abbott Nutrition, Columbus, OH)	Enfamil Premature 30 cal Liquid, Mead Johnson, Evansville, IN	Neosure 22 Cal Liquid (Abbott Nutrition, Columbus, OH)	Enfacare 22 Cal Liquid, Mead Johnson, Evansville, IN	GoodStart Nourish 22 cal Liquid (Nestle, Fremont, MI)	Similac Special Care 20 Liquid (Abbott Nutrition, Columbus, OH)	Enfamil Premature 20 Fe & (low Fe) Liquid, Mead Johnson, Evansville, IN	GoodStart, premature 20 液体 (雀巢, 弗里蒙特, 密歇根州)
22	64	74	111	52	81	43	47.3
536	1220	893	890	893	1691	810	1015
1	250	112	111	149	41	169	237
9.0	25.7	10.7	11.3	11.3	12.6	16.7	16.2
3.5	26.3	27.0	20.2	20	22.3	16.9	20.8
3.2	24.2	15.7	16.5	15.7	15.5	17.2	16.2
2 681	12 700	2604	3330	3348	8454	850	6764
522	2400	521	520	595	1014	1620	1217
0.6	64	26.8	30	30	27	43	40.6
22	91	81.8	59	60	81	54	54
536	2000	1302	1480	1116	1691	1350	1353
290	3000	1116	1480	1488	4193	2000	2029
536	2000	744	740	744	1691	1010	1353
.58	2.5	2.9	2.2	1.9	3.7	1.7	1.7
0.7	41	14.5	14.8	11.2	33.8	27.0	27.1
75	410	186	192	186	250	270	304
9.2	12.2	6.0	6.3	7.4	12.8	8.1	9.5
75.3	41	67	44	22	250	27	33.8
75	200	112	118	149	250	135	203
01	200	119	178	179	68	135	101
06	450	260	220	223	271	300	237

APP

D-2：早产儿母乳强化剂[1]

附表 D.2 早产儿母乳强化剂（每 100ml 母乳中添加的营养素）

营养素	Enfamil Powder Human Milk Fortifier (4 pkt), Mead Johnson, Evansville, IN	Similac Powder Human Milk Fortifier (4 pkt), Abbott Nutrition, Columbus, OH	Prolacta/HMF (20 mL), Prolacta Bioscience, Monrovia, CA	Similac Human Milk Fortifier Hydrolyzed Protein Concentrated Liquid (4pkts), Abbott Nutrition, Columbus, OH	Similac Liquid Human Milk Fortifier Concentrated Liquid, Abbott Nutrition, Columbus, OH	Enfamil Human Milk Fortifier Acidified Liquid (4 vials), Mead Johnson, Evansville, IN
能量 (kcal)	14	14	28	28	28	30
蛋白质 (g)	1.1	1.0	1.2	2	1.4	2.2
脂肪 (g)	1	0.36	1.8	0.84	1.08	2.3
亚油酸 (mg)	140	0	?	54	4	230
α-亚麻酸 (mg)	17	0	?	?	?	?
碳水化合物 (g)	< 0.4	1.8	1.8	3	3.24	< 1.2
矿物质						
钙 (mg)	90	116	103	120	140	116
磷 (mg)	50	64	53.8	68	80	63
镁 (mg)	1	6.8	4.7	8.4	8.8	1.84
铁 (mg)	1.44	0.32	0.1	0.44	0.44	1.76
锌 (mg)	0.72	1	0.7	1.24	1.2	0.96
锰 (μg)	10	7.2	< 12	8.8	8.4	10
铜 (μg)	44	172	64	60	60	60
钠 (mEq)	0.7	0.64	1.61	0.8	0.92	1.18
钾 (mEq)	0.74	1.6	1.28	2	2.12	1.16
氯 (mEq)	0.37 (13mg)	1.08	0.82 (29mg)	1.6	1.52	0.79 (28mg)
维生素						
A (IU)	950	620	61	788	788	1160

营养素	Enfamil Powder Human Milk Fortifier (4 pkt), Mead Johnson, Evansville, IN	Similac Powder Human Milk Fortifier (4 pkt), Abbott Nutrition, Columbus, OH	Prolacta/HMF (20 mL), Prolacta Bioscience, Monrovia, CA	Similac Human Milk Fortifier Hydrolyzed Protein Concentrated Liquid (4pkts), Abbott Nutrition, Columbus, OH	Similac Liquid Human Milk Fortifier Concentrated Liquid, Abbott Nutrition, Columbus, OH	Enfamil Human Milk Fortifier Acidified Liquid (4 vials), Mead Johnson, Evansville, IN
D (IU)	150	120	26	140	140	188
E (IU)	4.6	3.2	0.4	4	4	5.6
K (μg)	4.4	8.4	< 0.2	9.6	9.6	5.7
硫胺素 (B$_1$) (μg)	150	232	4	192	192	184
核黄素 (B$_2$) (μg)	220	416	15	296	492	260
烟酸 (B$_3$) (mg)	3	3.59	52.4	3.92	4.16	3.7
泛酸 (B$_5$) (mg)	0.73	1.5	74.8	1.24	1.236	0.92
维生素 B$_6$ (B$_6$) (μg)	115	212	4.1	200	196	140
生物素 (B$_7$) (μg)	2.7	26	?	23.2	30.4	3.4
叶酸 (B$_9$) (μg)	25	23	5.4	28	28	31
B$_{12}$ (μg)	0.18	0.64	0.05	.52	0.32	0.64
C (抗坏血酸) (mg)	12	25.2	< 0.2	30.8	30.8	15.2

ARA 表示花生四烯酸；DHA，二十二碳六烯酸
? =无可用值
来自以下网站的数据：
https：//www.meadjohnson.com/pediatrics/us-en/product-information/products/ premature/enfamil-human-milk-fortifier-powder#nutrients
https：//abbottnutrition.com/similac-human-milk-fortifier-powder
http：//www.prolacta.com/Data/Sites/14/media/PDF/mkt-180-prolact-hmf-nutrition-labels.pdf
https：//static.abbottnutrition.com/cms-prod/abbottnutrition-2016.com/img/Similac-Human-Milk-Fortifier-Hydrolyzed-Protein-Concentrated-Liquid.pdf
https：//static.abbottnutrition.com/cms-prod/abbottnutrition-2016.com/img/Infant-and- New-Mother.pdf
https：//www.meadjohnson.com/pediatrics/us-en/product-information/products/ premature/enfamil-human-milk-fortifier-acidified-liquid
https：//abbottnutrition.com/liquid-protein-fortifier
叶酸
泛酸
mEq
http：//www.nafwa.org/convert2.php?name=Calcium+%28Ca%29&oneserving=&milligrams =0&name=Chlorine+%28Cl%29&oneserving=&milligrams=0&name=Magnesiu m+%28Mg %29&oneserving=&milligrams=0&name=Phosphorus+%28P%29&oneserving=&milligrams= 0&name=Potassium+%28+K+%29&oneserving=&milligrams=0&name=S odium+%28Na% 29&oneserving=.48&milligrams=0&name=Sulfur+%28S%29&oneserving=0& name=Sulfate+%28SO4%29&oneserving=&milligrams=0&name=Zi nc+%28Zn%29& oneserving=&milligrams=0

E-1：膳食参考摄入量：个体的建议摄入量

附表 E.1　膳食参考摄入量：个体建议摄入量

	婴儿 0~6个月	婴儿 7~12个月	儿童 1~3岁	儿童 4~8岁	男性 9~13岁	男性 14~18岁	女性 9~13岁	女性 14~18岁	孕妇 ≤18岁	乳母 ≤18岁
碳水化合物 (g/d)	60*	95*	130	130	130	130	130	130	175	210
总纤维 (g/d)	ND	ND	19*	25*	31*	38*	26*	26*	28*	29*
脂肪 (g/d)	31*	30*	ND	ND	ND	ND	ND	ND	ND	ND
n-6多不饱和脂肪酸 (g/d)（亚油酸）	4.4*	4.6*	7*	10*	12*	16*	10*	11*	13*	13*
n-3多不饱和脂肪酸 (g/d)（α-亚麻酸）	0.5*	0.5*	0.7*	0.9*	1.2*	1.6*	1.0*	1.1*	1.4*	1.3*
蛋白质 (g/d[a]，g/千 g/d)	9.1*	11.0	13	19	34	52	34	46	71	71
	1.5*	1.5*	1.1	0.95	0.95	0.85	0.95	0.85	1.31	1.31
维生素 A (mg/d)[b]	400*	500*	300	400	600	900	600	700	750	1200
维生素 C (mg/d)	40*	50*	15	25	45	75	45	65	80	115
维生素 D (IU/d)[c, d]	400*	400*	600	600*	600	600*	600	600	600	600
维生素 E (mg/d)[e]	4*	5*	6	7	11	15	11	15	15	19
维生素 K (mg/d)	2.0*	2.5*	30*	55*	60*	75*	60*	75*	75*	75*
硫胺 (mg/d)	0.2*	0.3*	0.5	0.6	0.9	1.2	0.9	1.0	1.4	1.4

续表

	婴儿 0~6个月	婴儿 7~12个月	儿童 1~3岁	儿童 4~8岁	男性 9~13岁	男性 14~18岁	女性 9~13岁	女性 14~18岁	孕妇 ≤18岁	乳母 ≤18岁
核黄素 (mg/d)	0.3*	0.4*	0.5	0.6	0.9	1.3	0.9	1.0	1.4	1.6
烟酸 (mg/d) f	2*	4*	6	8	12	16	12	14	18	17
维生素 B_6 (mg/d) g, h, i	0.1*	0.3*	0.5	0.6	1.0	1.3	1.0	1.2	1.9	2.0
叶酸 (mg/d) g, h, i	65*	80*	150	200	300	400	300	400g	600h	500
维生素 B_{12} (mg/d)	0.4*	0.5*	0.9	1.2	1.8	2.4	1.8	2.4	2.6	2.8
泛酸 (mg/d)	1.7*	1.8*	2*	3*	4*	5*	4*	5*	6*	7*
生物素 (mg/d)	5*	6*	8*	12*	20*	25*	20*	25*	30*	35*
胆碱 j (mg/d)	125*	150*	200*	250*	375*	550*	375*	400*	450*	550*
钙 (mg/d)	200*	260*	700	1000	1300	1300	1300	1300	1300	1300
铬 (mg/d)	0.2*	5.5*	11*	15*	25*	35*	21*	24*	29*	44
铜 (mg/d)	200*	220*	340	440	700	890	700	890	1000	1300
氟化物 (mg/d)	0.01*	0.5*	0.7*	1*	2*	3*	2*	3*	3*	3*
碘 (mg/d)	110*	130*	90	90	120	150	120	150	220	290
铁 (mg/d)	0.27*	11	7	10	8	11	8	15	27	10
镁 (mg/d)	30*	75*	80	130	240	410	240	360	400	360
锰 (mg/d)	0.003*	0.6*	1.2*	1.5*	1.9*	2.2*	1.6*	1.6*	2.0*	2.6*
钼 (mg/d)	2*	3*	17	22	34	43	34	43	50	50
磷 (mg/d)	100*	275*	460	500	1250	1250	1250	1250	1250	1250
硒 (mg/d)	15*	20*	20	30	40	55	40	55	60	70
锌 (mg / d)	2*	3	3	5	8	11	8	9	12	13

APP

续表

	婴儿 0~6个月	婴儿 7~12个月	儿童 1~3岁	儿童 4~8岁	男性 9~13岁	男性 14~18岁	女性 9~13岁	女性 14~18岁	孕妇 ≤18岁	乳母 ≤18岁
钾 (g/d)	0.4*	0.86*	2.0*	2.3*	2.5*	3.0*	2.3*	2.3*	2.6*	2.5*
钠 (g/d)	0.11*	0.37*	0.8*	1.0*	1.2*	1.5*	1.2*	1.5*	1.5*	1.5*
氯 (g/d)	0.18*	0.57*	1.5*	1.9*	2.3*	2.3*	2.3*	2.3*	2.3*	2.3*

注释：该表（改编自 DRI 报告，请访问 www.nap.edu）以粗体字显示膳食营养素推荐供给量（RDA），以普通字样显示适宜摄入量（AI），后接星号（*）。RDA 是足以满足一组中几乎所有（97%~98%）健康个体的营养需求的营养素摄入水平。它是根据估算平均需求（EAR）计算得出的。如果没有足够的科学证据来建立 EAR，则计算种 RDA 和 AI。对于健康的母乳喂养婴儿，AI 是平均摄入量。人们认为，其他生命阶段和性别群体的 AI 可以满足群体中所有个体的需求，但是由于缺乏数据或数据的不确定性，因此无法确定该摄入量所覆盖的个体百分比

a. 基于每千克公斤体重的 g 蛋白作为参考体重。g/kg/d 的参考重量取自体重。
NCHS/CDC 2000 生长曲线图表。医学研究所，2006 年

b. 作为视黄醇活性当量（RAE）。1 RAE = 1 μg 视黄醇，12μgβ- 胡萝卜素，24μgα- 胡萝卜素或 24μgβ- 隐黄质。膳食维生素 A 类胡萝卜素原的 RAE 比视黄醇当量（RE）大 2 倍，而预制维生素 A 的 RAE 与 RE 相同

c. 胆钙化固醇。1μg 胆钙化固醇 = 40 IU 维生素 D

d. 假定为在最小阳光下

e. α- 生育酚。α- 生育酚包括 RRR-α- 生育酚，它是食物中天然存在的唯一形式 α- 生育酚，以及 2R- 立体异构体形式的强化食品和补充剂中的 α- 生育酚（RRR-、RSR-、RRS- 和 RSS-α- 生育酚）。它不包括 2S- 立体异构形式（SRR-、SSR-、SRS- 和 SSS-α- 生育酚），也存在于强化食品和补充剂中

f. 烟酸当量（NE）。1mg 烟酸 = 60mg 色氨酸；0~6 个月 = 预先形成的烟酸（非 NE）

g. 作为膳食叶酸当量（DFE）。1 DFE = 1μg 食物叶酸 = 0.6 μg 强化食品中的叶酸或与食物一起食用的补充剂 = 空腹服用的补充剂中摄入了从饮食中摄入了叶酸中的 0.5μg 空腹服用的补充剂

h. 考虑到证据表明叶酸摄入与胎儿神经管缺陷有关，建议所有育龄期能力的妇女除了从饮食中摄入叶酸外，还应从补充剂或强化食品中摄入 400 μg。对于已确认怀孕的妇女，通常在孕期（即形成神经管的关键时间）结束后，将持续从补充剂或强化食品中摄入 400μg

i. 假设女性直到确认妊娠并进入产前护理，通常在围生期评估可以评估在生命周期的各个阶段是否都需要饮食来补充胆碱，并且可能通过某些途径的内源性合成来满足胆碱的需求

j. 尽管已经到胆碱设置了 AI，但很少有数据可以评估在生命周期的各个阶段是否都需要饮食来补充胆碱，并且可能通过某些途径的内源性合成来满足胆碱的需求

钠和钾的参考数据 2019 年 6 月 13 日检索改编自 https://ods.od.nih.gov/Health_Information/Dietary_Reference_Intakes.aspx。2017 年 5 月 30 日。2017 年 5 月 30 日。

E-2：膳食参考摄入量（DRI）：可耐受的最高摄入量水平（UL）

附录 E.2　膳食参考摄入量（DRI）：可耐受的最高摄入量水平（UL[a]）

	婴儿 0~6个月	婴儿 7~12个月	儿童 1~3岁	儿童 4~8岁	男性/女性 9~13岁	男性/女性 14~18岁	孕妇 ≤18岁	乳母 ≤18岁
维生素 A (mg/d)[b]	600	600	600	900	1700	2800	2800	2800
维生素 C (mg/d)	ND[f]	ND	400	650	1200	1800	1800	1800
维生素 D (IU/d)	1000	1520	2520	3000	4000	4000	4000	4000
维生素 E (mg/d)[c,d]	ND	ND	200	300	600	800	800	800
维生素 K (mg/d)	ND	ND	ND	ND	ND	ND	ND	ND
硫胺	ND	ND	ND	ND	ND	ND	ND	ND
核黄素	ND	ND	ND	ND	ND	ND	ND	ND
烟酸 (mg/d)[d]	ND	ND	10	15	20	30	30	30
维生素 B_6 (mg/d)[d]	ND	ND	30	40	60	80	80	80
叶酸 (mg/d)[d]	ND	ND	300	400	600	800	800	800
维生素 B_{12} (mg/d)	ND	ND	ND	ND	ND	ND	ND	ND
泛酸 (mg/d)	ND	ND	ND	ND	ND	ND	ND	ND
生物素 (mg/d)	ND	ND	ND	ND	ND	ND	ND	ND
胆碱 (mg/d)	ND	ND	1.0	1.0	2.0	3.0	3.0	3.0
类胡萝卜素[e]	ND	ND	ND	ND	ND	ND	ND	ND
砷[g]	NDf	ND	ND	ND	ND	ND	ND	ND
硼 (mg/d)	ND	ND	3	6	11	17	17	17
钙 (mg/d)	1000	1500	2500	2500	3000	3000	3000	3000
铬	ND	ND	ND	ND	ND	ND	ND	ND
铜 (mg/d)	ND	ND	1000	3000	5000	8000	8000	8000
氟化物 (mg/d)	0.7	0.9	1.3	2.2	10	10	10	10
碘 (mg/d)	ND	ND	200	300	600	900	900	900

APP

续表

	嬰儿 0～6个月	嬰儿 7～12个月	儿童 1～3岁	儿童 4～8岁	男性/女性 9～13岁	男性/女性 14～18岁	孕妇 ≤18岁	乳母 ≤18岁
铁 (mg/d)	40	40	40	40	40	45	45	45
镁 (mg/d) [h]	ND	ND	65	110	350	350	350	350
锰 (mg/d)	ND	ND	2	3	6	9	9	9
钼 (mg/d)	ND	ND	300	600	1100	1700	1700	1700
镍 (mg/d)	ND	ND	0.2	0.3	0.6	1.0	1.0	1.0
磷 (mg/d)	ND	ND	3	3	4	4	3.5	4
硒 (mg/d)	45	60	90	150	280	400	400	400
硅 [i]	ND	ND	ND	ND	ND	ND	ND	ND
钒 (mg/d) [j]	ND	ND	ND	ND	ND	ND	ND	ND
锌 (mg/d)	4	5	7	12	23	34	34	34
钠 (g/d)	ND	ND	1.5	1.9	2.2	2.3	2.3	2.3
氯 (g/d)	ND	ND	2.3	2.9	3.4	3.6	3.6	3.6

https：//ods.od.nih.gov/Health_Information/Dietary_Reference_Intakes.aspx
访问于 5/30/2017

a. UL = 每日营养素摄入量的最高水平，可能对普通人群中的几乎所有个体没有不利健康影响的风险。除非另有说明，否则 UL 代表食物、水和补充剂中的总摄入量。由于缺乏合适的数据，无法针对维生素 K、硫胺素、核黄素、维生素 B_{12}、泛酸、生物素或类胡萝卜素设立 UL。在没有 UL 的情况下，如果摄入量超过建议的摄入量，可能需要格外小心。应建议一般人群不要将摄入量日常超过 UL。UL 不适用于在专业医学监管下接受营养素治疗的个体，或具有改变其对营养素敏感性的先决条件的个体

b. 仅作为预制的维生素 A

c. 生育酚适用于任何形式的补充性 α- 生育酚

d. 维生素 E，烟酸和叶酸的 UL 适用于从补充剂、强化食品或两者的混合物中形成的形式

e. β- 胡萝卜素补充剂仅建议作为维生素 A 缺乏风险个体的维生素 A 来源

f. ND = 由于缺乏该年龄组的不良反应数据，并担心缺乏处理超额使用的能力，因此无法确定。摄入源仅来自食物

g. 尽管尚未确定砷的 UL，但没有理由由在食品或水中摄入砷的摄入量

h. 镁的 UL 仅代表从药理学摄入量，不包括从食物和水中摄入的摄入量

i. 尽管尚未显示出硅会对人体造成不良影响，但没有理由由将硅添加到补充剂中

j. 尽管尚未显示食品中的钒会对人体造成不良影响，应谨慎使用钒补充剂。UL 是基于对对实验动物的不良影响而建立的，该数据可用于设置成年人（而非儿童和青少年）的 UL

附录 F

选择我的餐盘

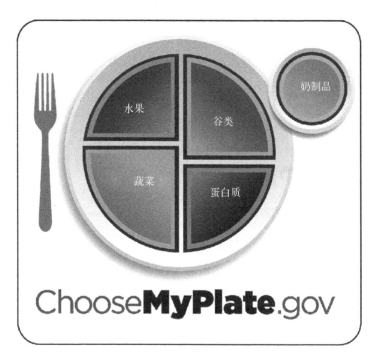

附图 F.1　选择我的餐盘

United States Department of Agriculture

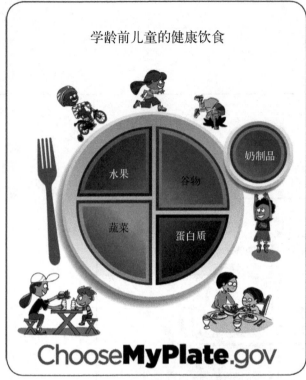

附图 F.2   学龄前儿童的健康饮食

Food and Nutrition Service
USDA is an equal opportunity provider and employer.

Based on the Dietary Guidelines for Americans.

FNS-451
Revised December 2016

食品和营养服务
FNS-45 基于美国人饮食指南
美国农业部是平等机会的提供者和雇主（2016 年 12 月修订）

让你的孩子走上健康饮食的道路

提供多种的健康食物
从我的餐盘食物组合中挑选食物。注意乳制品、全谷物和蔬菜，以建立健康的习惯，这种习惯将持续一生

注意甜饮料和其他食物
提供水，而不是含糖饮料，如普通汽水和水果饮料。其他食物如热狗、汉堡、比萨饼、饼干、蛋糕和糖果只能偶尔享用

专注于用餐和彼此
你的孩子通过观察你来学习。让你的孩子选择你提供的食物吃多少。孩子们模仿你的好恶，以及你尝试新食物的兴趣

对孩子要有耐心
当孩子们想吃，自然也会喜欢吃东西。喜欢上一些新食物需要花点时间。先让孩子尝一尝，再等一会儿。让孩子少量得喂自己。尝试多次给予新食物

一起做饭
一起吃饭
一起聊聊
让用餐时间成为家庭时间

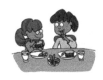

学龄前儿童的健康饮食

● 这份食物清单基于平均需求。如果您的孩子没有按照建议的量进食，请不要担心。你的孩子可能比一般人需要更多或更少。例如，在生长高峰期，食物需求会增加。

每日食物清单

● 孩子们的胃口每天都不一样。有些日子他们可能吃得比这些量少；其他时候他们可能想要更多。让孩子自己选择吃多少。一天里，提供如下所示的份量

食物组合	2岁	3岁	4岁和5岁的孩子	相当于多少
水果：专注于整个水果	1杯	1~1½杯	1~1½杯	½杯水果? ½杯捣碎，切片或切碎的水果 ½杯100%果汁 ½小香蕉 4~5个大草莓
蔬菜 多种蔬菜	1杯	1~1½杯	1½~2杯	½杯蔬菜? ½杯捣碎，切片或切碎的蔬菜 1杯生绿叶蔬菜 ½杯蔬菜汁 1个小玉米
谷物 让你的½谷物变成全谷物	3盎司	3~5盎司	4~5盎司	1盎司谷物? 1片面包 1杯即食麦片 ½杯煮熟的燕麦片、米饭或意大利面 1个玉米饼（6英寸宽）
蛋白质食物 多种蛋白质	2盎司	2~4盎司	3~5盎司	1盎司蛋白质食物? 1盎司熟肉、家禽或海鲜 1个鸡蛋 1汤匙花生酱 ½杯煮熟的黄豆或豌豆（芸豆、花豆、扁豆）
乳制品 选择低脂或脱脂牛奶或酸奶	2杯	2~2½杯	2½杯	½杯乳制品? ½杯牛奶 4盎司酸奶 3/4盎司奶酪

有些食物在吃的时候很容易噎着。孩子需要坐着吃饭。像热狗、葡萄和生胡萝卜这样的食物需要切成硬币大小的小块。如果给3~5岁的孩子吃爆米花、坚果、种子或其他硬食物，要保持警惕

有许多方法可以将每日食物清单分为正餐和小吃。查看"膳食和小吃模式和理念"，看看这些量在你的学龄前儿童的餐盘里会是什么样子：www.ChooseMyPlate.gov/preschool-ers-meal-and-snack-patterns

APP

United States Department of Agriculture

我的餐盘　每日清单

找到你的健康饮食方式

你吃的和喝的一切都很重要。找到反映你的偏好、文化、传统和预算的健康饮食方式，并保持一辈子！正确的搭配可以帮助你现在和未来更加健康。关键是从每种食物组合中选择各种各样的食物和饮料，并确保每种选择都限制了饱和脂肪、钠和添加的糖。从微小的改变开始——"我的胜利"——做出你可以享受的更健康的选择

每天摄入1800cal里的食物组合

水果	蔬菜	谷物	蛋白质	乳制品
1½杯	2½杯	6盎司	5盎司	3杯
专注于整个水果 专注于新鲜、冷冻、罐装或干燥的整果	多种蔬菜 选择多种颜色的新鲜、冷冻、罐装的蔬菜—确保要包括深绿色、红色和橙色的选择	让你的½谷物变成全谷物 通过阅读营养标签和成分列表找到全谷物食品	多种蛋白质 混合食用各种蛋白质食物，包括海鲜、豆类和豌豆、无盐坚果和种子、大豆制品、蛋类、瘦肉和家禽	选择低脂或脱脂牛奶或酸奶 选择脱脂牛奶、酸奶和大豆饮料（豆奶），减少饱和脂肪的摄入

限制少食用或饮用钠、饱和脂肪喝添加糖。限制：
- 钠含量降至每天2300mg
- 饱和脂肪每天20g
- 每天添加糖45g

积极活动：6~17岁的孩子每天要活动60min。成年人每周至少要进行2.5h的体育锻炼
使用SuperTracker根据您的年龄、性别、身高、体重和体力活动水平制订个人计划
SuperTracker.usda.qov

附图 F.3　我的餐盘　每日清单

我的餐盘，每日清单

写下你今天吃的食物，记录你每天的饮食

1800cal*模式的食物组和目标是：为每个食物组写下你的食物选择。你达到目标了吗?

水果	1½杯， 1杯水果相当于： ● 1杯生的或熟的水果；或 ● ½杯干果；或者 ● 1杯100%果汁		Y N	**限制**	限制： 钠含量降至每天 2300mg 饱和脂肪每天20g 每天添加糖45g
蔬菜	2½杯 1杯蔬菜相当于： ● 1杯生的或熟的蔬菜；或者 ● 2杯绿叶蔬菜沙拉；或者 ● 1杯100%蔬菜汁		Y N		Y　N
谷物	6盎司当量 1盎司谷物相当于： ● 1片面包；或者 ● 1盎司即食谷物；或者 ● ½杯煮熟的米饭、意大利面或 谷类食品		Y N	**积极活动**	积极活动： 成人每周至少运动2.5h 6～17岁的儿童： 每天至少运动60min Y　N
蛋白质	5盎司当量 1盎司蛋白质相当于： ● 1盎司瘦肉、家禽或海鲜；或 ● 1枚蛋类或者1汤勺花生酱；或 ● 1/4杯煮熟的黄豆或豌豆；或者 ● 1/2盎司的坚果或种子		Y N		
乳制品	3杯 1杯乳制品相当于： ● 1杯牛奶；或 ● 1杯酸奶；或者 ● 1杯强化大豆饮料；或 ● 1½盎司天然奶酪或2盎司加工 奶酪		Y N		这1800cal模式只是针对你所需求 的估算。监控你的体重，并根据 需要调整你的卡路里

MyWins Track your MyPlate, MyWins

_____
_____
_____

Center for Nutrition Policy and Promotion
January 2016
USDA is an equal opportunity provider and employer.

APP

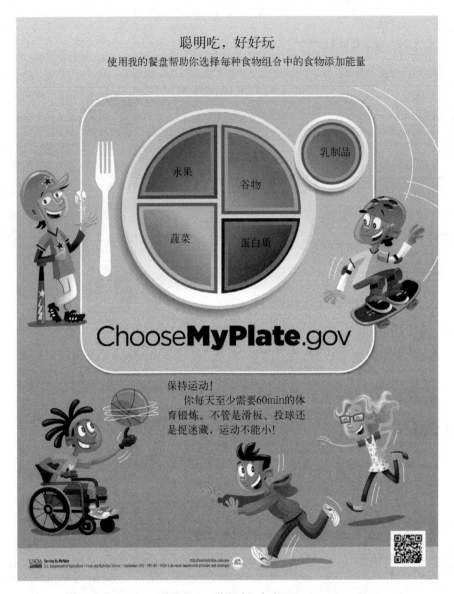

附图 F.4　聪明吃，好好玩

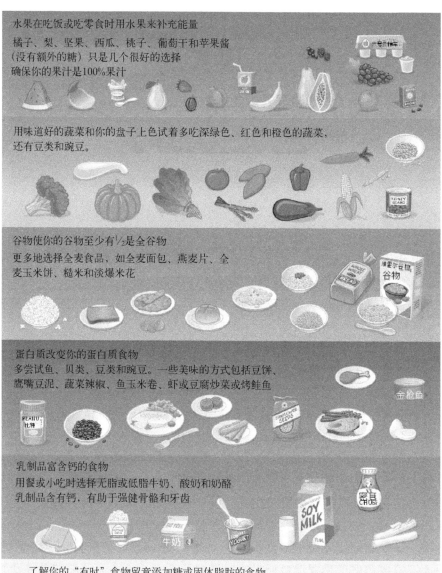

水果 在吃饭或吃零食时用水果来补充能量
橘子、梨、坚果、西瓜、桃子、葡萄干和苹果酱
（没有额外的糖）只是几个很好的选择
确保你的果汁是100%果汁

用味道好的蔬菜和你的盘子上色 试着多吃深绿色、红色和橙色的蔬菜，
还有豆类和豌豆。

谷物 使你的谷物至少有1/2是全谷物
更多地选择全麦食品，如全麦面包、燕麦片、全
麦玉米饼、糙米和淡爆米花

蛋白质 改变你的蛋白质食物
多尝试鱼、贝类、豆类和豌豆。一些美味的方式包括豆饼、
鹰嘴豆泥、蔬菜辣椒、鱼玉米卷、虾或豆腐炒菜或烤鲑鱼

乳制品 富含钙的食物
用餐或小吃时选择无脂或低脂牛奶、酸奶和奶酪
乳制品含有钙，有助于强健骨骼和牙齿

了解你的"有时"食物 留意添加糖或固体脂肪的食物
它们让你吃饱，这样你就没有空间吃那些有助于你聪明饮食和努力玩耍的食物了

APP

附录 G

食品与药物的相互作用

药物相互作用通常是已知的，如果有意义，则应进行适当的评估。药物-食物，也称为药物-营养物，其中的相互作用很少被认可，只有少数例外。食品与药物的相互作用很重要，如果它们会影响营养状况或改变对药物的反应。此外，补充剂和草药可能会影响药物吸收或新陈代谢。

肥胖或营养不良等营养状况可能会改变药物的分散和清除率，甚至影响药物浓度。

影响药物并降低生物利用度的食物可能导致治疗失败。如果生物利用度增加，那么可能会有不利影响和相关的毒性。

药物会影响食物摄入。有些药物会导致味觉或嗅觉改变，从而导致人们改变饮食习惯。其他药物可能会导致恶心、呕吐、厌食、腹泻和便秘，所有这些都可能导致营养不良。

当药物和营养物同时静脉注射时，药物可能失活。为避免这种情况，最好通过与静脉内输注营养物不同的静脉通路或在不同的时间施用药物。大多数口服药物不应与肠内营养配方混合使用。如果通过喂食管给药，则在给药前后均应冲洗导管。一些药物需要与管饲隔开 1～3h。如果通过喂食管给药，许多药物都不应压碎，因为它们会阻塞导管。通常，不能将长效制剂压碎用于喂食管给药。对于某些药物，它们的吸收受给药部位的影响，因此，需要考虑选择胃造口还是空肠造口。还有一些含有乙醇的液体药物，会改变食物的摄入量和味觉。

许多食物都会影响细胞色素 P450 酶，该酶会代谢许多药物。20 多年前，关于葡萄柚汁影响这种酶系统的发现引起了人们对这些相互作用的更多关注。

最近，已经发现其他食物可以影响细胞色素 P450 系统。其中包括石榴、塞维利亚橙子、黑胡椒、酸果蔓汁、葡萄汁、红茶、十字花科蔬菜、甘草根、葡萄酒和橄榄油。目前尚不清楚需要消耗的量，但是如果以常规的饮食量摄入，则目前尚无问题。

有很多文章描述酪胺与单胺氧化酶抑制剂（MAOI）的结合使用，它们可以使血压上升。给血液稀释剂添加富含维生素 K 的食物会导致血液稀释剂的活性降低或至失去活性。

葡萄柚汁和药物相互作用不是特定于某种药物的。1 个葡萄柚或 240ml（8oz）可能导致 CYP450 系统减少长达 4d。具体而言，是 CYP3A4 受到影响。另外，即使葡萄柚食用后24h服用药物，药物的吸收仍会提升。

重要的是要注意对特定药物有影响的食物。

香蕉和一些盐替代品富含钾。羽衣甘蓝、菠菜、抱子甘蓝和西蓝花等绿叶蔬菜均含有钾。如果与保钾的利尿剂合用，应格外小心。

有些食物富含维生素K，如果使用血液稀释剂，例如华法林，应避免食用。这种组合将影响发生的血液稀疏量。最好规避羽衣甘蓝、西蓝花、卷心菜和菠菜。

黑色甘草在美国并不常见。欧亚甘草的味道不会影响这些药物。它可以降低某些药物的有效性，包括口服避孕药。如果使用口服避孕药，应避免服用甘草根，这是治疗一些胃肠道疾病的草药。

根据Drugs.com（2017）记载，甘草根与药物产生198种中等程度的相互作用。

牛奶和其他乳制品一样，都含有钙。含钙的乳制品可以与四环素和喹诺酮类药物相互作用。

葡萄柚的相互作用是在20多年前发现的。已知有85种其至更多的药物可与葡萄柚相互作用。约这些相互作用中的½是严重的。随着新药的上市，相互作用的数量预计会增加。一个8oz的玻璃杯（240ml）葡萄柚汁会显著影响药物的生物利用度。反复摄入葡萄柚汁有累积效果。虽然最好避免服用葡萄柚和葡萄柚汁，如果不能避免，则最好在药物和葡萄柚汁之间留出最大的时间间隙。

许多食物都含有酪胺，包括香肠、奶酪、鳄梨、巧克力、红酒和凤尾鱼。当与单胺氧化酶抑制剂结合使用时，可能导致血压升高。

附录 G-1　各类食品与药物的相互作用

类别	药品	相互作用
镇痛药		
消炎类	对乙酰氨基酚	食物会延迟吸收，但不会有延长效果。食物可能会减少胃肠道不适
	双水杨酯，柳氮磺吡啶	与食物同服
非甾体类抗炎药		随食物和一杯水一起服用，以最大程度减少胃肠道副作用
	布洛芬，萘普生，双氯芬酸,吲哚美辛（消炎痛）	如果服用高剂量，可能需要额外的维生素C，维生素K和叶酸
	阿司匹林	避免使用会影响血液凝固的产品（大蒜，生姜）。如果与茶、葡萄干或梅子混合使用，可能会发生水杨酸盐的积累。新鲜水果可以增加阿司匹林的排出。咖喱粉、辣椒粉和甘草中含有少量的水杨酸盐，应限制摄入
麻醉镇痛药		与食物同服
血管紧张素转化酶抑制药（ACE-I）		空腹服用，随餐服用会减少吸收。避免盐，钙和天然甘草

APP

续表

类别	药品	相互作用
	卡托普利	长期服用会导致缺锌，会改变味觉
	奎那普利	高脂饮食会减少吸收
抗惊厥药	卡马西平	随食物或牛奶一起服用。避免葡萄柚汁和其他柑橘类水果。可能需要补充维生素 D 和钙纤维会使吸收减少
	丙戊酸，双丙戊酸	可与食物一起服用以减少胃肠道不良反应
抗心律不整	地高辛	纤维可能会减少吸收。食物延迟但不会降低吸收程度
抗凝物	华法林	限制含有维生素 K 的食物。高剂量的维生素 E 可能会增加出血的风险。避免食用大蒜和姜
抗抑郁药		
苯二氮䓬类	劳拉西泮，地西泮，阿普唑仑	限制葡萄柚汁和柑橘的食用。可以与或不与食物一起服用
单胺氧化酶抑制剂	苯乙胺，环丙胺	严格按照医师有关饮食的指导进行。可能会发生致命的血压升高。在使用这些药物时及停药后 2 周内应避免以下情况：避免喝含酒精和酪胺的食物。避免使用陈年奶酪，陈年肉类、酱油、豆腐、味噌、蚕豆、豌豆、酸菜、鳄梨、香蕉、酵母提取物、葡萄干、人参、甘草、巧克力和咖啡因
	锂	为减少胃肠道不良反应，可与食物同时服用
	曲唑酮	短效：饭后或吃零食以减少直立性低血压，镇静缓释：空腹
三环类抗抑郁药	阿米替林，多塞平，丙咪嗪	纤维可能会降低血液水平
抗糖尿病	二甲双胍，格列本脲	纤维可能会减少吸收
	格列吡嗪	缓释：随早餐同服。速释：饭前 30min（通常是早餐）
抗组胺药		如果胃肠道不适，请随餐服用
	非索非那定	避免使用葡萄柚，橙汁和苹果汁，因为它们会降低生物利用度
抗感染药		有些会降低口服避孕药的有效性
艾滋病病毒	安普那韦	如果与高脂餐一起服用，生物利用度降低
	地高辛	最好在饭前 30min 或饭后 2h 服用
	依法韦伦茨	空腹。食物可能会引起不良影响并增加药物浓度
	茚地那韦	饭前 1h 或饭后 2h 服用。如果与利托那韦合用可能与食物同服

续表

类别	药品	相互作用
	奈非那韦	为了提高生物利用度，请随食物一起服用。片剂可以溶于水，也可以压碎并在布丁或其他非酸性食品中使用
	利托那韦	随餐服用以改善适口性。液体高度浓缩，味道差。最好为患者进行管饲
艾滋病毒继续	沙奎那韦	为增加吸收，应在饭后 2h 内服用
	替诺福韦酯富马酸	粉剂必须与食物，苹果酱，婴儿食品，酸奶一起使用。不溶于液体。任何餐食都可以服用药片
抗原虫	阿托伐醌	随高脂餐服用
青霉素	青霉素，阿莫西林，氨苄西林	空腹服用，如果不舒服，则随食物一起使用。避免使用瓜尔豆胶 纤维，因为它可能会减少青霉素的吸收
	阿莫西林和克拉维酸盐（安灭菌）	不拘泥是否随餐服用。为减少胃肠道不良反应，请在饭后服用。可以与牛奶，配方奶或果汁混合
	氯西林，双氯西林	饭前 1h 或饭后 2h 服用
头孢菌素	头孢氨苄，头孢克洛，头孢克肟，头孢普罗尔，头孢曲罗尔	除非胃部不适，否则应保持空腹。在抗酸药之前 1h 服药
	头孢替丁	胶囊：随/不随食物同服。悬浮液：饭前 2h 或饭后 2h 服用
	头孢泊肟	食物增加吸收
	头孢呋辛	悬浮液：与食物同服。如果肠胃不适，片剂可以和食物一起服用
大环内酯类	阿奇霉素，克拉霉素，红霉素	如果胃部不适，请随食物同服。阿奇霉素应空腹服用。避免碳酸饮料和柑橘除缓释阿奇霉素外，均应避免使用抗酸剂
	甲硝唑	避免饮酒，与食物一起服用以减少肠胃不适，但应空腹服用缓释制剂
喹诺酮类	环丙沙星，左氧氟沙星	最好空腹服用，但与食物一起服用可最大程度地减少胃肠道不适。不要与乳制品或钙强化产品或含钙果汁一起用。可增加咖啡因水平，引起兴奋性和神经质
磺酰胺	磺胺甲噁唑	与食物和大量水同服
四环素	四环素，强力霉素，美满霉素	空腹。避免使用乳制品，抗酸剂，铁和含铁的多种维生素，因为它们会干扰药物的有效性

APP

续表

类别	药品	相互作用
抗真菌药		
	两性霉素 B	可能会降低镁，钾，钠和脂质体两性霉素 B 的利用率。也可能导致高血糖症
	氟康唑，酮康唑	与食物一起服用以增加吸收
	灰黄霉素	与高脂餐一起服用，以增加吸收并避免胃肠道不适
	伊曲康唑	不要与葡萄柚汁一起服用。不要与抗酸药一起服用。胶囊和片剂应随食物一起服用，但溶液应空腹服用
	酮康唑	服用抗酸药前需要 2h，以免吸收减少
其他		
	氯喹羟氯喹	为减少胃肠道不适，可与食物同时服用。磷酸氯喹片剂具有苦味，可以通过混入巧克力糖浆来掩盖
	乙胺丁醇	可与食物一起服用以减少胃肠道刺激
	异烟肼	空腹服用食物会降低生物利用度
	呋喃妥因	与食物一起服用以减少胃肠道不适。悬浮液可与配方牛奶、水或果汁混合
	利福平	饭前 1h 或饭后 2h 空腹服用，以增加吸收
B- 阻滞剂	阿替洛尔，卡维地洛，美托洛尔，普萘洛尔	与食物一起服用以增加生物利用度。食物还可以降低直立性低血压的风险。避免天然甘草；补充钙之前 2h 或之后 6h 服用。不要与橙汁一起服用
支气管扩张药		
	沙丁胺醇	如果胃肠道不适，请随食物同服。可能引起高血糖和低血钾
	茶碱	高脂膳食会增加水平，而高碳水化合物膳食会降低药物水平。避免或限制咖啡因的摄入
	扎鲁司特	饭前 1h 或饭后 2h 服用。食物的生物利用度降低了 40%
钙通道阻滞药	地尔硫䓬	饭前服用
	硝苯地平	可以与食物一起或不与食物一起施用
皮质类固醇	氟可的松，氢化可的松，泼尼松，泼尼松龙	随食物或牛奶一起服用，以减轻胃部不适。可能要减少钠的摄入量。限制葡萄柚汁
	螺内酯，氨苯蝶啶	少钾的利尿剂应避免富含钾的食物
降胆固醇药	辛伐他汀	随食物一起食用，避免葡萄柚汁。最好与晚餐一起服用以增加吸收

续表

类别	药品	相互作用
	胆固醇胺	长期使用或高剂量可能需要补充叶酸，铁以及维生素 A，维生素 D，维生素 E 和维生素 K。粉末必须在液体中混合。请勿小口抿或含在嘴里，因为它会使牙齿变色或引起瓷釉腐烂
利尿剂	呋塞米（速尿），氢氯噻嗪	食物会降低生物利用度，但如果胃肠道不适，请与食物一起服用。可能需要补充钾，钙和镁。避免天然甘草
	氨苯蝶啶，螺内酯，阿米洛利	避免吃含钾量高的食物
电解质		
	钾盐	搭配餐点和一整杯水
胃肠道		
H₂ 阻滞剂	法莫替丁	可以与抗酸剂，铁和食物一起服用
质子泵抑制剂（PPI）	兰索拉唑，奥美拉唑	饭前 30min
免疫抑制药		
	霉酚酸酯	饭前 1h 或饭后 2h 服用
	他克莫司	可以随或不随食物一起服用。缓释支柱应空腹服用
各种各样		
铁盐	硫酸亚铁，葡萄糖酸	在制酸前 2h 或制酸后 4h 空腹
阿仑膦酸盐		早饭前 30min 用白开水服用
别嘌醇		饭后多喝水
塞韦拉默		随食物同服。在其他药物之前 1h 或之后 3h 给予

H_2 阻滞剂

附录 G-2　葡萄柚与药物的相互作用

药物或药物类别	葡萄柚汁对药物水平的影响	含义／意义	一类中的特定药物
乙酰丁醇	可以减小曲线下面积（AUC）	隔开 4h，但可能不具有临床意义	
阿里斯基伦	AUC 降低多达 60%	隔开 4h	
氨氯地平	增加等级	效果适中，监测血压	
胺碘酮	生物利用度提高了 50%	避免葡萄柚汁	
阿托伐他汀	可以增加血清浓度	避免数量＞ 1 夸脱／天	
阿哌沙班	增加	可能会增加出血；谨慎喝葡萄柚汁	

APP

续表

药物或药物类别	葡萄柚汁对药物水平的影响	含义／意义	一类中的特定药物
布地奈德口服片或胶囊	大幅增加	避免葡萄柚汁	
丁螺环酮	增加药物水平	每天避免超过 1 夸脱的葡萄柚汁，增加镇静或头晕的风险	
钙通道阻滞剂	有所提高但有所不同	可产生心动过速，严重低血压，潮红；目前的观点是完全避免葡萄柚汁	氨氯地平，地尔硫䓬，非洛地平，尼卡地平，硝苯地平，尼莫地平，尼索地平，维拉帕米
卡马西平	增加等级	避免葡萄柚汁	
氯米帕明	增加水平，甚至可能增加毒性	避免葡萄柚汁	
西洛他唑	增加水平和毒性	避免葡萄柚汁	
氯吡格雷	降低效力	600ml 葡萄柚汁会降低氯吡格雷的功效；避免或减少服用	
秋水仙碱	增加	避免葡萄柚汁	
环孢菌素	增加	避免葡萄柚汁	
决奈达隆	大幅增加	避免葡萄柚汁	
红霉素	可能会增加 AUC 和峰值	避免吃葡萄柚汁或选择其他抗生素	
芬太尼口服，透黏膜	峰值效应延迟	避免与芬太尼搭配葡萄柚汁	
非索非那定	降低生物利用度	避免葡萄柚汁	
3-羟基-3-甲基戊二酰辅酶 A（HMG-CoA）还原酶抑制剂	该类别中许多人的吸收和药物水平增加	可能会出现头痛，胃肠道不适和肌肉疼痛；避免葡萄柚汁；普伐他汀，瑞舒伐他汀和氟伐他汀不受葡萄柚汁的影响	阿托伐他汀，洛伐他汀，辛伐他汀
伊曲康唑	增加	避免葡萄柚汁	
左甲状腺素	减少吸收	避免葡萄柚汁	
美沙酮	增加	避免葡萄柚汁	
咪达唑仑但非其他苯二氮䓬类药物	增加	避免葡萄柚汁	其他苯二氮䓬类药物不受影响
哌咪清	增加	避免葡萄柚汁	

续表

药物或药物类别	葡萄柚汁对药物水平的影响	含义 / 意义	一类中的特定药物
伯氨喹	AUC 和峰值水平增加	避免葡萄柚汁；骨髓毒性的风险	
奎尼丁	吸收率降低	避免葡萄柚汁	
利匹韦林	增加	避免葡萄柚汁增加中毒风险	
西地那非	增加血清水平	避免葡萄柚汁，可能会增加中毒的风险	
西罗莫司	减少清除	避免葡萄柚汁	
他克莫司	增加水平	避免葡萄柚汁；如果同时使用，监测毒性	
唑吡坦	增加水平	避免葡萄柚汁	

APP

附录 H

饮料中的卡路里和电解质

饮料 卡路里和部分电解质（每 fl oz）[a]				
饮料	能量，kcal	钠，mg	钾，mg	磷，mg
常规软饮料				
可乐或胡椒可乐	13	1～3	0～2	3
不含咖啡因的可乐	13	1	2	3
柠檬汽水（透明）	12	3	0	0
橘子	15	4	1	0
葡萄	13	5	0	0
根汁汽水	13	4	0	0
干姜水	10	2	0	0
汤力水	10	2	0	0
无糖软饮料				
无糖可乐或胡椒可乐	1	1～2	2	3
低咖啡因无糖可乐或胡椒可乐	0	1	2	3
无糖柠檬汽水	0	2	1	0
无糖根啤酒	0	5	3	1
苏打水，含气矿泉水和气泡水	0	6	1	0
果汁				
杏花蜜，罐头	18	1	36	3
苹果汁，不加糖	14	1	31	2
酸果蔓汁鸡尾酒，瓶装酸果蔓汁	17	1	4	0
（100%果汁）	14	2	23	2
酸果蔓汁，减肥水果宾治鸡尾酒	1	2	2	0
	15	12	10	1
葡萄罐头，罐装，不加糖	19	2	33	4

续表

饮料 卡路里和部分电解质（每 fl oz）[a]				
饮料	能量，kcal	钠，mg	钾，mg	磷，mg
葡萄柚汁，罐头，不加糖	12	0	47	3
橙汁，有或没有果肉	15	1	55	15
梨花蜜罐头	19	1	4	1
桃蜜罐装	17	2	12	2
菠萝汁，罐装，无糖石榴汁草莓 　　和西瓜混合汁	17 17 15	1 3 2	41 67 34	3 3 0
番茄汁，罐头，无盐	5 7	3 12	70 5	5 3
运动（电解质）饮料	10 2	13 13	5 4	0 2
佳得乐（Gatorade） Powerade Zero G2 维生素水 Zero Pedialyte	0 0 3 0 0 20	13 0 32 1 1 10	3 44 24 15 11 45	0 0 3 1 0 20
咖啡因饮料	0	1	0	0
咖啡茶 冰咖啡（摩卡，牛奶） 瓶装冰茶，不加糖 冰茶，甜味茶饮料（亚利桑那州， 　　阿诺德·帕尔默）能量饮料	0 11 12 14 13 24 64	1 6 1 3 1 1 0	0 6 3 1 8 29 1	0 8 0 0 4 6 1
酒精啤酒 杜松子酒，朗姆酒，伏特加酒， 　　威士忌酒（80 证明）				

a. 来自美国农业部农业研究服务局营养数据实验室。美国农业部国家标准参考营养数据库，第 28 版，2015 年 9 月；2016 年 5 月修订。请访问：https：//ndb.nal.usda.gov/ndb/search/list。2017 年 4 月 19 日访问

相关的 AAP 政策声明/临床报告：

政策声明：Fruit Juice in Infants, Children and Adolescents：Current Recommendations. Pediatrics. 2017；139（6）：e20170967

临床报告：Sports Drinks and Energy Drinks for Children and Adolescents：Are They

APP

Appropriate? Pediatrics. 2011；127（6）：118201189（Reaffirmed July 2017）临床报告：Nonnutritive Sweeteners in Children

　　Committee on Nutrition，Section on Gastroentrology，Hepatology and Nutrition

　　政策声明：Public Policy to Protect Children from the Health Effects of Added Sugars

　　美国心脏协会营养委员会肥胖分会

　　意向阶段

附录 I

膳食纤维：食物来源

按每个标准食品部分和每100g食物中膳食纤维和能量的含量排名				
食物	标准部分大小	标准份的卡路里[a]	标准部分的膳食纤维（g）[a]	每100g的卡路里[a]
高纤维麸皮即食谷物	⅓～¾ 杯	60～81	9.1～14.3	200～260
海军豆，煮熟	½ 杯	127	9.6	140
小白豆，煮熟	½ 杯	127	9.3	142
黄豆，煮熟	½ 杯	127	9.2	144
小麦切碎的即食谷物（各种）	1～1¼ 杯	155～220	5.0～9.0	321～373
酸果蔓（罗马）豆，煮熟	½ 杯	120	8.9	136
红小豆，煮熟	½ 杯	147	8.4	128
煮熟的扁豆	½ 杯	114	8.3	129
豌豆，煮熟	½ 杯	114	8.1	116
鹰嘴豆罐头	½ 杯	176	8.1	139
扁豆，煮熟	½ 杯	115	7.8	116
斑豆，煮熟	½ 杯	122	7.7	143
黑龟豆，煮熟	½ 杯	120	7.7	130
绿豆，煮熟	½ 杯	106	7.7	105
黑豆，煮熟	½ 杯	114	7.5	132
朝鲜蓟，地球仪或法式熟食	½ 杯	45	7.2	53
利马豆，煮熟	½ 杯	108	6.6	115
北方豆罐头	½ 杯	149	6.4	114
白豆罐头	½ 杯	149	6.3	114
熟扁豆	½ 杯	112	5.7	127
木豆，煮熟	½ 杯	102	5.6	121
豇豆，煮熟	½ 杯	99	5.6	116

APP

续表

食物	标准部分大小	标准份的卡路里 [a]	标准部分的膳食纤维（g） [a]	每100g的卡路里 [a]
麦麸片即食谷物（各种）	¾ 杯	90～98	4.9～5.5	310～328
生梨	1 个中等大小	101	5.5	57
整个，烤南瓜种子	1oz	126	5.2	446
豆，罐头，原味	½ 杯	119	5.2	94
大豆，煮熟	½ 杯	149	5.2	173
黑麦薄脆饼	2 片	73	5.0	334
鳄梨	½ 杯	120	5.0	160
蚕豆（煮熟的蚕豆）	½ 杯	94	4.6	110
粉红豆，煮熟	½ 杯	126	4.5	149
带皮苹果	1 个中等大小	95	4.4	52
绿豌豆,煮熟（新鲜,冷冻,罐头）	½ 杯	59～67	3.5～4.4	69～84
豆类罐头	½ 杯	107	4.4	90
奇亚籽，干	1 汤匙	58	4.1	486
煮熟的小麦	½ 杯	76	4.1	83
冷冻混合蔬菜	½ 杯	59	4.0	65
山莓	½ 杯	32	4.0	52
黑莓	½ 杯	31	3.8	43
熟的散叶甘蓝	½ 杯	32	3.8	33
大豆，绿色，煮熟	½ 杯	127	3.8	141
梅子，炖	½ 杯	133	3.8	107
地瓜皮烤制	1 个中等大小	103	3.8	90
无花果干	¼ 杯	93	3.7	249
南瓜罐头	½ 杯	42	3.6	34
土豆，烤，带皮	1 个中等大小	163	3.6	94
爆米花	3 杯	93	3.5	387
杏仁	1oz	164	3.5	579
梨，干燥	¼ 杯	118	3.4	262
全麦意大利面，煮熟	½ 杯	87	3.2	124
防风草，煮熟	½ 杯	55	3.1	71
葵花籽仁，干烤	1oz	165	3.1	582
橘子	1 个中等大小	69	3.1	49
香蕉	1 个中等大小	105	3.1	89

续表

食物	标准部分大小	标准份的卡路里 [a]	标准部分的膳食纤维（g）[a]	每100g的卡路里 [a]
番石榴	1 个水果	37	3.0	68
燕麦麸松饼	1 小	178	3.0	270
大麦米，煮熟	½ 杯	97	3.0	123
冬南瓜，煮熟	½ 杯	38	2.9	37
枣	¼ 杯	104	2.9	282
开心果，干烤	1oz	161	2.8	567
山核桃，油烤	1oz	203	2.7	715
榛子	1oz	178	2.7	628
花生，油烤	1oz	170	2.7	599
全麦面包	1oz	92	2.7	326
藜麦，煮熟	½ 杯	111	2.6	120

a. 来源：美国农业部农业研究局营养数据实验室。2014 年。美国农业部国家营养标准参考数据库，版本 27。可在以下位置获得：http：//www.ars.usda.gov/nutrientdata.

APP

附录 J

1 份含钙丰富食物中的钙量

食物	份量	钙含量，mg	等于钙含量的食物的份数 1 杯低脂牛奶
奶制品			
全脂牛奶	1 杯 (244g)	276	1.1
低脂（1%）牛奶	1 杯 (244g)	305	—
脱脂牛奶	1 杯 (245g)	299	1.02
不含乳糖，脱脂	1 杯	300	1.02
牛奶	(240ml)		
酸奶，脱脂，水果品种	170g (6oz)	258	1.2
冷冻酸奶，香草，软饮	½ 杯 (72g)	103	3.0
切达干酪	1oz (28g)	201	1.5
奶酪，农场低	1 杯 (226g)	251	1.2
脂肪 2%			
奶酪，马苏里拉奶酪	1oz (28g)	222	1.4
脱脂			
巴氏杀菌，加工的美国奶酪	1 片 ¾oz (21g)	219	1.4
奶酪，意大利乳清干酪，部分脱脂牛奶 香草冰淇淋	½ 杯 (124g) ½ 杯 (66g)	337 84	0.9 3.6
非乳制品			
鲑鱼，大罐头，沥干，带骨头 沙丁鱼，橄榄油罐头	3oz (85g) 2.8oz (79g)	203 200	1.5 1.5
用硫酸钙和氯化镁制备的硬豆腐	½ 杯 (126g)	253	1.2
白豆，煮熟	1 杯 (179g)	131	2.3
西兰花，煮熟，煮沸，沥干	1 杯切碎 (156g)	62	4.9

续表

食物	份量	钙含量，mg	等于钙含量的食物的份数 1 杯低脂牛奶
煮熟，沥干的散叶甘蓝	1 杯切碎 (190g)	266	1.1
罐装焗豆	1 杯 (253g)	126	2.4
羽衣甘蓝，煮熟 沥干 大黄，冷冻 加糖煮熟 煮熟的菠菜 煮沸，沥干	1 杯 (130g) 1 杯 (240g) 1 杯 (180g)	94 348 245	3.3 0.9 1.3
番茄罐头，炖	1 杯 (255g)	87	3.5
含钙食品			
钙强化橙汁	1 杯 (240ml)	500	0.6
精选钙强化谷物	¾ 杯 (30g)	1000	0.3
速溶燕麦片，强化的，纯净的，用水配制	½ 杯 (117g)	94	3.2
英式松饼，纯正，富含丙酸钙	1 个松饼 (57g)	93	3.3
豆奶[a]（所有口味）低脂，添加钙，维生素 A 和维生素 D 杏仁奶，加糖	1 杯 (243g) 1 杯 (240ml)	199 451	1.5 0.7

a. 天然豆浆每杯（240 ml）含有 63mg 钙

来源：美国农业部农业研究局营养数据实验室。美国农业部国家标准参考营养数据库，版本 28。当前版本：2015 年 9 月。2016 年 5 月修订。可在以下网址获得：https：//ndb.nal.usda.gov/ndb/search/list。2017 年 5 月 19 日访问

APP

附录 K

食物中的铁含量

食物	部分	铁，mg
杏，生杏，半干	3 个中等	0.41
	各 10 个	0.93
加利福尼亚鳄梨	1 个中等大小	0.83
香蕉，生的	1 个中等大小	0.31
黑眼豆，煮熟	½ 杯	2.5
白色面包	1 片	1.05
全麦面包	1 片	0.79
面包，无麸质全谷物，乌迪	1 片	0.18
西蓝花煮	½ 杯	0.52
布鲁塞尔芽菜，煮熟	½ 杯	0.94
黄油	1 茶匙	0.00
切达奶酪	1oz	0.04
鸡肉，浅色和深色，无皮，烤制	3.5oz	1.20
黑巧克力（60%～69%可可固体）	1 牛	1.79
半甜巧克力	1oz	0.89
甜巧克力	1oz	0.78
辣椒，艾米的有机蛤，生的	1 杯	1.80
	3oz	1.38
速溶熟的小麦奶油	¾ 杯	9.54
蛋白	1 大	0.03
鸡蛋全片，油炸	1 大	0.87
蛋黄	1 大	0.46
法兰克福牛肉	1 份，8/ 磅	0.59
法兰克福，土耳其	1 分，10/ 磅	0.66
鹰嘴豆罐头	½ 杯	0.74

续表

食物	部分	铁, mg
葡萄汁, 罐装或瓶装	8oz	0.63
葡萄, 红色或绿色, 生的	1 杯	0.54
大比目鱼, 煮熟	3oz	0.17
火腿, 95%瘦肉	1oz	0.42
汉堡包, 超瘦, 烤, 中度	3oz	2.45
卷心莴苣	1 片	0.06
生菜, 切丝	½ 杯	0.23
肝（牛）	3½oz	6.5
肝（猪）	3½oz	17.77
牛奶 2%	8oz	0.05
糖蜜	1 汤匙	0.94
海军豆罐头	½ 杯	2.42
燕麦片, 用水煮熟	¾ 杯	1.57
橙汁, 包括浓缩液	8oz	0.32
生牡蛎（东部, 野生）	6 个中等	3.87 ~ 4.86
木瓜花蜜, 罐头	8oz	0.85
花生酱, 光滑	1 汤匙	0.28
土豆皮烤	1 个 med	1.11
梅子罐头	½ 杯	1.51
梅子, 脱水, 炖	½ 杯	1.64
葡萄干, 无核	²/3 杯子	1.83
米饭, 糙米, 熟米	1 杯	1.03
大米, 白色, 浓缩, 熟, 中等粒	1 杯	2.77
大豆, 绿色, 水煮	½ 杯	2.25
煮菠菜	½ 杯	3.21
番茄汁, 无盐	½ 杯	0.47
玉米饼	1 (1oz)	0.35
原味素食汉堡, 博卡酵母, 酵母, 面包房	1 块	2.90
	1oz	0.62
酸奶, 低脂（每 8oz 含 12g 蛋白质）	8oz	0.18

来自美国农业部农业研究服务局营养数据实验室。美国农业部国家营养数据库标准参考, 版本 28

当前版本：2015 年 9 月, 2016 年 5 月略作修改。www：/nea/bhnrc/ndl https：//ndb.nal.usda.gov/ndb/search/list, 2017 年 4 月 19 日和 5 月 25 日访问

http：//udisglutenfree.com/product-category/breads-rolls-buns/ 2017 年 4 月 19 日访问

APP

食物中常见家庭份量的锌含量

食物	部分	锌，mg
鱼（比目鱼，金枪鱼，鲑鱼）	3oz	0.33 ~ 0.65
牡蛎，东部，野生，生	6 个中等	33.01
螃蟹		
家禽	3oz	3.24
红肉	3oz	2.48
白肉	3oz	1.23
牛里脊肉	3oz	3.43
猪里脊肉	3oz	2.46
博洛尼亚小牛肉	3oz	0.40
肝（猪），煮熟的	3oz	5.71
整蛋	1 大	0.65
扁豆，煮熟	1 杯	2.51
全脂牛奶	1 杯	0.90
奶酪（切达干酪）	1oz	1.03
面包		
白面包	1 片	0.21
小麦面包	1 片	0.57
水稻，中粒，强化		
白色	½ 杯	0.39
棕色	½ 杯	0.60
玉米面（煮熟的）	½ 杯	0.52
燕麦片（煮熟）	½ 杯	1.17
富含麸皮的麦片	1oz	16.8
未浓缩	1oz	1.5 ~ 2.5
玉米片	1oz	0.17

来自美国农业部农业研究局营养数据实验室。美国农业部国家标准参考营养数据库，第 28 版。当前版本：2015 年 9 月，2016 年 5 月稍作修改。可在以下网址获得：https：//ndb.nal.usda.gov/ndb/search/list。2017 年 5 月 19 日访问

附录 M

M－1：特殊用途的肠内营养产品精选

附表 M.1　特殊适应证的精选肠内产品 [a]

产品	能量，kcal/L	蛋白质来源，g/L		碳水化合物来源，g/L		脂肪来源，g/L		纤维 g/L	目的
Alfamino Junior (Nestle)	1000	游离氨基酸	33	玉米糖浆固体，马铃薯淀粉，麦芽糊精	122	MCT，豆油	44		营养完整的低变应原氨基酸配方；65%脂肪 MCT，用于吸收不良和多种食物过敏
Benecalorie (Nestle)	330/41.3g (1.5oz)	酪蛋白酸钙	7	无	0	高油葵花籽油	33		高热量蛋白质脂肪基液体组件补化补充剂，营养不完全
Beneprotein (Nestle)	25/7g (1勺)	乳清分离蛋白	6	无	0	无	0		蛋白粉组件补化补充剂，营养完全
Boost Breeze (Nestle)	1054	乳清蛋白分离物	38	糖，玉米糖浆	228	无	0		无脂透明液体口服补充剂，营养不完全

续表

产品	能量，kcal/L	蛋白质来源，g/L		碳水化合物来源，g/L		脂肪来源，g/L		纤维 g/L	目的
Boost (Nestle)	1012	牛奶和大豆浓缩蛋白	42	玉米糖浆，蔗糖	173	双低油菜籽、高油向日葵和玉米油	17		营养全面，不含乳糖的口服营养补充剂
Boost Glucose Control (Nestle)	1060	酪蛋白酸钠和钙（牛奶）、L-精氨酸	58.2	木薯麦芽糊精，果糖，玉米糖浆纤维：FOS，部分水解的瓜尔豆胶；大豆纤维	84	菜籽油	49.4	12.6	专门配制用于糖尿病饮食管理的成人配方
Boost High Protein (Nestle)	1000	酪蛋白酸钠和酪蛋白钙、浓缩乳蛋白、大豆分离蛋白	63	玉米糖浆，蔗糖	139	双低油菜籽、高油向日葵和玉米油	25		高蛋白营养全面的口服补充剂
Boost Plus (Nestle)	1500	浓缩乳蛋白、酪蛋白酸钠和酪蛋白钙、大豆分离蛋白	59	玉米糖浆，蔗糖，FOS，菊粉，阿拉伯胶	190	双低油菜籽、高油葵花籽油和玉米油	59	12.6	高热量营养完整的口服补充剂
Boost Kids Essentials 1.0 (Nestle)	1000	浓缩乳蛋白	30	糙米糖浆，蔗糖	135	菜籽油	38		1～13 岁儿童的完整配方
Boost Kids Essentials 1.5 (Nestle)	1500	酪蛋白酸钠和酪蛋白酸钠、浓缩乳清蛋白	42	糙米糖浆，蔗糖	165	芥花籽油和大豆油，MCT	76		适合 1～13 岁儿童的高热量全配方食品
Boost Kids Essentials 1.5 w/fiber (Nestle)	1500	浓缩乳蛋白	42	糙米糖浆，蔗糖，蔗糖纤维：阿拉伯胶，豌豆纤维	165	菜籽油和大豆油，MCT	76	8.4	含可溶和不可溶纤维的 1～13 岁儿童的高热量完整配方
Carnation Breakfast Essentials Ready-to-Drink (Nestle)	1000	浓缩乳蛋白、大豆分离蛋白	42	玉米糖浆，蔗糖	170	双低油菜籽、高油葵花籽油和玉米油	17		无乳糖、无麸质、低残留口服补充剂
Carnation Breakfast Essentials Ready-to-Drink High Protein (Nestle)	900	浓缩乳蛋白、酪蛋白钙和酪蛋白钠、大豆分离蛋白	63	玉米糖浆固体，蔗糖纤维：阿拉伯胶，FOS，菊粉	118	双低油菜籽、高油葵花籽油和玉米油	25.3	12.6	高蛋白、无乳糖、无麸质口服补充剂

续表

产品	能量，kcal/L	蛋白质来源，g/L	碳水化合物来源，g/L	脂肪来源，g/L	纤维 g/L	目的
Compleat (Nestle)	1060	浓缩牛奶蛋白、脱水鸡肉粉	48	糙米糖浆、番茄酱、桃泥、绿豆粉、胡萝卜粉、酸果蔓汁浓缩物纤维：豌豆纤维、豌豆粉、阿拉伯胶、菊粉 〔136〕	菜籽油 〔40〕	8	用传统食品配制的管式混合饲料
Compleat 儿童 (Nestle)	1000	浓缩乳蛋白、脱水鸡肉粉、豌豆蛋白分离物	38	糙米糖浆、番茄酱、桃泥、绿豆粉、胡萝卜粉、酸果蔓汁浓缩物纤维：豌豆纤维、豌豆粉、阿拉伯胶、菊粉 〔136〕	菜籽油，MCT 〔38〕	8	完整蛋白质，由肉类、蔬菜和水果等传统食品配制而成；1~10岁儿童
Compleat Pediatric Organic Blends Chicken-Garden Blend (Nestle)	1200	有机煮熟的黑肉鸡肉、有机水解豌豆蛋白、有机糙米花	43	有机成分：芒果泥、胡桃南瓜泥、桃米粉、有机甜菜泥 〔137〕	有机特级初榨橄榄油，有机菜籽油 〔53〕	10	完整的混合有机、非转基因全食品配方食品；水果、蔬菜和谷物中的纤维、无麸质、大豆、乳制品、无玉米
Compleat Pediatric Organic Blends Plant-Based Blend (Nestle)	1200	有机水解豌豆蛋白、有机大米蛋白浓缩物、有机红薯泥、有机糙米粉	43	有机成分：甘薯泥、梨泥、糙米粉、蓝莓泥、羽衣甘蓝泥 〔137〕	有机特级初榨橄榄油，有机芥花籽油 〔53〕	16	完整的混合有机、非转基因全食品配方食品；水果、蔬菜和谷物中的纤维、无麸质、大豆、乳制品、无玉米
Compleat Pediatric Reduced Calorie (Nestle)	600	脱水鸡粉、浓缩乳蛋白、豌豆蛋白分离物	30	绿豆粉、番茄酱、桃泥、酸果蔓汁浓缩物、胡萝卜粉、糙米糖浆纤维：豌豆粉、阿拉伯胶、豌豆粉、FOS、菊粉 〔88〕	菜籽油，MCT(20%) 〔20〕	10	由肉类、蔬菜和水果等传统食品配制的降低能量密度的配方

APP

续表

产品	能量，kcal/L	蛋白质来源	g/L	碳水化合物来源	g/L	脂肪来源	g/L	纤维，g/L	目的
Diabeti-Source AC (Nestle)	1200	大豆蛋白，L-精氨酸	60	玉米糖浆，果糖，木薯粉，糊精，绿色，豌豆，绿色，豆泥，橙汁，集中纤维：大豆纤维FOS，部分，水解瓜尔胶	100	精制鱼油	59	15.2	传统食品成分针对异常葡萄糖耐受和压力诱发性低血糖设计不含乳蛋白
Duocal (Nutricia)	492/100g 粉剂	无	0	水解的玉米淀粉	72.7	精制植物油（玉米和椰子），MCT（椰子，棕榈核）	22.3		碳水化合物和脂肪组件化补充热量完整35% MCT
EleCare Jr. (1 kcal/ mL) (Abbott)	1000	游离L-氨基酸	31	玉米糖浆固体	107	高油酸红花油，MCT（33%）和豆油	49		营养全面元素配方需要基于氨基酸的医疗食品的1岁及以上的儿童
Ensure (Abbott)	1060	浓缩牛奶蛋白，大豆分离蛋白，脱脂牛奶	38	蔗糖，玉米麦芽糊精纤维：scFOS	173	菜籽油和玉米油	25	12.6	营养完整的口服配方
Ensure Clear (Abbott)	1012	乳清蛋白分离物	33.7	糖，玉米糖浆固体	219.4	无	0	0	溶清液体，高蛋白，无脂肪；水果味
Ensure Enlive (Abbott)	1466	浓缩乳清蛋白，浓缩乳蛋白，酪蛋白酸钠，大豆分离蛋白	84	玉米糖浆，蔗糖	186	菜籽油和玉米油	25	12.6	高热量，无脂，透明液体口服，补充，营养不完整，每份1.5gHMB
Ensure High Protein (Abbott)	875	浓缩乳清蛋白，大豆分离蛋白，酪蛋白酸钙，乳清蛋白浓缩物	104	蔗糖，玉米麦芽糊精	96	菜籽油	10	12	益生元纤维高蛋白，低脂，低糖口服配方

续表

产品	能量, kcal/L	蛋白质来源, g/L		碳水化合物来源, g/L		脂肪来源, g/L		纤维 g/L	目的
Ensure Plus (Abbott)	1476	浓缩牛奶蛋白、大豆分离蛋白、脱脂牛奶	55	玉米麦芽糊精蔗糖纤维：scFOS	211	玉米和油菜籽油类	46	12.5	高热量、完整口服补充剂
Neocate Splash (Nutricia)	1000	游离氨基酸	30	麦芽糊精蔗糖	105	精制植物油（高油酸葵花籽油＆芥花籽油）,MCT [改良棕榈核油和（或）椰子油] 油	51		元素，调味，口服配方患有严重胃肠道 (GI) 损伤的 1 岁以上儿童
Glucerna 1.0 (Abbott)	928	酪蛋白酸钠和钙	41.7	玉米麦芽糊精果糖纤维：玉米和大豆纤维，scFOS	96.2	菜籽油	54.4	14.3	糖尿病患者完全口服或管饲
Glucerna 1.5 (Abbott)	1500	酪蛋白酸钠和酪蛋白、大豆分离蛋白	82.7	玉米麦芽糊精、异麦芽酮糖、果糖、蔗糖素纤维：scFOS、大豆纤维	132.9	高油红花油、低芥酸菜子油、大豆油	75	16.1	高热量，高蛋白患者同套管因疾病或外伤而患有糖尿病或葡萄糖代谢改变
Impact (Nestle)	1000	酪蛋白酸钠和酪蛋白、L-精氨酸	56	麦芽糊精	132	棕榈仁、红花、高油性向日葵和精制鱼油	28		专为无高能量需求的代谢应激患者而设计
Impact Advanced Recovery (Nestle)	1125	酪蛋白酸钙和钠、L-精氨酸	101	糖、麦芽糊精	84	精制鱼油、玉米、MCT	45		包含增加量的精氨酸，omega-3 脂肪酸和核苷酸，可为免疫系统提供支持，以减少术后感染的风险

APP

续表

产品	能量,kcal/L	蛋白质来源,g/L		碳水化合物来源,g/L		脂肪来源,g/L		纤维 g/L	目的
Impact Peptide 1.5 (Nestle)	1500	水解酪蛋白，L-精氨酸	94	麦芽糊精，玉米淀粉	140	MCT（50%），鱼油，大豆油	63.6		专为重症患者设计的高热量、高蛋白配方，带有精氨酸，omega-3脂肪酸和核苷酸
Isosource HN (Nestle)	1200	大豆分离蛋白，酪蛋白，酪蛋白酸钠和酪蛋白	54	玉米糖浆，麦芽糊精	156	芥花籽油和MCT油	40		高氮，高热量大豆蛋白配方
Isosource 1.5 (Nestle)	1500	酪蛋白酸钠和酪蛋白盐，大豆分离蛋白	68	麦芽糊精，玉米糖浆纤维：豌豆纤维，阿拉伯胶，FOS，菊粉	176	菜籽油，大豆油和MCT油	59.2	15.2	含纤维的高氮，高热量完整配方
Jevity 1 Cal (Abbott)	1060	酪蛋白酸钠和酪蛋白，大豆分离蛋白	44.3	玉米麦芽糊精，玉米糖浆固体，纤维：大豆纤维	154	菜籽油，玉米油和MCT油	34.7	14.4	等渗，含纤维的营养完全管饲配方
Jevity 1.2 Cal (Abbott)	1200	酪蛋白酸钠和酪蛋白，大豆分离蛋白	56	玉米麦芽糊精玉米糖浆固体纤维：scFOS，大豆和燕麦纤维	170	菜油，玉米，MCT油	35	18	高热量，高热量蛋白质，含纤维管饲配方
Jevity 1.5 Cal (Abbott)	1500	酪蛋白酸钠和酪蛋白，大豆分离蛋白	63.8	玉米麦芽糊精，玉米糖浆固体：scFOS大豆&燕麦纤维	215.7	菜籽油，玉米油和MCT油	49.8	22	高热量，高蛋白，含纤维的管饲配方
Kate Farms Standard 1.0 (Kate Farms)	1000	有机豌豆蛋白	49.2	有机龙舌兰糖浆，有机糙米糖浆固体，有机藜麦粉	116.9	有机高油葵花籽油，有机椰子油，有机亚麻籽油	36.9	15.3	经认证的有机和非转基因植物基配方，包含"超级食品混合物"；无麸质，植物性，素食主义者，无乳清，无酪蛋白，无大豆，无坚果，玉米 *某些草药和香料可能不适合某些医疗条件

续表

产品	能量，kcal/L	蛋白质来源, g/L		碳水化合物来源, g/L		脂肪来源, g/L		纤维 g/L	目的
Kate Farms Pediatric Standard 1.2 (Kate Farms)	1200	有机豌豆蛋白	48	有机糙米糖浆固体，有机龙舌兰糖浆，有机藜麦粉	144	有机椰子油，有机高油酸葵花籽油，有机亚麻籽油，有机向日葵卵磷脂	48	12	经认证的有机和非转基因植物基配方，包含"超级食品混合物"；无麸质，植物性，素食主义者，无乳清，无酪蛋白，无大豆，无坚果，玉米 *某些草药和香料可能不适合某些医疗条件
Kate Farms Pediatric Peptide 1.5 (Kate Farms)	1500	有机水解豌豆蛋白	52	有机糙米糖浆固体，有机龙舌兰糖浆，有机藜麦粉	160	有机椰子油，有机高油酸葵花籽油，有机亚麻籽油，有机向日葵卵磷脂	68	12	经认证的有机和非转基因植物基配方，包含"超级食品混合物"；无麸质，植物性，素食主义者，无乳清，无酪蛋白，无大豆，无坚果，玉米 *某些草药和香料可能不适合某些医疗条件
MCT 油 (Nestle)	116kcal/汤匙 8.3kcal/g	无	0	无	0	椰子油和（或）棕榈仁油	14g/汤匙		组件化脂肪补充剂或替代品，用于长链脂肪酸吸收不良的患者－直接吸收到门静脉，营养不完全
Microlipid (Nestle)	67.5kcal/汤匙	无	0	无	0	红花油：脂肪酸聚甘油酯	7.5g/汤匙		组件化脂肪乳剂 (50%)，特别用于口服或管饲配方中，营养不完全

APP

续表

产品	能量，kcal/L	蛋白质来源，g/L		碳水化合物来源，g/L		脂肪来源，g/L	纤维 g/L	目的
Neocate Jr. (Nutricia)	1000	游离氨基酸	31	玉米糖浆固体，麦芽糊精	107	MCT[棕榈和（或）椰子油]，高油酸葵花籽油，葵花籽油和低芥酸菜籽油	50		营养完整的元素配方患有严重胃肠道损伤的1～10岁儿童
Neocate Jr. with Prebiotics (Nutricia)	1000	游离氨基酸	31	玉米糖浆固体，麦芽糊精纤维：FOS，菊粉	114	MCT[棕榈和（或）椰子油]，高油酸葵花籽油，葵花籽油和低芥酸菜籽油	47	4.2	营养丰富的元素配方，含益生元纤维，适用于1～10严重胃肠道损伤的儿童
Nepro (Abbott)	1800	钙，镁和酪蛋白酸钠，乳蛋白分离物	81	玉米糖浆固体，蔗糖，玉米麦芽糊精纤维：scFOS	161	高油红花油和低芥酸菜籽油	96		高热量，完全口服或管饲，专为透析患者而设计
NovaSource Renal (Nestle)	2000	酪蛋白酸钠和酪蛋白钙，大豆分离蛋白	74	玉米糖浆，果糖	200	菜籽油	100		卡路里很高专为透析患者配制的维生素和矿物质
Nutren 1.0 (Nestle)	1000	钠和钙酪蛋白酸盐，大豆分离蛋白	40	麦芽糊精，玉米糖浆	136	双低油菜籽，MCT大豆卵磷脂	34		热量和蛋白质需求正常的患者的完全营养
Nutren 1.0 With fiber (Nestle)	1000	钠和钙酪蛋白酸盐，大豆分离蛋白	40	麦芽糊精，玉米糖浆纤维：豌豆纤维，FOS，菊粉	148	双低油菜籽，MCT玉米油，大豆卵磷脂	34	15.2	纤维提供完整的液体营养
Nutren 1.5 (Nestle)	1500	钠和钙酪蛋白酸盐，大豆分离蛋白	68	麦芽糊精，玉米糖浆	176	MCT（50%），双低油菜籽	60		完全的高热量液体营养食品，可满足高卡路里需求或有限的体积耐受性，提供50%MCT油

续表

产品	能量，kcal/L	蛋白质来源，g/L		碳水化合物来源，g/L		脂肪来源，g/L		纤维 g/L	目的
Nutren 2.0 (Nestle)	2000	钙和酪蛋白酸盐、大豆分离蛋白	84	玉米糖浆、麦芽糊精	216	MCT（50%）、菜籽油	92		高热量，严重液体受限，50% MCT油
Nutren Jr (Nestle)	1000	酪蛋白、乳清（50%）、浓缩乳蛋白	30	麦芽糊精、蔗糖	112	MCT（20%）、双低油菜籽、大豆油	48		旨在满足儿童需求的均衡配方1～10岁；口服或肠内
Nutren Jr With fiber (Nestle)	1000	酪蛋白、乳清（50%）、浓缩乳蛋白	30	麦芽糊精、蔗糖、纤维：豌豆纤维、FOS、菊粉	116	MCT（20%）、芥花籽油和大豆油	48	6	益生元纤维配方均衡，可满足1～10岁儿童的需求；口服或肠内
Nutren Pulmonary (Nestle)	1500	钙和酪蛋白酸钙	68	麦芽糊精、蔗糖	100	双低油菜籽、MCT（40%）、玉米油、大豆卵磷脂	94.8		高脂肪含量，旨在减少肺病患者CO_2的产生
Osmolite 1 Cal (Abbott)	1060	酪蛋白酸钠和酪蛋白酸盐、大豆分离蛋白	44.3	玉米麦芽糊精、玉米糖浆固体	143.9	菜籽油、玉米油和MCT油	34.7		等渗，营养丰富的高氮配方，用于口服或管饲
Osmolite 1.2 Cal (Abbott)	1200	钠和钙酪蛋白酸盐	55.5	玉米麦芽糊精	157.5	高油红花油、低芥酸菜籽油和MCT油	39.3		高热量、高氮、低残留的完整口服或管饲
Osmolite 1.5 Cal (Abbott)	1500	酪蛋白酸钠和酪蛋白酸盐、大豆分离蛋白	63	玉米麦芽糊精	203	高油红花油、低芥酸菜籽油和MCT油	49		高热量、高蛋白、低残留的完全营养，可用于口服或管饲
Oxepa (Abbott)	1500	钠和钙酪蛋白酸盐	62.7	蔗糖、玉米麦芽糊精	105.3	菜籽油、MCT、海洋和琉璃苣油、大豆卵磷脂	93.8		高热量、完整的管饲配方，用于重症损伤患者、急性呼吸窘迫综合征和全身炎症反应综合征

APP

续表

产品	能量 kcal/L	蛋白质来源	g/L	碳水化合物来源	g/L	脂肪来源	g/L	纤维 g/L	目的
Pediasure Grow & Gain (Abbott)	1000	浓缩乳蛋白，脱脂乳，大豆分离蛋白	30	蔗糖，玉米麦芽糊精	139	菜籽油，玉米和金枪鱼油	38		专为1～13岁患者设计的完整口服或管饲配方
Pediasure and Pediasure Enteral, with fiber (Abbott)	1000	浓缩乳蛋白	29.5	蔗糖，玉米麦芽糊精纤维：scFOS，燕麦和大豆纤维	139.2	高油酸红花，大豆，MCT	38	13	完整的经口或管饲纤维喂养配方为1～13岁患者设计
Pediasure 1.5 Cal (Abbott)	1500	浓缩乳蛋白	59	玉米麦芽糊精	160.3	高油酸红花，大豆，MCT	67.5		高热量全口服或管饲设计用于1～13岁患者
Pediasure 1.5 Cal with Fiber (Abbott)	1500	浓缩乳蛋白	59	玉米麦芽糊精纤维：scFOS，燕麦和大豆纤维	166	高油酸红花，大豆，MCT	68	13	高热量完成口服管饲纤维配方为1～13岁患者设计
Pediasure Peptide (Abbott)	1000	乳清蛋白水解物，水解酪蛋白酸钠	30	玉米麦芽糊精蔗糖纤维：scFOS	134	结构脂质（酯化双低芥油菜籽/MCT），MCT，油菜，金枪鱼油类	41	3	基于肽的完整口服或管饲为1～13岁患者的配方
Pediasure Peptide 1.5 (Abbott)	1500	乳清蛋白水解物，水解酪蛋白酸钠	45	玉米麦芽糊精，纤维：scFOS	201	结构化脂质（酯化低芥酸菜籽/MCT），低芥酸菜籽，金枪鱼油和大豆卵磷脂	61	5	营养全面，以乳为基础，适合吸收不良者或其他需要更高热量密度的胃肠道条件

续表

产品	能量，kcal/L	蛋白质来源，g/L	碳水化合物来源，g/L		脂肪来源，g/L	纤维 g/L	目的
Pediasure Sidekicks 0.63kcal (Abbott)	633	浓缩牛奶蛋白，大豆分离蛋白，浓缩乳清蛋白	29.5	蔗糖纤维：scFOS	88.6	豆油	21	12.6	营养全面，热量和脂肪少；对于需要较低卡路里喂养的儿童
Peptamen (Nestle)	1000	酶水解乳清	40	麦芽糊精，玉米淀粉	128	MCT (70%)，大豆油，大豆卵磷脂	40		基于肽的等渗物质，专门用于一般性吸收不良
Peptamen with Prebio (Nestle)	1000	酶水解乳清	40	麦芽糊精，玉米淀粉，纤维：FOS，菊粉	128	MCT (70%)，大豆油，大豆卵磷脂	40	4	基于肽的含纤维等渗配方，用于一般性吸收不良
Peptamen 1.5 (Nestle)	1500	酶水解乳清	68	麦芽糊精玉米淀粉，蔗糖	188	MCT (70%)，豆油	56		高热量，肽基，高百分比MCT油专为吸收不良设计
Peptamen AF (Nestle)	1200	酶水解乳清	76	麦芽糊精玉米淀粉纤维：FOS，菊粉	112	MCT (50%)，大豆，精制鱼油，大豆卵磷脂	54	6	高蛋白，肽基，高百分比，MCT油，专为一般吸收不良和更高卡路里的需求设计 2.4gEPA 和 DHA/L
Peptamen, Jr. (Nestle)	1000	酶水解乳清	30	麦芽糊精蔗糖，玉米淀粉口味：罗汉果果汁浓缩	136	MCT (60%)，大豆和菜籽油	38		专为 1～10 岁儿童设计，基于肽，60% 的脂肪来自 MCT 油
Peptamen, Jr. Fiber (Nestle)	1000	酶水解乳清	30	麦芽糊精蔗糖玉米淀粉，罗汉果果汁浓缩纤维：部分地水解瓜尔胶，豌豆纤维	144	MCT (60%)，大豆和菜籽油	38	8	基于肽的含纤维完整配方 60% 的脂肪来自 MCT 油，为 1～10 岁儿童设计

APP

续表

产品	能量, kcal/L	蛋白质来源, g/L		碳水化合物来源, g/L		脂肪来源, g/L		纤维 g/L	目的
Peptamen Jr. HP (Nestle)	1200	酶水解乳清蛋白	48	麦芽糊精蔗糖粉, 玉米淀粉, 罗汉果汁浓缩纤维: 部分地水解瓜尔胶	152	MCT, 大豆和菜籽油, 大豆卵磷脂	48	4	营养全面酶水解乳清蛋白, 用于60%脂肪用MCT, 用于胃肠道功能受损
Peptamen, Jr. Prebio (Nestle)	1000	酶水解乳清	30	麦芽糊精蔗糖, 玉米淀粉粉, 罗汉果汁浓缩纤维: FOS, 菊粉	140	MCT（60%）, 大豆和菜籽油	38	4	基于肽的完整益生元配方60%脂肪来自MCT油专为1~10岁儿童设计
Peptamen, Jr. 1.5 (Nestle)	1500	酶水解乳清	46	麦芽糊精玉米淀粉, 纤维: 部分地水解瓜尔胶	184	MCT（60%）, 大豆和菜籽油, 大豆精制卵磷脂鱼油	68	6	高热量, 完整肽基配方为1~13岁儿童设计60%脂肪来自MCT油, 且含鱼油
Perative (Abbott)	1300	水解酪蛋白酸钠, 乳清蛋白水解物, L-精氨酸	66.7	玉米麦芽糊精, 纤维: scFOS	180.3	芥花籽油, MCT（40%）和玉米油	37.3	6.5	高热量的全管饲配方, 专为有伤口, 烧伤或手术后伴有代谢应激的患者设计, 8g精氨酸/升
Promod Liquid Protein (Abbott)	100/30ml	水解牛肉胶原蛋白, L-色氨酸	10	甘油	14	无	0		补充蛋白质卡路里, 营养不完整
Promote (Abbott)	1000	酪蛋白酸钠, 大豆分离蛋白	63	玉米麦芽糊精, 蔗糖	130	MCT和红花油, 大豆卵磷脂, 大豆油	26		高蛋白完全口服管饲配方
Promote with fiber (Abbott)	1000	酪蛋白酸钠和钙, 大豆分离蛋白	62.5	玉米麦芽糊精, 蔗糖纤维: 大豆纤维	138.3	大豆油, MCT和红花油	28.2	14.4	含纤维的高蛋白完整口服或管饲配方

续表

产品	能量, kcal/L	蛋白质来源, g/L		碳水化合物来源, g/L		脂肪来源, g/L	纤维 g/L	目的
Pulmocare (Abbott)	1500	钠和钙酪蛋白酸盐	62.4	蔗糖, 玉米麦芽糊精	105.4	双低油菜籽, MCT (20%), 高油红花玉米油, 大豆卵磷脂	93.2	专为肺病患者设计的高热量, 高脂肪, 低碳水化合物的完整管或经口服喂饲方法
Renalcal (Nestle)	2000	必需和精选非必需氨基酸, 乳清蛋白浓缩物	34	麦芽糊精, 玉米淀粉	292	MCT (70%), 双低油菜籽和玉米油, 大豆卵磷脂	82	肾衰竭患者的高热量, 低蛋白食品, 旨在维持正氮平衡, 添加了组氨酸, 电解质可忽略不计
ReSource 2.0 (Nestle)	2000	酪蛋白钙和钠	84.3	玉米糖浆, 蔗糖, 麦芽糊精	219.4	菜籽油和 MCT (20%) 油	88	高热量, 高蛋白口服饮料, 袋装
Suplena with Carb Steady (Abbott)	1800	牛奶分离蛋白, 酪蛋白酸钠	45	玉米麦芽糊精, 异麦芽糊精, 蔗糖, 甘油纤维: scFOS	196	高油酸红花, 菜籽油, 大豆菜籽油, 霉素	12.7	高热量, 低蛋白的完整配方, 适用于肾衰竭患者
Tolerex (Nestle)	1000	游离氨基酸	20.5	麦芽糊精, 改性玉米淀粉	226	红花油	2	完整, 低脂, 元素配方用于>3岁儿童
TwoCal HN (Abbott)	2000	钠和钙酪蛋白酸盐	84	玉米糖浆固体, 玉米麦芽糊精蔗糖纤维: scFOS	218.5	高油酸红花, 和菜籽油, 大豆卵磷脂	90.7	5	含低聚果糖的高卡路里喂养
Vital 1.0 Cal (Abbott)	1000	乳清蛋白水解物, 部分水解酪蛋白酸钠	40	玉米麦芽糊精蔗糖纤维: scFOS	130	结构脂 (互酯化菜籽油/MCT), 菜籽油, MCT	38.1	4.2	完整的, 基于肽的患者的高功能配方用于胃肠道功能受损

APP

续表

产品	能量, kcal/L	蛋白质来源, g/L		碳水化合物来源, g/L		脂肪来源, g/L		纤维 g/L	目的
Vital AF 1.2 Cal (Abbott)	1200	乳清蛋白水解物，水解酪蛋白酸钠	75	玉米麦芽糊精纤维：scFOS	110.6	结构脂质（相酯化/MCT），MCT，油菜籽和豆油	53.9	5.1	高热量营养全面，肽基配方适用于胃肠道功能受损，能量受损；鱼油脂肪和益生元每升3.8gDHA/EPA
Vital 1.5 Cal (Abbott)	1500	乳清蛋白水解物，部分水解酪蛋白酸钠	67.5	玉米麦芽糊精蔗糖纤维：scFOS	187	结构脂质（相酯化双低油菜籽/MCT），菜籽油，MCT	57.1	6	营养高热量完整的，基于肽的患者的配方胃肠道功能受损
Vital HP (Abbott)	1000	乳清蛋白水解物，水解酪蛋白酸钠	87.5	玉米麦芽糊精蔗糖	112	MCT深海油	23.2		营养全面，基于肽的无素低脂，添加鱼油帮助调节炎症3.8gDHA/EPA每升
Vivonex Pediatric (Nestle)	800	游离氨基酸	24	麦芽糊精变性淀粉	128	MCT（70%）和大豆油	23.2		营养全面，儿童元素配方，无味，可使用调味料包，1～13岁
Vivonex Plus (Nestle)	1000	游离氨基酸	43	玉米麦芽糊精改性玉米淀粉	193	豆油	6.7		高氮，低脂基本饮食额外的谷氨酰胺精氨酸和支链氨基酸年龄>3岁
Vivonex T.E.N. (Nestle)	1000	游离氨基酸	38.3	玉米麦芽糊精改性玉米淀粉	206	红花油	3		游离氨基酸加低含氨酰胺脂肪，用于胃肠道受损年龄>3岁

a. 来源：俄亥俄州哥伦布市 Abbott 实验室 Abbott 营养部（www. abbottnutrition.com）；通过厂商网站 9/3/19 获得的信息
加利福尼亚圣塔芭芭拉市的凯特农场（www.katefarms.com）；通过厂商网站 9/3/19 获得的信息
雀巢临床营养，加利福尼亚州格代尔（www.nestlehealthscience.us）；通过厂商网站 9/3/19 获得的信息
Nutricia North America Advanced Medical Nutrition，科学医院用品北美，马里兰州盖瑟斯堡（www. 纽迪希亚 -na.com）；通过厂商网站 9/3/19 获得的信息

M-2：按使用适应证分组的肠内产品

附表 M.2　根据适应证分组的肠内产品

适应证	产品
标准成人口服配方	Boost，Ensure，Carnation Breakfast
标准成人管饲配方	Jevity 1cal，Nutren1.0，Osmolite
高蛋白口服配方	Boost High Protein，Ensure High Protein，Ensure Muscle Health，Ensure Clinical Strength
高蛋白管饲配方	FiberSourceHN，Isosource HN，Jevity 1.2cal，Osmolite 1cal，Osmolite 1.2cal，Promote，Nutren Replete，Vital HN
1.5kcal/ml 配方	Boost Plus，Ensure Plus，Canrnation Breakfast Plus，Nutren1.5，Isosource 1.5，Jevity 1.5，Osmolite 1.5
2.0kcal/ml 配方	Canrnation Breakfast VHC，Nutren 2.0，ReSource 2.0，TwoCal HN
标准儿科（＞1 岁）配方	Nutren Jr.，Pediasure（1.0，1.5），Boost Kids Essentials（1.0，1.5）
匀浆膳	Compleat，Compleat Pediatric，Compleat Pediatric Reduced Calories，Kate Farms Komplete，Liquid Hope，Nourish
强化清流质配方	Enlive，Boost Breeze
肽类为主的成年人配方	Peptamen，Peptamen 1.5，Peptamen AF，Perative，Vital HN，Vital(1.0，1.5)
肽类为主的儿科配方	Pepdite Jr.，Peptamen Jr.（1.0，1.5），Pediasure Peptide
游离氨基酸成年人配方	Tolerex，Vivonex T.E.N.，Vivonex Plus
游离氨基酸儿科配方（＞1 岁）	Elecare Junior，Neocate Junior，Neocate Splash，Vivonex Pediatric
免疫增强配方	Impact（1.0，1.5），Impact Advanced Recovery，Pivot 1.5
伤口愈合配方	Crucial，Isosource HN，Nutren Replete，Impact（1.0，1.5），Perative
糖尿病	Boost Glucose Control DiabetiSource AC，Glucerna，Nutren Glytrol，ReSource Diabetishield
肾疾病配方	Nepro，NovaSource Renal，Renalcal，Suplena
肝疾病配方	NutriHep
肺部疾病配方	NovaSource Pulmonary，Nutren Pulmonary，Oxepa，Pulmocare
炎性肠病配方	Optimental，Peptamen AF，Vital AF 1.2
糖类组件	Polycal
蛋白质组件	Beneprotein，Promod，Complete Amino Acid Mix
热量增强剂	Duocal，Benocalorie
脂肪组件	MCT 油，Microlipid，Liquigen

APP

M-3：用于治疗先天性代谢障碍的医用食物模块和改良的低蛋白食物模块

附表 M.3 用于先天代谢异常的医用食物模块和改良的低蛋白食物模块

公司	医用食物模块	改良的低蛋白食物模块
Abbott 营养 代谢病产品（遗传代谢异常） 3300 Stelzer Road Columbus, OH 43219-3034 电话：(800) 986-8755 网址：// www.abbotnutrition.com/Therapeutic/ Inherite d-Me- abolic-Disorders.aspx	针对遗传疾病的配方，包括蛋白质，脂肪或糖类代谢异常，无蛋白质配方	
Applied Nutrition 10 Saddle Road Cedar Knols, NJ07927 电话：(800) 605-0410 传真：(973) 734-0029 网址：www. Medicalfood.com/products.php	针对 PKU，MSUD 和 GA1 的蛋白质配方 针对 PKU 和 MSUD, LNAA 的医用蛋白质棒 针对 PKU 的 粉 剂和片剂；单一氨基酸	烘焙混合物，谷类，小吃，甜点
Cambroke Foods, Inc 4 Copeland Drive Ayer, MA 01432 电话：1-866-1-LOW-PRO (456-9776) 传真：(978) 4431318 网址：www.cambrookefoods.com/	针对 PKU 的医用蛋白配方，针对 PKU 和 MSUD 的即饮医用饮料，针对 PKU 含 Glyactin 的医用蛋白配方	混合烘焙，面包，早餐谷类，奶酪，甜点，肉类替代品，大米和意大利面，小吃，调味料，预制冷冻食品
Canbrands Specialty Foods PO BOX 117Gormley，Ontario L0H1G0 电话：(905) 888-5008 传真：(905) 888-5009 网址：www.canbrands.ca/cart, php		甜饼干，甜点，蛋制品

续表

公司	医用食物模块	改良的低蛋白食物模块
Dietary Specialties 8 South Com mons Road Waterbury, CT06704 电话：1-888-640-2800 传真：(973) 884-5907 网址：www.dietspec.com/		混合烘焙、意大利面、汤、大米和粥、混合调味汁、蛋糕、花生黄油、蛋制品、面包、卷饼、咸面包、预制冷冻食品
Ener-G-Foods 5960 1st Avenue South Seatle, Washington 98108 电话：(800) 331-5222 传真：(206) 764-3398 网址：www.ener-g.com		面包、薄饼干和小吃、甜饼干、蛋制品、混合烘焙制品
美赞臣 Medical Department (Products) 2400 West Lloyd Expresway Evansvile, IN47721 电话：(812) 429-6399 网址：www.mjn.com /app/iwp/hcp2/ content2.do？dm＝mj&id=-12490&iwpst=HCP&ls=0&csred=1&r=3508098857	针对遗传异常的医用配方，包括蛋白质，脂肪或糖类代谢；无蛋白质配方 -	
Nutricia North America-United States PO BOX 117 Gaithersburg, MD 20884 电话：(800) 365-7354 传真：(301) 795-2301 网址：www.shsna.com/index.htm	针对遗传异常的医用配方，包括蛋白质，脂肪或糖类代谢；无蛋白质配方；维生素模块，生酮模块	混合烘焙制品，意大利面，大米，谷类，薄饼干，混合饮料，能量棒，小吃

APP

续表

公司	医用食物模块	改良的低蛋白食物模块
Nutricia North America-Canada 4517 Dobrin Street St. Laurent, QC H4R 2L8 电话：(877) 636-2283 传真：(514) 745-6625 网址：www.shsna.com/index.htm	针对遗传异常的医用配方，包括蛋白质、脂肪或糖类代谢；无蛋白质配方；维生素模块，生酮模块	混合烘焙制品、意大利面、大米、谷类、薄饼干、混合饮料，能量棒，小吃
Solace Nutrition 10 Alice Court Pawcatuck, CT 06379 电话：(888) 876-5223 传真：(401) 633-6066 网址：www.solacenutrition.com	针对遗传异常的医用配方，包括蛋白质、脂肪或糖类代谢；针对线粒体和胆固醇异常的补充剂	
Taste Connections 612 Meyer Lane ＃13 Redondo Beach, CA 90278 电话：(310) 798-1935 传真：(310) 971-8861 网站：www.tasteconnections.com/		混合烘焙制品，预制烘焙制品，小吃
Vitaflo USA 211 N Union St Suite 100 Alexandria, VA 22314 电话：(888) 848-2356 传真：(631) 693-2002 网站：www.vitaflousa.com/default.Aspx	即饮医用蛋白饮品针对遗传异常，包括蛋白质代谢；针对脂肪酸氧化异常的配方和补充剂，无蛋白质的医用配方，单一氨基酸和必需脂肪酸补充剂，能量补充剂	

PKU 即苯丙酮尿症；MSUD 即枫糖尿病；GA1 即 1 型戊二酸血症；LNAA 即中性氨基酸

运动 / 营养棒

产品（重量，g）（厂商）	热量	蛋白质	脂肪（饱和脂肪酸）	纤维	钠	钙 (% DV)	铁 (% DV)
Atkins Harvest Trail Bar (38g) (ANI, New York, NY) – average of 5 flavors	162	8g	11.2g (3.1g)	9.6g	162mg	5.6%	9.6%
Atkins Lift Protein Bar (60g) (ANI, New York, NY)	200	20g	5g (2.5g)	16g	170mg	10%	2%
Balance Nutrition Bar (50g) (The Balance Bar Co, Tarrytown, NY)	200	14g	7g (4g)	2g	190mg	15%	30%
Balance Nutrition Energy Bar (34g)	160	4g	8g (1.5g)	3g	110mg	2%	2%
Clif (68g) (Clif Bar Inc, Berkeley, CA)	235	10g	4g (1g)	5g	133mg	25%	25%
Clif' s Luna Bar (48g)	193	10g	5.9g (2.7g)	2.1g	185mg	43%	38%
Clif' s Luna High Protein Bar (45g)	170	12g	5g (3.5g)	3g	250mg	25%	15%
Clif Mojo Trail Mix Bar (45g) – 平均 4 种口味	202.5	7.5g	10.75g (2.88g)	2.5g	205mg	5.5%	28%
Clif Mojo Fruit & Nut Trail Mix Bar (40g) – average of 3 flavors– 平均 3 种口味	187	5g	11g (1.83g)	4g	115mg	5.3%	5.3%
Clif Mojo Sweet & Salty Trail Mix Bar (45g) – 平均 2 种口味	190	8.5g	9g (1.75g)	2g	210mg	6%	7%
Clif Builder' s Protein Bar (68g)	280	20g	10g (5g)	2g	320mg	30%	0%

APP

续表

产品（重量, g）（厂商）	热量	蛋白质	脂肪（饱和脂肪酸）	纤维	钠	钙 (% DV)	铁 (% DV)
Clif Kid Zbar Protein (36g)	130	5g	2.5g (1g)	3g	95mg	20%	10%
EAS – Advantage Bar (50g) (Abbott Laboratories, Columbus, OH)	190	15g	7g (4g)	4g	140mg	0%	0%
Essential Everyday Chewy Protein Bar (40g) (SuperValu, Eden Prairie, MN)	190	10g	12g (3g)	5g	180mg	6%	4%
GeniSoy (56g) (GeniSoy Food Co, Tulsa, OK) – 平均 2 种口味	215	10g	5.3g (3g)	2.5g	168mg	21.5%	20%
Health Warrior SuperFood Protein Bar (50g) (Health Warrior, Richmond, VA)	210	10g	9g (1g)	5g	170mg	15%	15%
Kashi GoLean Plant-Powered Bar (78g) (Kashi Co, La Jolla, CA)	304	13g	6g (3g)	6g	250mg	8%	7%
Kashi Chewy Nut Butter Bar (35g)	150	3g	7g (2.5g)	3g	140mg	2%	4%
Kashi Savory Bars (30g)	130	3g	5g (1g)	4g	160mg	4%	6%
Kashi Chewy Granola Bar (35g)	140	5g	5g (0g)	3g	55mg	2%	4%
Kashi Layered Granola Bar (32g)	130	3g	4.5g (1g)	3g	65mg	0%	4%
Kashi Crunchy 7 Grain Bars (40g)	180	3g	6g (1g)	3g	110mg	2%	4%
Kellogg Special K Protein Bar (45g) (Kellogg Company, Battle Creek, MI)	180	12g	6g (3.5g)	5g	210mg	20%	20%
Kind – Strong an Kind Bar (45g) (Kind, LLC, New York, NY)	230	10	16g (1.5g)	3g	115mg	8%	10%
Larabar Alt Protein Bar (60g) (General Mills, Golden Valley, MN)	270	10g	13g (3.5g)	4g	10mg	2%	8%
Met-Rx Big 100 Colossal Meal Replacement Bar (100g) (Met-Rx USA, Bohemia, NY)	410	32g	14g (6g)	3g	410mg	20%	25%
Muscle Milk High Protein Bar (73g)	310	25g	11g (6g)	5g	220mg	10%	15%

续表

产品（重量，g）（厂商）	热量	蛋白质	脂肪（饱和脂肪酸）	纤维	钠	钙（% DV）	铁（% DV）
Nature's Path Organic Qi' a Superfood Snack Bar (38g) (Nature's Path Foods, Richmond, British Columbia, Canada)	190	5g	11g (5g)	4g	10mg	2%	6%
Nature's Path Organic Envirokidz Crispy Rice Bar (28g)	110	1g	3g (0.5g)	1g	70mg	0%	4%
Odwalla Chewy Nut Bar (45g) (Odwalla, Half Moon Bay, CA)	180	3g	4g (1.5g)	2g	125mg	25%	4%
Odwalla Nourishing Bar (56g)	220	4g	5g (0.5g)	5g	105mg	25%	6%
Odwalla Original Superfood Bar (56g)	210	4g	4.5g (2g)	3g	105mg	25%	8%
Odwalla Super Protein Bar (56g)	210	14g	4.5g (1g)	4g	150mg	25%	10%
Odwalla Protein Bar (56g)	230	7g	8g (1.5g)	4g	170mg	25%	8%
PowerBar Performance Energy Bar (65g) (Premier Nutrition Corporation, part of Post Holdings, Saint Louis, MO)	230	10g	4g (0.5g)	2g	200mg	2%	10%
PowerBar Plant Protein Bar (50g)	230	10g	13g (2.5g)	8g	190mg	6%	10%
PowerBar Protein Plus 30g (93g)	370	30g	13g (5g)	5g	390mg	6%	6%
PowerBar Protein Plus 20g (60g)	200	20g	7g (3.5g)	5g	210mg	10%	0%
Probar Bite (46g) (Probar LLC, Park City, UT)	190	6g	7g (1.5g)	3g	45mg	2%	10%
Probar Meal Bar (85g)	380	11g	19g (3.5g)	6g	35mg	8%	20%
Probar Bolt Chews (30g)	90	0g	0g (0g)	0g	60mg	0%	0%
Probar Fuel (51g)	200	3g	7g (1g)	6g	55mg	6%	6%
Probar Base (53g)	220	15g	7g (4.5g)	3g	10mg	6%	10%
Promax Original Protein Bar (75g) (Promax Nutrition, Concord, CA)	290	20g	6g (3.5g)	4g	250mg	25%	40%
PureFit Premium Nutrition Bar (57g) (PureFit Inc, Irvine, CA)	220	18g	7g (1g)	4g	160mg	6%	25%
SoLo Bar (50g) (Solo GI Nutrition, Edmonton, Alberta, Canada)	200	11g	7g (3g)	4g	120mg	20%	10%

APP

续表

产品（重量, g）（厂商）	热量	蛋白质	脂肪（饱和脂肪酸）	纤维	钠	钙（% DV）	铁（% DV）
Original Protein Nut Bar (38g) (Think Products, San Francisco, CA)	190	9g	12g (1.5g)	3g	115mg	6%	15%
ThinkThin High Protein Bar (60g)	230	20	8g (3g)	1g	210mg	10%	10%
Tiger's Milk Protein Rich Nutrition Bar (35g) (Weider Health & Fitness, Woodland Hills, CA)	140	6g	5g (2g)	1g	60mg	15%	20%
Tiger's Milk America's Original Nutrition Bar (55g) (Schiff Nutrition Group, Salt Lake City, UT)	220	10g	8g (3g)	1g	100mg	25%	30%
Vega Sport Protein Bar (60g) (Whitewave Foods, Denver, CO)	260	15g	11g (3g)	3g	150mg	0%	4%
Worldwide Sport Nutrition Bar (78g) (Worldwide SportNutrition, Bohemia, NY)	310	31g	10g (4.5g)	2g	310mg	35%	15%
Zone Perfect Nutrition Bar (50g) (Abbott Nutrition, Columbus, OH)	200	14g	6g (4g)	3g	200mg	20%	10%
Zone Perfect Classic Crunch Bar (50g)	211	15g	7g (2.3g)	1g	260mg	10%	10%
Zone Perfect Kidz Nutrition Bar (35g) —平均 2 种口味	145	5g	5.3g (3g)	3g	105mg	10%	15%

笔记：所有值可能会根据口味有不同。DV 表示每日价值。《工业指导：食品标签指南》，美国卫生与公众服务部，FDA，食品安全与应用营养中心，2013 年 1 月。美国农业部农业研究局局营养数据实验室。USDA 品牌食品数据库。当前版本：2017 年 1 月。可在以下位置获得：http://ndb.nal.usda.gov. 2017 年 6 月 16 日访问

续表

>400mg	251～400mg	141～250mg	51～140mg	50mg以下
⅛茶匙盐	½杯普通	1片普通面包	½杯	½杯
¾茶匙谷氨酸钠	调味菠菜	½杯胡萝卜罐头	下列的	下列新鲜
1个肉汤精块	甜菜，甜菜绿	或其他地方未列出的调味蔬菜	无盐蔬菜	冷冻或罐装
平均1份：	1个硬卷	1杯煮熟的意大利面	冷冻豌豆	蔬菜或罐头
½杯	½杯米饭	盐水	还有胡萝卜，甜菜	不加盐：1
熟米饭，	盐水	1oz天然切达干酪	菠菜	朝鲜蓟（可食用
意大利面，面条，	2片培根	1汤匙果酱	¾杯牛奶（6oz）	根和叶子），
玉米粥，调味剂含盐	酥脆沥干	1oz普通薯干	½杯在盐水中的意大利面煮熟	胡萝卜，芹菜
½杯沥干	3oz罐头	1汤匙烧烤酱 1oz 低钠火鸡熟食肉	1oz金枪鱼排干	蒲公英果岭
酸菜	沙丁鱼		（未冲洗）	羽衣甘蓝芥末
1个中等大熏肠	或鲑鱼		1茶匙或1包	蔬菜，豌豆（黑色
(1.5oz)	1oz普通盐渍		黄芥末	眼），蔗糖
1oz萨拉米香肠	硬椒盐脆饼		1个圆片犹太洁食	青萝卜
3oz虾（冷冻，	½杯用盐水煮的大米		或咸萝卜泡菜	（白色），利马豆
处理和解冻），熟的	½杯番茄汁		5个咸饼干	1oz新鲜，煮熟的
1茶匙酱油	3oz鱼片，煮熟的（鳕鱼，绿鳕鱼）		3oz虾（新鲜），熟的	鱼片（鳕鱼或
	1oz土耳其熟食肉			绿鳕鱼）

来自美国农业部农业研究局营养数据实验室。美国农业部国家标准参考营养数据库，第28版。当前版本：2015年9月，2016年5月略作修订。可在以下网址访问：
https://ndb.nal.usda.gov/ndb/search/list。
2017年5月25日访问

为进一步低盐饮食，应避免进食看得见的含盐食物，如薯条、椒盐卷饼、含盐坚果

APP

食物中钠含量（mg 每份）

> 400mg	251～400mg	141～250mg	51～140mg	≤ 50mg
1/8 茶匙盐	定期 1/2 杯调味菠菜、甜菜、甜菜叶	1 片普通面包	少于 1/2 杯无盐蔬菜：	少于 1/2 杯新鲜、冷冻或罐装蔬菜罐头
3/4 茶匙谷氨酸钠	1 个硬卷	1/2 杯罐装胡萝卜或调味蔬菜不是上市别处	冷冻混合豌豆和胡萝卜、甜菜、菠菜	不含盐：
1 肉汤精块	1/2 杯米饭，盐水煮熟	1 杯意大利面，在盐水中煮熟	3/4 杯牛奶（6oz）	1 条朝鲜蓟（可食用基部和叶子）、胡萝卜、芹菜、芥菜、羽衣甘蓝（黑眼）、豌豆、萝卜、青萝卜、煮熟玉米菜豆、利马豆（白色）、利马豆
1 份平均份量：	2 薄片培根，酥脆并沥干	1oz 天然切达干酪	1/2 杯意大利面，在盐水中煮熟	1oz 鱼片，新鲜、煮熟（鳕鱼）
1/2 杯米饭、意大利面、面条、玉米粥，调味用盐	3oz 罐装沙丁鱼或熏鲑鱼	1 汤匙番茄酱	1oz 金枪鱼，沥干（未冲洗）	
1/2 杯沥干酸菜	1oz 硬椒盐脆饼，原味，盐渍	1oz 普通土豆片	1 茶匙或 1 包黄芥末	
1 中等大熏肠（11/2oz）	1/2 杯粗面粉，在盐水煮熟	1 汤匙烧烤酱	1oz 普通土豆片	
1oz 萨拉米香肠	1/2 杯番茄汁	1 圆形犹太洁食片或酸萝卜泡菜	1oz 低钠烤鸡肉	
3oz 熟虾（冷冻、处理和解冻）	3oz 鱼片，先冷冻，煮熟（鳕鱼，鳕鱼）	5 个咸饼干		
1 茶匙酱油	1oz 熟火鸡肉	3oz 熟虾（新鲜）		

引自美国农业部，农业研究服务，营养数据实验室。美国农业部国家营养数据库标准参考，第 28 版。当前版本：2015 年 9 月，2016 年 5 月略有修订。https://ndb.nal.usda.gov/ndb/search/list 提供，2017 年 5 月 25 日访问

为了帮助保持低钠饮食，在食品标签上，选择每份 140mg 或更少的食物，如薯片、椒盐脆饼或咸坚果

附录 P

1 普通食物中饱和脂肪酸、多不饱和脂肪酸和胆固醇含量

食品类	数量	饱和脂肪酸, g	多不饱和脂肪酸, g	胆固醇, mg	kcal
杏仁（烤制，含盐，带壳）	1oz	1.2	3.7	0	170
鳄梨	1 杯	3.0	2.7	0	240
培根（腌制，熟）	2 片	2.3	0.8	17	89
牛肉，瘦肉，精选	3oz	2.9	0.4	76	175
白色面包	1 片	0.2	0.5	0	77
黄油	1 汤匙	7.3	0.4	31	102
奶酪					
芝士	1oz	5.4	0.4	28	115
农家干酪，奶油	1/2 杯	1.9	0.1	19	111
奶油或涂抹	2 汤匙	5.9	0.4	29	102
鸡肉（不含皮的胸肉）	3.5oz	1.0	0.8	84	164
椰子（干，甜）	¼ 杯	7.3	0.1	0	116
菜籽油	1 汤匙	1.0	3.9	0	124
椰子油	1 汤匙	11.2	0.2	0	121
玉米油	1 汤匙	1.8	7.4	0	122

APP

续表

食品类	数量	饱和脂肪酸，g	多不饱和脂肪酸，g	胆固醇，mg	kcal
蛋					
全蛋，煮熟	1大	1.6	0.7	186	78
蛋白	1大	0	0	0	17
蛋黄	1大	1.6	0.7	184	55
鱼（鱼片或比目鱼，单个）	3oz	0.5	0.4	48	73
汉堡（瘦肉率85%）	3oz	5.0	0.4	75	212
冰淇淋（淡味）香草	½杯	2.2	0.2	21	137
羔羊（瘦腿）	3oz	2.4	0.4	76	162
猪油	1汤匙	5.0	1.4	12	115
肝（牛肉）	3.5oz	2.9	1.1	393	192
人造黄油					
普通（氢化）	1汤匙	2.4	3.0	0	101
液态	1汤匙	2.0	3.8	0	101
Smart Beat Smart Squeeze	1汤匙	0.04	0.17	0	7
烹饪喷雾	3秒喷雾	0.05	0.2	0	7
牛奶					
全脂	1杯	4.6	0.5	24	149
2%	1杯	3.1	0.2	20	122
脱脂	1杯	0.1	0	5	83
杏仁奶，加糖	1杯	0	0.5	0	91
豆浆，强化	1杯	0.5	2.1	0	104
橄榄油	1汤匙	1.9	1.4	0	119
牡蛎（东方，野生）	6中等	0.4～0.4	0.4～0.5	34～21	43～50
花生油	1汤匙	2.3	4.3	0	119

续表

食品类	数量	饱和脂肪酸，g	多不饱和脂肪酸，g	胆固醇，mg	kcal
猪肉（瘦肉，里脊肉）	3.5oz	3.4	0.7	78	202
红花油	1 汤匙	0.8	10.2	0	120
三文鱼，粉红色（罐头）	3oz	0.8	1.3	71	117
虾（罐头）	3oz	0.2	0.6	214	85
豆油	1 汤匙	2.1	7.9	0	120
白色吞拿鱼，用植物油罐装	3oz	1.1	2.5	26	158
火鸡（胸肉，烤）	3oz	0.5	0.5	68	125

来源：美国农业部农业研究局营养数据实验室。美国农业部国家标准参考营养数据库，第 28 版。当前版本：2015 年 9 月，2016 年 5 月修订。可从以下网址获得：https://ndb.nal.usda.gov/ndb/search/list。2017 年 5 月 26 日访问

APP

附录 Q

生长曲线图

目录
Q-1.1　出生至 24 个月：女　年龄 - 身长和年龄 - 体重百分位数
Q-1.2　出生至 24 个月：女　头围 - 年龄和身高 - 体重百分位数
Q-1.3　出生至 24 个月：女　BMI 年龄百分比（经世界卫生组织许可转载；https：//www.who.int/ childgrowth/standards/en/；accessed June 6, 2019；年 6 月 6 日访问；© 世界卫生组织）
Q-1.4　出生至 24 个月：男　年龄 - 身长和年龄 - 体重百分位数
Q-1.5　出生至 24 个月：男　头围 - 年龄和身高 - 体重百分位数
Q-1.6　出生至 24 个月：男　BMI- 年龄百分位数（经世界卫生组织许可转载；https：//www.who.int/ childgrowth/standards/en/；accessed June 6, 2019；年 6 月 6 日访问；© 世界卫生组织）
Q-1.7　2 ～ 20 岁：女　年龄 - 身高和年龄 - 体重百分位数
Q-1.8　2 ～ 20 岁：女　年龄 - 身体质量指数百分位数
Q-1.9　2 ～ 20 岁：男　年龄 - 身高和年龄 - 体重百分位数
Q-1.10　2 ～ 20 岁：男　年龄 - 身体质量指数百分位数
Q-2.1　Fenton 早产生长曲线：女　体重、身长和头围（经卡尔加里大学许可转载；© 卡尔加里大学）
Q-2.2　Fenton 早产生长曲线：男　体重、身长和头围（经卡尔加里大学许可转载；© 卡尔加里大学）
Q-3.1　宫内生长曲线：女　胎龄 - 出生体重
Q-3.2　宫内生长曲线：女　胎龄 - 身长和头围
Q-3.3　宫内生长曲线：女　妊娠期 BMI
Q-3.4　宫内生长曲线：男　胎龄 - 出生体重
Q-3.5　宫内生长曲线：男　胎龄 - 身长和头围
Q-3.6　宫内生长曲线：男　妊娠期 BMI
Q-4.1　NICU 早产女婴生长曲线
Q-4.2　新生儿重症监护病房早产男婴生长曲线
Q-5.1　Olsen 宫内（"横截面"）和产后（"纵向"）中位 BMI 生长曲线的比较
Q-5.2　产后生长曲线数据：出生 28 ～ 31 周女婴的每日平均 BMI 分别按第 3、50 和 97 个百分位

Q-5.3	产后生长曲线数据：出生 28 ~ 31 周的男婴每天平均 BMI 分别按第 3、50 和 97 个百分位数
Q-6.1	国际新生儿身形标准：体重（女）（经牛津大学许可转载）
Q-6.2	国际新生儿身形标准：身长（女）（经牛津大学许可转载）
Q-6.3	国际新生儿身形标准：头围（女）（经牛津大学许可转载）
Q-6.4	国际新生儿身形标准：体重（男）（经牛津大学许可转载）
Q-6.5	国际新生儿身形标准：身长（男）（经牛津大学许可转载）
Q-6.6	国际新生儿身形标准：头围（男）（经牛津大学许可转载）
Q-7.1	世卫组织生长速度标准：1 个月体重增加 （g）女童出生至 12 个月（百分数）（经世界卫生组织许可转载；https：//www.who.int/ childgrowth/standards/en/；accessed June 6, 2019；年 6 月 6 日访问；© 世界卫生组织）
Q-7.2	世卫组织生长速度标准：2 个月体重增加 （g）女童出生至 24 个月（百分数）（经世界卫生组织许可转载；https：//www.who.int/ childgrowth/standards/en/；accessed June 6, 2019；年 6 月 6 日访问；© 世界卫生组织）
Q-7.3	世卫组织生长速度标准：6 个月体重增加 （g）女童出生至 24 个月（百分数）（经世界卫生组织许可转载；https：//www.who.int/ childgrowth/standards/en/；accessed June 6, 2019；年 6 月 6 日访问；© 世界卫生组织）
Q-7.4	世卫组织生长速度标准：1 个月体重增加 （g）男童的出生至 12 个月（百分数）（经世界卫生组织许可转载；https：//www.who.int/ childgrowth/standards/en/；accessed June 6, 2019；年 6 月 6 日访问；© 世界卫生组织）
Q-7.5	世卫组织生长速度标准：2 个月体重增加 （g）男童的出生至 24 个月（百分数）（经世界卫生组织许可转载；https：//www.who.int/ childgrowth/standards/en/；accessed June 6, 2019；年 6 月 6 日访问；© 世界卫生组织）
Q-7.6	世卫组织生长速度标准：6 个月体重增加 （g）男童的出生至 24 个月（百分数）（经世界卫生组织许可转载；https：//www.who.int/ childgrowth/standards/en/；accessed June 6, 2019；年 6 月 6 日访问；© 世界卫生组织）
Q-7.7	世卫组织生长速度标准：2 个月身长增量（cm）女童出生至 24 个月（百分位数）（经世界卫生组织许可重印；https：//www.who.int/ childgrowth/standards/en/；accessed June 6, 2019；年 6 月 6 日访问；© 世界卫生组织）
Q-7.8	世卫组织生长速度标准：6 个月身长增量（cm）女童出生至 24 个月（百分位数）（经世界卫生组织许可重印；https：//www.who.int/ childgrowth/standards/en/；accessed June 6, 2019；年 6 月 6 日访问；© 世界卫生组织）
Q-7.9	世卫组织生长速度标准：2 个月身长增量（cm）男童出生至 24 个月（百分位数）（经世界卫生组织许可重印；https：//www.who.int/ childgrowth/standards/en/；accessed June 6, 2019；年 6 月 6 日访问；© 世界卫生组织）
Q-7.10	WHO 增长速度标准：6 个月身长增量（cm）男童出生至 24 个月（百分位数）（经世界卫生组织许可转载；https：//www.who.int/ childgrowth/standards/en/；accessed June 6, 2019；年 6 月 6 日访问；© 世界卫生组织）
Q-7.11	WHO 增长速度标准：2 个月头围增量（cm）女童出生至 12 个月（百分位数）（经世界卫生组织许可转载；https：//www。who.int/childgrowth/standards/en/；2019 年 6 月 6 日访问；© 世界卫生组织）

Q-7.12	世卫组织生长速度标准：6 个月头围增加（cm）女童出生至 24 个月（百分位数）（经世界卫生组织许可转载；https：//www. who.int/childgrowth/standards/en/；2019 年 6 月 6 日访问；© 世界卫生组织）
Q-7.13	WHO 增长速度标准：2 个月头围增量（cm）男童出生至 12 个月（百分位数）（经世界卫生组织许可转载；https：//www. who.int/childgrowth/standards/en/；2019 年 6 月 6 日访问；© 世界卫生组织）
Q-7.14	世卫组织生长速度标准：6 个月头围增加（cm）男童出生至 24 个月（百分率）（经世界卫生组织许可转载；https：//www. who.int/childgrowth/standards/en/；2019 年 6 月 6 日访问；© 世界卫生组织）
Q-8.1	3 个月至 5 岁（百分位数）女童的年龄 - 臂围（经世界卫生组织许可转载；https：//www. who.int/childgrowth/standards/en/；2019 年 6 月 6 日访问；© 世界卫生组织）
Q-8.2	3 个月至 5 岁（百分位数）男童的年龄 - 臂围（经世界卫生组织许可转载；https：//www. who.int/childgrowth/standards/en/；2019 年 6 月 6 日访问；© 世界卫生组织）
Q-8.3	年龄百分位数的上臂中围 [经 Addo OY，Himes JH，Zemel BS 许可转载。美国 1～20 岁儿童和青少年的上臂中段，上臂肌肉区域和上臂脂肪区域的参考范围。J 临床食品 .2017；105（1）：111-120。© 美国营养学会]
Q-9.1	女童 3 个月至 5 岁年龄 - 肱三头肌（百分位数）（经世界卫生组织许可转载；https：//www. who.int/childgrowth/standards/en/；2019 年 6 月 6 日访问；© 世界卫生组织）
Q-9.2	男童 3 个月至 5 岁年龄 - 肱三头肌（百分位数）（经世界卫生组织许可转载；https：//www. who.int/childgrowth/standards/en/；2019 年 6 月 6 日访问；© 世界卫生组织）

Q-1.1.

出生到24个月：女
年龄–身长和年龄–体重百分位数

姓名 _____

记录 # _____

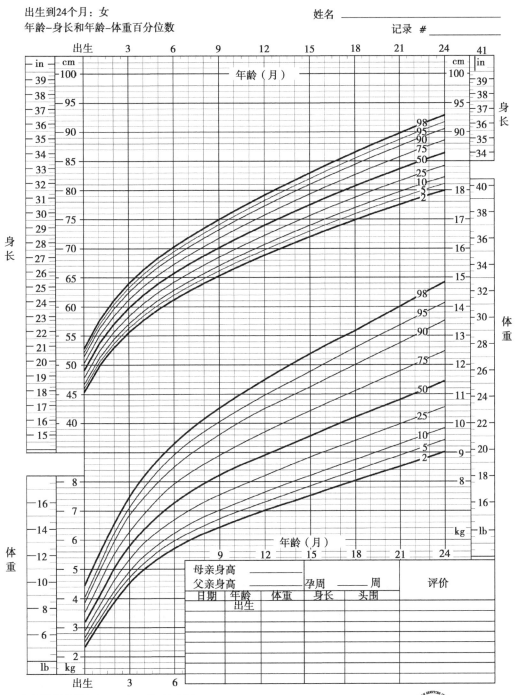

疾病预防控制中心2009年11月1日出版
来源：WHO儿童生长标准（http://www.who.int/childgrowth/en）

Q-1.2

出生到24个月：女
年龄–头围和身长–体重百分位数

姓名 _____
记录 # _____

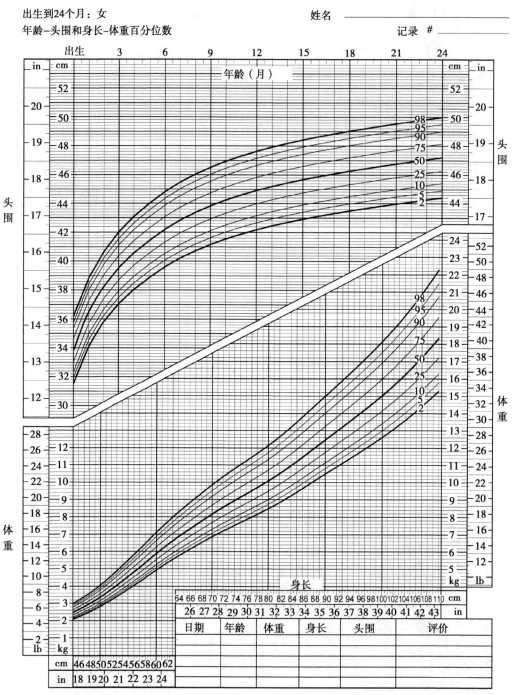

疾病预防控制中心2009年11月1日出版
来源：WHO儿童生长标准（http://www.who.int/childgrowth/en）

Q-1.3

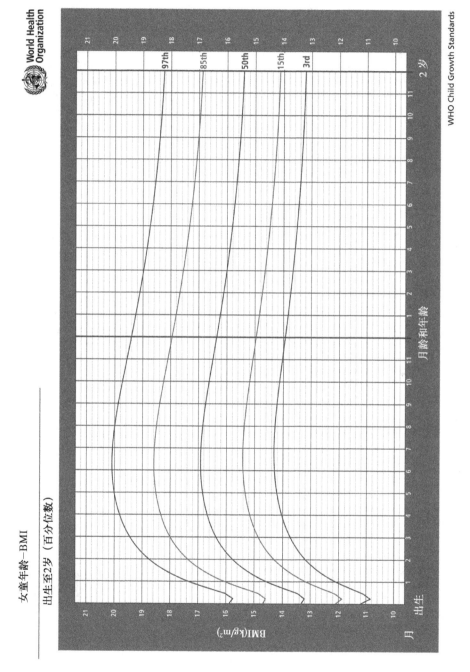

出生至24个月：女　年龄–BMI百分位数
出生至2岁（百分位数）

女童年龄–BMI

出生至2岁（百分位数）

APP

Q-1.4

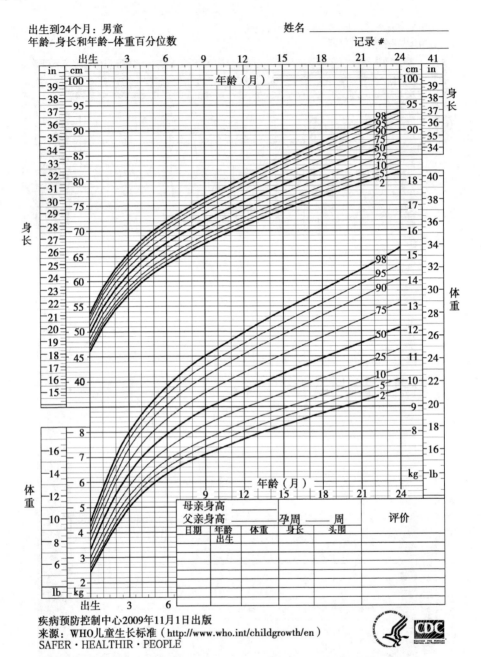

出生到24个月：男童
年龄–身长和年龄–体重百分位数

姓名 _____

记录 # _____

疾病预防控制中心2009年11月1日出版
来源：WHO儿童生长标准（http://www.who.int/childgrowth/en）
SAFER·HEALTHIR·PEOPLE

Q-1.5

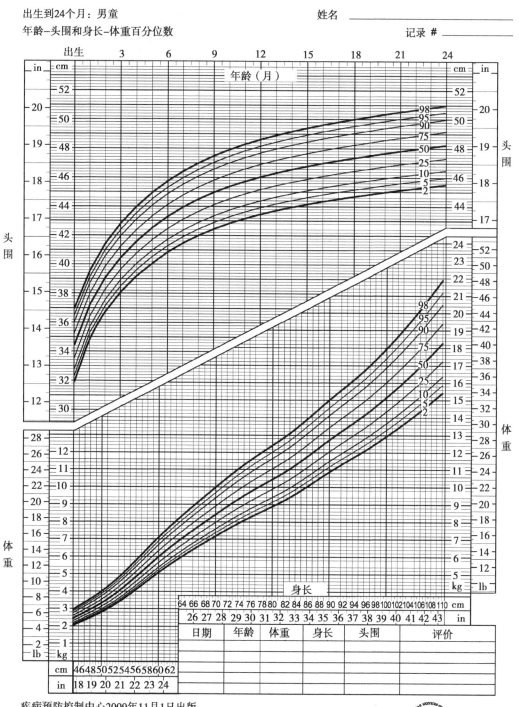

出生到24个月：男童　　　　　　　　　　　　姓名 _____

年龄–头围和身长–体重百分位数　　　　　　记录 # _____

疾病预防控制中心2009年11月1日出版

来源：WHO儿童生长标准（http://www.who.int/childgrowth/en）

Q-1.6

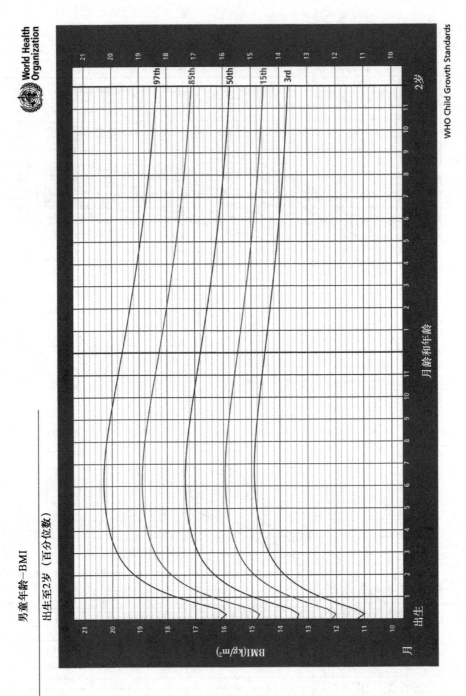

Q-1.7

2~20岁：女
年龄–身高和年龄–体重百分位数

姓名 —————————

记录 # —————————

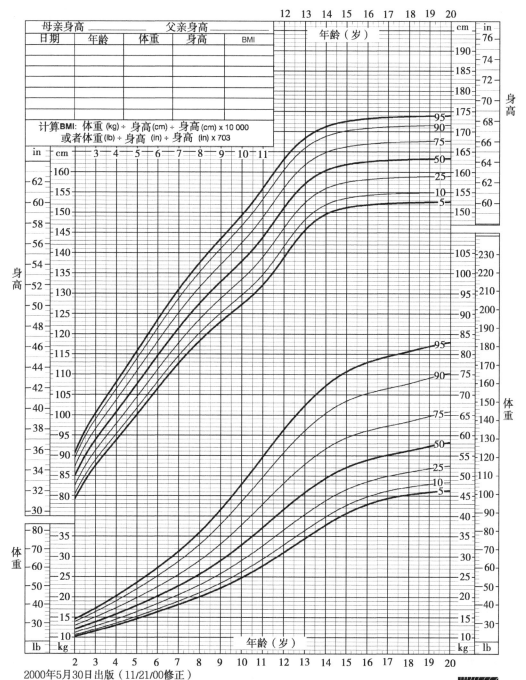

计算BMI：体重 (kg) ÷ 身高(cm) ÷ 身高(cm) x 10 000
或者体重(lb) ÷ 身高 (in) ÷ 身高 (in) x 703

2000年5月30日出版（11/21/00修正）

来源：美国国家健康统计中心与美国国家慢性疾病预防和健康促进中心共同开发（2000）

CDC

APP

Q-1.8

2~20岁：女
年龄–身体质量指数百分位数

姓名 _____

记录 # _____

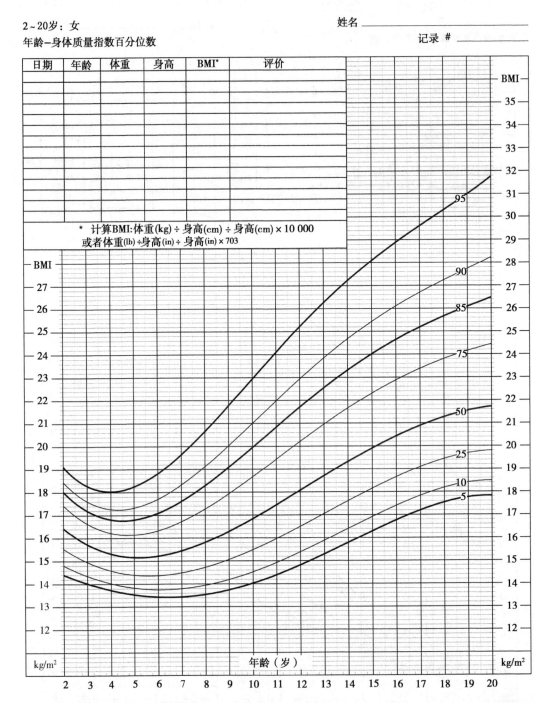

* 计算BMI：体重(kg) ÷ 身高(cm) ÷ 身高(cm) × 10 000
或者体重(lb) ÷ 身高(in) ÷ 身高(in) × 703

年龄（岁）

2000年5月30日出版（11/21/00修正）
来源：美国国家健康统计中心与美国国家慢性疾病预防和健康促进中心共同开发（2000）

Q-1.9

2~20岁：男
年龄–身高和年龄–体重百分位数

姓名 _____

记录 # _____

计算BMI：体重（kg）÷身高（cm）÷身高（cm）×
10 000或者体重（lb）÷身高（in）÷身高（in）×703

2000年5月30日出版（11/21/00修正）
来源：美国国家健康统计中心与美国国家慢性疾病预防和健康促进
中心共同开发（2000）

CDC
SAFER*HEALTHIER*PEOPLE*

APP

Q-1.10

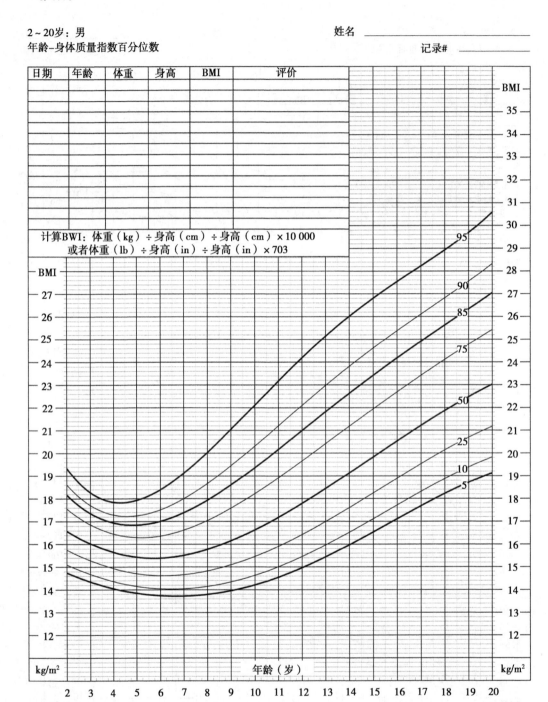

2~20岁：男   姓名 _____

年龄–身体质量指数百分位数   记录# _____

计算BWI：体重（kg）÷身高（cm）÷身高（cm）×10 000
或者体重（lb）÷身高（in）÷身高（in）×703

年龄（岁）

2000年5月30日出版（10/16/00修正）
来源：美国国家健康统计中心与美国国家慢性疾病预防和健康促进中心共同开发（2000）

Q-2.1

Fenton早产生长曲线图：女　体重、身长和头围
（经卡尔加里大学许可转载。©卡尔加里大学）

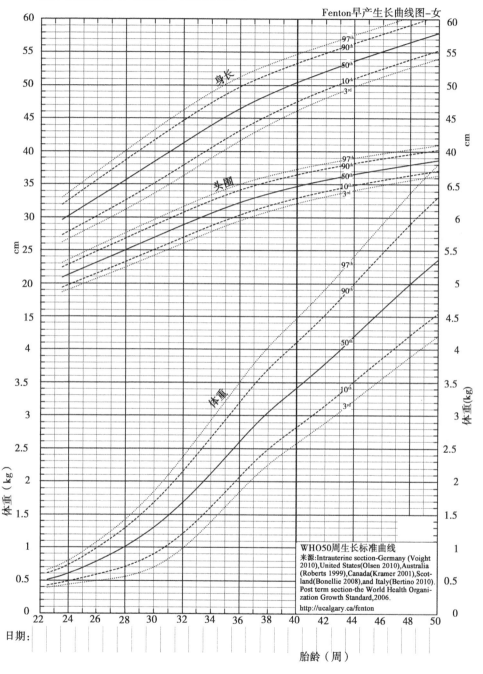

Fenton早产生长曲线图-女

WHO50周生长标准曲线
来源:Intrauterine section-Germany (Voight
2010),United States(Olsen 2010),Australia
(Roberts 1999),Canada(Kramer 2001),Scot-
land(Bonellie 2008),and Italy(Bertino 2010).
Post term section-the World Health Organi-
zation Growth Standard,2006.
http://ucalgary.ca/fenton

日期：

胎龄（周）

APP

Q-2.2

Fenton早产生长曲线图：男　体重、身长和头围
（经卡尔加里大学许可转载。©卡尔加里大学）

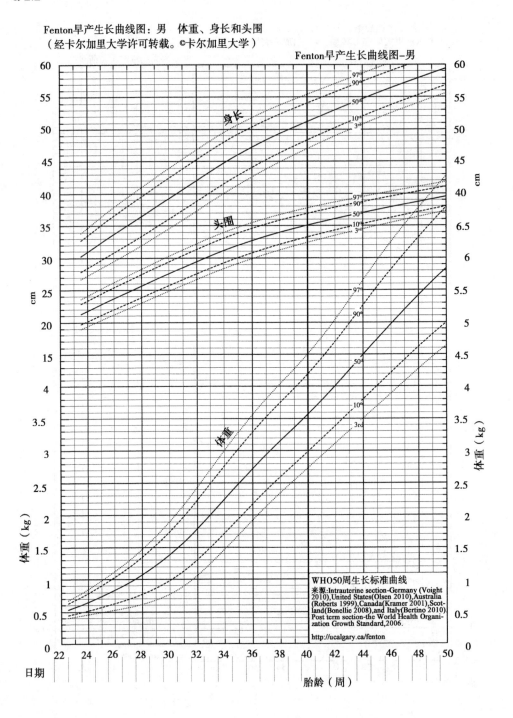

Q-3.1

宫内生长曲线：女
胎龄–出生体重

姓名 _____

记录 # _____

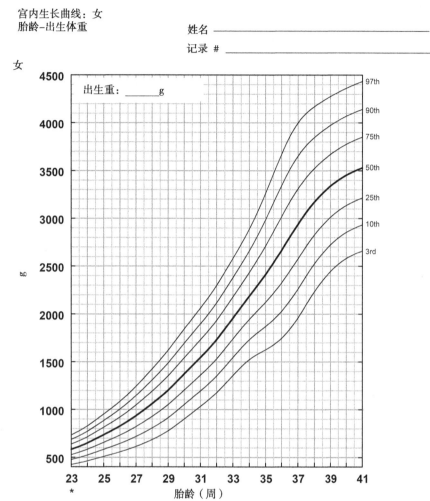

经许可转载自：Olsen IE, Groveman S, Lawson ML, Clark R, Zemel B. New intrauterine growth curves based on U.S. data. *Pediatrics*, Volume 125, Pages e214-e244. Copyright 2010 by the American Academy of Pediatrics. Data source: Pediatrix Medical Group

出生测量评估

出生日期：　　/　　/　　　（周　胎龄）	选择一项
大于胎龄儿（LGA）>第90百分位数	☐
适于胎龄儿（AGA）第10～90百分位数	☐
小于胎龄儿（SGA）<第10百分位数	☐

*因样本量较小，23周所有曲线的第3和第97百分位数应谨慎参考

APP

Q-3.2

宫内生长曲线：女
胎龄–身长和头围

姓名 ————————————————
记录 # ————————————————

女

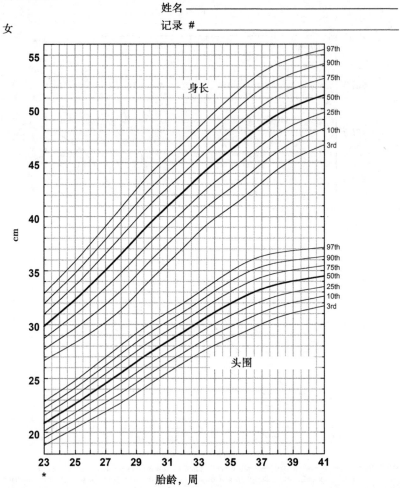

经许可转载自： Olsen IE, Groveman S, Lawson ML, Clark R, Zemel B. New intrauterine growth curves based on U.S. data.
Pediatrics, Volume 125, Pages e214-e244. Copyright 2010 by the American Academy of Pediatrics. Data source: Pediatrix Medical Group

日期															
胎龄（周）															
体重（g）															
身长（cm）															
头围（cm）															

*因样本量较小，23周所有曲线的第3和第97百分位数应谨慎参考

Q-3.3

宫内生长曲线：女　妊娠期BMI

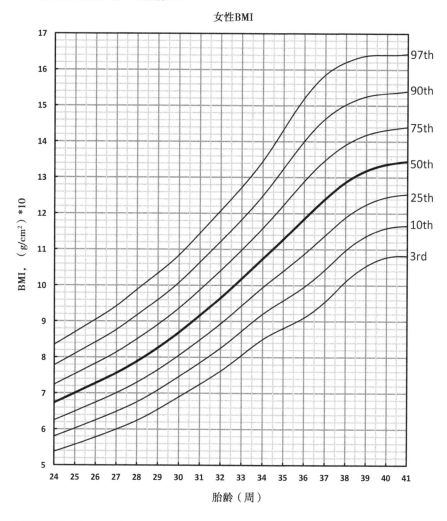

女性BMI

经许可转引自：Olsen IE et al. BMI curves for preterm infants. Pediatrics. 2015;135:e572-e581.
作者特别授予任何医疗保健提供者或相关实体永久的免版税许可，以使用和复制这些 BMI 生长曲线作为治疗和护理方案的一部分

APP

Q-3.4

宫内生长曲线：男性　胎龄–出生体重

姓名 _____

男　　　　　　　　　记录 # _____

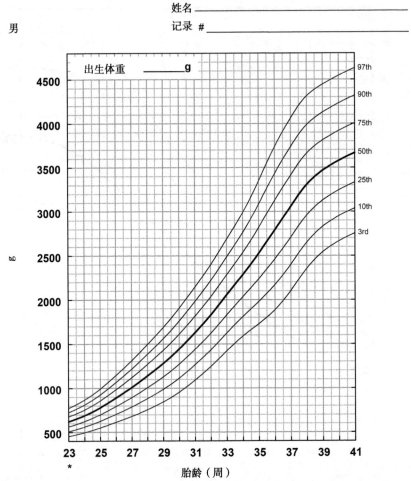

经许可转载自：Olsen IE, Groveman S, Lawson ML, Clark R, Zemel B. New intrauterine growth curves based on U.S. data. *Pediatrics*, Volume 125, Pages e214-e244. Copyright 2010 by the American Academy of Pediatrics. Data source: Pediatrix Medical Group

出生测量评估

出生日期：　　/　　/　　　　（周　胎龄）	选择一项
大于胎龄儿（LGA）>第90百分位数	☐
适于胎龄儿（AGA）第10~90百分位数	☐
小于胎龄儿（SGA）<第10百分位数	☐

*因样本量较小，23周所有曲线的第3和第97百分位数应谨慎参考

Q-3.5

宫内生长曲线：男性　胎龄–身长和头围

姓名 _____

记录 # _____

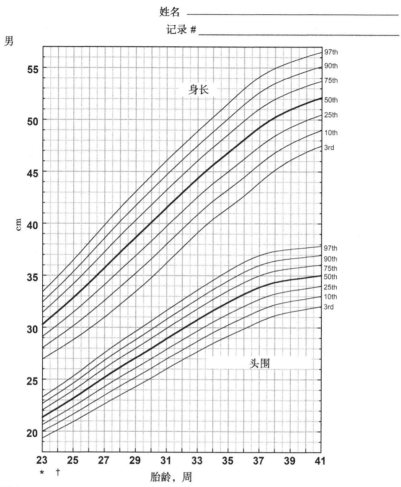

经许可转载自：Olsen IE, Groveman S, Lawson ML, Clark R, Zemel B. New intrauterine growth curves based on U.S. data. *Pediatrics*, Volume 125, Pages e214-e244. Copyright 2010 by the American Academy of Pediatrics. Data source: Pediatrix Medical Group

日期										
胎龄（周）										
体重（g）										
身长（cm）										
头围（cm）										

*因样本量较小，23周所有曲线的第3和第97百分位数应谨慎参考

APP

Q-3.6

宫内生长曲线：男   妊娠期BMI

男性BMI

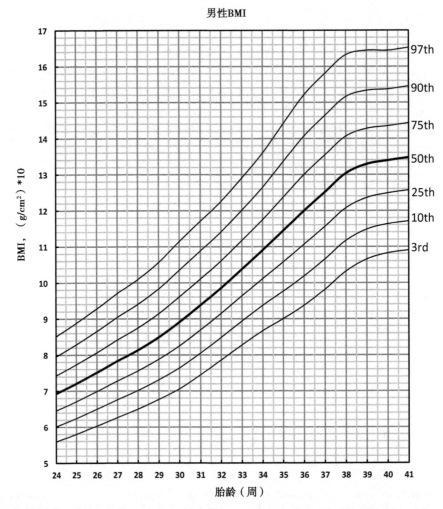

经许可引自 Olsen IE et al. BMI curves for preterm infants. Pediatrics. 2015;135:e572-e581.
作者特别授予任何医疗保健提供者或相关实体永久的免版税许可，以使用和复制这些 BMI 生长曲线作
为治疗和护理方案的一部分

Q-4.1

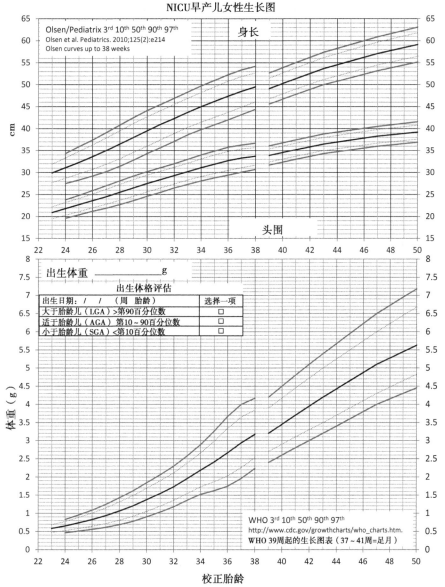

APP

Q-4.2

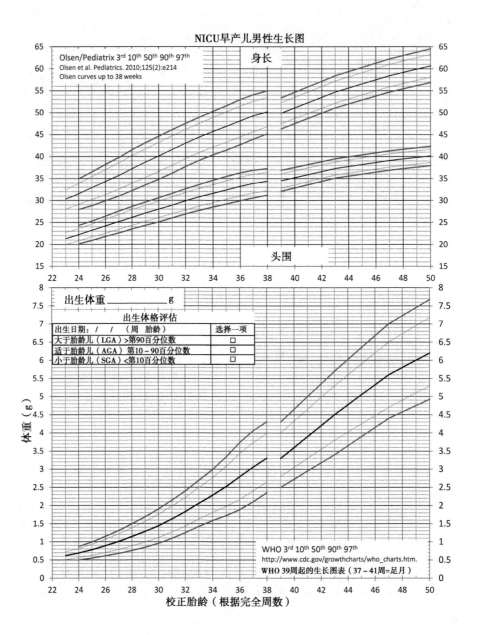

Q-5.1

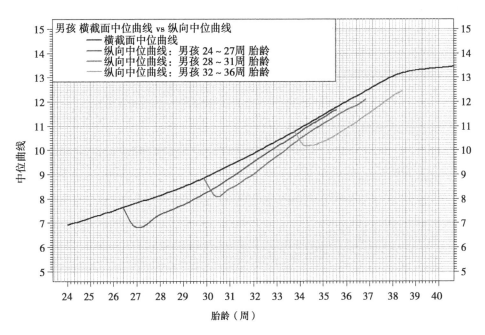

经许可引自 Williamson AL, Derado J, Barney BJ, Saunders G, Olsen IE, Clark RH, Lawson ML. Longitudinal BMI Growth Curves for Surviving Preterm NICU Infants Based on a Large US Sample. *Pediatrics* 2018;142(3):e20174169. Copyright 2018 by Williamson et al.

作者特别授予任何医疗保健提供者或相关实体永久的免版税许可，以使用和复制这些数字作为治疗或护理方案的一部分

APP

Q-5.2

产后生长曲线数据：出生28–31周女婴的每日平均BMI，分别按第3、50和97个百分位数

出生天数	出生百分位数组			出生百分位数组			出生百分位数组			出生百分位数组			出生百分位数组		
	C3	C50	C97	C3	C50	C97	C3	C50	C97	C3	C50	C97	C3	C50	C97
0	6.378	7.336	8.054	7.451	8.148	8.921	8.018	8.693	9.473	8.854	9.233	9.594	9.308	10.202	11.466
1	6.214	7.217	8.105	7.205	7.936	8.744	7.728	8.437	9.256	8.255	8.985	9.672	8.834	9.819	11.190
2	6.064	7.080	8.151	6.942	7.706	8.545	7.414	8.155	9.009	7.721	8.694	9.629	8.396	9.464	10.908
3	5.949	6.962	8.183	6.741	7.543	8.419	7.186	7.965	8.862	7.401	8.475	9.553	8.066	9.201	10.685
4	5.885	6.894	8.214	6.622	7.470	8.393	7.058	7.885	8.835	7.267	8.357	9.502	7.859	9.048	10.550
5	5.888	6.906	8.282	6.590	7.492	8.472	7.018	7.903	8.914	7.251	8.344	9.541	7.771	9.008	10.522
6	5.948	6.992	8.399	6.626	7.587	8.634	7.041	7.989	9.070	7.298	8.414	9.677	7.773	9.054	10.581
7	6.033	7.111	8.537	6.686	7.704	8.821	7.087	8.101	9.251	7.371	8.513	9.843	7.810	9.129	10.669
8	6.113	7.226	8.669	6.736	7.803	8.989	7.126	8.201	9.414	7.438	8.600	9.978	7.836	9.188	10.738
9	6.187	7.334	8.793	6.782	7.889	9.141	7.157	8.289	9.558	7.498	8.677	10.093	7.855	9.237	10.795
10	6.257	7.439	8.911	6.836	7.978	9.297	7.189	8.373	9.691	7.554	8.758	10.218	7.884	9.294	10.860
11	6.322	7.541	9.026	6.901	8.074	9.460	7.223	8.456	9.820	7.609	8.847	10.360	7.928	9.367	10.941
12	6.380	7.635	9.139	6.968	8.169	9.618	7.260	8.537	9.941	7.665	8.936	10.497	7.980	9.446	11.034
13	6.432	7.719	9.253	7.031	8.256	9.764	7.299	8.616	10.056	7.723	9.020	10.615	8.033	9.527	11.135
14	6.480	7.798	9.371	7.091	8.340	9.911	7.342	8.695	10.171	7.782	9.102	10.724	8.087	9.609	11.244
15	6.531	7.879	9.495	7.156	8.428	10.038	7.394	8.781	10.290	7.840	9.188	10.840	8.142	9.693	11.360
16	6.587	7.966	9.622	7.225	8.525	10.177	7.454	8.872	10.417	7.896	9.280	10.971	8.201	9.780	11.484
17	6.650	8.057	9.752	7.297	8.625	10.312	7.519	8.967	10.546	7.950	9.375	11.107	8.262	9.871	11.615
18	6.719	8.151	9.881	7.367	8.727	10.442	7.586	9.063	10.675	8.003	9.472	11.244	8.326	9.967	11.750
19	6.790	8.250	10.014	7.437	8.831	10.566	7.654	9.158	10.804	8.058	9.572	11.379	8.391	10.066	11.888
20	6.860	8.352	10.157	7.507	8.937	10.688	7.722	9.254	10.931	8.119	9.678	11.514	8.455	10.164	12.023
21	6.926	8.457	10.306	7.577	9.045	10.808	7.791	9.351	11.060	8.185	9.787	11.646	8.518	10.262	12.154
22	6.987	8.564	10.443	7.644	9.149	10.922	7.862	9.450	11.190	8.251	9.893	11.769	8.581	10.358	12.279
23	7.043	8.672	10.556	7.707	9.249	11.029	7.934	9.551	11.322	8.315	9.992	11.880	8.647	10.453	12.398
24	7.098	8.780	10.653	7.770	9.349	11.134	8.006	9.652	11.453	8.383	10.087	11.980	8.713	10.546	12.513
25	7.160	8.885	10.747	7.838	9.454	11.246	8.077	9.749	11.582	8.465	10.184	12.073	8.779	10.638	12.626
26	7.234	8.989	10.848	7.913	9.566	11.365	8.146	9.842	11.707	8.558	10.283	12.160	8.843	10.728	12.742
27	7.320	9.091	10.965	7.989	9.675	11.483	8.214	9.931	11.830	8.645	10.375	12.244	8.904	10.819	12.867
28	7.413	9.193	11.105	8.062	9.779	11.595	8.283	10.016	11.951	8.713	10.454	12.326	8.963	10.910	13.004
29	7.508	9.292	11.251	8.136	9.878	11.703	8.354	10.100	12.073	8.771	10.530	12.415	9.018	10.999	13.144
30	7.599	9.389	11.384	8.212	9.976	11.812	8.428	10.184	12.196	8.832	10.614	12.522	9.070	11.081	13.275
31	7.684	9.483	11.496	8.293	10.073	11.924	8.504	10.269	12.319	8.900	10.709	12.642	9.120	11.155	13.393
32	7.763	9.573	11.596	8.378	10.170	12.038	8.580	10.354	12.439	8.971	10.804	12.759	9.166	11.224	13.503
33	7.839	9.661	11.694	8.466	10.266	12.152	8.655	10.437	12.553	9.038	10.893	12.863	9.211	11.291	13.606
34	7.917	9.746	11.796	8.553	10.357	12.262	8.731	10.524	12.665	9.099	10.981	12.966	9.256	11.357	13.700
35	8.002	9.831	11.903	8.636	10.441	12.363	8.811	10.617	12.780	9.149	11.073	13.085	9.306	11.421	13.782
36	8.094	9.914	12.012	8.715	10.518	12.456	8.893	10.717	12.894	9.192	11.168	13.214	9.363	11.485	13.851
37	8.186	9.993	12.110	8.794	10.594	12.548	8.969	10.812	12.998	9.240	11.256	13.322	9.432	11.552	13.908
38	8.273	10.067	12.189	8.878	10.675	12.644	9.034	10.896	13.085	9.304	11.331	13.388	9.513	11.625	13.959
39	8.356	10.138	12.256	8.963	10.757	12.740	9.093	10.974	13.163	9.377	11.397	13.431	9.598	11.705	14.018
40	8.437	10.211	12.324	9.047	10.838	12.832	9.152	11.053	13.240	9.450	11.458	13.477	9.676	11.795	14.101
41	8.516	10.286	12.398	9.126	10.915	12.916	9.211	11.132	13.319	9.522	11.520	13.536	9.742	11.893	14.209
42	8.593	10.359	12.476	9.198	10.985	12.988	9.265	11.205	13.390	9.603	11.583	13.600	9.794	11.992	14.325
43	8.668	10.429	12.558	9.260	11.045	13.045	9.310	11.267	13.448	9.696	11.648	13.664	9.835	12.088	14.436
44	8.744	10.499	12.644	9.315	11.100	13.093	9.351	11.323	13.502	9.785	11.714	13.741	9.864	12.177	14.530
45	8.823	10.570	12.738	9.370	11.155	13.138	9.397	11.385	13.562	9.845	11.779	13.845	9.886	12.254	14.596

C3, 3rd percentile; C50, 50th percentile; C97, 97th percentile. **Birth Percentile Group based on BMI percentile at birth: Group 1, 0-20th percentile; Group 2, 20-40th percentile; Group 3, 40-60th percentile; Group 4, 60-80th percentile; Group 5, 80-100th percentile.**

Q-5.3

产后生长曲线数据：出生28～31周的男婴每天平均BMI，分别按第3、50和97个百分位数

出生天数	出生百分位数组			出生百分位数组			出生百分位数组			出生百分位数组			出生百分位数组		
	C3	C50	C97	C3	C50	C97	C3	C50	C97	C3	C50	C97	C3	C50	C97
0	6.557	7.494	8.291	7.710	8.354	9.181	8.117	8.865	9.616	9.071	9.457	9.852	9.765	10.459	12.099
1	6.387	7.353	8.303	7.464	8.136	9.002	7.857	8.643	9.434	8.494	9.240	10.025	9.194	10.112	11.719
2	6.229	7.209	8.322	7.184	7.880	8.781	7.550	8.369	9.195	8.011	8.937	9.931	8.605	9.785	11.319
3	6.114	7.100	8.354	6.988	7.715	8.658	7.319	8.176	9.043	7.703	8.707	9.801	8.150	9.536	11.054
4	6.055	7.052	8.408	6.892	7.660	8.655	7.188	8.091	9.011	7.542	8.584	9.733	7.909	9.383	10.926
5	6.064	7.084	8.504	6.885	7.703	8.762	7.154	8.115	9.097	7.499	8.567	9.760	7.843	9.333	10.912
6	6.130	7.187	8.639	6.939	7.814	8.943	7.191	8.216	9.270	7.532	8.630	9.874	7.877	9.366	10.976
7	6.218	7.317	8.778	7.010	7.942	9.141	7.244	8.332	9.457	7.594	8.721	10.020	7.952	9.438	11.069
8	6.298	7.438	8.897	7.062	8.048	9.309	7.272	8.415	9.604	7.644	8.799	10.149	8.019	9.510	11.152
9	6.374	7.548	9.006	7.101	8.135	9.453	7.288	8.479	9.726	7.685	8.865	10.259	8.072	9.577	11.221
10	6.453	7.654	9.125	7.142	8.223	9.594	7.318	8.555	9.857	7.730	8.930	10.357	8.111	9.642	11.282
11	6.539	7.758	9.257	7.189	8.315	9.736	7.367	8.649	10.005	7.783	9.001	10.454	8.143	9.708	11.344
12	6.626	7.856	9.394	7.235	8.405	9.873	7.423	8.745	10.154	7.839	9.079	10.560	8.175	9.775	11.416
13	6.707	7.948	9.525	7.276	8.488	9.998	7.474	8.832	10.288	7.895	9.165	10.684	8.218	9.846	11.506
14	6.778	8.034	9.650	7.316	8.568	10.116	7.526	8.916	10.417	7.947	9.256	10.822	8.272	9.922	11.610
15	6.834	8.114	9.773	7.361	8.652	10.236	7.586	9.007	10.553	7.995	9.348	10.968	8.335	10.003	11.724
16	6.879	8.194	9.896	7.411	8.743	10.361	7.658	9.109	10.699	8.042	9.440	11.115	8.404	10.090	11.845
17	6.923	8.278	10.025	7.463	8.835	10.484	7.738	9.218	10.853	8.094	9.536	11.255	8.471	10.183	11.973
18	6.975	8.372	10.165	7.515	8.926	10.603	7.822	9.332	11.011	8.159	9.637	11.384	8.530	10.282	12.109
19	7.036	8.474	10.316	7.572	9.022	10.727	7.906	9.444	11.164	8.228	9.744	11.514	8.588	10.386	12.253
20	7.105	8.581	10.478	7.643	9.133	10.867	7.984	9.547	11.306	8.287	9.854	11.661	8.651	10.495	12.407
21	7.179	8.691	10.647	7.725	9.256	11.020	8.056	9.643	11.436	8.338	9.967	11.821	8.723	10.605	12.566
22	7.256	8.800	10.815	7.808	9.377	11.170	8.128	9.738	11.563	8.398	10.080	11.966	8.797	10.713	12.726
23	7.331	8.907	10.974	7.883	9.486	11.304	8.205	9.838	11.693	8.481	10.190	12.076	8.868	10.814	12.881
24	7.405	9.011	11.119	7.952	9.586	11.427	8.287	9.944	11.827	8.575	10.296	12.168	8.937	10.909	13.028
25	7.478	9.116	11.247	8.022	9.685	11.549	8.371	10.052	11.961	8.656	10.397	12.265	9.005	10.998	13.168
26	7.551	9.221	11.361	8.095	9.786	11.672	8.455	10.161	12.093	8.720	10.496	12.375	9.075	11.083	13.296
27	7.626	9.328	11.465	8.171	9.888	11.796	8.537	10.267	12.221	8.777	10.595	12.492	9.145	11.167	13.405
28	7.705	9.433	11.566	8.248	9.991	11.921	8.615	10.369	12.342	8.836	10.698	12.612	9.216	11.255	13.492
29	7.789	9.537	11.664	8.327	10.093	12.046	8.691	10.468	12.458	8.898	10.803	12.729	9.284	11.344	13.570
30	7.876	9.638	11.756	8.406	10.195	12.171	8.764	10.564	12.571	8.960	10.906	12.842	9.346	11.434	13.656
31	7.966	9.736	11.847	8.486	10.295	12.296	8.834	10.658	12.681	9.023	11.006	12.946	9.401	11.524	13.755
32	8.055	9.833	11.941	8.565	10.392	12.419	8.901	10.749	12.787	9.085	11.099	13.042	9.456	11.615	13.861
33	8.140	9.928	12.042	8.644	10.486	12.540	8.965	10.835	12.889	9.148	11.187	13.127	9.516	11.706	13.970
34	8.221	10.025	12.146	8.723	10.580	12.664	9.026	10.918	12.987	9.216	11.272	13.209	9.579	11.790	14.077
35	8.296	10.126	12.249	8.808	10.676	12.792	9.085	10.999	13.084	9.293	11.360	13.292	9.646	11.859	14.177
36	8.368	10.230	12.346	8.895	10.774	12.925	9.144	11.079	13.180	9.378	11.446	13.376	9.715	11.912	14.271
37	8.442	10.332	12.434	8.980	10.868	13.054	9.204	11.161	13.279	9.459	11.519	13.448	9.788	11.958	14.362
38	8.523	10.432	12.513	9.059	10.952	13.172	9.267	11.244	13.380	9.529	11.573	13.505	9.866	12.005	14.453
39	8.610	10.526	12.591	9.131	11.029	13.282	9.331	11.330	13.484	9.589	11.623	13.575	9.949	12.059	14.543
40	8.701	10.615	12.679	9.200	11.102	13.385	9.395	11.416	13.589	9.643	11.690	13.693	10.038	12.121	14.626
41	8.790	10.698	12.780	9.267	11.172	13.484	9.458	11.501	13.691	9.703	11.776	13.853	10.127	12.193	14.694
42	8.875	10.778	12.891	9.332	11.242	13.580	9.517	11.582	13.788	9.798	11.867	14.006	10.204	12.269	14.735
43	8.954	10.856	13.010	9.397	11.312	13.675	9.568	11.656	13.876	9.908	11.953	14.112	10.258	12.347	14.745
44	9.029	10.934	13.134	9.460	11.380	13.766	9.614	11.722	13.954	10.025	12.031	14.203	10.286	12.427	14.742
45	9.105	11.012	13.260	9.519	11.444	13.851	9.653	11.783	14.026	10.098	12.101	14.329	10.287	12.510	14.745

C3, 3rd percentile; C50, 50th percentile; C97, 97th percentile. **Birth Percentile Group based on BMI percentile at birth:** Group 1, 0-20th percentile; Group 2, 20-40th percentile; Group 3, 40-60th percentile; Group 4, 60-80th percentile; Group 5, 80-100th percentile.

APP

Q-6.1

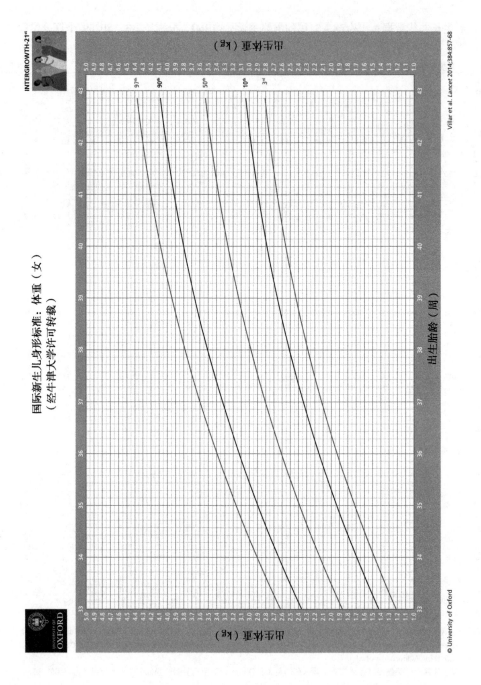

Q-6.2

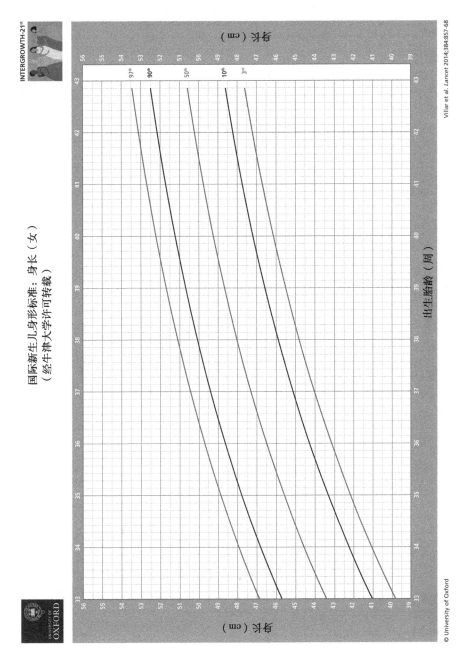

国际新生儿身形标准：身长（女）
（经牛津大学许可转载）

APP

Q-6.3

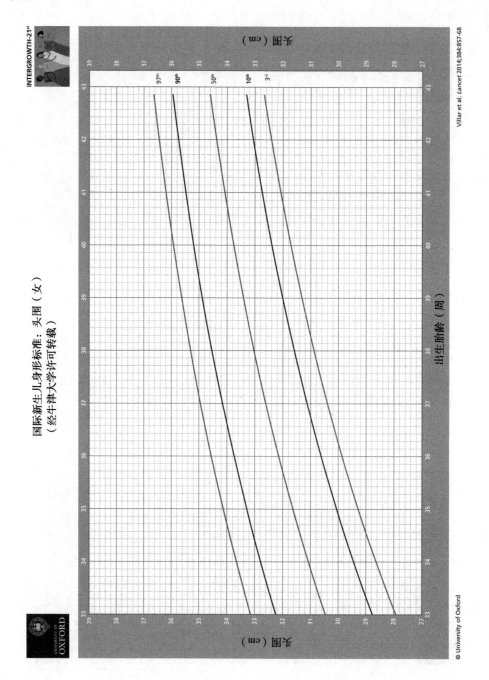

Q-6.4

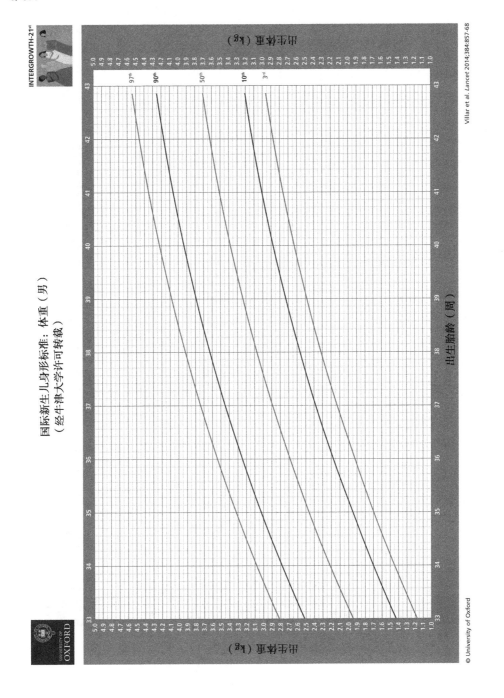

Q-6.5

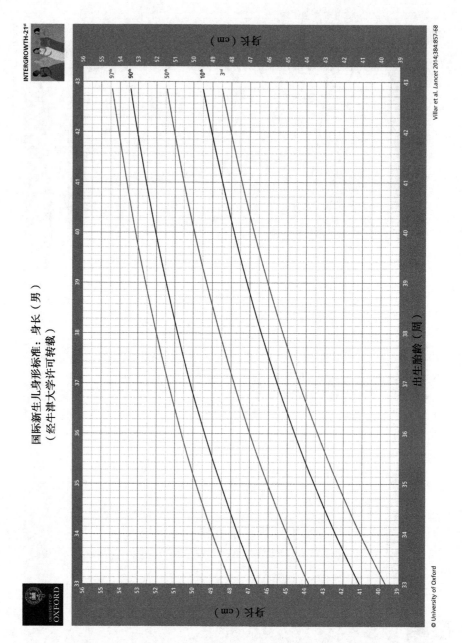

Q-6.6

国际新生儿身形标准：头围（男）
（经牛津大学许可转载）

Q-7.1

1个月体重增加（g） 女孩出生至12个月（百分位数）											World Health Organization
	1st	3rd	5th	15th	25th	50th	75th	85th	95th	97th	99th
0～4周	280	388	446	602	697	879	1068	1171	1348	1418	1551
4周～2个月	410	519	578	734	829	1011	1198	1301	1476	1545	1677
2～3个月	233	321	369	494	571	718	869	952	1094	1150	1256
3～4个月	133	214	259	376	448	585	726	804	937	990	1090
4～5个月	51	130	172	286	355	489	627	703	833	885	983
5～6个月	-24	52	93	203	271	401	537	611	739	790	886
6～7个月	-79	-4	37	146	214	344	480	555	684	734	832
7～8个月	-119	-44	-2	109	178	311	450	526	659	711	811
8～9个月	-155	-81	-40	70	139	273	412	489	623	675	776
9～10个月	-184	-110	-70	41	110	245	385	464	598	652	754
10～11个月	-206	-131	-89	24	95	233	378	459	598	653	759
11～12个月	-222	-145	-102	15	88	232	383	467	612	670	781
WHO生长速度标准											

（经世界卫生组织许可转载；https：///www.who.int/ growth/standard/ en /；2019 年 6 月 6 日访问；© 世界卫生组织）

Q-7.2

2个月体重增加（g） 女孩出生至24个月（百分位数）							**World Health Organization**				
	1st	**3rd**	**5th**	**15th**	**25th**	**50th**	**75th**	**85th**	**95th**	**97th**	**99th**
0～2个月	968	1128	1216	1455	1604	1897	2210	2386	2696	2820	3062
1～3个月	890	1030	1107	1317	1450	1714	2000	2163	2452	2569	2799
2～4个月	625	740	804	978	1088	1307	1545	1681	1922	2020	2213
3～5个月	451	556	615	773	874	1074	1290	1413	1632	1720	1894
4～6个月	295	395	450	600	695	883	1085	1200	1403	1486	1646
5～7个月	170	267	321	468	560	742	938	1048	1243	1321	1473
6～8个月	76	175	229	377	469	651	846	955	1147	1223	1372
7～9个月	3	103	157	306	399	581	775	883	1072	1147	1293
8～10个月	-59	40	95	243	336	517	708	814	999	1073	1215
9～11个月	-104	-3	53	203	297	478	670	776	960	1033	1174
10～12个月	-135	-31	26	179	274	458	652	759	944	1018	1159
11～13个月	-163	-57	1	157	254	441	637	745	932	1005	1147
12～14个月	-185	-78	-19	140	238	428	626	736	924	999	1142
13～15个月	-204	-95	-35	127	227	420	621	732	924	999	1144
14～16个月	-219	-108	-47	118	220	416	622	735	930	1007	1154
15～17个月	-231	-118	-55	112	216	418	627	743	943	1021	1172
16～18个月	-243	-128	-64	106	212	417	631	750	954	1035	1189
17～19个月	-255	-139	-75	97	205	413	631	751	959	1041	1199
18～20个月	-267	-151	-86	88	196	407	628	751	962	1046	1206
19～21个月	-279	-162	-97	79	188	402	626	750	965	1050	1213
20～22个月	-291	-174	-109	67	178	393	620	745	963	1049	1214
21～23个月	-305	-189	-124	53	164	381	608	735	954	1040	1207
22～24个月	-318	-202	-137	39	150	367	596	723	942	1029	1197
WHO生长速度标准											

（经世界卫生组织许可转载；https：///www.who.int/ growth/standard/ en /；2019 年 6 月 6 日访问；© 世界卫生组织）

APP

Q-7.3

6个月体重增加（g） 女孩出生至24个月（百分位数）											World Health Organization
	1st	**3rd**	**5th**	**15th**	**25th**	**50th**	**75th**	**85th**	**95th**	**97th**	**99th**
0~6个月	2701	2924	3049	3395	3620	4079	4597	4902	5462	5697	6170
1~7个月	2174	2381	2498	2822	3033	3462	3946	4231	4753	4971	5409
2~8个月	1684	1877	1985	2286	2480	2878	3324	3586	4063	4262	4660
3~9个月	1279	1461	1563	1846	2030	2403	2821	3064	3506	3689	4054
4~10个月	964	1140	1240	1514	1692	2052	2451	2682	3099	3271	3610
5~11个月	725	900	999	1271	1446	1799	2186	2409	2807	2969	3288
6~12个月	549	725	824	1097	1271	1618	1996	2211	2592	2746	3047
7~13个月	425	603	702	975	1147	1489	1857	2065	2430	2577	2862
8~14个月	340	519	619	891	1063	1400	1760	1962	2314	2454	2726
9~15个月	284	465	565	838	1009	1343	1697	1895	2238	2375	2638
10~16个月	249	431	532	805	975	1309	1660	1855	2194	2329	2588
11~17个月	230	412	513	785	956	1288	1639	1834	2173	2307	2566
12~18个月	221	401	501	772	942	1275	1627	1823	2163	2299	2560
13~19个月	216	394	492	762	931	1264	1617	1815	2158	2296	2560
14~20个月	211	386	484	751	920	1253	1608	1807	2155	2294	2563
15~21个月	204	377	474	740	908	1242	1599	1800	2151	2292	2565
16~22个月	193	365	461	726	894	1228	1586	1788	2143	2285	2561
17~23个月	178	348	444	708	876	1210	1569	1772	2128	2271	2549
18~24个月	161	330	425	689	857	1191	1551	1754	2111	2254	2533
WHO生长速度标准											

（经世界卫生组织许可转载；https：///www.who.int/ growth/standard/ en /；2019 年 6 月 6 日访问；© 世界卫生组织）

Q-7.4

1个月体重增加（g） 男孩出生至12个月（百分位数）											World Health Organization
	1st	**3rd**	**5th**	**15th**	**25th**	**50th**	**75th**	**85th**	**95th**	**97th**	**99th**
0～4周	182	369	460	681	805	1023	1229	1336	1509	1575	1697
4周～2个月	528	648	713	886	992	1196	1408	1524	1724	1803	1955
2～3个月	307	397	446	577	658	815	980	1071	1228	1290	1410
3～4个月	160	241	285	403	476	617	764	845	985	1041	1147
4～5个月	70	150	194	311	383	522	666	746	883	937	1041
5～6个月	-17	61	103	217	287	422	563	640	773	826	927
6～7个月	-76	0	42	154	223	357	496	573	706	758	859
7～8个月	-118	-43	-1	111	181	316	457	535	671	724	827
8～9个月	-153	-77	-36	77	148	285	429	508	646	701	806
9～10个月	-183	-108	-66	48	120	259	405	486	627	683	790
10～11个月	-209	-132	-89	27	100	243	394	478	623	680	791
11～12个月	-229	-150	-106	15	91	239	397	484	635	695	811
WHO生长速度标准											

（经世界卫生组织许可转载：https：///www.who.int/ growth/standard/ en /；2019 年 6 月 6 日访问；© 世界卫生组织）

APP

Q-7.5

2个月体重增加（g） 男孩出生至24个月（百分位数）							World Health Organization				
	1st	3rd	5th	15th	25th	50th	75th	85th	95th	97th	99th
0~2个月	1144	1338	1443	1720	1890	2216	2552	2737	3054	3179	3418
1~3个月	1040	1211	1303	1549	1701	1992	2296	2463	2753	2868	3088
2~4个月	675	810	884	1081	1202	1438	1685	1822	2059	2154	2336
3~5个月	455	576	642	820	930	1145	1371	1496	1715	1802	1970
4~6个月	291	404	466	634	738	941	1156	1277	1486	1569	1731
5~7个月	165	271	330	487	585	778	982	1096	1294	1374	1528
6~8个月	79	182	238	390	486	673	871	982	1175	1252	1402
7~9个月	16	117	172	323	417	601	797	907	1098	1174	1322
8~10个月	-41	60	115	266	360	544	739	848	1039	1115	1261
9~11个月	-92	10	67	219	315	502	700	810	1003	1079	1227
10~12个月	-132	-28	30	187	286	478	681	795	992	1070	1221
11~13个月	-169	-62	-2	159	260	458	666	782	984	1064	1218
12~14个月	-202	-92	-31	133	236	437	648	766	969	1050	1206
13~15个月	-230	-119	-58	109	212	414	626	744	947	1028	1183
14~16个月	-250	-138	-75	93	197	401	614	731	935	1016	1170
15~17个月	-262	-148	-84	87	193	399	615	734	939	1020	1176
16~18个月	-272	-155	-90	84	192	401	619	739	945	1027	1183
17~19个月	-281	-162	-97	79	188	398	617	737	944	1025	1181
18~20个月	-291	-170	-104	73	182	393	611	731	937	1018	1173
19~21个月	-299	-178	-111	67	176	387	605	725	929	1010	1164
20~22个月	-307	-185	-118	61	171	382	599	719	923	1003	1156
21~23个月	-314	-191	-123	57	167	378	596	715	919	999	1151
22~24个月	-320	-196	-128	53	164	376	594	713	917	997	1149
WHO生长速度标准											

（经世界卫生组织许可转载；https:///www.who.int/ growth/standard/ en /；2019 年 6 月 6 日访问；© 世界卫生组织）

Q-7.6

6个月体重增加（g）男孩出生至24个月（百分位数）									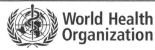 World Health Organization		
	1st	3rd	5th	15th	25th	50th	75th	85th	95th	97th	99th
0~6个月	2940	3229	3387	3810	4072	4580	5114	5412	5929	6136	6534
1~7个月	2342	2611	2759	3157	3406	3893	4411	4701	5210	5413	5809
2~8个月	1736	1968	2096	2443	2662	3093	3555	3816	4275	4461	4821
3~9个月	1319	1523	1636	1945	2141	2530	2949	3188	3609	3779	4112
4~10个月	1030	1217	1321	1607	1789	2152	2546	2771	3169	3331	3647
5~11个月	806	982	1080	1351	1524	1871	2249	2465	2849	3005	3311
6~12个月	642	813	909	1175	1346	1688	2062	2277	2658	2813	3116
7~13个月	515	683	778	1042	1212	1553	1927	2141	2521	2675	2978
8~14个月	415	582	676	938	1106	1445	1816	2028	2404	2557	2856
9~15个月	341	506	599	858	1024	1359	1725	1934	2304	2453	2746
10~16个月	291	455	547	805	970	1301	1662	1868	2232	2379	2665
11~17个月	258	422	515	772	937	1267	1624	1827	2184	2329	2609
12~18个月	236	400	493	750	914	1241	1593	1793	2143	2284	2558
13~19个月	221	386	479	735	898	1222	1569	1765	2108	2246	2513
14~20个月	212	377	470	725	887	1207	1549	1741	2077	2212	2472
15~21个月	206	372	465	719	880	1196	1533	1721	2050	2182	2435
16~22个月	202	368	460	713	872	1184	1515	1700	2021	2150	2397
17~23个月	198	363	455	706	863	1171	1496	1677	1992	2117	2358
18~24个月	195	360	451	700	855	1158	1478	1656	1964	2086	2321
WHO生长速度标准											

（经世界卫生组织许可转载；https:///www.who.int/ growth/standard/ en /；2019 年 6 月 6 日访问；© 世界卫生组织）

APP

Q-7.7

2个月身长增量（cm） 女孩出生至24个月（百分位数）										World Health Organization	
	1st	3rd	5th	15th	25th	50th	75th	85th	95th	97th	99th
0~2个月	5.3	5.8	6.1	6.7	7.1	7.9	8.7	9.1	9.7	10.0	10.5
1~3个月	4.2	4.6	4.8	5.4	5.7	6.4	7.0	7.4	8.0	8.2	8.6
2~4个月	3.0	3.4	3.7	4.2	4.5	5.2	5.8	6.1	6.7	6.9	7.3
3~5个月	2.2	2.6	2.8	3.4	3.7	4.3	4.9	5.2	5.8	6.0	6.4
4~6个月	1.6	2.0	2.2	2.7	3.0	3.6	4.2	4.5	5.0	5.2	5.6
5~7个月	1.3	1.6	1.8	2.3	2.6	3.2	3.7	4.0	4.5	4.7	5.1
6~8个月	1.1	1.4	1.6	2.1	2.4	3.0	3.6	3.9	4.4	4.6	4.9
7~9个月	1.0	1.3	1.5	2.0	2.3	2.9	3.4	3.7	4.2	4.4	4.8
8~10个月	0.9	1.2	1.4	1.9	2.2	2.7	3.3	3.6	4.1	4.3	4.6
9~11个月	0.8	1.2	1.3	1.8	2.1	2.6	3.2	3.4	3.9	4.1	4.5
10~12个月	0.7	1.1	1.3	1.7	2.0	2.5	3.1	3.3	3.8	4.0	4.3
11~13个月	0.7	1.0	1.2	1.6	1.9	2.4	3.0	3.2	3.7	3.9	4.2
12~14个月	0.6	0.9	1.1	1.6	1.8	2.4	2.9	3.2	3.6	3.8	4.2
13~15个月	0.5	0.8	1.0	1.5	1.8	2.3	2.8	3.1	3.6	3.8	4.1
14~16个月	0.4	0.7	0.9	1.4	1.7	2.2	2.8	3.0	3.5	3.7	4.1
15~17个月	0.3	0.7	0.9	1.3	1.6	2.2	2.7	3.0	3.5	3.7	4.0
16~18个月	0.3	0.6	0.8	1.3	1.6	2.1	2.7	2.9	3.4	3.6	4.0
17~19个月	0.2	0.5	0.7	1.2	1.5	2.0	2.6	2.9	3.4	3.6	3.9
18~20个月	0.1	0.5	0.7	1.2	1.4	2.0	2.5	2.8	3.3	3.5	3.8
19~21个月	0.1	0.4	0.6	1.1	1.4	1.9	2.5	2.8	3.2	3.4	3.8
20~22个月	0.0	0.4	0.6	1.0	1.3	1.9	2.4	2.7	3.2	3.4	3.7
21~23个月	0.0	0.3	0.5	1.0	1.3	1.8	2.4	2.6	3.1	3.3	3.7
22~24个月	0.0	0.3	0.5	0.9	1.2	1.8	2.3	2.6	3.1	3.3	3.6
WHO生长速度标准											

（经世界卫生组织许可转载；https：///www.who.int/growth/standard/ en /；2019 年 6 月 6 日访问；© 世界卫生组织）

Q-7.8

6个月身长增量（cm） 女孩出生至24个月（百分位数） World Health Organization										
	1st	**3rd**	**5th**	**15th**	**25th**	**50th**	**75th**	**85th**	**95th**	**97th**	**99th**
0～6个月	12.8	13.5	13.9	14.8	15.4	16.5	17.6	18.2	19.2	19.6	20.4
1～7个月	10.5	11.1	11.5	12.3	12.9	13.9	14.9	15.5	16.4	16.8	17.5
2～8个月	8.7	9.3	9.6	10.4	10.9	11.8	12.8	13.3	14.2	14.5	15.2
3～9个月	7.4	8.0	8.3	9.0	9.5	10.3	11.2	11.7	12.6	12.9	13.5
4～10个月	6.6	7.1	7.4	8.1	8.5	9.3	10.2	10.7	11.4	11.8	12.4
5～11个月	6.0	6.5	6.8	7.5	7.9	8.7	9.5	9.9	10.7	11.0	11.6
6～12个月	5.6	6.1	6.4	7.0	7.4	8.2	9.0	9.5	10.2	10.5	11.1
7～13个月	5.4	5.8	6.1	6.7	7.1	7.9	8.7	9.1	9.8	10.1	10.7
8～14个月	5.1	5.6	5.8	6.4	6.8	7.6	8.4	8.8	9.5	9.8	10.3
9～15个月	4.9	5.3	5.6	6.2	6.6	7.3	8.1	8.5	9.2	9.5	10.0
10～16个月	4.7	5.1	5.3	6.0	6.4	7.1	7.8	8.3	9.0	9.2	9.8
11～17个月	4.5	4.9	5.2	5.8	6.2	6.9	7.6	8.0	8.7	9.0	9.5
12～18个月	4.3	4.7	5.0	5.6	6.0	6.7	7.4	7.8	8.5	8.8	9.3
13～19个月	4.1	4.6	4.8	5.4	5.8	6.5	7.2	7.6	8.3	8.6	9.1
14～20个月	4.0	4.4	4.6	5.2	5.6	6.3	7.1	7.5	8.2	8.4	9.0
15～21个月	3.8	4.2	4.5	5.1	5.4	6.1	6.9	7.3	8.0	8.2	8.8
16～22个月	3.7	4.1	4.3	4.9	5.3	6.0	6.7	7.1	7.8	8.0	8.6
17～23个月	3.5	4.0	4.2	4.8	5.1	5.8	6.5	6.9	7.6	7.9	8.4
18～24个月	3.4	3.8	4.0	4.6	5.0	5.6	6.3	6.7	7.4	7.7	8.2
WHO生长速度标准											

（经世界卫生组织许可转载；https :///www.who.int/growth/standard/ en /；2019 年 6 月 6 日访问；© 世界卫生组织）

Q-7.9

2个月身长增量（cm）男孩出生至24个月（百分位数）	1st	3rd	5th	15th	25th	50th	75th	85th	95th	97th	99th
0~2个月	5.9	6.4	6.6	7.3	7.7	8.5	9.3	9.7	10.4	10.6	11.1
1~3个月	4.7	5.2	5.4	6.0	6.3	7.0	7.7	8.0	8.6	8.9	9.3
2~4个月	3.4	3.8	4.0	4.6	4.9	5.6	6.2	6.6	7.2	7.4	7.8
3~5个月	2.3	2.7	3.0	3.5	3.9	4.5	5.1	5.5	6.1	6.3	6.7
4~6个月	1.7	2.0	2.3	2.8	3.1	3.7	4.3	4.7	5.2	5.4	5.9
5~7个月	1.3	1.6	1.8	2.3	2.7	3.2	3.8	4.1	4.7	4.9	5.3
6~8个月	1.0	1.4	1.6	2.1	2.4	3.0	3.5	3.8	4.4	4.6	5.0
7~9个月	0.9	1.3	1.5	2.0	2.3	2.8	3.4	3.7	4.2	4.4	4.8
8~10个月	0.8	1.2	1.4	1.8	2.1	2.7	3.2	3.5	4.1	4.3	4.6
9~11个月	0.7	1.1	1.3	1.7	2.0	2.6	3.1	3.4	3.9	4.1	4.5
10~12个月	0.7	1.0	1.2	1.7	1.9	2.5	3.0	3.3	3.8	4.0	4.4
11~13个月	0.6	0.9	1.1	1.6	1.8	2.4	2.9	3.2	3.7	3.9	4.3
12~14个月	0.5	0.8	1.0	1.5	1.8	2.3	2.8	3.1	3.6	3.8	4.2
13~15个月	0.4	0.7	0.9	1.4	1.7	2.2	2.8	3.1	3.5	3.7	4.1
14~16个月	0.3	0.7	0.8	1.3	1.6	2.1	2.7	3.0	3.5	3.7	4.0
15~17个月	0.3	0.6	0.8	1.2	1.5	2.1	2.6	2.9	3.4	3.6	4.0
16~18个月	0.2	0.5	0.7	1.2	1.5	2.0	2.5	2.8	3.3	3.5	3.9
17~19个月	0.2	0.5	0.7	1.1	1.4	1.9	2.5	2.8	3.3	3.5	3.9
18~20个月	0.1	0.4	0.6	1.1	1.4	1.9	2.4	2.7	3.2	3.4	3.8
19~21个月	0.0	0.4	0.5	1.0	1.3	1.8	2.4	2.7	3.2	3.4	3.8
20~22个月	0.0	0.3	0.5	1.0	1.3	1.8	2.4	2.7	3.2	3.4	3.7
21~23个月	0.0	0.3	0.4	0.9	1.2	1.8	2.3	2.6	3.1	3.3	3.7
22~24个月	0.0	0.2	0.4	0.9	1.2	1.7	2.3	2.6	3.1	3.3	3.7

World Health Organization

WHO生长速度标准

（经世界卫生组织许可转载：https：///www.who.int/growth/standard/ en /；2019 年 6 月 6 日访问；© 世界卫生组织）

Q-7.10

6个月身长增量（cm） 男孩出生至24个月（百分位数）										World Health Organization	
	1st	**3rd**	**5th**	**15th**	**25th**	**50th**	**75th**	**85th**	**95th**	**97th**	**99th**
0~6个月	13.8	14.5	14.9	15.9	16.5	17.7	18.8	19.4	20.4	20.8	21.6
1~7个月	11.0	11.7	12.1	13.1	13.6	14.7	15.8	16.4	17.4	17.8	18.5
2~8个月	8.8	9.5	9.8	10.7	11.3	12.3	13.3	13.9	14.8	15.2	15.9
3~9个月	7.3	7.9	8.2	9.1	9.6	10.6	11.5	12.1	13.0	13.3	14.0
4~10个月	6.3	6.9	7.2	8.0	8.5	9.4	10.3	10.8	11.7	12.0	12.6
5~11个月	5.7	6.2	6.5	7.3	7.8	8.6	9.5	10.0	10.8	11.1	11.7
6~12个月	5.3	5.8	6.1	6.8	7.3	8.1	8.9	9.4	10.2	10.5	11.0
7~13个月	5.0	5.6	5.8	6.5	6.9	7.7	8.5	9.0	9.7	10.0	10.5
8~14个月	4.8	5.3	5.6	6.3	6.7	7.4	8.2	8.6	9.3	9.6	10.1
9~15个月	4.7	5.1	5.4	6.0	6.4	7.2	7.9	8.3	9.0	9.3	9.8
10~16个月	4.5	4.9	5.2	5.8	6.2	6.9	7.6	8.0	8.7	9.0	9.4
11~17个月	4.3	4.8	5.0	5.6	6.0	6.7	7.4	7.8	8.4	8.7	9.2
12~18个月	4.1	4.6	4.8	5.4	5.8	6.5	7.2	7.6	8.2	8.4	8.9
13~19个月	4.0	4.4	4.6	5.2	5.6	6.3	7.0	7.3	8.0	8.2	8.7
14~20个月	3.8	4.3	4.5	5.1	5.4	6.1	6.8	7.1	7.8	8.0	8.5
15~21个月	3.7	4.1	4.3	4.9	5.3	5.9	6.6	7.0	7.6	7.8	8.3
16~22个月	3.6	4.0	4.2	4.8	5.1	5.8	6.5	6.8	7.4	7.7	8.1
17~23个月	3.4	3.9	4.1	4.7	5.0	5.6	6.3	6.7	7.3	7.5	7.9
18~24个月	3.3	3.7	4.0	4.5	4.9	5.5	6.2	6.5	7.1	7.3	7.8
WHO生长速度标准											

（经世界卫生组织许可转载；https：///www.who.int/growth/standard/ en /；2019 年 6 月 6 日访问；© 世界卫生组织）

APP

Q-7.11

2个月头围增量（cm） 女孩出生至12个月（百分位数）											World Health Organization
	1st	3rd	5th	15th	25th	50th	75th	85th	95th	97th	99th
0～2个月	2.8	3.1	3.2	3.6	3.9	4.4	4.8	5.1	5.5	5.7	6.0
1～3个月	1.9	2.1	2.3	2.6	2.8	3.1	3.5	3.6	4.0	4.1	4.3
2～4个月	1.4	1.6	1.7	1.9	2.1	2.3	2.6	2.8	3.1	3.2	3.4
3～5个月	1.1	1.2	1.3	1.6	1.7	2.0	2.2	2.4	2.6	2.7	2.9
4～6个月	0.8	1.0	1.1	1.3	1.4	1.7	1.9	2.0	2.3	2.4	2.5
5～7个月	0.6	0.8	0.8	1.0	1.2	1.4	1.6	1.8	2.0	2.1	2.2
6～8个月	0.4	0.6	0.6	0.8	1.0	1.2	1.4	1.5	1.7	1.8	2.0
7～9个月	0.3	0.4	0.5	0.7	0.8	1.0	1.2	1.3	1.5	1.6	1.8
8～10个月	0.2	0.3	0.4	0.5	0.6	0.8	1.1	1.2	1.4	1.4	1.6
9～11个月	0.1	0.2	0.3	0.4	0.5	0.7	0.9	1.1	1.2	1.3	1.5
10～12个月	0.0	0.1	0.2	0.4	0.5	0.7	0.9	1.0	1.1	1.2	1.4
WHO生长速度标准											

（经世界卫生组织许可转载；https：///www.who.int/growth/standard/ en／；2019 年 6 月 6 日访问；© 世界卫生组织）

Q-7.12

6个月头围增量（cm） 女孩出生至24个月（百分位数）											World Health Organization
	1st	**3rd**	**5th**	**15th**	**25th**	**50th**	**75th**	**85th**	**95th**	**97th**	**99th**
0~6个月	6.2	6.6	6.8	7.3	7.6	8.3	8.9	9.3	10.0	10.2	10.7
1~7个月	4.9	5.1	5.3	5.7	6.0	6.5	7.0	7.3	7.9	8.1	8.5
2~8个月	3.8	4.1	4.2	4.6	4.8	5.2	5.7	5.9	6.4	6.5	6.9
3~9个月	3.1	3.3	3.4	3.8	4.0	4.3	4.7	5.0	5.4	5.5	5.8
4~10个月	2.5	2.7	2.9	3.1	3.3	3.7	4.0	4.2	4.6	4.7	5.0
5~11个月	2.1	2.3	2.4	2.6	2.8	3.1	3.5	3.7	4.0	4.1	4.3
6~12个月	1.7	1.9	2.0	2.2	2.4	2.7	3.0	3.2	3.5	3.6	3.8
7~13个月	1.4	1.6	1.7	1.9	2.0	2.3	2.6	2.8	3.1	3.2	3.4
8~14个月	1.2	1.3	1.4	1.6	1.8	2.0	2.3	2.5	2.7	2.8	3.0
9~15个月	1.0	1.1	1.2	1.4	1.5	1.8	2.1	2.2	2.5	2.6	2.7
10~16个月	0.8	0.9	1.0	1.2	1.4	1.6	1.9	2.0	2.2	2.3	2.5
11~17个月	0.7	0.8	0.9	1.1	1.2	1.5	1.7	1.8	2.1	2.2	2.3
12~18个月	0.5	0.7	0.8	1.0	1.1	1.3	1.6	1.7	1.9	2.0	2.2
13~19个月	0.4	0.6	0.7	0.9	1.0	1.2	1.4	1.6	1.8	1.9	2.0
14~20个月	0.4	0.5	0.6	0.8	0.9	1.1	1.4	1.5	1.7	1.8	1.9
15~21个月	0.3	0.4	0.5	0.7	0.8	1.1	1.3	1.4	1.6	1.7	1.8
16~22个月	0.2	0.4	0.5	0.6	0.8	1.0	1.2	1.3	1.5	1.6	1.7
17~23个月	0.2	0.3	0.4	0.6	0.7	0.9	1.1	1.2	1.4	1.5	1.6
18~24个月	0.1	0.3	0.4	0.5	0.6	0.8	1.1	1.2	1.3	1.4	1.5
WHO生长速度标准											

（经世界卫生组织许可转载；https：///www.who.int/growth/standard/ en /；2019 年 6 月 6 日访问；© 世界卫生组织）

APP

Q-7.13

2个月头围增量（cm） 男孩出生至12个月（百分位数）										World Health Organization	
	1st	3rd	5th	15th	25th	50th	75th	85th	95th	97th	99th
0～2个月	3.0	3.3	3.5	3.9	4.2	4.7	5.2	5.5	5.9	6.1	6.5
1～3个月	2.2	2.4	2.5	2.8	3.0	3.4	3.7	3.9	4.3	4.4	4.7
2～4个月	1.6	1.8	1.9	2.1	2.2	2.5	2.8	3.0	3.2	3.3	3.6
3～5个月	1.3	1.4	1.5	1.7	1.8	2.1	2.3	2.5	2.7	2.8	3.0
4～6个月	1.0	1.1	1.2	1.4	1.5	1.7	2.0	2.1	2.3	2.4	2.6
5～7个月	0.7	0.8	0.9	1.1	1.2	1.4	1.7	1.8	2.0	2.1	2.3
6～8个月	0.5	0.6	0.7	0.9	1.0	1.2	1.4	1.5	1.8	1.8	2.0
7～9个月	0.3	0.4	0.5	0.7	0.8	1.0	1.2	1.3	1.5	1.6	1.8
8～10个月	0.2	0.3	0.4	0.6	0.7	0.9	1.1	1.2	1.4	1.5	1.6
9～11个月	0.1	0.2	0.3	0.5	0.6	0.8	1.0	1.1	1.3	1.3	1.5
10～12个月	0.0	0.1	0.2	0.4	0.5	0.7	0.9	1.0	1.2	1.2	1.4
WHO生长速度标准											

（经世界卫生组织许可转载；https：///www.who.int/growth/standard/ en /；2019 年 6 月 6 日访问；© 世界卫生组织）

Q-7.14

6个月头围增量（cm） 男孩出生至24个月（百分位数）											World Health Organization
	1st	3rd	5th	15th	25th	50th	75th	85th	95th	97th	99th
0～6个月	6.8	7.1	7.3	7.9	8.2	8.9	9.5	9.9	10.6	10.8	11.3
1～7个月	5.2	5.5	5.7	6.1	6.4	6.9	7.5	7.8	8.3	8.6	9.0
2～8个月	4.0	4.3	4.4	4.8	5.1	5.5	6.0	6.2	6.7	6.9	7.2
3～9个月	3.2	3.4	3.6	3.9	4.1	4.5	4.9	5.2	5.6	5.7	6.0
4～10个月	2.6	2.8	2.9	3.2	3.4	3.8	4.2	4.4	4.8	4.9	5.2
5～11个月	2.1	2.3	2.4	2.7	2.9	3.2	3.6	3.8	4.1	4.2	4.5
6～12个月	1.7	1.9	2.0	2.3	2.4	2.7	3.1	3.2	3.6	3.7	3.9
7～13个月	1.4	1.6	1.7	1.9	2.1	2.4	2.7	2.8	3.1	3.2	3.4
8～14个月	1.1	1.3	1.4	1.6	1.8	2.0	2.3	2.5	2.8	2.9	3.1
9～15个月	0.9	1.1	1.2	1.4	1.5	1.8	2.1	2.2	2.5	2.6	2.8
10～16个月	0.8	0.9	1.0	1.2	1.3	1.6	1.8	2.0	2.2	2.3	2.5
11～17个月	0.7	0.8	0.9	1.1	1.2	1.4	1.7	1.8	2.0	2.1	2.3
12～18个月	0.5	0.7	0.8	0.9	1.1	1.3	1.5	1.6	1.8	1.9	2.1
13～19个月	0.5	0.6	0.7	0.8	1.0	1.2	1.4	1.5	1.7	1.8	1.9
14～20个月	0.4	0.5	0.6	0.8	0.9	1.1	1.3	1.4	1.6	1.7	1.8
15～21个月	0.3	0.5	0.5	0.7	0.8	1.0	1.2	1.3	1.5	1.6	1.7
16～22个月	0.3	0.4	0.5	0.6	0.8	0.9	1.1	1.3	1.4	1.5	1.7
17～23个月	0.2	0.4	0.4	0.6	0.7	0.9	1.1	1.2	1.4	1.5	1.6
18～24个月	0.2	0.3	0.4	0.6	0.7	0.9	1.0	1.2	1.3	1.4	1.5
WHO生长速度标准											

（经世界卫生组织许可转载；https：///www.who.int/growth/standard/ en /；2019 年 6 月 6 日访问；© 世界卫生组织）

APP

Q-8.1

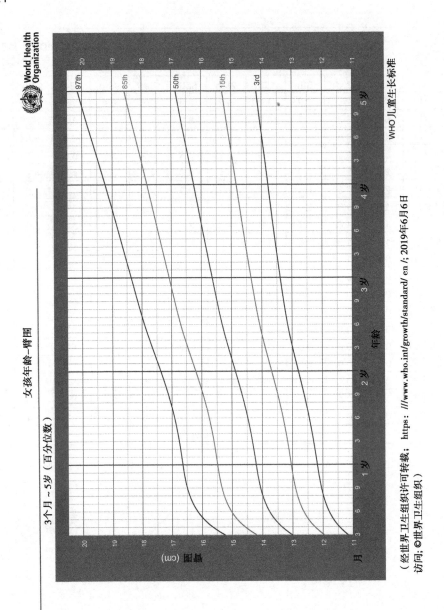

Q-8.2

男孩年龄－臂围

3个月～5岁（百分位数）

WHO 儿童生长标准

（经世界卫生组织许可转载；https//www.who.int/growth/standard/ en /; 2019年6月6日访问；©世界卫生组织）

Q-8.3

年龄百分位数

上臂中围 (cm)

年龄	男									女								
	2nd	5th	10th	25th	50th	75th	90th	95th	98th	2nd	5th	10th	25th	50th	75th	90th	95th	98th
1.0	13.9	14.2	14.6	15.2	15.8	16.5	17.3	17.9	18.4	13.5	13.8	14.2	14.8	15.5	16.2	17.0	17.6	18.1
1.5	14.1	14.3	14.7	15.3	16.0	16.8	17.6	18.2	18.7	13.7	14.0	14.4	15.1	15.8	16.6	17.4	18.0	18.5
2.0	14.2	14.5	14.9	15.5	16.2	17.0	17.9	18.5	19.0	13.9	14.2	14.6	15.3	16.0	16.9	17.7	18.4	18.9
2.5	14.4	14.6	15.0	15.7	16.4	17.2	18.1	18.8	19.3	14.0	14.3	14.8	15.5	16.3	17.1	18.0	18.8	19.3
3.0	14.5	14.8	15.2	15.9	16.6	17.5	18.5	19.2	19.8	14.2	14.5	14.9	15.7	16.5	17.4	18.4	19.1	19.7
3.5	14.7	14.9	15.4	16.0	16.8	17.8	18.8	19.6	20.2	14.3	14.7	15.1	15.9	16.7	17.7	18.7	19.5	20.2
4.0	14.8	15.1	15.5	16.2	17.1	18.0	19.1	19.9	20.6	14.5	14.8	15.3	16.1	17.0	18.0	19.1	20.0	20.7
4.5	14.9	15.2	15.7	16.4	17.3	18.3	19.5	20.4	21.0	14.7	15.0	15.5	16.3	17.2	18.3	19.5	20.5	21.2
5.0	15.1	15.4	15.8	16.6	17.5	18.6	19.8	20.8	21.5	14.8	15.1	15.6	16.5	17.5	18.6	19.9	20.9	21.7
5.5	15.1	15.4	15.9	16.7	17.6	18.8	20.1	21.1	21.9	14.9	15.2	15.7	16.6	17.7	18.9	20.3	21.4	22.2
6.0	15.1	15.4	15.9	16.7	17.7	18.9	20.3	21.4	22.3	14.9	15.2	15.8	16.7	17.8	19.1	20.6	21.7	22.7
6.5	15.1	15.4	15.9	16.8	17.8	19.1	20.6	21.8	22.7	14.9	15.2	15.8	16.7	17.9	19.3	20.9	22.1	23.1
7.0	15.3	15.6	16.1	17.0	18.1	19.5	21.1	22.3	23.3	14.9	15.3	15.9	16.9	18.1	19.6	21.3	22.7	23.7
7.5	15.5	15.8	16.3	17.3	18.4	19.9	21.6	23.0	24.1	15.1	15.5	16.1	17.2	18.5	20.0	21.9	23.3	24.4
8.0	15.7	16.0	16.6	17.6	18.8	20.4	22.2	23.7	24.9	15.3	15.8	16.4	17.5	18.9	20.6	22.5	24.1	25.3
8.5	15.9	16.3	16.8	17.9	19.2	20.8	22.8	24.4	25.7	15.6	16.1	16.7	17.9	19.4	21.2	23.2	24.9	26.2
9.0	16.1	16.5	17.1	18.2	19.6	21.3	23.4	25.1	26.5	15.9	16.4	17.1	18.3	19.9	21.8	24.0	25.7	27.1
9.5	16.3	16.7	17.4	18.5	20.0	21.9	24.1	25.9	27.3	16.1	16.6	17.4	18.7	20.3	22.3	24.6	26.4	27.8
10.0	16.6	17.0	17.7	18.9	20.5	22.4	24.8	26.6	28.2	16.4	16.9	17.6	19.0	20.7	22.7	25.1	27.0	28.5
10.5	16.9	17.3	18.0	19.3	20.9	22.9	25.4	27.3	28.9	16.7	17.2	18.0	19.4	21.1	23.3	25.7	27.6	29.1
11.0	17.1	17.6	18.3	19.7	21.4	23.5	26.0	28.0	29.5	17.1	17.6	18.4	19.8	21.6	23.8	26.4	28.4	29.9

续表

上臂中围 (cm)	男									女								
11.5	17.5	18.0	18.7	20.1	21.9	24.0	26.6	28.6	30.2	17.5	18.0	18.9	20.3	22.2	24.5	27.1	29.1	30.7
12.0	17.9	18.4	19.2	20.6	22.4	24.6	27.3	29.3	30.9	18.0	18.5	19.4	20.9	22.8	25.2	27.9	29.9	31.5
12.5	18.3	18.8	19.7	21.2	23.0	25.3	27.9	30.0	31.5	18.5	19.1	19.9	21.5	23.5	25.9	28.6	30.7	32.3
13.0	18.8	19.4	20.2	21.8	23.7	26.0	28.7	30.7	32.2	19.0	19.6	20.4	22.0	24.0	26.4	29.2	31.4	33.0
13.5	19.4	20.0	20.9	22.4	24.4	26.8	29.4	31.4	32.9	19.4	20.0	20.9	22.4	24.5	26.9	29.7	31.9	33.5
14.0	20.1	20.6	21.5	23.1	25.1	27.5	30.2	32.1	33.6	19.8	20.4	21.2	22.8	24.8	27.3	30.1	32.3	33.9
14.5	20.6	21.2	22.2	23.8	25.8	28.2	30.9	32.8	34.2	20.2	20.7	21.6	23.1	25.1	27.6	30.4	32.6	34.3
15.0	21.2	21.8	22.8	24.4	26.5	28.9	31.5	33.4	34.8	20.5	21.0	21.9	23.4	25.4	27.9	30.7	32.9	34.6
15.5	21.8	22.4	23.3	25.0	27.1	29.4	32.1	33.9	35.3	20.8	21.3	22.1	23.7	25.7	28.2	31.0	33.2	34.9
16.0	22.3	22.9	23.9	25.5	27.6	30.0	32.6	34.4	35.8	21.0	21.5	22.4	23.9	25.9	28.4	31.2	33.4	35.1
16.5	22.8	23.4	24.3	26.0	28.0	30.4	33.0	34.8	36.1	21.2	21.7	22.5	24.1	26.1	28.5	31.3	33.5	35.2
17.0	23.2	23.8	24.8	26.4	28.5	30.8	33.4	35.2	36.5	21.3	21.8	22.7	24.2	26.2	28.6	31.4	33.6	35.4
17.5	23.7	24.3	25.3	26.9	29.0	31.3	33.9	35.7	37.0	21.4	21.9	22.7	24.3	26.3	28.7	31.5	33.7	35.5
18.0	24.2	24.8	25.7	27.4	29.5	31.8	34.4	36.2	37.5	21.6	22.0	22.8	24.4	26.3	28.8	31.6	33.9	35.6
18.5	24.6	25.2	26.1	27.8	29.9	32.2	34.8	36.5	37.8	21.7	22.1	23.0	24.5	26.5	28.9	31.8	34.1	35.9
19.0	24.9	25.5	26.4	28.1	30.2	32.5	35.0	36.8	38.1	21.8	22.2	23.1	24.7	26.7	29.1	32.0	34.3	36.2
19.5	25.1	25.7	26.6	28.3	30.4	32.7	35.2	36.9	38.2	21.8	22.3	23.2	24.8	26.8	29.3	32.2	34.6	36.5
20.0	25.2	25.8	26.8	28.5	30.5	32.8	35.3	37.0	38.2	21.8	22.4	23.3	24.9	26.9	29.4	32.4	34.8	36.7

引自 Addo OY, Himes JH, Zemel BS. Reference ranges for midupper arm circumference, upper arm muscle area, and upper arm fat area in US children and adolescents aged 1-20 y. Am Jclin Nutr. 2017; 105(1): 111-120.

APP

Q-9.1

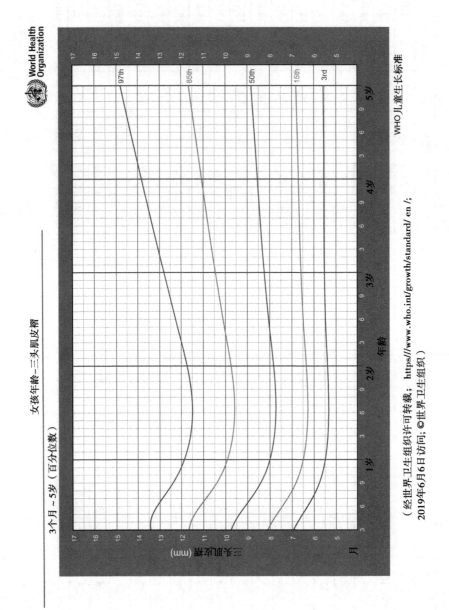

Q-9.2

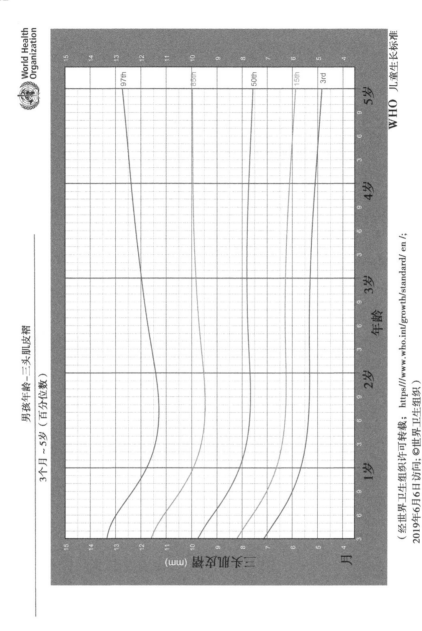

男孩年龄-三头肌皮褶

3个月～5岁（百分位数）

（经世界卫生组织许可转载；https///www.who.inl/growth/standard/ en /；
2019年6月6日访问；©世界卫生组织）

WHO 儿童生长标准

（翻译　崔樂健康科学　李文军）